DELINEANDO A PESQUISA CLÍNICA
DE HULLEY

Tradução técnica
Michael Schmidt Duncan
Médico de família e comunidade. Assessor técnico da Superintendência de
Atenção Primária da Secretaria Municipal de Saúde do Rio de Janeiro (SMS/RJ).
Mestrado Profissional em Saúde da Família pelo
ProfSaúde/Universidade do Estado do Rio de Janeiro (UERJ).
Professor do Curso de Medicina da Universidade Estácio de Sá – Unidade Città, IDOMED.

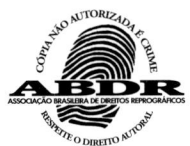
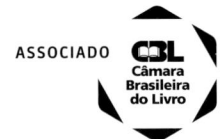

D356   Delineando a pesquisa clínica de Hulley / Warren S. Browner...
        [et al.] ; tradução técnica: Michael Schmidt Duncan. – 5. ed.
        – Porto Alegre : Artmed, 2024.
        xiv, 454 p. ; 25 cm.

        ISBN 978-65-5882-183-0

        1. Epidemiologia. I. Browner, Warren S.

        CDU 616-036.22

Catalogação na publicação: Karin Lorien Menoncin – CRB 10/2147

DELINEANDO A PESQUISA CLÍNICA DE HULLEY

5ª EDIÇÃO

Warren S. Browner, MD, MPH
Chief Executive Officer, Sutter Health California Pacific Medical Center
Clinical Professor of Epidemiology & Biostatistics
University of California, San Francisco

Thomas B. Newman, MD, MPH
Professor Emeritus of Epidemiology & Biostatistics, and Pediatrics
University of California, San Francisco

Steven R. Cummings, MD
Executive Director, San Francisco Coordinating Center
California Pacific Medical Center Research Institute
Professor Emeritus of Medicine, and Epidemiology & Biostatistics
University of California, San Francisco

Deborah G. Grady, MD, MPH
Deputy Editor, JAMA Internal Medicine
Professor Emeritus of Medicine, and Epidemiology & Biostatistics
University of California, San Francisco

Alison J. Huang, MD, MAS
Professor of Medicine, Urology, and Epidemiology & Biostatistics
University of California, San Francisco

Alka M. Kanaya, MD
Professor of Medicine, and Epidemiology & Biostatistics
University of California, San Francisco

Mark J. Pletcher, MD, MPH
Professor of Epidemiology & Biostatistics, and Medicine
University of California, San Francisco

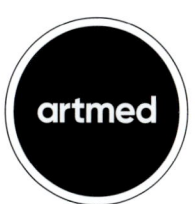

Porto Alegre
2024

Obra originalmente publicada sob o título *Designing clinical research*, 5th Edition
ISBN 9781975174408

Copyright © 2023 Wolters Kluwer Health, Inc.
Wolters Kluwer did not participate in the translation of this title.

Published by arrangement with Wolters Kluwer Health, Inc., USA

Indicações, reações colaterais, e programação de dosagens estão precisas nesta obra mas poderão sofrer mudanças com o tempo. Recomenda-se ao leitor sempre consultar a bula da medicação antes de sua administração. Os autores e editoras não se responsabilizam por erros ou omissões ou quaisquer consequências advindas da aplicação de informação contida nesta obra.

Gerente editorial: *Letícia Bispo de Lima*

Colaboraram nesta edição:

Coordenador editorial: *Alberto Schwanke*

Assistente editorial: *Alexandra Martins Vieira*

Preparação de originais: *Beatriz Alves Cerveira e Pedro Perini Surreaux*

Leitura final: *Tiele Patricia Machado*

Editoração: *Clic Editoração Eletrônica Ltda.*

Capa: *Paola Manica | Brand&Book*

Nota

A medicina é uma ciência em constante evolução. À medida que novas pesquisas e a própria experiência clínica ampliam o nosso conhecimento, são necessárias modificações na terapêutica, onde também se insere o uso de medicamentos. Os autores desta obra consultaram as fontes consideradas confiáveis, num esforço para oferecer informações completas e, geralmente, de acordo com os padrões aceitos à época da publicação. Entretanto, tendo em vista a possibilidade de falha humana ou de alterações nas ciências médicas, os leitores devem confirmar estas informações com outras fontes. Por exemplo, e em particular, os leitores são aconselhados a conferir a bula completa de qualquer medicamento que pretendam administrar, para se certificar de que a informação contida neste livro está correta e de que não houve alteração na dose recomendada nem nas precauções e contraindicações para o seu uso. Essa recomendação é particularmente importante em relação a medicamentos introduzidos recentemente no mercado farmacêutico ou raramente utilizados.

Reservados todos os direitos de publicação, em língua portuguesa, a
GA EDUCAÇÃO LTDA.
(Artmed é um selo editorial do GA EDUCAÇÃO LTDA.)

Rua Ernesto Alves, 150 – Bairro Floresta
90220-190 – Porto Alegre – RS
Fone: (51) 3027-7000
SAC 0800 703 3444 – www.grupoa.com.br

É proibida a duplicação ou reprodução deste volume, no todo ou em parte, sob quaisquer formas ou por quaisquer meios (eletrônico, mecânico, gravação, fotocópia, distribuição na Web e outros), sem permissão expressa da Editora.

IMPRESSO NO BRASIL
PRINTED IN BRAZIL

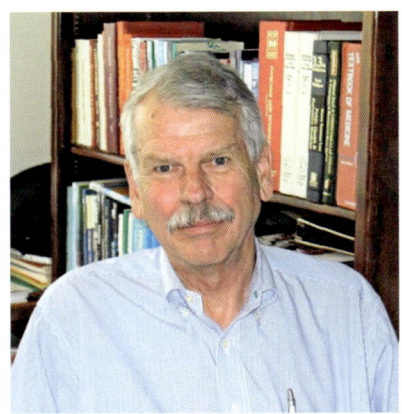

Para Stephen Hulley, MD, MPH, que concebeu, construiu e lapidou as quatro edições anteriores deste livro, construindo um legado que ainda impressiona.

Para nossas famílias, por sua tolerância com nossas obsessões por conceitos misteriosos e prazos urgentes.

E aos nossos professores, colegas e alunos, por nos inspirarem a ir mais longe e explicar melhor as coisas.

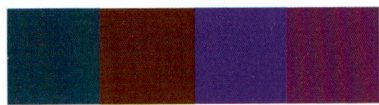

Coautores

Daniel Dohan, PhD
Professor, Philip R. Lee Institute for Health Policy Studies
University of California, San Francisco

Michael A. Kohn, MD, MPP
Professor Emeritus of Epidemiology & Biostatistics
University of California, San Francisco

Bernard Lo, MD
Professor Emeritus of Medicine
Director Emeritus, Program in Medical Ethics
University of California, San Francisco

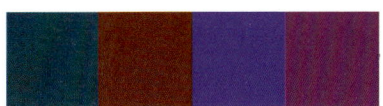

Agradecimentos

Somos gratos à University of California, San Francisco, especialmente ao Departamento de Epidemiologia e Bioestatística, por nos fornecer um lar acolhedor durante os últimos 40 anos; aos nossos colegas de pesquisa clínica na UCSF, no California Pacific Medical Center Research Institute e em todo o mundo; e à equipe da Wolters Kluwer por nos ajudar a preparar esta nova edição. Agradecimentos especiais a Anita Stewart por sua ajuda com medidas autorrelatadas, a Frank Harrell por nos inspirar a incluir abordagens bayesianas e a John Boscardin e Martina Steurer por sua ajuda com algumas das figuras.

Também somos gratos aos nossos colegas que estão trabalhando para melhorar o mundo; em agradecimento, parte dos *royalties* deste livro será doada a organizações que trabalham para promover a saúde regional ou globalmente, incluindo a Physicians for Social Responsibility (www.psr.org), O Americares (www.americares.org) e o Institute on Aging (ioaging.org).

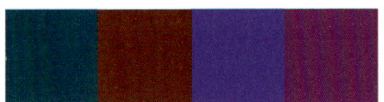

Apresentação

Esta 5ª edição do *Delineando a Pesquisa Clínica de Hulley* marca o 35º aniversário da publicação do livro – e a primeira edição cuja organização não foi conduzida por nosso destemido mentor, Steve Hulley, sobre quem falaremos adiante. O projeto que começou como uma coleção de apostilas para um pequeno seminário se tornou o livro-texto mais utilizado da área, tendo vendido mais de 150 mil exemplares.

Desde o começo, o livro foi voltado para pesquisadores clínicos no início de suas carreiras, que podem ter frequentado uma disciplina de epidemiologia em algum momento de sua formação e talvez até se lembrem de alguns dos conceitos (mas provavelmente não). De fato, muitos de nós (SRC, WSB, TBN e DGG) iniciamos nossas próprias carreiras acadêmicas há quatro décadas em uma posição semelhante: estávamos interessados em pesquisa clínica, frequentávamos clubes de periódicos que discutiam (e criticavam) artigos publicados durante nossa formação, mas não sabíamos como elaborar um estudo. Na época, a maioria dos centros de saúde acadêmicos tinha pouco a oferecer.

Felizmente, Steve Hulley reconheceu que, embora a epidemiologia fosse a ciência básica para a pesquisa clínica, muitos estudos eram elaborados e conduzidos por pesquisadores cuja formação e compreensão epidemiológicas eram quase nulas. Na época, *fellows* de especialidades interessados em pesquisa básica eram treinados em técnicas laboratoriais antes de iniciarem um projeto em uma bancada de laboratório, enquanto os interessados em pesquisa clínica eram deixados sozinhos, ou até mesmo aconselhados a escolher uma carreira mais tradicional. Steve preencheu essa lacuna desenvolvendo e ministrando uma disciplina sobre como delinear estudos de pesquisa clínica, depois liderando um programa de bolsas de estudo financiado pela Andrew W. Mellon Foundation para formar um grupo de "epidemiologistas clínicos" (completo com crachás de metal para nossa recém-criada especialidade) e, finalmente, orientando seus pupilos recém-formados, à medida que crescíamos. Tudo isso aconteceu na University of California, San Francisco (UCSF), um *campus* de ciências da saúde mais conhecido, tanto na época quanto nos dias de hoje, por seu profundo comprometimento – e sucesso – com a pesquisa básica.

Desde o início, este livro representou a próxima fase na visão de Steve, ou seja, levar conhecimento para além de San Francisco. Muitos leitores agora são estudantes e profissionais de ciências da saúde em todo o mundo (o livro foi traduzido para árabe, chinês, japonês, coreano, espanhol e português) iniciando suas carreiras em pesquisa clínica (ou pelo menos considerando isso). Eles começaram a compreender como os princípios epidemiológicos podem orientar os diversos julgamentos envolvidos na elaboração de estudos que fundamentam a prática clínica baseada em evidências.

Embora se mantenha fiel à missão original de ser um manual, e não uma enciclopédia, esta 5ª edição de *Delineando a Pesquisa Clínica de Hulley* modernizou (alguns podem dizer "Finalmente!") nossa abordagem à compreensão dos efeitos causais. Para refletir os avanços na forma como os epidemiologistas pensam, agora incluímos uma introdução aos modelos contrafatuais e grafos acíclicos dirigidos. Resistimos a fazer essa mudança por muitos anos: o material, localizado no centro do livro, é intelectualmente desafiador. Esperamos que o mergulho – uma compreensão mais profunda de como os epidemiologistas estimam os efeitos causais – compense a longa caminhada até a praia.

Adicionamos novos capítulos sobre pesquisas que envolvem a comunidade e estudos qualitativos para refletir a crescente importância dessas abordagens na pesquisa clínica. Passamos os exercícios para o final de cada capítulo, na esperança de que eles fiquem mais visíveis, deixando as respostas no final do livro. Usamos fonte **vermelha** para destacar conceitos definidos no glossário, que foi expandido. Quase todas as figuras foram redesenhadas, usando cores padronizadas para representar vários aspectos do desenho do estudo (por exemplo, **índigo** para intervenções, **púrpura** para preditores e **dourado** para desfechos). Mais importante ainda, recrutamos três autores "juniores", todos mais experientes do que éramos quando começamos a trabalhar na 1ª edição do livro. Em parte, isso reflete o enorme crescimento da pesquisa clínica desde 1988: existem muitos outros pesquisadores clínicos bem treinados e eles subiram na hierarquia acadêmica. Nossa esperança é que as edições subsequentes recebam uma atualização semelhante.

Esta 5ª edição é acompanhada pelo *site* http://dcr-5.net,* que contém materiais (em inglês) para ajudar a ensinar o delineamento da pesquisa clínica, incluindo *links* para um plano de ensino detalhado das oficinas de 4 e de 7 semanas que ministramos anualmente na UCSF. Além disso, estão disponíveis ferramentas para os pesquisadores, incluindo uma excelente calculadora de tamanho de amostra interativa no *site* www.sample-size.net.

Muitos aspectos do livro *não* mudaram. Assim como Steve Hulley pretendia, esta nova edição permanece voltada para pesquisadores clínicos no início de suas carreiras. Sempre que possível, evitamos jargões e termos técnicos. Nos concentramos em aspectos importantes, como encontrar um bom problema de pesquisa e como desenvolver um delineamento de estudo eficiente, eficaz e ético. Por exemplo, os capítulos sobre estimativa do tamanho da amostra permitem que leitores sem treinamento em estatística façam esses cálculos por conta própria, sem precisar enfrentar fórmulas. O material sobre raciocínio causal usa gráficos e exemplos simples para explicar um tópico complexo. Usamos pronomes masculinos e femininos alternadamente ao longo do livro, para contemplar a diversidade de gêneros existente na pesquisa clínica. No entanto, o livro ainda não aborda as áreas importantes de como analisar, apresentar e publicar as descobertas da pesquisa clínica – tópicos que nossos leitores podem buscar em outros livros (1-4).

Por último, alguns conselhos. Uma carreira como pesquisador clínico independente exige superar dois obstáculos: tornar-se o primeiro autor de um artigo importante e tornar-se o pesquisador principal de uma proposta para auxílio de pesquisa que passará por revisão por pares. Este livro pode ajudá-lo a atingir essas metas, especialmente quando for combinado a outro ingrediente fundamental: um orientador de pesquisa que se preocupa com você e com sua carreira. É altamente recomendável que, depois de comprar (ou tomar emprestado) este livro, você encontre um colega mais experiente que possa ajudá-lo nas complexidades do delineamento e da execução de um projeto de pesquisa clínica.

À medida que o acesso à educação melhorou, a competição ficou mais acirrada e o "tempo até a independência" ficou mais longo. A perseverança é tão importante quanto a criatividade. Todos nós recebemos inúmeras cartas de rejeição de periódicos e agências de financiamento. Pode ser desestimulante ler que seu trabalho e suas ideias têm mérito, mas não o suficiente ou não no tempo certo. Embora às vezes pareça que muitas das perguntas mais interessantes já foram respondidas, isso é uma ilusão. As doenças evitáveis ainda ocorrem com frequência, enquanto a forma de prevenir outras doenças permanece desconhecida. Tratamentos com potencial e exames diagnósticos inovadores estão sendo desenvolvidos diariamente. Muitas pessoas – e suas preocupações relacionadas à saúde – têm sido sub-representadas sistematicamente na pesquisa. Com tantas oportunidades, as buscas pela verdade e pela justiça podem ser objetivos para a vida toda.

■ REFERÊNCIAS

1. Vittinghoff E, Glidden DV, Shiboski SC, et al. *Regression Methods in Biostatistics: Linear, Logistic, Survival, and Repeated Measures Models*. 2nd ed. Springer-Verlag; 2012.
2. Katz MH. *Multivariable Analysis: A Practical Guide for Clinicians and Public Health Researchers*. 3rd ed. Cambridge University Press; 2011.
3. Newman TB, Kohn MA. *Evidence-Based Diagnosis: An Introduction to Clinical Epidemiology*. 2nd ed. Cambridge University Press; 2020.
4. Browner WS. *Publishing and Presenting Clinical Research*. 3rd ed. Lippincott Williams & Wilkins; 2012.

---

*A manutenção e a disponibilização da página http://dcr-5.net (em inglês) são de responsabilidade dos editores originais.

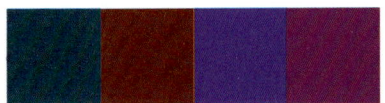

Sumário

SEÇÃO I
Ingredientes básicos 1

1. Primeiros passos: anatomia e fisiologia da pesquisa clínica 2
   Warren S. Browner, Thomas B. Newman e Mark J. Pletcher
2. Desenvolvimento da questão de pesquisa e do plano de estudo 17
   Steven R. Cummings e Alka M. Kanaya
3. Seleção dos participantes do estudo: especificação, amostragem e recrutamento 26
   Warren S. Browner, Thomas B. Newman e Mark J. Pletcher
4. Planejamento das aferições: precisão, acurácia e validade 39
   Steven R. Cummings, Thomas B. Newman e Alison J. Huang
5. Estimativa do tamanho da amostra: hipóteses e princípios subjacentes 52
   Warren S. Browner, Thomas B. Newman e Mark J. Pletcher
6. Estimativa do tamanho da amostra: aplicações e exemplos 65
   Warren S. Browner, Thomas B. Newman e Mark J. Pletcher
7. Abordando questões éticas 95
   Bernard Lo e Deborah G. Grady

SEÇÃO II
Delineamentos de estudo 117

8. Delineando estudos transversais e de coorte 118
   Thomas B. Newman, Warren S. Browner e Steven R. Cummings
9. Delineando estudos de caso-controle 140
   Thomas B. Newman e Warren S. Browner
10. Estimando efeitos causais a partir de estudos observacionais 159
    Thomas B. Newman e Warren S. Browner
11. Delineando um ensaio clínico randomizado cego 198
    Steven R. Cummings, Deborah G. Grady e Alison J. Huang

12. Delineamentos alternativos para estudos de intervenções 223
    Deborah G. Grady, Steven R. Cummings e Alison J. Huang

13. Delineando estudos de testes médicos 242
    Thomas B. Newman, Michael A. Kohn, Warren S. Browner e Mark J. Pletcher

14. Abordagens qualitativas na pesquisa clínica 265
    Daniel Dohan

Seção III
Abordagens e implementação 283

15. Pesquisa que envolve a comunidade 284
    Alka M. Kanaya

16. Pesquisa que utiliza dados ou amostras existentes 293
    Mark J. Pletcher, Deborah G. Grady e Steven R. Cummings

17. Elaboração, seleção e administração de medidas autorrelatadas 310
    Alison J. Huang, Steven R. Cummings e Michael A. Kohn

18. Implementação do estudo e controle de qualidade 326
    Deborah G. Grady e Alison J. Huang

19. Gerenciamento de dados 343
    Michael A. Kohn e Thomas B. Newman

20. Escrevendo uma proposta para financiamento de pesquisa 356
    Steven R. Cummings, Deborah G. Grady e Alka M. Kanaya

Respostas dos exercícios no final dos capítulos 373

Glossário 399

Índice 443

SEÇÃO 1

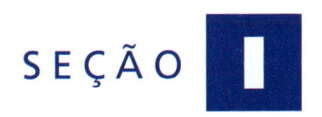

Ingredientes básicos

CAPÍTULO 1

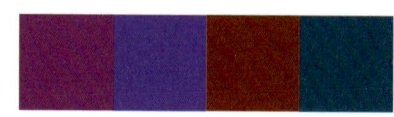

Primeiros passos: anatomia e fisiologia da pesquisa clínica
Warren S. Browner, Thomas B. Newman e Mark J. Pletcher

Este capítulo introduz a pesquisa clínica sob duas perspectivas distintas, desenvolvendo temas que que acompanham todo o livro. A primeira é a **anatomia** da pesquisa, que inclui os elementos tangíveis do plano de estudo, como questão de pesquisa, delineamento (desenho), participantes, aferições (ou medições), cálculo do tamanho de amostra e assim por diante. A meta dos pesquisadores e pesquisadoras é montar esses componentes de forma que o projeto se torne factível e eficiente, aumentando a validade dos achados do estudo.

A segunda perspectiva é a **fisiologia** da pesquisa – como ela funciona. Os estudos são úteis na medida em que produzem conclusões válidas sobre o que ocorreu no estudo e sobre como essas conclusões podem ser generalizadas para o mundo mais amplo. O objetivo é minimizar erros que possam ameaçar esses processos.

A separação desses dois temas é artificial, assim como a anatomia do corpo humano não faz muito sentido sem uma compreensão de sua fisiologia. Mas essa separação traz a vantagem de simplificar o raciocínio sobre um tópico complexo.

■ ANATOMIA DA PESQUISA: DE QUE ELA É FEITA

A estrutura de um projeto de pesquisa é descrita em seu protocolo, o plano escrito do estudo. Os protocolos são instrumentos usados na solicitação de recursos financeiros e na avaliação pelo Comitê de Ética em Pesquisa (CEP), mas também têm outra função científica vital: ajudam o pesquisador a organizar sua pesquisa de forma lógica, objetiva e eficiente. A Tabela 1.1 apresenta os elementos que compõem um protocolo. Neste capítulo, introduziremos o conjunto desses elementos; nos seguintes, desenvolveremos cada um deles; por fim, no Capítulo 20, juntaremos todas as peças, de forma integrada.

Questão de pesquisa

A **questão de pesquisa**[1] é o objetivo do estudo, a incerteza que o pesquisador deseja resolver. As questões de pesquisa partem de uma preocupação geral, que necessita ser reduzida a um tópico concreto e factível de ser estudado. Considere, por exemplo, a questão geral sobre se a cafeína afeta a função cognitiva. Embora este seja um bom ponto de partida, a questão deve ser mais especificada antes que se possa começar a planejar o estudo, o que significa separar as partes que constituem a questão e escolher uma ou duas delas para, então, elaborar o protocolo. A seguir são listados alguns exemplos de possíveis questões de pesquisa:

- **Os efeitos da cafeína sobre a função cognitiva são de curto prazo, longo prazo ou ambos?**
- **O consumo crônico de cafeína reduz o risco de desenvolver demência?**
- **Qual é a melhor forma de medir o consumo de cafeína?**
- **Existem efeitos deletérios do consumo de cafeína?**
- **Há alguma diferença se a cafeína for consumida no café, no chá ou em refrigerantes cafeinados?**

---

[1] Os termos em vermelho são definidos no Glossário.

TABELA 1.1 Anatomia da pesquisa: o plano de estudo

COMPONENTES DO DELINEAMENTO	OBJETIVO
Questão(ões) de pesquisa	Qual(is) questão(ões) o estudo abordará?
Contexto (*background*) e relevância	Por que essas questões são importantes?
Delineamento (desenho) Tipo de estudo	Como o estudo é estruturado?
Participantes Critérios de seleção Plano de amostragem	Quem são e como serão selecionados?
Variáveis Variáveis preditoras Variáveis confundidoras Variáveis de desfecho	Quais medições serão realizadas?
Aspectos estatísticos Hipóteses Tamanho de amostra Abordagem analítica	Qual é o tamanho do estudo e como ele será analisado?

Existem, é claro, muitas outras potenciais questões de pesquisa sobre esse assunto; a tarefa do pesquisador é escolher uma opção que seja **factível, importante, nova (inovadora)** e **ética** para estudar. Esses atributos são fáceis de lembrar por meio do acrônimo FINE, como discutido no Capítulo 2.

Contexto e relevância

O desenvolvimento de uma questão de pesquisa relevante exige que o pesquisador adquira uma boa base de conhecimento sobre as áreas que serão estudadas. Conversar com peritos no assunto e fazer uma revisão aprofundada da literatura podem levar o pesquisador a modificar sua questão de pesquisa. Portanto, o primeiro passo para delinear um projeto de pesquisa clínica é averiguar o que já se sabe sobre o tópico em questão ou as lacunas nesse conhecimento. Então, pondera-se a respeito de como ampliar essa base de conhecimento. Essa etapa envolve uma reflexão profunda e a comunicação com colaboradores e mentores sobre as questões importantes que ainda não foram respondidas.

Essas reflexões devem ser sintetizadas e resumidas em uma seção breve sobre a relevância do estudo, que fornece sua justificativa. Nesta seção, o pesquisador deve citar pesquisas anteriores relevantes (especialmente as que ele próprio ou seus colaboradores desenvolveram), enfatizando os problemas desses estudos prévios e as incertezas que permanecem. Ele também deve especificar como os achados do estudo proposto poderão ajudar a resolver essas incertezas, levando a uma nova compreensão científica, a mudanças na prática clínica ou a influências nas diretrizes clínicas e políticas de saúde.

Delineamento (desenho)

Não existe um delineamento que seja o melhor para todas as questões de pesquisa. O que o pesquisador precisa fazer é determinar que tipo de delineamento irá funcionar melhor para a sua questão de pesquisa levando em consideração os recursos disponíveis. Uma decisão fundamental que precisa ser feita é entre aplicar uma **intervenção** e examinar seus efeitos em um **ensaio clínico** ou simplesmente fazer aferições nos **participantes** de um **estudo observacional** (Tabela 1.2). Entre as opções de ensaio clínico, o **ensaio clínico randomizado cego** é em geral o melhor delineamento, mas ensaios clínicos não cegos ou não randomizados podem ser a única opção factível para determinadas intervenções.

TABELA 1.2 Exemplos de delineamentos de pesquisa clínica para um estudo que avalia se o consumo de cafeína reduz o risco de demência

ABORDAGEM EPIDEMIOLÓGICA	CARACTERÍSTICA PRINCIPAL	EXEMPLO
Delineamentos observacionais		
Estudo transversal	Um grupo é examinado em um determinado momento no tempo	Uma pesquisadora entrevista um grupo de participantes sobre o consumo de cafeína atual e no passado e correlaciona os resultados com os escores em um teste de função cognitiva.
Estudo de coorte	Um grupo (geralmente sem o desfecho) é identificado no início do estudo e acompanhado ao longo do tempo	Uma pesquisadora mede o consumo de cafeína em um grupo de participantes com função cognitiva normal e os examina em visitas de seguimento para verificar se aqueles que consumiam cafeína tiveram menor probabilidade de desenvolver demência.
Estudo de caso-controle	Dois grupos são selecionados com base na presença ou ausência de um desfecho	Uma pesquisadora compara o consumo prévio de cafeína em um grupo de pessoas com demência (os "casos") com aquele em um grupo com função cognitiva normal (os "controles").
Ensaio clínico		
Ensaio clínico randomizado cego	Dois grupos são gerados por um processo aleatório e submetidos a uma intervenção mascarada (cegada)	Uma pesquisadora aloca aleatoriamente participantes com função cognitiva normal para receber suplementos de cafeína ou um placebo idêntico em aparência e então acompanha os dois grupos por vários anos para observar a incidência de demência.

Entre os estudos observacionais, dois delineamentos comuns são os **estudos transversais (ou seccionais)**, nos quais as observações são feitas em uma única ocasião, e os **estudos de coorte**, nos quais as observações são feitas em um grupo de participantes que são acompanhados ao longo do tempo. Esse último tipo pode ser subdividido em estudos de **coorte prospectiva** – que começam no presente e acompanham os pacientes até o futuro – e estudos de **coorte retrospectiva** – que examinam informações coletadas no passado –, embora essas distinções nem sempre sejam absolutas. Uma terceira opção comum de delineamento observacional é o **estudo de caso-controle**, no qual o pesquisador compara um grupo de pessoas que desenvolveram o **desfecho** de interesse (**casos**) com outro grupo de pessoas que não o desenvolveram (**controles**).

Cada questão de pesquisa requer uma escolha racional sobre qual delineamento seria o mais eficiente na obtenção de uma resposta confiável. O ensaio clínico randomizado cego é considerado o padrão-ouro para estabelecer causalidade e determinar a eficácia de uma intervenção, mas, em muitos casos, um estudo observacional é a melhor opção ou a única opção factível: não seria fácil, por exemplo, randomizar aleatoriamente pessoas para começar ou parar de consumir café. O custo relativamente baixo de estudos de caso-controle e a sua aplicabilidade para desfechos incomuns os tornam atrativos para determinadas questões de pesquisa. Toda essa problemática será discutida nos Capítulos 8 a 14, cada um deles abordando um determinado conjunto de delineamentos.

Uma sequência típica na investigação de uma temática inicia com estudos observacionais do tipo **descritivo**. Esses estudos exploram a topografia do terreno – por exemplo, as distribuições das características de saúde e de doença em uma **população**:

- Qual é a frequência de consumo de cafeína entre adultos com 70 anos ou mais?
- Qual é a proporção de idosos com função cognitiva anormal?

Os estudos com exames clínicos, por exemplo sobre se um novo **biomarcador** se correlaciona com disfunção cognitiva, são uma forma especial de estudos descritivos (ver Capítulo 13).

Os estudos descritivos são normalmente seguidos ou acompanhados por **estudos analíticos**, que avaliam **associações** para realizar **inferências** sobre relações de **causa-efeito**:

- O consumo médio de cafeína por dia está associado com o desempenho em testes de função cognitiva?
- Pessoas com demência têm uma menor probabilidade de apresentarem história de consumo regular de cafeína do que controles com função cognitiva normal?

O último passo é, em geral, um ensaio clínico para estabelecer os efeitos de uma intervenção:

- Voluntários idosos que foram alocados aleatoriamente para receber suplementos de cafeína têm um risco menor de desenvolver demência do que aqueles alocados para receber placebo?

Os ensaios clínicos geralmente ocorrem em uma etapa mais avançada na sequência da investigação, pois tendem a ser mais difíceis e ter custo mais elevado, têm maior risco de expor os participantes a dano e geralmente abordam questões mais específicas que tenham surgido dos achados de estudos observacionais.

É aconselhável caracterizar o estudo em uma única frase que resuma o delineamento e a questão de pesquisa. Se o estudo apresentar duas fases importantes, o delineamento de cada uma delas deverá ser mencionado, como a seguir:

- Este é um estudo transversal sobre a associação entre consumo de cafeína e função cognitiva em idosos de 60 a 74 anos, seguido por um estudo de coorte prospectiva para avaliar se o uso de cafeína está associado a uma menor taxa de declínio cognitivo subsequente.

Alguns delineamentos, no entanto, não se encaixam facilmente nas categorias listadas, e descrevê-los com o nível adequado de detalhe em uma única frase pode ser desafiador. Mesmo assim, vale o esforço: uma descrição concisa da questão de pesquisa e do delineamento esclarece as ideias do pesquisador e ajuda a orientar os colaboradores e consultores.

Participantes do estudo

Duas decisões importantes devem ser tomadas na seleção da **amostra** de participantes para o estudo (Capítulo 3). A primeira envolve os **tipos de pessoas você quer estudar**, especificando os **critérios de inclusão** e **exclusão** que definirão os participantes do seu estudo. A segunda é **como recrutar um número apropriado de pessoas** de um subconjunto acessível dessa população para participar do estudo. Por exemplo, uma pesquisadora que está planejando um estudo de caso-controle sobre a associação entre consumo de cafeína e demência poderia iniciar (após a aprovação do CEP) pela revisão dos registros de prontuário eletrônico da sua instituição para identificar pacientes com diagnóstico de demência ou disfunção cognitiva e então entrar em contato com eles, bem como com os controles apropriados, para verificar seu interesse em participar.

Variáveis

Outro conjunto importante de decisões que devem ser tomadas no delineamento de qualquer estudo se refere à escolha de quais **variáveis** serão medidas (Capítulo 4). Por exemplo, um estudo sobre o consumo de cafeína poderia questionar sobre diferentes tipos de bebidas e pílulas utilizados para "se manter acordado", que podem conter níveis variados de cafeína, e incluir questões sobre tamanho da porção, frequência e momento em que são ingeridos.

Em um estudo analítico, o pesquisador estuda as associações entre variáveis para predizer os desfechos e fazer inferências sobre causa e efeito. Ao considerar a associação entre duas variáveis, a que precede – ou é pressuposta biologicamente como antecedente – é denominada **variável preditora**; a outra, **variável de desfecho**.[2] A maioria dos estudos observacionais tem muitas variáveis preditoras

---

[2]As variáveis preditoras são também conhecidas como **variáveis independentes**, e as de desfecho, como **variáveis dependentes**, porém o significado desses termos é menos evidente, e preferimos evitar seu uso. As variáveis preditoras podem ser **exposições**, **fatores de risco** ou **de proteção**, **tratamentos** ou **intervenções**, ou **resultados de testes**, termos esses que serão usados ao longo do livro, quando apropriado.

(p. ex., idade, sexo, raça/etnia, histórico de tabagismo, consumo de cafeína) e diversas variáveis de desfecho (p. ex., função cognitiva, qualidade de vida).

Os ensaios clínicos estudam os efeitos de uma intervenção, que é um tipo especial de variável preditora manipulada pelo pesquisador; um exemplo é o tratamento com cápsulas de cafeína (ou placebos equivalentes). Esse delineamento permite usar a **randomização** para minimizar a influência de **variáveis confundidoras** – outros preditores do desfecho, como o tabagismo ou o nível de escolaridade, que também influenciam o consumo de cafeína e poderiam assim confundir a interpretação dos achados. O confundimento é um tópico particularmente complexo e será discutido em detalhes no Capítulo 10.

Aspectos estatísticos

O pesquisador deve planejar como estimar o **tamanho da amostra** e como manejar e analisar os dados. Isso geralmente envolve especificar uma **hipótese de pesquisa** (Capítulo 5), que é uma versão da questão de pesquisa que fornece as bases para testar a **significância estatística** dos achados:

- **Hipótese: adultos de 60 a 74 anos que consomem uma média de pelo menos duas xícaras de café por dia (ou uma quantidade equivalente de cafeína) têm função cognitiva superior à daqueles com níveis mais baixos de consumo.**

Ter uma hipótese de pesquisa também permite ao pesquisador calcular o tamanho da amostra – o número de participantes necessário para encontrar uma diferença estatisticamente significativa nos desfechos entre os grupos com uma probabilidade razoável, dado que exista tal diferença; esse atributo é conhecido como **poder estatístico** (Capítulo 5). Estudos inteiramente descritivos (p. ex., qual proporção dos indivíduos com função cognitiva normal consome café diariamente?) não envolvem testes de significância estatística e portanto não requerem a formulação de uma hipótese; nesses casos, a abordagem análoga seria estimar o número de participantes necessário para alcançar um nível aceitável de precisão nos cálculos de **intervalos de confiança** para médias, proporções ou outras estatísticas descritivas.

■ FISIOLOGIA DA PESQUISA: COMO ELA FUNCIONA

O objetivo da pesquisa clínica é melhorar nosso entendimento do mundo real a partir dos achados do estudo (ver a parte inferior da Figura 1.1). Primeiramente, é preciso interpretar os achados, processo esse que depende da **validade interna**, ou seja, do grau em que os resultados do estudo refletem o que de fato aconteceu na pesquisa. Após, o pesquisador faz inferências a partir das conclusões do estudo para melhorar nosso entendimento do mundo real. Esse processo depende da **validade externa** (ou da **capacidade de generalização**), ou seja, da fidelidade com que essas conclusões se aplicam a pessoas e eventos fora do estudo.

Ao planejar um estudo, o pesquisador inverte essa sequência, partindo da esquerda para a direita na porção superior da Figura 1.1, com o objetivo de maximizar a validade das inferências que poderão ser feitas ao final do estudo. Ele elabora um plano de estudo no qual a escolha da questão de pesquisa, dos participantes e das aferições fortalece a validade externa do estudo e facilita sua implementação, para maximizar a validade interna. Nas seções a seguir, abordaremos primeiramente os tópicos de delineamento e implementação; então, abordaremos os erros que ameaçam a validade das inferências da pesquisa clínica.

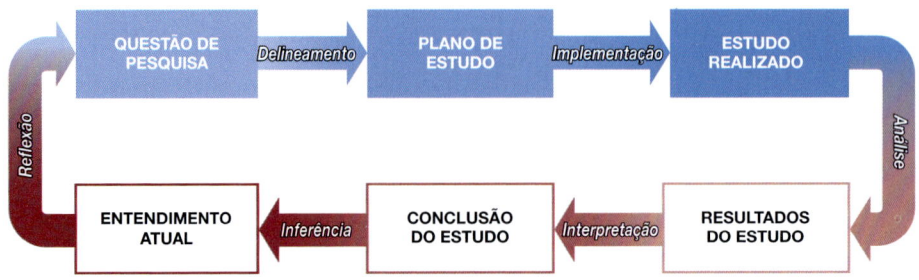

■ **FIGURA 1.1 Estrutura básica da pesquisa clínica.** Em cada etapa, as escolhas e os erros afetam as inferências que podem ser feitas a partir do estudo concluído.

Delineando o estudo

Agora imagine que uma pesquisadora está se debruçando sobre a seguinte questão de pesquisa descritiva sobre a associação entre consumo de cafeína e função cognitiva:

- Qual é o consumo médio de cafeína em adultos com 70 anos ou mais com função cognitiva normal?

Essa questão não pode ser respondida com total acurácia porque seria impossível estudar toda a **população-alvo** de idosos, sem contar que os métodos para medir o consumo de cafeína e a função cognitiva são imperfeitos. Como alternativa, a pesquisadora deve conformar-se com uma questão semelhante que *possa* ser respondida, tal como:

- Qual é o consumo médio diário autorrelatado de cafeína avaliado por meio de um questionário enviado pelo correio para pacientes atendidos na instituição do pesquisador que tinham pelo menos 70 anos e não tinham um diagnóstico de demência ou disfunção cognitiva registrado no prontuário eletrônico?

A Figura 1.2 ilustra a transformação de uma questão de pesquisa em um plano de estudo. Um componente importante dessa transformação é a escolha de uma **amostra** de participantes que represente a população. Como quase sempre há barreiras de ordem prática para estudar a população-alvo como um todo, o grupo especificado no protocolo deve geralmente corresponder a uma amostra dessa população. Usar a instituição do pesquisador para identificar potenciais participantes é uma estratégia que torna o estudo factível, porém traz a desvantagem de produzir um padrão diferente de consumo de cafeína do que aquele encontrado na população geral, mesmo se todos os participantes entregarem o **questionário**. É importante observar que ausência de um registro de diagnóstico de demência ou disfunção cognitiva certamente não assegura a função cognitiva normal de um indivíduo.

O outro componente importante da transformação é a escolha das variáveis que irão representar os fenômenos de interesse. As variáveis especificadas no plano de estudo são geralmente substitutas (*proxies*) para esses fenômenos. Por exemplo, a decisão de usar um questionário autoadministrado para avaliar o consumo de cafeína no mês anterior é uma forma rápida e de baixo custo para coletar a informação. Entretanto, é improvável que essa estratégia tenha alta acurácia, pois as pessoas geralmente não conseguem lembrar exatamente quanta cafeína ingeriram no mês anterior e porque aquele mês pode não refletir seu padrão usual de consumo de cafeína.

Em suma, cada uma das diferenças na Figura 1.2 entre a questão de pesquisa e o plano de estudo representa uma escolha feita para tornar o estudo mais factível e eficiente. O aumento na praticidade, entretanto, vem com um custo: o risco de que essas escolhas possam produzir uma conclusão menos relevante, já que o estudo acabou respondendo uma questão um tanto diferente da questão de pesquisa original.

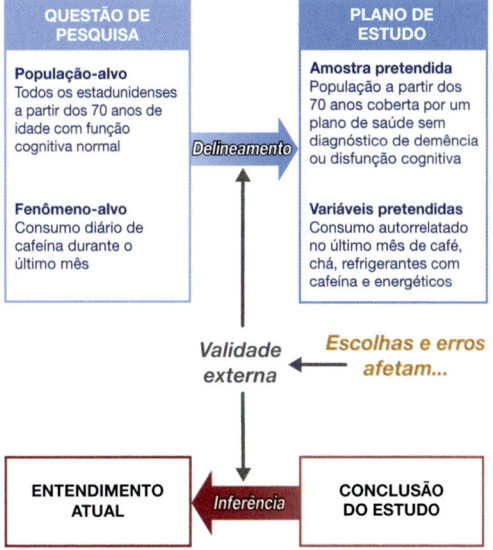

■ **FIGURA 1.2** Escolhas e erros feitos durante o planejamento de um estudo afetam sua validade externa. Quando a amostra e as variáveis pretendidas não representam suficientemente a população-alvo e os fenômenos de interesse, isso reduz nossa capacidade de fazer inferências para melhorar a nossa compreensão do problema.

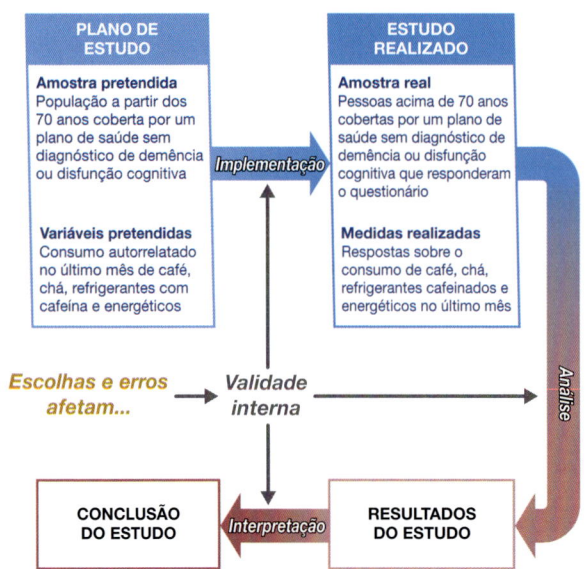

■ **FIGURA 1.3** Escolhas e erros feitos durante a implementação do estudo afetam sua validade interna. Se a amostra e as medições reais não representam suficientemente a amostra e as variáveis pretendidas, a capacidade de gerar conclusões válidas a partir dos achados do estudo é reduzida.

Implementando o estudo

A fidelidade de um estudo realizado com o seu plano de estudo depende da forma de implementação desse plano. O problema aqui seria obter uma resposta errada à questão de pesquisa porque a forma de escolha da amostra ou a forma de medição diferiram substancialmente do seu delineamento (Figura 1.3).

A amostra real de participantes selecionados para o estudo quase sempre difere da amostra pretendida. Por exemplo, o plano de estudar todos os pacientes sem demência ou disfunção cognitiva elegíveis em um ambulatório poderia ser comprometido pelo registro incompleto dos diagnósticos no prontuário eletrônico, pelo envio de questionários a endereços errados e pela recusa em participar. Aqueles que foram identificados e concordaram em participar podem apresentar um padrão diferente de consumo de cafeína do que aqueles que não foram identificados ou não tiveram interesse em participar. Além desses problemas, as medições efetivamente realizadas podem diferir das medições pretendidas. Por exemplo, se a formatação do questionário for pouco clara, os participantes podem ficar confusos e marcar a resposta errada, ou podem simplesmente omitir uma questão por engano.

Inferências causais

Muitos estudos buscam estabelecer uma associação de causa-efeito – isto é, em que um preditor *causa* um desfecho – para poder identificar intervenções clínicas ou de saúde pública que possam trazer melhorias à saúde. Por exemplo, se o consumo de cafeína causa uma redução no risco de desenvolver demência, então talvez deveríamos recomendar um consumo mais amplo de cafeína. Um tipo especial de problema de validade surge em estudos que tentam estabelecer inferências causais. Se um estudo de coorte encontrasse uma associação entre consumo de cafeína e demência, isso representaria causa e efeito ou o consumo de cafeína poderia estar apenas relacionado a uma exposição confundidora que protege contra a demência (como ler o jornal pela manhã)? Reduzir a probabilidade de fatores de confusão e outras explicações concorrentes é um dos maiores desafios no delineamento de um estudo observacional (Capítulo 10).

Erros da pesquisa

Já que nenhum estudo é inteiramente livre de erros, a meta é maximizar a validade de quaisquer inferências feitas a partir do que foi observado no estudo. Algumas inferências errôneas podem ser abordadas na etapa de análise da pesquisa, mas as melhores estratégias focam nas etapas do delineamento e da implementação (Figura 1.4), prevenindo a ocorrência de erros já desde o início.

Os dois principais tipos de erros que interferem nas inferências da pesquisa são denominados **erro aleatório** e **erro sistemático**. Distinguir entre eles é importante, pois as estratégias para minimizá-los são bastante diferentes.

O erro aleatório ocorre devido ao *acaso* – o que significa que não há uma causa conhecida ou um padrão previsível para esse erro. O erro aleatório pode distorcer uma aferição em qualquer das duas direções. Por exemplo, se a prevalência real de consumo diário de cafeína for de exatamente 40% entre as

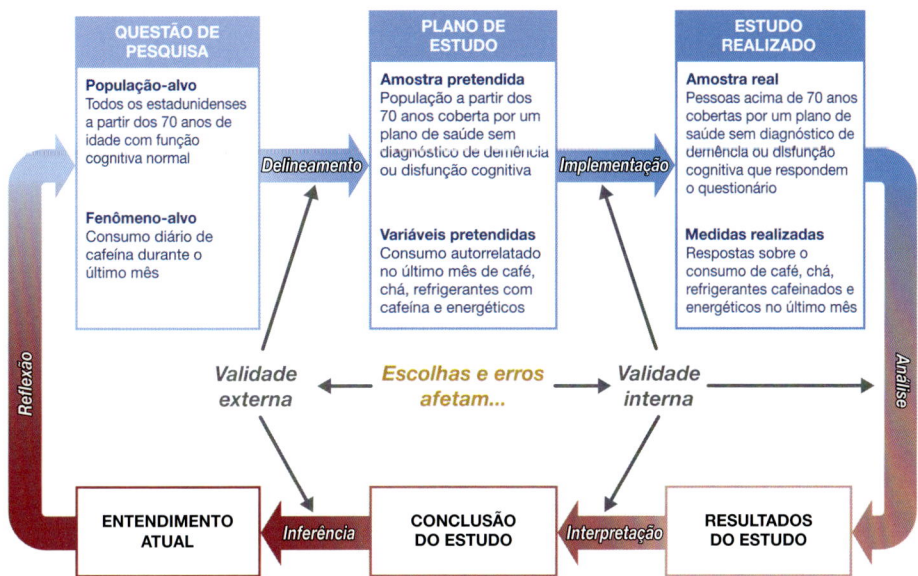

■ **FIGURA 1.4 Fisiologia da pesquisa.** Escolhas e erros feitos no delineamento e na implementação do estudo afetam sua validade interna e externa.

milhares de pessoas com 70 anos ou mais afiliadas a um plano de saúde, uma amostra bem delineada de 100 pacientes dessa população acessível poderia conter exatamente 40 pacientes que consomem cafeína diariamente. No entanto, é bastante provável que a amostra contenha um número ligeiramente diferente, como 38, 39, 41 ou 42. Em algumas ocasiões, o acaso poderia produzir um número substancialmente diferente, como 32 ou 49. Entre as várias técnicas para reduzir a influência do erro aleatório, a mais simples é a de aumentar o tamanho da amostra. O uso de uma amostra maior diminui a probabilidade de um resultado substancialmente errado, aumentando a **precisão** da estimativa, ou seja, o grau em que a prevalência observada se aproxima de 40% toda vez em que uma amostra é selecionada. Mas aumentar o tamanho de amostra também aumenta o custo de um estudo; felizmente, existem outras formas de reduzir o erro aleatório, incluindo o uso de instrumentos melhores para fazer aferições (Capítulo 4).

O erro sistemático ocorre devido a um **viés** (fonte de variação que distorce os achados do estudo para uma determinada direção). Um exemplo ilustrativo é a decisão (Figura 1.2) de estudar pacientes vinculados a um plano de saúde local, onde o registro dos diagnósticos de demência e disfunção cognitiva podem ter sido influenciados pelos esforços do plano para evitar (ou encorajar!) o uso excessivo dos códigos relacionados a esses diagnósticos. Aumentar o tamanho da amostra não tem efeito sobre o erro sistemático. A melhor forma de melhorar a **acurácia** de uma estimativa (grau em que ela se aproxima do valor real) é reduzir a magnitude dos potenciais vieses – tópico esse ao qual se dedica grande parte deste livro. Além disso, o pesquisador pode buscar informações adicionais para avaliar a importância de possíveis vieses, por exemplo usando uma segunda amostra selecionada de outro contexto.

Os exemplos de erros aleatórios e sistemáticos nos dois parágrafos anteriores são componentes do **viés de seleção**, que pode ameaçar as inferências para a população geral a partir dos participantes do estudo. Eles podem também contribuir para **erros de aferição**, ameaçando as inferências a partir das aferições do estudo para os fenômenos de interesse. Um exemplo de erro de aferição *aleatório* é a variação nas respostas que ocorre quando um mesmo questionário é administrado em diversas ocasiões. Um exemplo de erro de aferição *sistemático* é a estimativa errônea do nível de consumo de cafeína devido a problemas no questionário (p. ex., não questionar sobre consumo de energéticos). Estratégias para controlar esses erros são apresentadas nos Capítulos 3 e 4.

Como resumido na Tabela 1.3, para obter a melhor resposta possível à questão de pesquisa é necessário engendrar esforços relacionados ao delineamento, implementação e interpretação do estudo, de modo a minimizar a magnitude de potenciais erros.

TABELA 1.3 Abordagens para controlar os erros aleatório e sistemático nas fases de delineamento e implementação de um estudo

TIPO DE ERRO	SOLUÇÃO
Aleatório	Aumentar a precisão das aferições (Capítulo 4)
	Aumentar o tamanho de amostra (Capítulos 5 e 6)
Sistemático	Aumentar a acurácia e a validade das aferições (Capítulo 4)
	Escolher um delineamento melhor (Capítulos 8-14)
Aleatório e sistemático	Controle de qualidade (Capítulo 18)

■ PESQUISA TRANSLACIONAL

A **pesquisa translacional** se refere a estudos que traduzem descobertas da ciência básica para a prática clínica ou que expandem achados de pesquisas clínicas para programas de larga escala de saúde pública ou de base comunitária. Esses estudos devem ser delineados da mesma forma que os demais estudos de pesquisa clínica, embora o número de pesquisadores seja frequentemente maior e o processo propriamente dito seja mais complexo e iterativo. Para que seja bem-sucedida, na pesquisa translacional deve haver colaboração entre pesquisadores em todo o espectro da pesquisa, todos os quais devem estar preparados para revisar seus planos: não é incomum que um tratamento que pareça promissor em animais de laboratório provoque efeitos adversos ao ser testado em humanos, ou que um teste de rastreamento que funcione em uma clínica de perfil acadêmico torne-se muito trabalhoso ou menos acurado quando aplicado em um contexto comunitário. Quanto antes essas colaborações comecem, maior a probabilidade de que os pesquisadores cheguem a uma questão de pesquisa importante, desenvolvam um bom plano de estudo e evitem problemas que poderiam ter sido antecipados.

Traduzindo da pesquisa laboratorial para a pesquisa clínica

Diversas ferramentas – incluindo sequenciamento de DNA, análises de expressão gênica, imagem molecular, proteômica e metabolômica – migraram dos laboratórios de ciências básicas para a pesquisa clínica. Em comparação com a pesquisa clínica tradicional, para que testes e tratamentos descobertos na pesquisa de bancada sejam traduzidos de forma bem-sucedida, geralmente são necessários pesquisadores ou colaboradores com experiência pessoal em laboratório. A pesquisa do laboratório à clínica requer um conhecimento profundo da ciência básica envolvida. Muitos pesquisadores clínicos acreditam que dominam facilmente esse conhecimento, assim como muitos cientistas de laboratório acreditam que a pesquisa clínica não requer treinamento e *expertise* especiais. Mas as habilidades necessárias para a pesquisa básica e a pesquisa clínica são, em sua maioria, diferentes, sendo requeridas a *expertise* e a colaboração próxima de mais de uma área para que sejam geradas boas questões de pesquisa translacional.

Por exemplo, imagine que tenha sido identificado um gene que regula o ciclo circadiano em ratos, e uma pesquisadora clínica especialista em distúrbios do sono deseja estudar se variantes no homólogo humano desse gene afetam padrões de sono em pessoas. Para desenvolver uma questão de pesquisa relevante sobre os potenciais efeitos desse gene, essa pesquisadora precisaria colaborar com outros pesquisadores que conheçam bem a biologia do gene e de seus produtos proteicos, bem como as vantagens e limitações dos vários métodos de genotipagem. Agora imagine que uma pesquisadora de laboratório tenha descoberto um padrão singular de expressão gênica em linfonodos obtidos de mulheres com câncer de mama. Para estudar se esse padrão é prognosticamente útil, ela deveria colaborar com pesquisadores que compreendem a importância da confiabilidade teste-reteste, da amostragem e do cegamento, e entendam os efeitos da probabilidade prévia de doença sobre a aplicabilidade e utilidade clínica dessa descoberta. Por fim, uma equipe de pesquisa interessada em testar um novo medicamento pode precisar de cientistas familiarizados com biologia molecular, farmacocinética, farmacodinâmica, ensaios clínicos de fase I e II e padrões da prática clínica no campo da medicina pertinente ao medicamento.

Traduzindo da pesquisa clínica para a pesquisa populacional

Para delinear estudos que aplicam os achados de pesquisas clínicas para populações maiores e mais diversificadas, são necessárias habilidades adicionais, como a capacidade de identificar grupos de alto risco ou negligenciados, de compreender a diferença entre rastreamento e diagnóstico e de saber como implementar mudanças nos sistemas de prestação de cuidados em saúde. Do ponto de vista prático, esse tipo de pesquisa geralmente requer acesso a grandes grupos de participantes, como aqueles conveniados a planos de saúde ou todos os moradores de uma determinada região geográfica. O apoio e aconselhamento de um chefe de departamento, de um chefe de serviço de um hospital afiliado, do coordenador de um serviço de medicina de grupo ou de um representante da secretaria de saúde podem ser úteis ao planejar esses estudos.

Alguns pesquisadores optam por um atalho ao planejar esse tipo de pesquisa translacional, por exemplo buscando expandir os resultados encontrados em sua própria clínica de especialidades com os dados de participantes de clínicas semelhantes em outros centros médicos universitários, em vez de envolver profissionais que trabalham na comunidade. Isso seria como traduzir uma peça do Aristófanes do grego antigo para o grego moderno – ainda não seria muito útil para leitores de língua portuguesa. Para testar achados de pesquisa em populações maiores e mais diversas, devem-se estabelecer parcerias com membros da comunidade e adaptar os métodos para que estejam adequados a organizações não acadêmicas, como discutido no Capítulo 15.

■ DELINEANDO O ESTUDO

Desenvolvendo o plano de estudo

O processo de desenvolver um plano de estudo inicia com uma frase, a questão de pesquisa, que especifica as principais variáveis preditora e de desfecho e a população-alvo. A seguir, são produzidas, em sequência, três versões do plano de estudo, cada uma delas maior e mais detalhada do que a anterior.

- **Anteprojeto ou pré-proposta** (Tabela 1.1 e Apêndice 1A). Esse esboço inicial dos elementos do estudo (com 1 página) serve como *checklist* padronizado para lembrar o pesquisador de abordar todos os elementos essenciais. A ordem lógica apresentada ajuda a orientar o raciocínio do pesquisador sobre o assunto.
- **Protocolo do estudo.** Essa expansão do anteprojeto geralmente tem de 5 a 15 páginas. O protocolo é usado para planejar o estudo e submeter a proposta para aprovação pelo CEP, bem como para financiamento. Discutiremos suas partes separadamente ao longo do livro, para então resumi-las no Capítulo 20.
- **Manual de operações.** É importante que os estudos que arrolam participantes e coletam dados também tenham um manual abrangente que inclua instruções específicas para os procedimentos, questionários, formulários de coleta de dados e outros materiais. Mesmo estudos que utilizam dados previamente coletados, por exemplo aqueles de um prontuário eletrônico, precisam especificar exatamente como esses dados serão utilizados. O manual assegura uma abordagem uniforme e padronizada para conduzir o estudo com um bom controle de qualidade (Capítulo 18).

A questão de pesquisa e o anteprojeto devem ser redigidos nos estágios iniciais da pesquisa. Registrar as ideias por escrito ajuda a transformar as ideias vagas iniciais em planos específicos e fornece bases concretas para buscar sugestões de colaboradores e consultores. Fazê-lo constitui um desafio – é mais fácil falar sobre ideias do que escrever sobre elas –, porém o pesquisador é recompensado por um início mais rápido e um projeto mais bem elaborado. Embora nos estágios iniciais alguns pesquisadores fiquem compreensivelmente impacientes para dar início ao seu estudo, sem despender o tempo necessário para detalhar o plano, isso frequentemente leva a um projeto mal concebido e a atrasos na sua condução.

O Apêndice 1A é um exemplo de um anteprojeto. Esse resumo de uma página trata mais da anatomia da pesquisa (Tabela 1.1) do que de sua fisiologia (Figura 1.4). Por isso, o pesquisador deve pensar cuidadosamente sobre como minimizar erros que surgem nas inferências a partir dos achados do estudo. As virtudes e os defeitos de um estudo podem ser revelados explicitando-se as diferenças entre a questão proposta e a questão que o estudo poderá responder, levando em consideração os planos de recrutamento dos participantes e de realização das aferições, bem como os problemas que se espera encontrar na implementação.

Tendo o anteprojeto em mãos e as inferências pretendidas em mente, o pesquisador pode iniciar o detalhamento de seu protocolo. Isso inclui solicitar sugestões de colaboradores, delinear métodos específicos de recrutamento e aferição, considerar a adequação científica e ética, modificar a questão de pesquisa e o anteprojeto, se necessário, pré-testar os métodos específicos de recrutamento e aferição, fazer mudanças adicionais, pedir mais sugestões e assim por diante.

Equilibrando escolhas

Infelizmente, os erros são parte inerente a todos os estudos. O problema é que esses podem ser grandes o suficiente para prejudicar a confiabilidade das conclusões do estudo. Ao delinear um estudo, o pesquisador está na mesma posição que uma representante de um sindicato ao negociar um novo contrato. A representante do sindicato começa com uma lista de demandas – redução da jornada de trabalho, aumento de salário, seguro de saúde e assim por diante. Faz, então, concessões, garantindo os itens mais importantes e renunciando àqueles não essenciais ou não realistas. Ao final das negociações, há uma última etapa fundamental: ela examina o melhor contrato que conseguiu negociar e decide se vale a pena assiná-lo.

Os mesmos tipos de concessões devem ser feitas por um pesquisador ao transformar a questão de pesquisa em um plano de estudo e considerar os potenciais problemas de sua implementação. Por um lado, tem-se a questão da validade interna e da validade externa; por outro, tem-se a factibilidade. Concessões sempre são necessárias. Mas, após finalizado o plano de estudo, o pesquisador deve examiná-lo novamente para decidir se ele aborda adequadamente a questão de pesquisa e se ele pode ser implementado com níveis aceitáveis de erro. Essa última etapa em que o pesquisador decide se o estudo deve ser conduzido na forma como foi delineado – que é equivalente à decisão da representante do sindicato de assinar ou não o contrato negociado – às vezes, infelizmente, é omitida. Se decidir não seguir com o estudo, o pesquisador reinicia o processo. Essa não é, porém, uma situação que deve desencorajar os pesquisadores. Os bons cientistas distinguem-se dos demais não somente por suas boas ideias de pesquisa, mas pela sua prontidão para rejeitar logo no início aquelas que não irão funcionar e se concentrar naquelas com maior potencial.

■ RESUMO

1. A **anatomia** da pesquisa é o conjunto de elementos tangíveis que compõem o plano de estudo: a **questão de pesquisa** e sua relevância, o **delineamento**, os **participantes do estudo** e as **técnicas de aferição**. O desafio é organizar os elementos ponderando a factibilidade com a necessidade de produzir conclusões válidas a partir do estudo.
2. A **fisiologia** da pesquisa é como o estudo funciona. Os achados do estudo são usados para formular conclusões sobre fenômenos mensuráveis em uma população acessível (**validade interna**) de forma a aplicar essas conclusões a outras situações, pessoas e eventos (**validade externa** ou capacidade de generalização). O desafio é delinear e implementar um plano de estudo com um controle adequado sobre as duas maiores ameaças à validade – o **erro aleatório** (ao acaso) e o **erro sistemático** (viés) – e que possa agregar ao nosso conhecimento atual sobre a questão de pesquisa.
3. Ao delinear um estudo, pode ser útil considerar a Figura 1.4, que ilustra as relações entre a **questão de pesquisa** (o que o pesquisador realmente deseja responder), o **plano de estudo** (aquilo que o estudo foi delineado para responder) e o **estudo real** (aquilo que o estudo irá, de fato, responder, tendo em vista os erros de implementação que podem ser antecipados).
4. Uma boa forma de desenvolver o plano de estudo é escrever um resumo de uma frase da questão de pesquisa, especificando as variáveis principais e a população, para depois expandir essa frase em um esboço de uma página (anteprojeto), definindo os elementos do estudo em uma sequência padronizada. Posteriormente, o **plano de estudo** será expandido em um **protocolo** e em um **manual de operações**.
5. O julgamento por parte do pesquisador e as sugestões de colaboradores são necessários para poder as vantagens e desvantagens e determinar a viabilidade geral do projeto.

APÊNDICE 1A
Anteprojeto

Esta é a versão resumida do plano de estudo de um projeto desenvolvido por Michael Jung, MD, MBA, que iniciou quando ele era residente de Anestesiologia na University of California San Francisco (UCSF), sob mentoria de Jina Sinskey, MD. A maioria dos pesquisadores iniciantes considera mais fácil realizar estudos observacionais, mas neste caso um ensaio clínico randomizado modesto em tamanho e escopo foi uma opção factível. Os resultados do estudo foram publicados em uma revista de alto impacto (1).

■ REALIDADE VIRTUAL PERIOPERATÓRIA NA ANESTESIA PEDIÁTRICA

Contexto e relevância

A ansiedade pediátrica perioperatória é um impacto psicológico comum e importante da anestesia e da cirurgia em crianças. Pesquisas prévias mostraram que a incidência de níveis elevados de ansiedade na etapa de indução pode chegar a 50% das crianças que se apresentam para cirurgia e anestesia geral (2). A distração audiovisual, incluindo a realidade virtual (RV), tem o potencial de ser uma modalidade segura, não invasiva e não farmacológica para reduzir a ansiedade.

Objetivo específico

Conduzir um ensaio clínico controlado randomizado para examinar o efeito da distração audiovisual imersiva com um óculos de RV sobre a ansiedade perioperatória em pacientes pediátricos submetidos a cirurgia eletiva e anestesia geral.

Métodos
Visão geral do delineamento

Neste estudo prospectivo, randomizado, controlado e com grupos em paralelo, as crianças agendadas para cirurgias eletivas com anestesia geral serão alocadas aleatoriamente para o grupo de RV ou para um grupo controle (sem RV). Os pacientes do grupo de RV serão submetidos a uma distração audiovisual com RV durante a fase de indução da anestesia geral na sala de cirurgia. Um instrumento validado, o Modified Yale Preoperative Anxiety Scale (mYPAS, Escala Modificada de Yale de Ansiedade Preoperatória), será usado para avaliar a ansiedade.

Participantes do estudo

A população-alvo para este projeto de pesquisa inclui crianças de 5 a 12 anos que serão submetidas a cirurgias eletivas com anestesia geral; a população acessível consiste de crianças semelhantes atendidas no UCSF Benioff Children's Hospital.

Aferições

A variável preditora é a intervenção (i.e., uso ou não uso do óculos de RV). O desfecho principal é a ansiedade pediátrica perioperatória (medida pelo escore mYPAS), que será avaliada em três momentos: na sala de pré-anestesia, ao entrar no bloco cirúrgico e durante a indução da anestesia geral.

Randomização e cegamento

A randomização será feita por uma lista de números aleatórios gerada por computador, incorporada em um aplicativo programado para esse estudo e ocultada para a equipe de recrutamento. Na hora de fazer a randomização, será feito um registro com marcação do tempo, que inclui o número do registro médico e documenta a obtenção do consentimento informado. Dada a natureza do óculos de RV (o uso do óculos é evidente), não será feito cegamento.

Análise de dados

A variável preditora é dicotômica: uso ou não uso de óculos de RV. A variável de desfecho (escore mYPAS na indução) é uma variável contínua que varia de 0 a 100 e que será comparada entre os grupos usando um teste t. Os desfechos categóricos serão analisados por meio do teste do qui-quadrado. Será usado um nível de significância estatística de 0,05.

Estimativas de tamanho de amostra

Com base em um estudo prévio de ansiedade preoperatória em crianças de 5 a 12 anos (3), os escores mYPAS (média ± DP) no grupo-controle serão de 30,1 ± 8,4. Recrutar 31 participantes por grupo produziria um poder estatístico de 80% ($\beta = 0,20$) para detectar uma diferença de 20% nos escores mYPAS na indução entre os dois grupos.

REFERÊNCIAS DO APÊNDICE 1A

1. Jung MJ, Libaw JS, Ma K, Whitlock EL, Feiner JR, Sinskey JL. Pediatric distraction on induction of anesthesia with virtual reality and perioperative anxiolysis: a randomized controlled trial. *Anesth Analg.* 2021;132(3):798-806.
2. Kain ZN, Mayes LC, Caldwell-Andrews AA, Karas DE, Mcclain BC. Preoperative anxiety, postoperative pain, and behavioral recovery in young children undergoing surgery. *Pediatrics.* 2006;118(2):651-658.
3. Moura LA, Dias IM, Pereira LV. Prevalence and factors associated with preoperative anxiety in children aged 5-12 years. *Rev Lat Am Enfermagem.* 2016;24:e2708.

APÊNDICE 1B
Exercícios para o Capítulo 1. Primeiros passos: anatomia e fisiologia da pesquisa clínica

1. O estudo da Fórmula Limitada Precoce (FLP) foi realizado em dois centros médicos acadêmicos na Califórnia com o objetivo de estimular a amamentação de recém-nascidos que tinham perdido ≥ 5% de seu peso corporal nas primeiras 36 horas após o parto. Nesse ensaio clínico randomizado, a intervenção FLP consistiu em ensinar os pais a administrar 10 mL de fórmula com seringa após cada mamada no peito até o aparecimento da produção de leite maduro; os pais do grupo-controle aprenderam técnicas para acalmar o bebê. A proporção de mães que relataram amamentação exclusiva aos 3 meses a um entrevistador cego foi de 79% no grupo FLP em comparação com 42% no grupo-controle ($P = 0{,}02$) (1).

   Para cada uma das afirmações a seguir, indique (i) se trata-se de uma inferência de validade interna ou de validade externa; (ii) se você considera que é uma inferência válida; e (iii) quaisquer razões pelas quais ela pode *não* ser válida.
   a. Para as mulheres nesse estudo, a estratégia FLP aumentou as taxas de aleitamento materno aos 3 meses.
   b. A oferta de FLP para lactentes nascidos em um hospital comunitário de Boston que perderam ≥ 5% do peso corporal nas primeiras 36 horas de vida provavelmente resultará em taxas mais elevadas de amamentação aos 6 meses.
   c. Com base nos resultados desse estudo, é provável que um esforço internacional para fornecer fórmula à maioria dos recém-nascidos aumente o sucesso da amamentação e melhore a saúde dos recém-nascidos e de suas mães.

2. Para cada um dos resumos a seguir, retirados de estudos publicados, escreva uma única frase que especifique o delineamento e a questão da pesquisa, incluindo a variável preditora principal, as variáveis de desfecho e a amostra pretendida.
   a. Pesquisadores em Winston-Salem, Carolina do Norte, analisaram uma amostra aleatória de 2.228 estudantes de ensino médio com relação à frequência com que assistiram a programas de luta na televisão nas últimas 2 semanas, e 6 meses mais tarde questionaram os mesmos estudantes sobre a ocorrência de brigas na escola e nos namoros. As chances ajustadas de o(a) estudante referir ter brigado com a namorada ou com o namorado aumentaram em 14% para cada episódio de luta que ele(a) relatou ter assistido nos 6 meses anteriores (2).
   b. Para avaliar se a duração da amamentação protege as mulheres contra o câncer de ovário, os pesquisadores analisaram 493 mulheres chinesas com câncer de ovário recém-diagnosticado e 472 outras mulheres hospitalizadas, todas as quais tinham amamentado pelo menos um filho. Eles encontraram uma relação de dose-resposta entre os meses totais de amamentação e risco reduzido de câncer de ovário. Por exemplo, mulheres que amamentaram por pelo menos 31 meses tiveram uma razão de chances de 0,09 (IC 95%: 0,04 a 0,19), em comparação com mulheres que amamentaram por menos de 10 meses (3).
   c. Para verificar se uma associação entre a ingestão alimentar de gordura saturada e a diminuição da concentração de espermatozoides em homens inférteis podia ser ampliada para a população geral, pesquisadores dinamarqueses coletaram amostras de sêmen e administraram questionários sobre a frequência alimentar em homens jovens que consentiram no momento de seu exame para o serviço militar. Eles encontraram uma relação de dose-resposta significativa entre a ingestão alimentar autorrelatada de gordura saturada e a redução da concentração de espermatozoides (p. ex., concentração de espermatozoides 41% mais baixa [IC 95% 4%, 64%] no quartil mais alto de ingestão de gordura saturada em comparação com o mais baixo) (4).

d. O acidente vascular cerebral (AVC) embólico na fibrilação atrial pode ser prevenido pela oclusão do apêndice atrial esquerdo. Os pesquisadores estudaram pacientes com fibrilação atrial que estavam sendo submetidos à cirurgia cardíaca por outra indicação (5). Eles ocluíram o apêndice atrial esquerdo durante a cirurgia em metade dos pacientes (selecionados aleatoriamente) e não o fizeram nos demais. Entre os 2.379 pacientes no grupo de oclusão, 114 (4,8%) apresentaram AVC isquêmico ou embolia sistêmica, em comparação com 168 (7,0%) dos 2.391 pacientes no grupo sem oclusão ($P < 0,001$).

REFERÊNCIAS

1. Flaherman VJ, Aby J, Burgos AE, Lee KA, Cabana MD, Newman TB. Effect of early limited formula on duration and exclusivity of breastfeeding in at-risk infants: an RCT. *Pediatrics.* 2013;131(6):1059-1065.
2. DuRant RH, Champion H, Wolfson M. The relationship between watching professional wrestling on television and engaging in date fighting among high school students. *Pediatrics.* 2006;118:e265-e272.
3. Su D, Pasalich M, Lee AH, Binns CW. Ovarian cancer risk is reduced by prolonged lactation: a case-control study in southern China. *Am J Clin Nutr.* 2013;97:354-359.
4. Jensen TK, Heitmann BL, Jensen MB, et al. High dietary intake of saturated fat is associated with reduced semen quality among 701 young Danish men from the general population. *Am J Clin Nutr.* 2013;97:411-418.
5. Whitlock RP, Belley-Cote EP, Paparella D, et al. Left atrial appendage occlusion during cardiac surgery to prevent stroke. *New Engl J Med.* 2021;384:2081-2091.

CAPÍTULO **2**

Desenvolvimento da questão de pesquisa e do plano de estudo

Steven R. Cummings e Alka M. Kanaya

A questão de pesquisa é a incerteza que o pesquisador quer resolver por meio de seu estudo. Existem muitas boas questões de pesquisa e, mesmo quando conseguimos responder algumas, continuamos cercados por outras. Por exemplo, já foi demonstrado que a solidão em idosos está fortemente associada com o declínio no estado funcional e com um aumento na mortalidade (1). No entanto, esse achado pode levar a novas questões: podemos reduzir a solidão em idosos oferecendo um programa de apoio estruturado no domicílio? Esse tipo de programa é capaz de prevenir declínio funcional? Que tipos de intervenções funcionam melhor: aquelas focadas em amigos, familiares ou grupos de apoio? É possível que um programa conduzido remotamente por telefone ou vídeo seja efetivo? A solidão também está associada com declínios na função cognitiva?

O desafio de se chegar a uma questão de pesquisa é definir uma questão importante que ainda não tenha sido respondida e que possa ser transformada em um plano de estudo factível, ético e válido. Este capítulo apresenta estratégias para alcançar esse objetivo.

■ ORIGEM DE UMA QUESTÃO DE PESQUISA

No caso de pesquisadores experientes, as melhores questões de pesquisa normalmente surgem dos achados e problemas observados em seus estudos anteriores e nos de outros cientistas da área. O pesquisador iniciante ainda não teve a oportunidade de desenvolver essa base de experiência. Embora uma perspectiva nova às vezes permita que uma pessoa criativa conceba novas abordagens para problemas antigos, a falta de experiência é um impedimento.

Uma boa forma de começar é esclarecer a diferença entre questão de pesquisa e *interesse de pesquisa*. Considere a seguinte questão de pesquisa:

- O fornecimento de uma renda básica regular reduz o risco de depressão em adultos de meia idade?

Essa pergunta poderia partir de alguém cujo interesse de pesquisa envolve determinantes sociais da saúde, prevenção ou manejo da depressão ou intervenções por meio de políticas públicas. Distinguir entre questão de pesquisa e interesse de pesquisa é importante, porque se pode chegar à conclusão de que, embora uma questão de pesquisa específica não possa ser transformada em um plano de estudo factível, o pesquisador ainda assim poderá satisfazer seu interesse de pesquisa formulando uma questão diferente.

É claro que é impossível formular uma questão de pesquisa se você não tiver clareza sobre seu interesse de pesquisa. Se esse é o seu caso, saiba que não está sozinho: muitos pesquisadores iniciantes ainda não descobriram assuntos que os instiguem e que possam ser transformados em um plano de estudo factível. Você pode começar considerando que tipos de artigos chamaram sua atenção quando você os leu. Ou é possível que você lembre de um paciente específico cujo tratamento você considerou inadequado ou inapropriado. O que poderia ter sido feito de forma diferente e que poderia ter melhorado seu desfecho? Ou você pode questionar práticas atuais, por exemplo, se fazer um exame físico detalhado para todos os pacientes novos, como exigido por muitas operadoras de planos de saúde, poderá reduzir o risco de doenças ou o custo do cuidado durante os anos futuros.

Os pesquisadores frequentemente têm várias potenciais questões de pesquisa. Estar envolvido em mais de um projeto por vez é útil: quando um projeto é paralisado (p. ex., enquanto aguarda retorno do Comitê de Ética em Pesquisa ou de um colaborador), você pode trabalhar em outro. Porém, ter muitos projetos leva a uma competição por tempo e recursos que são limitados, então uma estratégia sensata é priorizar os projetos que melhor atendem às características de uma boa questão de pesquisa, as quais serão revisadas adiante. A sua atenção pode necessariamente se voltar a uma questão de pesquisa que tem uma janela de oportunidade de tempo importante, como um prazo para o financiamento. Recomenda-se manter uma lista de ideias para poder retornar a elas quando houver tempo. Compartilhar suas questões com outros pesquisadores, colegas ou alunos pode permitir que você participe de um estudo como copesquisador ou orientador.

Obter domínio técnico

É importante tornar-se um perito na área que você está estudando. O **conhecimento acadêmico** é fundamental para o sucesso na pesquisa. O pesquisador iniciante deve fazer uma busca ampla de toda a literatura publicada nas áreas pertinentes à questão de pesquisa e fazer uma leitura crítica dos artigos importantes. Conduzir uma **revisão sistemática** pode ser um bom próximo passo para desenvolver domínio sobre o assunto. A revisão da literatura pode servir como fonte de informações na solicitação de auxílio financeiro e na preparação de relatórios de pesquisa.

É importante lembrar que avanços recentes podem ser do conhecimento de pesquisadores ativos em uma determinada área muito antes de serem publicados. Dominar um assunto envolve acompanhar múltiplas fontes de informação, incluindo receber alertas sobre publicações relevantes pelo Pubmed e por periódicos de especialidades, participar de encontros científicos, construir relações com especialistas na área e até mesmo seguir líderes de opinião nas mídias sociais (p. ex., Twitter). Uma estratégia útil é consultar o portal ClinicalTrials.gov para verificar se já foram registrados protocolos semelhantes ao que você tem em mente. Embora esse portal se concentre predominantemente em ensaios clínicos, às vezes também são incluídos estudos observacionais. Da mesma forma, se você estiver planejando uma revisão sistemática, muitas delas estão registradas no portal do *Prospero* (https://www.crd.york.ac.uk/prospero/#aboutpage).

Abordar uma necessidade médica ou de saúde pública

Resultados de pesquisa de impacto podem surgir da necessidade de melhores tratamentos, testes ou serviços de saúde. É mais provável que essas oportunidades para soluções factíveis sejam reconhecidas a partir da experiência pessoal com condições, populações e programas relevantes. Esta pode ser uma oportunidade para gerar pesquisas inovadoras e de alto impacto.

Manter-se alerta a novas ideias e técnicas

É útil **comparecer a congressos** em que novos trabalhos são apresentados. Pelo menos tão importantes quanto as apresentações formais são as oportunidades de conversas informais com outros cientistas durante as sessões de pôsteres e durante os intervalos. Um pesquisador que busca interagir com outros pesquisadores durante um intervalo de conferência ou uma pausa para o café poderá ver que essa experiência é muito proveitosa e, por vezes, acabará atraindo um novo colaborador sênior nesse processo. Se o trabalho de uma palestrante for especialmente relevante, pode valer a pena revisar suas publicações recentes e entrar em contato com ela para marcar uma reunião durante o congresso.

Uma **atitude cética** em relação às ideias atuais pode estimular boas questões de pesquisa. Por exemplo, antes acreditava-se que ferimentos cutâneos que atravessavam a derme exigiam aproximação com suturas para uma cicatrização rápida e um resultado estético satisfatório. No entanto, Quinn e colaboradores observaram, mediante experiência pessoal e evidências de séries de casos, que os ferimentos cutâneos de tamanho moderado sofrem reparo adequado independentemente de suas margens terem sido aproximadas ou não (2). Eles realizaram um ensaio clínico randomizado no qual os pacientes com lacerações na mão não complicadas com menos de 2 cm de comprimento receberam irrigação com água de torneira e um curativo com antibióticos por 48 horas. Um dos grupos foi alocado aleatoriamente para receber sutura e o outro grupo para não receber sutura. Os participantes no grupo da sutura relataram que tiveram um tratamento mais doloroso e prolongado no serviço de emergência, porém uma avaliação cega mostrou que o tempo até a cicatrização e os resultados estéticos foram semelhantes aos do grupo em que a sutura não foi feita.

A adoção de **novas tecnologias** costuma gerar percepções e questionamentos sobre problemas clínicos familiares, o que, por sua vez, pode originar novos paradigmas (3). Por exemplo, os avanços nas tecnologias genéticas, moleculares, de imagem e de saúde digital originaram pesquisas clínicas translacionais que levaram a novos tratamentos e exames que, por sua vez, mudaram a prática clínica. Um exemplo é o uso da creatina deuterada (D_3Cr), um biomarcador da medida da massa muscular que tem maior acurácia e menor custo do que os exames de absorciometria de raios X de dupla energia (4). As medidas de D_3Cr podem ser usadas para avaliar se a massa muscular prediz desfechos após cirurgia eletiva e como uma forma de maior acurácia para estudar se o exercício físico aumenta a massa muscular. Aplicar um novo conceito, tecnologia ou achado de uma área a um problema de outra área pode gerar questões de pesquisa inovadoras.

A **experiência clínica** é uma fonte rica de questões sobre potenciais causas e formas de tratar uma doença. Observações cuidadosas de pacientes podem levar ao reconhecimento de novos fatores de risco de doenças, síndromes genéticas raras ou complicações de tratamentos. Descrições detalhadas das descobertas podem ser publicadas como relato de caso ou como série de casos, alertando outros profissionais para reconhecer casos semelhantes. Por exemplo, foram observadas fraturas de fêmur incomuns em nove pacientes que tinham sido tratados por muitos anos com alendronato, um medicamento usado para tratar osteoporose (5). Isso acabou levando a grandes estudos epidemiológicos que confirmaram que o uso prolongado de alendronato leva a um aumento no risco dessas fraturas atípicas (6).

As **colaborações** com outros pesquisadores frequentemente dão origem a novas ideias e questões a serem perseguidas. Isso ocorre especialmente quando o cientista colaborador traz *expertise* ou métodos de uma área diferente. Como membros de uma equipe de pesquisa, esses colaboradores podem ser uma fonte constante de inovações e ideias.

A **docência** é também uma excelente fonte de inspiração. As ideias para estudos muitas vezes surgem ao planejar aulas ou durante discussões com alunos engajados, que muitas vezes pedem explicações sobre práticas ou crenças corriqueiras. Essas oportunidades trazem à tona as incertezas ou falta de evidências e apontam para a necessidade de novas pesquisas.

A **criatividade** exerce papel fundamental na concepção de questões de pesquisa, na proposição de novos métodos para responder a questões antigas e na manipulação de diferentes ideias. Algumas ideias criativas surgem durante conversas informais com colaboradores no horário de almoço; outras surgem em reuniões de pequenos grupos nas quais se discutem pesquisas recentes ou as ideias dos próprios integrantes do grupo. Muitas inspirações vêm do indivíduo, enquanto ele prepara uma palestra, toma um banho, navega nas mídias sociais ou simplesmente senta e pensa sobre o assunto. O truque é visualizar claramente um problema não resolvido e então deixar a mente correr livremente em torno dele. A exposição deliberada a uma gama diversa de disciplinas científicas – artigos de revistas, palestras em eventos científicos fora de seus interesses especiais – pode trazer à sua área de pesquisa novas aferições ou conceitos.

O medo de sofrer críticas ou de ter ideias incomuns pode inibir a criatividade e interromper a busca por novas questões que desafiam os paradigmas atuais. Busque o apoio de colegas que gostam de pensar em novas ideias. É preciso também persistência para retornar a um problema complicado tantas vezes quanto necessário até alcançar uma resolução.

■ CARACTERÍSTICAS DE UMA BOA QUESTÃO DE PESQUISA

Para levar a um bom plano de estudo, uma questão de pesquisa deve ser: Factível, Importante, Nova (original, inovadora) e Ética, formando o acrônimo *FINE* (Tabela 2.1).

Factível

É fundamental reconhecer já no início os limites e problemas práticos de se estudar uma questão de pesquisa antes de se despender muito tempo e esforço em um caminho que se mostrará inviável.

- **Número de participantes.** Muitos estudos não alcançam os objetivos pretendidos por não conseguirem arrolar um número suficiente de participantes. Por isso, recomenda-se estimar as exigências de tamanho de amostra para um estudo já em uma etapa inicial (Capítulos 5 e 6). Alguns

TABELA 2.1 Critérios "FINE" para uma boa questão de pesquisa e plano de estudo

Factível
Acesso a um número adequado de participantes
Grupo com domínio técnico adequado
Viável em termos de tempo e custos
Capaz de obter financiamento
Importante
Pode se traduzir em melhorias nos cuidados clínicos ou na saúde pública
Contribui para a reputação de um pesquisador, no sentido de conduzir pesquisas rigorosas e valiosas
Nova (original, inovadora)
Apresenta achados novos
Confirma, refuta ou expande achados anteriores
Pode levar a inovações em conceitos sobre saúde e doença, na prática médica ou em metodologias de pesquisa
Ética
Preenche os critérios estabelecidos pelo Comitê de Ética em Pesquisa
Aborda a equidade em saúde

pontos importantes a serem considerados são: o número de participantes que provavelmente estará disponível para o estudo, quantos provavelmente seriam excluídos ou se recusariam a participar e o número que será perdido no seguimento. Mesmo um planejamento cuidadoso pode produzir estimativas excessivamente otimistas. Antes de se despender esforços para aprofundar outros detalhes, o pesquisador deve garantir um número suficiente de participantes elegíveis e dispostos a participar. Às vezes é necessário realizar um **levantamento** piloto ou revisar os dados eletrônicos armazenados. Se o número de participantes aparenta ser insuficiente, pode-se considerar uma série de estratégias. Elas incluem expandir os critérios de inclusão, eliminar critérios de exclusão desnecessários, aumentar o prazo para arrolamento de participantes, obter fontes adicionais de participantes, desenvolver abordagens de medição mais precisas, convidar novos colaboradores para trabalhar no projeto como parte de um estudo multicêntrico e mudar o delineamento do estudo.

- **Domínio técnico essencial.** Os pesquisadores devem ter as habilidades, o equipamento e a experiência necessários para delinear o estudo, recrutar os participantes, medir as variáveis e gerenciar e analisar os dados. Pode ser de grande valor colaborar com um especialista ou reunir uma equipe que tenha as habilidades e a experiência para apoiar o pesquisador em áreas em que ele tenha pouco domínio técnico. Por exemplo, é uma boa prática incluir um estatístico como membro da equipe de pesquisa desde o início do processo de planejamento para aconselhar sobre o tamanho de amostra e os métodos analíticos. Quando for necessário utilizar um novo método de aferição, como em um ensaio de um novo biomarcador, é preciso obter os conhecimentos técnicos sobre os melhores métodos disponíveis.
- **Disponibilidade de dados apropriados.** Se para abordar sua questão de pesquisa você pretende se apoiar em bancos de dados secundários (Capítulo 16), é importante saber sobre a disponibilidade e as limitações das informações nos bancos de dados potencialmente relevantes.
- **Tempo e custos envolvidos.** É importante estimar os custos de cada componente de um projeto, tendo em mente que o tempo e os recursos financeiros necessários geralmente irão exceder o planejado. Se os custos são proibitivos, as únicas opções são considerar um delineamento menos dispendioso ou buscar fontes adicionais de financiamento. Se o estudo for muito caro ou demandar muito tempo, é melhor sabê-lo de antemão, quando a questão ainda pode ser modificada ou abandonada, antes de despender muito esforço.
- **Escopo.** Frequentemente surgem problemas quando um pesquisador tenta fazer demais, realizando muitas medições em ocasiões repetidas em um número grande de participantes, em uma tentativa de responder a muitas questões de pesquisa. A solução é reduzir o escopo do estudo e focar somente nos objetivos mais importantes. Pode ser difícil desistir da oportunidade de responder a questões secundárias interessantes, mas o benefício pode ser uma resposta melhor para a questão principal.

- **Possibilidade de obter financiamento.** Poucos pesquisadores têm os recursos pessoais ou institucionais para financiar seus próprios projetos de pesquisa, especialmente se for necessário arrolar e seguir os participantes, ou se for necessário realizar aferições de alto custo. Mesmo o protocolo de pesquisa mais bem elaborado não será factível se não houver financiamento para que ele seja conduzido. A busca por fontes de financiamento é discutida no Capítulo 20.

Importante

Existem muitas motivações possíveis para se aventurar em uma questão de pesquisa: a satisfação de se chegar à verdade sobre um assunto, por ser um próximo passo lógico na construção de uma carreira, ou porque fazê-lo trará suporte para a sustentação de sua linha de pesquisa.

- **Relevância.** A melhor motivação para se aventurar em uma questão de pesquisa é contribuir para melhorar a saúde e o bem-estar. Portanto, imagine os resultados possíveis do estudo e considere como cada um deles poderia ajudar a avançar no conhecimento científico, influenciar a prática clínica ou as políticas de saúde pública ou direcionar pesquisas futuras. Então, confirme que você não é a única pessoa a acreditar que a questão de pesquisa é importante. Converse com orientadores e especialistas de fora do grupo e com representantes de potenciais fontes de financiamento, como o National Institutes of Health (NIH), nos Estados Unidos, antes de despender muita energia para desenvolver um plano de pesquisa que seus colegas ou possíveis financiadores não acreditem que trará alterações à prática. A relevância – critério que em muitas propostas de financiamento é pontuado à parte – costuma determinar o escore do impacto de um projeto.
- **Capacidade de avançar a sua carreira.** Outra consideração importante é se aventurar-se em uma determinada questão de pesquisa irá contribuir para a sua carreira. O estudo permitirá desenvolver novas habilidades, desenvolver colaborações ou fornecer financiamento para ampliar sua equipe? Os resultados ampliarão o respeito na comunidade acadêmica pelo valor ou rigor da sua pesquisa? Em contrapartida, se você investir seu tempo em uma questão de pesquisa que só produzirá resultados após muitos anos e cujos resultados terão pouco impacto ou visibilidade, você retardará o desenvolvimento da sua carreira. Embora isso possa ser tentador em alguns aspectos, engajar-se em estudos apenas para aumentar o número de artigos publicados no seu currículo ou para tentar uma promoção pode resultar em um corpo de produção acadêmica com pouco impacto na ciência ou na saúde.

Nova (original, inovadora)

Um estudo que meramente reitera o que já foi estabelecido não vale o esforço e os recursos despendidos e é improvável que obtenha financiamento. A potencial novidade do estudo proposto pode ser avaliada revisando a literatura, consultando especialistas que conhecem as pesquisas ainda não publicadas e buscando resumos de projetos na sua área de interesse no portal do NIH Research Portfolio Online Reporting Tools (RePORT, http://report.nih.gov/categorical_spending.aspx) e no portal do ClinicalTrials.gov. As revisões dos estudos submetidos ao NIH ponderam se o estudo proposto é **inovador**, ou seja, se os resultados poderão mudar paradigmas da pesquisa ou da prática clínica por meio do uso de novos conceitos, métodos ou intervenções (Capítulo 20). Embora o caráter inovador seja um critério importante, a questão não precisa ser totalmente original. Pode valer a pena questionar se uma observação anterior pode ser replicada, se os achados em uma população se aplicam a outra ou se um novo método de aferição pode esclarecer a relação entre fatores de risco conhecidos e uma doença. Um estudo confirmatório é especialmente útil se evitar as limitações de estudos anteriores ou se o resultado anterior for inesperado.

Ética

A pesquisa ética envolve mais do que apenas evitar comportamentos antiéticos ou prevenir danos. Ela inclui também promover a equidade e o bem-estar dos participantes e do público.

- **Pesquisas com seres humanos.** Uma boa questão de pesquisa deve poder ser respondida por um estudo que é ético. Se o estudo impõe riscos inaceitáveis, especialmente para grupos vulneráveis, ou invade a privacidade (Capítulo 7), o pesquisador deve buscar outras formas de responder

a questão. Se houver incerteza quanto ao estudo (ou um aspecto dele) ser ético, é importante discutir essa preocupação já em uma etapa inicial com um representante do CEP.
- **Equidade em saúde.** Barreiras institucionais e outras barreiras estruturais são uma importante força-motriz para as disparidades em saúde. A pesquisa não deve contribuir para aumentar as iniquidades e sim enfrentar e ajudar a reduzir essas disparidades. Um passo importante para a melhoria da equidade em saúde é despender esforços extras para incluir participantes de diferentes origens e experiências (p. ex., considerando gênero, raça/etnia, situação socioeconômica ou proficiência na língua oficial do país). Também é importante envolver participantes tradicionalmente negligenciados na pesquisa, de modo que apoiem no delineamento e na disseminação do estudo. Referenciais teóricos de pesquisa que se apoiam na parceria com membros da comunidade para desmantelar iniquidades sistêmicas são discutidos no Capítulo 15.

■ DESENVOLVENDO O PLANO DE ESTUDO

Pode ser útil resumir a questão de pesquisa e o delineamento do estudo em uma única frase já em uma etapa inicial. Alguns estudos são descritivos (p. ex., "Estudo transversal sobre a prevalência de alergia ao amendoim entre alunos pré-escolares no Texas"), mas a maioria busca determinar se um preditor está associado a um desfecho ou pode causar ele (p. ex., "Estudo de coorte para estimar o efeito da fototerapia no aleitamento materno aos 2 meses entre recém-nascidos no norte da Califórnia").

O próximo passo é elaborar um esboço de uma página (anteprojeto) do **plano do estudo,** que deve descrever a importância do estudo, o delineamento, os participantes e como serão selecionados, o número de participantes que será necessário e quais aferições serão feitas (ver Apêndice 1A, no Capítulo 1). Isso exige uma certa autodisciplina, mas força o pesquisador a esclarecer seu raciocínio e a identificar problemas específicos que podem demandar mais atenção. O anteprojeto também fornece uma base para se buscarem sugestões específicas dos orientadores e colaboradores.

O desenvolvimento de um plano de estudo é um *processo iterativo* em que se fazem mudanças incrementais no delineamento do estudo, como revisar os critérios de seleção ou reestimar o tamanho de amostra, revisar modificações com colaboradores e pré-testar aspectos-chave, quando apropriado. À medida que o protocolo vai tomando forma, estudos-piloto para avaliar a disponibilidade de um número suficiente de participantes poderão levar a alterações no plano de recrutamento. De forma concomitante, o pesquisador pode também montar uma equipe para ajudar a planejar as aferições, os aspectos estatísticos, a proposta para financiamento (Capítulo 20) e, se tudo correr bem, para apoiar na condução do estudo.

Questões principal e secundárias

Diversos estudos epidemiológicos apresentam múltiplas questões de pesquisa. É comum, por exemplo, que ensaios clínicos investiguem os efeitos de uma intervenção em mais de um desfecho. Um exemplo notável é o Women's Health Initiative, que foi delineado inicialmente para determinar se a redução da ingestão de gorduras alimentares poderia diminuir o risco de câncer de mama. No entanto, uma hipótese secundária significativa era a avaliação do impacto dessa redução nos eventos coronarianos (7). Essa abordagem é frequente em estudos de coorte e de caso-controle, que geralmente analisam vários fatores de risco para cada desfecho estudado. A principal vantagem de um delineamento que contempla múltiplas questões de pesquisa reside na eficiência que proporciona: diversas respostas podem ser obtidas a partir de um único estudo. Por outro lado, as desvantagens incluem o aumento na complexidade tanto do delineamento quanto da implementação do estudo, bem como das inferências estatísticas decorrentes da presença de múltiplas hipóteses, conforme discutido no Capítulo 5. Uma abordagem prudente envolve a definição de uma **questão de pesquisa principal,** a qual guiará o desenvolvimento do plano de estudo e a estimativa do tamanho da amostra. A adição de **questões de pesquisa secundárias,** assim como novas técnicas de aferição ou coleta de amostras biológicas, enriquece o estudo, permitindo abordar múltiplas questões. Essa estratégia também facilita a criação de uma base de dados robusta ou de um banco de amostras para análises futuras, além de gerar artigos e trabalhos preliminares que suportam a investigação de questões subsequentes.

■ TRABALHANDO COM UM ORIENTADOR

Ao conceber uma questão de pesquisa e desenvolver um plano de estudo, vários julgamentos devem ser feitos, e nada substitui a experiência pessoal na hora de fazê-los. Portanto, uma estratégia essencial para o jovem pesquisador é tornar-se aprendiz de um **orientador experiente** que tenha tempo e interesse em trabalhar com ele regularmente. Muitas vezes, uma equipe com co-orientadores de diferentes disciplinas é necessária para ajudar o pesquisador iniciante a desenvolver domínio técnico, tanto no conteúdo quanto na abordagem de pesquisa, a adquirir as habilidades para conduzir um projeto e a se tornar um pesquisador independente.

É importante que o orientador seja escolhido com cuidado. Converse com outras pessoas que já foram orientandas, revise o currículo do profissional para ver se ele publicou ou obteve financiamento em projetos com outros orientandos e converse com potenciais orientadores para compreender como eles gostam de trabalhar e o que esperam das pessoas que trabalham sob sua supervisão.

Um bom orientador estará disponível para encontros regulares e discussões informais sobre suas ideias e pode abrir portas para a construção de redes de trabalho e para oportunidades de financiamento, encorajar o desenvolvimento de trabalho independente e incluir um pesquisador iniciante em propostas de financiamento e projetos de artigos sempre que apropriado. Bons relacionamentos desse tipo podem também garantir acesso a recursos valiosos, como auxílio de assistentes de pesquisa ou administrativos, acesso a populações clínicas, bancos de dados e de amostra; laboratórios especializados e espaço de escritório; suporte estatístico; e recursos de financiamento e equipe de pesquisa – sem mencionar amizades duradouras.

Por outro lado, um orientador ruim pode ser uma barreira para o sucesso, reagindo de forma crítica a novas ideias, de forma a inibir a criatividade. Um orientador assim também poderia tomar o crédito pelos achados que surgiram do trabalho de um orientando ou assumir o papel de liderança na publicação ou apresentação de seus achados. Relacionamentos de orientação acadêmica também estão sujeitos às dinâmicas sociais e interpessoais de gênero, raça/etnia e poder. Se o pesquisador iniciante sentir que a relação de orientação é abusiva, deve buscar ajuda de outros colaboradores mais experientes ou, se a preocupação envolver assédio, discriminação ou retaliação, pode acessar recursos mais específicos disponíveis na sua instituição. Por exemplo, nas instituições de ensino nos Estados Unidos, existe um coordenador responsável por assegurar o cumprimento do Título IX, que é uma política federal de prevenção e ação diante de discriminação de gênero e assédio sexual. Com frequência, muitos orientadores estão simplesmente ocupados ou distraídos demais para prestar atenção às necessidades de um pesquisador iniciante. Seja qual for a situação, caso as conversas com o orientador se mostrarem infrutíferas, recomendamos buscar um supervisor mais apropriado, possivelmente com o auxílio de um colaborador sênior neutro ou outros membros da equipe.

Pode acontecer de um orientador lhe pedir para concluir um projeto de pesquisa ou artigo (que pode ter sido iniciado por um orientando anterior), por não dispor do tempo para isso ou simplesmente por falta de interesse. Essa pode ser uma excelente oportunidade para publicar como autor principal, mas também pode ser uma tarefa frustrante que não contribui para que você avance na sua carreira ou adquira conhecimentos que você considera relevantes. (Pode haver um bom motivo pelo qual o orientando anterior abandonou o projeto.) Embora a situação possa ser desconfortável, o jovem pesquisador deve poder discutir o potencial valor para seu treinamento e carreira e negar a oportunidade se ele sentir que haverá pouco benefício. Esse pode ser um cenário em que uma equipe de orientação serve de apoio para avaliar a pertinência de tarefas ou projetos duvidosos.

■ RESUMO

1. Todos os estudos partem de uma questão de pesquisa que aborda aquilo que o pesquisador gostaria de saber. A meta é encontrar uma questão relevante que possa ser desenvolvida em um bom plano de estudo.
2. O domínio do assunto é essencial para desenvolver questões de pesquisa que mereçam ser estudadas. Uma **revisão sistemática** de estudos pertinentes a uma área de interesse é um bom lugar para iniciar. Comparecer a congressos, conhecer outros cientistas e acompanhar as áreas de interesse nas mídias

sociais são situações que ampliam o domínio técnico do pesquisador para além daquilo que já foi publicado.
3. Boas questões de pesquisa surgem da **conversa com colaboradores**, do **pensamento crítico** sobre a prática clínica e seus problemas, da **aplicação de novos métodos** a questões antigas e da **reflexão sobre ideias** que surgem das atividades de ensino, de pensamentos aleatórios e da busca persistente por soluções para problemas ainda não resolvidos.
4. Antes de dedicar muito tempo e esforço para escrever uma proposta ou realizar um estudo, o pesquisador deve avaliar se a questão de pesquisa e o plano de estudo são **FINE: factíveis, importantes, novos (inovadores) e éticos**. As agências de financiamento de pesquisa costumam priorizar propostas inovadoras que tenham impactos significativos na ciência e na saúde.
5. Em um estágio inicial, a questão de pesquisa deve ser escrita em um esboço do estudo (**anteprojeto**), de 1 página, que descreve a importância do estudo, o delineamento, as características e o número de participantes e que aferições serão feitas.
6. O desenvolvimento da questão de pesquisa e do plano de estudo é um **processo iterativo** que inclui consultorias com supervisores e colaboradores e a construção de uma equipe que pode auxiliar com as aferições, os aspectos estatísticos do estudo e a redação de propostas para financiamento.
7. A maior parte dos estudos tem mais de uma questão, e é aconselhável focar em uma **única questão principal** ao delinear e implementar o estudo. Adicionar questões e aferições secundárias, bem como armazenar amostras biológicas, possibilita artigos adicionais e estudos preliminares para as próximas questões de pesquisa.
8. O pesquisador iniciante deve escolher um ou dois pesquisadores seniores para atuarem como seu(s) **orientador(es)**, ou seja, pesquisadores experientes que dedicarão parte do seu tempo encontrar-se com o orientando, oferecer recursos e contatos, encorajar a criatividade e promover a sua independência e visibilidade.

REFERÊNCIAS

1. Perissinotto CM, Cenzer IS, Covinsky K. Loneliness in older persons: a predictor of functional decline and death. *Arch Intern Med.* 2012;172(14):1078-1083.
2. Quinn J, Cummings S, Callaham M, et al. Suturing versus conservative management of lacerations of the hand: randomized controlled trial. *BMJ.* 2002;325:299-301.
3. Kuhn TS. *The Structure of Scientific Revolutions.* University of Chicago Press; 1962.
4. Cawthon P, Orwoll ES, Peters KE, et al. Strong relation between muscle mass determined by D3-creatine dilution, physical performance, and incidence of falls and mobility limitations in a prospective cohort of older men. *J Gerontol A Biol Sci Med Sci.* 2019;74(6):844-852.
5. Goh SK, Yang KY, Koh JS, et al. Subtrochanteric insufficiency fractures in patients on alendronate therapy: a caution. *J Bone Joint Surg Br.* 2007;89(3):349-353.
6. Black DM, Geiger EJ, Eastell R, et al. Atypical femur fracture risk versus fragility fracture prevention with bisphosphonates. *N Engl J Med.* 2020;383(8):743-753.
7. Howard BV, Van Horn L, Hsia J, et al. Low-fat dietary pattern and risk of cardiovascular disease: the Women's Health Initiative Randomized Controlled Dietary Modification Trial. *JAMA.* 2006;295(6):655–666.

APÊNDICE 2A
Exercícios para o Capítulo 2. Desenvolvimento da questão de pesquisa e do plano de estudo

1. Considere a questão de pesquisa: "Qual é a relação entre o consumo de maconha e a saúde?". Primeiro, transforme isso em uma versão mais específica que inclua o delineamento, as variáveis preditora e de desfecho e a população-alvo. Então, discuta se a questão e o delineamento escolhidos atendem os critérios FINE (Factível, Importante, Nova [Inovadora], Ética). Reescreva a questão e o delineamento para resolver quaisquer problemas relacionados a esses critérios.
2. Considere a questão de pesquisa: "O paracetamol causa asma?". Volte ao ano 2000, quando essa pergunta estava começando a ser feita, e forneça descrições de 1 frase para dois estudos observacionais e um ensaio clínico para abordar essa questão de pesquisa. Cada descrição deve avaliar o delineamento do estudo, as variáveis preditora e de desfecho e a população-alvo. Depois disso, para cada um dos estudos propostos, considere se a questão de pesquisa e o delineamento escolhidos preenchem os critérios FINE.
3. Use as ideias deste capítulo e seus próprios interesses para elaborar uma questão de pesquisa e conceber uma descrição de uma página para um estudo que você possa realizar. Ele preenche os critérios FINE? Discuta diferentes delineamentos, populações-alvo, amostras e variáveis, buscando otimizar seu estudo.

CAPÍTULO **3**

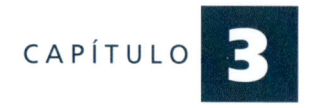

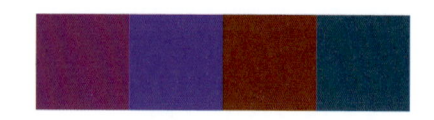

Seleção dos participantes do estudo: especificação, amostragem e recrutamento

Warren S. Browner, Thomas B. Newman e Mark J. Pletcher

O plano de estudo deve especificar uma **amostra** que possa ser estudada a um custo aceitável em termos de tempo e recursos financeiros. Ela deve ser suficientemente grande para controlar para o erro aleatório e, ao mesmo tempo, representativa o suficiente para possibilitar interpretações e inferências válidas sobre até que ponto os resultados do estudo podem ser generalizados para a **população-alvo**. Dito isso, a capacidade de generalização raramente é uma característica ou presente ou ausente, mas sim um julgamento qualitativo complexo que depende da escolha do pesquisador sobre quem ele irá estudar e como irá fazer a amostragem.

Trataremos da escolha do *número* apropriado de **participantes** em um estudo nos Capítulos 5 e 6. Neste capítulo, abordaremos o processo de especificação e **amostragem** dos *tipos* de participantes que serão ao mesmo tempo representativos da população e disponíveis para serem estudados (Figura 3.1). Discutiremos também estratégias para o recrutamento dessas pessoas.

Nem toda pesquisa clínica foca em indivíduos; alguns estudos envolvem famílias, grupos de trabalho, unidades hospitalares, municípios ou outras unidades de observação. Entretanto, os exemplos deste capítulo se concentrarão em estudos cujos participantes são pessoas.

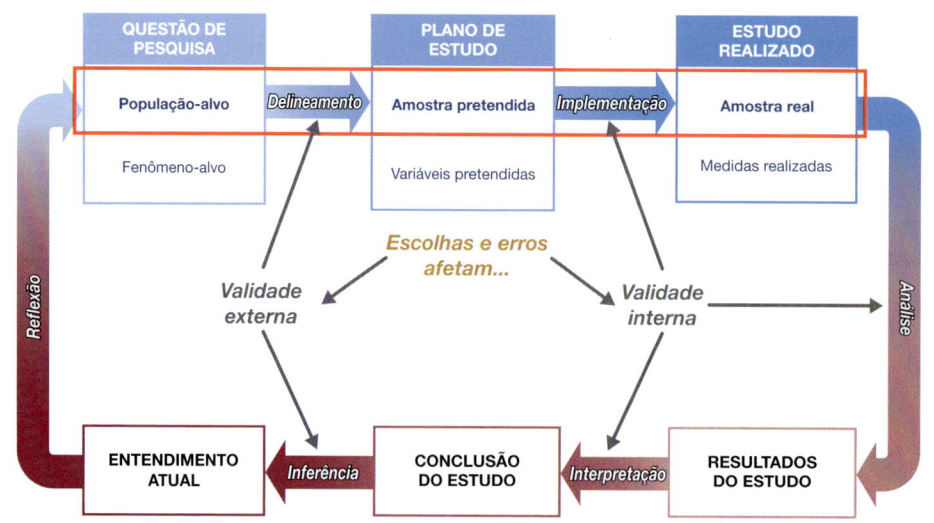

■ **FIGURA 3.1** Este capítulo tem como foco os itens destacados no retângulo vermelho na parte de cima da figura: a escolha de uma amostra de participantes para o estudo que represente a população-alvo para a questão de pesquisa.

■ TERMOS E CONCEITOS BÁSICOS

Populações e amostras

Uma população é um conjunto completo de pessoas com uma série de características especificadas. No uso leigo do termo, a população geralmente é definida por meio de suas características geográficas – por exemplo, a população de um determinado bairro, cidade ou país. Na pesquisa, características clínicas e demográficas são usadas para definir a **população-alvo**, o conjunto maior de pessoas de fora do estudo para as quais os resultados serão generalizados – por exemplo, adolescentes com asma. A **população acessível** é um subconjunto geográfica e temporalmente definido da população-alvo que está disponível para estudo (p. ex., adolescentes com asma que são atendidos na comunidade do pesquisador em um determinado ano). (O termo "população de pacientes" é às vezes usado no linguajar clínico como sinônimo para população acessível.)

Uma **amostra** é um subconjunto definido da população acessível. A **amostra pretendida** é o subconjunto da população acessível que o pesquisador pretende incluir no estudo (p. ex., adolescentes com asma atendidos em três unidades de saúde e que concordam em fornecer acesso aos seus prontuários eletrônicos), enquanto a amostra *real* consiste nos participantes que realmente ingressaram no estudo (i.e., aqueles que concordaram em serem arrolados).

Generalizando os resultados do estudo

O estudo clássico de Framingham (1) foi uma abordagem pioneira para delinear um estudo que permitiria fazer inferências a partir de achados observados em uma amostra para uma população-alvo (Figura 3.2).

A estratégia de amostragem previa a identificação de todas as famílias em Framingham, no estado de Massachusetts, Estados Unidos, com pelo menos uma pessoa na faixa etária dos 30 aos 59 anos. Todas as famílias foram listadas por endereço, e as pessoas dessa faixa etária nas primeiras duas famílias de cada conjunto de três famílias foram convidadas a participar. (Essa estratégia é mais sujeita a problemas do que quando se seleciona cada participante por um processo aleatório, como discutido adiante neste

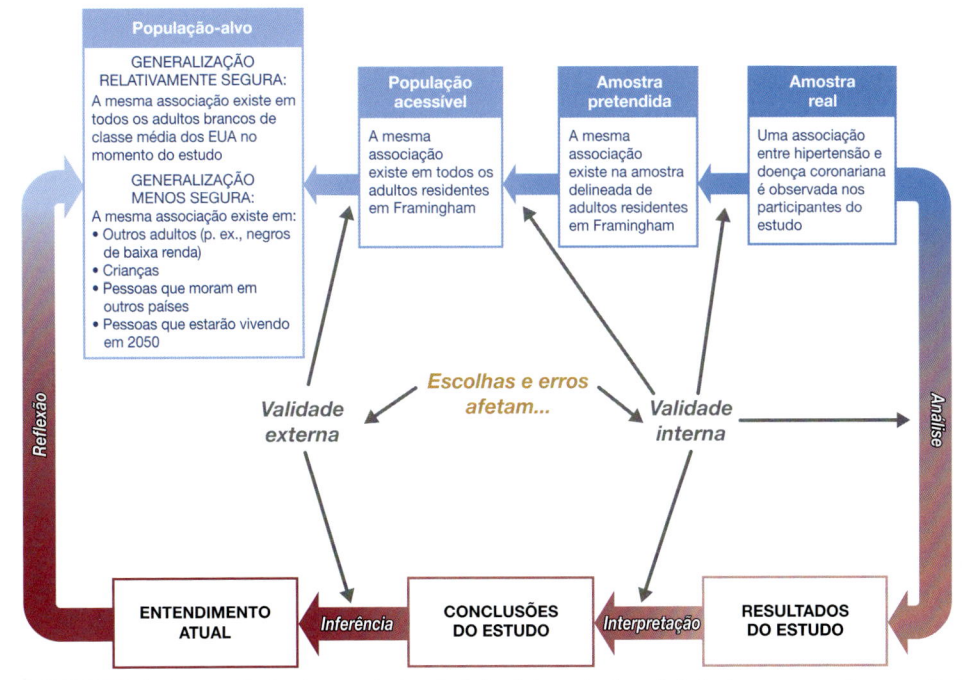

■ **FIGURA 3.2** Após a conclusão de um estudo, são feitas interpretações e inferências ao generalizar a partir dos resultados nos participantes do estudo para a população-alvo. Esse processo ocorre da direita para a esquerda.

capítulo.) O esquema de amostragem desse estudo levanta algumas preocupações. Um terço dos residentes de Framingham selecionados para o estudo se recusou a participar; no seu lugar, os pesquisadores aceitaram outros residentes dessa faixa etária que se voluntariaram (1). Visto que as pessoas que se voluntariam para participar são em geral mais saudáveis do que as que se recusam, as características da amostra real certamente diferem daquelas da amostra pretendida. Outro ponto ainda mais importante foi que a população de Framingham não era representativa dos Estados Unidos, nem mesmo do estado de Massachusetts, uma vez que consistia basicamente de pessoas brancas de classe média.

Todas as amostras, contudo, estão sujeitas a erros; a questão é avaliar o quanto esses erros afetam as interpretações e inferências que podem ser feitas a partir dos resultados do estudo. Os erros de amostragem do estudo de Framingham não parecem ser grandes o suficiente para invalidar a conclusão de que as relações de risco observadas no estudo – por exemplo, que a hipertensão é um fator de risco para doença coronariana – podem ser generalizadas para todos os residentes de Framingham. Então, o pesquisador deve considerar a validade de se generalizar o achado de que a hipertensão é um fator de risco para doença coronariana em adultos de Framingham para populações-alvo em outros lugares. Essa inferência é mais subjetiva. O município de Framingham foi selecionado, em parte, porque parecia típico de comunidades semelhantes em outros lugares e porque era conveniente para os pesquisadores, cuja universidade estava localizada a 40 km de distância, em Boston. A validade de se generalizar sobre as relações de risco observadas no estudo de Framingham para outras populações baseia-se em um conjunto de pressupostos, muitos dos quais não podem ser verificados. Com o passar do tempo, outros estudos acabaram mostrando que a associação entre hipertensão e doença coronariana encontrada na população residente em Framingham é semelhante à encontrada em outras populações, incluindo distritos de baixa renda com população predominantemente negra. Entretanto, a hipertensão é muito mais comum nesse segundo grupo, o que ilustra o fato de que resultados de estudos descritivos sobre *distribuições* de características podem não ser tão generalizáveis para outras populações quanto os de estudos sobre *associações*.

Passos no delineamento de um protocolo para obtenção de participantes para o estudo

As inferências da Figura 3.2 são apresentadas da direita para a esquerda, sendo essa a sequência usada para interpretar os achados de um estudo já finalizado. No entanto, o pesquisador que está planejando um estudo inverte essa sequência, começando do lado esquerdo da figura (Figura 3.3). Ele começa especificando características clínicas e demográficas da população-alvo adequadas à questão de pesquisa. Então, utiliza *critérios geográficos* e *temporais* para especificar a escolha de uma amostra de estudo que seja ao mesmo tempo representativa e prática.

■ CRITÉRIOS DE SELEÇÃO

Suponha que uma pesquisadora deseja estudar a eficácia do uso de doses baixas de testosterona (em comparação com placebo) para aumentar a libido em mulheres na pós-menopausa. Ela deveria começar identificando as características da população-alvo para a qual os resultados serão aplicados, e então delinear sua amostra para incluir participantes o mais parecido possível com esse ideal (Tabela 3.1). Coletivamente, esses atributos são conhecidos como **critérios de seleção** (ou **de entrada**).

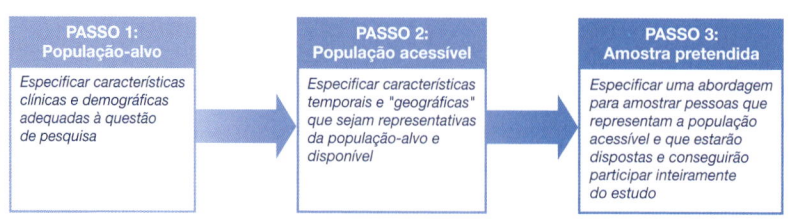

PASSO 1: População-alvo	PASSO 2: População acessível	PASSO 3: Amostra pretendida
Especificar características clínicas e demográficas adequadas à questão de pesquisa	Especificar características temporais e "geográficas" que sejam representativas da população-alvo e disponível	Especificar uma abordagem para amostrar pessoas que representam a população acessível e que estarão dispostas e conseguirão participar inteiramente do estudo

■ **FIGURA 3.3** Durante o delineamento de um estudo, o pesquisador procede da esquerda para a direita, na medida em que desenvolve o protocolo para selecionar os participantes. As características "geográficas" aqui devem ser entendidas de forma mais ampla; por exemplo, podem se referir aos membros de um plano de saúde ou até mesmo aos usuários de uma plataforma de mídias sociais.

TABELA 3.1 Critérios de seleção para um ensaio clínico sobre uso de testosterona em doses baixas *versus* placebo para aumentar a libido em mulheres na menopausa

CARACTERÍSTICAS	EXEMPLO
Critérios de inclusão (seja específico) descrevendo quem será estudado:	
Características clínicas de maior relevância para a questão de pesquisa	Mulheres preocupadas com a redução da libido Ter um(a) parceiro(a) sexual
Foco demográfico	Idade entre 50 e 59 anos
Foco geográfico (administrativo) Foco temporal	Pacientes que frequentaram o ambulatório do hospital do pesquisador entre 1º de janeiro e 31 de dezembro de um determinado ano
Critérios de exclusão (tenha parcimônia) descrevendo subconjuntos da população que não serão estudados devido a:	
Uma alta probabilidade de serem perdidos no seguimento	Abuso de substâncias Plano de se mudar para fora do estado
Uma incapacidade de fornecer dados confiáveis	Desorientada ou com prejuízo cognitivo Barreiras linguísticas[a]
Um alto risco de efeitos adversos	História de infarto do miocárdio ou de acidente vascular cerebral

[a]Poderiam ser alternativas à exclusão de pessoas com barreira linguística (quando esses subgrupos forem grandes e importantes para a questão de pesquisa) coletar dados não verbais ou usar entrevistadores e questionários bilíngues.

Estabelecendo os critérios de seleção

Os **critérios de inclusão** definem as características principais da população-alvo relacionadas à questão de pesquisa e ao delineamento do estudo. No nosso exemplo, a questão de pesquisa é mais relevante para mulheres que têm preocupações sobre a redução da libido. Além disso, ter um(a) parceiro(a) sexual provavelmente é um elemento crítico para medir os efeitos da suplementação de testosterona. A idade, na maioria das vezes, é um fator crucial; nesse exemplo, a pesquisadora poderia escolher estudar mulheres na sexta década de vida, especulando que, nesse grupo etário, a relação entre risco e benefício do medicamento pode ser a ideal; já outro pesquisador poderia tomar uma decisão diferente e decidir focar em mulheres mais velhas.

Muitos estudos de coorte recrutam participantes que têm um risco maior do que a média de desenvolver o desfecho do estudo, pois isso reduz o tamanho de amostra necessário (ver Capítulo 5). Por exemplo, um estudo para determinar os fatores de risco para fraturas osteoporóticas poderia incluir mulheres a partir dos 65 anos, uma vez que o seu risco de fraturas é maior do que aquele de mulheres mais jovens e de homens; essa foi exatamente a estratégia utilizada no Study of Osteoporotic Fractures (Estudo sobre Fraturas Osteoporóticas) (2). De forma semelhante, um ensaio clínico sobre um novo tratamento para reduzir o risco de câncer de cólon poderia arrolar apenas participantes com história de pólipos colônicos.

Os critérios de inclusão de um estudo costumam envolver uma ponderação entre as metas científicas e a praticidade. Por exemplo, embora os pacientes do hospital do pesquisador costumem ser uma fonte mais fácil de participantes, as peculiaridades dos padrões locais de encaminhamento podem interferir na capacidade de se generalizarem os resultados para outras populações. Ao decidir sobre critérios de inclusão, os objetivos mais importantes são tomar decisões sensatas que possam ser usadas de maneira uniforme ao longo do estudo e que possam ser descritas de forma clara para outras pessoas que deverão decidir a quem as conclusões publicadas se aplicam. Em algumas circunstâncias, é também importante considerar como os critérios de inclusão podem reparar vieses ou decisões prévias que levaram a uma sub-representação de determinados grupos. Por exemplo, embora o Study of Osteoporotic Fractures tenha incluído originalmente apenas o grupo de maior risco (mulheres brancas), coortes subsequentes também arrolaram mulheres negras e homens (3, 4).

Os **critérios de exclusão** definem um número limitado de exceções às orientações mais gerais de arrolamento estabelecidas pelos critérios de inclusão, devendo ser usados com parcimônia. Devem geralmente se limitar às características que poderiam interferir com a capacidade de fornecer **consentimento informado**, a qualidade dos dados, a aceitabilidade de se randomizar o tratamento ou o sucesso dos esforços para seguimento (Tabela 3.1). Dificuldades com o idioma, problemas psicológicos importantes, como abuso de substâncias, e doenças graves são alguns exemplos. Os ensaios clínicos diferem dos estudos observacionais por serem mais propensos a ter exclusões determinadas pela preocupação com a segurança de uma intervenção em certos participantes, como mulheres que poderiam engravidar.

Evidentemente, é fácil converter alguns critérios de inclusão (p. ex., idade superior a 70 anos e não tabagista) em critérios de exclusão (p. ex., não arrolar ninguém com idade menor ou igual a 69 anos ou que seja tabagista) e vice-versa. Quando houver escolha, preferimos critérios de inclusão – eles descrevem as características dos participantes do estudo. De fato, uma boa regra geral é ter o *menor número possível* de critérios de exclusão.

Muitos ensaios clínicos desenvolvem critérios de inclusão e de exclusão para identificar aqueles que provavelmente terão o maior benefício com o tratamento do estudo – e a menor probabilidade de efeitos adversos. Isso pode envolver excluir participantes cujos tratamentos anteriores tornaram sua doença mais difícil de tratar. Às vezes, os ensaios clínicos arrolam apenas participantes que já responderam bem a outros medicamentos e, portanto, espera-se que terão benefício com o novo tratamento. Em ambas as situações, uma escolha melhor seria incluir os participantes que mais precisam de um novo tratamento por terem falhado com outros; eles representam uma provável população-alvo para esse tratamento.

Alguns estudos são planejados primariamente para aprender algo sobre a biologia de uma doença (como suas características e causas), enquanto outros são planejados primariamente para orientar decisões pragmáticas sobre o tratamento (p. ex., usar uma abordagem médica ou cirúrgica) (5). Esses diferentes objetivos podem afetar decisões sobre os critérios de seleção. Por exemplo, uma pesquisadora cujo principal interesse é medir quais são exatamente os mecanismos fisiológicos da suplementação de testosterona poderia optar por uma amostra mais restrita, excluindo mulheres que tomam outros medicamentos. Já outra pesquisadora poderia optar por arrolar uma amostra com poucas exclusões, para que os resultados possam ser generalizados de forma mais ampla.

O processo de especificar as características clínicas para a seleção dos participantes muitas vezes envolve julgamentos difíceis sobre como definir esses critérios. Por exemplo, como uma pesquisadora colocaria em prática o critério de que os participantes devem estar em boas condições de saúde? Ela poderia decidir não incluir aqueles com qualquer doença autorrelatada, mas isso provavelmente excluiria um grande número de potenciais participantes, como aqueles com osteoartrite, que podem ser perfeitamente adequados para a questão de pesquisa. É por esse motivo que se deve especificar a justificativa para cada um dos critérios de inclusão e exclusão do estudo, garantindo que todos eles sejam necessários e apropriados.

Por fim, um pesquisador deve evitar critérios de seleção que poderiam ser causados por um dos desfechos que está sendo estudado (p. ex., um estudo sobre fatores de risco para câncer de pulmão não deveria ter como critério de inclusão ou exclusão a perda recente de peso). Essa preocupação é abordada em maiores detalhes na discussão sobre "condicionamento em um efeito comum" no Capítulo 10.

Populações clínicas *versus* populações representativas

Ao recrutar participantes com uma determinada doença, pode ser fácil encontrar pacientes hospitalizados ou já vinculados a um ambulatório, mas os fatores de seleção que determinam quem vai ao hospital ou ao ambulatório podem ter um efeito importante. Por exemplo, um ambulatório especializado em um centro médico acadêmico atrai pacientes com formas graves da doença, dando uma visão distorcida das características e do prognóstico da doença. Amostras de serviços de base comunitária podem ser uma opção melhor.

As amostras frequentemente incluem participantes que foram recrutados por correio ou e-mail ou por anúncios na internet ou nos meios de comunicação de massa. Essas amostras, entretanto, não são inteiramente representativas da população geral, uma vez que certos tipos de pessoas são mais prováveis do que outras de serem contactadas ou de participarem (como ficou claro nas pesquisas de intenção de voto nos Estados Unidos em 2016 e 2020). Verdadeiras **amostras de base populacional** – como o National Health and Nutrition Examination Survey (NHANES, Inquérito Nacional de Saúde e Nutrição), uma amostra representativa da população norte-americana – são difíceis e caras de serem recrutadas, mas úteis para orientar a saúde pública e a prática clínica (6).

O tamanho e a diversidade de uma amostra podem ser aumentados por meio da colaboração com pesquisadores de outros locais; pelo uso de bancos de dados preexistentes como o NHANES e os registros do Medicare; ou pelo acesso a dados de agências de saúde pública, organizações de cuidados de saúde e empresas de seguros de saúde. Essas bases de dados passaram a ser amplamente utilizadas na pesquisa clínica e geralmente são mais representativas da população nacional e têm menor custo de arrolamento (ver Capítulo 16).

Por uma série de motivos, que variam desde a inconveniência até a falta de envolvimento da comunidade ou o racismo sistêmico, alguns segmentos da população, como membros de minorias étnicas ou pessoas de baixa renda, são sub-representados na pesquisa, tornando difícil de se estimarem os efeitos de um tratamento ou exposição nesses grupos com precisão adequada. Esses déficits podem levar – e já levaram – a disparidades em saúde; pesquisadores responsáveis devem planejar direcionar recursos extras para recrutar participantes desses grupos.

Ter uma amostra que representa uma população diversa permite ao pesquisador avaliar se os resultados do estudo diferem entre os vários grupos, como homens e mulheres ou de acordo com raça/etnia. Entretanto, a não ser que esse seja um objetivo específico, geralmente um estudo isolado não tem um número suficiente de participantes nesses grupos para detectar diferenças desse tipo que não sejam de grande magnitude. Porém, relatar os resultados em subgrupos importantes – quando outros estudos também o fazem de forma semelhante – pode tornar possível que se identifiquem tais diferenças em uma **revisão sistemática** ou **metanálise**.

■ AMOSTRAGEM

O número potencial de pessoas que atendem aos critérios de seleção costuma ser grande demais para ser estudado em sua plenitude, sendo necessário selecionar uma amostra (subconjunto) da população acessível. Evidentemente, esse não é o caso dos estudos que usam dados existentes que estão disponíveis em formato eletrônico; nesses casos, o pesquisador pode estudar toda a população acessível após obter as aprovações necessárias.

Existem duas categorias principais de estratégias de amostragem, uma que envolve uma probabilidade definida de selecionar cada participante da população e outra que não envolve tal probabilidade. Não surpreendentemente, essas abordagens são denominadas **amostragem probabilística** e **não probabilística**. Como a validade das inferências que podem ser feitas a partir de uma amostra dependem do quanto ela representa a população acessível, isso requer um julgamento subjetivo no caso de amostras não probabilísticas.

Amostragens probabilísticas

A amostragem probabilística, padrão-ouro para inferências estatísticas, usa um processo aleatório que atribui a cada membro da população acessível uma probabilidade determinada de ser incluído na amostra (Figura 3.4). Isso fornece uma base rigorosa para se estimar a fidelidade com que fenômenos observados na amostra representam aqueles da população acessível e para se computarem significância estatística e intervalos de confiança. Essa abordagem geralmente requer um **quadro de amostragem** – uma listagem de todas as pessoas (ou conglomerados; ver adiante) na população acessível que poderiam ser incluídas no estudo. Existem diferentes versões.

- Uma **amostra aleatória simples** é selecionada a partir do quadro de amostragem usando um processo aleatório no qual cada participante tem a mesma probabilidade de ser selecionado. Por exemplo, uma pesquisadora que está estudando os desfechos da cirurgia de catarata poderia identificar todos os pacientes submetidos ao procedimento no sistema de saúde em que ela trabalha durante o período de estudo. Imagine que estão disponíveis 2.500 pacientes, mas a pesquisadora só tem recursos para entrevistar 100. Após enumerar os pacientes de 1 a 2.500, um número aleatório de

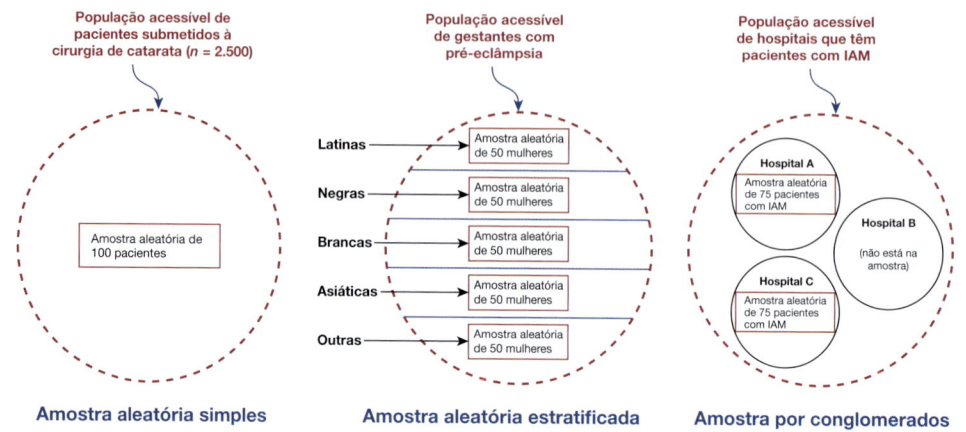

FIGURA 3.4 Exemplos de uma amostra aleatória simples, uma amostra aleatória estratificada e uma amostra por conglomerados. IAM, infarto agudo do miocárdio.

0 a 1 seria atribuído a cada um deles; isso pode ser feito usando a função RAND() em planilhas eletrônicas. A amostra é então ordenada do número menor ao maior, e a pesquisadora seleciona os primeiros 100 pacientes da lista. Se algumas das pessoas selecionadas não participarem no estudo, elas são substituídas por aquelas com o próximo número aleatório da lista.

- Uma **amostra sistemática** difere de uma amostra aleatória simples pelo fato de que a seleção da amostra é feita por um processo periódico (p. ex., a abordagem de Framingham de selecionar as primeiras duas de cada três famílias de uma lista de famílias ordenadas por endereço). As amostras sistemáticas são suscetíveis a erros induzidos por periodicidades naturais da população e permitem ao pesquisador prever e, possivelmente, manipular quem entrará na amostra. Elas não oferecem vantagens logísticas em relação às amostras aleatórias simples e, em pesquisa clínica, raramente são a melhor opção.
- Uma **amostra aleatória estratificada** inicia dividindo-se a população em subgrupos de acordo com características como sexo ou idade e selecionando-se uma amostra aleatória de cada um desses "estratos". As subamostras estratificadas podem ser ponderadas para permitir seleção desproporcional de subgrupos menos comuns na população, mas que sejam de interesse especial ao pesquisador. Por exemplo, para investigar a incidência de pré-eclâmpsia, é possível estratificar a população de acordo com a raça/etnia autodeclarada e, então, selecionar amostras de igual tamanho de cada estrato. Grupos raciais menos comuns seriam, assim, relativamente super-representados, produzindo estimativas de incidência com precisões comparáveis em cada grupo.
- Uma **amostra por conglomerados** é uma amostra aleatória de agrupamentos naturais de indivíduos (conglomerados) na população. A amostragem por conglomerados é útil em populações muito dispersas ou quando se torna impraticável listar e selecionar a amostra a partir de todos os seus elementos. Considere, por exemplo, tentar entrevistar pacientes com câncer de pulmão selecionados aleatoriamente de um registro de abrangência estadual. Os pacientes poderiam ser estudados a um custo menor selecionando-se uma amostra aleatória dos hospitais em que esses pacientes são diagnosticados e então entrevistando os casos desses hospitais.

Os inquéritos de base comunitária frequentemente usam uma amostragem por conglomerados em duas etapas. Uma amostra aleatória é selecionada de quarteirões do município *enumerados* em um mapa, e uma subamostra dos endereços desses quarteirões é selecionada por meio de um segundo processo aleatório. A amostragem por conglomerados tem a desvantagem de que grupos que ocorrem naturalmente costumam ser mais homogêneos do que a população; um quarteirão, por exemplo, tende a ser composto por pessoas com nível socioeconômico semelhante. Isso significa que o tamanho de amostra efetivo (após ajuste para semelhanças intraconglomerados) será menor do que o número de participantes, e os métodos estatísticos usados para analisar os dados – e para estimar o tamanho de amostra (Capítulo 6) – devem levar em conta os conglomerados.

Amostragens não probabilísticas

As amostras probabilísticas são o cenário ideal, porém elas podem ser inconvenientes, de alto custo ou mesmo impossíveis de serem obtidas caso não se possa construir um quadro de amostragem. Por outro lado, amostras não probabilísticas – que não envolvem um processo aleatório – são tipicamente mais fáceis de identificar.

- Uma **amostra consecutiva** inclui participantes potenciais que atendem aos critérios de entrada em alguma ordem, como os primeiros 50 a serem identificados. A vantagem dessa abordagem é que ela não requer uma enumeração prévia da população acessível, porém traz potenciais desvantagens em termos de capacidade de generalização. Essa abordagem funciona melhor quando o **recrutamento** se estende além de um período longo o suficiente para incluir variações sazonais ou outras mudanças temporais que são importantes para a questão de pesquisa.
- Uma **amostra de conveniência** consiste em participantes selecionados por serem mais facilmente identificados e arrolados pelo pesquisador. Embora a facilidade de acesso e a viabilidade sejam considerações inevitáveis para qualquer estudo que envolve engajamento com seres humanos, os pesquisadores precisam saber que favorecer a conveniência em detrimento do rigor irá diminuir o valor científico do estudo; de fato, o termo "amostra de conveniência" é muitas vezes usado de forma pejorativa. A amostra probabilística é preferível, quando viável.

Comentários sobre a amostragem

O uso de estatísticas descritivas e testes de significância estatística para inferir sobre a população acessível a partir das observações no estudo parte do pressuposto de que foi empregada amostragem probabilística. Na pesquisa clínica, contudo, pode não ser possível selecionar uma amostra probabilística da população acessível. Assim, para decidir se o delineamento proposto para a amostragem é satisfatório, o pesquisador precisa fazer um julgamento: para a sua questão de pesquisa, as conclusões a partir das observações na amostra do estudo serão similares às que resultariam de uma verdadeira amostragem probabilística da população acessível? E, além disso, as conclusões se aplicarão também à população-alvo?

É importante não confundir **amostragem aleatória**, usada para determinar quais membros de uma população acessível serão selecionados para um estudo, com **randomização** (ou alocação aleatória), usada, por exemplo, para determinar se um participante em um ensaio clínico irá receber o tratamento ativo ou o placebo (ver Capítulo 11). Ambas as estratégias compartilham os benefícios que o uso de números aleatórios traz na hora de fazer inferências, mas poucos estudos utilizam as duas estratégias simultaneamente. (Uma exceção notável – embora ela não envolva pesquisa clínica – é quando as empresas de mídias sociais avaliam quais são as melhores estratégias de atração selecionando aleatoriamente usuários para verem versões dos anúncios que são alocadas aleatoriamente.) (7)

Muitos periódicos exigem que o esquema amostral para um estudo – incluindo o número de potenciais participantes que foram perdidos em cada etapa do recrutamento e do seguimento – seja incluído em um diagrama. Ao preparar o plano de estudo, pode ser útil já ter essa exigência em mente.

■ RECRUTAMENTO

A *viabilidade* de se recrutarem os participantes para o estudo ajuda a determinar a melhor estratégia para a amostragem. O recrutamento tem duas metas básicas: a primeira é arrolar uma amostra que represente adequadamente a população acessível, minimizando a chance de se chegar a uma resposta errada para a questão de pesquisa devido a erro sistemático (viés). A segunda é obter uma amostra de tamanho suficiente para minimizar a chance de se chegar a uma resposta errada devido a erro aleatório (acaso).

Obtendo uma amostra representativa

A abordagem para se recrutar uma **amostra representativa** começa na fase de delineamento, ao se fazer escolhas inteligentes sobre a população-alvo e a população acessível e definir a estratégia de amostragem. Após, tem-se a fase de implementação, quando são tomados cuidados para prevenir erros na aplicação dos critérios de entrada dos participantes e quando ocorre o aprimoramento das estratégias bem-sucedidas de retenção à medida que o estudo evolui.

Um erro comum ocorre quando a amostra real de participantes recrutados não reflete a população acessível devido a taxas diferenciadas de arrolamento. Por exemplo, as pessoas que se voluntariam a participar são geralmente mais saudáveis, têm maior escolaridade e menor probabilidade de fumar do que aquelas que se recusam. Pessoas negras tendem a ser arroladas com menor frequência, possivelmente, em parte, pelo fato de estudos anteriores terem sido abertamente racistas (ver Capítulo 7). O viés de voluntário pode ser ainda mais extremo quando os pesquisadores utilizam métodos digitais para engajar os participantes (8). Estratégias de recrutamento de maior contato humano, que enfatizam a construção de relacionamentos entre a equipe e os potenciais participantes, geralmente são necessárias para aumentar a diversidade na amostra. Abordagens abrangentes para arrolar uma amostra diversa e representativa são discutidas em maior profundidade no capítulo sobre pesquisa que envolve a comunidade (Capítulo 15).

Especialmente em estudos descritivos (como as pesquisas eleitorais), a *taxa de não resposta*[1] é outra preocupação importante. A proporção dos sujeitos selecionados para o estudo que consente em participar (**taxa de resposta**) influencia a validade da inferência de que a amostra arrolada representa a população. Os indivíduos difíceis de serem contatados e aqueles que se recusam a participar quando contatados tendem a ser diferentes dos que aceitam participar. O nível de não resposta que pode comprometer a capacidade de generalização do estudo depende da natureza da questão de pesquisa e dos motivos para a não resposta. Entretanto, uma taxa de não resposta de apenas 25%, embora satisfatória em muitos casos, pode distorcer gravemente a estimativa da prevalência de uma doença quando a própria doença afeta a probabilidade de que uma pessoa irá responder.

O grau em que o **viés de não resposta** compromete as conclusões de um estudo pode às vezes ser estimado obtendo-se informações adicionais em uma amostra dos não respondentes, o que requer recursos adicionais, bem como aprovação específica pelo Comitê de Ética em Pesquisa (CEP). Por exemplo, um estudo que recruta participantes por meio de mídias sociais poderia obter informações disponíveis publicamente sobre os não respondedores. Ou um estudo que recruta participantes pelo correio a partir de uma lista de pacientes de uma clínica poderia oferecer a uma amostra aleatória de não respondedores um incentivo financeiro para responder algumas perguntas adicionais pelo telefone.

Contudo, a melhor forma de lidar com o viés de não resposta é minimizar o número de não respondedores por meio de repetidas tentativas de contato utilizando uma diversidade de métodos (correio, e-mail, telefone). Entre as pessoas que são contatadas com sucesso, a recusa em participar pode ser minimizada das seguintes formas: melhorando a eficiência e a forma de despertar interesse sobre o estudo, escolhendo um delineamento que evite testes invasivos e que causem desconforto, usando folhetos explicativos e discussões individuais para aliviar a ansiedade e o desconforto, fornecendo incentivos como reembolso dos custos de transporte e resultados dos exames realizados e contornando barreiras linguísticas por meio de entrevistadores bilíngues e questionários traduzidos. Outra opção é incluir um incentivo para completar o estudo.

Recrutando um número suficiente de participantes

Uma taxa de recrutamento baixa é um dos problemas mais comuns na pesquisa clínica. De fato, como já foi colocado por colegas:

> Entretanto, à medida que o tempo avança, o entusiasmo inicial pelo recrutamento gradualmente se esvai. Frente às duras realidades da pesquisa, como o recrutamento lento, emoções negativas frequentemente se tornam predominantes. Os pesquisadores podem experimentar sentimentos de desespero, autocrítica, culpa, sensação de fracasso, inutilidade, solidão, frustração e depressão subclínica; às vezes, até a paranoia se instala (9).

---

[1]A não resposta durante o *recrutamento* dos participantes para um estudo (tema deste capítulo) é motivo de preocupação primariamente em estudos descritivos cujo objetivo é estimar distribuições de variáveis. A não resposta durante o *seguimento* é um problema importante em estudos prospectivos que acompanham participantes ao longo do tempo, em especial em um ensaio clínico de uma intervenção que pode alterar a taxa de resposta (Capítulo 11).

Essas são palavras duras, mas refletem uma verdade: ao planejar um estudo, é melhor pressupor que o número de participantes que irá atender os critérios de entrada e concordarão em participar será mais baixo ou talvez muito mais baixo que o número projetado no início. Existem diversas abordagens para esse problema: estimar empiricamente, com um pré-teste, a magnitude do problema de recrutamento; planejar o estudo com um tamanho de amostra que seja maior do que o que se considera necessário; e elaborar planos de contingência para o caso de serem necessários novos participantes. Enquanto o recrutamento está em andamento, é importante monitorar o progresso das metas de recrutamento e tabular as razões pelas quais elas não tenham sido atingidas. Ao compreender por que motivo potenciais participantes são perdidos nos vários estágios do estudo, é possível chegar a estratégias para reduzir essas perdas.

Às vezes, o recrutamento envolve a seleção de participantes conhecidos da equipe de pesquisa (p. ex., em um estudo sobre um novo tratamento em pacientes que frequentam a clínica do pesquisador). Nesse caso, a preocupação principal é dar a oportunidade de participação no estudo de forma adequada, deixando claras as reais vantagens e desvantagens. Ao discutir a participação, o pesquisador deverá reconhecer os dilemas éticos que surgem pelo conflito entre ser médico desse paciente e, ao mesmo tempo, pesquisador (Capítulo 7). De fato, um pesquisador deve quase sempre pedir a um colega desinteressado que obtenha o consentimento informado ao considerar a inscrição de um de seus próprios pacientes em um estudo que apresente qualquer potencial de risco ou de inconveniência.

Na maioria das vezes, o recrutamento envolve arrolar potenciais participantes que não são conhecidos pela equipe de pesquisa. É importante, nesses casos, que ao menos um membro da equipe tenha experiência prévia com as várias formas para contatar potenciais participantes. Elas incluem o rastreamento no ambiente de trabalho ou em locais públicos como *shopping centers*; o envio de grande número de solicitações por e-mail ou correio; o uso de listas de motoristas habilitados; o anúncio na internet ou nas mídias sociais; a solicitação a médicos conhecidos para que encaminhem pacientes; a revisão retrospectiva de prontuários; e o exame de listas de pacientes atendidos em contexto ambulatorial ou hospitalar. Algumas dessas abordagens envolvem preocupações com a invasão de privacidade que devem ser avaliadas pelo CEP.

Determinadas populações, como pessoas frágeis ou com deficiência, podem requerer técnicas adicionais de recrutamento, como visitas domiciliares ou transporte gratuito. Esses tipos de estratégias são particularmente importantes quando a dificuldade de comparecer a uma consulta ambulatorial para um exame puder influenciar a capacidade de generalização do estudo.

Na preparação para o recrutamento, pode também ser útil obter o apoio de organizações relevantes. Por exemplo, o pesquisador pode reunir-se com administradores do hospital para discutir uma amostra de base clínica; com a sociedade médica local para obter apoio para enviar correspondência aos médicos; e com líderes comunitários e representantes da secretaria de saúde para planejar um projeto de rastreamento na comunidade. Podem-se incluir cartas de apoio como anexos nas solicitações para financiamento. Pode também ser útil criar-se um clima favorável na comunidade por meio de palestras abertas ao público ou pela participação em eventos em prol de pautas relevantes para a comunidade, bem como pelo anúncio em mídias sociais, meios de comunicação de massa, panfletos, *websites* e correspondências.

Mas o nosso melhor conselho a pesquisadores iniciantes em relação ao recrutamento é simples: **é melhor evitá-lo quando possível**. A partir do momento em que você tem clareza sobre sua questão de pesquisa e seu plano de estudo, primeiro verifique se outra equipe de pesquisa já arrolou uma amostra e fez medições que poderiam ser suficientes para responder sua questão – e então contate-os para ver se você pode obter acesso e analisar esses dados (ver Capítulo 16) ou até mesmo acrescentar uma nova medida em uma visita subsequente. Esse passo, que requer tornar-se um especialista na literatura e então ter a coragem para contatar outros pesquisadores que você não conhece, pode poupar anos de esforços.

■ RESUMO

1. A maioria das pesquisas clínicas baseia-se, em termos filosóficos e práticos, no uso de uma **amostra que representa uma população**.
2. A vantagem de se selecionar uma amostra é a eficiência. Isso permite ao pesquisador **fazer inferências** sobre uma população grande, examinando apenas uma amostra a um custo relativamente

pequeno em termos de tempo e esforço. As desvantagens são os erros que a amostragem introduz: se a amostra não for suficientemente representativa para a questão de pesquisa, os achados poderão não ser generalizáveis para a população-alvo, e, se não for suficientemente grande, os achados poderão não minimizar o suficiente o papel do acaso.
3. Ao delinear uma amostra, o pesquisador começa conceitualizando a população-alvo por meio de um conjunto específico de **critérios de inclusão** que estabelecem as características clínicas e demográficas dos participantes adequados para a questão de pesquisa, definindo também um conjunto parcimonioso de **critérios de exclusão** que eliminem participantes cuja participação seria antiética ou inapropriada.
4. Ele então seleciona uma **população acessível** que é conveniente do ponto de vista geográfico e temporal.
5. O próximo passo é delinear uma **estratégia para conduzir a amostragem** a partir dessa população acessível. Estratégias de amostragem probabilística são ideais quando uma listagem da população acessível está disponível. Selecionar os participantes puramente com base na conveniência pode gerar uma amostra enviesada.
6. Por fim, o pesquisador deve delinear e implementar estratégias para o **recrutamento** e a **retenção** de participantes que sejam suficientemente representativos da população-alvo.

REFERÊNCIAS

1. Framingham Heart Study. *Epidemiological background and design: The Framingham Heart Study*. https://framinghamheartstudy.org/fhs-about/history/epidemiological-background
2. Cummings SR, Nevitt MC, Browner WS, et al. Risk factors for hip fracture in white women. Study of Osteoporotic Fractures Research Group. *N Engl J Med*. 1995;332(12):767-773.
3. Cauley JA, Lui LY, Ensrud KE, et al. Bone mineral density and the risk of incident nonspinal fractures in black and white women. *JAMA*. 2005;293(17):2102-2108.
4. Orwoll E, Blank JB, Barrett-Connor E, et al. Design and baseline characteristics of the osteoporotic fractures in men (MrOS) study—a large observational study of the determinants of fracture in older men. *Contemp Clin Trials*. 2005;26(5):569-585.
5. Thorpe KE, Zwarenstein M, Oxman AD, et al. A pragmatic-explanatory continuum indicator summary (PRECIS): a tool to help trial designers. *J Clin Epidemiol*. 2009;62(5):464-475.
6. Centers for Disease Control and Prevention, NCHS. *National Health and Nutrition Examination Survey*. https://www.cdc.gov/nchs/nhanes/index.htm
7. Bakshy E., Eckles D, Yan E, et al. Social influence in social advertising: evidence from field experiments. In: *Proceedings of the 13th ACM Conference on Electronic Commerce (EC '12)*. ACM; 2012: 146-161. https://research.fb.com/wp-content/uploads/2016/11/social-influence-in-social-advertising-evidence-from-fieldexperiments.pdf
8. Guo X, Vittinghoff E, Olgin JE, Marcus GM, Pletcher MJ. Volunteer participation in the Health eHeart Study: a comparison with the US population. *Sci Rep*. 2017;7(1):1956.
9. Patel M, Doku V, Tennakoon L. Challenges in recruitment of research participants. *Adv Psych Treatment*. 2003; 9:229-238.

APÊNDICE 3A
Exercícios para o Capítulo 3.
Seleção dos participantes do estudo: especificação, amostragem e recrutamento

1. Uma pesquisadora está interessada na seguinte questão de pesquisa: "Quais fatores levam as pessoas a começarem a fumar?". Ela decide-se por uma amostra transversal de estudantes do ensino médio. Para tanto, convida todos os alunos do 3º ano do ensino médio de uma escola de bairro e inclui no estudo aqueles que se apresentam como voluntários.
   a. Comente a adequação dessa amostra para a população-alvo de interesse.
   b. Suponha que a pesquisadora tenha decidido evitar o viés associado com a escolha de voluntários delineando uma amostra aleatória de 25% de todo o 3º ano, mas que 70% da amostra de fato selecionada tenha sido do sexo feminino. Se o número de alunos e alunas matriculados nessa escola for semelhante, a desproporção na distribuição do sexo representa um erro de amostragem. Isso poderia ter ocorrido por erro aleatório, erro sistemático, ou ambos? Justifique sua resposta.
2. Uma pesquisadora considera delineamentos para entrevistar o público de *shows* de rock a fim de determinar suas atitudes em relação ao uso de tampões auriculares durante os *shows* para proteger sua audição. Dê nome aos seguintes métodos de amostragem para a seleção de indivíduos que irão preencher um questionário breve, comentando sobre a factibilidade e a capacidade de generalização dos resultados para todas as pessoas que frequentam *shows* de rock.
   a. Quando cada espectador entra na casa de *shows*, a pesquisadora solicita que ele jogue um dado virtual (no celular dela). Todos os espectadores que jogam o número seis são convidados a preencher o questionário.
   b. Para cada espectador que entrou no auditório, você pediu que jogasse um dado virtual. Os homens que obtiveram o número um e as mulheres que obtiveram um número par foram convidados.
   c. Os ingressos para o *show* são numerados e vendidos na bilheteria de forma seriada. Você seleciona todos os espectadores cujo ingresso termina no número 1.
   d. Quando todos os espectadores já estão sentados, você escolhe cinco fileiras aleatoriamente por meio de um sorteio com um baralho de cartas, onde cada carta corresponde a uma das fileiras. Você seleciona todos os espectadores sentados nessas cinco fileiras.
   e. Você entrevista os primeiros 100 espectadores que entram no auditório.
   f. Alguns ingressos são vendidos pelo correio e outros na bilheteria logo antes do *show*. Sempre que há cinco pessoas ou mais esperando na fila da bilheteria para comprar ingressos, você seleciona a última pessoa da fila (a que tem mais tempo disponível).
   g. Quando os espectadores começam a deixar o *show*, você seleciona aqueles que estão dispostos e em condições de parar e responder as perguntas.
3. Edwards et al. (1) relataram a carga de infecção causada pelo metapneumovírus humano (MPVH) em crianças com menos de 5 anos. Os participantes eram crianças nos arredores de Cincinnati, Nashville e Rochester (municípios nos Estados Unidos) durante os meses de novembro a maio, de 2003 a 2009, que buscaram atenção médica por doença respiratória aguda ou febre. Os pacientes internados que consentiram entraram no estudo de domingo a quinta-feira; os pacientes ambulatoriais, 1 ou 2 dias por semana; e os pacientes do setor de emergência, 1 a 4 dias por semana. Os autores combinaram a proporção de crianças com teste positivo em cada um dos locais com dados nacionais (do National Ambulatory Medical Care Survey e do National Hospital Ambulatory

Care Survey) sobre a frequência de consultas por doença respiratória aguda ou febre na população para estimar a carga global de MPVH nos Estados Unidos. Eles estimaram que o MPVH foi responsável por 55 consultas e 13 atendimentos de emergência para cada 1.000 crianças anualmente.
   a. Qual é a população-alvo do estudo?
   b. Qual foi a população acessível e qual a sua adequação para que se faça uma generalização para a população-alvo?
   c. Qual foi o esquema de amostragem e qual a sua adequação para que se faça uma generalização para a população acessível?
   d. Descreva em termos gerais de que forma o esquema de amostragem precisaria ser levado em conta ao calcular intervalos de confiança para as taxas de MPVH calculadas?

REFERÊNCIA

1. Edwards KM, Zhu Y, Griffin MR, et al. Burden of human metapneumovirus infection in young children. *N Engl J Med*. 2013;368:633-643.

CAPÍTULO 4

Planejamento das aferições: precisão, acurácia e validade

Steven R. Cummings, Thomas B. Newman e Alison J. Huang

As aferições (ou medições) descrevem fenômenos em termos que podem ser analisados estatisticamente. Por sua vez, a validade de um estudo depende da capacidade que as variáveis delineadas – e medidas – têm de representar os fenômenos de interesse (Figura 4.1). Um exemplo seria avaliar se a memória dos pais sobre o peso ao nascer de seu bebê reflete o peso ao nascer real (1). Esses conceitos são importantes para todos os tipos de aferições, incluindo exames físicos, testes laboratoriais e escores de questionários.

Este capítulo inicia tratando de como a escolha da **escala** de medida influencia o seu conteúdo informativo. Então, abordamos a meta central de maximizar a **acurácia** delineando medidas que são relativamente **precisas** (livres de erro aleatório) e **sem viés** (livres de erro sistemático), melhorando, assim, a adequação das inferências causais dessas aferições para os fenômenos de interesse. Em seguida, abordamos o conceito de **validade**, um parente qualitativo da acurácia. Por fim, concluímos com algumas considerações sobre aferições na pesquisa clínica e translacional, enfatizando as vantagens de armazenar amostras para aferições posteriores.

Os tópicos discutidos neste capítulo se aplicam às variáveis preditoras e de desfecho do estudo, assim como às **covariáveis**, que são o conjunto restante das variáveis que foram medidas. Os métodos de aferição para algumas covariáveis não requerem planejamento detalhado, pois muitos deles podem ser aproveitados de pesquisas prévias. Mas, em geral, o pesquisador dá atenção especial às principais variáveis preditoras e de desfecho do estudo – e possivelmente a algumas outras –, adequando suas técnicas de aferição a suas necessidades específicas.

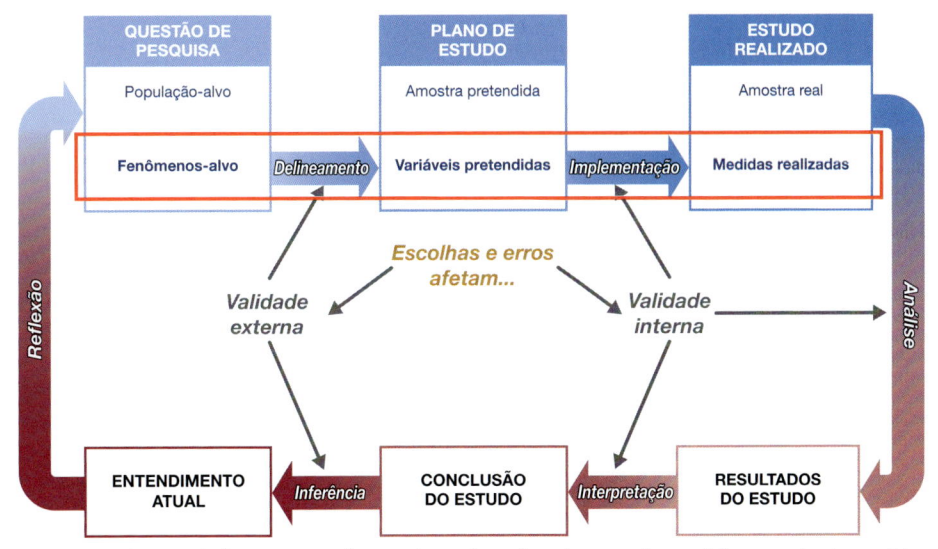

■ **FIGURA 4.1** Este capítulo tem como foco os itens do retângulo vermelho: o delineamento de medidas que representem os fenômenos de interesse para a questão de pesquisa.

ESCALAS DE MEDIDA

A Tabela 4.1 apresenta uma classificação simplificada das escalas de medida e seu conteúdo informativo. Essa classificação é importante porque certos tipos de variáveis produzem estatísticas mais informativas que outros, o que aumenta o poder estatístico ou reduz as exigências de tamanho de amostra, além de permitir que se revelem padrões mais detalhados das distribuições.

Variáveis categóricas: dicotômicas, nominais e ordinais

Fenômenos que não são facilmente quantificáveis podem ser classificados em categorias. **Variáveis categóricas** com dois valores possíveis (p. ex., morto ou vivo) são denominadas **dicotômicas**. Aquelas com mais de duas categorias (**politômicas**) podem ser caracterizadas de acordo com o tipo de informação que contêm. Entre elas, as **variáveis nominais** têm categorias que não podem ser ordenadas; o tipo sanguíneo A, por exemplo, não é mais nem menos que o tipo sanguíneo B. As variáveis nominais tendem a ter um caráter qualitativo que as torna mais simples de medir. Por outro lado, as **variáveis ordinais** apresentam uma ordem, como dor forte, moderada ou leve. Essa informação adicional é uma vantagem em relação às variáveis nominais; no entanto, por não especificarem uma diferença ou razão numérica ou uniforme entre uma categoria e a seguinte, o seu conteúdo informativo é menor que o das variáveis numéricas discretas ou contínuas.

Variáveis numéricas: contínuas e discretas

As **variáveis numéricas** podem ser quantificadas por um número que expressa quantidade. Uma **variável contínua**, como o nível de hemoglobina, quantifica um valor numérico em uma escala que tem teoricamente um número infinito de valores, embora o método usado para a aferição gere apenas alguns desses valores. Por outro lado, uma **variável discreta** tem um número quantificável de valores, geralmente expressos como um número inteiro positivo ou negativo, por exemplo o número de pessoas que habitam uma moradia durante uma pandemia. Quando as variáveis discretas são bem distribuídas ao longo de muitos valores possíveis, como seis ou mais, elas podem se

TABELA 4.1 Escalas de medida

TIPO DE MEDIDA	CARACTERÍSTICAS DA VARIÁVEL	EXEMPLO	ESTATÍSTICAS DESCRITIVAS	PODER ESTATÍSTICO
Categórica				
Dicotômica	Duas categorias	Estado vital (vivo ou morto)	Contagens, proporções	Baixo
Nominal	Categorias não ordenadas	Identidade de gênero; tipo sanguíneo	Idem às listadas acima	Baixo
Ordinal	Categorias ordenadas com intervalos não quantificáveis	Intensidade da dor (ausente, leve, moderada, intensa); classe social	Além das listadas acima: medianas	Intermediário
Numérica				
Contínua	Número infinito de valores	Peso; nível de hemoglobina	Além das listadas acima: médias, desvios-padrão	Alto
Discreta ou contagem[a]	Número limitado de valores (tipicamente números inteiros)	Número de gestações; número de parceiros(as) sexuais	O mesmo que para as variáveis ordinais quando há poucos valores possíveis; o mesmo que para as variáveis contínuas quando há muitos	Alto quando a variável assume muitos valores possíveis, especialmente se a média estiver próxima da metade

[a]Variáveis de contagem são variáveis discretas que podem representar apenas números inteiros (0, 1, 2, 3, ...).

assemelhar às variáveis contínuas nas análises estatísticas e ser consideradas equivalentes para fins de delineamento das aferições.

Escolhendo uma escala de medida

Uma boa regra geral é, sempre que for possível escolher, preferir as variáveis contínuas em relação às categóricas, pois a informação adicional que elas contêm aumenta a eficiência estatística. Por exemplo, em um estudo que compara os efeitos anti-hipertensivos de diferentes tratamentos, medir a pressão arterial em milímetros de mercúrio possibilita observar a magnitude da mudança em cada participante; medi-la como variável dicotômica (hipertenso vs. normotenso) limita o escopo dessa avaliação. Como as variáveis contínuas são muito mais informativas, elas possibilitam ao estudo um maior poder estatístico e/ou um menor tamanho de amostra (Capítulos 5 e 6).

As variáveis contínuas também permitem maior flexibilidade do que as categóricas no ajuste dos dados à natureza da variável ou ao formato da associação, especialmente quando a relação apresentar um padrão complexo. Por exemplo, um estudo sobre a associação entre índice de massa corporal (IMC) e mortalidade poderia ser capaz de detectar um padrão em forma de U, encontrando mortalidade maior naqueles com níveis baixos ou elevados de IMC em comparação com níveis intermediários (2), além de descrever valores limiares a partir dos quais a mortalidade começa a mudar. Em um estudo sobre os preditores do baixo peso ao nascer, deve-se registrar o peso ao nascer propriamente dito, e não apenas se o peso está acima ou abaixo do ponto de corte convencional de 2.500 g. Assim, há uma abertura na opção de análise: mudar o ponto de corte da definição de baixo peso ao nascer ou desenvolver uma escala ordinal com várias categorias de peso ao nascer (p. ex., < 1.500, 1.500-1.999, 2.000-2.499g e ≥ 2.500 g).

De forma semelhante, quando se pode definir o número de categorias de resposta em uma escala ordinal, como em uma questão sobre a satisfação com o cuidado, recomenda-se a adoção de poucas categorias que variem de "concorda fortemente" a "discorda fortemente". Esses resultados podem posteriormente ser combinados em uma dicotomia (concorda e discorda), mas o contrário não seria possível.

Muitas características, como dor ou qualidade de vida, são difíceis de serem descritas com categorias ou números, mas quantificá-las é essencial para responder questões de pesquisa importantes. Isso é ilustrado pelo Short-Form (SF)-36, um questionário padronizado para avaliar qualidade de vida que produz escores numéricos discretos de oito dimensões, incluindo função física, social e emocional e bem-estar geral (3). Os processos de classificação e aferição, quando feitos corretamente, podem tornar mais objetivos os nossos conhecimentos sobre o assunto, reduzir vieses e permitir uma comunicação mais detalhada.

■ PRECISÃO

Uma medida de alta precisão é aquela que pode ser reproduzida, isto é, cujos valores são semelhantes em cada aferição. Uma balança, por exemplo, é capaz de medir o peso corporal com grande precisão, porém medir o equilíbrio por meio do tempo em que uma participante consegue manter os dois pés juntos com os olhos fechados pode produzir valores que variam conforme o observador ou a ocasião. A precisão tem uma influência importante no poder estatístico de um estudo. Quanto mais precisa for uma medida, maior o poder que um determinado tamanho de amostra para testar hipóteses sobre essa medida (Capítulo 5).

A precisão (também denominada **reprodutibilidade**, **confiabilidade** e **consistência**) é afetada pelo erro aleatório (variabilidade decorrente do acaso): quanto maior o erro, menor é a precisão da aferição. Há três principais fontes de erro nas aferições:

- A **variabilidade do observador** é causada pelo observador e inclui aspectos como a escolha de palavras em uma entrevista e a habilidade no manuseio de um instrumento mecânico.
- A **variabilidade do instrumento** é causada pelo instrumento e inclui mudanças em fatores ambientais (p. ex., temperatura), diferenças entre os lotes dos reagentes e assim por diante.

- A **variabilidade dos participantes** deve-se à variabilidade intrínseca nas características dos participantes do estudo, que não são relacionadas a variáveis que estão sendo estudadas, e que poderiam influenciar a medida; um exemplo é a variabilidade nas medidas de força, que poderiam ser afetadas pelo momento do dia, tempo desde a última ingesta alimentar ou nível de esforço feito.

Avaliando a precisão

A precisão é avaliada como a reprodutibilidade de aferições repetidas, seja comparando aferições feitas pela mesma pessoa (reprodutibilidade intraobservador) ou por pessoas diferentes (reprodutibilidade interobservador). Ela também pode ser avaliada como intra e interinstrumento. A reprodutibilidade de variáveis contínuas pode ser expressa como o **desvio-padrão** intraparticipante ou como o coeficiente de variação (desvio-padrão intraparticipante dividido pela **média**).[1] Para variáveis categóricas, são usados o percentual de concordância, o coeficiente de correlação interclasse e a **estatística kappa** (4-6).

Estratégias para melhorar a precisão

Há cinco formas de minimizar o erro aleatório e aumentar a precisão das aferições (Tabela 4.2):

1. **Padronização dos métodos de aferição.** Todos os protocolos de estudo devem incluir instruções detalhadas para a realização de aferições. Elas podem incluir instruções por escrito com fotos ou um vídeo curto sobre como preparar o ambiente e o participante, como realizar e registrar a aferição, como **calibrar** o instrumento e assim por diante (Apêndice 4A). Esse conjunto de materiais, que é parte do **manual de operações**, é essencial para a maioria dos estudos. Mesmo quando houver apenas um observador, diretrizes específicas por escrito para cada aferição contribuem para que o desempenho seja uniforme ao longo do estudo e servem como base para descrever os métodos na hora de relatar os resultados.
2. **Treinamento e certificação dos observadores.** O treinamento melhora a consistência das técnicas de aferição, especialmente quando vários observadores estão envolvidos. É importante testar o domínio das técnicas especificadas no manual de operações e garantir que os observadores alcançaram o nível necessário de desempenho (Capítulo 18). Quando múltiplos observadores realizam medições em um estudo (p. ex., determinar se um achado físico está presente ou se o óbito foi causado por câncer de mama), é útil medir a variabilidade interavaliador (p. ex., pela estatística kappa; ver Capítulo 13) e buscar otimizá-la.
3. **Otimização dos instrumentos.** Os instrumentos mecânicos e eletrônicos podem ser aperfeiçoados para diminuir a variabilidade. Da mesma forma, os questionários e as entrevistas devem passar por múltiplas etapas de revisão para aumentar a clareza e evitar possíveis ambiguidades (Capítulo 17).
4. **Automatização de instrumentos.** Variações na forma como os observadores fazem as aferições podem ser eliminadas com dispositivos mecânicos automáticos e questionários de autorresposta.
5. **Repetição.** O efeito do erro aleatório de qualquer fonte é reduzido pela repetição das medições e uso da média de duas ou mais leituras. Por exemplo, fazer a média de duas aferições da força do membro inferior melhora a precisão de uma medida que está sujeita à variabilidade no esforço feito de um teste para o outro. A precisão aumenta substancialmente com essa estratégia. Entretanto, ela tem limitações, sendo as principais o custo adicional, as dificuldades de ordem prática de se repetirem as medições, bem como a possibilidade de mudanças sistemáticas na aferição com a sua repetição. Exemplos dessa última limitação são a variação introduzida devido à fadiga muscular

---

[1] Quando são feitas duas aferições de uma variável contínua para cada participante, pode ser tentador expressar sua concordância usando um coeficiente de correlação. Entretanto, uma vez que o coeficiente de correlação é muito sensível a valores extremos (*outliers*), uma abordagem melhor é o gráfico de Bland-Altman (4), no qual a diferença entre as duas aferições é plotada como uma função de sua média. Se o valor absoluto da diferença entre as aferições aumentar linearmente com a média, o coeficiente de variação é melhor para visualizar a variabilidade do que o desvio-padrão intraparticipante.

TABELA 4.2 Estratégias para reduzir o erro aleatório, com exemplos de um estudo sobre tratamento anti-hipertensivo

ESTRATÉGIA PARA REDUZIR O ERRO ALEATÓRIO	FONTE DE ERRO ALEATÓRIO	EXEMPLO DE ERRO ALEATÓRIO	EXEMPLO DE ESTRATÉGIA PARA PREVENIR O ERRO
1. Padronização dos métodos de aferição em um manual de operações	Observador	Variação na aferição da pressão arterial (PA) causada pela variação na taxa de deflação do manguito (muitas vezes rápida demais)	Especificar que o manguito deve ser esvaziado a uma taxa de 2 mmHg/s
	Participante	Variação na PA decorrente da variação do tempo em que a pessoa está sentada em silêncio	Especificar que o participante deve sentar-se em uma sala silenciosa durante 5 minutos antes da aferição da PA
2. Treinamento e certificação do observador	Observador	Variação na PA decorrente da variação na técnica empregada pelo observador	Treinar o observador em técnicas-padrão
3. Otimização do instrumento	Instrumento e observador	Variação na PA devido a um esfigmomanômetro que produz ruído excessivo	Adquirir esfigmomanômetros novos de alta qualidade e periodicamente testar sua acurácia
4. Automatização do instrumento	Observador	Variação na PA decorrente da variação na técnica empregada pelo observador	Usar equipamento automático para aferição da PA
	Participante	Variação na PA causada pela variação da reação emocional do participante ao observador	Usar equipamento automático para aferição da PA
5. Repetição da aferição	Observador, participante e instrumento	Todas as aferições e todas as fontes de variação	Usar a média de duas ou mais medidas de PA

ao se repetir um teste de força ou ao aprendizado de um participante sobre como responder a um teste de habilidade cognitiva.

Para cada medida no estudo, deve-se julgar a importância de se implementar essas estratégias. Sua adoção depende da importância da variável, da magnitude do potencial problema com a precisão e da factibilidade e custo da estratégia. De uma forma geral, a padronização e o treinamento devem ser sempre utilizados; a repetição garante o aumento da precisão, mas precisa ser factível e de custo acessível.

■ ACURÁCIA

A acurácia de uma variável é a sua capacidade de representar o valor verdadeiro. A acurácia depende tanto de se maximizar a precisão quanto de se minimizar o viés (Tabela 4.3). Por exemplo, quando a bilirrubina sérica foi medida usando instrumentos que não estavam bem calibrados, os resultados foram precisos, porém apresentavam viés (7). Esse conceito é ilustrado na Figura 4.2. Acurácia e precisão normalmente andam juntas, e muitas das estratégias para aumentar a precisão também melhoram a acurácia.

TABELA 4.3 Precisão e acurácia das aferições

	PRECISÃO	ACURÁCIA
Definição	Grau em que uma variável tem valores semelhantes quando medida várias vezes	Grau em que uma variável se aproxima do valor verdadeiro
Melhor forma de avaliar	Comparação entre medidas repetidas	Comparação com um "padrão-ouro"
Importância para o estudo	Aumento do poder estatístico para detectar efeitos	Aumento da validade das conclusões
Ameaçada por	Erro aleatório (acaso) causado pelo	Erro aleatório e sistemático (viés) causado pelo
	Observador	Observador
	Participante	Participante
	Instrumento	Instrumento

Ao contrário da precisão, a acurácia é afetada pelo **viés** (erro sistemático); quanto maior o erro, menor é a acurácia da variável. As três principais classes de erro aleatório apontadas na seção anterior referente à precisão têm seus equivalentes na acurácia apresentados a seguir:

- O **viés do observador** é uma distorção, consciente ou inconsciente, na percepção ou no relato da medida pelo observador. Pode representar erros sistemáticos na forma de manuseio de um instrumento, como a tendência a arredondar as medidas da pressão arterial para o número mais próximo terminado em 0, ou no uso de perguntas que induzem o entrevistado a uma determinada resposta.
- O **viés de instrumento** pode resultar de defeito em um instrumento mecânico. Por exemplo, uma balança que não foi calibrada recentemente pode apresentar valores mais baixos e começar a produzir repetidamente leituras mais baixas de peso corporal.
- O **viés do participante** é uma distorção na aferição originada pelo participante do estudo, por exemplo, ao relatar um evento; também é denominado "viés do respondedor" ou "viés de recordação". Por exemplo, as pacientes com câncer de mama que acreditam que o álcool seja uma causa do câncer que elas desenvolveram podem relatar uma quantidade exagerada de ingesta de álcool.

A acurácia de uma medida é mais bem avaliada comparando-a, quando possível, com um "**padrão-ouro**" – uma aferição de referência realizada utilizando-se uma técnica que se acredita representar o valor verdadeiro da característica. Definir qual medida designar como padrão-ouro pode ser difícil, devendo-se apoiar em trabalhos prévios na área e no consenso entre especialistas.

Para medidas em uma escala contínua, a acurácia pode ser expressa como a diferença média entre a medida sob investigação e o padrão-ouro entre os diferentes participantes do estudo. Para medidas em escala dicotômica, a acurácia em comparação com um padrão-ouro pode ser descrita em termos de sensibilidade e especificidade (Capítulo 13). Para medidas em escala categórica com mais de duas opções de resposta, pode-se calcular o percentual de respostas corretas para cada categoria.

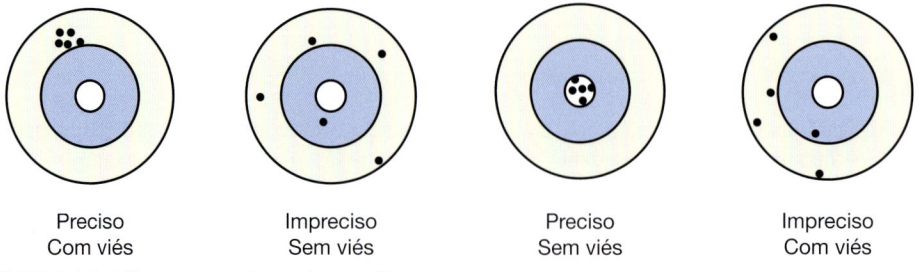

Preciso Com viés | Impreciso Sem viés | Preciso Sem viés | Impreciso Com viés

■ **FIGURA 4.2** Diferença entre imprecisão e viés.

Estratégias para melhorar a acurácia

As principais abordagens para aumentar a acurácia incluem as primeiras quatro estratégias listadas para a precisão e três outras (Tabela 4.4):

1. Padronização dos métodos de aferição.
2. Treinamento e certificação dos observadores.
3. Otimização dos instrumentos.
4. Automatização dos instrumentos.

TABELA 4.4 Estratégias para reduzir o erro sistemático, com exemplos de um estudo sobre tratamento anti-hipertensivo

ESTRATÉGIA PARA REDUZIR O ERRO SISTEMÁTICO	FONTE DE ERRO SISTEMÁTICO	EXEMPLO DE ERRO SISTEMÁTICO	EXEMPLO DE ESTRATÉGIA PARA PREVENIR O ERRO
1. Padronização dos métodos de aferição em um manual de operações	Observador	Leituras consistentemente elevadas da pressão arterial (PA) diastólica decorrentes do uso do ponto de abafamento dos sons	Especificar a definição operacional da PA diastólica como o ponto em que os sons se tornam inaudíveis
	Participante	Leituras consistentemente elevadas devido a PA ter sido medida logo após o sujeito ter subido as escadas para chegar ao ambulatório	Especificar que o participante deve sentar em uma sala silenciosa durante 5 minutos antes da aferição
2. Treinamento e certificação dos observadores	Observador	Leituras de PA consistentemente elevadas por terem sido empregados procedimentos diferentes dos especificados no manual de operações	O treinador verifica a acurácia da leitura do observador repetindo a aferição
3. Otimização do instrumento	Instrumento	Leituras consistentemente elevadas da PA com um manguito-padrão em participantes com braços muito grandes	Usar um manguito extragrande em pacientes obesos ou com grande massa muscular
4. Automatização do instrumento	Observador	Tendência consciente ou inconsciente do observador de ler valores mais baixos da PA no grupo randomizado para o fármaco ativo	Usar equipamento automático para medição da PA
	Participante	Aumento da PA pela proximidade de um técnico ou uma técnica atraente	Usar equipamento automático para medição da PA
5. Realização de aferições não intrusivas	Participante	Tendência do sujeito de superestimar a adesão ao medicamento estudado	Medir níveis do medicamento na urina
6. Calibração do instrumento	Instrumento	Leituras consistentemente elevadas da PA pelo fato de o manômetro estar descalibrado	Calibrar mensalmente
7. Cegamento	Observador	Tendência consciente ou inconsciente do observador de ler valores mais baixos de PA no grupo que recebeu tratamento ativo	Usar placebo duplo-cego para ocultar a alocação dos grupos de estudo
	Participante	Tendência dos participantes de super-relatar os efeitos colaterais quando sabem que estão tomando o medicamento ativo	Usar placebo duplo-cego para ocultar a alocação dos grupos de estudo

5. **Realização de aferições não intrusivas.** Às vezes é possível fazer aferições sem que os participantes envolvidos fiquem cientes delas, eliminando, assim, a possibilidade de eles conscientemente enviesarem a medida. Por exemplo, uma avaliação sobre o efeito de se disponibilizarem produtos para higienização das mãos e um cartaz estimulando a higienização das mãos em um refeitório de um hospital utilizou observadores que se misturaram com os usuários do refeitório (8).
6. **Calibração do instrumento.** A acurácia de muitos instrumentos, especialmente os mecânicos ou elétricos, pode ser aumentada com a **calibração** periódica contra um padrão-ouro.
7. **Cegamento.** Esta estratégia clássica não melhora a acurácia total das medidas, mas pode eliminar vieses diferenciais que afetem um grupo de estudo mais do que outro. Em um ensaio clínico duplo-cego, se o cegamento foi bem-sucedido, os participantes e o observador não sabem se o paciente recebeu o remédio ou o placebo, o que garante graus equivalentes de acurácia na medida de desfecho dos dois grupos.

Como citado em relação à precisão, a ênfase a ser dada a cada uma dessas sete estratégias fica a cargo do pesquisador. Os aspectos que fazem parte dessa análise incluem o potencial impacto da inacurácia sobre as conclusões do estudo e a factibilidade e o custo da estratégia. As primeiras duas estratégias (padronização e treinamento) devem ser sempre usadas; a calibração é necessária para todo instrumento que pode variar com o tempo; o cegamento é essencial quando factível.

■ VALIDADE

A validade se assemelha à acurácia, mas ela adiciona uma dimensão qualitativa ao considerar até que ponto uma medida representa adequadamente os fenômenos de interesse. Por exemplo, medidas da creatinina e da cistatina C séricas, dois compostos excretados pelos rins, podem ser igualmente *acuradas* (p. ex., no máximo 1% acima ou abaixo do valor verdadeiro), mas a cistatina C pode ter maior *validade* como medida da função renal porque os níveis da creatinina são também influenciados pela quantidade de massa muscular (9).

Muitas vezes não é possível avaliar a validade por meio de um padrão-ouro, especialmente no caso de fenômenos subjetivos e abstratos, como dor ou qualidade de vida. Diversos construtos são usados para abordar a validade dessas estratégias de aferição.

- A **validade de conteúdo** avalia o quanto a medida representa todos os aspectos do fenômeno em estudo. Por exemplo, o questionário SF-36 inclui questões sobre funcionamento social, físico e emocional, saúde geral, saúde mental e dor, para abordar a qualidade de vida (3).
- A **validade aparente** descreve se a medida faz sentido inerentemente, por exemplo quando se avalia a fragilidade por meio da fraqueza muscular, da sensação de exaustão, da perda de peso e da lentificação da marcha (10).
- A **validade de construto** é o grau em que uma determinada medida se assemelha ao que seria esperado a partir dos conhecimentos teóricos a respeito desse assunto; por exemplo, uma medida de isolamento social deve ser capaz de distinguir indivíduos que têm poucos ou nenhum amigo e não querem participar de atividades sociais daqueles que têm muitos amigos e participam de várias atividades sociais.
- A **validade preditiva** refere-se à capacidade da medida de predizer a ocorrência futura de um desfecho, por exemplo, a capacidade de uma medida de fragilidade de predizer internação em instituições de longa permanência.
- A **validade de critério** refere-se ao grau em que uma nova medida, como um teste bioquímico de massa muscular, correlaciona-se com medidas de força muscular.

A medição de fenômenos subjetivos e abstratos inicia com uma revisão da literatura e consulta com especialistas para localizar um instrumento adequado (em geral, um questionário) que já tenha sido validado. Essa estratégia tem a vantagem adicional de tornar os resultados do novo estudo comparáveis a trabalhos anteriores na área, podendo simplificar e fortalecer o processo de solicitação de financiamento e publicação dos resultados. No entanto, pode haver desvantagens, como o fato de que a validação pode não ter sido feita da melhor forma e que um instrumento antigo reciclado pode ser antiquado ou não apropriado à questão de pesquisa.

Se os instrumentos existentes não se adequarem às necessidades do estudo, o pesquisador poderá decidir por desenvolver uma nova abordagem de medição e validá-la ele mesmo. Esse pode ser um desafio interessante e até mesmo levar a uma contribuição importante para a literatura, mas o processo geralmente leva tempo e é trabalhoso. Além disso, é preciso lembrar que o processo, em geral, é menos conclusivo que o conotado pela palavra "validação".

■ OUTRAS CARACTERÍSTICAS DE ABORDAGENS DE AFERIÇÃO

As medidas devem ser suficientemente **sensíveis**[2] para detectar diferenças que são importantes para o pesquisador. O grau de sensibilidade necessário depende da questão de pesquisa. Por exemplo, em um ensaio clínico que avalia se um tratamento melhora a função cardíaca, medir a distância que o paciente é capaz de caminhar em 6 minutos provavelmente seria mais sensível à mudança no desempenho cardíaco do que o autorrelato de falta de ar após caminhar um quarteirão.

A medida ideal é **específica**, isto é, representa apenas a característica de interesse. Por exemplo, uma medida ecocardiográfica da função contrátil do coração seria mais específica para avaliar o efeito de um tratamento para insuficiência cardíaca do que o teste da distância de caminhada em 6 minutos, que também é influenciado pela função pulmonar e pela fatigabilidade dos músculos da perna.

As medidas devem ser adequadas aos objetivos do estudo. Por exemplo, no caso de um estudo sobre o estresse como antecedente do infarto do miocárdio, é preciso se considerar qual tipo de estresse será avaliado (psicológico ou físico, agudo ou crônico), antes de se estabelecerem as definições operacionais para as aferições.

As medidas devem fornecer uma **distribuição adequada das respostas** na amostra do estudo. Uma medida do estado funcional tem utilidade máxima quando produz valores que variam de alto em alguns participantes a baixo em outros. Um dos principais motivos para se realizar um pré-teste é garantir que as respostas reais não se concentrem em um extremo da faixa de respostas possíveis, também descrito como "efeitos de chão e de teto".

Sempre que possível, as aferições devem ser planejadas de modo que minimizem julgamentos subjetivos. A **objetividade** é alcançada reduzindo-se o envolvimento do observador e do participante e utilizando-se instrumentos automatizados. No entanto, um risco dessas estratégias é produzir uma visão em túnel, limitando o escopo das observações e a capacidade de descobrir fenômenos não antecipados. Uma forma de lidar com esse problema é incluir algumas **questões abertas** e adquirir dados subjetivos e qualitativos para complementar as medidas quantitativas.

Ao se delinear um estudo, há uma tendência a ficar acrescentando itens que não são centrais à questão de pesquisa, mas que poderiam ser de interesse. É verdade que medidas possibilitam usar os dados para responder outras questões de pesquisa. Entretanto, é importante ter em mente o valor da **eficiência** e da **parcimônia**. O conjunto completo de aferições deve ser delineado para incluir dados relevantes a um custo acessível em termos financeiros e de tempo a ser despendido, bem como assegurar que o ônus aos participantes seja em nível aceitável. Coletar dados em excesso é um erro comum que pode cansar os participantes, sobrecarregar a equipe que está fazendo as aferições e complicar o manejo e a análise estatística dos dados. Isso pode resultar em um estudo mais dispendioso e, paradoxalmente, não tão bem-sucedido na resposta às questões principais de pesquisa.

■ MEDIÇÕES EM MATERIAIS ARMAZENADOS

Algumas aferições podem ser feitas apenas durante o contato com os participantes do estudo, mas outras podem ser feitas posteriormente, em bancos de amostras biológicas armazenadas para análise química, genética ou de outro tipo, ou quando imagens de radiografia e de outros procedimentos são armazenadas eletronicamente (Tabela 4.5).

---

[2]Definiremos sensibilidade e especificidade mais formalmente como características de testes diagnósticos no Capítulo 13. Aqui, esses termos têm o mesmo significado geral: a sensibilidade diz respeito à capacidade da medida de encontrar o que se pretende, enquanto a especificidade diz respeito à sua capacidade de evitar encontrar aquilo que você não quer encontrar.

TABELA 4.5 Exemplos de aferições que podem ser feitas em materiais armazenados

TIPO DE MEDIDA	EXEMPLOS	BANCO PARA AFERIÇÃO POSTERIOR
História clínica	Diagnósticos, resultados de testes laboratoriais, medicamentos, cirurgias, sintomas, achados do exame físico; aplicação de processamento de linguagem natural	Prontuários eletrônicos
Medidas bioquímicas	Marcadores inflamatórios, níveis de DNA livre de células, perfil do microbioma	Soro, plasma, urina, fezes
Testes genéticos/moleculares	Sequenciamento do genoma inteiro, metilação do DNA	Sangue total ou amostras de tecidos
Exames de imagem	Composição corporal, estrutura óssea, análises por inteligência artificial para predizer doença ou desfechos	Radiografia simples, tomografia computadorizada e outros métodos

Uma vantagem desse tipo de armazenamento é a oportunidade de reduzir o custo fazendo-se aferições apenas em indivíduos que se descobre durante o seguimento que desenvolveram um desfecho de interesse e em uma amostra dos demais participantes, como ocorre em um **estudo de caso-controle aninhado** (Capítulo 9). Armazenar amostras biológicas e exames de imagem também tem a vantagem de permitir que avanços científicos que ocorreram após o início do estudo possam levar a novas ideias e técnicas de aferição, que poderão, então, ser empregadas, financiadas por novos auxílios de pesquisa. As amostras devem ser coletadas com cuidado, congeladas rapidamente e armazenadas de forma a preservá-las para testes futuros, em temperaturas muito baixas (–70 °C ou até mesmo –190 °C). Essa abordagem permite a aplicação de tipos cada vez mais sofisticados de aferições, como proteômica ou expressão gênica em células individuais. Os pesquisadores devem considerar armazenar diversos tipos de amostras, como plasma, urina, leucócitos ou amostras de fezes em que se quantificam espécies de bactérias, para antecipar o desenvolvimento de uma ampla gama de futuros testes. Também é importante que se obtenha o consentimento informado dos participantes, orientando-se sobre o escopo dos potenciais usos futuros das amostras.

■ RESUMO

1. As variáveis podem ser **numéricas** ou **categóricas**. As variáveis numéricas são **contínuas** (quantificadas em uma escala infinita) ou **discretas** (quantificadas em uma escala finita, como números inteiros); as variáveis categóricas são **nominais** (não ordenadas) ou **ordinais** (ordenadas). Aquelas com apenas duas categorias são denominadas **dicotômicas**.
2. Variáveis mais informativas permitem maior poder estatístico e/ou menor tamanho de amostra, de acordo com a seguinte hierarquia: **variáveis contínuas > variáveis numéricas discretas > variáveis ordinais > variáveis nominais e dicotômicas.**
3. A **precisão** de uma medida (i.e., reprodutibilidade de aferições repetidas) é outro determinante importante do poder estatístico e do tamanho da amostra. A precisão é reduzida pelo **erro aleatório** (acaso) a partir de três fontes de variabilidade: observador, participante e instrumento.
4. As estratégias para **aumentar a precisão** que devem ser parte de todo estudo são **definir** e **padronizar os métodos** em um **manual de operações** e treinar e certificar os observadores. Outras estratégias úteis são **otimizar** e **automatizar** os instrumentos e **repetir as aferições** – usando a média de medidas repetidas.
5. A acurácia de uma medida é o grau em que ela se aproxima de um padrão-ouro. A acurácia é reduzida pela **imprecisão** (erro aleatório) e pelo **viés** (erro sistemático), resultantes das mesmas três fontes: observador, participante e instrumento.
6. As estratégias para se minimizar o viés incluem todas as listadas em relação à precisão (exceto a repetição). Além disso, o viés pode ser reduzido fazendo **medidas não intrusivas** e **calibrando os instrumentos**. Nas comparações entre grupos, o cegamento reduz o viés diferencial.

7. A **validade** é o grau em que uma medida representa os fenômenos que se espera que ela possa medir. Pode ser avaliada pela comparação com um **padrão-ouro**. Para variáveis abstratas e subjetivas em que não há padrão-ouro, é avaliada por meio de **validade de conteúdo**, **validade aparente**, **validade de construto**, **validade preditiva** e **validade de critério**.
8. As medidas devem ser **sensíveis**, **específicas**, **apropriadas** e **objetivas**, além de capazes de produzir uma **faixa ampla de valores**. Em suma, devem ser amplas, mas parcimoniosas, servindo à questão de pesquisa a um custo aceitável em termos de tempo e recursos financeiros, sem acarretar grande ônus aos participantes.
9. Os pesquisadores devem considerar armazenar **amostras biológicas, imagens** e **outros materiais** para medições posteriores que se beneficiem de novas tecnologias à medida que elas forem desenvolvidas, e da eficiência dos delineamentos do tipo caso-controle aninhado.

REFERÊNCIAS

1. Kassem Z, Burmeister C, Johnson DA, et al. Reliability of birth weight recall by parent or guardian respondents in a study of healthy adolescents. *BMC Res Notes*. 2018;11:878.
2. Jiang M, Zou Y, Xin Q, et al. Dose-response relationship between body mass index and risks of all-cause mortality and disability among the elderly: a systematic review and meta-analysis. *Clin Nutr*. 2019;38(4):1511-1523.
3. Ware JE, Gandek B Jr. Overview of the SF-36 health survey and the international quality of life assessment project. *J Clin Epidemiol*. 1998;51:903-912. A description of the SF-36 is available at https://www.rand.org/health-care/surveys_tools/mos/36-item-short-form.html
4. Bland JM, Altman DG. Measurement error and correlation coefficients. *BMJ*. 1996;313:41-42; also, Measurement error proportional to the mean. *BMJ*. 1996;313:106.
5. Newman TB, Kohn M. *Evidence-Based Diagnosis: An Introduction to Clinical Epidemiology*. 2nd ed. Cambridge University Press; 2020: Chapter 5, 110-143.
6. Cohen J. A coefficient of agreement for nominal scales. *Educ Psychol Meas*. 1960;20:37-46.
7. Kuzniewicz MW, Greene DN, Walsh EM, McCulloch CE, Newman TB. Association between laboratory calibration of a serum bilirubin assay, neonatal bilirubin levels, and phototherapy use. *JAMA Pediatr*. 2016;170(6):557-561.
8. Filion K, Kukanich KS, Chapman B, et al. Observation-based evaluation of hand hygiene practices and the effects of an intervention at a public hospital cafeteria. *Am J Infect Control*. 2011;39:464-470.
9. Peralta CA, Shlipak MG, Judd S, et al. Detection of chronic kidney disease with creatinine, cystatin C, and urine albumin-to-creatinine ratio and association with progression to end-stage renal disease and mortality. *JAMA*. 2011;305:1545-1552.
10. Xue QL, Tian J, Fried LP, et al. Physical frailty assessment in older women: can simplification be achieved without loss of syndrome measurement validity? *Am J Epidemiol*. 2016;183(11):1037-1044.

APÊNDICE 4A
Definição operacional de uma medida da força de preensão manual

O **manual de operações** descreve a metodologia para conduzir e registrar os resultados de todas as aferições feitas no estudo. Este exemplo descreve o uso de um dinamômetro para medir a força de preensão. Para padronizar as instruções com diferentes examinadores e participantes, o protocolo inclui um roteiro de instruções que devem ser lidas, palavra por palavra, ao participante.

■ PROTOCOLO PARA MEDIR A FORÇA DE PREENSÃO MANUAL COM O DINAMÔMETRO

A força de preensão manual será medida em ambas as mãos. O tamanho da empunhadura deve ser ajustado para que o participante segure o dinamômetro confortavelmente. Coloque o dinamômetro na mão direita com o indicador voltado para a palma da mão. O braço do participante deve ser fletido na altura do cotovelo a um ângulo de 90° com o antebraço paralelo ao chão.

1. Demonstre o teste ao participante. Ao demonstrar, instrua o indivíduo usando a seguinte descrição: "Este aparelho mede a força de seu braço e da parte superior de seu corpo. Vamos medir sua força de preensão em ambos os braços. Vou demonstrar como proceder. Dobre o cotovelo a um ângulo de 90°, com o antebraço paralelo ao chão. Não deixe o braço tocar a lateral de seu corpo. Baixe o aparelho lentamente e o aperte o mais forte que puder, enquanto eu conto até três. Uma vez que seu braço estiver completamente estendido, você pode soltar a mão".
2. Deixe o paciente treinar uma vez para cada braço, iniciando com o braço direito, se for destro. Na segunda vez, registre o número de kg-força apontado pelo indicador, com a precisão de 0,5 kg.
3. Zere o indicador. Repita os procedimentos para o outro braço.

O braço não deve tocar o corpo. A preensão deve ser um aperto lento e sustentado, não um movimento brusco e explosivo.

APÊNDICE 4B
Exercícios para o Capítulo 4. Planejamento das aferições: precisão, acurácia e validade

1. Classifique as variáveis a seguir como dicotômica, nominal, ordinal, contínua ou numérica discreta. Alguma delas poderia ser modificada para aumentar o poder estatístico? Como?
   a. História de infarto do miocárdio (presente/ausente)
   b. Idade
   c. Escolaridade (ensino superior completo/menos do que ensino superior completo)
   d. Raça
   e. Número de doses diárias de bebida alcoólica
   f. Depressão (ausente, leve, moderada, grave)
   g. Oclusão das artérias coronárias (%)
   h. Cor do cabelo
   i. Obesidade (índice de massa corporal ≥ 30 kg/m^2)/não obesidade (índice de massa corporal < 30 kg/m^2)
2. Uma pesquisadora está interessada na seguinte questão de pesquisa: "A ingesta de suco de fruta com 6 meses de idade prediz o peso corporal com 1 ano de idade?" Ela planeja um estudo de coorte prospectivo, medindo o peso corporal com uma balança infantil. Ela percebe os problemas listados a seguir na hora de pré-testar suas medições. Esses problemas se devem à imprecisão (erro aleatório), viés (erro sistemático), ou ambos? Eles se devem principalmente à variabilidade do observador, do participante ou do instrumento? E o que pode ser feito quanto a isso?
   a. O peso de referência de 10 kg usado para calibrar a balança tem um peso real de 10,2 kg.
   b. Ao se pesar a referência de 10 kg na balança repetidas vezes, obtém-se uma média ± desvio-padrão de 10,01 ± 0,2 kg.
   c. Alguns bebês ficam com medo e, quando tentam sair da balança, o observador os segura para poder completar a medição.
   d. O ponteiro na balança oscila para cima e para baixo diversas vezes quando o bebê fica se movimentando sem parar.
   e. Alguns bebês são levados para o exame logo após terem sido alimentados, enquanto outros estão com fome; alguns dos bebês são pesados com as fraldas molhadas.
3. Um pesquisador está interessado em estudar o efeito da limitação das horas de trabalho de residentes de cirurgia. Uma área que ele quer abordar é o *burnout*, e ele planeja avaliá-la com duas questões (respondidas em uma escala de 7 pontos) retiradas de um questionário mais extenso: (a) "Com que frequência você se sente exausto pelo trabalho?" e (b) "Com que frequência você sente que ficou mais ríspido com as pessoas desde que iniciou sua residência?".

   O pesquisador pretende avaliar a validade dessas questões para medir o *burnout*. Para cada uma das seguintes descrições, cite o tipo de validade que está sendo analisado:
   a. Os residentes com maiores escores de *burnout* tinham maior probabilidade de abandonar o programa no ano seguinte.
   b. Solicita-se a um pequeno número de residentes que revise os itens e avalie se são questões adequadas para se perguntar a respeito do *burnout*.
   c. Os escores de *burnout* aumentam durante os estágios mais árduos e diminuem durante as férias.
   d. Um estudo prévio com mais de 10.000 estudantes de medicina, residentes e médicos formados mostrou que esses dois itens capturam quase completamente os domínios de exaustão emocional e despersonalização da síndrome de *burnout* conforme medidos pelo Maslach Burnout Inventory (1), que é amplamente aceito, porém muito mais longo.

REFERÊNCIA

1. West CP, Dyrbye LN, Sloan JA, Shanafelt TD. Single item measures of emotional exhaustion and depersonalization are useful for assessing burnout in medical professionals. *J Gen Intern Med*. 2009;24(12):1318-1321.

CAPÍTULO 5

Estimativa do tamanho da amostra: hipóteses e princípios subjacentes

Warren S. Browner, Thomas B. Newman e Mark J. Pletcher

Após decidir o objeto do estudo, os participantes e o delineamento, o pesquisador precisa definir quantos participantes deverão compor a amostra. Ou talvez o número de potenciais participantes já seja conhecido, e o pesquisador queira avaliar se esse número é suficiente para que o estudo seja significativo. Até mesmo o estudo mais rigorosamente executado poderá não contribuir de forma relevante para responder à questão de pesquisa se o **tamanho de amostra** for insuficiente. Por outro lado, um estudo com um tamanho de amostra muito grande traz mais dificuldades e custos do que o necessário e pode até mesmo encontrar diferenças que são pequenas demais para terem relevância clínica. A meta do planejamento do tamanho de amostra é estimar um *número adequado* de participantes para um dado delineamento de pesquisa.

É importante compreender como fazer estimativas de tamanho de amostra até mesmo se o tamanho de amostra for *fixo* ou *predeterminado*, como ocorre quando os participantes já foram arrolados ou os dados já foram coletados. Como você verá em breve, nessas situações o que importa é se o tamanho de amostra é capaz de responder à questão de pesquisa.

Esse assunto é abordado de forma precoce neste livro por uma razão muito importante. Nossa experiência mostra que muitos pesquisadores iniciantes despendem grandes esforços para delinear estudos que acabam se mostrando impraticáveis, isso porque esses estudos exigem tamanhos de amostra que excedem a capacidade do pesquisador. É muito melhor reconhecer esse problema cedo no processo de delineamento, quando ainda há tempo para revisar ou até mesmo reconsiderar a questão de pesquisa e o plano de estudo. Felizmente, até mesmo um plano de pesquisa simples de 1 página – se incluir uma **hipótese de pesquisa** clara, como discutido adiante – costuma fornecer informações suficientes para fazer uma estimativa inicial do tamanho de amostra.

Embora possam servir como guia, os cálculos de tamanho de amostra dão a falsa impressão de objetividade estatística. Sua acurácia depende inteiramente dos dados e das estimativas do pesquisador, que muitas vezes são apenas suposições. É útil pensar no *planejamento do tamanho de amostra* como uma forma matemática de fazer uma estimativa grosseira. Muitas vezes, ele revela que o delineamento do estudo não é factível ou que é preciso mudar as **variáveis preditoras** ou **de desfecho**. Portanto, o tamanho de amostra deve ser estimado em um estágio inicial do processo de delineamento do estudo, quando ainda é possível fazer mudanças maiores.

Antes de apresentarmos, no Capítulo 6, como calcular o tamanho de amostra para vários delineamentos comuns de pesquisa, vamos tratar aqui dos seus *princípios subjacentes*. Os leitores que tiverem dificuldade em compreender esses princípios ficarão aliviados ao descobrir que não é necessário dominá-los para poder planejar o tamanho de amostra. Todavia, da mesma forma que uma receita faz mais sentido se o cozinheiro conhecer os ingredientes, o cálculo de tamanho de amostra é mais fácil se o pesquisador tiver familiaridade com os conceitos básicos. Mesmo se você pedir auxílio a um bioestatístico para calcular o tamanho de amostra para o seu estudo, entender como o processo funciona irá auxiliá-lo a participar mais ativamente na consideração dos pressupostos e estimativas envolvidos nesse cálculo.

■ HIPÓTESES

O processo começa pela reformulação de sua questão de pesquisa como uma hipótese de pesquisa que resume os elementos principais do estudo – a amostra e as variáveis preditora e de desfecho. Por exemplo, suponha que sua questão de pesquisa seja sobre se as pessoas que jogam palavras cruzadas têm menor probabilidade de desenvolver demência. Sua hipótese de pesquisa precisaria especificar a amostra (p. ex., pessoas que moram em um lar de idosos e que têm função cognitiva normal), a variável preditora (jogar palavras cruzadas pelo menos uma vez por semana, em média) e a variável de desfecho (escore anormal em um teste padronizado sobre função cognitiva após 2 anos de seguimento).

As hipóteses não são necessárias em **estudos descritivos** sobre a distribuição das características em uma população, como a prevalência de função cognitiva anormal em um lar de idosos. (Isso não significa, contudo, que não é necessário fazer uma estimativa do tamanho de amostra para um estudo descritivo; significa apenas que os métodos para fazê-lo, descritos no Capítulo 6, são diferentes.) As hipóteses são necessárias em **estudos analíticos**, que utilizarão testes de significância estatística para comparar os achados entre os grupos, como no exemplo da questão de pesquisa que citamos sobre jogar palavras cruzadas e demência. Visto que as questões de pesquisa da maioria dos **estudos observacionais** e de todos os **experimentais** envolvem comparações, em geral é necessário especificar pelo menos uma hipótese. Se algum dos termos a seguir aparecer na questão de pesquisa, o estudo não será meramente descritivo, sendo necessário formular uma hipótese de pesquisa: maior que, menor que, mais provável que, associado a, comparado com, relacionado com, semelhante a, correlacionado com, prediz, causa, ou leva a.

Características de uma boa hipótese de pesquisa

Uma boa hipótese deve basear-se em uma boa questão de pesquisa. Além disso, deve ser simples, específica e formulada *a priori*.

Simples *versus* complexa

Uma **hipótese simples** contém uma variável preditora e uma variável de desfecho:

> Em pacientes com diabetes tipo 2, um estilo de vida sedentário está associado a um maior risco de desenvolver proteinúria.

(Neste exemplo, o "estilo de vida sedentário" é a variável preditora, e "desenvolver proteinúria" é a variável de desfecho; ambas são dicotômicas.)

Uma **hipótese complexa** contém mais de uma variável preditora:

> Em pacientes com diabetes tipo 2, um estilo de vida sedentário e o consumo de álcool estão associados a um maior risco de desenvolver proteinúria.

Ou mais de uma variável de desfecho:

> Em pacientes com diabetes tipo 2, o consumo de álcool está associado a um risco aumentado de desenvolver proteinúria e neuropatia.

Hipóteses complexas como essas não são prontamente testáveis com um teste estatístico único, sendo mais fácil abordá-las na forma de duas ou mais hipóteses simples. Contudo, é possível optar pelo uso de uma variável combinada, seja ela preditora ou de desfecho:

> Em pacientes com diabetes tipo 2, o consumo de álcool está associado a um maior risco de desenvolver complicação microvascular (i.e., proteinúria, neuropatia ou retinopatia).

Nesse último exemplo, o pesquisador decidiu que o importante é se o participante desenvolve alguma complicação microvascular, e não o tipo dessa complicação.

Específica *versus* vaga

Uma hipótese *específica* não deixa ambiguidade sobre os participantes e as variáveis ou sobre como o teste de significância estatística será aplicado. Ela inclui definições operacionais concisas que resumem a natureza e a fonte dos participantes e como as variáveis serão aferidas.

> O uso prévio de antidepressivos tricíclicos por pelo menos 6 semanas é mais comum em pacientes hospitalizados por infarto do miocárdio no Hospital de Longview do que nos controles hospitalizados por pneumonia.

Essa frase pode parecer longa, mas comunica a natureza do estudo de forma clara, minimizando a possibilidade de que algo um pouco diferente seja testado na hora de examinar os achados. Seria incorreto substituir, durante a fase de análise, a variável preditora por uma outra forma de medi-la, como depressão autorrelatada, sem considerar os problemas de **testes de hipóteses múltiplas** e de manipulação de dados (tópicos esses que serão discutidos no final deste capítulo). Geralmente, para manter a hipótese de pesquisa concisa, alguns detalhes são especificados no plano de estudo, em vez de serem declarados na própria hipótese de pesquisa.

Frequentemente fica evidente na hipótese de pesquisa se a variável preditora e a de desfecho são dicotômicas, contínuas ou categóricas. Caso isso não fique claro, o tipo de variável deve ser especificado:

> Em homens não obesos de 35 a 59 anos, participar em uma liga de boliche pelo menos uma vez por semana está associado a um maior risco de desenvolver obesidade (índice de massa corporal > 30 kg/m^2) durante um seguimento de 10 anos.

Novamente, se a hipótese de pesquisa ficar detalhada demais, as definições podem ser omitidas, contanto que sejam explicitadas no plano de estudo.

Antes *versus* depois dos fatos

A hipótese de pesquisa deve ser explicitada por escrito *a priori*, antes da realização do estudo. Isso concentra os esforços da pesquisa no seu objetivo principal, cria uma base mais sólida para a interpretação do estudo e evita que se vasculhem os dados em busca de um resultado "positivo". Hipóteses formuladas após o exame dos dados – denominadas **hipóteses *post-hoc*** – são uma forma de testar hipóteses múltiplas que podem levar à interpretação exagerada da importância dos resultados. Representar erroneamente uma hipótese como tendo sido formulada antes e não depois dos fatos é uma forma de **má conduta científica**.

Hipóteses nula e alternativa

Atenção: se você não tem conhecimento em estatística, os parágrafos a seguir podem não fazer muito sentido em uma primeira leitura. Tente revisar a terminologia, mesmo se ela parecer muito complicada ou confusa.

O processo inicia por uma reformulação da hipótese de pesquisa de modo a propor que não há diferença entre os grupos sob comparação. Essa reformulação, denominada **hipótese nula**, será a base para testar a significância estatística quando você for analisar os dados no final do estudo. Partindo do pressuposto de que a hipótese nula é verdadeira – isto é, que não há associação na população –, os testes estatísticos que você utilizará permitirão estimar a probabilidade de que a associação observada no seu estudo possa se dever unicamente ao acaso.

Por exemplo, suponha que sua questão de pesquisa seja sobre se o consumo de água de poço não purificada está associado a um risco aumentado de desenvolver úlcera péptica (talvez devido a um maior risco de contaminação por *Helicobacter pylori*). Você está planejando um estudo de caso-controle que irá comparar casos de doença ulcerosa péptica com controles selecionados da mesma clínica que têm problemas digestivos baixos. Sua hipótese nula – a de que não há associação entre as variáveis preditora e de desfecho na população – seria:

> Os indivíduos com doença ulcerosa péptica têm a mesma probabilidade que os controles de consumirem água de poços não purificada.

A proposição de que *há* uma associação ("Os indivíduos com doença ulcerosa péptica têm uma maior probabilidade de consumir água de poços não purificada.") é denominada **hipótese alternativa**. A hipótese alternativa não pode ser testada diretamente; ela é aceita por padrão se o teste de significância estatística rejeitar a hipótese nula (ver adiante).

■ PRINCÍPIOS ESTATÍSTICOS SUBJACENTES

Uma hipótese de pesquisa, como a de que a prática de 15 minutos ou mais de exercícios físicos por dia está associada a uma média mais baixa de glicemia em jejum entre mulheres de meia-idade com diabetes, pode ser verdadeira ou falsa no mundo real. Como não se pode estudar todas as mulheres de meia-idade com diabetes, testamos a hipótese em uma amostra da população-alvo. Conforme foi mostrado na Figura 1.5, sempre haverá a necessidade de inferir sobre os fenômenos na população a partir de eventos observados na amostra. Infelizmente, devido ao acaso, às vezes o que ocorre em uma amostra não reflete o que teria ocorrido se toda a população tivesse sido estudada.

De uma certa forma, o problema do pesquisador é semelhante àquele enfrentado por um júri ao julgar um réu (Tabela 5.1). Em geral, é impossível determinar de forma absoluta se o réu cometeu o crime. Em vez disso, o júri começa pressupondo a inocência: o réu não cometeu o crime. O júri deve então decidir se há evidências suficientes para **rejeitar a inocência pressuposta** do réu. Esse padrão é conhecido no direito norte-americano como *beyond a reasonable doubt* (**sem qualquer margem para dúvidas**). No entanto, o júri pode errar, ao condenar um réu inocente ou ao não condenar um réu culpado.

Da mesma forma, o pesquisador começa pressupondo a hipótese nula de que não há associação entre as variáveis preditora e de desfecho na população. Com base nos dados coletados na amostra, ele usa testes estatísticos para determinar se há evidências suficientes para **rejeitar a hipótese nula** em benefício da hipótese alternativa de que há associação na população.

TABELA 5.1 Analogia entre as decisões de um júri e os testes estatísticos

DECISÃO DO JÚRI	TESTE ESTATÍSTICO
Inocente: o réu não falsificou dinheiro.	**Hipótese nula:** não há associação entre prática regular de exercícios físicos e os valores médios da glicemia em jejum entre mulheres de meia-idade com diabetes.
Culpado: o réu falsificou dinheiro.	**Hipótese alternativa:** há associação entre prática regular de exercícios físicos e os valores médios da glicemia em jejum entre mulheres de meia-idade com diabetes.
Padrão para rejeitar a inocência: sem qualquer margem para dúvidas	**Padrão para rejeitar uma hipótese nula:** nível de significância estatística (alfa, α).
Julgamento correto: condenar um estelionatário	**Inferência correta:** concluir que há associação entre a prática de exercício físico e a média da glicemia em jejum quando realmente houver essa associação na população.
Julgamento correto: absolver uma pessoa inocente	**Inferência correta:** concluir que não há associação entre a prática de exercício físico e a média da glicemia em jejum quando realmente não houver essa associação na população.
Julgamento incorreto: condenar uma pessoa inocente	**Inferência incorreta (erro tipo I):** concluir que há associação entre a prática de exercício físico e a média da glicemia em jejum quando realmente não houver essa associação.
Julgamento incorreto: absolver um estelionatário	**Inferência incorreta (erro tipo II):** concluir que não há associação entre a prática de exercício físico e a média da glicemia em jejum quando realmente houver essa associação.

Erros tipo I e tipo II

Da mesma forma que em um júri, o pesquisador pode chegar a uma conclusão incorreta. Às vezes, uma amostra não é representativa da população devido somente ao acaso. Quando isso ocorre, os resultados na amostra não refletem a realidade na população, levando a inferências errôneas. Um **erro tipo I (falso-positivo)** ocorre quando se rejeita uma hipótese nula que é verdadeira na população; um **erro tipo II (falso-negativo)** ocorre quando não se rejeita uma hipótese nula que é falsa na população. Embora os erros tipo I e tipo II não possam ser totalmente evitados, é possível reduzir a probabilidade de sua ocorrência, aumentando o tamanho de amostra (quanto maior a amostra, menor a probabilidade de ela diferir substancialmente da realidade da população) ou ajustando o delineamento ou as aferições nos moldes que serão discutidos mais adiante.

Neste capítulo e no próximo, lidamos apenas com formas de reduzir os erros tipo I e tipo II que ocorrem devido à variação *ao acaso*, também conhecido como erro aleatório. Os resultados falso-positivos e falso-negativos também podem ocorrer em função de **viés**, mas os erros decorrentes de vieses normalmente não são denominados erros tipo I e tipo II. Esses erros são mais complicados, por serem de difícil detecção e por não haver como quantificá-los com métodos estatísticos nem evitá-los aumentando o tamanho de amostra. (Ver nos Capítulos 3, 4 e 8 a 13 as estratégias para redução de erros causados por viés.)

Magnitude do efeito

A probabilidade de um estudo detectar uma associação entre a variável preditora e a de desfecho em uma amostra depende da magnitude real da associação na população-alvo. Se a associação for forte (p. ex., uma diferença de 20 mg/dL na glicemia em jejum), ela será facilmente detectada na amostra. Por outro lado, se a associação for fraca (uma diferença de 2 mg/dL), será difícil detectá-la na amostra.

Infelizmente, **a magnitude exata da associação quase nunca é conhecida**; um dos objetivos da pesquisa é justamente estimá-la! Assim, o pesquisador precisa definir a magnitude da associação que deseja detectar na amostra. Esse valor é denominado **magnitude do efeito** (ou tamanho do efeito). Definir adequadamente essa magnitude é o aspecto mais difícil do planejamento do tamanho de amostra (1). Deve-se tentar localizar dados de estudos anteriores em áreas afins para que se possa estimar um tamanho do efeito razoável. Outra opção seria escolher uma magnitude mínima que poderia ser considerada clinicamente significativa (p. ex., uma redução de 10 mg/dL no nível de glicemia em jejum).

É claro que, em termos de saúde pública, mesmo uma redução de 2 a 3 mg/dL nos níveis de glicemia em jejum pode ser importante, sobretudo se for facilmente alcançável. **A definição da magnitude do efeito é sempre arbitrária, e considerar a factibilidade do estudo é fundamental**. Quando o número de participantes disponíveis ou acessíveis for limitado, pode ser necessário trabalhar de trás para frente (Capítulo 6) para determinar a magnitude do efeito que o estudo poderá detectar, dado o número de participantes que poderão ser estudados, e questionar se essa magnitude é adequada.

Muitos estudos têm várias magnitudes do efeito, pois medem diversas variáveis preditoras e de desfecho. Ao delinear um estudo, deve-se determinar o tamanho da amostra a partir da magnitude do efeito desejada para a hipótese mais importante. As magnitudes dos demais efeitos podem, então, ser estimadas a partir desse tamanho de amostra. Caso existam várias hipóteses de mesma importância, o tamanho da amostra para o estudo deve basear-se na hipótese que exigir a maior amostra.

Alfa (α), beta (β) e poder estatístico

Após o término de um estudo, o pesquisador usa testes estatísticos para tentar rejeitar a hipótese nula em benefício da hipótese alternativa, da mesma forma que um promotor tenta convencer o júri a rejeitar a inocência em benefício da culpa. Dependendo de se a hipótese nula é verdadeira ou falsa na população-alvo e **pressupondo-se que o estudo esteja livre de vieses**, quatro situações são possíveis (Tabela 5.2). Em duas delas, os achados na amostra e a realidade na população estão de acordo, e a inferência do pesquisador estará correta. Nos outros dois casos, terá ocorrido um erro tipo I ou tipo II, e a inferência estará incorreta.

TABELA 5.2 Realidade na população vs. resultados na amostra do estudo: quatro possibilidades

	REALIDADE NA POPULAÇÃO	
RESULTADOS NA AMOSTRA DO ESTUDO	**HÁ ASSOCIAÇÃO ENTRE O PREDITOR E O DESFECHO**	**NÃO HÁ ASSOCIAÇÃO ENTRE O PREDITOR E O DESFECHO**
Rejeitam a hipótese nula	Correto	Erro tipo I
Não rejeitam a hipótese nula	Erro tipo II	Correto

Antes de realizar o estudo, o pesquisador estabelece uma tolerância para erros tipos I e II decorrentes do acaso. A probabilidade máxima de um erro tipo I (rejeitar a hipótese nula quando ela for verdadeira) em decorrência do acaso é denominada **alfa (α)**, também conhecida como **nível de significância estatística**.

Se, por exemplo, um estudo sobre os efeitos do exercício físico regular nos níveis de glicemia em jejum for delineado com um alfa de 0,05, isso significa que se definiu como 5% a probabilidade máxima de se rejeitar incorretamente a hipótese nula quando ela for verdadeira (ou seja, inferir que há uma associação entre exercício físico regular e níveis de glicemia em jejum na população quando na verdade não há). Esse é o nível de incerteza que o pesquisador se dispõe a aceitar quando for usar testes estatísticos para analisar os dados após o estudo ter sido concluído.

A probabilidade de um erro tipo II (não rejeitar a hipótese nula quando ela for falsa) é denominada **beta (β)**. O valor [1 – beta] é denominado **poder estatístico** e representa a probabilidade de se rejeitar corretamente a hipótese nula na amostra quando o efeito real na população for igual à magnitude do efeito especificada.

Se beta for 0,10, o pesquisador decidiu que está disposto a aceitar uma probabilidade de 10% de não encontrar uma associação de uma magnitude do efeito especificada, quando de fato essa associação existe. Isso é equivalente a um poder estatístico de 0,90, ou seja, uma probabilidade de 90% de se rejeitar corretamente a hipótese nula. Por exemplo, imagine que o exercício físico realmente leve a uma redução média de 20 mg/dL nos níveis de glicemia em jejum em mulheres com diabetes na população. Se o pesquisador replicasse o estudo várias vezes, com o mesmo poder estatístico de 90%, esperaríamos que, em 90% desses estudos, ele rejeitaria corretamente a hipótese nula (com o nível especificado de alfa) e concluiria que o exercício físico está associado à glicemia em jejum. Isso não significa que o pesquisador não poderia detectar um efeito menor na população, como uma redução de 15 mg/dL; significa apenas que a probabilidade de isso acontecer seria de menos de 90%.

Em um cenário ideal, alfa e beta seriam próximos de zero, minimizando a possibilidade de resultados falso-positivos e falso-negativos. Para reduzi-los, no entanto, é necessário aumentar o tamanho de amostra ou implementar outras estratégias discutidas no Capítulo 6. **O planejamento do tamanho da amostra tem como meta escolher um número suficiente de participantes para manter alfa e beta em níveis aceitavelmente baixos, sem tornar o estudo desnecessariamente caro ou trabalhoso.**

Muitos estudos estabelecem alfa como 0,05 e beta como 0,20 (poder de 0,80). Esses valores são arbitrários, sendo possível usar outros. Por exemplo, a faixa convencional para alfa varia de 0,01 a 0,10 e, para beta, de 0,05 a 0,20. Em geral, o pesquisador deve usar um alfa baixo quando a questão de pesquisa torna importante evitar erros tipo I (falso-positivos), como ao testar a eficácia de um medicamento que apresenta riscos. Deve-se usar um beta baixo (e uma magnitude do efeito pequena) quando for particularmente importante evitar um erro tipo II (falso-negativo), como no caso em que se deseja fornecer evidências para garantir à opinião pública que é seguro viver próximo a um depósito de lixo tóxico. Por fim, pode ser adequado realizar um estudo que seja relativamente simples de conduzir – e sem trazer riscos ou inconveniência aos participantes (p. ex., no caso de os dados já terem sido coletados) – mesmo se o poder estatístico for muito inferior a 0,80.

Lados da hipótese alternativa

Uma hipótese alternativa pode ser uni ou bilateral. A **hipótese alternativa unilateral** (também denominada unicaudal ou unidirecional) especifica a direção da associação entre as variáveis preditora e de desfecho. Por exemplo, a hipótese de que o consumo de água de poço *aumenta* o risco de úlcera péptica é uma hipótese unilateral. A **hipótese alternativa bilateral** declara apenas que há uma associação, sem especificar a direção, por exemplo quando se afirma que "o consumo de água de poço está associado a um risco diferente de doença ulcerosa péptica – aumentado ou reduzido – em comparação com o consumo de outros tipos de água."

As hipóteses alternativas unilaterais podem ser usadas em circunstâncias incomuns, como quando apenas uma direção para uma associação seria clinicamente importante ou biologicamente significativa. Um exemplo desse caso é quando se testa se um novo medicamento para hipertensão tem maior probabilidade de causar erupções cutâneas do que o placebo, não interessando a possibilidade de o medicamento causar menos erupções cutâneas (mas esse poderia ser o caso se o medicamento tivesse propriedades anti-inflamatórias). No caso incomum de um pesquisador estar apenas interessado em um dos lados da hipótese alternativa (p. ex., em um ensaio clínico de não inferioridade que busca determinar se um novo antibiótico não é menos eficaz do que um antibiótico atualmente em uso; ver o Capítulo 12), o tamanho da amostra pode ser calculado de acordo com a hipótese unilateral. **Uma hipótese unilateral, entretanto, nunca deve ser usada apenas para reduzir o tamanho da amostra.**

É importante ter em mente a diferença entre a hipótese de pesquisa, geralmente unilateral, e a hipótese alternativa, usada no planejamento do tamanho da amostra, que é quase sempre bilateral. Por exemplo, considere a hipótese de pesquisa de que o uso recorrente de antibióticos na infância aumenta o risco de doença inflamatória intestinal. Essa hipótese antecipa a direção do efeito, portanto é unilateral. Por que, então, usar uma hipótese alternativa bilateral ao planejar o tamanho de amostra? A resposta é que, na maioria das vezes, ambos os lados da hipótese alternativa (i.e., maior ou menor risco) são relevantes, havendo interesse em publicar os resultados, independentemente da direção que foi observada no estudo. O rigor estatístico exige que o pesquisador escolha entre hipóteses uni e bilaterais antes de analisar os dados. Mudar de uma hipótese alternativa bilateral para uma hipótese unilateral para reduzir o valor P (ver adiante) não é um procedimento correto. Além disso – e esse é provavelmente o real motivo pelo qual hipóteses alternativas bilaterais são muito mais comuns –, a maioria dos revisores de solicitações para financiamento de pesquisa e de artigos submetidos para publicação esperam hipóteses bilaterais e são muito pouco receptivos a hipóteses unilaterais na ausência de uma forte justificativa.

Valores P e suas limitações

Vamos agora retornar à *hipótese nula*, cujo objetivo finalmente será esclarecido. **A hipótese nula tem apenas uma única função: ela atua como um "espantalho", sendo pressuposta como verdadeira até ser rejeitada como falsa por um teste estatístico.** Na análise dos dados, um teste estatístico é usado para determinar o **valor P**, que é a probabilidade de se encontrar – apenas ao acaso – um efeito[1] tão ou mais forte que o encontrado no estudo se a hipótese nula fosse realmente verdadeira.

A chave aqui é perceber que, se a hipótese nula for verdadeira e realmente não houver diferença na população entre os grupos que estão sendo comparados, então o *acaso* é a única explicação para um estudo livre de viés ter encontrado uma diferença na amostra. (As formas para lidar com o viés são discutidas no Capítulo 10.)

Se o valor P for pequeno, então a hipótese nula de que não há diferença pode ser rejeitada em benefício da hipótese alternativa, ou seja, de que há diferença. Por "pequeno" queremos dizer que o valor P é menor que alfa, o nível predeterminado de significância estatística. Entretanto, um *resultado não*

---

[1] Sacrificamos aqui um pouco da pureza estatística para tornar a leitura mais fácil. Os valores P são computados calculando-se o valor de um *teste estatístico* (como o teste *t*) que tem uma distribuição conhecida sob a hipótese nula. O valor P é a probabilidade de se obter um valor desse teste estatístico que seja pelo menos tão extremo quanto o que foi obtido no estudo, pressupondo-se que a hipótese nula é verdadeira. Visto que mais de um teste estatístico pode ser às vezes computado para um determinado estudo, pode haver mais de um valor P possível para a magnitude do efeito observada. Portanto, é importante especificar de antemão o teste estatístico que será usado, para evitar parecer que se está "hackeando o P": testando diversas abordagens estatísticas até encontrar uma que produza o resultado desejado.

significativo (i.e., em que o valor P é maior do que alfa) não significa que não há associação na população. Indica apenas que a associação observada na amostra poderia ter ocorrido *unicamente devido ao acaso*. Por exemplo, um valor P de 0,56 indica que uma associação de magnitude semelhante àquela encontrada no estudo poderia ocorrer mais da metade das vezes unicamente pelo acaso se não houver associação na população.

Quando um teste estatístico bilateral é usado, o valor P inclui as probabilidades de se cometer um erro tipo I em cada uma das direções (p. ex., concluir erroneamente que há um risco maior ou menor), o que é aproximadamente duas vezes maior do que a probabilidade em apenas uma direção. Portanto, um valor P unilateral de 0,05, por exemplo, é geralmente igual a um valor P bilateral de 0,10. (Alguns testes estatísticos são assimétricos, e é por isso que empregamos a palavra "geralmente".)

Para exemplificar, suponha que uma pesquisadora tenha descoberto que mulheres que participaram de competições esportivas universitárias têm o dobro da probabilidade de serem submetidas a uma artroplastia de quadril quando mais velhas do que as que não praticaram esportes, porém – talvez porque o número de participantes no estudo tenha sido modesto – esse efeito aparente teve um valor P de "apenas" 0,08. Isso significa que, mesmo não havendo associação entre atividade esportiva e artroplastia de quadril na população, haveria, apenas pelo acaso, uma probabilidade de 8% de se encontrar uma associação de magnitude pelo menos semelhante à observada. Se a pesquisadora tivesse usado uma hipótese alternativa bilateral e configurado o nível de significância com um alfa bilateral de 0,05, teria concluído que a associação na amostra "não foi estatisticamente significativa". Nesse caso, pode ser tentador a mudar para um valor P *unilateral*, relatando-o como "P = 0,04". Uma opção muito melhor, entretanto, seria relatar os resultados com o intervalo de confiança de 95% e comentar que "embora os resultados possam sugerir uma associação, não houve significância estatística (P = 0,08)". Essa solução preserva a integridade do delineamento original como uma hipótese bilateral, ao mesmo tempo em que reconhece que a significância estatística não é uma situação do tipo tudo ou nada.

Alguns epidemiologistas e estatísticos são contrários a estabelecer um critério arbitrário no delineamento do estudo para decidir se um valor P será estatisticamente significativo (2, 3). Entretanto, as alternativas propostas (4) – como estimar o custo e o valor da informação que um estudo poderá fornecer – se baseiam nos seus próprios pressupostos e ainda não são muito úteis na hora de delinear um estudo, especialmente se ele passará por revisão por pares antes de receber financiamento. Pelo menos até o presente momento, os métodos que descrevemos neste capítulo e no próximo permanecem como os padrões a serem seguidos na pesquisa clínica e fornecem uma boa base para abordagens mais avançadas.

Dito isso, os pesquisadores *nunca* devem apenas relatar que um resultado é "estatisticamente significativo com um $P < 0,05$." **O que realmente importa é a magnitude da associação entre as variáveis preditora e de desfecho e com que precisão essa associação pode ser estimada, geralmente expressa na forma de um intervalo de confiança (5).**

Tipo de teste estatístico

As fórmulas usadas para calcular o tamanho de amostra são baseadas em pressupostos matemáticos que diferem para cada teste estatístico. Portanto, antes de calcular o tamanho de amostra, o pesquisador deve decidir que método estatístico usar para a análise dos dados. Essa escolha depende principalmente dos tipos de variáveis preditoras e de desfecho no estudo. A Tabela 6.1 lista alguns testes estatísticos comuns usados na análise de dados, e o Capítulo 6 fornece métodos simplificados para estimar o tamanho da amostra para estudos que usam esses testes estatísticos.

■ PONTOS ADICIONAIS

Variabilidade

Além da magnitude de um efeito, deve-se atentar também para a sua **variabilidade**. Os testes estatísticos dependem da capacidade de mostrar uma diferença entre os grupos comparados. Quanto maior a variabilidade (ou dispersão) na variável de desfecho entre os participantes, maior a probabilidade de haver uma sobreposição entre os valores dos grupos, e maior a dificuldade de se demonstrar uma diferença global entre eles. Uma vez que o erro na aferição contribui para a variabilidade global, medidas menos precisas exigem tamanhos de amostra maiores (6).

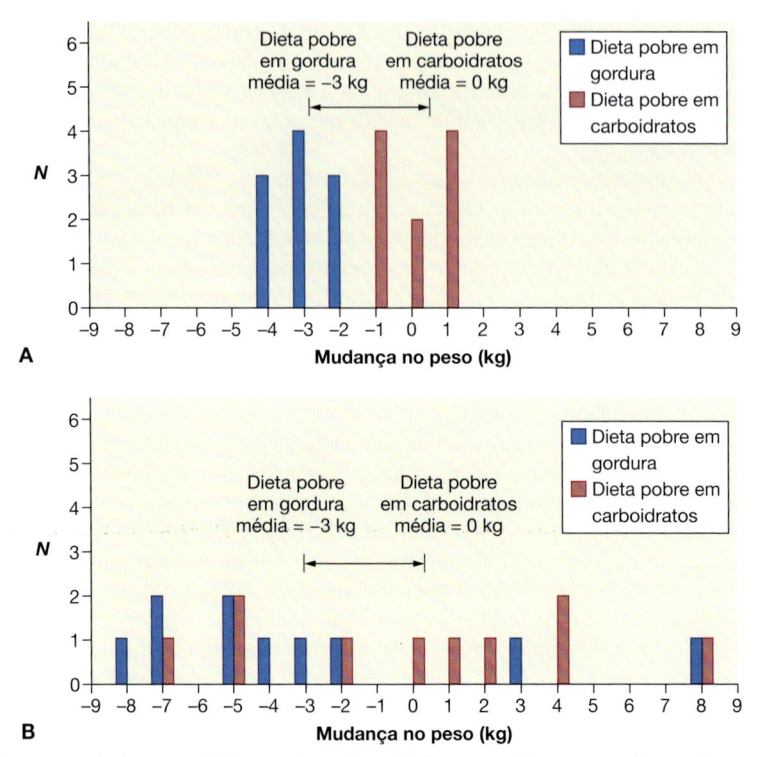

■ **FIGURA 5.1 A:** *Perda de peso obtida por duas dietas.* Todos os participantes na dieta pobre em gordura perderam de 2 a 4 kg, ao passo que a mudança de peso no grupo da dieta pobre em carboidratos variou de −1 a +1 kg. Não há sobreposição entre os dois grupos, sendo, portanto, razoável concluir que a dieta pobre em gordura é melhor para alcançar perda de peso (como seria confirmado por um teste *t* para duas amostras pareadas, que tem um valor $P < 0{,}001$). **B:** *Perda de peso obtida por duas dietas.* Há grande sobreposição na mudança de peso nos dois grupos. Embora a magnitude do efeito seja a mesma (3 kg) que em **A**, há pouca evidência de que uma dieta seja superior à outra (como seria confirmado por um teste *t* para duas amostras pareadas, que tem um valor P de 0,19).

Considere um ensaio clínico sobre os efeitos de duas dietas (uma com baixos níveis de gordura e outra com baixos níveis de carboidratos) sobre a perda de peso em 40 participantes. Se todos os que fizerem uma dieta com baixos níveis de gordura perderem 3 kg e todos os que fizerem uma dieta com baixos níveis de carboidratos perderem pouco ou nenhum peso (uma magnitude de efeito de 3 kg), é provável que a dieta com baixos níveis de gordura seja melhor (Figura 5.1A). Por outro lado, se a média de perda de peso for ainda de 3 kg no grupo com baixos níveis de gordura e de 0 kg no grupo com baixos níveis de carboidratos, mas houver grande sobreposição entre os dois grupos (o caso da Figura 5.1B), a variabilidade maior tornará mais difícil detectar uma diferença entre as duas dietas, sendo necessário um tamanho de amostra maior para demonstrar a diferença.

Quando uma das variáveis usadas na estimativa do tamanho de amostra for contínua (p. ex., mudança no peso corporal na Figura 5.1), o pesquisador precisa estimar a sua variabilidade. (Ver a seção sobre teste *t* no Capítulo 6 para mais detalhes.) Frequentemente a variabilidade já está contemplada nos outros parâmetros usados nas estimativas de tamanho de amostra, então ela não precisa ser especificada.

Hipóteses múltiplas e *post hoc*

Quando se testa mais de uma hipótese em um estudo, a probabilidade de que pelo menos uma delas alcance significância estatística unicamente pelo acaso aumenta. Por exemplo, se 20 hipóteses independentes são testadas com um alfa de 0,05, há uma grande probabilidade (64%; $[1 - 0{,}95^{20}]$) de que pelo menos uma hipótese seja estatisticamente significativa tão somente pelo acaso. Certos estatísticos recomendam ajustar o nível de significância estatística no caso de mais de uma hipótese ser testada. Isso mantém a probabilidade global de se aceitar qualquer uma das hipóteses alternativas para o nível especificado de significância quando todos os achados se devem ao acaso. Por exemplo, estudos genômicos que procuram uma associação entre milhares de genótipos e doença precisam usar um alfa muito menor que 0,05 ou correm o risco de identificar muitas associações falso-positivas

Um método, denominado **correção de Bonferroni**, em homenagem ao matemático italiano Carlo Emilio Bonferroni, é dividir o nível de significância estatística (p. ex., 0,05) pelo número de hipóteses testadas. Por exemplo, se houver quatro hipóteses, cada uma deve ser testada a um alfa de 0,0125 (0,05 ÷ 4). Isso requer um aumento considerável no tamanho de amostra se comparado ao necessário para se testar cada uma das hipóteses a um alfa de 0,05. Portanto, para qualquer hipótese, o método de Bonferroni reduz a probabilidade de um erro tipo I ao custo de aumentar a probabilidade de um erro tipo II ou de requerer um maior tamanho de amostra. Se os resultados de um estudo ainda forem estatisticamente significativos após o ajuste de Bonferroni, essa perda de poder não é um problema. No entanto, um resultado que perde significância estatística após o ajuste de Bonferroni, deixando de demonstrar uma associação que realmente estava presente na população (um erro tipo II), é algo mais problemático.

Especialmente nesses casos, a questão de qual nível de significância estatística usar depende mais da **probabilidade prévia** de cada hipótese do que do número de hipóteses testadas. Por esse motivo, nossa visão é de que o método de Bonferroni para o teste de hipóteses múltiplas costuma ser rigoroso demais. Pode-se fazer uma analogia com a utilidade de usar testes diagnósticos (7, 8). Ao interpretar os resultados de um teste diagnóstico, um clínico considera a probabilidade de que o paciente testado tenha a doença em questão. Por exemplo, um resultado de um teste ligeiramente anormal em uma pessoa saudável (p. ex., um nível de fosfatase alcalina sérica 15% maior do que o limite superior do normal) é provavelmente um resultado falso-positivo, de pequena importância clínica. Da mesma forma, um valor P de 0,05 para uma hipótese improvável é provavelmente um resultado falso-positivo.

No entanto, um nível de fosfatase alcalina 10 ou 20 vezes maior do que o limite superior do normal provavelmente não ocorreria apenas por acaso (embora possa ser um erro laboratorial). Assim, é pouco provável que um valor P muito pequeno (p. ex., < 0,001) também tenha ocorrido por acaso (embora possa ocorrer devido a um viés). É difícil descartar resultados de testes muito anormais como falso-positivos ou descartar valores P muito baixos considerando-os como devido ao acaso, mesmo quando a probabilidade *a priori* da doença ou da hipótese for baixa.[2] Entretanto, o viés pode explicar até mesmo valores P muito pequenos; retornaremos a esse tópico no Capítulo 9.

Além disso, o número de testes solicitados ou hipóteses testadas nem sempre é relevante. A interpretação de um nível elevado de ácido úrico sérico em um paciente com articulação dolorida e edemaciada não deveria depender do fato de o médico ter pedido um único teste (nível de ácido úrico) ou obtido o resultado como parte de uma bateria de 20 testes. Da mesma forma, ao interpretar o valor P para testar uma hipótese de pesquisa que faz sentido, não importa se o pesquisador também testou outras hipóteses menos prováveis. O que mais importa é a plausibilidade da hipótese de pesquisa sendo testada. Em outras palavras, que ela tenha uma grande probabilidade *a priori* de ser correta. (A probabilidade *a priori*, nessa abordagem "**bayesiana**", é normalmente um julgamento subjetivo fundamentado em evidências de outras fontes.) A maioria das hipóteses formuladas durante o delineamento de um estudo normalmente atende a essa exigência. Afinal, por que outro motivo o pesquisador iria despender tempo e esforço em planejar e implementar o estudo?

E quando surgem associações *não antecipadas* durante a coleta e análise dos resultados de um estudo? Esse processo é denominado **geração de hipótese** ou, em um tom menos favorável, "mineração de dados" (*data-mining*) ou "pescaria" (*fishing expedition*). As inúmeras comparações informais feitas durante a análise dos dados são uma forma de testar hipóteses múltiplas. Um problema semelhante ocorre quando as variáveis são redefinidas durante a análise dos dados ou quando são apresentados resultados de subgrupos da amostra. Os valores P significativos para hipóteses *post hoc* – que não foram consideradas durante o delineamento do estudo – muito frequentemente se devem ao acaso. Devem ser vistos com grande ceticismo e rotulados claramente como tendo sido gerados a partir dos dados, sendo melhor considerados apenas como fonte de potenciais questões de pesquisa para

---

[2] A exceção é alguns estudos genéticos, nos quais milhões ou mesmo bilhões de associações podem ser examinadas.

estudos posteriores. Sob nenhuma circunstância deveria um pesquisador alegar ou deixar transparecer que uma hipótese *post hoc* foi concebida durante a fase de delineamento do estudo.

Há ocasiões em que o pesquisador deixa de especificar uma determinada hipótese antecipadamente, embora essa hipótese pareça plausível quando os dados são analisados. Isso poderia ocorrer, por exemplo, se um novo fator de risco for identificado enquanto o estudo já está sendo conduzido. Nesse tipo de situação, o que importa é se há uma probabilidade prévia razoável – com base em evidências de outras fontes – de que a hipótese é verdadeira (7, 8). Ainda assim, tal hipótese deveria ser rotulada como sendo *post hoc*.

Pode ser tentador inventar uma hipótese para explicar um resultado implausível que surge durante a análise de dados, mas há pouco ou nenhum rigor estatístico em fazer isso. De fato, como apontado pelo físico Richard Feynman, quase qualquer observação pode parecer impressionante se analisada de forma retrospectiva: "Sabe, uma coisa muito impressionante aconteceu comigo hoje à noite... eu vi um carro com a placa ARW 357. Você acredita nisso? De todas as milhões de placas no estado, qual era a chance de que eu encontraria exatamente essa hoje à noite?" (9).

Há, entretanto, algumas vantagens em se formular mais de uma hipótese no planejamento do estudo. O uso de múltiplas hipóteses não relacionadas aumenta a eficiência do estudo, tornando possível responder a mais questões com um único esforço de pesquisa e descobrir mais associações verdadeiras na população. Por exemplo, um estudo de coorte sobre o efeito de preditores alimentares, como consumo de carne vermelha, sobre o risco de câncer colorretal poderia também examinar desfechos cardiovasculares, pressupondo-se que seja fácil coletar dados adicionais.

Formular várias hipóteses relacionadas também pode ser uma boa opção. Se os achados forem consistentes, eles fortalecem as conclusões da pesquisa. Vários estudos em pacientes com insuficiência cardíaca, por exemplo, mostraram que o uso de inibidores da enzima conversora da angiotensina ajuda a reduzir hospitalização, a mortalidade cardiovascular e a mortalidade total. Se apenas uma dessas hipóteses tivesse sido testada, as inferências desses estudos seriam menos definitivas. Mesmo assim, testar diversas hipóteses relacionadas e redefinidas introduz outro problema. Imagine que quando essas hipóteses forem testadas no final do estudo uma se mostre estatisticamente significativa, enquanto os testes das demais hipóteses estejam muito longe de serem significativos. Nesse caso, o pesquisador deve decidir (e tentar convencer os revisores, editores e leitores) se o resultado significativo, os resultados não significativos ou ambos os conjuntos de resultados estão corretos.

Hipóteses principal e secundárias

Alguns estudos, especialmente grandes ensaios clínicos randomizados, especificam algumas hipóteses como *secundárias*. Isso geralmente ocorre quando existe uma **hipótese principal** para a qual o estudo foi delineado, mas os pesquisadores também estão interessados em outras questões de pesquisa de menor importância. Por exemplo, o desfecho principal em um ensaio clínico sobre suplementação de zinco poderia ser consultar um médico por uma infecção das vias aéreas superiores; um desfecho secundário poderia ser o autorrelato dos dias perdidos no trabalho ou na escola. Se o estudo está sendo conduzido para obter a aprovação de um medicamento, então o desfecho principal é o que realmente importa para o órgão regulador. Declarar algumas **hipóteses secundárias** de antemão aumenta a credibilidade dos resultados quando essas hipóteses forem testadas, mas, quanto mais hipóteses secundárias houver, menor a credibilidade de cada uma delas.

Uma boa regra, especialmente para ensaios clínicos, é estabelecer antecipadamente todas as hipóteses que façam sentido, mas especificar apenas uma como a hipótese principal, que poderá ser testada estatisticamente sem preocupação quanto à necessidade de ajustes para hipóteses múltiplas. O uso de uma hipótese principal ajuda também no direcionamento do enfoque do estudo para seu objetivo principal e fornece um suporte claro para o cálculo principal do tamanho de amostra necessário.

■ RESUMO

1. O planejamento do tamanho de amostra é uma parte importante do delineamento de estudos analíticos e descritivos. O **tamanho da amostra** deve ser estimado em um estágio inicial no

desenvolvimento do plano de estudo, de forma que mudanças adicionais que se façam necessárias ainda possam ser implementadas.
2. Os estudos analíticos e os experimentais necessitam de uma **hipótese** que especifique, para fins de testes estatísticos posteriores, a associação antecipada entre as variáveis preditoras e de desfecho principais. Os estudos puramente descritivos, que não apresentam estratégia de comparação, não exigem a formulação de uma hipótese.
3. Boas hipóteses são **específicas** em termos de como a população será amostrada e como as variáveis serão medidas, **simples** (com apenas uma variável preditora e uma de desfecho) e **formuladas de forma antecipada**.
4. A **hipótese nula**, que propõe que a variável preditora não está associada com o desfecho, é a base para os testes de significância estatística. A **hipótese alternativa** propõe que há associação. Os testes estatísticos tentam rejeitar a hipótese nula de que não há associação em benefício da hipótese alternativa, ou seja, de que há associação.
5. A hipótese alternativa pode ser **unilateral** (apenas uma direção da associação será testada) ou **bilateral** (ambas as direções serão testadas). As hipóteses unilaterais somente devem ser usadas em casos raros quando apenas uma direção da associação for clínica ou biologicamente relevante.
6. Para estudos analíticos e experimentais, o tamanho da amostra é uma estimativa do número de participantes necessários para detectar uma associação de uma **determinada magnitude do efeito** e **variabilidade**, com uma probabilidade especificada de incorrer em **erros tipo I** (falso-positivo) e **tipo II** (falso-negativo). A probabilidade máxima de um erro tipo I é denominada **alfa**; a de um erro tipo II, **beta**. O valor (1 − beta) é o **poder estatístico**, a probabilidade de se observar uma associação de uma determinada magnitude em uma amostra se essa associação realmente existir na população.
7. Muitas vezes é desejável estabelecer mais de uma hipótese de forma antecipada, mas o pesquisador deve especificar uma **única hipótese principal** como foco de delineamento e para a estimativa do tamanho da amostra. A interpretação dos achados a partir de **testes de hipóteses múltiplas** na amostra, incluindo os achados não antecipados que emergirem dos dados, deve basear-se em um julgamento sobre a **probabilidade *a priori*** de que eles representem fenômenos reais na população.

REFERÊNCIAS

1. Van Walraven C, Mahon JL, Moher D, et al. Surveying physicians to determine the minimal important difference: implications for sample-size calculation. *J Clin Epidemiol*. 1999;52:717-723.
2. Goodman SN. Toward evidence-based medical statistics. 1: the P value fallacy. *Ann Intern Med*. 1999;130:995-1004.
3. Goodman SN. Toward evidence-based medical statistics. 2: the Bayes factor. *Ann Intern Med*. 1999;130:1005-1013.
4. Bacchetti P. Current sample size conventions: flaws, harms, and alternatives. *BMC Med*. 2010;8:17.
5. Daly LE. Confidence limits made easy: interval estimation using a substitution method. *Am J Epidemiol*. 1998;147:783-790.
6. McKeown-Eyssen GE, Tibshirani R. Implications of measurement error in exposure for the sample sizes of case--control studies. *Am J Epidemiol*. 1994;139:415-421.
7. Browner WS, Newman TB. Are all significant P values created equal? The analogy between diagnostic tests and clinical research. *JAMA*. 1987;257:2459-2463.
8. Newman TB, Kohn, MA. *Evidence-Based Diagnosis: an Introduction to Clinical Epidemiology*. 2nd ed. Cambridge University Press; 2020: 285-289.
9. Feynman R, Leighton R, Sands M. *Six Easy Pieces: Essentials of Physics Explained by Its Most Brilliant Teacher*. Basic Books; 2011.

APÊNDICE 5A
Exercícios para o Capítulo 5. Estimativa do tamanho da amostra: hipóteses e princípios subjacentes

1. Defina os conceitos assinalados em **fonte vermelha**.
   Uma pesquisadora deseja delinear um estudo com **tamanho da amostra** suficiente para avaliar se o índice de massa corporal está associado ao câncer de estômago em mulheres entre 50 e 75 anos de idade. Ela planeja um estudo de caso-controle com um **número igual de casos e controles**. A **hipótese nula** é de que não há diferença entre a média do índice de massa corporal entre os casos de câncer de estômago e os controles; ela escolheu uma **hipótese alternativa** bilateral. A pesquisadora gostaria de ter um **poder estatístico** de 0,80, com um **nível de significância estatística** (alfa) de 0,05, para ser capaz de detectar uma **magnitude do efeito** de uma diferença no índice de massa corporal de 1 kg/m^2 entre os casos e os controles. A revisão da literatura indica que a **variabilidade** do índice de massa corporal em mulheres é um desvio-padrão de 2,5 kg/m^2.
2. Qual dos seguintes provavelmente é um exemplo de erro tipo I? E de erro tipo II? Ou de nenhum?
   a. Um ensaio clínico randomizado mostrou que participantes tratados com um novo medicamento analgésico tiveram uma redução média maior nos escores de dor durante um estudo do que aqueles tratados com placebo ($P = 0,03$).
   b. Um estudo com duração de 10 anos mostrou que entre os 110 participantes que fumavam não havia uma incidência maior de câncer de pulmão do que entre os 294 participantes que não fumavam ($P = 0,31$).
   c. Uma pesquisadora concluiu que "o nosso estudo foi o primeiro a mostrar que o uso de álcool reduz o risco de diabetes em homens com menos de 50 anos de idade ($P < 0,05$)".

CAPÍTULO 6

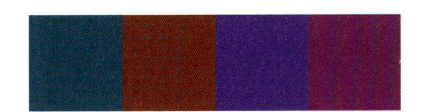

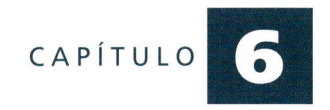

Estimativa do tamanho da amostra: aplicações e exemplos

Warren S. Browner, Thomas B. Newman e Mark J. Pletcher

O Capítulo 5 introduziu os princípios básicos das estimativas do tamanho de amostra. Este capítulo apresenta diversas técnicas simples para colocar em prática esses princípios. A primeira seção expõe como estimar o tamanho de amostra em **estudos analíticos ou experimentais**, incluindo tópicos especiais que se aplicam a esses estudos, como a análise multivariável. A segunda seção trata de estudos primariamente **descritivos**. As demais seções abordam estudos com **tamanho de amostra fixo ou predeterminado**, estratégias para **maximizar o poder estatístico** e procedimentos para estimar o tamanho de amostra **quando parece não haver informações suficientes** para isso. O capítulo encerra com a apresentação de **erros comuns a serem evitados**. Os apêndices do capítulo incluem tabelas para serem consultadas com vários métodos para estimar o tamanho da amostra.

Sempre ensinamos aos pesquisadores iniciantes como fazer suas próprias estimativas de tamanho da amostra. É possível fazê-las utilizando as tabelas deste capítulo, *softwares* estatísticos ou uma ferramenta específica para isso, como a disponível no site www.sample-size.net (desenvolvida pelo Programa de Treinamento em Pesquisa Clínica da University of California San Francisco (UCSF). Mesmo se o delineamento do seu estudo exigir uma abordagem estatística mais complexa do que as descritas neste capítulo, ou se você planejar submeter uma proposta de pesquisa a uma agência que exige suporte de um bioestatístico, vale a pena estimar primeiro o tamanho da amostra com esses métodos mais simples antes de consultar um bioestatístico. Na maioria das vezes, você se surpreenderá com quão próxima a sua estimativa será daquela feita com métodos mais sofisticados.

■ TÉCNICAS DE TAMANHO DA AMOSTRA PARA ESTUDOS ANALÍTICOS E EXPERIMENTAIS

Há inúmeras variações na receita para estimar o tamanho da amostra em um estudo analítico ou experimental, mas todas apresentam etapas em comum:

1. Definir a **hipótese nula** e uma **hipótese alternativa** uni ou bilateral.
2. Selecionar o **teste estatístico** apropriado na Tabela 6.1 com base no tipo de variável preditora e de desfecho dessas hipóteses.
3. Definir uma **magnitude do efeito** adequada (e uma **variabilidade**, se necessário).
4. Estabelecer **alfa** e **beta**. Especificar um alfa bilateral, a não ser que a hipótese alternativa seja evidentemente unilateral.
5. Usar a tabela apropriada do apêndice, uma calculadora *online* ou um pacote estatístico para estimar o tamanho de amostra.

Mesmo se o valor exato para um ou mais dos ingredientes for incerto, é importante estimar o tamanho da amostra cedo na fase de delineamento. Esperar tempo demais para fazê-lo pode culminar em uma surpresa desagradável. Muitas vezes, é necessário começar tudo de novo, com novos ingredientes, o que pode exigir o redelineamento do estudo. É justamente por isso que esse tópico é tratado precocemente neste livro.

Nem todos estudos analíticos se encaixam bem em uma das três principais categorias de estimativa de tamanho de amostra que serão discutidas a seguir. Algumas das exceções mais comuns são discutidas na seção "Outras considerações e tópicos especiais".

TABELA 6.1 Testes estatísticos simples para usar na estimativa do tamanho da amostra[a]

	VARIÁVEL DE DESFECHO	
VARIÁVEL PREDITORA	Dicotômica	Contínua
Dicotômica	Teste do qui-quadrado[b]	Teste t
Contínua	Teste t	Coeficiente de correlação

[a]Ver a seção "Outras considerações e tópicos especiais" para o que fazer em relação a variáveis categóricas (nominais e ordinais), ou se estiver planejando analisar os dados com outro tipo de teste estatístico.
[b]O teste do qui-quadrado é sempre bilateral; um equivalente unilateral é a estatística Z.

Teste t

O **teste t** (às vezes chamado de teste t de Student, pseudônimo de seu criador) é comumente usado para determinar se o valor médio de uma variável contínua em um grupo difere significativamente daquele em outro grupo. Embora o teste t pressuponha que a distribuição (dispersão) da variável em cada um dos dois grupos se aproxima da curva normal (em forma de sino), ele pode ser usado para estimar tamanhos de amostra para a maioria das variáveis contínuas a não ser que o número de participantes seja pequeno (menos de 30 a 40) ou que haja valores muito extremos (*extreme outliers*).

O teste t é geralmente utilizado para comparar variáveis de *desfecho* contínuas em estudos de coorte ou experimentais. Por exemplo, ele pode ser usado para comparar o peso ao nascer de bebês cujas mães foram tratadas na gestação com dois tipos diferentes de antidepressivos. Mas ele pode também ser usado para variáveis *preditoras* contínuas em estudos de caso-controle; nessa situação, o que é comparado é o valor médio da variável preditora nos casos e nos controles.

Para estimar o tamanho de amostra para um estudo no qual os valores médios de uma variável contínua serão comparados usando um teste t (ver Exemplos 6.1a e 6.1b), o pesquisador deve:

1. Formular a hipótese nula e especificar se a hipótese alternativa é uni ou bilateral.
2. Definir a magnitude do efeito (E), expressa como a diferença no valor médio da variável contínua entre os grupos de estudo.
3. Estimar a variabilidade na variável contínua, expressa como o valor esperado para o desvio-padrão (DP).
4. Calcular a magnitude padronizada de efeito (E/DP), definida como o quociente entre a magnitude do efeito e o desvio-padrão.
5. Estabelecer alfa e beta.

Exemplo 6.1a Estimando o tamanho de amostra quando se utiliza o teste t em um estudo de coorte

Problema: a questão de pesquisa investiga se apenas adicionar brometo de ipratrópio ao salbutamol melhora o controle da asma. Uma pesquisadora planeja um ensaio clínico randomizado sobre o efeito desses medicamentos no VEF_1 (volume expiratório forçado em 1 segundo) após 2 semanas de tratamento. Um estudo anterior apontou que o VEF_1 médio em indivíduos com asma tratada com salbutamol foi de 2,0 L, com um desvio-padrão de 0,5 L. A pesquisadora gostaria de poder detectar uma diferença de 10% ou mais no VEF_1 médio entre os dois grupos de tratamento. Quantos pacientes seriam necessários em cada grupo (salbutamol mais ipratrópio e salbutamol isolado) para alfa (bilateral) = 0,05 e poder = 0,80?

Solução: os ingredientes para o cálculo do tamanho de amostra são mostrados a seguir.

Hipótese nula: o VEF_1 médio após 2 semanas de tratamento é o mesmo em pacientes asmáticos tratados apenas com salbutamol e nos tratados com salbutamol mais ipratrópio.

Hipótese alternativa (bilateral): o VEF_1 médio após 2 semanas de tratamento é diferente em pacientes asmáticos tratados apenas com salbutamol e nos tratados com salbutamol mais ipratrópio.

VEF₁ médio nos tratados apenas com salbutamol: 2,0 L; VEF₁ médio nos tratados com salbutamol mais ipratrópio: 2,2 L; **magnitude do efeito** = 0,2 L (= 2,2 − 2,0 = 10% de 2,0).
Desvio-padrão do VEF₁ = 0,5 L.
Magnitude padronizada de efeito = magnitude do efeito ÷ desvio-padrão = 0,2 L ÷ 0,5 L = 0,40.
Alfa (bilateral) = 0,05; **beta** = 1 − 0,80 = 0,20. (Lembre-se de que beta = 1 − poder.)

Partindo de uma magnitude padronizada de efeito de 0,40 na coluna da esquerda na Tabela 6A e movendo para a direita até um alfa (bilateral) = 0,05 e um beta = 0,20, **são necessários 100 pacientes por grupo**. Esse é o número de pacientes necessários em cada grupo ao final do estudo; no entanto, como muitos abandonam o estudo antes de ele ser completado, é preciso arrolar um número maior. Caso esse tamanho de amostra não seja factível, será necessário revisar o delineamento da pesquisa ou, talvez, aceitar que somente será possível detectar uma magnitude de efeito maior. Ver seção sobre teste *t* para amostras pareadas (Exemplo 6.8) para uma potencial solução para esse problema.

Exemplo 6.1b Estimando o tamanho de amostra quando se utiliza o teste *t* em um estudo de caso-controle

Problema: a questão de pesquisa questiona se os níveis plasmáticos de di-hidrotestosterona estão associados com o risco de desenvolver seminoma (um tipo de câncer testicular). Uma pesquisadora planeja um estudo de caso-controle comparando os níveis de di-hidrotestosterona em casos novos de seminoma com aqueles em controles selecionados na mesma comunidade. O nível médio de di-hidrotestosterona em homens é em torno de 1,5 nmol/L, com um desvio-padrão de 0,5 nmol/L. (Visto que os seminomas são raros, podemos pressupor que esses mesmos valores se aplicam aos controles.) A pesquisadora gostaria de poder detectar uma diferença de 20% ou mais nos níveis médios entre os casos e os controles. Quantos participantes seriam necessários em cada grupo para alfa (bilateral) = 0,05 e poder = 0,80?

Solução: os ingredientes para o cálculo do tamanho de amostra são mostrados a seguir.
Hipótese nula: a média dos níveis séricos de di-hidrotestosterona é igual em casos de seminoma e em controles.
Hipótese alternativa (bilateral): a média dos níveis séricos de di-hidrotestosterona é diferente em homens com seminoma em comparação com controles.
Média do nível sérico de di-hidrotestosterona nos controles = 1,5 nmol/L; **média do nível sérico de di-hidrotestosterona nos casos** = 1,8 nmol/L; **magnitude do efeito** = 0,3 nmol/L (= 1,8 − 1,5 = 20% de 1,5).
Desvio-padrão dos níveis de di-hidrotestosterona = 0,5 nmol/L.
Magnitude padronizada de efeito = magnitude do efeito ÷ desvio-padrão = 0,3 ÷ 0,5 = 0,6.
Alfa (bilateral) = 0,05; **beta** = 1 − 0,80 = 0,20. (Lembre-se de que beta = 1 − poder.)

Partindo de uma magnitude padronizada de efeito de 0,60 na coluna da esquerda na Tabela 6A e movendo para a direita até um alfa (bilateral) = 0,05 e um beta = 0,20, **são necessários 45 casos e 45 controles**.

Como discutido no Capítulo 5, **pode ser difícil definir a magnitude do efeito**. Quando se utiliza o teste *t*, tudo que é necessário para estimar o tamanho de amostra (juntamente com o alfa e o beta) é um único valor: a magnitude padronizada de efeito. Entretanto, esse número sem unidade é um tanto quanto distanciado da realidade clínica. Para selecionar uma magnitude padronizada de efeito com significado clínico, sugere-se primeiro especificar os valores médios antecipados para a variável nos dois grupos que serão comparados; então, calcular a diferença entre essas médias (magnitude de efeito); e, por fim, dividir essa diferença pelo desvio-padrão da variável. Embora não seja estritamente necessário especificar as médias em cada grupo – apenas a diferença entre elas –, isso ajuda a fundamentar o processo.

O desvio-padrão de uma variável, que reflete uma combinação da variação verdadeira na população com o erro de aferição, é de fundamental importância: quanto maior ele for, maior precisará ser o tamanho da amostra para uma determinada magnitude do efeito. Na maioria das vezes, o desvio-padrão pode ser estimado a partir de estudos prévios na literatura ou consultando-se especialistas, porém, em determinadas ocasiões, o pesquisador não conseguirá obter qualquer informação relevante sobre o desvio-padrão de uma variável, o que pode ocorrer, por exemplo, quando ele está utilizando um novo questionário ou instrumento (ver "Como estimar o tamanho da amostra quando as informações são insuficientes").

Muitas vezes é útil usar a *mudança* em uma medida contínua (p. ex., a mudança no peso corporal durante um estudo) como variável de desfecho. Isso porque o desvio-padrão da mudança em uma variável geralmente é menor do que o desvio-padrão da própria variável; assim, o tamanho da amostra também será menor, como discutido na seção "Usar medidas pareadas" (p. 79) e no Exemplo 6.8 mais adiante neste capítulo.

Uma vez tendo escolhido o alfa, o beta e uma magnitude padronizada de efeito, o pesquisador poderá estimar o tamanho de amostra. Para isso, recomendamos utilizar o site www.sample-size.net ou outra ferramenta na internet ou pacote de análise estatística, mas você também pode consultar um recurso como a Tabela 6A se os grupos tiverem igual tamanho. Para usar a Tabela 6A, procure a magnitude padronizada de efeito na coluna mais à esquerda. Então, localize horizontalmente, para os alfa e beta estabelecidos, o tamanho de amostra exigido *por grupo*. Examinando a Tabela 6A e as demais tabelas no apêndice, você terá uma noção de como suas escolhas influenciam no tamanho da amostra.

Um bom macete (1) para estimar o tamanho de amostra usando o teste *t*, quando serão estudados mais de 30 participantes e o poder for estabelecido como 0,80 (beta = 0,20) e o alfa (bilateral) como 0,05, é por meio da fórmula a seguir:

Tamanho da amostra (por grupo de igual tamanho) = 16 ÷ (magnitude padronizada de efeito)^2

No Exemplo 6.1a, a estimativa do tamanho de amostra feita usando esse método seria $16 \div (0,4)^2 = 100$ por grupo, mesmo valor que o obtido na tabela do apêndice ou utilizando uma calculadora eletrônica.

Teste do qui-quadrado

O **teste do qui-quadrado (χ^2)** pode ser usado para comparar as proporções de participantes que têm um desfecho (ou preditor) dicotômico em cada um de dois grupos. O teste do qui-quadrado é sempre bilateral; um teste equivalente para hipóteses unilaterais é o **teste Z** unilateral.

Em um estudo de coorte, transversal ou experimental, a magnitude do efeito é especificada pela diferença entre P_0 – a proporção de participantes que se espera apresentar o desfecho em um grupo (i.e., o risco de desenvolver o desfecho naquele grupo) – e P_1 – a proporção esperada no outro grupo. Por exemplo, em um estudo de coorte que compara os efeitos da exposição a agrotóxicos sobre o risco de desenvolver linfoma não Hodgkin, P_0 seria a proporção de pessoas não expostas a agrotóxicos que desenvolvem linfoma não Hodgkin, e P_1 seria a proporção daqueles expostos a agrotóxicos que desenvolvem esse mesmo desfecho. A variabilidade é uma função de P_0 e P_1, e, portanto, não precisa ser especificada de forma separada.

Os estudos de caso-controle diferem ligeiramente: a magnitude do efeito é especificada como a diferença entre P_1, proporção de casos que se espera terem a exposição, e P_0, proporção de controles que se espera terem a exposição. Por exemplo, em um estudo de caso-controle que quer descobrir se a dieta vegana protege contra o câncer de cólon, P_1 seria a proporção de indivíduos com câncer de cólon que são veganos, e P_0 seria a proporção de controles que são veganos. Mais uma vez, a variabilidade é uma função de P_0 e P_1, e, portanto, não precisa ser especificada.

Para estimar o tamanho da amostra para um estudo que será analisado com o teste do qui-quadrado ou com o teste Z para comparar duas proporções (Exemplos 6.2a e 6.2b), o pesquisador deve:

1. Formular a hipótese nula e decidir se a hipótese alternativa é uni ou bilateral.
2. Estimar a magnitude do efeito (e sua variabilidade) em termos de P_0 e P_1, que são as proporções que estão sendo comparadas nos dois grupos.
3. Estabelecer alfa e beta.

Exemplo 6.2a Estimando o tamanho da amostra quando se utiliza o teste do qui-quadrado em um estudo de coorte

Problema: a questão de pesquisa é "pessoas que praticam Tai Chi têm um menor risco de desenvolver dor lombar do que as que praticam corrida?". Uma revisão da literatura sugere que o risco de desenvolver dor lombar em 2 anos é de aproximadamente 30% em pessoas que praticam corrida. O pesquisador pretende conseguir mostrar que aqueles que praticam Tai Chi têm uma redução absoluta de pelo menos 10% nesse risco. Para um alfa (bilateral) = 0,05 e poder = 0,80, quantos participantes deverão ser estudados para determinar se a incidência de dor lombar em 2 anos é de 20% (ou menos) nas pessoas que praticam Tai Chi?

Solução: os ingredientes para o cálculo do tamanho de amostra são mostrados a seguir.

Hipótese nula: a incidência de dor lombar é a mesma em pessoas que correm e naquelas que praticam Tai Chi.

Hipótese alternativa (bilateral): a incidência de dor lombar é diferente em pessoas que correm e naquelas que praticam Tai Chi.

P_1 **(incidência naqueles que praticam corrida)** = 0,30; P_0 **(incidência naqueles que praticam Tai Chi)** = 0,20; **magnitude do efeito** = 0,10 (= |0,30 − 0,20|).

Alfa (bilateral) = 0,05; **beta** = 1 − 0,80 = 0,20.

Partindo de 0,20 (o *menor* número entre P_0 e P_1) na coluna mais à esquerda na Tabela 6B.1 e deslocando-se para a direita até uma magnitude de efeito de 0,10, utilizando-se o número do meio para alfa (bilateral) = 0,05 e beta = 0,20, o **tamanho de amostra necessário é de 313 participantes em cada grupo** de pessoas que completam o estudo.

Exemplo 6.2b Estimando o tamanho da amostra quando se utiliza o teste do qui-quadrado em um estudo de caso-controle

Problema: a questão de pesquisa indaga se o consumo de sushi durante o terceiro trimestre da gestação está associado ao risco de placenta prévia (um desfecho raro). A pesquisadora quer encontrar uma razão de chances de 2,5 ou mais para um alfa (bilateral) = 0,05 e poder = 0,80, com um número igual de casos e controles. Ela estima, com base em um inquérito *online*, que em torno de 25% das mulheres grávidas comem sushi durante o terceiro trimestre da gestação. Quantos casos de placenta prévia (e número igual de mulheres com gestações não complicadas como controles) ela precisará estudar?

Solução: os ingredientes para o cálculo do tamanho de amostra são mostrados a seguir.

Hipótese nula: a proporção de mulheres com placenta prévia que comeram sushi durante o terceiro trimestre da gestação é igual à proporção de gestantes controles que o fizeram.

Hipótese alternativa (bilateral): a proporção de mulheres com placenta prévia que comeram sushi durante o terceiro trimestre da gestação é diferente da proporção de gestantes controles que o fizeram.

Como o desfecho é raro, P_0, **prevalência de consumo de sushi entre os controles**, será quase igual à prevalência de consumo de sushi entre todas as mulheres grávidas. Portanto, P_0 = 0,25. P_1, **prevalência de consumo de sushi entre mulheres com placenta prévia**, é calculado a partir de P_0 e da razão de chances, usando a fórmula na página 70. Assim, P_1 = (2,5 × 0,25) ÷ [(1 − 0,25) + (2,5 × 0,25)] = 0,45 (aproximadamente). A **magnitude do efeito** = 0,20 (= |0,45 − 0,25|).

Alfa (bilateral) = 0,05; **beta** = 1 − 0,80 = 0,20.

Partindo de 0,25 na coluna da esquerda na Tabela 6B.1 e de 0,20, o valor do meio para alfa (bilateral) = 0,05 e beta = 0,20 é o **tamanho de amostra necessário, ou seja, 98 casos e 98 controles**.

O Apêndice 6B apresenta os tamanhos de amostra necessários para várias combinações de alfa e beta e para uma faixa de valores de P_0 e P_1 quando os grupos que estão sendo comparados têm tamanho igual. Para estimar o tamanho de amostra, localize na coluna da esquerda das Tabelas 6B.1 ou 6B.2 o menor entre P_0 e P_1 (se necessário, arredondando até o 0,05 mais próximo na Tabela 6B.1 ou 0,01 na Tabela 6B.2). Então, procure a diferença entre P_0 e P_1. Com base nos valores escolhidos para alfa e beta, a tabela fornece os tamanhos de amostra necessários por grupo *de igual tamanho*.

Quando os tamanhos dos grupos não são iguais, as tabelas no Apêndice 6B não são suficientes, sendo necessário calcular os valores. Por exemplo, no Exemplo 6.2b, provavelmente será muito mais fácil encontrar controles (mulheres sem placenta prévia) do que casos (mulheres com placenta prévia). Selecionar múltiplos controles para cada caso irá reduzir o número de casos necessários. Nessa situação, o tamanho da amostra pode ser estimado no *site* www.sample-size.net, usando a calculadora *Proportions-Sample size* (Proporções-Tamanho de amostra). Imputam-se os valores de alfa (0,05) e beta (0,20) e então especifica-se a proporção de participantes (q_1) no Grupo 1 (os casos) como, por exemplo, 0,25 (o que resultaria em uma razão de 1:3 de casos para controles). Sendo $P_1 = 0,45$ e $P_0 = 0,25$, são necessários apenas 63 casos e 190 controles. Embora o tamanho de amostra total seja maior [(63 + 190) > (98 + 98)], o recrutamento provavelmente será mais factível.

Usando a razão de riscos ou a razão de chances para estimar P_0 e P_1

É útil pensar sobre a magnitude de efeito em termos da **razão de riscos** (ou **risco relativo**) do desfecho. Em um estudo de coorte, transversal ou experimental, é muito simples converter entre o risco relativo e as duas proporções (P_0 e P_1) e vice-versa, visto que o risco relativo é apenas P_1 dividido por P_1 (ou vice-versa). Por exemplo, imagine que uma pesquisadora esteja estudando se adolescentes que fazem uso excessivo de mídias sociais (p. ex., mais de 5 horas por dia) têm o dobro da probabilidade do que usuários menos frequentes de desenvolverem depressão. Se ela acreditar que 6% dos usuários menos frequentes de mídias sociais tornam-se deprimidos ($P_0 = 0,06$), ela especificaria que 12% dos usuários excessivos de mídias sociais se tornariam deprimidos ($P_1 = 0,12$).

Para um estudo de caso-controle, a situação é mais complexa. Em vez de usar a razão de riscos – que não pode ser calculada diretamente em um estudo de caso-controle (ver Apêndice 9B) – é necessário utilizar a **razão de chances (RC)**, que é definida em termos de P_0 (proporção de controles com a exposição) e P_1 (proporção de casos com a exposição):

$$RC = \frac{P_1 \times (1 - P_0)}{P_0 \times (1 - P_1)}$$

Para estimar o tamanho de amostra, a pesquisadora precisaria especificar a razão de chances (RC) e o P_0; então P_1 seria:

$$P_1 = \frac{RC \times P_0}{(1 - P_0) + (RC \times P_0)}$$

Por exemplo, no estudo de caso-controle sobre o uso de mídias sociais e depressão, se a pesquisadora espera que 15% dos controles (i.e., aqueles sem depressão) farão uso excessivo de mídias sociais ($P_0 = 0,15$) e deseja detectar uma razão de chances (RC) de 2 associada ao uso excessivo, então:

$$P_1 = \frac{2 \times 0,15}{(1 - 0,15) + (2 \times 0,15)} = \frac{0,3}{1,15} = 0,26$$

Estimando P_0 e P_1 a partir do risco global

Embora os pesquisadores em geral consigam especificar a razão de riscos que gostariam de poder detectar em um estudo transversal ou de coorte, pode não haver tanta clareza sobre os riscos do desfecho nas pessoas com o preditor (P_1) e nas sem o preditor (P_0). Entretanto, quando um pesquisador consegue determinar o risco global de um desfecho na amostra de interesse (P), é fácil estimar P_1 e P_0 para uma dada razão de riscos (RR).

Se os dois grupos que serão comparados (i.e., aqueles com e sem o preditor) tiverem igual tamanho, as fórmulas para determinar P_0 e P_1 são simples:

$$P_0 = \frac{2 \times P}{RR + 1} \text{ e } P_1 = RR \times P_0$$

Por exemplo, i.e., suponha que você esteja planejando um estudo de coorte prospectivo para avaliar se um preditor (p. ex., níveis de exposição ao sol na mediana ou abaixo dela) está associado a um aumento de 1,5 vez no risco de fratura de quadril em mulheres idosas (RR = 1,5). Você antecipa que em torno de 1% das mulheres no seu estudo terão fratura de quadril durante o seguimento; portanto $P = 0{,}01$. Nesse caso, $P_0 = (2 \times 0{,}01) \div (1{,}5 + 1) = 0{,}008$, e $P_1 = 1{,}5 \times 0{,}008 = 0{,}012$. Fazendo uma verificação rápida, P deveria ser igual à média de P_0 e P_1 quando os tamanhos dos grupos são iguais.

Com maior frequência, os grupos que estão sendo comparados terão tamanhos desiguais, então as fórmulas devem incluir a proporção da amostra total representada pelo grupo não exposto, denominada q_0:

$$P_0 = \frac{P}{(RR + q_0 \times (1 - RR))} \text{ e } P_1 = RR \times P_0$$

Por exemplo, suponha que o preditor (p. ex., estar no decil inferior de exposição ao sol) ocorre em 10% da amostra; assim, a proporção no grupo não exposto, q_0, é de 0,90. Assim, $P_0 = 0{,}01 \div [1{,}5 + (0{,}90 \times -0{,}5)] = 0{,}00952$ e $P_1 = 1{,}5 \times 0{,}00952 = 0{,}0143$. Nesse caso, P deve ser igual à média *ponderada* de P_0 e P_1.

Coeficiente de correlação

Embora o **coeficiente de correlação (r)** não seja comumente usado no cálculo do tamanho de amostra na pesquisa clínica, ele pode ser usado quando tanto a variável preditora quanto a de desfecho são contínuas. O coeficiente de correlação, que mede a força da associação linear entre as duas variáveis, varia de –1 a +1. Quanto mais próximo de 1 for o valor absoluto de r, mais forte será a associação; quanto mais próximo de 0, mais fraca a associação. A altura e o peso de adultos, por exemplo, estão altamente correlacionados em algumas populações, com $r \approx 0{,}9$. Tais valores altos, no entanto, são pouco comuns; muitas associações biológicas têm coeficientes de correlação muito menores. (Valores negativos de r indicam que, à medida que uma variável aumenta, a outra diminui, como ocorre na associação entre o nível de chumbo sérico e o QI de crianças).

Embora o coeficiente de correlação seja frequentemente usado em alguns campos da pesquisa clínica, tais como a medicina comportamental, usá-lo para estimar o tamanho de amostra tem uma desvantagem: os coeficientes de correlação têm pouco significado intuitivo. Quando elevado ao quadrado (r^2), um coeficiente de correlação representa a proporção da dispersão (**variância**) em uma variável de desfecho que pode ser explicada por sua associação linear com uma variável preditora (e vice-versa). Embora valores de r pequenos, tais como aqueles $\leq 0{,}3$, possam ser estatisticamente significativos para amostras suficientemente grandes, eles podem não ter grande importância clínica ou científica, pois explicam no máximo 9% ($0{,}3^2$) da variância.

Uma forma alternativa (e muitas vezes preferida) de estimar o tamanho de amostra para um estudo no qual as variáveis preditora e de desfecho são contínuas é dicotomizar uma das duas variáveis (digamos, na sua mediana) e usar, então, os cálculos do teste t. Essa estratégia tem a vantagem de expressar a magnitude de efeito como uma diferença entre dois grupos.

Se optar por estimar o tamanho de amostra para um estudo usando um coeficiente de correlação (Exemplo 6.3), você deve

1. **Formular a hipótese nula e decidir se a hipótese alternativa é uni ou bilateral.**
2. **Estimar a magnitude do efeito como o valor absoluto do coeficiente de correlação (r) que o pesquisador deseja detectar. (A variabilidade é função de r e, como tal, já está incluída na tabela do apêndice.)**
3. **Estabelecer alfa e beta.**

No Apêndice 6C, localize na coluna da esquerda da Tabela 6C a magnitude do efeito (r) desejada. Então, localize horizontalmente, para os alfa e beta estabelecidos, o tamanho *total* de amostra exigido. A Tabela 6C apresenta o tamanho de amostra apropriado quando se quer rejeitar a hipótese nula de que não há associação entre as variáveis preditora e de desfecho (p. ex., $r = 0$). Se o objetivo for determinar se o coeficiente de correlação no estudo difere de um valor que não o zero (p. ex., $r = 0,4$), deve-se utilizar a calculadora no site www.sample-size.net.

Exemplo 6.3 Estimando o tamanho da amostra quando se utiliza o coeficiente de correlação em um estudo transversal

Problema: considere a questão de pesquisa "os níveis de cotinina urinária (uma medida da intensidade do nível de fumo atual) estão correlacionados com a densidade óssea em fumantes?". Um estudo anterior encontrou correlação modesta ($r = -0,3$) entre fumo relatado (em cigarros por dia) e densidade óssea (em g/cm^3); é possível antecipar que os níveis de cotinina urinária terão, no mínimo, uma correlação semelhante. Quantos fumantes deverão ser incluídos para alfa (bilateral) = 0,05 e beta = 0,10?

Solução: os ingredientes para o cálculo do tamanho da amostra são mostrados a seguir.

Hipótese nula: não há correlação entre nível de cotinina urinária e densidade óssea em fumantes.

Hipótese alternativa: há correlação entre nível de cotinina urinária e densidade óssea em fumantes.

Magnitude do efeito (r) = valor absoluto de $r = |-0,3| = 0,3$.
Alfa (bilateral) = 0,05; **beta** = 0,1.

Na Tabela 6C, partindo de um $r = 0,30$ na coluna da esquerda, movendo horizontalmente até alfa (bilateral) = 0,05 e beta = 0,10, define-se que **serão necessários 113 fumantes**.

■ OUTRAS CONSIDERAÇÕES E TÓPICOS ESPECIAIS

Abandono

Todas as unidades amostrais devem estar disponíveis para análise; assim, os participantes arrolados para o estudo, mas cujos desfechos não podem ser determinados (como em casos de **abandono**), não contam no tamanho de amostra. Se o pesquisador antecipar que alguns participantes não estarão disponíveis para o seguimento (o que geralmente é o caso), ele deverá estimar a proporção que será perdida e aumentar o tamanho da amostra *arrolada* de acordo com essa estimativa. Se, por exemplo, o pesquisador estimar que 20% de sua amostra será perdida no seguimento, o tamanho da amostra deverá ser aumentado por um fator de (1 ÷ [1 – 0,20]), ou 1,25.

Variáveis categóricas e de contagem

Como discutido anteriormente, as variáveis categóricas podem ser ordinais (quando as diferentes categorias têm ordem lógica, como dor ausente, leve, moderada ou intensa) ou nominais (quando não há uma ordem, como no caso do tipo sanguíneo). Embora haja razões matemáticas pelas quais não seria adequado estimar um tamanho de amostra para uma variável ordinal usando um teste t, na prática uma variável ordinal pode ser tratada como variável contínua, desde que o número de categorias seja relativamente grande (seis ou mais), as observações estejam bem dispersas entre as categorias e faça sentido calcular a média dos valores da variável.

Em outras situações, a melhor estratégia é mudar levemente a hipótese de pesquisa dicotomizando a variável categórica. Como exemplo, imagine que uma pesquisadora esteja estudando se a proficiência na conversação na língua nativa de um país (avaliada como quase nenhuma, pouca, intermediária, fluente e nativa) está associada com o tempo de espera em um serviço de emergência. Nesse caso, a pesquisadora poderia estimar o tamanho de amostra como se o desfecho fosse dicotômico (pouca ou nenhuma proficiência *versus* intermediária ou superior).

Considerações semelhantes se aplicam a **variáveis de contagem**. Embora haja técnicas formais para estimar o tamanho de amostra (2), se uma variável de contagem estiver bem distribuída entre seis ou mais valores, então o teste *t* pode ser usado para aproximar o tamanho de amostra; se não estiver, os valores podem ser dicotomizados na mediana ou próximo dela, e o tamanho de amostra pode ser estimado com um teste do qui-quadrado.

Análise de sobrevivência

Quando um pesquisador deseja comparar dois grupos em termos de quanto tempo eles sobrevivem ou mantêm-se livres de um evento adverso (como recorrência do câncer), a **análise de sobrevivência (ou sobrevida)** é uma técnica apropriada para analisar os dados (3, 4). Embora a variável de desfecho, como meses até a recorrência em mulheres com câncer de mama avançado, *pareça* ser contínua, o teste *t* não é adequado (uma vez que o desfecho estará ausente nas mulheres que permanecem vivas e sem recorrência ao final do estudo). De forma semelhante, um pesquisador poderia querer comparar a *taxa* de desenvolvimento de um desfecho (p. ex., por 100 pessoas-ano de seguimento) em dois grupos. Em ambas situações, é possível se chegar a uma aproximação razoável do tamanho de amostra necessário estimando-se as proporções de participantes que se espera terem o desfecho nos dois grupos após um dado período de tempo e usar o teste do qui-quadrado para estimar o tamanho de amostra.

No entanto, caso se espere que o desfecho ocorra na maioria dos participantes – como no caso da mortalidade por câncer de pâncreas avançado –, uma estratégia melhor (uma vez que minimiza o tamanho total da amostra) seria fazer a estimativa com base nas proporções que se espera terem desenvolvido o desfecho em cada grupo no momento em que aproximadamente metade de todos os desfechos tiverem ocorrido. Por exemplo, em um estudo que compara a sobrevida livre de doença em pacientes com câncer de pâncreas avançado com tratamento padrão *versus* experimental, no qual se espera que aproximadamente 60% dos participantes no tratamento-padrão terão morrido em 2 anos, comparado com 40% dos que receberam tratamento experimental, o tamanho da amostra pode ser estimado usando a sobrevida em 2 anos como desfecho dicotômico.

Uma ferramenta como o *site* www.sample-size.net pode ser usada para obter uma estimativa mais refinada do tamanho da amostra quando se planeja utilizar a análise de sobrevivência.

Amostragem por conglomerados

Certos delineamentos de pesquisa apresentam **amostragem por conglomerados**, onde os participantes são amostrados em grupos (Capítulo 12). Considere, por exemplo, um estudo que busca avaliar se uma intervenção de educação continuada para médicos melhora a taxa de cessação do tabagismo entre seus pacientes. Suponha que 20 clínicas sejam aleatoriamente alocadas ao grupo que recebe a intervenção e que 20 clínicas sejam alocadas a um grupo-controle. Após 1 ano, pesquisadores planejam revisar os prontuários de uma amostra aleatória de 50 pacientes fumantes na linha de base de cada uma das clínicas e determinar quantos deixaram de fumar. Nesse caso, o tamanho de amostra seria 40 (número de clínicas nos dois grupos) ou 2.000 (número total de pacientes)? A resposta correta situa-se entre esses dois extremos e depende da semelhança entre os pacientes de cada clínica (quanto à probabilidade de parar de fumar) em comparação com a semelhança entre todos os pacientes. Para fazer essa estimativa, pode ser necessário conduzir um estudo de pequeno porte, a não ser que outro pesquisador já o tenha feito. Há várias técnicas para estimar o tamanho de amostra exigido para um estudo que utiliza amostragem por conglomerados (5-7), mas elas são de difícil uso e geralmente requerem o auxílio de um estatístico.

Pareamento (emparelhamento)

Vários motivos diferentes levam o pesquisador a optar por um delineamento pareado (Capítulo 10). As técnicas apresentadas neste capítulo, que ignoram qualquer pareamento, fornecem estimativas razoáveis do tamanho de amostra exigido, a não ser que a exposição (em um estudo de caso-controle pareado) ou o desfecho (em um estudo de coorte pareado) estejam fortemente correlacionados com a variável que está sendo usada para o pareamento. Estimativas mais precisas, que requerem que o pesquisador especifique a correlação entre as exposições ou desfechos nos pares que estão emparelhados, podem ser feitas usando-se abordagens-padrão (8) ou *softwares* estatísticos.

Ajuste multivariável e outras análises estatísticas especiais

Muitas vezes, ao delinear um estudo observacional, conclui-se que uma ou mais variáveis poderão confundir a associação entre o preditor e o desfecho (Capítulo 10). Nesses casos, é possível incluir técnicas estatísticas no planejamento da análise dos resultados para ajustar para esses **confundidores**. Quando esse **ajuste** é incluído no teste da hipótese principal, a estimativa do tamanho de amostra deve levar em conta esse fato.

Abordagens analíticas que ajustam para as variáveis confundidoras muitas vezes requerem maior tamanho de amostra (9, 10). A magnitude desse aumento depende de diversos fatores, incluindo a prevalência do confundidor, a força da associação entre preditor e confundidor e a força da associação entre confundidor e desfecho. Esses efeitos são complexos, e não há regra que englobe todas as situações.

Os estatísticos desenvolveram **métodos multivariáveis**, como regressão linear e **regressão logística**, que permitem ao pesquisador ajustar para variáveis confundidoras. Uma técnica estatística amplamente utilizada, a análise dos **azares proporcionais de Cox**, pode também ajustar para diferenças na duração do seguimento, estimando uma **razão de azares** como medida de associação. Se uma dessas técnicas for usada para analisar os dados, abordagens correspondentes podem ser usadas para estimar o tamanho de amostra exigido (3, 11-14). Há também técnicas de tamanho de amostra para outros delineamentos, como estudos de fatores de risco genéticos ou de potenciais genes candidatos (15-17), estudos econômicos (18-20), estudos de dose-resposta (21) ou estudos que envolvam mais de dois grupos (22). Novamente, a internet é um recurso útil para apoio sobre essas abordagens mais sofisticadas.

No entanto, geralmente é mais fácil, pelo menos para pesquisadores iniciantes, começar estimando o tamanho de amostra supondo um método mais simples de análise, como o teste do qui-quadrado ou o teste *t*. Utilizar esses métodos também é uma boa forma de verificar os resultados obtidos quando se utilizam métodos mais sofisticados. Suponha, por exemplo, que uma pesquisadora esteja planejando um estudo de caso-controle para saber se o peso ao nascer (variável contínua) está associado à ocorrência de tumores cerebrais pediátricos (variável de tempo até o evento). Mesmo se o plano for analisar os dados usando a análise de azares proporcionais de Cox, uma estimativa grosseira do tamanho de amostra pode ser obtida a partir do teste *t*. As abordagens simplificadas geralmente produzem estimativas de tamanho de amostra semelhantes às geradas por técnicas mais elaboradas. No entanto, se uma proposta de auxílio que envolve altos custos for submetida para financiamento, deve-se consultar um estatístico experiente. Os revisores de propostas para financiamento esperam que você use uma abordagem mais sofisticada, mesmo se eles perceberem que as estimativas do tamanho de amostra baseiam-se em "chutes" sobre qual seria o risco do desfecho, a magnitude de efeito e assim por diante. Quando você pede auxílio a um estatístico para estimar o tamanho de amostra, isso também passa a mensagem de que você tem acesso aos colaboradores que serão necessários para gerenciar e analisar os dados do estudo. De fato, um bioestatístico poderá contribuir de muitas outras formas para o delineamento e execução do estudo. Mesmo assim, um estatístico certamente irá apreciar trabalhar com um pesquisador clínico que pensou sobre essas questões, reuniu as informações sobre os parâmetros necessários e fez uma tentativa inicial de estimar o tamanho de amostra.

Ensaios clínicos de equivalência e de não inferioridade

Às vezes, a meta de um estudo é *descartar* uma associação substancial entre as variáveis preditoras e as de desfecho. Um **ensaio clínico de equivalência** testa se um novo medicamento tem a mesma eficácia que um medicamento já estabelecido. É um desafio planejar o tamanho da amostra em um estudo como esse, pois a magnitude do efeito desejada é zero ou muito pequena. Um **ensaio clínico de não inferioridade** é uma versão unilateral desse delineamento, e examina se um novo medicamento é pelo menos não substancialmente inferior ao medicamento já estabelecido (Capítulo 12).

Os cálculos de tamanho de amostra para esses delineamentos são complexos (23-26), e o auxílio de um estatístico experiente é recomendável. É possível fazer uma *estimativa grosseira* do tamanho de amostra especificando um poder substancial (p. ex., 0,90 ou 0,95) para rejeitar a hipótese nula quando a magnitude do efeito for tão pequena que não seja clinicamente importante (p. ex., uma diferença de 5 mg/dL na média da glicemia em jejum). Um problema com os estudos de equivalência e de não inferioridade é que o poder adicional e a magnitude do efeito pequena exigem um grande tamanho de amostra; entre esses dois tipos de delineamento, o de não inferioridade tem a vantagem de ser unilateral, permitindo um menor tamanho de amostra ou um alfa menor.

Outro problema desses delineamentos é a perda das garantias que são inerentes ao paradigma da hipótese nula, que protege um estudo convencional comparando um fármaco ativo com um placebo contra erros tipo I (rejeitar falsamente a hipótese nula). O paradigma da hipótese nula garante que problemas no delineamento ou na execução de um estudo, como uso de medidas imprecisas ou perda excessiva no seguimento, tornem *mais difícil* rejeitar a hipótese nula. Portanto, em um estudo convencional que tenta rejeitar uma hipótese nula, há um forte incentivo para que se faça o melhor estudo possível. Em um estudo de não inferioridade, entretanto, em que o objetivo é não encontrar uma diferença, essas garantias não se aplicam: estudos com delineamento e execução malfeitos tendem a ocultar as distinções entre os grupos que estão sendo comparados, o que aumenta a chance de não se perceber uma diferença que de fato existe.

■ TÉCNICAS DE TAMANHO DA AMOSTRA PARA ESTUDOS DESCRITIVOS

Princípios diferentes também norteiam a estimativa do tamanho da amostra para estudos descritivos, incluindo os estudos sobre testes diagnósticos. Esses estudos não se baseiam em testes de significância estatística. Portanto, os conceitos de poder e de hipóteses nula e alternativa não se aplicam. Nesses estudos, as estimativas feitas são de estatísticas descritivas, como médias e proporções; o tamanho do estudo, então, determina a precisão dessas estimativas. Mesmo assim, é comum que estudos descritivos (p. ex., qual é a prevalência de depressão em pacientes idosos em um ambulatório?) façam perguntas analíticas (p. ex., quais são os preditores de depressão nesses pacientes?). Nesse caso, o cálculo do tamanho da amostra também deve considerar o estudo analítico, para evitar um problema comum que é obter poder insuficiente para o que é uma questão de pesquisa de interesse maior.

As estimativas para estudos descritivos são frequentemente relatadas junto com seus **intervalos de confiança**, ou seja, uma faixa de valores em torno da média ou proporção da amostra. O intervalo de confiança é uma medida de precisão de uma estimativa amostral. O pesquisador determina o nível de confiança, como 95 ou 99%. Um intervalo com nível de confiança maior (p. ex., 99%), por ser mais amplo, tem maior probabilidade de incluir o valor populacional real do que um intervalo com um nível de confiança menor (p. ex., 90%).

A amplitude de um intervalo de confiança depende do tamanho de amostra. Por exemplo, suponha que uma pesquisadora queira estimar o escore médio do Exame de Certificação Médica dos Estados Unidos em um grupo de estudantes de medicina que estudaram usando um currículo alternativo pela internet. A partir de uma amostra de 50 estudantes, ela poderia estimar o escore médio na população de todos os estudantes como de 215, com um intervalo de confiança de 95% de 205 a 225. Um estudo menor, com 20 alunos, poderia estimar um escore médio semelhante, porém é quase certo que a estimativa seria menos precisa e, portanto, teria um intervalo de confiança de 95% mais amplo.

Na estimativa do tamanho de amostra para estudos descritivos, especifica-se o nível e a amplitude desejados para o intervalo de confiança. O tamanho de amostra pode, então, ser determinado a partir das tabelas dos Apêndices 6D ou 6E ou com uma calculadora *online*.

Variáveis contínuas

Para variáveis contínuas, é comum relatar um intervalo de confiança em torno do valor médio da variável. A estimativa do tamanho de amostra para esse intervalo de confiança (Exemplo 6.4) apresenta os seguintes passos:

1. Estimar o desvio-padrão da variável de interesse.
2. Especificar a precisão desejada (amplitude total) para o intervalo de confiança.
3. Selecionar o nível de confiança para o intervalo (p. ex., 95%, 99%).

Para usar o Apêndice 6D, é preciso padronizar a amplitude total do intervalo (dividi-la pelo desvio-padrão da variável) e, então, localizar na coluna da esquerda da Tabela 6D a amplitude padronizada esperada. Feito isso, basta localizar horizontalmente o nível de confiança para obter o tamanho de amostra correspondente.

Exemplo 6.4 Estimando o tamanho da amostra para um estudo descritivo de uma variável contínua

Problema: uma pesquisadora deseja determinar a média do nível de proficiência em leitura de alunos do terceiro ano em uma região urbana, usando para isso a equivalência com o nível esperado para cada série, com um intervalo de confiança de 95% de ± 0,25 série. Um estudo anterior apontou que o desvio-padrão do nível de proficiência em leitura em uma cidade semelhante foi de 1,4 série.
  Solução: os ingredientes para o cálculo do tamanho de amostra são mostrados a seguir.
  Desvio-padrão da variável (DP) = 1,4 série.
  Amplitude total do intervalo = 0,5 série (0,25 série acima e 0,25 série abaixo da média). A amplitude padronizada do intervalo = amplitude total ÷ DP = 0,5 ÷ 1,4 = 0,35.
  Nível de confiança = 95%.
  Partindo de uma amplitude padronizada de 0,35 na coluna da esquerda da Tabela 6D e do intervalo de confiança de 95%, **o tamanho de amostra exigido é de 126 alunos de terceiro ano**.

Variáveis dicotômicas

Em um estudo descritivo com uma variável dicotômica, os resultados podem ser expressos como um intervalo de confiança em torno da proporção estimada de participantes com um dos valores. Isso inclui estudos sobre a **sensibilidade** ou a **especificidade** de um teste diagnóstico, que, à primeira vista, podem parecer ser variáveis contínuas, mas são na verdade proporções (Capítulo 13). Para estimar o tamanho de amostra para esse intervalo de confiança, deve-se:

1. Estimar a proporção esperada da população com a característica de interesse. (Caso se espere que mais da metade da população tenha a característica, deve-se planejar o tamanho da amostra com base na proporção que se acredite *não* ter a característica.)
2. Especificar a precisão desejada (amplitude total) para o intervalo de confiança.
3. Selecionar o nível de confiança para o intervalo (p. ex., 95%).

No Apêndice 6E, localize na coluna da esquerda da Tabela 6E a proporção esperada com a característica de interesse. Então, localize horizontalmente, a partir da amplitude e do intervalo de confiança escolhidos, o tamanho de amostra necessário.

O Exemplo 6.5 mostra o cálculo do tamanho da amostra para um estudo da sensibilidade de um teste diagnóstico, indicando o número necessário de participantes com a doença. (Ao estudar a especificidade do teste diagnóstico, o pesquisador deve estimar o tamanho de amostra de participantes que *não* apresentam a doença em questão.) Vários dos outros parâmetros discutidos no Capítulo 13 – **como curvas ROC** (*receiver operating characteristic*), **razões de verossimilhança** e confiabilidade – têm técnicas específicas para estimar o seu tamanho de amostra (27-29).

Exemplo 6.5 Estimando o tamanho da amostra para um estudo descritivo de uma variável dicotômica

Problema: uma pesquisadora quer determinar a sensibilidade de um novo exame diagnóstico para câncer de tireoide. Com base em um estudo-piloto, ela espera que 80% dos pacientes com câncer de tireoide tenham resultados positivos. Quantos pacientes com esse tipo de câncer serão necessários para estimar um intervalo de confiança de 95% para uma sensibilidade do teste de 0,80 ± 0,05?

Solução: os ingredientes para o cálculo do tamanho de amostra são mostrados a seguir.

Proporção esperada = 0,20. (Como 0,80 é superior a 0,5, o tamanho da amostra passa a ser estimado a partir da proporção que se espera que tenha resultado falsamente negativo, isto é, 0,20.)

Amplitude total = 0,10 (0,05 abaixo e 0,05 acima da proporção esperada).

Nível de confiança = 95%.

Partindo de 0,20 na coluna da esquerda da Tabela 6E e descendo a partir de uma amplitude total de 0,10, o número do meio (representando um nível de confiança de 95%) indica **o tamanho da amostra exigido: 246 pacientes com câncer de tireoide**.

■ O QUE FAZER QUANDO O TAMANHO DA AMOSTRA É FIXO

Planejar um estudo envolve tomar decisões difíceis, o que frequentemente ocorre quando se percebe que a estimativa inicial do tamanho de amostra é inalcançável, tem um custo proibitivo ou ambos. Para muitos pesquisadores, o próximo passo é estimar a magnitude de efeito que corresponde a um tamanho de amostra realista e decidir se ainda vale a pena fazer o estudo. **Pesquisadores experientes costumam começar nessa etapa**.

Em outras situações, como quando se faz análise de dados secundários, o tamanho de amostra já está determinado antes de você sequer começar a planejar o estudo. Mesmo quando você está delineando um estudo em que os dados ainda não foram coletados, é comum descobrir que o número de participantes disponíveis ou acessíveis para o estudo é limitado. De fato, **os pesquisadores frequentemente trabalham "de trás para frente", a partir de um tamanho de amostra fixo ou realista**, para determinar a magnitude de efeito que eles terão um poder razoável para detectar. Isso explica em parte porque não faz sentido tratar uma estimativa de tamanho de amostra como se fosse algo imutável.

Quando um pesquisador precisa trabalhar a partir de um tamanho de amostra predeterminado (ou do maior tamanho viável) (Exemplo 6.6), ele estima a magnitude do efeito que poderá detectar com um determinado poder (geralmente 80%). Com menor frequência, ele estima o poder para detectar um determinado efeito. O pesquisador pode usar as tabelas de tamanho de amostra nos apêndices deste capítulo, interpolando quando necessário, ou usar *softwares* estatísticos e calculadoras de tamanho de amostra como as do *site* www.sample-size.net para estimar a magnitude do efeito detectável a partir de um tamanho de amostra fixo.

Exemplo 6.6 Estimando a magnitude do efeito detectável quando o tamanho de amostra é fixo

Problema: uma pesquisadora está estudando se um programa de meditação de 6 semanas para novas mães de gêmeos reduz o estresse (em uma escala de 0 a 30), em comparação com um grupo controle que recebe um panfleto descrevendo técnicas de relaxamento. Ela estima que terá acesso a 200 novas mães de gêmeos durante sua especialização; com base em um pequeno estudo-piloto, ela estima que em torno de metade dessas mães (i.e., 100) poderiam estar dispostas a participar até o final do estudo. Se o **desvio-padrão esperado para o escore do estresse** for de 5 pontos, tanto para o grupo experimental como para o grupo-controle, qual a magnitude da diferença que a pesquisadora poderá detectar entre os dois grupos, para um **alfa (bilateral)** = 0,05 e **beta** = 0,20?

Solução: na Tabela 6A, partindo de alfa (bilateral) = 0,05 e beta = 0,20 (coluna da direita na tríade de números do meio), são necessários 45 participantes por grupo para detectar uma

magnitude padronizada de efeito de 0,6, resultando em um total de 3 pontos (0,6 × 5 pontos). Portanto, a pesquisadora (que terá aproximadamente 50 participantes por grupo) poderá **detectar uma diferença de um pouco menos de 3 pontos entre os dois grupos**.

Uma regra geral é que um estudo deve ter um poder de 80% ou mais para detectar uma magnitude de efeito razoável. No entanto, não há nada de mágico em relação ao valor de 80%. Às vezes, o pesquisador tem sorte e encontra um resultado estatisticamente significativo mesmo quando tem poder limitado para isso. Afinal, mesmo um poder de 50% garante uma probabilidade de 50% de se observar um efeito estatisticamente significativo na amostra quando ele de fato está presente na população. Portanto, pode valer a pena fazer estudos com poder estatístico menor do que 80% se o custo associado for baixo, por exemplo quando se analisam dados que já foram coletados. E há alguns estudos – por exemplo, um que mostra que um novo tratamento para hipertensão pulmonar refratária de longa data reduz a pressão arterial pulmonar em mais de 50% – nos quais um tamanho de amostra de 2 ou 3 participantes será suficiente para indicar que vale a pena realizar novos estudos sobre o tema, em relação à segurança e aos efeitos em desfechos clínicos.

O pesquisador deve ter em mente, contudo, que poderá ser difícil interpretar (e tentar publicar) um estudo que *não* encontra uma associação devido à falta de poder estatístico: um intervalo de confiança amplo revela que há a possibilidade de uma magnitude de efeito substancial. Também é importante reconhecer que um estudo com baixo poder e que encontrou um resultado estatisticamente significativo pode ser criticado, pois os revisores e editores podem ficar na dúvida se o pesquisador realmente queria procurar aquela associação ou se simplesmente ficou testando diferentes hipóteses e selecionou o resultado que tinha um valor *P* estatisticamente significativo.

■ ESTRATÉGIAS PARA MINIMIZAR O TAMANHO DA AMOSTRA E MAXIMIZAR O PODER

Quando o tamanho de amostra estimado é maior do que o número de participantes que podem ser estudados de forma realista, deve-se proceder da seguinte forma. Primeiro, os cálculos devem ser verificados, pois é fácil cometer erros. Depois, os ingredientes devem ser revisados. A magnitude do efeito é pequena demais, ou a variabilidade grande demais? O alfa ou o beta são pequenos demais? O nível de confiança é grande demais ou a amplitude desejada para o intervalo de confiança estreita demais?

Esses ajustes técnicos podem ser úteis, mas é importante perceber que **os testes estatísticos dependem das informações contidas nos dados**. Muitas mudanças nos ingredientes, como a redução do poder de 90 para 80%, não alteram a quantidade ou a qualidade dos dados que serão coletados. Há, no entanto, várias estratégias para reduzir o tamanho de amostra necessário – ou aumentar o poder para um determinado tamanho de amostra – que realmente aumentam o conteúdo informativo dos dados coletados. Muitas dessas estratégias envolvem mudanças na hipótese de pesquisa, portanto o pesquisador deve avaliar se a nova hipótese ainda responde à questão de pesquisa que ele pretendia estudar.

Usar variáveis contínuas

Quando é possível usar variáveis contínuas, elas costumam possibilitar tamanhos de amostra menores do que as variáveis dicotômicas. A pressão arterial, por exemplo, pode ser expressa em milímetros de mercúrio (contínua) ou como a presença ou ausência de hipertensão (dicotômica). A primeira permite um tamanho de amostra menor para um determinado poder ou um poder maior para um determinado tamanho de amostra.

Exemplo 6.7 Uso de variáveis contínuas *versus* dicotômicas

Problema: considere um ensaio clínico randomizado para avaliar o efeito de um novo programa de atividade física (*versus* cuidado usual) na satisfação do paciente entre idosos residentes em instituições de longa permanência. Estudos anteriores mostraram que a satisfação do paciente (em uma escala de 0 a 100) tem distribuição aproximadamente normal, com uma média de 65 e um desvio-padrão de 10, e que aproximadamente 10% dos residentes têm um nível de satisfação ruim ou muito ruim (definido como um escore de 49 ou menos). Acredita-se que o novo programa de atividade física será justificado se aumentar a média de satisfação em 5 pontos após 3 meses. Essa mudança na média corresponde a uma redução na proporção de pessoas cuja satisfação é ruim ou muito ruim para em torno de 5%.

Uma opção seria tratar a satisfação como uma variável dicotômica (ruim ou muito ruim *versus* razoável ou boa). Outra opção seria usar todas as informações contidas na medida e tratar a satisfação como uma variável contínua. Quantos idosos cada delineamento exigiria para alfa (bilateral) = 0,05 e beta = 0,20?

Solução: os ingredientes para o cálculo do tamanho da amostra usando-se uma *variável de desfecho dicotômica* (ruim ou muito ruim *versus* regular ou boa) são descritos a seguir.

Hipótese nula: a proporção de idosos que moram em instituições de longa permanência cuja satisfação é ruim ou muito ruim após 3 meses de um programa de atividade física é a mesma que a proporção cuja satisfação é ruim ou muito ruim após 3 meses de cuidados usuais.

Hipótese alternativa: a proporção de idosos que moram em instituições de longa permanência cuja satisfação é ruim ou muito ruim após 3 meses de um programa de atividade física é diferente da proporção cuja satisfação é ruim ou muito ruim após 3 meses de cuidados usuais.

P_0 (proporção com avaliação ruim ou muito ruim entre os que recebem cuidados usuais) = 0,10; **P_1 (no grupo do programa de atividade física)** = 0,05. **Magnitude de efeito** = 0,05 (= 0,10 – 0,05).

Alfa (bilateral) = 0,05; **beta** = 0,20.

Na Tabela 6B.1, partindo de 0,05 na coluna da esquerda e de uma diferença esperada de 0,05, constata-se pelo número do meio (alfa [bilateral] = 0,05 e beta = 0,20) que **esse delineamento exigiria 473 participantes em cada grupo.**

Os ingredientes para o cálculo do tamanho da amostra usando-se uma *variável de desfecho contínua* (satisfação em uma escala de 0 a 100) são descritos a seguir.

Hipótese nula: a média de satisfação em idosos que moram em instituições de longa permanência após 3 meses de um programa de atividade física é igual à média de satisfação após 3 meses de cuidados usuais.

Hipótese alternativa: a média de satisfação em idosos que moram em instituições de longa permanência após 3 meses de um programa de atividade física é diferente do que a média de satisfação após 3 meses de cuidados usuais.

Média de satisfação após 3 meses de cuidados usuais = 65; **média de satisfação após 3 meses de um programa de atividade física** = 70; **magnitude de efeito** = 5 (= 70 – 65).

Desvio-padrão do escore de satisfação = 10

Magnitude padronizada de efeito = magnitude de efeito ÷ desvio padrão = 5 ÷ 10 = 0,5.

Alfa (bilateral) = 0,05; beta = 0,20.

Usando-se a Tabela 6A, partindo de uma magnitude padronizada de efeito de 0,50, para alfa (bilateral) = 0,05 e beta = 0,20, **esse delineamento exigiria aproximadamente 64 participantes em cada grupo.** (Nesse exemplo, a fórmula simplificada para o cálculo do tamanho de amostra apresentada na página 68 gera o mesmo tamanho de amostra: 16 ÷ (magnitude padronizada de efeito)^2 = 16 ÷ (0,5)^2 = 64 participantes por grupo.) Em resumo, o importante é notar que o uso de uma variável de desfecho contínua irá exigir um tamanho de amostra muito menor, embora isso signifique que o estudo responderá uma questão de pesquisa diferente.

Usar medidas pareadas

Em alguns experimentos ou estudos de coorte com variável de desfecho contínua, podem-se fazer **medições pareadas** em cada participante – uma na linha de base e outra ao término do estudo. A variável de desfecho passa a ser a *mudança* nesse par de medidas. Nesse caso, pode-se usar um teste *t* para medidas pareadas comparando-se o valor médio da mudança entre os dois grupos. Essa técnica pode permitir um tamanho de amostra menor, pois, ao comparar cada participante com ele próprio, acaba-se com a parte "interparticipantes" da variabilidade da variável de desfecho. Entretanto, quando não há uma correlação pelo menos moderada dentro do par de medidas, esses benefícios são sobrepujados pelo aumento na variabilidade de se usar duas medidas em vez de uma. O ponto de equilíbrio é uma correlação de 0,5, como pode ser visto na fórmula matemática a seguir:

$$DP_{pareada} = DP_{única} \sqrt{2 \times (1 - correlação_{basal,\,seguimento})}$$

Por exemplo, se o desvio-padrão de uma única medida de peso ($DP_{única}$) é de 13 kg, e a correlação entre as medidas feitas na linha de base e no seguimento é de 0,8, então o desvio-padrão da medida pareada ($DP_{pareada}$) é de 8,2 kg.

$$8,2 = 13\sqrt{2 \times (1 - 0,8)}$$

O tamanho da amostra para esse tipo de teste *t* é estimado da forma usual (Exemplo 6.8); a única diferença é que a magnitude padronizada de efeito (*E/DP* na Tabela 6A) é a diferença média antecipada da *mudança* da variável dividida pelo desvio-padrão *dessas mudanças*.

Embora utilizar medidas pareadas faça sentido em termos de tamanho de amostra e eficiência, pode ser difícil encontrar informações sobre o desvio-padrão do escore de mudança (ou a correlação entre as medidas na linha de base e no seguimento, de forma a poder calcular o desvio-padrão). Ver a seção "Como estimar o tamanho da amostra quando as informações são insuficientes" (p. 82) para algumas sugestões.

Exemplo 6.8 Uso do teste *t* em medidas pareadas

Problema: lembre-se do Exemplo 6.1, em que uma pesquisadora que estudava sobre o tratamento da asma estava interessada em avaliar se o VEF_1 aumenta em pelo menos 200 mL após adicionar o brometo de ipratrópio, em comparação com o uso do salbutamol isolado. Os cálculos do tamanho da amostra indicaram a necessidade de 100 participantes por grupo, um número maior que aquele provavelmente disponível. Felizmente, uma colaboradora lembra que pacientes com asma têm grande variação nos valores de VEF_1, mesmo *antes* do tratamento. Essas diferenças entre os pacientes são responsáveis por grande parte da variabilidade do VEF_1 após o tratamento, obscurecendo, assim, a medida do efeito terapêutico. Ela, então, propõe usar um teste *t* pareado (para duas amostras) para comparar as mudanças do VEF_1 nos dois grupos. Dados obtidos a partir do prontuário eletrônico mostram que o desvio-padrão da mudança no VEF_1 após iniciar um novo tratamento com broncodilatador é de cerca de 250 mL. Quantos participantes seriam necessário por grupo, para alfa (bilateral) = 0,05 e beta = 0,20, se utilizarmos a mesma magnitude de efeito (0,2 L = 200 mL) que no exemplo 6.1?

Solução: os ingredientes para o cálculo do tamanho de amostra são mostrados a seguir.

Hipótese nula: a mudança na média do VEF_1 após 2 semanas de tratamento é a mesma em pacientes asmáticos tratados apenas com salbutamol e nos tratados com salbutamol mais ipratrópio.

Hipótese alternativa: a mudança na média do VEF_1 após 2 semanas de tratamento difere em pacientes asmáticos tratados apenas com salbutamol em comparação com aqueles tratados com salbutamol mais ipratrópio.

Magnitude de efeito = 200 mL.

Desvio-padrão da variável de desfecho = 250 mL.

Magnitude padronizada de efeito = magnitude do efeito ÷ desvio-padrão = 200 mL ÷ 250 mL = 0,8.

Alfa (bilateral) = 0,05; **beta** = 1 – 0,80 = 0,20.

De acordo com a Tabela 6A, **esse delineamento exigiria apenas em torno de 26 participantes por grupo**, um tamanho de amostra menor do que o de 100 por grupo do Exemplo 6.1.

Breve comentário técnico

Neste capítulo, sempre se fala sobre **testes *t* para duas amostras**, testes esses usados para comparar valores médios de variáveis contínuas em dois grupos de participantes. Um teste *t* para duas amostras pode ser **não pareado**, se a variável estiver sendo comparada em dois grupos (Exemplo 6.1), ou **pareado**, se a variável for a mudança em um par de medidas (Exemplo 6.8).

Em um terceiro tipo de teste t, o **teste t para uma única amostra pareada**, compara se a mudança média em um par de medidas em um único grupo difere de uma mudança de zero. Esse tipo de análise é comum em **delineamentos de séries temporais** (Capítulo 12), uma abordagem antes-depois para examinar tratamentos que são difíceis de randomizar, como quando se estuda o efeito da histerectomia eletiva – uma decisão que poucas mulheres estariam dispostas a se submeter de forma aleatória – sobre a qualidade de vida medida em uma escala de 0 a 10. (Dito isso, a ausência de um grupo de comparação torna difícil saber o que poderia ter acontecido se os pacientes não tivessem sido tratados.) Ao planejar um estudo que será analisado com um teste t para uma única amostra pareada, o tamanho de amostra total corresponde à metade do tamanho de amostra *por grupo* listado no Apêndice 6A. Por exemplo, para alfa (bilateral) = 0,05 e beta = 0,20, para detectar uma diferença de 0,5 no desvio-padrão (E/DP = 0,5) seriam necessários 64/2 = 32 participantes. O Apêndice 6F apresenta informações adicionais sobre o uso e o abuso dos testes t para uma e duas amostras.

Usar variáveis mais precisas

Por reduzirem a variabilidade, variáveis mais precisas possibilitam tamanhos de amostra menores. Mesmo uma mudança pequena na precisão pode ter um efeito significativo. Por exemplo, na estimativa do tamanho de amostra com um teste t, um decréscimo de 20% no desvio-padrão da variável de desfecho resultaria em um decréscimo de 36% no tamanho da amostra. Técnicas para aumentar a precisão de uma variável, tais como medidas duplicadas, são apresentadas no Capítulo 4.

Usar grupos de tamanho desigual

Estudos com número igual de participantes nos dois grupos geralmente alcançam o maior poder estatístico para um dado número total de participantes. Dessa forma, as Tabelas 6A, 6B.1 e 6B.2 nos apêndices pressupõem tamanhos iguais de amostra nos dois grupos. Muitas vezes, no entanto, a distribuição de participantes não é igual nos dois grupos, ou é mais fácil ou mais barato recrutar participantes para um grupo que para o outro. Pode também acontecer, por exemplo, de um pesquisador querer estimar o tamanho de amostra para um estudo de coorte comparando os 20% que fumam cigarros com os 80% que não fumam. Outro exemplo seria um estudo de caso-controle em que o número de indivíduos com a doença é pequeno, mas em que é possível selecionar um número muito maior de controles. Em geral, há um ganho considerável de poder quando o tamanho de um grupo é o dobro do tamanho do outro; no entanto, triplicar e quadruplicar o tamanho de um dos grupos fornece ganhos progressivamente menores. Os tamanhos de amostra para grupos desiguais podem ser computados utilizando calculadoras de tamanho de amostra em *softwares* estatísticos ou na internet.

Existe uma aproximação útil (30) para estimar o tamanho de amostra para estudos de caso-controle sobre fatores de risco e desfechos dicotômicos que utiliza c controles por caso (Exemplo 6.9). Se n representa o número de casos necessários quando há 1 controle para cada caso (para alfa, beta e magnitude de efeito especificados), então o número aproximado de casos (n') necessários quando há cn' controles é

$$n' = \frac{c+1}{2c} \times n$$

Por exemplo, com c = 2 controles por caso, $[(2 + 1) \div (2 \times 2)] \times n$ = 3/4 × n; isso significa que são necessários apenas 75% dos casos. À medida que c aumenta, n' se aproxima de 50% de n (p. ex., quando c = 10, n' = 11/20 × n).

Exemplo 6.9 Uso de múltiplos controles por caso em um estudo de caso-controle

Problema: um pesquisador está estudando se a exposição a inseticidas no ambiente doméstico é fator de risco para anemia aplásica. O cálculo de tamanho de amostra original indicou que seriam necessários 25 casos, considerando-se 1 controle por caso. Suponha que o pesquisador tenha acesso a apenas 18 casos. Então, como deveria proceder?

Solução: o pesquisador deveria considerar o uso de múltiplos controles por caso (afinal, ele pode encontrar vários pacientes sem anemia aplásica). **Usando 3 controles por caso**, por exemplo, o número *aproximado* de casos necessários é [(3 + 1) ÷ (2 × 3)] × 25 = 17.

Usar um desfecho mais comum

Ao planejar um estudo com um desfecho dicotômico, quanto mais frequente for o desfecho (até o momento em que em torno de 50% das pessoas têm o desfecho), maior o poder estatístico. Portanto, mudar a definição de um desfecho é uma das melhores formas de aumentar o poder. Quando um desfecho ocorre com maior frequência, maior é a chance de detectar seus preditores. De fato, **o poder depende mais do número de participantes que tem o desfecho do que do número total de participantes no estudo**. Estudos com desfechos raros, como o câncer de mama em mulheres saudáveis, exigem tamanhos de amostra muito grandes para alcançar poder estatístico adequado.

Uma das melhores formas de tornar um desfecho mais comum é arrolar participantes com um risco maior de desenvolver o desfecho (p. ex., mulheres com história familiar de câncer de mama). Outras formas são estender o período de seguimento, permitindo maior acúmulo de desfechos, ou simplificar a definição do que constitui um desfecho (p. ex., incluir carcinoma ductal *in situ*). É importante ressaltar que essas técnicas podem alterar a questão de pesquisa e devem ser usadas com cuidado (Exemplo 6.10).

Exemplo 6.10 Uso de um desfecho mais comum

Problema: suponha que uma pesquisadora esteja comparando a eficácia de uma solução antisséptica para gargarejo com a de uma solução placebo na prevenção de infecções de vias aéreas superiores. Os cálculos iniciais indicaram que a amostra que ela havia planejado, de 200 estudantes universitários voluntários, era inadequada, em parte porque previa que apenas 20% dos participantes teriam infecção de vias aéreas superiores durante o período de seguimento de 3 meses. Sugira algumas mudanças no plano de estudo.

Solução: algumas soluções possíveis são (a) **estudar uma amostra de residentes de pediatria**, pois provavelmente apresentam incidência muito maior de infecções de vias aéreas superiores que os estudantes universitários; (b) **realizar o estudo no inverno**, quando essas infecções são mais comuns; (c) **seguir a amostra por um período mais longo**, como 6 ou 12 meses; ou (d) expor intencionalmente os participantes ao rinovírus (com o conhecimento deles, é claro!). Todas essas soluções envolvem mudanças na hipótese de pesquisa; contudo, ainda assim, elas parecem preservar em nível razoável a relevância à questão central da pesquisa, sobre a eficácia do gargarejo antisséptico.

■ COMO ESTIMAR O TAMANHO DA AMOSTRA QUANDO AS INFORMAÇÕES SÃO INSUFICIENTES

Muitas vezes, o pesquisador descobre que faltam ingredientes para o cálculo do tamanho de amostra e se frustra ao tentar planejar o estudo. Esse problema é bastante comum quando um pesquisador usa um instrumento que ele próprio desenvolveu (p. ex., um novo questionário que compara a qualidade de vida em mulheres com incontinência urinária de esforço *versus* de urgência). Como decidir que faixa de valores para um desvio-padrão dos escores obtidos pelo instrumento seria clinicamente relevante?

A primeira estratégia é fazer uma busca extensa de estudos anteriores relacionados a esse assunto e questões de pesquisa semelhantes. Situações apenas grosseiramente comparáveis e achados de baixa qualidade ou desatualizados já podem ser úteis. Por exemplo, existem dados sobre qualidade de vida em pacientes com outros problemas urológicos ou mesmo com uma condição de saúde semelhante, por exemplo viver com colostomia? Se a revisão da literatura não for produtiva, deve-se então consultar outros pesquisadores sobre o que esperar ou sobre a existência de algum estudo não publicado que possa ser relevante.

Outra alternativa é reconhecer que, no caso de variáveis contínuas com distribuições próximas da normalidade, o desvio-padrão pode ser estimado como um quarto da diferença entre os limites superior e inferior de uma faixa comum de valores, ignorando valores extremos. Por exemplo, se a maioria das pessoas tem um nível de sódio sérico entre 135 e 143 mEq/L (uma faixa de variação de 8 mEq/L), o desvio-padrão do sódio sérico seria estimado em torno de 2 mEq/L (1/4 × 8 mEq/L).

Se ainda faltarem informações, o pesquisador pode considerar obtê-las por meio de um **estudo-piloto** ou da análise de dados secundários antes de se aventurar no estudo principal. Na verdade, um estudo-piloto é recomendado para praticamente todos os estudos que envolvem novos instrumentos, métodos de mensuração ou estratégias de recrutamento. Ele economiza tempo no longo prazo, por permitir um melhor desempenho no planejamento e na implementação do estudo principal: é sempre bom estar familiarizado com as medidas-chave do estudo.

Quando uma variável é categórica, ou permanecem dúvidas sobre a média e o desvio-padrão de uma variável contínua, é sempre possível dicotomizar essa variável. As variáveis categóricas podem ser redistribuídas em dois grupos, e as contínuas podem ser divididas na sua média, mediana ou em um ponto de corte clinicamente relevante. Por exemplo, dividir a qualidade de vida em "melhor do que a mediana" ou "igual ou pior do que a mediana" evita a necessidade de estimar o desvio-padrão na amostra – embora ainda seja necessário estimar a proporção de participantes com valores acima da mediana nos dois grupos sob investigação. O teste do qui-quadrado pode, então, ser usado para fazer uma estimativa razoável, embora levemente elevada, do tamanho da amostra.

Às vezes, no entanto, o pesquisador deve escolher a magnitude de efeito detectável com base em um valor que considere *clinicamente relevante*. Nesse caso, deve buscar aconselhamento a respeito de sua escolha com colegas que trabalham nessa área. Por exemplo, imagine que uma pesquisadora está estudando um novo tratamento invasivo para gastroparesia grave refratária, uma doença na qual no máximo 5% dos pacientes melhoram espontaneamente. Se o tratamento for demonstrado como eficaz, seus colegas gastrenterologistas estariam dispostos a tratar até 5 pacientes para produzir benefícios sustentados em apenas um deles. (Como o tratamento é caro e tem importantes efeitos adversos, eles não acham que seria adequado um número maior do que cinco.) Um **número necessário para tratar** (NNT) de 5 corresponde a uma **diferença absoluta de risco** de 20% (NNT = 1/diferença de risco) e, portanto, a pesquisadora deve estimar o tamanho de amostra baseando-se na comparação P_0 = 5% versus P_1 = 25% (i.e., 59 participantes por grupo, considerando poder igual a 0,80 e alfa bilateral de 0,05).

Se tudo isso falhar, a pesquisadora deve fazer *suposições* quanto aos valores prováveis dos ingredientes que faltam, estimando o tamanho de amostra ou a magnitude de efeito necessários sob vários diferentes pressupostos. O processo de pensar sobre o problema por etapas e imaginar os achados geralmente leva a uma estimativa razoável, e é isso que significa planejar o tamanho de amostra. Essa é uma opção melhor do que simplesmente decidir, na ausência de qualquer justificativa, delinear um estudo com poder de 80% e alfa bilateral de 0,05 para detectar uma magnitude padronizada de efeito de, digamos, 0,5 entre os dois grupos (n = 64 participantes por grupo, nesse caso). Raros revisores de projetos de pesquisa irão aceitar uma decisão arbitrária como essa.

■ ERROS COMUNS QUE DEVEM SER EVITADOS

Muitos pesquisadores com pouca experiência (e até mesmo alguns com muita experiência!) cometem erros ao planejar o tamanho da amostra. Alguns dos erros mais comuns são comentados a seguir:

1. Um erro frequente é estimar o tamanho da amostra tarde demais no delineamento do estudo. É importante fazê-lo no início do processo, quando mudanças grandes ainda podem ser feitas.
2. Ao planejar um ensaio clínico ou um estudo de coorte, não pressuponha que o desfecho irá ocorrer com a mesma frequência no estudo do que ocorre na população-alvo: os participantes no estudo tendem a ser mais saudáveis do que a média. Por exemplo, no Study of Osteoporotic Fractures (Estudo sobre Fraturas Osteoporóticas), estimamos que o risco de fratura de quadril entre os participantes seria apenas dois terços daquele visto na população – uma previsão próxima do que realmente aconteceu.
3. Variáveis dicotômicas podem aparentar ser contínuas quando expressas como percentagem ou taxa. Por exemplo, o estado vital (vivo ou morto) pode ser interpretado erroneamente como variável contínua quando expresso em termos da percentagem de indivíduos vivos. Da mesma forma,

em um estudo de coorte, um desfecho dicotômico pode parecer contínuo (p. ex., taxa de acidente vascular cerebral por 100 pessoas-ano). Em todos esses casos, o desfecho é, na verdade, dicotômico (sim/não, verdadeiro/falso, etc.), e a abordagem simples apropriada para o planejamento do tamanho de amostra seria o teste do qui-quadrado.
4. O tamanho da amostra estima o número de participantes com dados de desfecho, e não simplesmente o número que deverá ser incluído no estudo. O pesquisador deve sempre estar preparado para casos de abandono (*dropouts*) e para participantes com dados faltantes (*missing data*).
5. As tabelas no final deste capítulo pressupõem que os dois grupos em estudo têm tamanhos iguais de amostra. Se os grupos não tiverem tamanho igual, como frequentemente ocorre, então é necessário utilizar calculadoras da internet (p. ex., www.sample-size.net) ou *softwares* de análises estatísticas.
6. Ao usar o teste *t* para estimar o tamanho de amostra, o desvio-padrão da variável de desfecho é um fator-chave. Portanto, se o desfecho for a mudança em uma variável contínua, o pesquisador deve usar o desvio-padrão da mudança em vez do desvio-padrão da própria variável medida em um único momento no tempo.
7. Cuidado com dados em conglomerados. Quando parecem existir dois "níveis" de tamanho de amostra (p. ex., um para médicos e outro para pacientes), os conglomerados podem ser um problema e as tabelas nos apêndices não são adequadas.
8. Se você tiver dificuldade para estimar um tamanho de amostra para seu estudo, verifique se a sua hipótese de pesquisa atende aos critérios discutidos no Capítulo 5 (simples, específica e formulada antes dos fatos).
9. Lembre-se de que não há nada mágico em usar um alfa de 0,05 – é apenas uma convenção amplamente utilizada.

■ RESUMO

1. Para estimar o **tamanho da amostra para um estudo analítico**, deve-se proceder da seguinte forma:
   a. **formular as hipóteses nula e alternativa**, especificando o número de lados;
   b. selecionar um **teste estatístico** para analisar os dados, com base nos tipos de variáveis preditoras e de desfecho (teste do qui-quadrado se ambas as variáveis forem dicotômicas, teste *t* se uma variável for dicotômica e a outra contínua e coeficiente de correlação se ambas forem contínuas);
   c. estimar a **magnitude do efeito** (e a **variabilidade**, se necessário); e
   d. estabelecer os valores apropriados para **alfa** e **beta**, com base na importância de se evitar erros tipo I e tipo II.
2. Outros itens a serem considerados no cálculo de tamanho da amostra para estudos analíticos incluem: ajustes para **potenciais abandonos**, estratégias para lidar com **variáveis categóricas**, **análise de sobrevivência**, **amostras por conglomerados, ajuste multivariável** e abordagens estatísticas especiais para **ensaios clínicos de equivalência** e de **não inferioridade**.
3. As etapas para estimar o tamanho da amostra em estudos descritivos, que não têm hipóteses, são: (a) **estimar a proporção** de participantes com um desfecho dicotômico **ou o desvio-padrão** de um desfecho contínuo; (b) especificar a **precisão desejada** (amplitude do intervalo de confiança); e (c) especificar o **nível de confiança** (p. ex., 95%).
4. Quando o tamanho de amostra é predeterminado, o pesquisador pode **inverter os procedimentos** e estimar a magnitude de efeito detectável ou, o que é menos comum, o poder estatístico do estudo.
5. As **estratégias para minimizar o tamanho de amostra** incluem usar variáveis contínuas, medidas mais precisas, medidas pareadas e desfechos mais comuns, assim como aumentar o número de controles por caso em estudos de caso-controle.
6. Quando parece não haver informações suficientes para estimar o tamanho de amostra, o pesquisador deve **revisar a literatura** em áreas afins e **consultar colegas** para que ajudem a escolher uma magnitude de efeito clinicamente relevante.
7. **Erros** a serem evitados incluem **estimar o tamanho de amostra tarde demais**, **interpretar erroneamente proporções** expressas como porcentagens, não levar em consideração **participantes e dados faltantes** e não abordar **dados em conglomerados e pareados** de forma apropriada.

REFERÊNCIAS

1. Lehr R. Sixteen S-squared over D-squared: a relation for crude sample size estimates. *Stat Med.* 1992;11:1099-1102.
2. Li H, Wang L, Wei L, Quan H. Sample size calculation for count data in comparative clinical trials with nonuniform patient accrual and early dropout. *J Biopharm Stat.* 2015;25(1):1-15.
3. Barthel FM, Babiker A, Royston P, Parmar MK. Evaluation of sample size and power for multi-arm survival trials allowing for non-uniform accrual, non-proportional hazards, loss to follow-up and cross-over. *Stat Med.* 2006;25(15):2521-2542.
4. Ahnn S, Anderson SJ. Sample size determination in complex clinical trials comparing more than two groups for survival endpoints. *Stat Med.* 1998;17(21):2525-2534.
5. Kerry SM, Bland JM. Trials which randomize practices II: sample size. *Fam Pract.* 1998;15:84-87.
6. Hemming K, Girling AJ, Sitch AJ, et al. Sample size calculations for cluster randomised controlled trials with a fixed number of clusters. *BMC Med Res Methodol.* 2011;11:102.
7. Jahn-Eimermacher A, Ingel K, Schneider A. Sample size in cluster-randomized trials with time to event as the primary endpoint. *Stat Med.* 2013;32(5):739-751.
8. Edwardes MD. Sample size requirements for case–control study designs. *BMC Med Res Methodol.* 2001;1:11.
9. Drescher K, Timm J, Jöckel KH. The design of case–control studies: the effect of confounding on sample size requirements. *Stat Med.* 1990;9:765-776.
10. Lui KJ. Sample size determination for case–control studies: the influence of the joint distribution of exposure and confounder. *Stat Med.* 1990;9:1485-1493.
11. Latouche A, Porcher R, Chevret S. Sample size formula for proportional hazards modelling of competing risks. *Stat Med.* 2004;23(21):3263-3274.
12. Novikov I, Fund N, Freedman LS. A modified approach to estimating sample size for simple logistic regression with one continuous covariate. *Stat Med.* 2010;29(1):97-107.
13. Vaeth M, Skovlund E. A simple approach to power and sample size calculations in logistic regression and Cox regression models. *Stat Med.* 2004;23(11):1781-1792.
14. Dupont WD, Plummer WD Jr. Power and sample size calculations for studies involving linear regression. *Control Clin Trials.* 1998;19:589-601.
15. Murcray CE, Lewinger JP, Conti DV, et al. Sample size requirements to detect gene-environment interactions in genome-wide association studies. *Genet Epidemiol.* 2011;35(3):201-210.
16. Wang S, Zhao H. Sample size needed to detect gene-gene interactions using linkage analysis. *Ann Hum Genet.* 2007;71(Pt 6):828-842.
17. Witte JS. Rare genetic variants and treatment response: sample size and analysis issues. *Stat Med.* 2012;31(25):3041-3050.
18. Willan AR. Sample size determination for cost-effectiveness trials. *Pharmacoeconomics.* 2011;29(11):933-949.
19. Glick HA. Sample size and power for cost-effectiveness analysis (Part 2): the effect of maximum willingness to pay. *Pharmacoeconomics.* 2011;29(4):287-296.
20. Glick HA. Sample size and power for cost-effectiveness analysis (Part 1). *Pharmacoeconomics.* 2011;29(3):189-198.
21. Patel HI. Sample size for a dose-response study. *J Biopharm Stat.* 1992;2:1-8.
22. Day SJ, Graham DF. Sample size estimation for comparing two or more treatment groups in clinical trials. *Stat Med.* 1991;10:33-43.
23. Guo JH, Chen HJ, Luh WM. Sample size planning with the cost constraint for testing superiority and equivalence of two independent groups. *Br J Math Stat Psychol.* 2011;64(3):439-461.
24. Zhang P. A simple formula for sample size calculation in equivalence studies. *J Biopharm Stat.* 2003;13(3):529-538.
25. Stucke K, Kieser M. A general approach for sample size calculation for the three-arm 'gold standard' non-inferiority design. *Stat Med.* 2012;31(28):3579-3596.
26. Julious SA, Owen RJ. A comparison of methods for sample size estimation for non-inferiority studies with binary outcomes. *Stat Methods Med Res.* 2011;20(6):595-612.
27. Obuchowski NA. Sample size tables for receiver operating characteristic studies. *AJR Am J Roentgenol.* 2000;175(3):603-608.
28. Simel DL, Samsa GP, Matchar DB. Likelihood ratios with confidence: sample size estimation for diagnostic test studies. *J Clin Epidemiol.* 1991;44:763-770.
29. Sim J, Wright CC. The kappa statistic in reliability studies: use, interpretation, and sample size requirements. *Phys Ther.* 2005;85(3):257-268.
30. Jewell NP. *Statistics for Epidemiology.* Chapman and Hall; 2004:68.

APÊNDICE 6A
Tamanho de amostra necessário por grupo de igual tamanho quando se usa o teste *t* para comparar médias de variáveis contínuas

TABELA 6A Tamanho da amostra *por grupo* para comparar duas médias

UNILATERAL $\alpha =$		0,005			0,025			0,05		
BILATERAL $\alpha =$		0,01			0,05			0,10		
E/DP[a]	$\beta =$	0,05	0,10	0,20	0,05	0,10	0,20	0,05	0,10	0,20
0,10		3.565	2.978	2.338	2.600	2.103	1.571	2.166	1.714	1.238
0,15		1.586	1.325	1.040	1.157	935	699	963	762	551
0,20		893	746	586	651	527	394	542	429	310
0,25		572	478	376	417	338	253	347	275	199
0,30		398	333	262	290	235	176	242	191	139
0,40		225	188	148	164	133	100	136	108	78
0,50		145	121	96	105	86	64	88	70	51
0,60		101	85	67	74	60	45	61	49	36
0,70		75	63	50	55	44	34	45	36	26
0,80		58	49	39	42	34	26	35	28	21
0,90		46	39	32	34	27	21	28	22	16
1,00		38	32	26	27	23	17	23	18	14

[a]*E/DP* é a magnitude padronizada de efeito, computada como *E* (magnitude de efeito esperada, isto é, a diferença entre as médias dos grupos) dividida por *DP* (desvio-padrão da variável de desfecho). Para estimar o tamanho da amostra, localize o valor da *magnitude padronizada de efeito* e os valores especificados de alfa (α) e beta (β) para o tamanho de amostra necessário em cada grupo. Em um teste *t* para uma amostra, o tamanho de amostra *total* é metade do número listado.

■ CALCULANDO A VARIABILIDADE

A variabilidade é geralmente relatada como desvio-padrão (DP) ou **erro-padrão da média** (EPM). Para fins de cálculo de tamanho de amostra, o DP da variável é a medida mais utilizada. Felizmente, é fácil converter de uma medida para a outra: o desvio-padrão é simplesmente o erro-padrão multiplicado pela raiz quadrada de *N*, onde *N* é o número de participantes cujos valores foram usados para calcular a média. Suponha que um estudo tenha relatado que a perda de peso em 25 indivíduos com uma dieta baixa em fibras foi de 10 ± 2 kg (média ± EPM). O desvio-padrão seria 2 kg × $\sqrt{25}$ = 10 kg.

■ ABORDAGEM PARA OUTROS VALORES

Para valores de *E/DP* que não aparecem nessa tabela, ou quando os grupos que estão sendo comparados têm tamanho desigual, favor utilizar a calculadora no *site* www.sample-size.net.

APÊNDICE 6B
Tamanho de amostra necessário por grupo de igual tamanho ao usar a estatística do qui-quadrado ou o teste Z para comparar proporções de variáveis dicotômicas

TABELA 6B.1 Tamanho de amostra *por grupo* para comparar duas proporções

NÚMERO SUPERIOR: $\alpha = 0{,}05$ (UNILATERAL) OU $\alpha = 0{,}10$ (BILATERAL); $\beta = 0{,}20$
NÚMERO NO MEIO: NÚMERO $\alpha = 0{,}025$ (UNILATERAL) OU $\alpha = 0{,}05$ (BILATERAL); $\beta = 0{,}20$
NÚMERO INFERIOR: $\alpha = 0{,}025$ (UNILATERAL) OU $\alpha = 0{,}05$ (BILATERAL); $\beta = 0{,}10$

DIFERENÇA ABSOLUTA ENTRE P_1 E P_0

O MENOR ENTRE P_0 E P_1[a]	0,05	0,10	0,15	0,20	0,25	0,30	0,35	0,40	0,45	0,50
0,05	381	129	72	47	35	27	22	18	15	13
	473	159	88	59	43	33	26	22	18	16
	620	207	113	75	54	41	33	27	23	19
0,10	578	175	91	58	41	31	24	20	16	14
	724	219	112	72	51	37	29	24	20	17
	958	286	146	92	65	48	37	30	25	21
0,15	751	217	108	67	46	34	26	21	17	15
	944	270	133	82	57	41	32	26	21	18
	1.252	354	174	106	73	53	42	33	26	22
0,20	900	251	121	74	50	36	28	22	18	15
	1.133	313	151	91	62	44	34	27	22	18
	1.504	412	197	118	80	57	44	34	27	23
0,25	1.024	278	132	79	53	38	29	23	18	15
	1.289	348	165	98	66	47	35	28	22	18
	1.714	459	216	127	85	60	46	35	28	23
0,30	1.123	300	141	83	55	39	29	23	18	15
	1.415	376	175	103	68	48	36	28	22	18
	1.883	496	230	134	88	62	47	36	28	23
0,35	1.197	315	146	85	56	39	29	23	18	15
	1.509	395	182	106	69	48	36	28	22	18
	2.009	522	239	138	90	62	47	35	27	22
0,40	1.246	325	149	86	56	39	29	22	17	14
	1.572	407	186	107	69	48	35	27	21	17
	2.093	538	244	139	90	62	46	34	26	21

(continua)

TABELA 6B.1 Tamanho de amostra *por grupo* para comparar duas proporções *(continuação)*

0,45	1.271	328	149	85	55	38	28	21	16	13
	1.603	411	186	106	68	47	34	26	20	16
	2.135	543	244	138	88	60	44	33	25	19
0,50	1.271	325	146	83	53	36	26	20	15	—
	1.603	407	182	103	66	44	32	24	18	—
	2.135	538	239	134	85	57	42	30	23	—
0,55	1.246	315	141	79	50	34	24	18	—	—
	1.572	395	175	98	62	41	29	22	—	—
	2.093	522	230	127	80	53	37	27	—	—
0,60	1.197	300	132	74	46	31	22	—	—	—
	1.509	376	165	91	57	37	26	—	—	—
	2.009	496	216	118	73	48	33	—	—	—
0,65	1.123	278	121	67	41	27	—	—	—	—
	1.415	348	151	82	51	33	—	—	—	—
	1.883	459	197	106	65	41	—	—	—	—
0,70	1.024	251	108	58	35	—	—	—	—	—
	1.289	313	133	72	43	—	—	—	—	—
	1.714	412	174	92	54	—	—	—	—	—
0,75	900	217	91	47	—	—	—	—	—	—
	1.133	270	112	59	—	—	—	—	—	—
	1.504	354	146	75	—	—	—	—	—	—
0,80	751	175	72	—	—	—	—	—	—	—
	944	219	88	—	—	—	—	—	—	—
	1.252	286	113	—	—	—	—	—	—	—
0,85	578	129	—	—	—	—	—	—	—	—
	724	159	—	—	—	—	—	—	—	—
	958	207	—	—	—	—	—	—	—	—
0,90	381	—	—	—	—	—	—	—	—	—
	473	—	—	—	—	—	—	—	—	—
	620	—	—	—	—	—	—	—	—	—

As estimativas unilaterais usam a estatística Z.
^aP_0 representa a proporção de participantes que se espera ter o desfecho em um grupo, P_1 no outro grupo. (Em um estudo de caso-controle, P_1 representa a proporção de casos com a variável preditora; P_0, a proporção de controles com a variável preditora.) Para estimar o tamanho de amostra, localize o menor entre P_0 e P_1 e o valor absoluto da diferença esperada entre P_1 e P_0. Os três valores na tabela representam o tamanho de amostra necessário em cada grupo para os valores especificados de alfa (α) e beta (β).
Detalhes adicionais para P_0 e P_1 entre 0,01 e 0,10 são fornecidos na Tabela 6B.2.

■ ABORDAGEM PARA OUTROS VALORES

Para valores de P_0 e P_1 que não aparecem nessa tabela ou na Tabela 6B.2, ou quando os grupos que estão sendo comparados têm tamanho desigual, favor utilizar a calculadora no *site* www.sample-size.net.

TABELA 6B.2 Tamanho de amostra *por grupo* para comparar duas proporções, a menor delas estando entre 0,01 e 0,10

	NÚMERO SUPERIOR: $\alpha = 0{,}05$ (UNILATERAL) OU $\alpha = 0{,}10$ (BILATERAL); $\beta = 0{,}20$ NÚMERO DO MEIO: $\alpha = 0{,}025$ (UNILATERAL) OU $\alpha = 0{,}05$ (BILATERAL); $\beta = 0{,}20$ NÚMERO INFERIOR: $\alpha = 0{,}025$ (UNILATERAL) OU $\alpha = 0{,}05$ (BILATERAL); $\beta = 0{,}10$									
O MENOR ENTRE P_0 E P_1 [a]	DIFERENÇA ABSOLUTA ENTRE P_1 E P_0									
	0,01	0,02	0,03	0,04	0,05	0,06	0,07	0,08	0,09	0,10
0,01	2.019	700	396	271	204	162	134	114	98	87
	2.512	864	487	332	249	197	163	138	120	106
	3.300	1.125	631	428	320	254	209	178	154	135
0,02	3.205	994	526	343	249	193	157	131	113	97
	4.018	1.237	651	423	306	238	192	161	137	120
	5.320	1.625	852	550	397	307	248	207	177	154
0,03	4.367	1.283	653	414	294	224	179	148	126	109
	5.493	1.602	813	512	363	276	220	182	154	133
	7.296	2.114	1.067	671	474	359	286	236	199	172
0,04	5.505	1.564	777	482	337	254	201	165	139	119
	6.935	1.959	969	600	419	314	248	203	170	146
	9.230	2.593	1.277	788	548	410	323	264	221	189
0,05	6.616	1.838	898	549	380	283	222	181	151	129
	8.347	2.308	1.123	686	473	351	275	223	186	159
	11.123	3.061	1.482	902	620	460	360	291	242	206
0,06	7.703	2.107	1.016	615	422	312	243	197	163	139
	9.726	2.650	1.272	769	526	388	301	243	202	171
	12.973	3.518	1.684	1.014	691	508	395	318	263	223
0,07	8.765	2.369	1.131	680	463	340	263	212	175	148
	11.076	2.983	1.419	850	577	423	327	263	217	183
	14.780	3.965	1.880	1.123	760	555	429	343	283	239
0,08	9.803	2.627	1.244	743	502	367	282	227	187	158
	12.393	3.308	1.562	930	627	457	352	282	232	195
	16.546	4.401	2.072	1.229	827	602	463	369	303	255
0,09	10.816	2.877	1.354	804	541	393	302	241	198	167
	13.679	3.626	1.702	1.007	676	491	377	300	246	207
	18.270	4.827	2.259	1.333	893	647	495	393	322	270
0,10	11.804	3.121	1.461	863	578	419	320	255	209	175
	14.933	3.936	1.838	1.083	724	523	401	318	260	218
	19.952	5.242	2.441	1.434	957	690	527	417	341	285

As estimativas unilaterais usam a estatística Z.

■ ABORDAGEM PARA OUTROS VALORES

Para valores de P_0 e P_1 que não aparecem nessa tabela ou na Tabela 6B.1, ou quando os grupos que estão sendo comparados têm tamanho desigual, favor utilizar a calculadora no *site* www.sample-size.net.

APÊNDICE 6C
Tamanho total de amostra necessário quando se usa o coeficiente de correlação (*r*)

TABELA 6C Tamanho da amostra para determinar se um coeficiente de correlação é diferente de zero

UNILATERAL	α =	0,005			0,025			0,05		
BILATERAL	α =	0,01			0,05			0,1		
	β =	0,05	0,10	0,20	0,05	0,10	0,20	0,05	0,10	0,20
r^a										
0,05		7.118	5.947	4.663	5.193	4.200	3.134	4.325	3.424	2.469
0,10		1.773	1.481	1.162	1.294	1.047	782	1.078	854	616
0,15		783	655	514	572	463	346	477	378	273
0,20		436	365	287	319	259	194	266	211	153
0,25		276	231	182	202	164	123	169	134	98
0,30		189	158	125	139	113	85	116	92	67
0,35		136	114	90	100	82	62	84	67	49
0,40		102	86	68	75	62	47	63	51	37
0,45		79	66	53	58	48	36	49	39	29
0,50		62	52	42	46	38	29	39	31	23
0,60		40	34	27	30	25	19	26	21	16
0,70		27	23	19	20	17	13	17	14	11
0,80		18	15	13	14	12	9	12	10	8

[a]Para estimar o tamanho total de amostra, partindo do *r* (coeficiente de correlação esperado), mova horizontalmente até a coluna dos valores especificados para alfa (α) e beta (β).

■ ABORDAGEM PARA OUTROS VALORES

Para valores de *r* que não aparecem nesta tabela, favor utilizar a calculadora disponível no *site* www.sample-size.net.

APÊNDICE 6D
Tamanho de amostra para um estudo descritivo de uma variável contínua

TABELA 6D Tamanho de amostra para valores comuns de A/DP[a]

A/DP	NÍVEL DE CONFIANÇA		
	90%	95%	99%
0,10	1.083	1.537	2.665
0,15	482	683	1.180
0,20	271	385	664
0,25	174	246	425
0,30	121	171	295
0,35	89	126	217
0,40	68	97	166
0,50	44	62	107
0,60	31	43	74
0,70	23	32	55
0,80	17	25	42
0,90	14	19	33
1,00	11	16	27

[a] A/DP é a amplitude padronizada do intervalo de confiança, computada como A (amplitude total desejada) dividido por DP (desvio-padrão da variável). Para estimar o tamanho total de amostra, localize a amplitude padronizada e o nível de confiança especificado.

■ ABORDAGEM PARA OUTROS VALORES

Para valores de A/DP que não aparecem na tabela, pode ser utilizada a calculadora no *site* www.sample-size.net.

APÊNDICE 6E
Tamanho de amostra para um estudo descritivo de uma variável dicotômica

TABELA 6E Tamanho de amostra para proporções

PROPORÇÃO (P) ESPERADA[a]	NÚMERO SUPERIOR: NÍVEL DE CONFIANÇA DE 90% / NÚMERO NO MEIO: NÍVEL DE CONFIANÇA DE 95% / NÚMERO INFERIOR: NÍVEL DE CONFIANÇA DE 99% / AMPLITUDE TOTAL DO INTERVALO DE CONFIANÇA (A)						
	0,10	0,15	0,20	0,25	0,30	0,35	0,40
0,10	98	44	—	—	—	—	—
	138	61	—	—	—	—	—
	239	106	—	—	—	—	—
0,15	139	62	35	22	—	—	—
	196	87	49	31	—	—	—
	339	151	85	54	—	—	—
0,20	174	77	44	28	19	14	—
	246	109	61	39	27	20	—
	426	189	107	68	47	35	—
0,25	204	91	51	33	23	17	13
	288	128	72	46	32	24	18
	499	222	125	80	55	41	31
0,30	229	102	57	37	25	19	14
	323	143	81	52	36	26	20
	559	249	140	89	62	46	35
0,40	261	116	65	42	29	21	16
	369	164	92	59	41	30	23
	639	284	160	102	71	52	40
0,50	272	121	68	44	30	22	17
	384	171	96	61	43	31	24
	666	296	166	107	74	54	42

[a]Para estimar o tamanho de amostra, partindo da *proporção esperada* (*P*) para a variável de interesse, mova horizontalmente até a coluna da *amplitude total* (*A*) desejada para o intervalo de confiança. Os três valores representam o tamanho de amostra necessário para níveis de confiança de 90, 95 e 99%.

◼ ABORDAGEM PARA OUTROS VALORES

Para valores de *P* que não aparecem na tabela, pode ser utilizada a calculadora no site *www.sample--size.net*.

APÊNDICE 6F
Uso e abuso dos testes *t*

Os testes *t* para duas amostras, foco principal deste capítulo, são usados para comparar valores médios de uma variável em dois grupos. Os dois grupos podem ser definidos por uma variável preditora dicotômica (p. ex., medicamento ativo *versus* placebo em um ensaio clínico randomizado ou presença *versus* ausência de um fator de risco em um estudo de coorte), ou, então, por uma variável de desfecho dicotômica em um estudo de caso-controle. Um teste *t* para duas amostras pode ser *não pareado*, se medidas obtidas em uma única ocasião estiverem sendo comparadas em dois grupos, ou *pareado*, se o que estiver sendo comparado entre os dois grupos for a mudança em um par de medidas realizadas em dois pontos do tempo em cada participante (p. ex., antes e depois de uma intervenção). Um terceiro tipo de teste *t*, o teste *t* pareado para uma única amostra, compara a mudança média em um par de medidas feitas em dois pontos do tempo em um único grupo com uma mudança de zero (ou com alguma outra mudança especificada).

A Tabela 6F mostra um uso inadequado do teste *t* pareado para uma única amostra em um estudo delineado para uma comparação **intergrupos** – um ensaio clínico randomizado cego sobre o efeito de um novo medicamento para dormir na qualidade de vida. Em situações como essa, alguns pesquisadores produziram (e publicaram!) resultados utilizando dois testes *t* para uma amostra – separadamente para os grupos tratamento e controle – o que não é adequado.

Na tabela, os valores P assinalados com uma adaga (†) foram gerados pelos testes *t* pareados para uma única amostra. O primeiro valor P (0,05) revela uma mudança significativa na qualidade de vida nos participantes do grupo de tratamento; o segundo valor P (0,16) revela que não houve uma mudança significativa na qualidade de vida no grupo controle. Entretanto, essas análises não permitem fazer inferências sobre as diferenças na qualidade de vida entre os grupos e estaria incorreto concluir que existe um efeito significativo do tratamento com o novo medicamento.

Os valores P assinalados com um asterisco (*) representam os resultados *apropriados* produzidos por um teste *t* para duas amostras. Os dois primeiros valores P (0,87 e 0,64) correspondem aos testes *t* não pareados que não mostram diferenças significativas entre os grupos nas medidas da qualidade de vida realizadas na linha de base e no final do estudo. O último valor P (0,17) foi produzido por um teste *t* pareado para duas amostras. Esse valor é mais próximo de 0,05 do que o valor P associado à medida da qualidade de vida do final do estudo (0,64) porque as médias das diferenças em cada par possuem desvios-padrão menores. No entanto, a média da melhora de qualidade de vida de 1,3 ponto no grupo de tratamento não foi significativamente diferente da média de melhora de 0,9 ponto no grupo do placebo. Portanto, a conclusão correta é que o estudo não mostrou que o tratamento é eficaz.

TABELA 6F Maneiras corretas (e incorretas) de analisar dados pareados

	QUALIDADE DE VIDA, COMO MÉDIA ± DP		
MOMENTO DA MEDIDA	**TRATAMENTO ($N = 100$)**	**CONTROLE ($N = 100$)**	**VALOR P**
Linha de base	7,0 ± 4,5	7,1 ± 4,4	0,87*
Final do estudo	8,3 ± 4,7	8,0 ± 4,6	0,64*
Diferença (final – linha de base)	1,3 ± 2,1	0,9 ± 2,0	0,17*
Valor P	0,05†	0,16†	

*Comparando o tratamento com o controle.
†Comparando a diferença com zero.

APÊNDICE 6G
Exercícios para o Capítulo 6. Estimativa do tamanho da amostra: aplicações e exemplos

1. Revise o exercício 1 do Capítulo 5. Determine quantos casos de câncer gástrico seriam necessários para o estudo. E se os pesquisadores almejarem um poder estatístico de 0,90? Ou um nível de significância estatística de 0,01? Opcional: suponha que os pesquisadores tenham acesso a apenas 60 casos. O que eles poderiam fazer?
2. A força muscular diminui com a idade. Evidências preliminares sugerem que parte dessa perda de força muscular se deve à deficiência progressiva de desidroepiandrosterona (DHEA). Os pesquisadores planejam um ensaio clínico randomizado com a administração de DHEA ou placebo idêntico por 6 meses em participantes idosos, e com medição subsequente da força muscular. Estudos prévios mostraram uma força de preensão média em idosos de 20 kg, com um desvio-padrão de 8 kg. Para um alfa (bilateral) = 0,05 e um beta = 0,10, quantos participantes seriam necessários para demonstrar uma diferença de 10% ou mais na força dos grupos tratado e placebo? Quantos participantes seriam necessários para um beta = 0,20?
3. No exercício 2, os cálculos de tamanho da amostra indicaram que seria necessário um número maior de participantes que o número possível de ser arrolado. Uma colaboradora apontou que os idosos apresentam grandes diferenças em relação à sua força de preensão. Isso explica grande parte da variabilidade na força medida após o tratamento e poderia estar obscurecendo o efeito do tratamento. Ela sugere medir a força na linha de base e novamente após o tratamento, usando a mudança na força como variável de desfecho. Um pequeno estudo-piloto mostra que o desvio-padrão da mudança na força durante um período de 6 meses é de apenas 2 kg. Quantos participantes seriam necessários para detectar a mesma magnitude de efeito (2 kg) por grupo usando esse delineamento, para alfa (bilateral) = 0,05 e beta = 0,10?
4. Uma pesquisadora suspeita que alunos do terceiro ano disléxicos sejam com maior frequência canhotos do que os não disléxicos. Estudos anteriores mostraram que cerca de 10% da população é de canhotos e que a dislexia é uma condição pouco comum. Planeja-se um estudo de caso-controle que irá selecionar todos os estudantes disléxicos em um distrito escolar como casos, com um número igual de estudantes não disléxicos selecionados aleatoriamente como controles. Qual tamanho de amostra seria necessário para mostrar que a razão de chances para dislexia é de 2,0 em estudantes canhotos comparados com estudantes destros? Suponha que alfa (bilateral) = 0,05 e beta = 0,20.
5. Uma pesquisadora procura determinar a média de QI de estudantes de medicina na sua instituição, com um IC de 99% de ± 3 pontos. Um pequeno estudo-piloto sugere que os escores de QI entre estudantes de medicina variam aproximadamente de 110 a 150. Qual o tamanho de amostra aproximado necessário?

CAPÍTULO 7

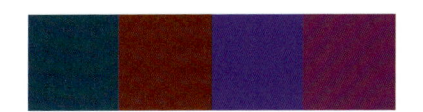

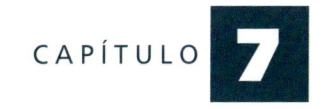

Abordando questões éticas
Bernard Lo e Deborah G. Grady

As pesquisas que envolvem participantes humanos suscitam preocupações éticas, já que os voluntários assumem inconveniências e riscos com o intuito de fomentar o progresso do conhecimento científico em benefício de outras pessoas. Tanto os participantes das pesquisas clínicas quanto aqueles que financiam esses estudos precisam estar seguros de que a pesquisa será conduzida de acordo com rigorosos padrões éticos.

Neste capítulo, começaremos abordando a história da supervisão regulatória das pesquisas e, então, revisaremos os princípios éticos e as regulamentações sobre pesquisas com seres humanos, especialmente as exigências em relação à aprovação pelo **Comitê de Ética em Pesquisa (CEP)** e ao **consentimento informado**. Por fim, nos voltaremos para as questões de **má conduta científica**, autoria e **conflitos de interesse**, bem como preocupações éticas em tipos específicos de pesquisa.

■ HISTÓRIA DA REGULAMENTAÇÃO DA PESQUISA CLÍNICA

As recomendações e diretrizes atuais para a pesquisa clínica surgiram em resposta a abusos, incluindo "pesquisas" feitas por médicos nazistas durante a Segunda Guerra Mundial, pesquisas realizadas em pessoas privadas de liberdade nos Estados Unidos, estudos com residentes de instituições de longa permanência e outras populações vulneráveis, bem como o estudo de Tuskegee (Caso 7.1).

Caso 7.1 Estudo de Tuskegee
O estudo de Tuskegee foi iniciado em 1932 pelo U.S. Department of Health and Human Services (Departamento de Saúde e Serviços Humanos dos EUA) para avaliar os efeitos de longo prazo da sífilis não tratada (1). Os participantes eram homens negros pobres e com baixa escolaridade da região rural de Alabama, que receberam refeições, alguns cuidados médicos básicos e seguro funerário. Eles foram enganados pelos pesquisadores ao serem informados de que estavam recebendo tratamento para a sífilis; por exemplo, lhes foi dito que as punções lombares feitas para fins de pesquisa eram "tratamentos especiais gratuitos". Mesmo quando antibióticos se tornaram disponíveis para o tratamento da sífilis, durante a Segunda Guerra Mundial, os pesquisadores tomaram medidas para evitar que os participantes recebessem o tratamento. Os resultados do estudo de Tuskegee foram amplamente divulgados, sendo necessários esforços persistentes dos denunciantes para que o estudo fosse encerrado. Em resposta aos graves problemas desse estudo, o governo federal dos EUA lançou, em 1974, regulamentações para pesquisas com seres humanos, exigindo consentimento informado e revisão por Comitês de Ética em Pesquisa. Em 1997, o presidente Bill Clinton pediu desculpas formais pelo estudo de Tuskegee.

■ PRINCÍPIOS ÉTICOS

Existem quatro princípios éticos que devem ser seguidos nas pesquisas com seres humanos e que foram violados no estudo de Tuskegee e em outros estudos (2). O primeiro princípio é o do **respeito às pessoas**, que reconhece que todos têm o direito de tomar suas próprias decisões sobre a participação na pesquisa, incluindo fornecer consentimento informado e ser capaz de interromper a participação a qualquer momento. Pessoas que não têm capacidade de tomar decisões, como crianças e adultos com demência avançada, podem participar da pesquisa caso o seu representante legal dê permissão e o participante não se opuser a isso.

Em segundo lugar, o princípio da **beneficência** exige que o conhecimento científico a ser adquirido a partir do estudo seja superior à inconveniência e ao risco aos quais os participantes estão submetidos e que os riscos sejam minimizados. Os riscos incluem não somente danos físicos, mas também psicossociais, como quebra de confidencialidade, estigmatização e discriminação. Os riscos de se participar de um estudo podem ser reduzidos, por exemplo, rastreando-se os potenciais participantes para excluir aqueles que provavelmente sofrerão danos, monitorando os participantes para efeitos adversos, garantindo que a equipe do estudo esteja treinada e certificada e garantindo a confidencialidade. A avaliação da beneficência pode ser uma tarefa desafiadora, especialmente porque os riscos envolvidos na pesquisa são experimentados apenas por um pequeno grupo de participantes, enquanto os potenciais benefícios se aplicam a um número muito maior de pacientes com determinada doença ou até mesmo para a sociedade como um todo. Os ensaios clínicos de fase 1 de medicamentos são um bom exemplo dessa tensão. Nesses ensaios clínicos, novas substâncias são testadas em um pequeno grupo de pessoas saudáveis para avaliar se provocam danos, como alterações no fígado, rins ou sangue. Nesse caso, os participantes podem contribuir para identificar um tratamento eficaz, mas também podem sofrer os riscos sem possibilidade de benefícios.

Em terceiro lugar, o princípio da **justiça** requer que os potenciais benefícios e o ônus da pesquisa sejam distribuídos de forma justa. Populações em desvantagem social ou vulneráveis, como aquelas com baixa renda, baixa escolaridade e acesso limitado a serviços de saúde, ou com capacidade decisória diminuída, não devem ser escolhidas como participantes se outras populações também forem adequadas para abordar a questão de pesquisa. Estudar grupos vulneráveis primariamente devido à maior facilidade de acesso, à cooperação e ao seguimento pode significar usá-los de forma injusta.

O princípio da justiça também exige acesso equitativo aos potenciais benefícios da pesquisa. Visto que a pesquisa clínica pode fornecer acesso a novos tratamentos, a participação deve estar disponível independentemente de renda, acesso a seguro de saúde ou escolaridade. Crianças, mulheres e membros de grupos étnicos minoritários têm sido sub-representados na pesquisa clínica, o que resulta em uma base de evidências mais fraca e, potencialmente, a um cuidado clínico de menor qualidade para esses grupos. Pesquisadores clínicos financiados pelos National Institutes of Health (NIH) nos EUA precisam garantir que seus estudos tenham representação adequada de crianças, mulheres e membros de minorias étnicas, a não ser que haja bons motivos pelos quais seria adequado esses grupos estarem sub-representados.

Por fim, o estudo de Tuskegee violou o princípio de **compromisso com a verdade**, uma vez que os pesquisadores mentiram aos participantes sobre o motivo real do estudo e omitiram informações sobre o tratamento da sífilis mesmo após já se saber que a penicilina era eficaz. Dizer a verdade não significa meramente não contar mentiras descaradas: também requer que os pesquisadores forneçam informações relevantes, expliquem os potenciais riscos e sejam honestos sobre quaisquer possíveis benefícios ou riscos da participação.

■ REGULAMENTAÇÕES FEDERAIS PARA PESQUISAS EM SERES HUMANOS NOS ESTADOS UNIDOS

A regulamentação federal dos EUA se aplica a todas as pesquisas financiadas pelo governo federal daquele país assim como às pesquisas submetidas à Food and Drug Administration (FDA) para apoiar a liberação de um novo medicamento ou dispositivo (3).* Além disso, a maioria das universidades exige que as pesquisas com participantes humanos conduzidas por docentes ou funcionários obedeçam às diretrizes básicas referentes ao consentimento informado e à aprovação pelo CEP, mesmo quando financiadas por fundos privados ou conduzidas em outro local. Embora as regulamentações federais dos EUA utilizem o termo "sujeitos" humanos, prefere-se "participantes", pois ele reconhece que as pessoas podem estar envolvidas na pesquisa, e não apenas serem sujeitas à experimentação ou usadas como fontes de dados.

Essas regulamentações contêm diversas definições que precisam ser compreendidas:

- **Pesquisa** é uma "uma investigação sistemática delineada para desenvolver ou contribuir para o desenvolvimento de conhecimentos generalizáveis". O atendimento clínico não testado formalmente,

---

*N. de R.T. No Brasil, a Comissão Nacional de Ética em Pesquisa (Conep), vinculada ao Conselho Nacional de Saúde (CNS), tem a atribuição de regular a avaliação dos aspectos éticos das pesquisas que envolvem seres humanos.

que se direciona para o benefício individual de um determinado paciente e não para a publicação de dados, não é considerado pesquisa. Alguns projetos de melhoria de qualidade poderiam ser considerados pesquisa, embora a maioria deles se enquadre nos critérios para isenção da avaliação por comitê de ética, como será discutido adiante.*

- **Sujeitos de pesquisa** são pessoas vivas sobre as quais um pesquisador obtém "dados por meio de interação com o indivíduo" ou "informações confidenciais identificáveis".
- **Informações confidenciais** são informações que uma pessoa poderia razoavelmente esperar não estarem sendo observadas ou registradas e que não serão tornadas públicas (p. ex., prontuário do paciente).
- A **informação é dita identificável** quando "a identidade do indivíduo é ou pode ser facilmente determinada pelo pesquisador".
- **Dados de pesquisa codificados são considerados não identificáveis** se a lista que relaciona os dados coletados anteriormente aos respectivos participantes for destruída antes do início da análise ou se os pesquisadores não puderem acessá-los.

Aprovação pelo Comitê de Ética em Pesquisa da instituição

As regulamentações exigem que a pesquisa com participantes humanos seja aprovada por um Comitê de Ética em Pesquisa (CEP). O comitê revisa as propostas para assegurar que a pesquisa seja ética e que os direitos e bem-estar de seus participantes sejam protegidos. O CEP tem autoridade para aprovar, desaprovar ou exigir modificações nas propostas de pesquisa. Nos Estados Unidos, tais comitês são denominados Institutional Review Boards (IRBs), sendo supervisionados pelo Department of Health and Human Services. A maioria das instituições exige supervisão de um CEP para toda pesquisa com participantes humanos, mesmo se ela não tiver financiamento federal. Embora a maioria dos membros do comitê seja composta por pesquisadores, sua constituição deverá incluir também membros da comunidade e pessoas com conhecimento em questões éticas e legais no campo da pesquisa.**

Ao aprovar uma pesquisa, o comitê deve determinar que (3):

- Os riscos aos participantes sejam minimizados.
- Os riscos se justifiquem pelos benefícios antecipados e pela importância dos conhecimentos a serem adquiridos com os resultados.
- A seleção dos participantes seja equitativa.
- O consentimento informado seja obtido dos participantes ou de seus representantes legalmente autorizados.
- A confidencialidade seja mantida.

A maioria das universidades, centros médicos e hospitais tem seus próprios CEP que implementam as regulamentações federais usando seus próprios formulários, procedimentos e diretrizes; não há possibilidade de apelar para uma instância superior. Nos EUA, muitas universidades também têm relações estabelecidas com CEP comerciais, que são empresas não acadêmicas independentes que fornecem serviços nessa área.

---

*N. de R.T. Conforme a Resolução 510 de 2016 da Conep, não serão registradas nem avaliadas pelo sistema CEP/CONEP as seguintes situações: 1) pesquisa de opinião pública com participantes não identificados; 2) pesquisa que utilize informações de acesso público, nos termos da Lei nº 12.527, de 18 de novembro de 2011; 3) pesquisa que utilize informações de domínio público; 4) pesquisa censitária; 5) pesquisa com bancos de dados, cujas informações são agregadas sem possibilidade de identificação individual; 6) pesquisa realizada exclusivamente com textos científicos para revisão da literatura científica; 7) pesquisa que objetiva o aprofundamento teórico de situações que emergem espontânea e contingencialmente na prática profissional, desde que não revelem dados que possam identificar o sujeito; e 8) atividade realizada com o intuito exclusivamente de educação, ensino ou treinamento sem finalidade de pesquisa científica, de alunos de graduação, de curso técnico, ou de profissionais em especialização (exceto trabalhos de conclusão de curso, monografias ou similares).

**N. de R.T. No Brasil, em algumas situações, o CEP deve encaminhar o protocolo para apreciação pela Conep, vinculada ao CNS. Alguns exemplos de situações desse tipo incluem: pesquisa genética, reprodução assistida, estudos com financiamento de entidades estrangeiras, estudos em que é feito armazenamento de materiais biológicos e estudos que, a critério do CEP, sejam considerados merecedores de avaliação pela Conep.

Para projetos de pesquisa multicêntricos, as regulamentações federais exigem que os centros localizados nos EUA definam um único CEP para acompanhar o estudo. Essa exigência busca evitar revisões duplicadas que atrasem a pesquisa colaborativa. O CEP de cada centro da pesquisa precisa comunicar as particularidades locais ao CEP que irá coordenar os aspectos éticos do estudo, como a legislação estadual relevante e as normas e políticas relacionadas aos conflitos de interesse e ao idioma do formulário de consentimento.

Os CEP e as normas federais já foram alvo de críticas por exagerar a ênfase nos formulários de consentimento em vez de focar no processo do consentimento, bem como por não avaliarem rigorosamente o delineamento e o mérito científico dos estudos (4, 5). Embora os comitês sejam responsáveis pela revisão de alterações nos protocolos e pelo monitoramento de eventos adversos, eles geralmente não averiguam se o estudo foi realmente conduzido de acordo com o estabelecido no protocolo aprovado. Por carecerem de recursos e pessoal qualificado, muitos CEP falham no cumprimento de sua missão, que é a proteção aos participantes da pesquisa. Por essas razões, as regulamentações federais e a aprovação pelo comitê de ética devem ser consideradas como um padrão mínimo de ética em pesquisa. O juízo e o caráter do pesquisador são os elementos mais importantes para garantir que um estudo seja eticamente aceitável.

Exceções à revisão completa pelo CEP

Nos Estados Unidos, a maior parte das pesquisas que utilizam inquéritos populacionais e entrevistas, assim como as análises secundárias de dados não identificados oriundos de registros e amostras preexistentes, podem ser **isentos da revisão pelo CEP** (Tabela 7.1). A justificativa ética para essas isenções é que a pesquisa envolve baixo risco, quase todas as pessoas iriam consentir e obter o consentimento de cada participante tornaria o estudo proibitivamente caro ou difícil. Muitos CEP, entretanto, exigem que os pesquisadores submetam alguma informação sobre o projeto, para verificar se ele se qualifica para a isenção.

Nos Estados Unidos, o CEP também pode permitir que alguns estudos que envolvem riscos mínimos sejam submetidos a uma **revisão simplificada** por um único revisor, em vez de uma avaliação pelo comitê inteiro (Tabela 7.2).* O *site* do Office for Human Research Protections lista os tipos de pesquisa elegíveis para revisão simplificada nos EUA (6). O conceito de **risco mínimo** aos participantes desempenha papel importante junto às normas, como indicado na Tabela 7.2. Risco mínimo é definido como aquele "geralmente encontrado na vida cotidiana ou durante a realização de avaliações físicas ou psicológicas de rotina". O CEP deve considerar tanto a magnitude quanto a probabilidade do risco.

Consentimento informado e voluntário

Os pesquisadores devem obter o consentimento informado e voluntário dos participantes da pesquisa. O consentimento informado é o processo de informar os potenciais participantes a respeito dos elementos importantes de um estudo, no que consistirá sua participação, os potenciais riscos e benefícios do estudo e as alternativas à sua participação, e então obter a concordância em participar.

TABELA 7.1 Pesquisas isentas das normas federais dos EUA

1. Inquéritos, entrevistas ou observações de comportamento público, exceto:
   - Quando haja risco de rápida identificação do participante, e
   - Quando a divulgação das respostas dos participantes do estudo possa colocá-los em risco perante a lei ou comprometer sua reputação, situação financeira ou empregabilidade. Por exemplo, questionários sobre temas como dependência química, depressão, comportamentos de risco para HIV ou imigração ilegal não estão isentos.
2. Estudos que utilizam registros, dados ou amostras já existentes, desde que:
   - Eles estejam disponíveis ao público (p. ex., bancos de dados disponibilizados por agências estaduais ou federais) ou
   - As informações tenham sido registradas pelo pesquisador de maneira que os participantes da pesquisa não possam ser prontamente identificados, por exemplo quando o investigador não tem acesso à chave para o código que vincula os dados às identidades dos participantes.
3. Pesquisas sobre práticas regulares de ensino.

---

*N. de R.T. Não há revisão simplificada no sistema brasileiro. Para todos os protocolos de pesquisa, o CEP tem o prazo de até 30 dias para fornecer seu parecer. Quando submetidos à Conep, o prazo é de até 60 dias.

TABELA 7.2 Tipos de pesquisa que podem ser submetidos à revisão simplificada pelo CEP nos Estados Unidos

1. Certos procedimentos que envolvem risco mínimo, incluindo:
   - Coleta de sangue venoso, saliva ou escarro, bem como *swabs* de pele ou de mucosas.
   - Coleta de amostras por meio de procedimentos não invasivos empregados rotineiramente na prática clínica, tais como eletrocardiogramas e ressonância magnética. Entretanto, os procedimentos que utilizam raio X, os quais expõem os pacientes à radiação, devem ser revisados pelo comitê.
   - Pesquisa que envolve dados, registros ou amostras coletados para finalidades clínicas.
   - Pesquisas que utilizam inquéritos ou entrevistas que não estejam isentos da revisão pelo comitê de ética.
2. Alterações pequenas em protocolos de pesquisa aprovados.
3. Renovação da aprovação pelo CEP para estudos que foram concluídos exceto pela análise dos dados ou para acessar dados de seguimento relacionados a procedimentos aos quais os participantes serão submetidos nos cuidados clínicos de rotina.

Apresentação das informações aos participantes

As normas federais exigem que o processo de consentimento informado inclua diversos tópicos, como os elencados a seguir:

- **A natureza do projeto de pesquisa.** O potencial participante deve ser informado explicitamente de que uma pesquisa está sendo realizada, do objetivo da pesquisa, quem é responsável por ela e o perfil das pessoas que estão sendo recrutadas como participantes. Não é necessário informar a hipótese específica do estudo.
- **Os procedimentos do estudo.** Os participantes devem saber o que se espera deles no projeto de pesquisa. Em termos práticos, devem ser informados sobre quanto tempo será exigido e com que frequência precisarão visitar o centro de estudo ou ser contatados. Procedimentos que não fazem parte dos cuidados clínicos usuais devem ser identificados como tal. Se o estudo envolver cegamento ou randomização, esses conceitos devem ser explicados em uma linguagem que o participante possa compreender. Em pesquisas que envolvam entrevistas ou questionários, os participantes devem ser informados sobre os assuntos que serão abordados.
- **Os potenciais riscos e benefícios e as alternativas à participação no estudo.** Os riscos e benefícios médicos, psicossociais e econômicos devem ser descritos em linguagem leiga. Os potenciais participantes também devem ser informados sobre as alternativas à participação; por exemplo, se o tratamento oferecido em um ensaio clínico também está disponível fora do estudo.

Uma preocupação que vem sendo relatada é que muitas vezes as informações oferecidas aos participantes dão pouca ênfase aos riscos e exageram os benefícios do estudo – além de deixarem de discutir os objetivos da pesquisa (7). Por exemplo, pesquisas sobre novos medicamentos ou procedimentos são às vezes descritas como oferecendo benefícios aos participantes. No entanto, a maioria das novas intervenções, apesar dos resultados preliminares encorajadores, não mostra vantagens significativas em relação ao tratamento-padrão. Muitos participantes hiperestimam substancialmente o potencial benefício pessoal que poderá ser proporcionado pelo ensaio clínico (7), fenômeno esse que é denominado "concepção terapêutica equivocada" (*therapeutic misconception*). Os pesquisadores devem deixar claro que não se sabe se o medicamento ou intervenção sob estudo é mais eficaz do que o tratamento-padrão, e que novos medicamentos que parecem promissores às vezes causam danos graves à sua saúde.

Formulários de consentimento

Os formulários para consentimento por escrito, com assinatura do participante e de testemunhas, devem documentar a ocorrência do processo de consentimento informado – isto é, a discussão entre o pesquisador e o participante. O formulário de consentimento deve conter todas as informações necessárias discutidas na seção anterior. Uma alternativa é usar um formulário breve, em que conste que os elementos necessários do consentimento informado foram apresentados oralmente. Se for usada a forma breve do formulário, deve haver uma pessoa que testemunhe a apresentação oral e que também assine o formulário.*

---

*N. de R.T. Os CEP podem variar em relação ao formato recomendado para o consentimento informado. Recomenda-se consultar o CEP em relação ao grau de detalhamento necessário.

Os CEP geralmente têm modelos de formulários de consentimento que eles preferem que os pesquisadores usem; esses formulários podem exigir mais informações do que o preconizado nas normas federais.

Compreensão pelos participantes das informações apresentadas

Os participantes muitas vezes têm concepções muito equivocadas sobre os objetivos da pesquisa e sobre os benefícios do estudo. Nas conversas com os participantes e nos formulários de consentimento, devem-se evitar jargão técnico e frases complicadas. É importante adotar estratégias para aumentar a compreensão dos participantes, que podem incluir promover uma discussão aprofundada com os participantes; adotar formulários de consentimento mais simples, curtos e de fácil compreensão, em formato de perguntas e respostas; e verificar se os participantes compreenderam as características principais do estudo (8).

Natureza voluntária do consentimento

O consentimento eticamente válido deve ser voluntário, assim como informado. Os pesquisadores devem minimizar a possibilidade de coerção ou de **influência indevida**, como pagamentos excessivos aos participantes ou arrolar como participantes da pesquisa pessoas privadas de liberdade ou os alunos do do próprio pesquisador. Uma influência indevida é problemática se levar os participantes a minimizar os riscos de uma pesquisa ou se comprometer sua capacidade de se recusar a participar. A recusa em participar de um estudo não deve comprometer o cuidado médico do participante; ele também deve se sentir à vontade para optar por abandonar o estudo a qualquer momento; essas garantias precisam estar documentadas no formulário de consentimento.

Exceções ao consentimento informado*

Alguns estudos com grande importância científica se tornariam difíceis ou impossíveis de realizar se o consentimento informado fosse exigido de cada participante.

Pesquisas com sobras não identificadas de dados ou amostras biológicas

Caso 7.2 Pesquisa com amostras de sangue neonatal

Logo após o nascimento, é feita punção com uma lanceta no calcanhar do recém-nascido para coletar sangue em papel-filtro com o objetivo de rastrear doenças genéticas ("teste do pezinho"). Na maior parte dos Estados Unidos, não é necessária permissão dos pais para esse rastreamento obrigatório, portanto as amostras representam toda a população de recém-nascidos. As sobras de sangue após o rastreamento clínico são valiosas para pesquisas sobre causas genéticas de malformações congênitas e de parto pré-termo, exposições ambientais durante a gestação e interações gene-ambiente (9).

Nos Estados Unidos, o consentimento informado e a revisão pelo CEP não são necessários quando se utilizam amostras biológicas não identificadas (Tabela 7.1), mas muitos CEP ainda exigem que os pesquisadores comuniquem quando estão realizando essas pesquisas. Quando uma pesquisa original desse tipo é publicada, muitas revistas exigem que os autores informem que o CEP aprovou o protocolo ou determinou que a revisão pelo comitê não era necessária.

Dispensa da necessidade de consentimento informado

Alguns projetos de pesquisa muito relevantes dependem da utilização de informações e amostras identificadas. Esses estudos não estão isentos de revisão pelo CEP, mas podem se qualificar para dispensa do consentimento informado.

---

*N. de R.T. A única exceção prevista nas normas brasileiras está contida na Resolução 196/96: "casos em que seja impossível registrar o consentimento livre e esclarecido; tal fato deve ser devidamente documentado com explicação das causas da impossibilidade e parecer do Comitê de Ética em Pesquisa".

Caso 7.2 Pesquisa com amostras de sangue neonatal *(continuação)*

Uma equipe de pesquisa gostaria de utilizar amostras de sangue neonatal identificadas para estudar a associação entre exposição materna a certas substâncias químicas, determinadas nas amostras de sangue neonatal, e baixo peso ao nascer, prematuridade e morte perinatal. É possível relacionar as amostras identificadas a declarações de nascidos vivos, a declarações de óbito e a registros hospitalares (9). Devido ao grande número de crianças que precisariam ser estudadas para alcançar poder estatístico suficiente para detectar associações, não seria factível obter permissão dos pais ou guardiões.

Conforme a legislação federal dos EUA, os CEP podem dispensar a necessidade de consentimento informado para um estudo se todas as condições na Tabela 7.3 estiverem presentes. Por exemplo, a maioria dos CEP nos Estados Unidos não exigiria o consentimento informado para um estudo sobre exposições ambientais maternas e baixo peso ao nascer.

Justificativa para isenção de consentimento informado

Algumas pesquisas com elevada importância científica apresentam riscos tão baixos que obter o consentimento seria trabalhoso demais e ao mesmo tempo faria pouco para proteger os participantes. Todos os pacientes já se beneficiaram de conhecimentos gerados a partir de estudos que utilizaram registros médicos e amostras biológicas previamente existentes. A justiça, no sentido de reciprocidade, sugere que as pessoas que se beneficiam dessas pesquisas aceitariam participar de estudos semelhantes de baixíssimo risco que poderiam beneficiar outras pessoas.

Objeções à isenção de consentimento informado

Embora a legislação federal dos EUA permita que amostras de sangue neonatal não identificadas sejam usadas para fins de pesquisa sem aprovação dos pais, há forte oposição pública a isso.

Caso 7.2 Pesquisa com amostras de sangue neonatal *(continuação)*

Pais em diversos estados se opõem ao armazenamento de amostras de sangue neonatal para pesquisas não especificadas sem sua autorização prévia ou sem a oportunidade de se retirar da pesquisa. Isso levou a ações judiciais em dois estados nos EUA. Os autores das ações não contestaram a coleta de sangue para rastreamento neonatal, porém argumentaram que o fato de as amostras não estarem identificadas não foi suficiente para conter sua inquietação em relação à perda de privacidade e de autonomia parental.

Nos EUA, vários estados agora exigem consentimento para o uso de amostras de sangue neonatal coletadas durante os programas estaduais de rastreamento. Portanto, o que é permitido pela legislação federal pode não ser permitido em alguns estados, especialmente para pesquisas sobre temas considerados sensíveis.

TABELA 7.3 Pesquisas em que é possível obter dispensa do consentimento informado nos Estados Unidos

1. A pesquisa oferece apenas um risco mínimo aos participantes, e a dispensa ou alteração no processo de consentimento não irá afetar de forma negativa os direitos e o bem-estar dos participantes, e a pesquisa não poderia ser feita sem a dispensa.
2. Para pesquisas que envolvem informações identificáveis ou amostras biológicas, a pesquisa não poderia ser realizada sem o uso das informações identificáveis ou das amostras.
3. Quando apropriado, os participantes receberão informações adicionais pertinentes após sua participação no estudo. Essa concessão permite utilizar procedimentos que incluem algum nível de engano a respeito do motivo da pesquisa, por exemplo, quando revelá-lo durante o processo de consentimento comprometeria a validade do estudo.

Participantes com capacidade decisória reduzida

Quando os participantes não são capazes de fornecer consentimento informado, a permissão para participar do estudo deve ser obtida de seu pai, mãe ou pessoa com a guarda legal, no caso de crianças, e representante legalmente autorizado no caso de adultos. Além disso, o protocolo da pesquisa deve ser sujeito a uma avaliação mais rigorosa para averiguar se a questão de pesquisa não poderia ser estudada em participantes capazes de fornecer o consentimento informado.

Minimizando riscos

Os pesquisadores devem antecipar e minimizar os riscos que poderão ocorrer nos projetos de pesquisa, por exemplo, por meio da identificação e exclusão das pessoas mais suscetíveis a efeitos adversos, do monitoramento desses eventos adversos e da introdução de métodos de aferição menos invasivos. Um aspecto importante dessa minimização de riscos é a manutenção da confidencialidade dos participantes.

Confidencialidade

Quebras de confidencialidade podem causar estigma ou discriminação, especialmente se o estudo estiver abordando tópicos sensíveis, como atitudes ou práticas sexuais, uso de álcool ou drogas, condutas ilícitas e doenças psiquiátricas. Quebras de confidencialidade também podem colocar os participantes do estudo em risco financeiro se os identificadores pessoais não estiverem protegidos. Estratégias para proteger a confidencialidade incluem codificar os dados da pesquisa, proteger ou destruir a chave que identifica os participantes, limitar o número de pessoas com acesso aos identificadores e dispor de medidas fortemente eficazes de proteção dos dados.

No entanto, não se deve fazer promessas incondicionais de confidencialidade. A confidencialidade pode ser revogada se os registros da pesquisa forem submetidos à auditoria, se houver determinação legal, ou se forem identificadas condições clínicas que legalmente exijam notificação, como maus-tratos a crianças, certas doenças infecciosas e graves ameaças de violência. Em projetos que preveem situações como essas, o protocolo deve especificar como os membros da pesquisa devem proceder nesses casos, e os participantes devem ser informados sobre esses procedimentos.

Certificados de confidencialidade fornecem proteção legal aos participantes da pesquisa. Esses certificados proíbem a divulgação de dados identificados a pessoas que não estão envolvidas na pesquisa (incluindo por liminares ou ordens judiciais), exceto quando o participante consente com a divulgação (10). Certificados de confidencialidade são emitidos por agências federais nos EUA automaticamente após aprovarem ou financiarem um projeto. Quando a pesquisa não é financiada por uma agência federal, os pesquisadores ainda assim podem solicitar ao NIH um certificado por meio do site https://grants.nih.gov/policy/humansubjects/coc/coc-nih-funded.htm.

Regulamentação sobre privacidade em saúde da HIPAA*

A regulamentação federal sobre privacidade em saúde nos Estados Unidos (conhecida pela sigla HIPAA, do inglês **Health Insurance Portability and Accountability Act**) protege informações que possam permitir a identificação de um indivíduo e que sejam coletadas no processo de cuidados de rotina, no faturamento em planos de saúde ou nos processos administrativos; elas são denominadas informações protegidas de saúde. De acordo com essa norma, os indivíduos devem assinar uma autorização para permitir que o provedor de cuidados de saúde use ou divulgue informações protegidas de saúde em um projeto de pesquisa (11). O formulário de autorização da HIPAA não substitui o formulário de consentimento informado exigido pelo CEP. Por exemplo, além de consentir em participar de um ensaio clínico randomizado, os participantes precisam assinar uma autorização separada para permitir que seus dados ou materiais biológicos sejam armazenados em um banco de amostras para pesquisas futuras. A autorização não é necessária caso os dados não sejam identificáveis e em algumas outras situações. Os pesquisadores devem contatar seu CEP em caso de dúvidas sobre essa norma de privacidade e sobre como ela difere das normas federais para proteção de sujeitos humanos.

---

*N. de R.T. No Brasil, a autorização para uso de dados do prontuário eletrônico para fins de pesquisa é feita unicamente por meio de aprovação pelo CEP e da obtenção do Termo de Consentimento Informado Livre e Esclarecido.

Proteções para participantes vulneráveis

Os **participantes vulneráveis** são aqueles que estão em maior risco de serem usados de forma eticamente inadequada na pesquisa. As normas federais dos EUA definem todas as crianças e pessoas privadas de liberdade como vulneráveis. Essas normas focam na proteção de participantes vulneráveis por meio da restrição de sua participação em pesquisas que envolvem riscos maiores. Entretanto, essas restrições limitam as evidências sobre a eficácia e segurança de intervenções no cuidado desses grupos. Além disso, outras pessoas não mencionadas nessas normas também podem ser vulneráveis em alguns projetos de pesquisa. Um referencial teórico alternativo baseado no **motivo para a vulnerabilidade** pode oferecer muitas vantagens (12). Os participantes vulneráveis podem ser incapazes de proteger seus próprios interesses por terem dificuldade de compreender os riscos e benefícios da pesquisa ou por estarem sujeitos à influência indevida ou à coerção. Muitas vezes, as vulnerabilidades podem ser amenizadas por meio da qualificação do processo de consentimento para promover decisões mais informadas e mais voluntárias sobre a participação na pesquisa. Por exemplo, pessoas que advogam pelos interesses do paciente, seus familiares ou amigos, podem ajudar um participante a compreender a natureza da pesquisa, seus riscos e benefícios e seu direito de recusar a participação. Identificar os diferentes tipos de vulnerabilidade permite aos pesquisadores adotar garantias adequadas à vulnerabilidade específica e, assim, permite que os participantes sejam incluídos em pesquisas que fortaleçam a base de evidências para seu cuidado clínico.

Os pacientes que estão doentes podem ser vulneráveis de outras formas: eles têm maior risco para eventos adversos. Essa vulnerabilidade pode ser abordada conduzindo estudos-piloto sobre a intervenção, excluindo os participantes de maior risco e monitorando de perto a ocorrência de eventos adversos ao longo do estudo.

Pesquisas com crianças

Crianças são vulneráveis na pesquisa porque não podem fornecer o consentimento informado por conta própria, mas estão sujeitas aos riscos de sua participação na pesquisa. Além disso, crianças pequenas podem ser mais suscetíveis a determinados riscos, como exposições que afetam o desenvolvimento neurológico. Os pesquisadores devem obter permissão dos pais *e* da própria criança caso esta seja capaz de manifestar seu consentimento.* De acordo com a subparte D das normas federais, a pesquisa com crianças que envolve um risco maior do que o mínimo é permitida apenas se:

- Oferecer perspectivas de benefícios diretos para a criança, *ou*
- Ultrapassar apenas ligeiramente o risco mínimo e apresentar boa possibilidade de originar conhecimentos generalizáveis importantes sobre a doença ou condição clínica da criança.

Os pesquisadores podem minimizar a vulnerabilidade de crianças que são capazes de formar suas próprias opiniões permitindo que elas manifestem sua concordância com a pesquisa de forma separada da permissão de seus pais, apresentando informações sobre a pesquisa de forma que elas compreendam e tendo consciência da dinâmica familiar e das expectativas culturais que podem tornar difícil para uma criança verbalizar discordância (13).

Pesquisas com mulheres grávidas

Pesquisas sobre intervenções em mulheres grávidas apresentam benefícios e riscos tanto para a mulher quanto para o feto. Mulheres grávidas não são definidas como participantes vulneráveis de pesquisa, mas a subparte B das normas federais, que busca proteger o feto, pode também impactar a mulher grávida. Geralmente, as mulheres grávidas podem ser envolvidas na pesquisa apenas se o objetivo da pesquisa for abordar riscos à saúde da mãe ou do feto *e* se o risco ao feto for mínimo. Se o objetivo da pesquisa for beneficiar o feto, o consentimento da mãe e do pai são necessários, exceto quando o pai estiver indisponível ou for incompetente ou quando a gravidez resultou de estupro ou incesto (3).

Historicamente, as mulheres grávidas têm sido excluídas da maioria dos ensaios clínicos. Essas exclusões limitaram a base de evidências para o manejo clínico de mulheres grávidas e para como os

---

*Segundo a Resolução 510 de 2016 da Conep, crianças e adolescentes, quando possível, devem fornecer o Assentimento Livre e Esclarecido.

medicamentos podem afetar o feto. Além disso, as normas perpetuaram a concepção equivocada de que mulheres grávidas não podem tomar decisões informadas por conta própria e em benefício de seu feto. Os pesquisadores e financiadores devem ensejar esforços para incluir mulheres grávidas nos ensaios clínicos sobre o tratamento de condições graves para as quais não há tratamento seguro e eficaz estabelecido durante a gestação. Informações sobre possíveis anormalidades fetais precisam ser apresentadas ao CEP.

Pesquisas com pessoas privadas de liberdade

As pessoas privadas de liberdade podem não se sentir à vontade para declinar a participação na pesquisa e podem ser indevidamente influenciadas por dinheiro, fugas da rotina da prisão ou por promessas de liberdade. A subparte C das regulamentações federais dos EUA limita os tipos de pesquisas que são permitidos com pessoas privadas de liberdade utilizando verbas federais e exige uma apreciação mais minuciosa pelo CEP e aprovação pelo Department of Health and Human Services. Entretanto, muitas instituições exigem as mesmas normas rigorosas de revisão pelo CEP para quaisquer pesquisas com pessoas privadas de liberdade. Em anos recentes, para melhorar a base de evidências, as pessoas que advogam pelos direitos dessa população têm pressionado para incluir mais pessoas privadas de liberdade nos ensaios clínicos para novos tratamentos promissores, como aqueles desenvolvidos para tratar a infecção pelo HIV e a hepatite C.

Pesquisas com pessoas que têm dificuldade para compreender os riscos e benefícios da pesquisa

Existem muitas causas comuns de vulnerabilidade que não são abordadas pelas normas federais dos EUA, incluindo comprometimento da capacidade decisória, baixa escolaridade, baixo letramento em saúde e baixa numeracia. Por exemplo, pessoas com baixo letramento ou com comprometimento da memória podem ser protegidas por meio de processos de consentimento que apresentam informações de forma oral e em pequenos segmentos, verificam a compreensão do participante e incluem membros da família e pessoas que advogam por seus direitos para encorajar questionamentos e fornecer apoio.

Diferenças de poder

Indivíduos institucionalizados, como os que residem em instituições de longa permanência, podem se sentir pressionados a participar de pesquisas e a se submeterem a pessoas que controlam sua rotina diária. Eles podem achar que a recusa em participar da pesquisa poderá levar a retaliações por parte das autoridades da instituição ou comprometer outros aspectos de sua rotina diária.

Se o pesquisador de um estudo também for o médico responsável pelo atendimento de um potencial participante, este poderá hesitar em se recusar a participar, com receio de que o médico terá menos interesse no seu cuidado. É possível mitigar esse risco organizando para que a obtenção do consentimento informado seja feita por alguém que não seja o médico do paciente e para que esse médico não saiba se o paciente participou ou não. Da mesma forma, alunos e estagiários podem se sentir pressionados a participar de pesquisas conduzidas por seus instrutores ou supervisores. Para contornar esse problema, os CEP podem exigir que os pesquisadores recrutem participantes que não são seus alunos ou orientandos e proibir que eles saibam quem optou por não participar.

Desvantagens econômicas e sociais

Pessoas em situação socioeconômica desfavorável ou com menor acesso a cuidados de saúde podem ingressar em um estudo para obter pagamento ou cuidados médicos, sendo que, se tivessem maior renda, considerariam os riscos como inaceitáveis. Participantes com baixa escolaridade ou com baixo letramento em saúde podem não compreender informações sobre o estudo ou estar mais suscetíveis a influências de outras pessoas.

Caso 7.3 Pesquisa com residentes de instituições de longa permanência em um país de baixa renda

Suponha que, durante a pandemia da Covid-19, um grupo de pesquisadores tenha planejado um ensaio clínico randomizado controlado por placebo sobre uma vacina para Covid que recebeu autorização para uso emergencial nos Estados Unidos e em outros países, mas que não estava disponível em um país de baixa renda onde os pesquisadores tinham colaborações em andamento. No momento do estudo, a segurança e a eficácia das vacinas autorizadas para Covid não haviam sido estudadas em residentes de instituições de longa permanência com idade superior a 75 anos – um grupo com elevado risco para infecção pela Covid-19 e óbito. O estudo foi financiado pelo fabricante da vacina. Os achados teriam benefícios diretos para o cuidado de pacientes como aqueles arrolados para o estudo.

Naquele momento, as diretrizes do Centers for Disease Control and Prevention consideravam os residentes de instituições de longa permanência de idosos como tendo a maior prioridade para vacinação contra Covid-19. Os críticos poderiam argumentar que seria antiético conduzir um ensaio clínico no qual o grupo-controle seria privado de uma intervenção recomendada pelas diretrizes de saúde pública.

Caso 7.3 Pesquisa com residentes em instituições de longa permanência em um país de baixa renda (*continuação*)

O patrocinador do estudo e seu pesquisador principal poderiam propor fazer o estudo em um país de baixa renda com acesso muito limitado à vacinação durante a realização do estudo. Se a vacina se mostrasse segura e eficaz, os participantes no grupo placebo receberiam a vacina ativa, conforme as recomendações do CDC, ao término do estudo.

Historicamente, países de baixa renda têm sido utilizados para a realização de ensaios clínicos de intervenções que não estariam disponíveis nesses locais, mesmo após ter sido comprovada a eficácia e segurança dessas intervenções. Durante o início da epidemia do HIV, foram realizados ensaios clínicos controlados por placebo de novos antivirais em países em desenvolvimento. Esses ensaios clínicos seriam considerados antiéticos em países desenvolvidos, onde antirretrovirais estavam disponíveis para uso no grupo-controle. Atualmente, é considerado antiético realizar tais estudos se os pacientes nos países em desenvolvimento não tiverem acesso aos tratamentos que se mostrarem eficazes após o término do estudo (14,15).

Atualmente, usar controle com placebo em um ensaio clínico sobre uma nova intervenção em países de baixa renda quando há tratamento-padrão nos países de alta renda somente é considerado ético quando houver fortes justificativas para esse delineamento, quando os resultados do ensaio clínico trarão benefícios à população do país em que o estudo será feito e quando houver planos confiáveis (e não apenas intenções) para o acesso ao tratamento após o término do estudo.

No Caso 7.3, os participantes eram vulneráveis em diversos aspectos que poderiam limitar sua capacidade de fornecer o consentimento voluntário e informado:

- Por residirem em um país de baixa renda, tinham pouco acesso à vacinação fora de um ensaio clínico e poderiam, assim, acreditar que não haveria outra alternativa que não a participação no estudo para obter os benefícios da vacina (16).
- Os idosos residentes em instituições de longa permanência com déficit cognitivo, baixa escolaridade ou baixo letramento em saúde podem ser incapazes de fornecer o consentimento informado.
- Pessoas institucionalizadas, como aquelas que residem em instituições de longa permanência, têm sua autonomia comprometida de várias formas (como ao determinar quem tem acesso ao seu quarto, ao agendar horários de refeições e limpeza do quarto, etc.), que podem torná-los mais vulneráveis à coerção.

O princípio da justiça exige que seja feita uma distribuição justa dos ônus e dos benefícios da pesquisa. Não é justo, e poderia ser percebido como exploração, que pessoas que moram em países de baixa renda assumam os riscos e as inconveniências de pesquisas consideradas antiéticas no país de origem dos pesquisadores.

Os pesquisadores e os CEP que supervisionam esses estudos também podem proteger esses participantes vulneráveis das seguintes formas:

- **Deve haver revisão pelo CEP tanto no país onde o estudo será realizado quanto no país do patrocinador e dos pesquisadores.** Os CEP devem incluir pessoas que possam advogar pelos interesses das pessoas que residem em instituições de longa permanência, e os CEP nos Estados Unidos devem também incluir indivíduos familiarizados com a cultura do país e com os desafios de fazer pesquisa lá.
- **O processo de consentimento deve garantir que as informações a serem fornecidas sejam compreensíveis aos potenciais participantes.** Para isso, é necessário traduzir os documentos para os idiomas dos participantes, avaliar os conceitos relacionados à pesquisa que são culturalmente pouco familiares no país do estudo, solicitar que o processo de consentimento possa ser verificado de forma rigorosa por pessoas que possam defender os interesses dos pacientes e realizar pré-testes no país do estudo para assegurar que não haja influências indevidas decorrentes da dinâmica de poder que não sejam aparentes aos pesquisadores estrangeiros. O CEP pode exigir supervisores de organizações comunitárias de confiança no país do estudo para observar as discussões relacionadas ao consentimento.
- **Seria eticamente preferível arrolar apenas participantes capazes de fornecer o consentimento informado e voluntário** por conta própria, a não ser que o país do estudo tenha proteções robustas para pesquisas com pessoas que residem em instituições de longa permanência.
- **Por fim, o patrocinador do estudo e o governo do país onde o estudo será realizado devem acordar, antes do estudo iniciar, sobre a oferta de um acesso justo a uma vacina eficaz após o estudo ser encerrado (caso se descubra uma).** O acordo poderia incluir, por exemplo, doses de vacina gratuitas a outros residentes de instituições de longa permanência no país, bem como doses adicionais de vacinas a preço de custo. Nas negociações sobre o acesso pós-estudo, o governo do país onde o estudo será realizado poderá querer consultar organizações internacionais, como a Organização Mundial de Saúde, organizações de defesa de vacinação global, entidades de filantropia e um comitê consultivo comunitário.

■ RESPONSABILIDADES DOS PESQUISADORES

Má conduta científica

O Office for Research Integrity (Departamento de Integridade em Pesquisa) do governo federal dos EUA define a **má conduta em pesquisa** como fabricação, falsificação e plágio (17).

- **Fabricação** é inventar resultados e registrá-los ou relatá-los.
- **Falsificação** é manipular material, equipamento ou procedimentos de pesquisa, ou alterar/omitir dados ou resultados de maneira a deturpar os verdadeiros achados do estudo.
- **Plágio** é se apropriar de ideias, resultados ou palavras de outras pessoas e omitir o devido crédito.

De acordo com essa definição, a má conduta científica deve ser intencional (quando os pesquisadores estão cientes de que sua conduta foi errada) ou decorrente de imprudência (quando estão cientes de que o que eles fizeram tinha riscos substanciais e ignoraram esses riscos). A má conduta científica não abarca o erro honesto e diferenças de opinião cientificamente legítimas. A definição federal também não aborda outras atitudes antiéticas, como publicar o mesmo material mais de uma vez (publicação dupla), recusar em compartilhar materiais de pesquisa, ter desleixo na condução da pesquisa e na metodologia estatística e assédio sexual; as instituições de pesquisa devem lidar com esses problemas com base em outras regulamentações. O caso a seguir é um exemplo recente de má conduta científica que causou sérios danos aos participantes da pesquisa.

Caso 7.4 Modelo de predição baseado no genoma sobre a resposta ao tratamento oncológico

Um jovem pesquisador desenvolveu diversos testes baseados na expressão gênica para avaliar amostras de tumores para predizer as respostas de pacientes oncológicos à quimioterapia. Esses achados foram publicados em periódicos de alto impacto, e os testes foram usados em ensaios clínicos financiados pelo NIH. Bioestatísticos de outra universidade foram incapazes de reproduzir os seus achados. Eles identificaram diversos erros graves nas suas publicações, incluindo as trocas de rótulos entre tumores sensíveis e resistentes, listas incorretas de genes devido a erros na entrada dos dados, uso duplicado dos dados de alguns dos testes e falha em fixar adequadamente o algoritmo antes de avaliar seu desempenho. O pesquisador não abordou esses erros mesmo após eles terem sido publicados, e o NIH não conseguiu reproduzir os achados importantes do estudo.

Uma vez que não foi possível reproduzir a validade dos testes, o NIH determinou o encerramento de três ensaios clínicos randomizados que usavam esses modelos de predição. Ao final do processo, 14 artigos a respeito dos testes preditivos sofreram retratação. Após ter sido descoberto que o pesquisador falsificou o seu currículo, ele pediu demissão da sua posição no corpo docente da universidade. O Office for Research Integrity descobriu que ele tinha praticado má conduta em pesquisa ao falsificar dados de pesquisa em artigos publicados e em uma solicitação de financiamento federal (18).

Em outros casos amplamente divulgados, pesquisadores fabricaram ou alteraram intencionalmente os dados ao mostrarem uma falsa associação entre a vacina para sarampo-caxumba-rubéola e casos de autismo em crianças (19) e ao afirmarem terem derivado uma linhagem de células-tronco humanas usando transplante nuclear de células somáticas (20, 21). Situações de má prática como essas alimentam a desconfiança do público e dos médicos e ameaçam o financiamento público às pesquisas.

Havendo alegação de má conduta em pesquisa, tanto a agência de fomento quanto a instituição do pesquisador têm a responsabilidade de conduzir, em tempo hábil, investigação apropriada (22). Durante uma investigação desse tipo, tanto os denunciantes quanto os cientistas acusados têm direitos que devem ser respeitados. Os denunciantes devem ser protegidos contra retaliações, e os acusados devem ser informados sobre as acusações e ter oportunidade de responder a elas. As penalidades para má conduta comprovada em pesquisa incluem suspensão do auxílio de pesquisa, impossibilidade de novas solicitações de auxílio, perda de posição acadêmica, além de outras sanções administrativas, acadêmicas, criminais ou cíveis.

Autoria

Para merecer autoria (22), os pesquisadores devem:

- Fazer contribuições substanciais à concepção e ao delineamento do estudo, ou à análise e à interpretação dos dados, e
- Fazer contribuições substanciais à redação ou revisão do texto, e
- Dar a aprovação final do texto antes de submetê-lo para publicação.

A autoria honorária e a autoria fantasma não são eticamente aceitáveis. **Autores convidados** (ou autores honorários) são listados como autores mesmo tendo feito contribuições mínimas a um artigo, resumo ou outra publicação, como quando fornecem apenas seu prestígio, acesso a participantes, reagentes, assistência laboratorial ou financiamento. Não é adequado tornar-se autor após o estudo ter sido concluído, os dados analisados e a primeira versão do texto ter sido elaborada. **Autores fantasmas**, por outro lado, referem-se àqueles indivíduos que fazem contribuições substanciais ao artigo, mas *não* são listados como autores. Eles em geral são funcionários de indústrias farmacêuticas ou de empresas de redação científica. Quando os autores fantasmas não são listados, os leitores são levados a subestimar o papel da indústria no manuscrito. De acordo com um estudo, 25% dos artigos em periódicos de alto impacto tinham autores honorários e 12% tinham autores fantasmas (23).

Frequentemente surge discordância sobre quem deveria ser listado como autor ou sobre a ordem dos autores. Essas questões devem ser discutidas e decididas antes de iniciar a redação do texto. Mudanças na autoria deverão ser negociadas se forem decididas alterações nas responsabilidades pelo trabalho. Sugestões de como proceder diplomaticamente em tais negociações estão disponíveis (24). Uma vez que não há concordância sobre critérios para a ordem dos autores, algumas revistas solicitam que sejam descritas no artigo as contribuições de cada autor.

Conflitos de interesse

Os principais interesses de um pesquisador deveriam ser fornecer respostas válidas a questões científicas importantes e proteger a segurança dos participantes. **Conflitos de interesse** surgem quando os pesquisadores têm outros interesses que poderiam levar a viés na pesquisa, prejudicar sua objetividade ou comprometer a confiança pública na pesquisa (25, 26).

Tipos de conflitos de interesse

- **Conflitos de interesses financeiros.** Estudos com novos medicamentos, dispositivos e testes são normalmente financiados pela indústria. A preocupação ética surge quando os arranjos financeiros podem influenciar no delineamento e na condução do estudo, na interpretação exagerada de um resultado positivo e na omissão da publicação de resultados negativos (25). Se os pesquisadores possuírem patentes sobre a intervenção em estudo ou opções de ações da empresa fabricante do medicamento ou dispositivo em estudo, poderão obter lucros consideráveis se o tratamento se revelar eficaz. Por fim, o pagamento de consultorias, honorários ou presentes em espécie podem enviesar o julgamento de um pesquisador em favor do produto da empresa.
- **Conflitos de interesses profissionais.** Incentivos não financeiros, como reputação profissional e compromisso intelectual com uma ideia, podem levar a viés em favor de um resultado pré-concebido.

Abordagem aos conflitos de interesse

Todos os conflitos de interesse devem ser divulgados e, em alguns casos, o potencial de enviesar os resultados da pesquisa é tão grande que eles deveriam ser manejados ou evitados.

- **Reduzir a possibilidade de viés.** Um ensaio clínico bem delineado inclui diversas precauções-padrão que visam a controlar interesses conflitantes. Por exemplo, o pesquisador pode ser cego quanto à intervenção que o participante recebe, evitando assim que faça uma avaliação tendenciosa dos resultados. Além disso, um comitê independente de monitoramento de dados e segurança dos participantes (ver Capítulo 11) pode revisar os dados durante a pesquisa e decidir pela interrupção caso os benefícios ou malefícios sejam convincentemente evidentes. O processo de revisão por pares para concessão de verba de pesquisa e publicação de resumos e artigos também contribui para reduzir o viés.
- **Separar os papéis conflitantes.** Idealmente, os pesquisadores com fortes incentivos financeiros ou comprometimento intelectual com o assunto devem ser excluídos de papéis-chave no planejamento de um estudo, na análise dos dados ou na interpretação dos resultados; outros pesquisadores, sem tais características, devem assumir esses papéis. Isso deveria impedir, por exemplo, que um pesquisador que detém a patente da intervenção sob estudo sirva como pesquisador principal. Na realidade, entretanto, os fabricantes de medicamentos e dispositivos são frequentemente responsáveis por papéis-chave nos ensaios clínicos que patrocinam.
- **Controlar a análise e as publicações.** Em pesquisas financiadas pela indústria farmacêutica, os pesquisadores de instituições acadêmicas que são primeiros autores ou autores seniores devem garantir que o contrato de pesquisa concede controle sobre os dados primários e as análises estatísticas, bem como liberdade de publicação dos achados, mesmo nos casos em que o medicamento não seja eficaz (27). O pesquisador tem obrigação ética de se responsabilizar por todos os aspectos da pesquisa. O patrocinador tem o direito de revisar o texto, emitir sugestões e assegurar que as inscrições de patentes tenham sido encaminhadas ou preenchidas antes que o artigo seja submetido à publicação. Entretanto, o patrocinador não deverá exercer nenhum tipo de veto ou censura e tampouco insistir em aspectos específicos da redação do artigo.
- **Explicitar conflitos de interesse.** O NIH, outras agências de financiamento, órgãos federais, os CEP locais, os congressos científicos e as revistas médicas exigem que os autores explicitem os conflitos de interesse ao submeterem propostas de auxílio, resumos ou artigos. As indústrias farmacêuticas também são obrigadas a explicitar publicamente os pagamentos feitos a médicos nos Estados Unidos por meio do *site* https://openpaymentsdata.cms.gov/. Embora, isoladamente, essa seja uma resposta insuficiente a conflitos de interesses graves, pode coibir práticas difíceis de serem justificadas eticamente e permitir aos editores, revisores e leitores dos artigos avaliar o potencial para influência indevida.

- **Gerenciar os conflitos de interesse.** Se um determinado estudo apresentar importantes conflitos de interesse, a instituição de pesquisa, a agência de financiamento ou o CEP podem exigir certas garantias adicionais, como monitoramento mais próximo do processo de consentimento informado ou modificação do papel do pesquisador que apresenta o conflito.
- **Proibir certas situações.** Para prevenir os conflitos de interesse, as agências de financiamento e as instituições acadêmicas podem proibir que detentores de patentes sobre uma intervenção ou pessoas ligadas à empresa que fabrica a intervenção sejam os pesquisadores principais em um ensaio clínico.

■ QUESTÕES ÉTICAS ESPECÍFICAS A CERTOS TIPOS DE ESTUDOS

Ensaios clínicos randomizados

Embora os ensaios clínicos randomizados sejam o delineamento mais rigoroso para avaliar intervenções, eles apresentam duas preocupações éticas que são exclusivas deles: os pesquisadores realizam intervenções nos participantes e o grupo que recebe a intervenção é determinado ao acaso. Uma justificativa ética para designar aleatoriamente um tratamento é que as intervenções do estudo estão em **equipolência** (*equipoise*), um conceito que parece claro em termos intuitivos, porém é difícil de definir com precisão (28). A equipolência não exige um equilíbrio exato entre os braços do estudo, mas deve haver incerteza ou controvérsia genuínas sobre qual braço do estudo é superior, de modo que os participantes não serão muito prejudicados se permitirem que seu cuidado seja determinado pela randomização, e não pelo seu médico pessoal.

As pessoas que participam de um ensaio clínico recebem uma intervenção cujos efeitos adversos muitas vezes são desconhecidos. Portanto, deve ser feito um monitoramento cuidadoso para assegurar que os participantes não sofram danos. Para a maioria dos ensaios clínicos, isso inclui constituir um comitê de monitoramento dos dados e da segurança que revisa de forma intermitente os dados do estudo e tem autoridade para recomendar sua interrupção caso haja dano estatisticamente e clinicamente significativo associado à intervenção (ver Capítulo 11).

A escolha da intervenção apropriada para o grupo-controle pode também gerar inquietações éticas. Caso haja um cuidado eficaz que seja considerado padrão para a doença, o grupo-controle deve ter acesso a ele. Entretanto, controles com placebo podem ser aceitáveis em ensaios clínicos de curta duração que não ofereçam riscos sérios aos participantes, como em estudos sobre dores leves e autolimitadas. Os participantes devem ser informados sobre as intervenções eficazes disponíveis fora do estudo.

Também é antiético continuar um ensaio clínico caso haja evidências convincentes de que o tratamento é eficaz ou danoso ou se o ensaio clínico não conseguirá responder à questão de pesquisa devido a um baixo recrutamento, elevado abandono ou taxa inadequada de desfechos. Análises periódicas de dados interinos por um comitê independente de monitoramento da segurança e dos dados podem determinar se um ensaio deveria ser suspenso precocemente devido a essas razões (29). Essas análises interinas não devem ser realizadas pelos pesquisadores do estudo, pois o descegamento para os achados interinos podem resultar em viés se o estudo continuar, e os pesquisadores muitas vezes têm um conflito de interesse em relação a continuar ou interromper um estudo. Os procedimentos para análise interina de dados de estudos em andamento e as regras estatísticas para interrupção dos estudos devem ser especificados antes de os participantes começarem a ser incluídos.

Ensaios clínicos conduzidos em países em desenvolvimento apresentam dilemas éticos adicionais, como visto no Caso 7.3.

Pesquisa com dados e materiais biológicos previamente coletados*

Biotecas de amostras de sangue e de outros materiais biológicos armazenados permitem que futuramente sejam realizados novos estudos sem a necessidade de coletar novas amostras. Embora a pesquisa com amostras e dados previamente coletados não ofereça nenhum risco físico aos participantes, pode haver preocupações éticas. O consentimento para estudos futuros não especificados

---

*N. de R.T. No Brasil, a Resolução CNS nº 441, de 12 de maio de 2011, que trata do armazenamento e utilização de material biológico humano com finalidade de pesquisa pode ser encontrada em http://conselho.saude.gov.br/resolucoes/2011/Reso441.pdf

é complicado, porque não é possível prever o tipo de pesquisa que será realizado posteriormente. Além disso, os participantes podem se opor a certos usos futuros dos dados e das amostras biológicas, mesmo se a identidade deles não puder ser determinada. Se ocorrerem quebras de confidencialidade, como pela reidentificação de sequências genômicas, elas poderão levar a estigma e discriminação. Os grupos que participam de uma pesquisa podem estar sujeitos a danos até mesmo se não houver dano aos participantes individuais, como no Caso 7.5.

Caso 7.5 Pesquisa com amostras previamente coletadas

Pesquisadores da University of Arizona estudaram marcadores genéticos associados ao diabetes na tribo nativo-americana Havasupai, que tem elevado risco de desenvolver a doença. Embora o formulário de consentimento tenha informado que as amostras poderiam ser usadas para estudar transtornos comportamentais ou doenças médicas, a comunicação com a tribo e as discussões sobre o consentimento com os participantes focaram no diabetes. Mais tarde, as amostras foram usadas para estudar a base genética da esquizofrenia e padrões ancestrais de migrações. A tribo alegou que esses estudos estavam fora do escopo do consentimento original. Além disso, os estudos sobre esquizofrenia eram estigmatizantes e o estudo sobre genética evolutiva apresentou uma narrativa contrária à história que a tribo tinha sobre sua origem. A tribo processou a University of Arizona em 50 milhões de dólares, chegando ambas as partes a um acordo com o pagamento de 700 mil dólares. A universidade se desculpou e devolveu as amostras genéticas remanescentes (30).

Atualmente, nos Estados Unidos, é permitido fazer pesquisas sem consentimento usando amostras biológicas que já foram coletadas, desde que a identidade dos participantes não possa ser determinada com facilidade. No entanto, já foi sugerido que deveria-se solicitar aos participantes que forneçam consentimento prospectivamente para pesquisas secundárias realizadas com amostras biológicas coletadas para fins de cuidados clínicos, mas que não são mais necessárias para essa finalidade, como sangue remanescente, biópsias ou amostras coletadas em cirurgias (31).

Quando novas amostras biológicas forem coletadas para uso futuro em pesquisa, os formulários de consentimento deverão permitir que os participantes da pesquisa concordem ou não com certas categorias gerais para o uso posterior de suas amostras. Como exemplo, os participantes poderão concordar com o uso de suas amostras em pesquisas futuras:

- Para todas as pesquisas futuras aprovadas por um CEP e um painel de revisão científica; *ou*
- Apenas para pesquisas sobre condições específicas; *ou*
- Apenas para o estudo atual e não para estudos futuros.

Os participantes também devem ser informados se os dados e amostras identificáveis serão compartilhados com outros pesquisadores. Além disso, os participantes devem estar cientes de que descobertas científicas de estudos com amostras da bioteca do estudo poderão ser patenteadas e transformadas em produtos comerciais.

Pesquisa que utiliza inteligência artificial e *big data*

Por meio da inteligência artificial (IA), os computadores conseguem realizar atividades tipicamente feitas por humanos. O aprendizado de máquina (*machine learning*) é um tipo de IA que aprende automaticamente e melhora seu desempenho sem novas programações. Exemplos não clínicos incluem protocolos para reconhecimento facial, sugestão de novas compras, triagem de candidatos a uma vaga de emprego e avaliação de crédito. Essas técnicas são promissoras para qualificarem o cuidado clínico e a administração de cuidados em saúde, como no diagnóstico de câncer de pele e de doenças oftalmológicas e na avaliação de imagens radiológicas. Entretanto, os algoritmos de aprendizado de máquina são de difícil compreensão, e confiar nos dados subjacentes sem validação clínica pode resultar em protocolos errôneos, limitados ou enviesados. Fora da medicina clínica, é comum a presença de viés em algoritmos de IA devido à utilização de dados de derivação e validação não representativos.

Caso 7.6 Algoritmo de aprendizado de máquina para predizer pacientes de alto custo

Uma pesquisadora desenvolve um algoritmo de aprendizado de máquina para predizer quais pacientes desenvolverão desfechos adversos relacionados aos cuidados em saúde, utilizando para isso dados anonimizados (ou desidentificados) dos registros do prontuário eletrônico de 50.000 pacientes. O objetivo é direcionar programas de gerenciamento de cuidados a pacientes de alto risco para melhorar seus desfechos. A pesquisadora seleciona como variável de desfecho os custos futuros com o cuidado em saúde. Um algoritmo bem-sucedido pode permitir que a organização prestadora de cuidados de saúde melhore a qualidade do atendimento aos pacientes de alto risco ou economize recursos evitando readmissões hospitalares, cuidados pós-agudos e outros cuidados de alto custo (32).

Em média, os cuidados de saúde para pacientes negros têm custos menores do que os para pacientes brancos (exceto em consultas em emergências e hemodiálise), provavelmente porque eles têm um menor acesso ao cuidado de saúde. Com base nesses dados, algoritmos de IA que direcionam os pacientes de alto custo para programas de gerenciamento do cuidado podem oferecer tais programas preferencialmente para pacientes brancos, em detrimento de pacientes negros que estão mais doentes (32). Esse viés viola o princípio da justiça, ao negar acesso a cuidados benéficos aos pacientes que mais necessitam. Entretanto, se o desfecho do algoritmo for modificado para situação de saúde, definida como o número de doenças crônicas, o percentual de pacientes negros que recebem oferta desse programa irá duplicar, uma vez que eles têm um maior número e uma maior gravidade de condições médicas crônicas do que os brancos. Além disso, o percentual de custos totais incorridos (e, portanto, potencialmente economizados) entre pacientes identificados pelo algoritmo aumenta. Portanto, a escolha da variável de desfecho pode levar tanto ao viés quanto à redução da eficácia do algoritmo.

Os pesquisadores que estão desenvolvendo e testando algoritmos preditivos utilizando IA podem reduzir o viés empregando bancos de dados de treinamento e validação que sejam representativos da população-alvo para a qual o algoritmo será aplicado e garantindo que o conjunto de treinamento não inclua casos históricos nos quais as decisões foram tendenciosas. Por exemplo, os algoritmos de IA para diagnóstico de câncer de pele deveriam incluir no banco de dados de treinamento casos de pessoas negras e asiáticas, que tendem a manifestar quadros diferentes do que pessoas brancas. Os algoritmos para predizer doença arterial coronariana precisam assegurar que eles não irão gerar resultados enviesados em mulheres e em pessoas negras, uma vez que os testes apropriados não foram solicitados aos pacientes desses grupos que estão no banco de dados. Além disso, o algoritmo deve ser testado em populações diversas, nas quais ele deve alcançar um desempenho equitativo (33). Existem diretrizes de consenso para a elaboração de protocolos de ensaios clínicos que utilizam intervenções de IA (34).

Ensaios clínicos que utilizam sensores e dispositivos móveis relacionados à saúde

Aplicativos de *smartphone* e sensores vestíveis possibilitam a coleta de uma ampla gama de dados de saúde, incluindo a frequência e o ritmo cardíacos, a glicemia, o nível de atividade física e padrões de voz e fala. Essas tecnologias, coletivamente denominadas saúde móvel, permitem a coleta passiva de dados de saúde e vêm sendo empregadas em condições como arritmias, hipertensão, diabetes, doença de Parkinson e depressão. A saúde móvel (*mobile health*) pode oferecer a oportunidade de identificar fatores de risco para doenças, acompanhar a história natural da doença e apoiar ensaios clínicos randomizados com preditores ou desfechos de saúde móvel. Entretanto, a maior parte dos dispositivos e aplicativos móveis tem baixa acurácia (ou não foram testados quanto à acurácia) (35), e as populações que utilizam esses dispositivos de forma regular podem ser altamente selecionadas.

O caso a seguir envolvendo pesquisas com sensores eletrônicos em um país de baixa renda demonstra algumas questões éticas que podem surgir com o uso dessas tecnologias.

Caso 7.7 Pesquisa sobre malária utilizando sensores digitais

Uma pesquisadora com interesse em malária propõe um estudo descritivo sobre a adesão aos mosquiteiros tratados com inseticida em um país de baixa renda com alta incidência de malária (36). Esses mosquiteiros são uma intervenção-padrão de saúde pública, mas seu uso real é pouco estudado. O uso de sensores pode permitir medidas mais acuradas da adesão do que o autorrelato do uso dos mosquiteiros. Os sensores de primeira geração detectam apenas se o mosquiteiro foi instalado ou não. Sensores de segunda geração, que têm gravação em vídeo e sensores de proximidade, também podem detectar se alguém está deitado embaixo do mosquiteiro e identificar essa pessoa. Saber quais crianças não infectadas, que são a população em maior risco, estão embaixo dos mosquiteiros pode permitir planejar intervenções preventivas mais eficazes.

Embora esse estudo proposto aborde um problema importante de saúde pública, ele levanta várias questões éticas graves. Primeiramente, o uso de monitores traz preocupações relacionadas à privacidade e confidencialidade, especialmente para pessoas que estão dormindo na cama e não deram o consentimento para serem estudadas ou nem sabiam que uma pesquisa estava sendo feita. Sua privacidade será violada, e quebras de confidencialidade podem provocar danos, por exemplo se houver uma relação sexual extraconjugal. O estigma da infidelidade conjugal pode ser ainda maior para mulheres do que para homens na cultura local. As consequências da quebra de confidencialidade serão altas se a equipe de pesquisa planejar contratar assistentes de pesquisa da área onde o estudo será realizado. Essa estratégia facilita o arrolamento no estudo e fornece benefícios tangíveis às localidades onde o estudo será realizado. Entretanto, também aumenta a probabilidade de que os assistentes de pesquisa já conhecerão os participantes do estudo.

Antes de implementar um estudo como o do Caso 7.7, os pesquisadores devem avaliar a aceitabilidade de sensores digitais, especialmente sensores com vídeo, por meio de estudos-piloto, painéis consultivos na comunidade e métodos de pesquisa participativa na comunidade (36, 37).

■ OUTRAS QUESTÕES

Pagamento aos participantes da pesquisa*

Os participantes da pesquisa clínica merecem pagamento pelo seu tempo e esforço, bem como reembolso por gastos como transporte e por deixar alguém cuidando das crianças. Em termos práticos, o pagamento pode também ser necessário para arrolar e reter os participantes. É comum oferecer somas mais altas aos participantes de pesquisas de maior inconveniência ou risco. Entretanto, os pagamentos também geram preocupações éticas sobre a indução inapropriada dos participantes a tomarem parte na pesquisa e sobre a justiça desse comportamento. Se eles receberem mais por participarem de pesquisas arriscadas, pessoas de nível socioeconômico mais baixo poderão ser seduzidas a correrem riscos que julgariam inaceitáveis se estivessem em melhores condições de julgamento. A fim de evitar a indução inapropriada, foi sugerido que as compensações sejam calculadas de acordo com os gastos reais dos participantes e que o tempo dispensado seja pago de acordo com uma tarifa por hora de trabalho não especializado (38).

Impacto clínico da pesquisa

No início de suas carreiras, os pesquisadores podem sentir-se motivados a publicar artigos para estabelecer sua reputação profissional. Entretanto, a reputação é conquistada com base na importância das publicações e não apenas em sua quantidade. Não é considerado ético usar recursos de pesquisa para colocar os participantes em risco quando o estudo não tem como objetivo abordar questões que melhorarão sua saúde e qualidade de vida. Tampouco é ético utilizar um delineamento mais fraco para o estudo ou conduzir um estudo de baixa qualidade que não conseguirá responder a questão de pesquisa.

---

*N. de R.T. No Brasil, a Resolução 466/2012 estipula que a participação na pesquisa deve ser gratuita, porém abre a possibilidade de pagamento aos participantes nas pesquisas de Fase I ou de bioequivalência, possibilidade essa não prevista na resolução anterior (196/1996). Estipula também que os participantes devem ser ressarcidos pelos custos que tiverem com sua participação.

■ RESUMO

1. Os pesquisadores devem garantir que seus projetos observem os **princípios éticos do respeito à pessoa, da beneficência, da justiça e de falar a verdade**.
2. Os pesquisadores devem garantir que as pesquisas estejam em concordância com as **regulamentações federais**. Os aspectos mais importantes são o **consentimento informado** e a **apreciação pelo CEP**. Durante o processo de consentimento informado, os pesquisadores devem explicar aos potenciais participantes a natureza do projeto e seus procedimentos, o potencial de riscos, os benefícios e as alternativas. Os pesquisadores devem garantir a confidencialidade das informações dos participantes, observando o HIPAA Health Privacy Rule.
3. **Populações vulneráveis**, como crianças, pessoas privadas de liberdade e pessoas com capacidade mental reduzida ou desvantagem social, **requerem proteções adicionais**.
4. **Os pesquisadores devem ter integridade ética.** Não podem cometer atos de má conduta científica, definidos como fabricação, falsificação ou plágio. Os pesquisadores precisam explicitar e gerenciar de forma adequada seus conflitos de interesse. Eles devem seguir critérios apropriados para autoria, sendo listados como autores em um artigo apenas se tiverem feito contribuições intelectuais substanciais, e assegurando que todas as pessoas que contribuíram de forma substancial para o estudo sejam listadas como autores.
5. **Em certos tipos de pesquisa, outras questões éticas devem ser abordadas.** Nos ensaios clínicos randomizados, os braços da intervenção devem estar em equipolência, os controles devem receber intervenções apropriadas e o estudo não deve ser continuado quando se demonstrar que um dos braços é mais eficaz ou danoso. Quando a pesquisa utilizar materiais biológicos ou dados coletados previamente, é importante dar especial atenção à confidencialidade. Na pesquisa conduzida em países de baixa e média renda, é necessário dedicar especial atenção ao princípio da justiça.

REFERÊNCIAS

1. Jones JH, King NMP. Bad blood thirty years later: a Q&A with James H. Jones. *J Law Med Ethics*. 2012;40(4):867-872.
2. The National Commission for the Protection of Human Subjects of Biomedical and Behavioral Research. The Belmont Report. Ethical Principles and Guidelines for the Protection of Human Subjects of Research [Internet]. HHS.gov. 1979 [cited 2021 Feb 12]. https://www.hhs.gov/ohrp/regulations-and-policy/belmont-report/read-the-belmont-report/index.html.
3. Department of Health and Human Services. *Federal Policy for the Protection of Human Subjects*. 45 CPR 46 [Internet]. Electronic Code of Federal Regulations (eCFR). 2017 [cited 2021 Feb 12]. https://www.ecfr.gov/.
4. Lo B, Barnes M. Federal research regulations for the 21st century. *N Engl J Med*. 2016;374(13):1205-1207.
5. Emanuel EJ, Menikoff J. Reforming the regulations governing research with human subjects. *N Engl J Med*. 2011;365:1145-1150.
6. Office of Human Research Protections. *Expedited Review Procedures Guidance* (2003) [Internet]. HHS.gov. 2003 [cited 2021 Feb 12]. https://www.hhs.gov/ohrp/regulations-and-policy/guidance/guidance-on-expedited-review-procedures/index.html.
7. Joffe S, Mack JW. Deliberation and the life cycle of informed consent. *Hastings Cent Rep*. 2014;44(1):33-35.
8. Nishimura A, Carey J, Erwin PJ, Tilburt JC, Murad MH, McCormick JB. Improving understanding in the research informed consent process: a systematic review of 54 interventions tested in randomized control trials. *BMC Med Ethics*. 2013;14(1):28.
9. Institute of Medicine. *Challenges and Opportunities in Using Residual Newborn Screening Samples for Translational Research: Workshop Summary* [Internet]. 2010 [cited 2021 Mar 4]. https://www.nap.edu/catalog/12981/challenges-and-opportunities-in-using-residual-newborn-screening-samples-for-translational-research.
10. Wolf LE, Beskow LM. New and improved? 21st century cures act revisions to certificates of confidentiality. *Am J Law Med*. 2018;44(2-3):343-358.
11. Nass SJ, Levit LA, Gostin LO, editors. *Beyond the HIPAA Privacy Rule: Enhancing Privacy, Improving Health Through Research [Internet]*. National Academies Press (US); 2009 [cited 2021 Feb 12]. http://www.ncbi.nlm.nih.gov/books/NBK9578/.
12. Gordon BG. Vulnerability in research: basic ethical concepts and general approach to review. *Ochsner J*. 2020;20(1):34-38.
13. Weisleder P. Helping them decide: a scoping review of interventions used to help minors understand the concept and process of assent. *Front Pediatr*. 2020;8:25.
14. HIV Prevention Trials Network. *Updated Ethics Guidance for HIV Prevention Research* [Internet]. 2020 [cited 2021 Jan 31]. https://www.hptn.org/news-and-events/announcements/updated-ethics-guidance-hiv-prevention-research.

15. *The Ethics of Research in Developing Countries* [Internet]. The Nuffield Council on Bioethics. 2002 [cited 2021 Jan 31]. https://www.nuffieldbioethics.org/topics/research-ethics/research-in-developing-countries.
16. Ndebele P. The Declaration of Helsinki, 50 years later. *JAMA*. 2013;310(20):2145-2146.
17. Office of Research Integrity. *Definition of Research Misconduct | ORI—The Office of Research Integrity* [Internet] [cited 2021 Feb 12]. https://ori.hhs.gov/definition-misconduct.
18. Institute of Medicine. *Evolution of Translational Omics: Lessons Learned and the Path Forward* [Internet]. 2012 [cited 2020 Dec 28]. https://www.nap.edu/catalog/13297/evolution-of-translational-omics-lessons-learned-and-the-path-forward. (See Appendix B).
19. Godlee F, Smith J, Marcovitch H. Wakefield's article linking MMR vaccine and autism was fraudulent. *BMJ*. 2011; 342:c7452.
20. Chong S, Normile D. How young Korean researchers helped unearth a scandal. *Science*. 2006;311(5757):22-25.
21. Chong S. Investigations document still more problems for stem cell researchers. *Science*. 2006;311(5762):754-755.
22. Mello MM, Brennan TA. Due process in investigations of research misconduct. *N Engl J Med*. 2003;349(13):1280-1286.
23. Wislar JS, Flanagin A, Fontanarosa PB, Deangelis CD. Honorary and ghost authorship in high impact biomedical journals: a cross sectional survey. *BMJ*. 2011;343:d6128.
24. Browner WS. Authorship. In: *Publishing and Presenting Clinical Research*. 3rd ed. Wolters Kluwer; 2013.
25. Lo B, Field M, editors. *Conflict of Interest in Medical Research, Education, and Practice* [Internet]. 2009 [cited 2021 Feb 13]. https://www.nap.edu/catalog/12598/conflict-of-interest-in-medical-research-education-and-practice.
26. Fineberg HV. Conflict of interest: why does it matter? *JAMA*. 2017;317(17):1717-1718.
27. DeAngelis CD, Fontanarosa PB. Ensuring integrity in industry-sponsored research: primum non nocere, revisited. *JAMA*. 2010;303(12):1196-1198.
28. Joffe S, Miller FG. Equipoise: asking the right questions for clinical trial design. *Nat Rev Clin Oncol*. 2012;9(4): 230-235.
29. Ellenberg SS, Fleming TR, DeMets DL. *Data Monitoring Committees in Clinical Trials: A Practical Perspective*. 2nd ed. Wiley; 2019:496.
30. Mello MM, Wolf LE. The Havasupai Indian tribe case—lessons for research involving stored biologic samples. *N Engl J Med*. 2010;363(3):204-207.
31. Wolinetz CD, Collins FS. Recognition of research participants' need for autonomy: remembering the legacy of Henrietta Lacks. *JAMA [Internet]*. 2020 [cited 2020 Nov 6];324:1027-1028. https://jamanetwork.com/journals/jama/fullarticle/2769506.
32. Obermeyer Z, Powers B, Vogeli C, Mullainathan S. Dissecting racial bias in an algorithm used to manage the health of populations. *Science*. 2019;366(6464):447-453.
33. Zou J, Schiebinger L. AI can be sexist and racist—it's time to make it fair. *Nature*. 2018;559(7714):324-326.
34. Rivera SC, Liu X, Chan A-W, et al. Guidelines for clinical trial protocols for interventions involving artificial intelligence: the SPIRIT-AI Extension. *BMJ [Internet]*. 2020 [cited 2020 Dec 27];370. https://www.ncbi.nlm.nih.gov/pmc/articles/PMC7490785/.
35. Freeman K, Dinnes J, Chuchu N, et al. Algorithm based smartphone apps to assess risk of skin cancer in adults: systematic review of diagnostic accuracy studies. *BMJ [Internet]*. 2020 [cited 2021 Feb 13];368. https://www.ncbi.nlm.nih.gov/pmc/articles/PMC7190019/.
36. Krezanoski P, Haberer J. Objective monitoring of mosquito bednet usage and the ethical challenge of respecting study bystanders' privacy. *Clin Trials Lond Engl*. 2019;16(5):466-468.
37. Fairchild AL. Objective monitoring of mosquito bednet usage and the ethical challenge of privacy revelations about study bystanders: ethical analysis. *Clin Trials Lond Engl*. 2019;16(5):469-472.
38. Gelinas L, Largent EA, Cohen IG, Kornetsky S, Bierer BE, Lynch HF. A framework for ethical payment to research participants. *N Engl J Med [Internet]*. 2018 [cited 2021 Feb 13]. https://www.nejm.org/doi/10.1056/NEJMsb1710591.

APÊNDICE 7A
Exercícios para o Capítulo 7. Abordando questões éticas

1. A questão de pesquisa envolve a identificação de genes associados a um maior risco de desenvolver diabetes tipo 2. A pesquisadora descobre que amostras de sangue armazenadas e dados clínicos estão disponíveis em um estudo de coorte prospectivo já concluído sobre fatores de risco para doença arterial coronariana. Esse estudo coletou dados basais sobre dieta, atividade física, características clínicas e medidas de colesterol e hemoglobina A1c. Dados de seguimento estão disponíveis sobre desfechos coronarianos e desenvolvimento de diabetes. O estudo proposto irá realizar sequenciamento de DNA em participantes; não serão necessárias novas amostras de sangue.
    a. O estudo pode ser realizado usando apenas o consentimento informado original do estudo de coorte?
    b. Se o consentimento original não incluiu a permissão para esse tipo de estudo, como os pesquisadores podem realizar o estudo planejado?
    c. Ao delinear novos estudos que irão armazenar amostras de sangue, como os pesquisadores podem planejar estudos futuros que usam seus dados e amostras?
2. Uma pesquisadora planeja um ensaio clínico randomizado de fase III sobre um novo quimioterápico promissor no tratamento do câncer de cólon avançado. Para reduzir o tamanho da amostra, ela gostaria de realizar um estudo controlado por placebo, em vez de compará-lo com o tratamento atual.
    a. Quais são as preocupações éticas sobre um controle com placebo nessa situação?
    b. É possível realizar um estudo controlado por placebo de forma eticamente aceitável?
3. Uma pesquisadora planeja um estudo de viabilidade para um futuro ensaio clínico sobre uma vacina contra o HIV. Os objetivos são determinar se é possível recrutar uma coorte de participantes com alta taxa de soroconversão, apesar de um aconselhamento moderno para a prevenção do HIV, e se o seguimento nessa coorte será suficientemente elevado para realizar o ensaio clínico da vacina. Os participantes serão pessoas com risco aumentado para o HIV, incluindo usuários de drogas injetáveis, pessoas que fazem sexo por dinheiro e outras pessoas com múltiplos parceiros sexuais. A maioria dos participantes será de indivíduos com baixa escolaridade e baixo nível de conhecimentos relacionados à saúde. O estudo será um estudo de coorte observacional, com seguimento de 2 anos para determinar as taxas de soroconversão e de adesão ao seguimento do estudo.
    a. O que as normas federais dos EUA exigem que seja informado aos participantes como parte do consentimento informado?
    b. Que passos devem ser tomados para garantir que o consentimento seja realmente informado nesse contexto?
    c. Qual é a responsabilidade dos pesquisadores durante esse estudo observacional para reduzir o risco de HIV nesses participantes de alto risco?

SEÇÃO II

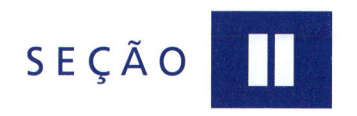

Delineamentos de estudo

CAPÍTULO 8

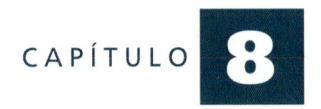

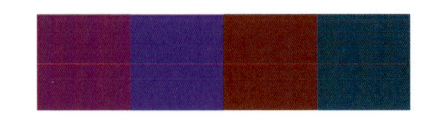

Delineando estudos transversais e de coorte

Thomas B. Newman, Warren S. Browner e Steven R. Cummings

Os **estudos observacionais** têm dois objetivos principais: **descritivo**, ao examinar as distribuições das variáveis em uma população, e **analítico**, ao examinar as associações entre essas variáveis. Neste capítulo, apresentamos dois delineamentos observacionais básicos, que são definidos de acordo com o plano temporal em que são feitas as aferições.

No **estudo transversal**, todas as aferições são feitas em uma única ocasião ou dentro de um curto espaço de tempo. Obtém-se uma amostra da população e examinam-se as distribuições das variáveis dentro dessa amostra, designando as variáveis preditoras e de desfecho com base na plausibilidade biológica, em informações históricas ou nas suas hipóteses de pesquisa. Por exemplo, se o pesquisador estiver interessado em estudar a relação entre peso corporal e pressão arterial, ele poderia medir essas variáveis em cada participante em uma única visita na clínica onde é feita a pesquisa e avaliar se os participantes com peso corporal mais alto eram mais propensos a apresentar hipertensão.

Em um **estudo de coorte**, as aferições ocorrem ao longo de um período de tempo em um grupo de participantes que foram identificados no início do estudo (a "coorte"). A característica que define os estudos de coorte é que um grupo é reunido no início do estudo e acompanhado **longitudinalmente** (ao longo do tempo). Assim como no estudo transversal não há diferença estrutural entre preditores e desfechos, no estudo de coorte não há diferença estrutural entre um preditor de maior interesse (como uma exposição ou tratamento) e outros preditores do desfecho (frequentemente chamados de covariáveis). Por exemplo, um pesquisador poderia medir o consumo de ovos e outras covariáveis (como outros hábitos alimentares, idade e tabagismo) em uma coorte de participantes do estudo e, em seguida, acompanhar essa coorte ao longo do tempo para determinar a relação entre o consumo de ovos e a **incidência** de doenças cardiovasculares; o mesmo estudo também poderia quantificar os efeitos das covariáveis (1). Neste capítulo, discutimos os delineamentos de **coorte prospectiva** e **retrospectiva**, bem como delineamentos de **coortes múltiplas**. Também abordamos a importância de otimizar a retenção dos participantes na coorte durante o seguimento e abordagens básicas para a análise estatística.

■ ESTUDOS TRANSVERSAIS

Delineamento básico

Em um estudo transversal, todas as aferições são realizadas aproximadamente ao mesmo tempo, sem período de seguimento (Figura 8.1). Esse tipo de delineamento é adequado para descrever variáveis e seus padrões de distribuição, como foi feito no National Health and Nutrition Examination Survey (NHANES, Inquérito Nacional de Saúde e Nutrição). O NHANES-I foi realizado de 1971 a 1975 e entrevistou e examinou uma amostra projetada para representar toda a população dos EUA com idade entre 1 e 74 anos. Esse estudo transversal foi uma importante fonte de informação sobre a saúde e os hábitos da população norte-americana naquele período, fornecendo estimativas valiosas, como a prevalência de tabagismo em diferentes grupos demográficos. Após o NHANES I, foram realizados outros estudos transversais, como o NHANES II (1976 a 1980), o HANES hispânico (1982 a 1984) e o NHANES III (1988 a 1994). Desde 1999, os inquéritos NHANES têm sido realizados continuamente e revisados a cada 2 anos (2). Os bancos de dados e formulários de coleta de dados do NHANES estão disponíveis para uso público no *site* do Centers for Disease Control (CDC; www.cdc.gov/nchs/nhanes.htm).

Os estudos transversais são frequentemente utilizados para examinar associações entre variáveis, mas a escolha de quais variáveis rotular como preditoras e como desfechos depende das hipóteses de causa e efeito do pesquisador, e não apenas do delineamento do estudo. Enquanto fatores constitucionais, como idade, raça e sexo atribuído ao nascimento, são sempre considerados preditores, já que não podem ser alterados por outras variáveis, outros podem ser rotulados como preditores ou desfechos, dependendo da hipótese causal do pesquisador. Por exemplo, no NHANES III, foi encontrada uma associação entre obesidade infantil e o tempo gasto assistindo televisão (3). Nesse caso, a decisão de rotular a obesidade ou o hábito de assistir televisão como o preditor e o outro como o desfecho depende da hipótese causal do pesquisador.

Diferentemente dos estudos de coorte, que possuem uma dimensão temporal longitudinal e permitem estimar a **incidência** (proporção de indivíduos que *desenvolvem* uma doença ou condição ao longo do tempo), os estudos transversais fornecem informações apenas sobre a **prevalência**, ou seja, a proporção de pessoas que *têm* uma doença ou condição em um dado momento (Tabela 8.1). Estudos transversais em populações clínicas (como pacientes com dor abdominal no serviço de emergência) são muito úteis para os médicos, pois ajudam a estimar a probabilidade de um paciente ter uma determinada doença (como apendicite), sendo que uma maior prevalência aumenta a "probabilidade prévia" (probabilidade pré-teste) da doença (Capítulo 12). Além disso, estudos transversais são importantes para planejadores de saúde que desejam conhecer a quantidade de pessoas com determinadas doenças a fim de alocar recursos adequados para o tratamento. Ao analisar estudos transversais, a prevalência do desfecho pode ser comparada entre aqueles com e sem uma exposição, resultando na razão de *prevalências* do desfecho, que é o equivalente transversal da **razão de riscos**.

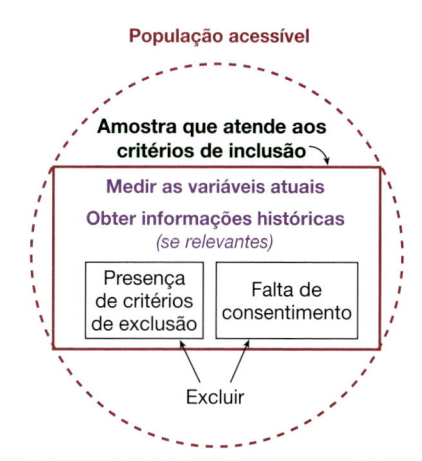

■ **FIGURA 8.1 Estudo transversal.** Em um estudo transversal, as etapas são:
• Selecionar da população acessível uma amostra de participantes que preenchem os critérios de inclusão,
• Excluir aqueles com critérios de exclusão ou que não consentem e
• Medir os valores atuais das variáveis preditoras e de desfecho, muitas vezes complementando com informações históricas.

TABELA 8.1 Diferença entre incidência e prevalência

TIPO DE ESTUDO	ESTATÍSTICA	DEFINIÇÃO
Transversal	Prevalência	Número de pessoas que TÊM uma doença ou condição em um determinado ponto no tempo
		Número de pessoas em risco
Coorte	Incidência cumulativa ou proporção de incidência	Número de pessoas que DESENVOLVEM ou DESENVOLVERAM uma doença ao longo de um período de tempo
		Número de pessoas em risco
Coorte	Taxa de incidência	Número de pessoas que DESENVOLVEM ou DESENVOLVERAM uma doença
		Número de pessoas em risco × tempo em risco

Exemplo 8.1 Estudo transversal

Sargent e colaboradores (4) buscaram determinar se a exposição a filmes em que os atores fumavam está associada à iniciação do tabagismo. As etapas para a realização do estudo foram:

1. **Definir critérios de seleção e recrutar a amostra da população.** Os pesquisadores fizeram uma pesquisa telefônica com discagem aleatória para entrevistar 6.522 adolescentes dos EUA com idades entre 10 e 14 anos.
2. **Medir as variáveis preditoras e de desfecho.** Eles quantificaram o tabagismo em 532 filmes populares e, para cada participante, perguntaram quais de um subconjunto selecionado aleatoriamente de 50 filmes eles tinham visto. Os participantes também foram questionados sobre uma variedade de covariáveis, como idade, raça, gênero, tabagismo e escolaridade dos pais, busca por sensações (p. ex., "Eu gosto de fazer coisas perigosas") e autoestima (p. ex., "Eu gostaria de ser outra pessoa"). A variável de desfecho foi se o adolescente já havia experimentado fumar cigarro.

A prevalência de já ter experimentado fumar variou de 2% no quartil mais baixo de exposição ao tabagismo em filmes a 22% no quartil mais alto. Após o ajuste para idade e outros fatores de confusão, essas diferenças mantiveram-se estatisticamente significativas; os autores estimaram que 38% da iniciação ao tabagismo foi atribuível à exposição a filmes em que os atores fumavam. Estudos subsequentes em vários outros países confirmaram a importância do tabagismo em filmes como contribuinte para a iniciação do tabagismo entre adolescentes (5-7).

Às vezes, estudos transversais descrevem a prevalência de ter sido exposto a algo ou de ter tido uma doença ou condição. Mas, é claro, quanto maior a idade de uma pessoa, mais oportunidades ela terá tido de ser exposta ou de contrair uma doença. Portanto, a idade (ou qualquer outro fator associado a uma maior oportunidade de ser exposto, como a duração do emprego ao estudar uma exposição relacionada ao trabalho) precisa ser contabilizada ao estudar associações entre variáveis do tipo "já teve alguma vez". Isso é ilustrado no Exemplo 8.1, no qual a prevalência de já ter experimentado fumar foi analisada em um estudo transversal com crianças com diferentes níveis de exposição a filmes em que os atores fumavam. É claro que as crianças que tinham visto mais filmes também eram mais velhas e, portanto, tinham mais oportunidades de ter experimentado fumar, por isso era importante ajustar para idade por meio de análises multivariáveis (ver Capítulo 10).

Pontos fortes e fracos dos estudos transversais

Uma grande vantagem dos estudos transversais é que não é preciso esperar pela ocorrência do desfecho. Isso os torna rápidos e econômicos, além de evitar o problema da perda no seguimento. Outro benefício é a possibilidade de incluir um estudo transversal como fase inicial em estudos de coorte ou ensaios clínicos sem gerar custos adicionais significativos. Os resultados obtidos estabelecem as características demográficas e clínicas do grupo de estudo na linha de base, possibilitam excluir dos estudos longitudinais subsequentes aqueles indivíduos que já desenvolveram o desfecho e, ocasionalmente, podem revelar associações transversais intrigantes. Estudos transversais também são úteis na avaliação de testes diagnósticos, quando os pacientes já possuem a doença de interesse e o foco recai sobre a acurácia dos testes para diagnosticá-la (Capítulo 13).

Os delineamentos transversais são a melhor abordagem para estudar associações entre características que se influenciam mutuamente em curtos períodos. Por exemplo, a associação entre padrões de sono e testes de cognição é mais bem estudada por medidas tomadas no mesmo dia (8).

No entanto, como observado anteriormente, muitas vezes é difícil estabelecer relações causais a partir de dados transversais. Como os estudos transversais medem apenas a prevalência, e não a incidência, é importante ser cauteloso ao fazer inferências sobre causalidade, prognóstico ou história natural de uma doença. Isso porque um fator que está associado à prevalência da doença pode ser uma causa da doença – mas também pode estar associado à *duração* da doença, seja afetando a possibilidade de morte ou a de resolução da doença.[1] Por exemplo, a prevalência da doença renal crônica é afetada não apenas por sua incidência, mas também pela sobrevivência da pessoa a partir do momento em que a doença apareceu. Ao considerar a constatação de que a obesidade está relacionada a uma maior taxa de sobrevivência entre pacientes em diálise (9), um estudo transversal que analise os preditores que influenciam a prevalência da insuficiência renal crônica tenderia a superestimar a associação entre a obesidade e a incidência de insuficiência renal crônica.

Séries (painéis) de inquéritos

Em algumas ocasiões, pesquisadores realizam uma **série de estudos transversais** na mesma população, por exemplo, a cada 5 anos. Esse delineamento pode ser empregado para realizar inferências a respeito de mudanças em padrões ao longo do tempo, como ocorre com o NHANES mencionado anteriormente. Por vezes, essas pesquisas podem revelar alterações significativas na prevalência em um intervalo de tempo relativamente curto. Por exemplo, McMillen e colaboradores (10), utilizando inquéritos transversais anuais em amostras representativas de adultos dos EUA, constataram que a prevalência do uso de cigarros eletrônicos aumentou de 0 para 14,2% entre adultos jovens (18 a 24 anos) de 2010 a 2013.

Embora pesquisas em série possuam um eixo temporal longitudinal, elas não são equivalentes a um estudo de coorte, pois uma nova amostra é selecionada a cada etapa. Dessa forma, não é possível avaliar mudanças no mesmo indivíduo, e os resultados podem ser influenciados por pessoas que ingressam ou saem da população (e, consequentemente, das amostras) devido a nascimentos, óbitos e migração.

■ ESTUDOS DE COORTE

Coorte era o termo romano para um grupo de soldados que marchavam juntos. Na pesquisa clínica, uma coorte é um grupo de participantes especificado no início do estudo e seguido ao longo do tempo.

Estudos prospectivos *versus* retrospectivos

Os estudos de coorte podem ser categorizados como *prospectivos* ou *retrospectivos* (literalmente, que olham para frente ou que olham para trás), mas as definições desses termos podem variar (11) e não apresentam uma dicotomia nítida (Exemplos 8.2 e 8.3). Estudos de coorte podem analisar algumas variáveis prospectivamente e outras retrospectivamente, sendo nesse caso chamados de "estudos de coorte *ambidirecionais*" (12). Na verdade, os termos são mais apropriados para descrever aspectos específicos de um estudo, em vez de serem categorizações absolutas. Estudos com características predominantemente prospectivas são menos propensos a viés, porém tendem a ser mais complexos e onerosos, já que o pesquisador precisa reunir e acompanhar uma coorte de participantes, em alguns casos por muitos anos. Isso pode torná-los inviáveis para pesquisadores iniciantes. Entretanto, esses novos pesquisadores podem se beneficiar de estudos prospectivos quando utilizam dados ou amostras de estudos de coorte em andamento ou já concluídos (Capítulo 16).

Na sua forma mais pura, um estudo de coorte prospectiva começa identificando um **grupo de participantes em risco para o desfecho** a ser estudado. Por exemplo, excluem-se aqueles que já apresentam o desfecho ou que não possuem mais o órgão onde ele ocorre. Em seguida, **definem-se e aferem-se os preditores na linha de base**. Por fim, **acompanham-se os participantes** com um protocolo de verificação rigoroso, **buscando identificar uma nova ocorrência ou alteração desse desfecho**. Por exemplo, os níveis de cádmio no sangue e outros preditores poderiam ser medidos em 3.000 participantes livres de neuropatia periférica no início do estudo. Eles poderiam então ser seguidos em intervalos regulares para o desenvolvimento de neuropatia periférica determinada pela medição da sensação de toque, dor e vibração nos pés.

Várias características prospectivas de um estudo podem aumentar sua validade (Tabela 8.2), principalmente aquelas que garantem que a ocorrência e a aferição do desfecho (p. ex., neuropatia periférica) não podem afetar a aferição do preditor (p. ex., nível de cádmio). Além disso, fazer aferições de variáveis preditoras e de desfecho prospectivamente dá ao pesquisador muito mais controle sobre a *qualidade* das

---

[1] A prevalência de uma doença é, de fato, o produto de sua incidência pela média da duração: $P = I \times D$.

Exemplo 8.2 Exemplo de um estudo de coorte (predominantemente) prospectivo

O Nurses' Health Studies (NHS, Estudos sobre a Saúde de Enfermeiras) corresponde a uma série de estudos clássicos que vêm investigando a **epidemiologia** de doenças comuns em mulheres desde o estudo original, que iniciou o recrutamento em 1976. (A partir de 2015, o NHS-3 ampliou o recrutamento para incluir enfermeiros do sexo masculino.) (13)

Em 2020, Wang e colaboradores relataram a associação entre a regularidade do ciclo menstrual e o risco de morte antes dos 70 anos no Nurses' Health Study II (NHS-II). As etapas para a realização do estudo foram:

1. **Definir os critérios de seleção e montar a coorte.** O NHS-II iniciou em 1989, com a inscrição de 116.429 enfermeiras registradas nos EUA, com idades entre 25 e 42 anos, provenientes de 14 estados.
2. **Medir as variáveis preditoras, incluindo potenciais confundidores.** O NHS-II concentrou-se principalmente em contraceptivos orais e outros fatores de risco reprodutivos para doenças. No início do estudo, em 1989, as participantes foram convidadas a recordar as características de seus ciclos menstruais quando tinham entre 14 e 17 anos e entre 18 e 22 anos de idade. Em 1993, as mulheres (então com 29 a 46 anos) foram questionadas sobre seus ciclos menstruais atuais. Os valores de outras covariáveis em 1993 foram considerados como medidas de linha de base.
3. **Acompanhar a coorte e medir os desfechos.** A mortalidade foi determinada a partir dos registros de estatísticas vitais estaduais, pesquisas periódicas do índice nacional de óbitos ou por meio de relatos de parentes próximos ou autoridades postais, responsáveis pela entrega de correspondências.

Os pesquisadores descobriram que mulheres que relataram uma duração habitual do ciclo menstrual de 40 dias ou mais apresentavam maior risco de morte antes dos 70 anos em comparação com mulheres que tinham uma duração habitual do ciclo menstrual entre 26 e 31 dias (razões de risco ajustadas de 1,34 [IC 95%, 1,06 a 1,69] para ciclo de duração prolongada entre os 18 e os 22 anos e 1,40 [IC 95%, 1,17 a 1,68] para ciclo de duração prolongada entre os 29 e os 46 anos). O ajuste para potenciais fatores de confusão não alterou os resultados.

Comentário: a medição das características do ciclo menstrual nas idades de 14 a 17 e 18 a 22 anos foi baseada nas lembranças das participantes no momento do recrutamento e, portanto, nesse sentido, foi *retrospectiva*. Por outro lado, a medida dos ciclos menstruais atuais foi *prospectiva*. Dado que o desfecho foi a mortalidade total antes dos 70 anos de idade, há pouco risco de viés em sua mensuração, e mesmo se ocorresse um viés desse tipo, ele não poderia ter afetado a mensuração das exposições.

Exemplo 8.3 Exemplo de um estudo de coorte (predominantemente) retrospectivo

A terapia antitrombótica ("para afinar o sangue") pode melhorar os desfechos do acidente vascular cerebral isquêmico agudo se administrada dentro de algumas horas após o início dos sintomas. Man e colaboradores (14) estudaram a associação entre o "tempo porta-agulha" (o tempo que levou desde a chegada ao hospital até a administração da terapia com ativador de plasminogênio tecidual [tPA]) e a mortalidade em 1 ano entre pacientes do Medicare. As etapas do estudo foram as seguintes:

1. **Identificar uma coorte existente adequada.** Os pesquisadores estudaram 61.426 beneficiários do Medicare com idade ≥ 65 anos que foram atendidos em hospitais que participaram do programa de melhoria da qualidade Get With the Guidelines (GTWG)-Stroke e que receberam tPA dentro de 4,5 horas após o início dos sintomas.

2. **Coletar dados sobre a exposição e covariáveis.** Uma equipe hospitalar treinada coletou dados sobre o tempo porta-agulha e outros preditores clínicos do desfecho como parte do programa de melhoria da qualidade Get With the Guidelines (GWTG)-Stroke. Os autores obtiveram dados sobre características do hospital a partir do banco de dados da American Hospital Association.
3. **Averiguar os desfechos.** Para obter dados sobre óbitos e internações hospitalares no ano seguinte, os pesquisadores vincularam os registros do GWTG-Stroke aos registros de faturamento do Medicare "combinando uma série de identificadores indiretos", incluindo datas de admissão e alta, hospital, sexo e data de nascimento do paciente.

Usando o modelo de azares proporcionais de Cox para ajustar para as covariáveis da linha de base, os pesquisadores identificaram uma relação dose-resposta entre o tempo porta-agulha e a mortalidade por todas as causas, com uma taxa de azares ajustada de 1,04 (IC 95%, 1,02 a 1,05) para cada aumento de 15 minutos no tempo porta-agulha. (O modelo de Cox é logarítmico; assim, o efeito estimado de um aumento de 1 hora no tempo porta-agulha seria aumentar o risco de morte por um fator de 1,04 para cada 15 minutos dessa hora, ou $1,04^4 = 1,17$.) No entanto, tempos de porta-agulha mais curtos também foram associados a diversas características da linha de base relacionadas ao paciente e ao hospital.

Comentário: a inferência de que a associação é causal, portanto, depende do pressuposto de que o modelo estatístico ajustou adequadamente para todas essas diferenças e que não houve diferenças significativas nas características não medidas relacionadas à mortalidade (Capítulo 10). A principal variável de exposição nesse estudo, o tempo porta-agulha, foi cuidadosamente medida nos participantes como parte do projeto de melhoria da qualidade GWTG-Stroke. Se o tempo porta-agulha tivesse sido medido pela equipe de pesquisa, em vez da equipe de melhoria da qualidade do hospital, e/ou se os pacientes tivessem fornecido consentimento para estar no estudo, parece provável que os pesquisadores teriam classificado seu estudo como sendo de coorte prospectiva em vez de um estudo de coorte retrospectiva.

TABELA 8.2 Vantagens e desvantagens das características dos estudos de coorte que os tornam mais prospectivos

CARACTERÍSTICA	VANTAGENS (+) E DESVANTAGENS (–)
Os pesquisadores recrutam participantes elegíveis para a coorte	+ Especificação de critérios de arrolamento e controle da elegibilidade para o recrutamento – Despesas para recrutamento, coleta de dados e amostras, etc.
Os pesquisadores verificam o desfecho na linha de base e excluem qualquer pessoa que já o tenha tido	+ Evita que o desfecho preceda (ou mesmo provoque) a exposição – A aferição de desfechos na linha de base pode ser dispendiosa – Tempo e custos para triar um número maior de pessoas para o arrolamento do que o número que irá se qualificar para o estudo
Os pesquisadores medem exposições e covariáveis, em vez de confiar em aferições anteriores	+ Permite que os pesquisadores maximizem a acurácia e a precisão das aferições + Permite que os pesquisadores minimizem os dados faltantes sobre a exposição e as covariáveis – Tempo e custos para fazer essas medições
Exposições medidas antes da ocorrência dos desfechos	+ Impede que o desfecho afete a aferição da exposição
Os pesquisadores medem os desfechos à medida que ocorrem ou no final do seguimento, em vez de confiar em aferições de desfecho que já ocorreram	+ Impede que o desfecho afete a aferição da exposição + Permite maior controle sobre a apuração dos desfechos + Pode diminuir a ocorrência de dados faltantes a respeito do desfecho – Demanda mais tempo (necessário aguardar para que os desfechos ocorram) e recursos financeiros

aferições. Por exemplo, os níveis de cádmio são mais bem medidos no sangue total coletado em tubos especiais livres de metal, enquanto um estudo retrospectivo pode ter armazenado apenas soro e plasma em tubos comuns. Da mesma forma, em um estudo prospectivo, os participantes poderiam ser examinados por um neurologista semestralmente por 10 anos usando um instrumento padronizado para verificar o desenvolvimento de neuropatia periférica, enquanto um estudo retrospectivo poderia se basear em diagnósticos de neuropatia periférica no prontuário eletrônico. Dessa forma, o estudo prospectivo seria de maior qualidade, mas seria muito mais caro e levaria muito mais tempo para ser concluído.

Para complicar as coisas, quase todos os estudos prospectivos também medem preditores que começaram ou ocorreram antes do início do estudo, por exemplo, perguntando aos participantes sobre uma história prévia de consumo excessivo de álcool. Embora esse preditor tenha sido medido retrospectivamente (olhando para trás), como a aferição foi feita no início do estudo, nem o conhecimento nem a ocorrência do desfecho (p. ex., neuropatia) poderiam ter afetado sua ocorrência ou aferição.

Além disso, dados de estudos prospectivos são frequentemente utilizados para responder a questões de pesquisa que não foram consideradas pelos pesquisadores no início do estudo. Por exemplo, no Study of Osteoporotic Fractures (Estudo sobre Fraturas Osteoporóticas), foi investigado se a baixa densidade óssea estava associada a um aumento no risco de acidente vascular cerebral (AVC) (15). Embora a densidade óssea tenha sido medida na linha de base usando um protocolo rigoroso, os AVCs não foram originalmente adjudicados como desfechos. Eles precisaram ser validados posteriormente por meio de revisão de prontuários, obtidos apenas das mulheres que relataram ter sido hospitalizadas por um AVC. Esse foi um método menos rigoroso de determinação de AVC do que se todos os participantes tivessem sido submetidos a avaliações neurológicas regulares e a uma avaliação padrão para AVC no caso de quaisquer sintomas neurológicos súbitos.

Por fim, mesmo os estudos de caso-controle (Capítulo 9) – nos quais os desfechos ocorrem antes do início do estudo, de modo que geralmente são considerados retrospectivos – podem ter características prospectivas. Por exemplo, os pesquisadores podem criar uma definição de caso rigorosa e arrolar casos que atendam a essa definição à medida que ocorrem. Da mesma forma, os preditores (p. ex., obtidos a partir de registros de condução) podem ter sido medidos antes da ocorrência dos desfechos. Essa abordagem aumenta a validade porque impede que o desfecho afete o preditor ou sua aferição.

Ao determinar o "caráter prospectivo" de um estudo, nem sempre é óbvio em que momento um estudo *começa*. Nesse contexto, o que mais importa é quando os principais preditores e desfechos do estudo ocorrem, e se e quando o pesquisador começa a medi-los rigorosamente. Por exemplo, um estudo de coorte em andamento pode adicionar uma nova medida (digamos, desempenho em um teste de equilíbrio) na segunda visita de seguimento. Posteriormente, um pesquisador pode estudar se a insônia autorreferida na linha de base afeta o equilíbrio. No entanto, a menos que a insônia fosse de grande interesse como preditor quando os dados de linha de base foram coletados, ela pode não ter sido medida rigorosamente. Além disso, a ausência de informações sobre o equilíbrio na linha de base significa que haverá incerteza sobre se a insônia precedeu qualquer dificuldade com o equilíbrio.

Variação na complexidade dos estudos de coorte

Os estudos de coorte podem variar de simples a complexos (Tabela 8.3). Os estudos de coorte mais simples medem os preditores apenas na linha de base, têm um período de seguimento curto o suficiente para que a perda no seguimento não seja uma preocupação e simplesmente comparam a incidência cumulativa (risco) do desfecho entre pessoas com diferentes valores de variáveis preditoras no final do estudo (Figura 8.2). Por exemplo, em um estudo sobre os preditores da sobrevida até a alta hospitalar nos primeiros meses da pandemia da Covid-19 (16), o desfecho era conhecido para todos os participantes e a duração do estudo foi curta, sendo esse delineamento, portanto, adequado.

O próximo nível de complexidade considera o tempo de seguimento e mede os desfechos à medida que ocorrem, porém ainda avalia as exposições somente no início da coorte (Figura 8.3). Esses estudos podem incorporar em suas análises as diferenças nos tempos de seguimento e as perdas durante esse período, como comumente acontece em estudos com duração superior a alguns meses ou quando os participantes são difíceis de contatar. Para isso, levam em consideração não apenas o número de pessoas em risco, mas também o tempo em que estiveram em risco, resultando na **pessoa-tempo** em risco.

TABELA 8.3 Características de estudos de coorte simples *versus* mais complexos

NÍVEL DE COMPLEXIDADE	AFERIÇÃO DA EXPOSIÇÃO E DAS COVARIÁVEIS	AFERIÇÃO DOS DESFECHOS	COMO SE LIDA COM A PERDA NO SEGUIMENTO	MEDIDA DE INCIDÊNCIA	MEDIDAS DE ASSOCIAÇÃO	ANÁLISE MULTIVARIÁVEL
Simples	Apenas na linha de base	No final do estudo	A perda deve ser mínima para que o estudo seja válido; análises de sensibilidade	Incidência cumulativa; proporção de incidência (p. ex., casos por 100 pessoas em risco)	Razão de riscos, razão de chances	Regressão logística
Moderado	Apenas na linha de base	Na medida em que ocorrem ou na medida em que são determinados periodicamente	Os participantes são censurados quando perdidos no seguimento; análises de sensibilidade	Taxa de incidência (p. ex., casos por 100 pessoas-ano em risco)	Razão de incidências ou razão de azares	Regressão de Poisson ou Cox
Complexo	No início do estudo com atualização periódica; a exposição e os níveis de covariáveis podem mudar ao longo do tempo, mas as covariáveis não são afetadas pela exposição de interesse	Na medida em que ocorrem ou na medida em que são determinados periodicamente	Os pacientes são censurados quando perdidos no seguimento; análises de sensibilidade	Taxa de incidência (p. ex., casos por 100 pessoas-ano em risco)	Razão de azares	Modelo de Cox com covariáveis dependentes do tempo
Mais complexo	No início do estudo com atualização periódica; a exposição e os níveis de covariáveis podem mudar ao longo do tempo, e as covariáveis podem ser afetadas pela exposição de interesse	Na medida em que ocorrem ou na medida em que são determinados periodicamente	Os pacientes são censurados quando perdidos no seguimento; análises de sensibilidade	Taxa de incidência (p. ex., casos por 100 pessoas-ano em risco)	Razão de azares	Métodos avançados (e difíceis), como modelos estruturais marginais. Considere um delineamento mais simples!

As análises desses estudos comparam **taxas**, que possuem pessoa-tempo em risco no denominador, em vez de riscos, que incluem apenas pessoas em risco no denominador (ver a seção "Abordagem para analisar estudos de coorte"). Além disso, esses estudos devem considerar a **censura** dos participantes – ou seja, quando o conhecimento sobre o desfecho deles é incompleto – pois alguns serão perdidos durante o seguimento ou porque o estudo pode encerrar antes de terem experimentado o desfecho.

Quando as medições dos preditores são atualizadas periodicamente (Figura 8.4), a análise torna-se mais complicada (e menos intuitiva) porque não é mais possível fazer uma comparação simples entre pessoas expostas e não expostas: uma mesma pessoa pode contribuir com pessoa-tempo em diferentes níveis de exposição durante diferentes períodos de tempo do estudo. Por exemplo, um participante pode começar a fazer palavras cruzadas (a exposição de interesse) no meio do estudo. Assim, as análises tendem a comparar o risco de eventos em *pessoas-tempo* expostas *versus* não expostas, em vez de

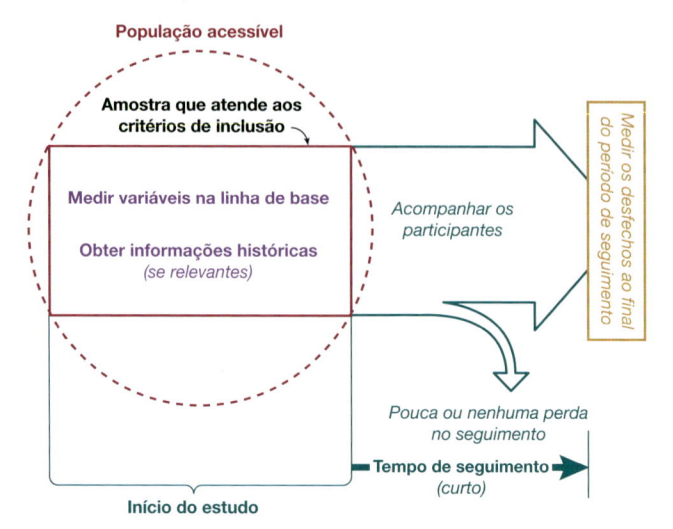

FIGURA 8.2 Estudo de coorte simples. Em um estudo de coorte simples, os passos iniciais são semelhantes aos de um estudo transversal (Figura 8.1). Em seguida, as etapas são:
- Seguir todos os participantes por um período especificado e
- Identificar os participantes que desenvolveram o desfecho (ou repetir a medição da variável de desfecho) no final do período.

em pessoas expostas e não expostas. Isso pode ser especialmente desafiador se os efeitos da exposição forem tardios e, portanto, a história pregressa da exposição também for relevante. Além disso, se os desfechos estão sendo medidos à medida que ocorrem, mas os preditores estão sendo atualizados apenas periodicamente, é possível que os valores dos preditores no momento em que o desfecho ocorreu sejam diferentes do que eram quando foram medidos pela última vez. Isso é ilustrado de forma pungente em um exemplo infeliz do Nurses' Health Study (NHS), Exemplo 8.4.

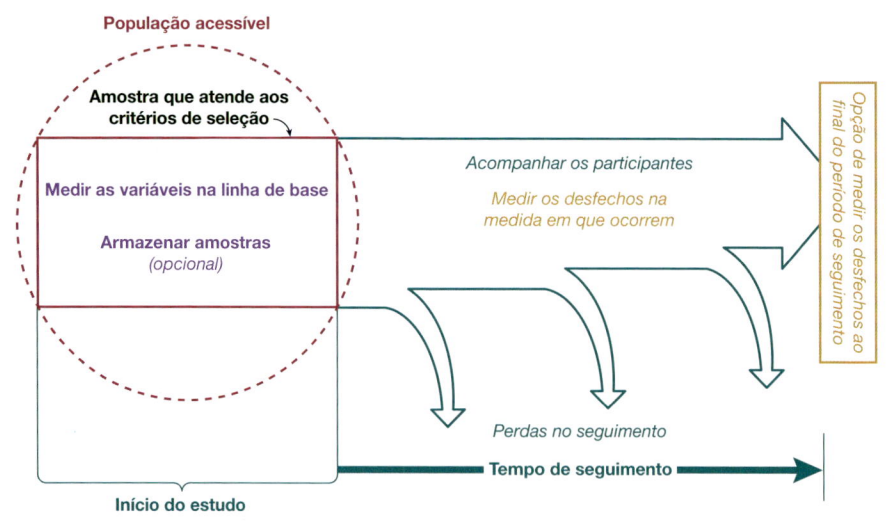

FIGURA 8.3 Estudo de coorte moderadamente complexo. Em um estudo de coorte moderadamente complexo, os passos iniciais são semelhantes aos de um estudo de coorte simples (Figura 8.2), exceto que os pesquisadores:
- Acompanham todos os participantes até que eles desenvolvam o desfecho, sejam perdidos no seguimento, ou o estudo termine; e
- Acompanham quando cada um desses eventos ocorre.

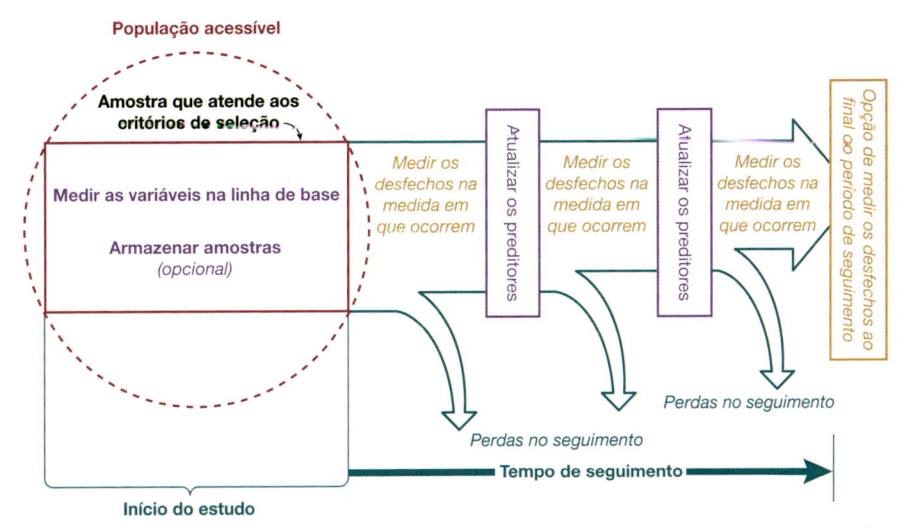

FIGURA 8.4 Estudo de coorte complexo. Em um estudo de coorte complexo, as etapas são semelhantes às de um estudo de coorte moderadamente complexo (Figura 8.3), exceto que os pesquisadores:
- Fazem medições repetidas para atualizar as variáveis preditoras; e
- Podem analisar os dados levando em consideração os valores mais recentes, bem como os valores passados das variáveis preditoras.

Exemplo 8.4 Um erro custoso ao se estudar a prevalência de uso e se esforçar demais para "parecer prospectivo"

Um dos grandes fracassos da epidemiologia do século XX foi a promoção da terapia hormonal pós-menopausa para aumentar a longevidade. Vários estudos observacionais mostraram que as mulheres que relataram tomar esses hormônios tinham taxas mais baixas de doenças cardíacas. Um desses estudos foi o Nurses' Health Study, cujo artigo publicado no *New England Journal of Medicine* mostrou que as mulheres com uso autorrelatado de estrogênio com progesterona tiveram um risco relativo ajustado de 0,39 (IC 95%: 0,19 a 0,78) para evento coronariano maior (17).

O que deu errado: o estudo comparou *usuárias prevalentes* de hormônios com não usuárias, o que é problemático pelas razões discutidas na seção "Estudos de coorte sobre tratamentos ou intervenções" (p. 130). Além disso, houve um erro na determinação do tempo de exposição, o que fez os eventos cardiovasculares ocorridos no primeiro ou segundo ano após iniciar o tratamento hormonal serem contados como se tivessem acontecido em mulheres não expostas aos hormônios.

Isso ocorreu porque a exposição à hormonioterapia foi baseada nos questionários devolvidos pelas participantes do estudo e *atualizados apenas a cada 2 anos*. Uma mulher que indicou que não estava tomando hormônios em 1980, mas que havia começado a tomá-los em 1981, foi contabilizada como não usuária até retornar o questionário de 1982, quando (se ainda estivesse tomando hormônios) seu tempo começaria a ser contado como de usuária. Se ela tivesse sofrido um evento coronariano durante o primeiro ano de uso dos hormônios, isso teria sido registrado como um evento em uma não usuária, mesmo que os hormônios pudessem ter sido a causa.

Essa **classificação incorreta** da exposição foi intencional. Conforme descrito na Tabela 8.2, uma das características de um estudo que o torna mais prospectivo é se a mensuração da exposição precede o desfecho. Se as mulheres tivessem um evento coronariano antes de relatar o uso hormonal que o precedeu, o estudo não teria sido tão prospectivo. Os autores escreveram: "*Para manter a natureza prospectiva do estudo*, o uso de hormônios (incluindo a duração) durante cada período de 2 anos foi estabelecido a partir dos relatos de mulheres *no início do período*; assim, provavelmente subestimamos a duração do uso em uma média de 1 ano" (18).

O que os pesquisadores não perceberam – até que foi sugerido por ensaios clínicos randomizados – foi que o uso de hormônios parece aumentar os eventos coronarianos principalmente no primeiro ou segundo ano. Quando o NHS foi analisado como uma série de estudos-alvo, nos quais as mulheres que *iniciaram* terapia hormonal foram comparadas com as que *não iniciaram*, esse efeito adverso precoce tornou-se aparente (19).

Por fim, se alguém está estudando o efeito de uma exposição (talvez a um tratamento, como uma estatina) que é ao mesmo tempo causada por uma covariável, como nível elevado de lipoproteína de baixa densidade (LDL), e que altera o nível dessa covariável (estatinas reduzem os níveis de LDL), o delineamento e a interpretação dos estudos de coorte tornam-se mais complexos. Os métodos avançados necessários para analisar os dados desses estudos os tornam pouco atraentes para a maioria dos pesquisadores e os relatos de seus resultados são difíceis de entender e pouco convincentes para a maioria dos leitores.

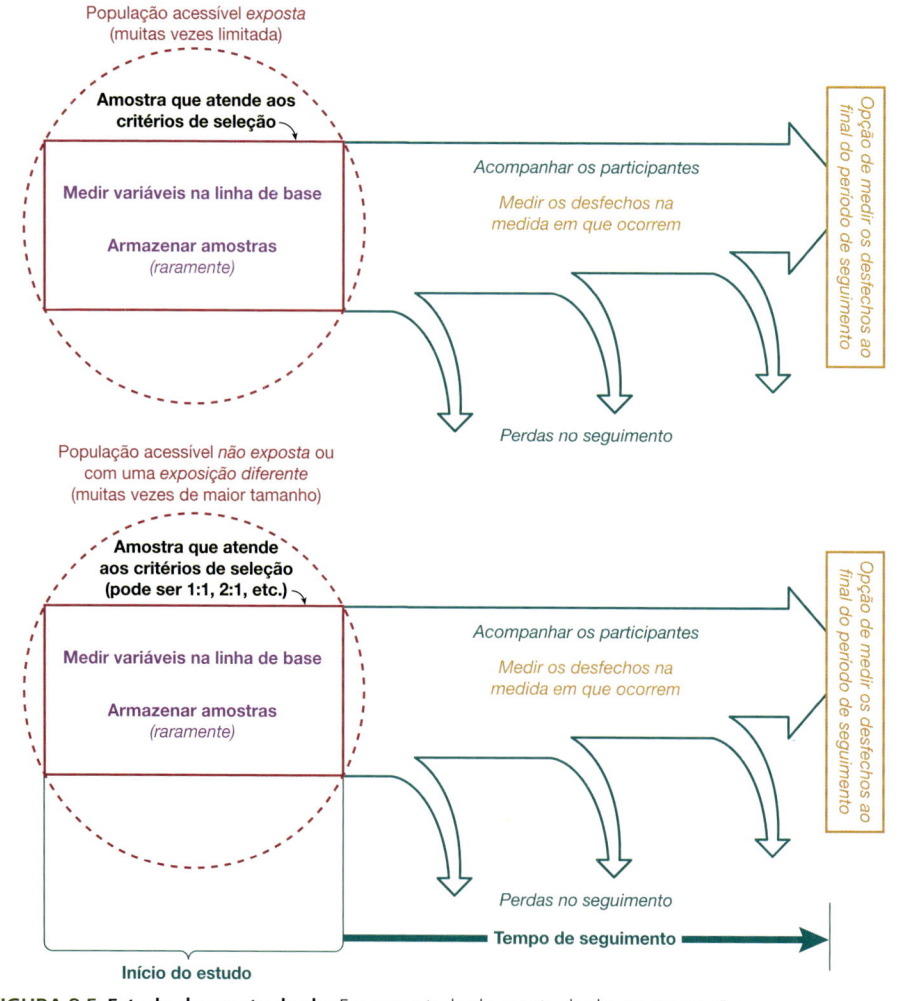

■ **FIGURA 8.5 Estudo de coorte dupla.** Em um estudo de coorte dupla, as etapas são:
- Selecionar duas coortes de populações com diferentes níveis de exposição (preditor principal), mas que de outra forma atendam aos mesmos critérios de inclusão e exclusão;
- Medir outros preditores na linha de base; e
- Medir as variáveis de desfecho à medida que ocorrem ou no final do período de seguimento.

Estudos de coorte dupla, estudos de coortes múltiplas e controles externos

Um **estudo de coorte dupla** envolve duas coortes separadas de participantes com diferentes níveis de exposição. Elas podem ser amostradas de populações diferentes, como na Figura 8.5, ou, preferencialmente, da mesma população, caso em que o estudo de coorte dupla é chamado de **aninhado**. O pesquisador pode escolher coortes de tamanho igual ou (especialmente se o número de participantes expostos for limitado) aumentar o poder amostrando um número maior da outra população (p. ex., não exposta), utilizando uma proporção de não expostos para expostos de 2:1 ou de 3:1. (Uma estratégia semelhante, envolvendo a sobreamostragem dos controles em relação aos casos, foi ilustrada no Capítulo 6.) Às vezes, a coorte de comparação é selecionada por meio do pareamento dos valores de algumas variáveis (p. ex., idade e sexo) na coorte exposta. Esse pareamento é mais frequente em estudos de caso-controle, conforme discutido nos Capítulos 9 e 10.

Depois de definir coortes expostas e não expostas, o pesquisador mede os níveis basais de outras covariáveis, segue as coortes e avalia os desfechos à medida que ocorrem, no final do período de seguimento ou em intervalos de tempo especificados após a exposição. Como o nível de exposição define os grupos de seguimento, esses estudos são geralmente simples ou apenas moderadamente complexos; geralmente não há necessidade de fazer medidas repetidas de covariáveis.

O uso de duas amostras diferentes de participantes em um delineamento de coorte dupla não deve ser confundido com o uso de duas amostras no delineamento de caso-controle (Capítulo 9). Em um estudo de coorte dupla, os dois grupos de participantes são escolhidos com base no nível de exposição, ao passo que, em um estudo de caso-controle, os dois grupos são escolhidos com base na presença ou ausência de um desfecho. (Infelizmente, às vezes os grupos expostos e não expostos nesses estudos são erroneamente rotulados como "casos" e "controles", e o estudo é erroneamente referido como um "estudo de caso-controle".)

Exemplo 8.5 Exemplo de um estudo de coorte dupla aninhado

Há preocupações de que a azitromicina, um antibiótico comumente prescrito para pacientes ambulatoriais, possa aumentar o risco de morte súbita cardíaca. Nenhuma preocupação desse tipo foi relatada para a amoxicilina, outro antibiótico comumente prescrito para pacientes ambulatoriais. Para investigar esse risco da azitromicina, Zaroff e colaboradores [20]:

1. **Identificaram uma coorte a partir da qual poderiam amostrar seus participantes:** pacientes inscritos em um de dois grandes planos de saúde (Kaiser Permanente do Norte ou Sul da Califórnia) com registros médicos eletrônicos de consultas e prescrições de 1º de janeiro de 1998 a 31 de dezembro de 2014.
2. **Definiram os grupos expostos:** os autores identificaram prescrições ambulatoriais de azitromicina ($N = \sim 1{,}7$ milhão) e amoxicilina ($N = \sim 6{,}1$ milhões) entre pacientes que haviam sido inscritos no plano de saúde com cobertura de benefício de prescrição de pelo menos 12 meses antes da data da prescrição. Eles excluíram qualquer pessoa que tivesse condições médicas subjacentes graves antes da data de prescrição. Múltiplas potenciais variáveis confundidoras demográficas e clínicas (Capítulo 10) também foram obtidas do prontuário eletrônico.
3. **Definiram e mediram os resultados nos dois grupos de exposição:** os desfechos primários foram morte cardiovascular 0 a 5 dias e 6 a 10 dias a partir da prescrição. Eles foram obtidos a partir de códigos de diagnóstico em certidões de óbito, com óbitos cardiovasculares e uma amostra aleatória de óbitos não cardiovasculares adjudicados por um painel de cardiologistas.

Os autores mostraram que aqueles que receberam azitromicina tiveram um risco significativamente maior de morte cardiovascular dentro de 5 dias (razão de azares ajustada de 1,82; IC 95%, 1,23 a 2,67), mas não em 6 a 10 dias. No entanto, eles alertaram que a causalidade dessa associação não era clara, particularmente porque encontraram uma associação semelhante com a mortalidade não cardiovascular (razão de azares ajustada de 2,17; IC 95%, 1,44 a 3,26).

Comentário: o delineamento retrospectivo permitiu que os autores capturassem eventos raros de uma grande população durante um período de 16 anos, fornecendo poder adequado para testar sua hipótese. É provável que as exposições e os desfechos tenham sido medidos de forma acurada.

Os estudos de coortes múltiplas são semelhantes aos estudos de coorte dupla, mas incluem mais de duas coortes, seja para permitir que a mesma coorte exposta seja comparada com duas ou mais coortes não expostas ou para permitir que mais de uma coorte exposta seja comparada com uma única coorte não exposta. Por exemplo, no estudo Jaundice and Infant Feeding (JIFee, Icterícia e Alimentação Infantil), os pesquisadores compararam uma única coorte não exposta (selecionada aleatoriamente das coortes de nascimento das quais as coortes expostas surgiram) com duas coortes expostas diferentes, uma que tinha níveis elevados de bilirrubina e outra que foi readmitida no hospital por desidratação (Exemplo 8.6).

Em uma variação do delineamento de coortes múltiplas, a taxa de desfecho em uma ou mais coortes expostas pode ser comparada com a taxa de desfecho de *controles externos*, obtida a partir de dados censitários, de **registros** ou de estatísticas vitais. Por exemplo, vários estudos examinaram as taxas de suicídio de médicos do sexo masculino e feminino e encontraram taxas de suicídio de médicas mais altas e taxas de suicídio de médicos mais baixas do que as das populações feminina e masculina em geral (23).

Estudos de coorte sobre tratamentos ou intervenções

Embora a estrutura fundamental dos estudos de coorte seja a mesma, independentemente de a exposição a ser estudada ser um fator de risco ou um tratamento para uma doença, existem diferenças suficientes para justificar esta seção separada sobre estudos de coorte a respeito de tratamentos de doenças, bem como a existência de uma ferramenta distinta para avaliar o risco de viés em tais estudos (24).

Uma diferença é que, ao contrário da maioria dos fatores de risco para doenças, os tratamentos podem – e geralmente devem – ser estudados por meio de ensaios clínicos randomizados. Como os estudos de coorte, particularmente os estudos de coorte retrospectivos, podem ser mais éticos ou viáveis do que os ensaios clínicos randomizados, eles ainda têm um papel na avaliação de tratamentos, mas esse papel geralmente deve ser secundário.

Exemplo 8.6 Estudo de coortes múltiplas (aninhado)

Para avaliar se níveis importantes de icterícia neonatal ou desidratação têm efeitos adversos sutis no neurodesenvolvimento, pesquisadores da UCSF e da Kaiser Permanente do Norte da Califórnia (KPNC) (21, 22) realizaram um estudo de coorte tripla. As etapas para a realização do estudo foram:

1. **Identificar coortes com diferentes exposições.** Os pesquisadores utilizaram bancos de dados eletrônicos para identificar recém-nascidos a termo e próximos do termo que nasceram entre 1995 e 1998 em hospitais vinculados à KPNC ($N = 106.627$) e:
   a. apresentaram um nível máximo de bilirrubina sérica total de ≥ 25 mg/dL ($N = 147$), ou
   b. foram readmitidos por desidratação com sódio sérico de ≥ 150 mEq/L ou perda de peso de $\geq 12\%$ desde o nascimento ($N = 197$), ou
   c. foram selecionados aleatoriamente da coorte de nascimentos ($N = 428$; nenhum participante exposto foi amostrado)
2. **Aplicar critérios de exclusão.** Como essa etapa exigia a revisão de prontuários em papel e o contato com os prestadores de cuidados primários, ela não poderia ser feita até que as coortes tivessem sido amostradas. (Sete participantes com hiperbilirrubinemia, 15 com desidratação e 9 controles foram excluídos.)
3. **Coletar dados sobre os desfechos.** Os pesquisadores utilizaram bancos de dados eletrônicos para buscar diagnósticos de distúrbios neurológicos e realizaram exames completos de neurodesenvolvimento aos 5 anos de idade para participantes que forneceram consentimento (cegados a respeito de qual das três coortes o participante pertencia).

Nem a hiperbilirrubinemia nem a desidratação foram associadas a desfechos adversos sutis.

Ao delinear estudos de coorte para avaliar tratamentos, é útil que o estudo se aproxime o máximo possível do que seria um ensaio clínico randomizado delineado para responder à mesma questão de pesquisa (chamado de "estudo-alvo" por Hernán e Robins) (24, 25). Por exemplo, quais teriam sido os critérios de inclusão e exclusão para um ensaio clínico desse tipo? Se algumas pessoas teriam sido excluídas do estudo-alvo por motivos éticos, por exemplo, por não poderem ser randomizadas para um braço de tratamento específico, elas não devem ser incluídas no estudo de coorte. Além disso, em um ensaio clínico randomizado, a data de randomização é geralmente usada como ponto de partida para o seguimento dos participantes. No entanto, em estudos de coorte complexos sobre tratamentos, não é tão simples definir esse ponto de partida. Para pessoas que começam a tomar um medicamento, o tempo de seguimento pode ser iniciado a partir da data da primeira prescrição. Mas quando deveria começar o tempo de seguimento para aqueles que não começam a tomar um medicamento?

É útil ter um evento desencadeante que possa atuar como um ponto de partida para tornar alguém elegível para um estudo-alvo. Por exemplo, se alguns pacientes recebem um medicamento após uma convulsão e outros não, a convulsão pode ser o ponto de partida para o acompanhamento de pessoas tratadas e não tratadas; nesse caso, é possível imaginar um estudo-alvo em que as pessoas se tornariam elegíveis após uma convulsão. Da mesma forma, um evento desencadeante pode ser um segundo nível elevado de hemoglobina A1c em pessoas com diabetes ou uma segunda leitura elevada da pressão arterial em pessoas com hipertensão, e cada um deles poderia ser um critério de inclusão para um estudo-alvo comparando diferentes estratégias de ajuste do tratamento farmacológico entre pessoas cuja doença não é bem controlada com um único medicamento.

Depois de definir o momento de elegibilidade para o estudo, como descrito anteriormente, não se deve utilizar eventos subsequentes para alterar os grupos que foram definidos como sendo de exposição, da mesma forma que os participantes randomizados para o tratamento devem ser analisados de acordo com o grupo para o qual foram randomizados. ("Uma vez randomizado, sempre analisado"; ver Capítulo 11.) Por exemplo, em um estudo que investigou o efeito do uso de antibióticos no tempo de internação hospitalar em pacientes internados por asma, foi (inicialmente) permitido que os pacientes do grupo exposto recebessem prescrição de antibióticos *após* o dia da admissão (que teria sido a data da randomização em um ensaio clínico randomizado) e definiu-se que esses pacientes deveriam ser tratados com antibióticos por pelo menos 2 dias. Se os pacientes recebessem alta antes de completarem o tratamento, eles não seriam incluídos no grupo de antibiótico (26). Os pesquisadores relataram que o tratamento com antibióticos foi associado a um tempo médio de permanência de 1 dia a mais. No entanto, quando o possível viés introduzido pelo delineamento do estudo foi apontado (27), e os pesquisadores refizeram sua análise, contando apenas os antibióticos iniciados no dia 1 e não exigindo mais uma duração mínima de tratamento com antibióticos no grupo exposto, a diferença na mediana do tempo de internação desapareceu (28).

O viés resultante do fato de que os pacientes do grupo exposto não eram suscetíveis à alta hospitalar até após receberem 2 dias de antibióticos é chamado de **viés de tempo imortal** (27, 29, 30), pois o viés foi descrito inicialmente em estudos nos quais os participantes expostos receberam crédito por sobreviverem em períodos de tempo durante os quais o delineamento do estudo tornou impossível que eles morressem (31). O conceito de estudo-alvo pode ajudar a identificar e prevenir o viés de tempo imortal e "outras lesões autoinfligidas em estudos observacionais" (32), ou seja, vieses inerentes à forma como o estudo foi delineado.

E as pessoas que já estão recebendo o tratamento (p. ex., tomando a medicação) no início do estudo? Os assim chamados **usuários prevalentes** são problemáticos de estudar por várias razões (33-36). Primeiro, as pessoas que são aderentes à medicação prescrita serão sobrerrepresentadas entre os usuários prevalentes: aqueles que iniciaram a medicação e pararam por qualquer motivo antes do início do estudo não serão contados como usuários. Isso é um problema porque as pessoas que tomam a medicação prescrita têm desfechos mais favoráveis, mesmo quando essa medicação é um placebo e os pesquisadores controlam para outros fatores associados a uma melhor saúde (37, 38). E este não é um efeito pequeno: uma metanálise mostrou que a razão de chances agrupada para a mortalidade entre as pessoas que aderiam bem ao *placebo* foi de 0,56 (IC 95%, 0,43 a 0,74) (37). Assim, comparar usuários prevalentes com não usuários tenderá a fazer com que qualquer medicação (incluindo placebo!) pareça benéfica.

Em segundo lugar, os participantes podem estar mais propensos a receber um tratamento por uma variedade de razões que geralmente não são medidas, como um interesse em prevenção ou um relacionamento próximo com um médico. Esses fatores podem influenciar a prescrição de tratamento pelos médicos e também afetar o risco de desfechos, levando a um efeito conhecido como "usuário saudável". Por exemplo, em estudos de coorte, mulheres que recebem prescrição de tratamentos medicamentosos para osteoporose parecem ter uma mortalidade geral 25 a 60% menor do que mulheres não tratadas comparáveis. No entanto, tal benefício não é observado em grandes ensaios clínicos randomizados controlados por placebo (39).

Em terceiro lugar, ao incluir usuários prevalentes, perde-se a oportunidade de estudar os efeitos adversos que ocorrem no início do uso de um medicamento. Isso é particularmente importante quando os efeitos adversos, incluindo o óbito, ocorrem precocemente. Por exemplo, estudos mostraram que as mulheres que iniciam a terapia de reposição hormonal apresentam taxas mais altas de doença cardiovascular, especialmente no primeiro ano de uso (19, 40).

Em quarto lugar, o estudo de usuários prevalentes dificulta o controle do confundimento (Capítulo 10), pois os valores das variáveis confundidoras podem já ter sido afetados pelo tratamento quando o estudo começa. Abordamos esse problema anteriormente na discussão da Tabela 8.2, utilizando o exemplo de uma pesquisa sobre a eficácia de uma estatina em um estudo com múltiplas medidas de LDL-colesterol. Considerações semelhantes se aplicariam ao controle do nível da carga viral em um estudo de usuários prevalentes de medicamentos antirretrovirais e ao controle da densidade óssea em um estudo sobre medicamentos para osteoporose. Em cada caso, o valor basal da variável confundidora pode já ter sido afetado pelo tratamento, o que poderia ocultar parte do benefício do tratamento ao controlar para o confundidor.

Por fim, não é possível mapear um estudo que compara usuários e não usuários prevalentes diretamente a um estudo-alvo. Se há pessoas que ainda não estão tomando um medicamento, pode-se conceber um estudo-alvo que compararia aqueles que iniciam a medicação com aqueles que não o fazem; esse estudo auxiliaria na decisão de começar ou não a medicação. Para aqueles que já estão tomando medicação, pode-se conceber um estudo-alvo que compararia aqueles que continuam a medicação com aqueles que a interrompem; isso auxiliaria na decisão de interromper a medicação. Entretanto, não há um estudo-alvo que compare diretamente o efeito de estar em uso da medicação com não estar em uso dela.

Pontos fortes e fracos dos estudos de coorte

Um importante ponto forte do delineamento de coorte é que, ao contrário dos delineamentos transversais, ele permite calcular a incidência – a taxa ou proporção que desenvolve uma condição ao longo do tempo (Tabela 8.1). A abordagem longitudinal também pode ser usada para examinar mudanças em desfechos contínuos, como a pressão arterial, ao longo do tempo. A mensuração dos níveis do preditor antes da ocorrência do desfecho estabelece a sequência temporal das variáveis, o que fortalece o processo de inferência da base causal de uma associação.

Todos os estudos de coorte apresentam a limitação geral dos estudos observacionais (em comparação aos ensaios clínicos), ou seja, a inferência causal é desafiadora e a interpretação é muitas vezes ofuscada pela influência de variáveis confundidoras (Capítulo 10). Duas limitações adicionais dos estudos de coorte prospectivos são seus custos elevados e sua ineficiência para estudar desfechos raros. Até mesmo doenças que consideramos relativamente comuns, como o câncer de pulmão, ocorrem em uma taxa tão baixa em um determinado ano que um grande número de pessoas precisa ser monitorado por períodos prolongados para observar quantidade suficiente de desfechos que possam gerar resultados significativos. Os delineamentos de coorte são mais eficientes para desfechos dicotômicos que sejam mais comuns e imediatos, assim como para desfechos contínuos.

Embora estejam sujeitos a diversos vieses ao estudar a eficácia e segurança dos tratamentos, os estudos de coorte podem ser a única maneira viável de estimar a eficácia de certos tratamentos. Por exemplo, quando a condição é rara ou existe uma forte convicção da eficácia de um tratamento para uma condição com pouca ou nenhuma outra opção de tratamento, pode ser impossível conduzir um ensaio clínico randomizado e cego com tamanho de amostra adequado.

Alguns argumentam que analisar o efeito dos tratamentos em estudos observacionais, incluindo pessoas que não seriam elegíveis para ensaios clínicos, fornece melhores evidências do "mundo real" sobre a efetividade e a segurança do tratamento. Esses estudos podem identificar efeitos adversos, especialmente em pacientes mais velhos com outras condições médicas, que não seriam detectados nos ensaios clínicos. No entanto, relatos favoráveis de efetividade em estudos de coorte do "mundo real" estão sujeitos aos diversos vieses mencionados anteriormente e devem ser encarados com ceticismo.

Os estudos de coorte retrospectivos possuem muitos dos pontos fortes dos estudos de coorte prospectivos e têm a vantagem de serem muito menos dispendiosos e demorados. Os participantes já foram reunidos, as medições de linha de base já foram realizadas e o período de seguimento já ocorreu. As principais desvantagens são o controle limitado que o pesquisador tem sobre a abordagem da amostragem e sobre o seguimento da população, além da natureza e qualidade das aferições. Os dados existentes podem ser incompletos, imprecisos ou medidos de maneiras que não são ideais para responder à questão de pesquisa.

O delineamento de coorte dupla ou múltipla pode ser a única abordagem viável para estudar exposições raras a potenciais riscos ocupacionais e ambientais. O uso de dados de um censo ou registro como o grupo-controle externo tem a vantagem adicional de ser de base populacional e econômico. Nos demais aspectos, os pontos fortes desse delineamento são semelhantes aos de outros estudos de coorte. Uma preocupação com estudos de coorte múltipla é que, quando participantes com diferentes exposições são amostrados de populações separadas, há um maior risco de **viés de seleção**, porque as coortes podem diferir de maneiras importantes (além da variável de exposição) que influenciam os desfechos. Embora algumas dessas diferenças, como idade e raça, possam ser usadas para pareamento ou para ajustar os resultados estatisticamente, outras diferenças nas duas populações subjacentes (p. ex., localização geográfica) podem tornar os grupos expostos e não expostos não comparáveis. É por isso que **estudos multicoortes aninhados**, nos quais coortes expostas e não expostas são retiradas da mesma população, são mais desejáveis, como foi feito no estudo azitromicina/amoxicilina (Exemplo 8.5) e no estudo JIFee (Exemplo 8.6). Se a determinação dos desfechos for difícil ou cara, e a exposição for rara, um estudo de coorte dupla ou múltipla aninhado pode ser muito mais eficiente do que estudar toda a coorte.

Ferramentas para avaliar o risco de viés foram propostas tanto para estudos de coorte de exposições (41) quanto de intervenções (24). Os pesquisadores que planejam um estudo de coorte podem revisar essas ferramentas para garantir que possam abordar pelo menos as ameaças facilmente remediáveis na fase de delineamento do estudo.

Abordagem para analisar estudos de coorte
Medidas de frequência de desfechos

Riscos, chances e **taxas** são estimativas da frequência de um desfecho dicotômico em participantes que foram acompanhados por um determinado período. Essas três medidas estão intimamente relacionadas, compartilhando o mesmo numerador – o número de participantes que desenvolvem o desfecho dicotômico. Implícito nessas três medidas está o conceito de estar *em risco,* o que significa que o participante ainda não tinha o desfecho de interesse no início do estudo. Em um estudo prospectivo sobre os fatores preditores de angina, uma mulher que tivesse angina no início do estudo não estaria em risco, porque ela já teria o desfecho de interesse. O *risco* observado de um desfecho é simplesmente o número de pessoas em quem o desfecho ocorreu dividido pelo número em risco. As *chances* observadas de um desfecho são o número de participantes em que o desfecho ocorreu dividido pelo número em que ele não ocorreu; as chances também podem ser calculadas pela fórmula risco/(1 – risco).

Em muitos estudos de coorte, podem ocorrer **perdas no seguimento**, mortes ou outros eventos que impeçam a determinação do desfecho. Para levar isso em consideração, o pesquisador deve medir a quantidade de **pessoa-tempo** que cada participante contribui, desde a entrada na coorte até que ela desenvolva o desfecho de interesse ou seja **censurada** devido à perda no seguimento ou morte. Em qualquer grupo (p. ex., aqueles expostos), a **taxa de incidência** é o número de desfechos dividido pela soma das pessoas-tempo em risco nesse grupo.

Considere um estudo de 1.000 pessoas que foram acompanhadas por 2 anos para ver quem desenvolveu câncer de pulmão e entre as quais 50 novos casos ocorreram a cada ano. Risco, chances e taxa são mostrados na Tabela 8.4.

Dessas três medidas, o risco é a mais fácil de compreender, pois é a mais familiar para a maioria das pessoas – o risco de desenvolver câncer de pulmão em 2 anos foi de 100 em 1.000 (10%). As chances são a medida mais difícil de compreender intuitivamente – as chances de desenvolver câncer de pulmão foram de 100 para 900, ou 0,111. Para desfechos raros, as chances são quantitativamente semelhantes ao risco; o risco de 10% no exemplo atual está no limite superior de quando o risco e as chances são semelhantes. A taxa do desfecho leva em conta que aqueles que tiveram o desfecho no primeiro ano não estavam mais em risco no segundo e, portanto, não devem ser incluídos no

TABELA 8.4 Cálculo simplificado de risco, chances e taxa para um estudo de 1.000 pessoas acompanhadas por 2 anos com 50 novos casos por ano

ESTATÍSTICA	FÓRMULA	CÁLCULO
Risco	N que desenvolvem o desfecho/N em risco	100/1.000 = 0,10 (ou 10%)
Chances	N que desenvolvem o desfecho/N que não desenvolvem o desfecho	100/900 = 0,111
Taxa	N que desenvolvem o desfecho/pessoa-tempo em risco[a]	100/1.900 pessoas-ano = 5,3% ao ano ou 5,3 por 100 pessoas-ano

[a]O denominador é aproximadamente o número de pessoas-ano em risco no primeiro ano (havia 1.000 participantes no início e 950 no final, portanto cerca de 975) mais o número em risco no segundo ano (950 no início e 900 no final, portanto cerca de 925) = 1.900 pessoas-ano. Note-se que neste exemplo a taxa aumenta ligeiramente ao longo do tempo porque o número de casos por ano é constante, enquanto o número de pessoas em risco diminui.

denominador para o ano 2. Assim, a *taxa* do desfecho no segundo ano (50 casos/~925 pessoas-ano) foi um pouco maior do que no primeiro ano.

Alguns desfechos podem ocorrer mais de uma vez na mesma pessoa, como episódios repetidos de uma determinada doença (p. ex., faringite estreptocócica) ou desfechos que refletem exacerbações da doença, como internações hospitalares por insuficiência cardíaca. Se a maioria dos participantes tem 0 ou 1 episódio do desfecho, pouco se perde, e se ganha em simplicidade ao optar por uma variável dicotômica tendo como possibilidades 0 *versus* ≥ 1 episódio. Por outro lado, se muitos participantes tiverem múltiplos episódios do desfecho, pode-se calcular a contagem média de episódios por pessoa ou contagens médias divididas por pessoa-tempo em risco.[2]

Medidas de associação

Em estudos que comparam dois grupos, a **diferença de riscos** é exatamente o que o nome diz: a diferença entre os riscos dos grupos, habitualmente expressa como o risco no grupo exposto menos o risco no grupo não exposto. Se a exposição prevenir, ao invés de causar o desfecho (talvez por ser um tratamento), a diferença de riscos será negativa, e nesse caso seu valor absoluto é denominado **redução absoluta do risco**.

O quociente dos riscos nos dois grupos, geralmente expresso como o risco no grupo exposto dividido pelo risco no grupo não exposto, é a **razão de riscos** ou **risco relativo (RR)**. A **razão de chances (RC)**, ou *odds ratio* (OR) em inglês, é a razão das chances do desfecho no grupo exposto em relação às chances no grupo não exposto e se assemelha à razão de riscos *quando o desfecho é raro*. No entanto, como as chances (especialmente quando os desfechos são comuns) podem ser de difícil compreensão, é melhor evitar o uso de razões de chances na análise de estudos de coorte. A exceção a essa recomendação é quando um método de análise multivariável denominado **regressão logística** é utilizado, pois esse método quantifica associações usando razões de chances.[3]

Assim como acontece com a razão de riscos, a **razão de taxas** pode ser estimada como o quociente das taxas em pessoas que têm e não têm um determinado fator de risco. O **modelo de azares proporcionais de Cox** fornece um método para a análise multivariável de dados desse tipo (às vezes chamados de dados de "tempo até o evento"); ele permite estimar **razões de azares**, que são semelhantes às razões de taxas e comumente utilizadas como medida de associação em **estudos de coorte**.

Maximizando o seguimento

A **capacidade de seguir a coorte inteira** é importante, e os estudos prospectivos devem adotar uma série de medidas para atingir esse objetivo (Tabela 8.5). Bons relacionamentos entre pesquisadores, equipe

---

[2]É importante não misturar as pessoas-tempo de diferentes pessoas se algumas tiverem mais de um evento do desfecho, porque os vários desfechos na mesma pessoa não são independentes. Se essa última frase expressar algo desconhecido para você, seria uma boa ideia consultar um estatístico.
[3]As razões de chances são frequentemente usadas em análises de estudos transversais e de caso-controle (Capítulo 9), situação em que podem ser razões de chances de prevalência em vez de chances de incidência.

TABELA 8.5 Estratégias para minimizar perdas no seguimento

Durante o arrolamento
1. Construir relacionamentos entre a equipe do estudo e os participantes • Tornar o atendimento na linha de base e as visitas de seguimento interessantes, agradáveis e envolventes. 2. Excluir os participantes com alta probabilidade de perda: • Aqueles que planejam se mudar • Aqueles que podem não estar dispostos a retornar • Aqueles com saúde frágil ou com doença fatal não relacionada à questão de pesquisa 3. Obter informações para permitir futura localização: • Endereço, número de telefone (números de telefone celular são particularmente úteis) e e-mail do participante • Número de identidade (nos Estados Unidos, número de Previdência Social/Medicare) e permissão para usá-los para captar desfechos futuros • Nome, endereço, número de telefone e e-mail de amigos próximos ou parentes que não moram com o participante • Nome, endereço, número de telefone e e-mail do(s) médico(s) que acompanha(m) o participante
Durante o seguimento
1. Contato periódico com os participantes para coletar informações, fornecer resultados e oferecer apoio: • Por telefone: pode ser necessário ligar durante os finais de semana e à noite • Por correio: envios repetidos de mensagens por e-mail ou envios por correio normal de cartões de retorno selados e autoendereçados • Boletins informativos, cartões de aniversário, brindes de valor simbólico • Fornecer os resultados dos exames realizados durante o seguimento, se isso não influenciar os desfechos. 2. Para aqueles que não puderam ser contatados por telefone ou correio: • Entrar em contato com amigos, parentes ou médicos. • Solicitar o novo endereço por meio de serviços postais. • Buscar o endereço por outras fontes, como listas telefônicas, internet e (caso tenha sido fornecida permissão para isso no início do estudo) pesquisa em serviços de crédito. • Nos Estados Unidos, para beneficiários do Medicare, coletar dados sobre altas hospitalares da Administração da Previdência Social (Social Security Administration). • Determinar o estado vital a partir de contato com a secretaria de saúde ou do Índice Nacional de Óbitos.
Em todos os momentos
1. Tratar os participantes do estudo com atenção, carinho e respeito, ajudando-os a entender a questão da pesquisa para que eles queiram ser parceiros no sucesso do estudo.

contratada pelo estudo e participantes, e experiências positivas e envolventes nas visitas do estudo são essenciais para completar o período de seguimento; os participantes do estudo muitas vezes aguardam com expectativa os contatos com a equipe que conduz a pesquisa. Esses relacionamentos podem ser fortalecidos por iniciativas como boletins informativos que incluem informações biográficas sobre equipe que conduz o estudo, receitas de culinária ou outras notícias que reforçam a vinculação com o projeto.

Para estudos que exigem medições presenciais, os participantes que planejam se mudar para locais de difícil acesso devem ser excluídos já no início. No momento de ingresso no estudo, o pesquisador deve coletar informações que possam ajudar a localizar participantes em caso de mudança ou falecimento. Essas informações incluem o endereço, o número de telefone e o endereço de e-mail do participante, seu médico pessoal e amigos próximos ou parentes que não moram na mesma casa. Números de telefone celular e endereços de e-mail pessoais são particularmente úteis, pois não costumam ser alterados quando os participantes, amigos ou familiares mudam de endereço ou trocam de emprego. Se possível, obter algum número de identidade ajudará a determinar o estado vital daqueles perdidos durante o seguimento e a obter informações de alta hospitalar. O contato periódico com os participantes pelo menos uma ou duas vezes ao ano ajuda a manter seu vínculo no estudo e pode ajudar a precisar melhor o momento da ocorrência dos desfechos e a aumentar a acurácia de sua aferição. Localizar os participantes para avaliações de seguimento pode às vezes requerer esforços persistentes e repetidos por correio, e-mail, telefone ou até mesmo visita domiciliar.

Apesar dos melhores esforços dos pesquisadores, o seguimento na maioria dos estudos é inferior a 100%. Nesse caso, as **análises de sensibilidade** podem avaliar se as conclusões do estudo são sensíveis a suposições sobre os desfechos daqueles perdidos no seguimento – por exemplo, é possível refazer as análises pressupondo que nenhum dos expostos e que todos os não expostos que foram perdidos no seguimento tiveram o desfecho ou vice-versa. Se as conclusões do estudo não se modificarem com essas análises de pressupostos sobre os desfechos daqueles que foram perdidos no seguimento, o estudo se tornará mais convincente.

■ RESUMO

1. Em um **estudo transversal**, as variáveis são todas medidas uma única vez, sem distinção estrutural entre as preditoras e de desfecho. Estudos transversais produzem evidências mais fracas de causalidade do que estudos de coorte, pois não demonstram que a variável preditora precede o desfecho.
2. Estudos transversais são valiosos para fornecer informações descritivas sobre a **prevalência** e têm a vantagem de poupar tempo, recursos financeiros e evitar o problema dos abandonos, típicos de um estudo de seguimento; muitas vezes são úteis como o **primeiro passo de um estudo de coorte** ou experimental. É possível também juntar estudos transversais na forma de séries de inquéritos com amostragem independente, para revelar mudanças populacionais que ocorrem ao longo do tempo.
3. Em **estudos de coorte**, um grupo de participantes identificados no início do estudo é **acompanhado ao longo do tempo** para descrever a incidência ou história natural de uma condição e para identificar preditores (fatores de risco) para vários desfechos.
4. Estudos de coorte são geralmente divididos em prospectivos e retrospectivos; no entanto, esses termos são usados de forma inconsistente. Para capturar efetivamente o risco de viés, é crucial especificar o método e o momento de aferição das variáveis de exposição e desfecho.
5. **Estudos de coorte prospectivos** geralmente começam no início do período de seguimento e podem exigir que um grande número de participantes seja recrutado e acompanhado por longos períodos. Eles fornecem maior controle sobre as aferições, mas muitas vezes são demorados e dispendiosos.
6. Essa desvantagem às vezes pode ser superada identificando uma **coorte retrospectiva** na qual as aferições das variáveis preditoras e de desfecho já ocorreram, embora isso forneça menos controle sobre as aferições.
7. O **delineamento de coortes múltiplas**, que compara a incidência de desfechos em coortes que diferem na natureza ou no nível da exposição, é útil para estudar os efeitos de exposições raras e ocupacionais. Um delineamento aninhado de coortes múltiplas retrospectivas pode ser uma boa opção para estudar os efeitos de exposições raras dentro de uma população.
8. O risco de viés em **estudos de coorte sobre tratamentos** ou intervenções pode ser reduzido modelando-os a partir de um estudo alvo, o ensaio clínico randomizado sobre o tratamento que você faria se essa alternativa fosse viável.
9. **Riscos, chances e taxas** são três maneiras de estimar a frequência de um desfecho dicotômico durante o período de seguimento. Entre estas, as taxas de incidência, que levam em conta a **pessoa-tempo** em risco, são a base para abordagens modernas para calcular as razões de azares multivariáveis usando modelos de azares proporcionais de Cox.
10. Os pontos fortes de um delineamento de coorte podem ser prejudicados pelo **seguimento incompleto**. As perdas podem ser minimizadas excluindo no início do estudo as pessoas que poderão não estar disponíveis para acompanhamento, coletando informações na linha de base que facilitarão a localização futura e mantendo contato regular com todos os participantes.

REFERÊNCIAS

1. Drouin-Chartier JP, Chen S, Li Y, et al. Egg consumption and risk of cardiovascular disease: three large prospective US cohort studies, systematic review, and updated meta-analysis. *BMJ*. 2020;368:m513.
2. Centers for Disease Control NCHS. *National Health and Nutrition Examination Survey (NHANES): History 2020* [cited 2020 Dec 15]. https://www.cdc.gov/nchs/nhanes/history.htm.
3. Andersen RE, Crespo CJ, Bartlett SJ, Cheskin LJ, Pratt M. Relationship of physical activity and television watching with body weight and level of fatness among children: results from the Third National Health and Nutrition Examination Survey. *JAMA*. 1998;279(12):938-942.
4. Sargent JD, Beach ML, Adachi-Mejia AM, et al. Exposure to movie smoking: its relation to smoking initiation among US adolescents. *Pediatrics*. 2005;116(5):1183-1191.

5. Morgenstern M, Sargent JD, Engels R, et al. Smoking in movies and adolescent smoking initiation: longitudinal study in six European countries. *Am J Prev Med.* 2013;44(4):339-344.
6. Dal Cin S, Stoolmiller M, Sargent JD. Exposure to smoking in movies and smoking initiation among black youth. *Am J Prev Med.* 2013;44(4):345-350.
7. Mejia R, Perez A, Pena L, et al. Smoking in movies and adolescent smoking initiation: a longitudinal study among Argentinian adolescents. *J Pediatr.* 2017;180:222 228.
8. Blackwell T, Yaffe K, Ancoli-Israel S, et al. Association of sleep characteristics and cognition in older community--dwelling men: the MrOS sleep study. *Sleep.* 2011;34(10):1347-1356.
9. Kalantar-Zadeh K, Abbott KC, Salahudeen AK, Kilpatrick RD, Horwich TB. Survival advantages of obesity in dialysis patients. *Am J Clin Nutr.* 2005;81(3):543-554.
10. McMillen RC, Gottlieb MA, Shaefer RM, Winickoff JP, Klein JD. Trends in electronic cigarette use among U.S. adults: use is increasing in both smokers and nonsmokers. *Nicotine Tob Res.* 2015;17(10):1195-1202.
11. Vandenbroucke JP. Prospective or retrospective: what's in a name? *BMJ.* 1991;302(6771):249-250.
12. Rothman KJ, Greenland S, Lash TL. *Modern Epidemiology*. 3rd ed. Wolters Kluwer Health/Lippincott Williams & Wilkins; 2008:758.
13. Bao Y, Bertoia ML, Lenart EB, et al. Origin, methods, and evolution of the three nurses' health studies. *Am J Public Health.* 2016;106(9):1573-1581.
14. Man S, Xian Y, Holmes DN, et al. Association between thrombolytic door-to-needle time and 1-year mortality and readmission in patients with acute ischemic stroke. *JAMA.* 2020;323(21):2170-2184.
15. Browner WS, Pressman AR, Nevitt MC, Cauley JA, Cummings SR. Association between low bone density and stroke in elderly women: the study of osteoporotic fractures. *Stroke.* 1993;24(7):940-946.
16. Evans DS, Kim KM, Jiang X, Jacobson J, Browner W, Cummings SR. Prediction of in-hospital mortality among adults with COVID-19 infection. *medRxiv.* 2021.
17. Grodstein F, Stampfer MJ, Manson JE, et al. Postmenopausal estrogen and progestin use and the risk of cardiovascular disease. *N Engl J Med.* 1996;335(7):453-461.
18. Grodstein F, Manson JE, Colditz GA, Willett WC, Speizer FE, Stampfer MJ. A prospective, observational study of postmenopausal hormone therapy and primary prevention of cardiovascular disease. *Ann Intern Med.* 2000;133(12):933-941.
19. Hernán MA, Alonso A, Logan R, et al. Observational studies analyzed like randomized experiments: an application to postmenopausal hormone therapy and coronary heart disease. *Epidemiology.* 2008;19(6):766-779.
20. Zaroff JG, Cheetham TC, Palmetto N, et al. Association of azithromycin use with cardiovascular mortality. *JAMA Netw Open.* 2020;3(6):e208199.
21. Newman TB, Liljestrand P, Jeremy RJ, et al. Outcomes among newborns with total serum bilirubin levels of 25 mg per deciliter or more. *N Engl J Med.* 2006;354(18):1889-1900.
22. Escobar GJ, Liljestrand P, Hudes ES, et al. Five-year neurodevelopmental outcome of neonatal dehydration. *J Pediatr.* 2007;151(2):127-133, 133 e1.
23. Duarte D, El-Hagrassy MM, Couto TCE, Gurgel W, Fregni F, Correa H. Male and female physician suicidality: a systematic review and meta-analysis. *JAMA Psychiatry.* 2020;77(6):587-597.
24. Sterne JA, Hernán MA, Reeves BC, et al. ROBINS-I: a tool for assessing risk of bias in non-randomised studies of interventions. *BMJ.* 2016;355:i4919.
25. Hernán MA, Robins JM. Using big data to emulate a target trial when a randomized trial is not available. *Am J Epidemiol.* 2016;183(8):758-764.
26. Stefan MS, Shieh MS, Spitzer KA, et al. Association of antibiotic treatment with outcomes in patients hospitalized for an asthma exacerbation treated with systemic corticosteroids. *JAMA Intern Med.* 2019;179(3):333-339 [original version, subsequently retracted].
27. Newman TB. Possible immortal time bias in study of antibiotic treatment and outcomes in patients hospitalized for asthma. *JAMA Intern Med.* 2021;181(4):568-569.
28. Stefan MS, Shieh M-S, Spitzer KA, et al. Association of antibiotic treatment with outcomes in patients hospitalized for an asthma exacerbation treated with systemic corticosteroids. *JAMA Intern Med.* 2019;179(3):333-339 [replaced version of retracted article].
29. Newman T, Kohn M. *Evidence-Based Diagnosis: An Introduction to Clinical Epidemiology*. 2nd ed. Cambridge University Press; 2020:231-243.
30. Newman TB. Antibiotic treatment for inpatient asthma exacerbations: what have we learned? *JAMA Intern Med.* 2021;181(4):427-428.
31. Suissa S. Immortal time bias in pharmaco-epidemiology. *Am J Epidemiol.* 2008;167(4):492-499.
32. Hernán MA, Sauer BC, Hernandez-Diaz S, Platt R, Shrier I. Specifying a target trial prevents immortal time bias and other self-inflicted injuries in observational analyses. *J Clin Epidemiol.* 2016;79:70-75.
33. Vandenbroucke J, Pearce N. Point: incident exposures, prevalent exposures, and causal inference: does limiting studies to persons who are followed from first exposure onward damage epidemiology? *Am J Epidemiol.* 2015;182(10):826-833.
34. Hernán MA. Counterpoint: epidemiology to guide decision-making: moving away from practice-free research. *Am J Epidemiol.* 2015;182(10):834-839.

35. Vandenbroucke J, Pearce N. Vandenbroucke and Pearce respond to "incident and prevalent exposures and causal inference". *Am J Epidemiol*. 2015;182(10):846-847.
36. Ray WA. Evaluating medication effects outside of clinical trials: new-user designs. *Am J Epidemiol*. 2003;158(9):915-920.
37. Simpson SH, Eurich DT, Majumdar SR, et al. A meta-analysis of the association between adherence to drug therapy and mortality. *BMJ*. 2006;333(7557):15.
38. Avins AL, Pressman A, Ackerson L, Rudd P, Neuhaus J, Vittinghoff E. Placebo adherence and its association with morbidity and mortality in the studies of left ventricular dysfunction. *J Gen Intern Med*. 2010;25(12):1275-1281.
39. Cummings SR, Lui LY, Eastell R, Allen IE. Association between drug treatments for patients with osteoporosis and overall mortality rates: a meta-analysis. *JAMA Intern Med*. 2019;179(11):1491-1500.
40. Hulley S, Grady D, Bush T, et al. Randomized trial of estrogen plus progestin for secondary prevention of coronary heart disease in postmenopausal women. Heart and Estrogen/progestin Replacement Study (HERS) Research Group. *JAMA*. 1998;280(7):605-613.
41. Bero L, Chartres N, Diong J, et al. The risk of bias in observational studies of exposures (ROBINS-E) tool: concerns arising from application to observational studies of exposures. *Syst Rev*. 2018;7(1):242.

APÊNDICE 8A
Exercícios para o Capítulo 8. Delineando estudos transversais e de coorte

1. A questão de pesquisa é: "Baixos níveis de vitamina B_{12} causam fraturas de quadril em idosos?"
   a. Descreva brevemente uma maneira de abordar essa questão de pesquisa usando um delineamento de coorte prospectiva.
   b. Uma abordagem alternativa seria obter uma amostra de uma clínica geriátrica e comparar os níveis de vitamina B_{12} naqueles com fratura prévia de quadril com os níveis em (todos) aqueles que não tiveram fratura de quadril. Em comparação com essa abordagem transversal, liste pelo menos uma vantagem e uma desvantagem de um delineamento de coorte prospectiva.
   c. Essa questão de pesquisa poderia ser abordada como um estudo de coorte retrospectiva? Em caso afirmativo, como isso afetaria essas vantagens ou desvantagens?
2. Sung e colaboradores (1) examinaram a associação entre a frequência de incontinência urinária e sintomas depressivos entre 338 mulheres com sobrepeso ou obesidade com pelo menos 30 anos de idade quando se inscreveram pela primeira vez no ensaio clínico PRIDE (Program to Reduce Incontinence by Diet and Exercise). Eles descobriram que as mulheres com sintomas depressivos ($N = 101$) relataram um número maior de episódios de incontinência por semana do que as mulheres sem sintomas depressivos (28 vs. 23; $P = 0,005$).
   a. Que tipo de delineamento de estudo foi esse?
   b. Uma possível explicação é que a depressão aumenta a frequência de incontinência urinária. Quais são algumas outras explicações para essa associação e como mudanças no delineamento do estudo podem ajudá-lo a explorá-las?

REFERÊNCIA

1. Sung VW, West DS, Hernandez AL. Association between urinary incontinence and depressive symptoms in overweight and obese women. Am J Obstet Gynecol. 2009;200(5):557.e1557.e5

CAPÍTULO 9

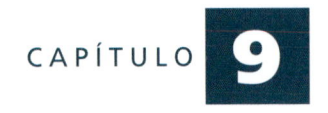

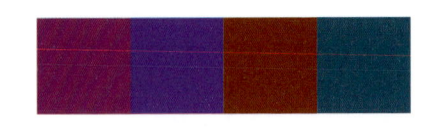

Delineando estudos de caso-controle

Thomas B. Newman e Warren S. Browner

No Capítulo 8, introduzimos os estudos de coorte, nos quais os pesquisadores acompanham uma amostra de participantes ao longo do tempo para estimar a incidência de um desfecho entre pessoas que foram expostas (ou não expostas) a diversos fatores de risco. Já no **estudo de caso-controle**, o pesquisador começa com uma amostra de pessoas que já tiveram o desfecho (os **casos**) e uma amostra de pessoas que não tiveram esse desfecho (os **controles**) e olha para trás, medindo exposições anteriores em ambos os grupos para encontrar diferenças que possam explicar por que os casos desenvolveram o desfecho e os controles não.

Por exemplo, em um estudo de caso-controle, poderíamos reunir um conjunto de casos de melanoma ocular e uma amostra de indivíduos saudáveis que funcionariam como controles. Em seguida, coletaríamos dados de cada grupo a respeito da exposição anterior à soldagem por arco elétrico, a fim de estimar como essa exposição influencia o risco de desenvolver essa doença (1). O delineamento de caso-controle é relativamente **econômico** e especialmente adequado para investigar **doenças raras** e **surtos de doenças**.

Este capítulo também apresenta diversas variações do delineamento de caso-controle. O delineamento de **caso-controle aninhado** compara casos incidentes que ocorrem dentro de uma coorte definida com controles amostrados do restante da coorte. O delineamento de caso-coorte aninhado permite que uma amostra aleatória de *toda* a coorte (incluindo casos) sirva como grupo-controle, muitas vezes para vários conjuntos diferentes de casos. Utilizando um delineamento de **caso-controle com amostragem por incidência-densidade**, os pesquisadores podem levar em consideração as mudanças nos fatores de risco ao longo do tempo e a perda no seguimento. **Estudos cruzados de casos** (*case-crossover studies*) permitem que os casos sirvam como seus próprios controles. O capítulo termina com dicas sobre como escolher entre os diferentes delineamentos observacionais discutidos no Capítulo 8 e neste capítulo.

■ ASPECTOS BÁSICOS DOS ESTUDOS DE CASO-CONTROLE

Como a maioria das doenças é relativamente incomum, tanto os estudos de coorte quanto os estudos transversais com amostras da população geral apresentam custo elevado, podendo requerer milhares de participantes para identificar fatores de risco para uma doença rara como o melanoma ocular. Uma **série de casos** de pacientes com a doença pode, em certas circunstâncias, identificar um fator de risco óbvio – como, por exemplo, para a Aids, o uso de drogas injetáveis –, a partir dos conhecimentos prévios sobre a prevalência do fator de risco na população geral. No entanto, para a maioria dos fatores de risco, é necessário montar um grupo de referência, de modo que a exposição ao fator de risco nos sujeitos com a doença (casos) possa ser comparada com a exposição em sujeitos sem a doença (controles).

Na maioria das maneiras descritas no Capítulo 8, os estudos de caso-controle são **retrospectivos**. O pesquisador identifica um grupo de pessoas com a doença e outro sem ela e, em seguida, **olha para trás** em ambos os grupos para medir preditores que antecederam o desenvolvimento da doença (Figura 9.1). No entanto, nem todos os desfechos precisam ter ocorrido no momento em que o pesquisador começa o estudo. Por exemplo, para a investigação de surtos de doenças, uma equipe de epidemiologistas pode ser enviada para identificar a causa do surto enquanto os casos ainda estão ocorrendo. Eles podem criar uma definição de caso e inscrever novos casos e controles prospectivamente à medida que os casos ocorrem, até que a causa do surto seja identificada (Exemplo 9.1).

Capítulo 9 • Delineando estudos de caso-controle

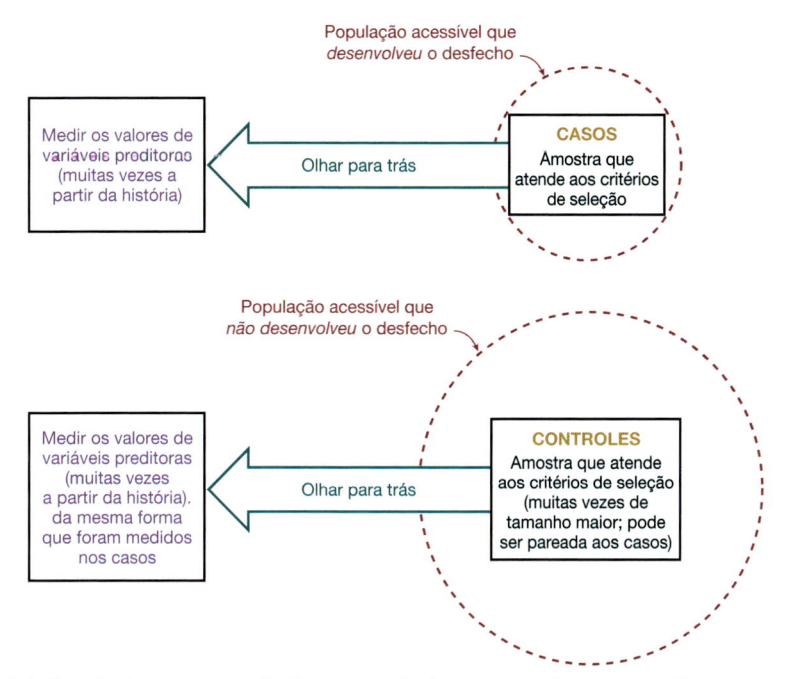

FIGURA 9.1 Estudo de caso-controle. Em um estudo de caso-controle, as etapas são:
- Definir critérios de seleção e recrutar uma amostra de uma população de casos e uma segunda amostra de uma população de controles.
- Medir os valores atuais das variáveis relevantes, muitas vezes complementando com informações históricas.

Exemplo 9.1 Estudo de caso-controle sobre um surto de doença

Em 2018, a Austrália enfrentou um surto de hepatite A que afetou vários estados e que desencadeou uma investigação das autoridades de saúde pública (2), utilizando a metodologia de estudo de caso-controle. Os *casos* tiveram hepatite A genótipo IB identificada entre 13 de abril e 8 de junho de 2018. Os *controles* tinham outras doenças infecciosas de notificação compulsória (como salmonelose, campilobacteriose ou criptosporidiose). Os controles foram selecionados da mesma área ou de áreas governamentais vizinhas aos casos, em proporção de 2:1 em relação aos casos, com pareamento por frequência de acordo com o grupo etário (0 a 14, 15 a 39, ≥ 40 anos). (Isso implica que para cada faixa etária foram selecionados dois controles naquela faixa etária para cada caso; ver Capítulo 10.) Tanto casos quanto controles foram interrogados sobre possíveis exposições ocorridas no período anterior ao surgimento da doença.

Os pesquisadores constataram que a exposição mais fortemente associada aos casos foi o consumo de sementes de romã congeladas. Essa exposição foi observada em 9 dos 13 casos, comparados com apenas 1 de 21 controles, resultando em uma razão de chances (RC) = 45,0, IC 95%: 3,8 a 2.065; ver o Apêndice 9A. A investigação subsequente encontrou o vírus da hepatite A em duas embalagens de sementes de romã congeladas, provenientes de um produtor egípcio cujos produtos já haviam sido associados a um surto de hepatite A em 2012 na Colúmbia Britânica (3). Como resultado do surto, o Departamento de Agricultura e Recursos Hídricos da Austrália começou a inspecionar e testar todas as remessas futuras desse fabricante.

Os estudos de caso-controle são os mais versáteis na lista de delineamentos de pesquisa: mais modestos e um pouco mais arriscados que as outras seleções, mas muito menos caros e, às vezes, surpreendentemente bons. O delineamento de um estudo de caso-controle apresenta desafios por causa das maiores oportunidades para a ocorrência de vieses. No entanto, existem muitos exemplos de estudos de caso-controle bem delineados que produziram resultados importantes, entre eles as associações entre o uso materno de dietilestilbestrol (DES) e o câncer vaginal nas filhas (um estudo clássico que proporcionou uma conclusão definitiva com base em apenas sete casos!) (4) e entre a posição de dormir de bruços e a síndrome da morte súbita do lactente (5), um resultado simples que salvou milhares de vidas (6).

Os estudos de caso-controle não podem fornecer estimativas da incidência ou prevalência de uma doença, pois a proporção de participantes do estudo que possuem a doença é determinada pelo número de casos e controles que o pesquisador escolhe amostrar, em vez de suas frequências na população. No entanto, os estudos de caso-controle fornecem informações descritivas sobre as características dos casos e, mais importante, uma estimativa da força da associação entre cada variável preditora e o desfecho. Essas estimativas são na forma de **razões de chances** (*odds ratios*), que se aproximam da **razão de riscos** se o risco do desfecho em participantes expostos e não expostos for relativamente baixo (cerca de 10% ou menos; ver o Apêndice 9B).

Os estudos de caso-controle começaram como estudos epidemiológicos para identificar fatores de risco para doenças. Por essa razão, e porque facilita o acompanhamento da discussão, geralmente nos referimos aos "casos" como aqueles com a doença e frequentemente nos referimos às exposições sendo comparadas entre casos e controles como "fatores de risco". No entanto, o delineamento de caso-controle também pode ser usado para analisar outros desfechos raros, como a morte entre aqueles com uma doença geralmente não fatal. Além disso, em alguns estudos, a exposição de interesse pode ser hipoteticamente protetora contra a doença, em vez de ser um fator de risco, como em estudos de caso-controle sobre a eficácia de vacinas ou tratamentos. Nesse caso, os pesquisadores podem procurar mostrar que o risco do desfecho é menor no grupo exposto (i.e., que a razão de chances é < 1).

Pontos fortes dos estudos de caso-controle

Eficiência para desfechos raros

Uma das principais vantagens dos estudos de caso-controle é o grande volume de informações que eles podem fornecer rapidamente a partir de um número relativamente pequeno de participantes. Considere, por exemplo, um estudo sobre o efeito da circuncisão na ocorrência subsequente de carcinoma do pênis. Esse câncer é muito raro em homens circuncidados, mas também é raro em homens não circuncidados. A incidência cumulativa ao longo da vida é de aproximadamente 0,16% (7). Para realizar um estudo de coorte com uma probabilidade razoável (80%) de detectar se a circuncisão aumenta o risco de câncer peniano em 50 vezes, seria necessário acompanhar mais de 6.000 homens por décadas (assumindo proporções aproximadamente iguais de homens circuncidados e não circuncidados). Um ensaio clínico randomizado sobre a circuncisão ao nascer exigiria o mesmo tamanho da amostra, mas os casos ocorreriam em uma mediana de 67 anos após a entrada no estudo. Seriam necessárias duas ou três gerações de pesquisadores para acompanhar os participantes!

Agora, considere um estudo de caso-controle sobre a mesma questão. Para a mesma chance de detectar o mesmo risco relativo, seriam necessários apenas 16 casos e 16 controles. Claro, ainda é preciso encontrar 16 casos representativos; quanto mais rara a doença, mais esforço pode ser necessário para encontrá-los. Esse tópico é discutido na seção de pontos fracos, adiante. No entanto, para doenças que são raras ou que têm longos períodos de latência entre a exposição e a doença, os estudos de caso-controle são muito mais eficientes do que outros delineamentos. Muitas vezes, eles são a única opção factível.

Utilidade na geração de hipóteses

A abordagem retrospectiva dos estudos de caso-controle e sua capacidade de examinar um grande número de variáveis preditoras os tornam úteis para a geração de hipóteses sobre as causas de um novo surto de doença. Embora os surtos geralmente se devam a doenças infecciosas (como no Exemplo 9.1), nem sempre é esse o caso. Por exemplo, um estudo de caso-controle sobre uma epidemia de mortes por insuficiência renal aguda em crianças haitianas (8) encontrou uma razão de chances de 53 para a ingestão de xarope de paracetamol fabricado localmente. Investigações mais detalhadas revelaram que a insuficiência renal foi causada pela intoxicação por dietilenoglicol, que contaminou o xarope de paracetamol, um problema infelizmente recorrente (9, 10).

Pontos fracos dos estudos de caso-controle

Os estudos de caso-controle possuem grandes vantagens, mas também apresentam desvantagens significativas. Primeiramente, só é possível estudar um único desfecho (a presença ou ausência da doença, que foi também o critério para selecionar as duas amostras), enquanto os estudos de coorte e transversais (e também os ensaios clínicos) permitem estudar vários desfechos. Em segundo lugar, como já mencionado, as informações disponíveis nos estudos de caso-controle são limitadas: não há maneira direta de estimar a incidência ou prevalência da doença, a menos que o pesquisador também conheça a população e o período de tempo em que os casos surgiram. No entanto, a maior fraqueza dos estudos de caso-controle é a sua suscetibilidade a vieses, que provêm principalmente de duas fontes: a seleção separada dos casos e dos controles e a mensuração retrospectiva das variáveis preditoras. Esses dois problemas e estratégias para lidar com eles são o tópico das próximas duas seções.

Viés de seleção e como evitá-lo

Identificação e amostragem dos casos A amostragem em um estudo de caso-controle começa com os casos. Idealmente, a amostra de casos incluiria todos os indivíduos em uma população definida que desenvolveram a doença em estudo, ou uma seleção aleatória desses casos. No entanto, surge um problema imediato: como sabemos quem desenvolveu a doença e quem não a desenvolveu? Em estudos transversais e de coorte, a doença é identificada sistematicamente em todos os participantes do estudo, mas nos estudos de caso-controle, os casos devem ser amostrados a partir de pacientes nos quais a doença já foi diagnosticada e que estão disponíveis para estudo. Essa amostra pode não ser representativa de todos os pacientes que desenvolvem a doença, porque aqueles que não foram diagnosticados, foram mal diagnosticados, estão indisponíveis para estudo ou já faleceram provavelmente não serão incluídos (Figura 9.2).

Em geral, o viés de amostragem torna-se preocupante quando a amostra de casos não é representativa em relação ao fator de risco sob estudo. Doenças que quase sempre requerem hospitalização e são fáceis de diagnosticar e confirmar, como fratura de quadril e amputação traumática, podem ser amostradas com segurança a partir de casos diagnosticados e acessíveis, pelo menos em populações com bom acesso aos cuidados médicos. Da mesma forma, em estudos de caso-controle aninhados (discutidos mais adiante neste capítulo), nos quais os casos vêm de uma coorte definida, se os participantes são acompanhados por um tempo suficientemente longo e a doença quase sempre acaba sendo diagnosticada, os casos podem se aproximar da população com doença de ocorrência recente.

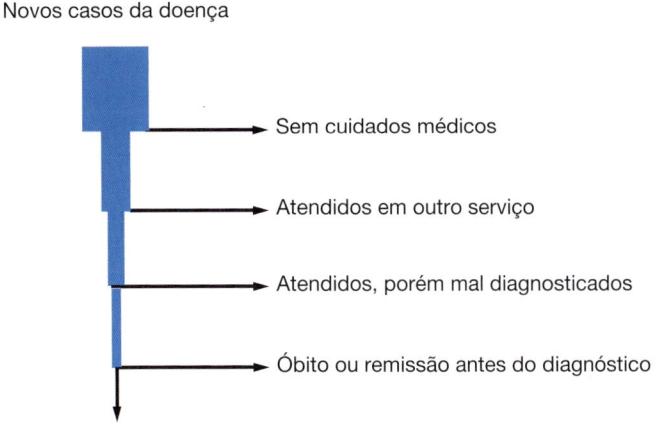

■ **FIGURA 9.2** Algumas das razões pelas quais os casos em um estudo de caso-controle podem não ser representativos de todos os casos novos da doença.

Por outro lado, condições que nem sempre chegam à atenção médica são mais difíceis de estudar com estudos de caso-controle devido à seleção que precede o diagnóstico. Por exemplo, alguns estudos levantaram preocupações de que a vasectomia pode aumentar o risco de câncer de próstata (11). No entanto, o diagnóstico de câncer de próstata pode depender de exames de rastreamento; assim, homens que tiveram acesso a cuidado médico (especialmente de urologistas), como os que se submeteram a uma vasectomia, podem ser excessivamente representados entre os casos de câncer de próstata. De fato, o rastreamento de câncer de próstata é mais comum entre os homens que fizeram vasectomia (12).

Amostragem dos controles Embora seja importante refletir sobre essas questões, a seleção de casos muitas vezes se limita às fontes acessíveis de participantes. A amostra de casos pode não ser totalmente representativa, mas pode ser tudo que o pesquisador tem à disposição para trabalhar. Portanto, as decisões difíceis que um pesquisador enfrenta ao delinear um estudo de caso-controle geralmente estão relacionadas à tarefa mais ampla de selecionar controles adequados. O objetivo geral é obter amostras de controles da população de pessoas que teriam se tornado casos no estudo se tivessem desenvolvido a doença. Seguem três estratégias para a amostragem de controles:

- **Controles baseados em ambulatórios, hospitais ou registros.** A fonte mais conveniente de controles para um estudo de caso-controle costuma ser o mesmo ambulatório ou hospital em que os casos foram atendidos, ou o mesmo registro em que os casos foram incluídos, simplesmente porque essas são as pessoas às quais os pesquisadores têm fácil acesso. **Controles baseados em ambulatórios** ou **hospitais** podem também compensar parcialmente o possível **viés de seleção** causado pela obtenção de casos de um ambulatório ou hospital, pois são pessoas que provavelmente teriam procurado atendimento naquela unidade se fossem casos. De maneira semelhante, no Exemplo 9.1, os pesquisadores do surto de hepatite A tinham fácil acesso às informações de contato de pessoas que haviam sido diagnosticadas com outras doenças infecciosas de notificação compulsória e presumivelmente também teriam sido relatadas como casos se tivessem contraído hepatite A.

  No entanto, selecionar uma amostra não representativa de controles para compensar uma amostra não representativa de casos pode ser problemático. Se o fator de risco de interesse causa um problema médico pelo qual os controles procuram atendimento, a prevalência desse fator de risco no grupo-controle será falsamente elevada, diminuindo ou revertendo a associação entre o fator de risco e o desfecho. Por exemplo, se os pesquisadores no estudo da hepatite A estivessem interessados em exposições relacionadas à segurança geral de alimentos e da água, um grupo-controle composto por pessoas diagnosticadas com salmonelose, campilobacteriose ou criptosporidiose seria problemático; pessoas com más condições de higiene alimentar estariam super-representadas. Da mesma forma, em um estudo de caso-controle vinculando a proximidade a poços de petróleo e gás a cânceres hematológicos em crianças e jovens adultos (13), os pesquisadores usaram crianças e jovens adultos relatados ao seu registro com cânceres não hematológicos como controles. Se os produtos químicos encontrados perto de poços de petróleo e gás causassem qualquer um desses outros tipos de câncer, a associação com cânceres hematológicos seria subestimada.

  Como os controles com doenças diferentes daquela em estudo podem ter condições causadas pelo(s) fator(es) de risco em estudo, esses tipos de controles podem produzir resultados enganosos. Assim, é essencial considerar se a conveniência desses controles compensa a possibilidade de ameaça à validade do estudo.

- **Uso de amostras de casos e controles de base populacional.** Graças à rápida expansão do uso de registros de doenças e de dados clínicos e administrativos digitais para populações geograficamente definidas e usuários de planos de saúde, é possível hoje realizar estudos de caso-controle de base populacional para diversas patologias. Os casos obtidos desses registros e bancos de dados são geralmente representativos da população geral de pacientes com a doença na região ou no plano de saúde, o que simplifica a escolha de um grupo-controle: ele deve ser uma amostra representativa dos não casos na população ou no banco de dados coberto pelo registro.

  Quando estão disponíveis registros ou outras bases de dados, estudos de caso-controle de base populacional são o delineamento mais desejável. À medida que um registro de doença se aproxima da completude e a população que ele cobre se aproxima da estabilidade (sem migração para dentro ou para fora), um estudo de caso-controle de base populacional se aproxima de um estudo de caso-controle que está aninhado dentro de um estudo de coorte ou ensaio clínico, pressupondo-se que os controles possam ser identificados e arrolados. Essas tarefas são relativamente simples quando a população foi enumerada e os registros médicos estão disponíveis para os pesquisadores.

É importante reconhecer, entretanto, que mesmo em um sistema de saúde bem integrado, o processo de filtragem que leva à identificação de casos mostrado na Figura 9.2 pode afetar diferentes segmentos da população de maneiras diferentes. Assim, o viés pode ser introduzido a qualquer momento em que os participantes precisem acessar o sistema de saúde para serem diagnosticados e/ou precisem ser contatados e consentir em ser incluídos em um estudo, pois algumas pessoas (como aquelas que não falam o idioma oficial do país ou que têm menos confiança na comunidade científica) podem ser menos propensas a serem incluídas.

- **Uso de dois ou mais grupos-controle.** Como a seleção de um grupo-controle pode ser desafiadora, particularmente quando os casos podem não ser uma amostra representativa das pessoas com a doença, às vezes é aconselhável usar dois ou mais grupos-controle selecionados de maneiras diferentes. Por exemplo, em um estudo de caso-controle para estimar a eficácia da vacina oral contra cólera, pesquisadores do Haiti compararam históricos de vacinação de casos de cólera com aqueles de dois conjuntos diferentes de controles (14). Um grupo-controle com "teste negativo" consistiu de pessoas que consultaram por diarreia aquosa nos mesmos centros de tratamento de cólera que os casos, mas testaram negativo para cólera. Um segundo grupo-controle "comunitário" não teve diarreia; nesse grupo, os controles (até quatro por caso) foram pareados com os casos de cólera pelo grupo etário, pelo período de arrolamento no estudo (dentro de 2 semanas do caso correspondente) e pelo bairro. As estimativas da eficácia da administração autorrelatada de duas doses da vacina oral contra cólera foram satisfatoriamente semelhantes para os dois grupos-controle (73 e 74%).

Infelizmente, às vezes os vieses associados a diferentes estratégias para selecionar controles podem fazer com que os resultados usando diferentes grupos-controle entrem em conflito uns com os outros, revelando assim a fragilidade inerente do delineamento de caso-controle para a questão de pesquisa específica. Quando isso acontece, o pesquisador deve buscar informações adicionais para tentar determinar a magnitude dos vieses potenciais de cada um dos grupos-controle (Capítulo 10). Por exemplo, se a preocupação é que os controles de base ambulatorial possam ter excesso de exposição ao fator de risco de interesse (p. ex., tabagismo) porque ele contribuiu para que eles buscassem atendimento médico para outros problemas (p. ex., fadiga), uma possibilidade seria averiguar o quanto a prevalência do fator de risco no grupo-controle varia de acordo com o motivo da visita à clínica. De qualquer forma, é melhor ter resultados inconsistentes e concluir que a resposta não é conhecida do que ter apenas um grupo-controle e chegar à conclusão errada.

Qualquer uma dessas estratégias também pode incluir o **pareamento**, um método simples de garantir que casos e controles sejam comparáveis em relação a fatores importantes que estão ou podem estar relacionados à doença, mas não sejam a principal exposição de interesse. Por exemplo, como muitos fatores de risco e doenças estão relacionados à idade, ao sexo e à localização geográfica, os resultados do estudo podem ser mais convincentes se os casos e os controles forem comparáveis em relação a essas variáveis. Uma abordagem para alcançar essa comparabilidade é escolher controles que sejam pareados aos casos em relação à idade, ao sexo e a alguma medida de localização. No entanto, o pareamento tem potenciais desvantagens, principalmente quando preditores modificáveis, como renda ou nível de colesterol sérico, são pareados. As razões para isso e as alternativas que são muitas vezes preferíveis ao pareamento serão discutidas no Capítulo 10.

Viés de medição diferencial e como evitá-lo

A segunda principal fragilidade dos estudos de caso-controle é o risco aumentado de viés devido ao **erro de aferição** (ou **erro de medição**). Ele é ocasionado pela abordagem retrospectiva na mensuração das exposições, tanto as realizadas pelos pesquisadores quanto as pelos médicos que definem o tratamento (conforme refletido nos registros no prontuário) ou pelos próprios casos e controles, que podem ser solicitados a lembrar de exposições que aconteceram anos antes. Infelizmente, a memória das pessoas para exposições passadas é falha. Se essa falha é similar em casos e controles, o problema é chamado de **erro**

de classificação não diferencial da exposição, que torna mais difícil encontrar associações. (Em termos epidemiológicos, a razão de chances é enviesada em direção a 1.) Contudo, de maior preocupação é o fato de que o diagnóstico de uma doença pode levar os casos a recordar ou relatar suas exposições de forma diferente dos controles; esse **erro de classificação diferencial** de exposição, chamado **viés de recordação**, tem efeitos imprevisíveis sobre as associações medidas em um estudo.

Por exemplo, a ampla divulgação da relação entre a exposição ao sol e o melanoma maligno pode levar os pacientes diagnosticados com esse câncer a recordarem de sua exposição solar de forma diferente em comparação aos controles. Cockburn e colaboradores (15) encontraram algumas evidências disso em um estudo perspicaz que avaliou gêmeos discordantes em relação ao melanoma: a razão de chances pareada para ter tomado banho de sol na infância foi de 2,2 (IC 95%, 1,0 a 4,7) quando o gêmeo com melanoma foi questionado sobre qual dos dois irmãos tinha tomado mais banho de sol, mas foi de apenas de 0,8 (IC 95%, 0,4 a 1,8) quando o gêmeo sem melanoma respondeu a mesma pergunta. No entanto, para outras questões, como qual gêmeo se bronzeava mais ou teve mais queimaduras solares, não se observou evidência de viés de recordação.

O viés de recordação não ocorre no estudo de coorte, pois as perguntas sobre as exposições são feitas antes do diagnóstico da doença. Um estudo de caso-controle sobre melanoma maligno aninhado em uma coorte que coletou dados sobre exposição solar anos antes forneceu um teste direto do viés de recordação: os pesquisadores compararam a exposição solar autorrelatada nos casos e nos controles antes e depois de o caso ter sido diagnosticado com melanoma (16). Eles encontraram algumas inacurácias na recordação da exposição, tanto nos casos quanto nos controles, mas pouca evidência de viés de recordação. Portanto, embora seja importante considerar a possibilidade de viés de recordação, esse viés não é necessariamente inevitável (17).

Além das estratégias para controlar o viés de aferição apresentadas no Capítulo 4 (padronização das definições operacionais das variáveis, escolha de abordagens objetivas, suplementação das variáveis-chave com dados de várias fontes, etc.), duas estratégias específicas podem ser usadas para evitar viés na medição das exposições em estudos de caso-controle:

- **Usar dados registrados antes da ocorrência do desfecho.** Por exemplo, no estudo de caso-controle citado anteriormente sobre a eficácia da vacina oral contra cólera (14), registros de vacinação reais foram usados além da situação vacinal autorrelatada. No entanto, essa estratégia, embora excelente, depende da disponibilidade de informações registradas sobre o fator de risco de interesse que sejam de razoável confiabilidade. No ensaio clínico da vacina contra a cólera, históricos de vacinação confirmados estavam disponíveis para apenas cerca de metade daqueles que relataram terem sido vacinados (tanto nos casos quanto nos controles).
- **Usar o cegamento (mascaramento).** A abordagem geral para o cegamento foi discutida no Capítulo 4, mas existem algumas considerações que são específicas para a elaboração de entrevistas em estudos de caso-controle. Em teoria, tanto observadores quanto participantes do estudo poderiam ser cegados para o estado de caso-controle de cada participante e para o fator de risco que está sendo estudado; assim, são possíveis quatro tipos de cegamento (Tabela 9.1).

TABELA 9.1 Abordagens ao cegamento em um estudo de caso-controle

INDIVÍDUOS CEGADOS	CEGAMENTO PARA O ESTADO DE CASO-CONTROLE	CEGAMENTO PARA A MEDIDA DO FATOR DE RISCO
Participantes do estudo	É possível se tanto os casos quanto os controles tiverem doenças que possam estar relacionadas ao fator de risco.	Incluir fatores de risco falsos para despistar, e suspeitar quando eles diferirem entre casos e controles. O cegamento pode não ser possível quando o fator de risco para a doença já for de conhecimento público.
Observadores	É possível se os casos não puderem ser distinguidos dos controles pela aparência. Porém, sinais sutis e declarações não previstas dos sujeitos podem dificultar o cegamento.	É possível se o entrevistador não for o pesquisador, mas pode ser difícil de ser mantido.

O ideal seria que nem os sujeitos do estudo nem os pesquisadores soubessem quem é caso e quem é controle. Porém, na prática, isso é muito difícil, pois os sujeitos sabem quando estão doentes ou sadios. Assim, somente é possível mascarar o estado de caso-controle quando os controles são selecionados dentre os pacientes que também apresentam doenças que acreditam estarem relacionadas aos fatores de risco em estudo. Os esforços de cegar os entrevistadores são prejudicados pela natureza óbvia de algumas doenças (é difícil um entrevistador não notar se o paciente tem icterícia ou se foi submetido à laringectomia) e pelos indícios percebidos nas respostas do paciente.

Em geral, é mais fácil cegar para o fator de risco em estudo do que para o estado de caso-controle. Os estudos de caso-controle muitas vezes são a primeira etapa na investigação de uma doença, portanto pode não haver um fator de risco de interesse especial. Dessa forma, os sujeitos do estudo e os entrevistadores podem ser mantidos alheios às hipóteses de pesquisa pela inclusão de questões sobre fatores de risco plausíveis, porém não associados à doença, com o objetivo de despistá-los. Por exemplo, para testar a hipótese sobre se o consumo de mel estaria associado a um aumento do risco de botulismo infantil, poderiam ser incluídas na entrevista questões igualmente detalhadas sobre o consumo de iogurte e bananas. Esse tipo de cegamento não previne o viés diferencial, mas permite uma estimativa da ocorrência desse viés. Se os casos relatarem maior exposição ao mel, mas não houver aumento no consumo de outros alimentos, a possibilidade de viés de medição diferencial ficará reduzida. Essa estratégia não funcionaria se a associação entre botulismo infantil e mel já fosse de conhecimento público ou se os fatores de risco para despistar acabassem se mostrando fatores de risco verdadeiros.

Cegar o observador para o estado de caso-controle é uma estratégia excelente para medições laboratoriais, como exames de sangue, e para radiografias. O cegamento, nessas circunstâncias, é de fácil aplicação e deve sempre ser usado. Alguém que não seja o indivíduo que fará a medição deve rotular cada amostra com um código de identificação. A importância do cegamento é ilustrada por 15 estudos de caso-controle que compararam medidas de massa óssea entre pacientes com fratura de quadril e controles; foram encontradas diferenças muito maiores nos estudos que usaram medições não cegas que nos estudos cegos (18).

■ ESTUDOS DE CASO-CONTROLE ANINHADOS, ESTUDOS DE CASO-CONTROLE ANINHADOS COM AMOSTRAGEM POR INCIDÊNCIA-DENSIDADE E ESTUDOS DE CASO-COORTE

O delineamento de **caso-controle aninhado** é basicamente um estudo de caso-controle que está "aninhado" em uma coorte definida (Figura 9.3). Com frequência, essa coorte já foi estabelecida previamente pelo pesquisador como parte de um estudo formal de coorte, onde amostras biológicas, exames de imagem ou outros dados foram armazenados para análise futura, após a ocorrência dos desfechos. Outras vezes, o delineamento de caso-controle é feito do zero, aninhado em uma coorte ainda não definida, sendo o primeiro passo descrever essa coorte.

O pesquisador inicia identificando uma coorte de indivíduos em risco para o desfecho suficientemente grande para produzir um número adequado de casos para responder à questão de pesquisa. Deve também ser possível medir a variável de exposição, porque foram armazenadas amostras biológicas ou porque registros médicos com informações sobre a exposição estão disponíveis. Conforme descrito no Capítulo 8, a definição da coorte inclui os critérios de inclusão e exclusão que definem uma população em risco. Além disso, a *data de ingresso* na coorte deve estar clara para cada participante. Pode ser uma data fixa (p. ex., todos que atendiam os critérios de inclusão e estavam vinculados a um plano de saúde em 1º de janeiro de 2021) ou pode ser uma data variável, na qual um período de risco se inicia (p. ex., data de inclusão em um estudo de coorte ou data do primeiro infarto do miocárdio em um estudo sobre fatores de risco para infarto do miocárdio recorrente).

O pesquisador, então, estabelece os critérios que definem a ocorrência do desfecho de interesse, que sempre acontecerá após a data de ingresso na coorte e antes do final do período definido de seguimento. Se o desfecho for raro, o seguimento estiver quase completo e uma única medição da exposição na linha de base for suficiente, então o processo é simples. Identificam-se todos os indivíduos na coorte que desenvolveram o desfecho até o final do período de seguimento (os casos) e então seleciona-se uma amostra aleatória dos participantes que também fizeram parte da coorte, mas não

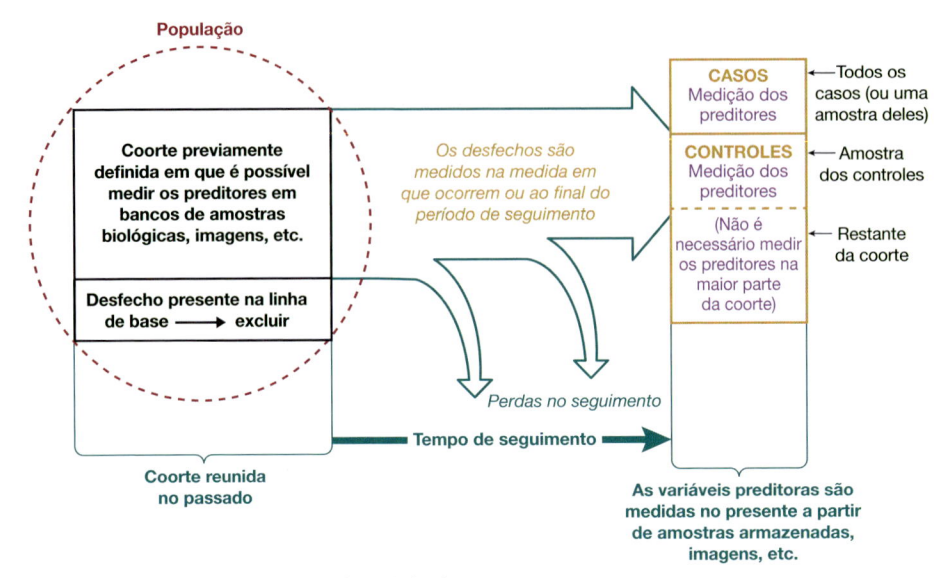

FIGURA 9.3 Estudo de caso-controle aninhado. As etapas são:
- Identificar uma coorte da população com amostras biológicas, imagens ou outros dados previamente armazenados.
- Medir a variável de desfecho que diferencia os casos dos controles.
- Medir as variáveis preditoras nas amostras biológicas, nas imagens e em outros dados armazenados desde que a coorte foi formada, bem como outras variáveis, em todos os casos e em uma amostra dos controles.

desenvolveram o desfecho (os controles). As variáveis preditoras são, então, medidas para os casos e para os controles, comparando-se os níveis do fator de risco entre eles.

Quando o seguimento é *variável* ou *incompleto*, ou a exposição *varia com o tempo*, não basta fazer uma única medição da exposição no momento do ingresso na coorte nos casos e em uma amostra aleatória dos controles. Nessas situações, é melhor delinear um estudo de caso-controle aninhado com amostragem por **incidência-densidade** e amostrar os controles a partir de **conjuntos em risco**. Um "conjunto em risco" é definido para cada caso no momento em que ocorre, incluindo os membros da coorte que foram acompanhados pelo mesmo período de tempo que o caso, mas que ainda não se tornaram casos (Figura 9.4). Assim como ocorre com qualquer outra forma de pareamento de controles com casos, esse pareamento com base no tempo de seguimento precisa ser considerado na análise.

Por exemplo, em uma situação em que o ingresso na coorte ocorreu numa data fixa, como 1º de janeiro de 2018, os controles para um caso diagnosticado em 1º de julho de 2019 seriam escolhidos a partir do conjunto em risco composto por participantes que, até 1º de julho de 2019, não haviam desenvolvido o desfecho. Já para uma data variável de ingresso na coorte, os controles para um caso diagnosticado 18 meses após o ingresso seriam escolhidos entre aqueles que, após 18 meses de seguimento, ainda não tinham se tornado um caso. Dependendo das hipóteses da pesquisa sobre o momento e a duração da exposição necessários para causar a doença, poderiam-se estabelecer comparações entre os casos e os controles em relação aos valores da exposição no momento do ingresso, aos valores médios ao longo do tempo ou aos valores em um ponto específico no tempo (como 3 meses antes).

Esse tipo de amostragem a partir de conjuntos em risco introduz a possibilidade de uma pessoa ser selecionada como controle para um caso que ocorre no início do seguimento e, no decorrer do tempo, acabar ela própria se tornando um caso. Isso poderia ocorrer, por exemplo, em uma situação em que essa pessoa sofreu mudança na sua variável de exposição. Na prática, o que esse delineamento faz (com a ajuda de uma análise estatística apropriada) é considerar segmentos de pessoa-tempo em risco, utilizando valores de variáveis preditoras nesse segmento (e, às vezes, de um período anterior, chamadas **variáveis defasadas** [*lagged variables*]) para predizer a ocorrência de casos no mesmo período. Os limites de cada segmento são definidos a partir da ocorrência dos casos. Esse é o chamado de delineamento com amostragem por incidência-densidade (Exemplo 9.2).

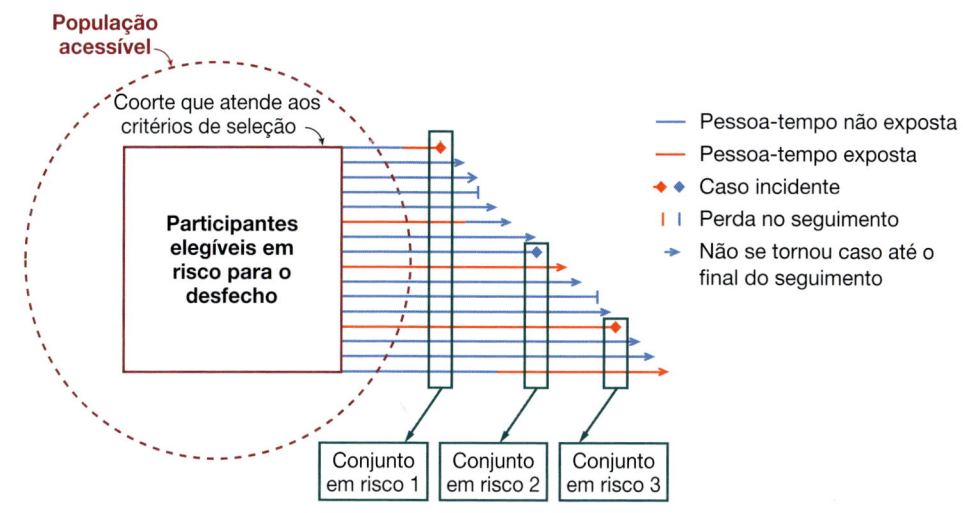

■ **FIGURA 9.4 Estudo de caso-controle aninhado com amostragem por incidência-densidade.** Um estudo desse tipo pode ser prospectivo ou retrospectivo. Para a versão prospectiva, as etapas são:
• Definir critérios de seleção e recrutar uma coorte da população.
• Definir a data de ingresso para cada membro da coorte para alinhar os tempos de seguimento.
• Armazenar amostras, imagens, etc., para análise futura.
• Acompanhar a coorte para identificar os casos e a data em que foram diagnosticados.
• Amostrar um ou mais controles para cada caso a partir de "conjuntos em risco", definidos como membros da coorte que foram acompanhados pelo mesmo período de tempo que o caso e que não se tornaram um caso, morreram ou foram perdidos no seguimento no momento em que o caso foi diagnosticado.
• Medir variáveis preditoras em amostras, imagens, etc., armazenadas desde a linha de base, bem como outras variáveis atuais, em casos e controles pareados.
• Para estudos de caso-controle retrospectivos com amostragem por incidência-densidade, as primeiras quatro etapas já terão sido realizadas.

Exemplo 9.2 Um estudo de caso-controle aninhado com amostragem por incidência-densidade sobre mortes por overdose de opioides na Itália

A overdose de opioides é uma das principais causas de morte em países de alta renda. O tratamento com agonistas de opioides (como a metadona) pode reduzir esse risco. Como o tratamento dos usuários de substâncias varia ao longo do tempo, à medida que entram e saem do tratamento, um grupo de pesquisadores da Itália, Austrália e Reino Unido utilizaram um delineamento de caso-controle aninhado com amostragem por incidência-densidade para quantificar de maneira eficiente o benefício dos agonistas de opioides e outros tratamentos (19). As etapas do estudo foram:

1. **Identificação da coorte e do período de tempo em risco.** Esse estudo de caso-controle foi aninhado na coorte VEdeTTE, para a qual os pesquisadores recrutaram usuários de heroína em centros de tratamento públicos na Itália entre 1998 e 1999. Eles obtiveram dados sobre mortalidade para 4.444 participantes de duas regiões italianas entre setembro de 1998 e 31 de dezembro de 2005.
2. **Identificação dos casos, incluindo suas datas de ocorrência.** A equipe do estudo, cega para o estado de caso/controle dos participantes, obteve o estado vital a partir dos registros clínicos. Houve 316 mortes durante o período de seguimento, das quais 95 foram codificadas como tendo ocorrido em decorrência de overdose.
3. **Amostragem dos controles a partir de "conjuntos em risco" pareados para cada caso.** Para cada caso de overdose fatal, os pesquisadores selecionaram aleatoriamente 4 controles que ainda estavam vivos na data da morte do caso (chamada de data índice para controles),

pareados por região, idade (±5 anos) e sexo. Os controles podiam ser pareados com múltiplos casos, e os casos eram elegíveis para serem selecionados como controles para casos que morreram antes deles.

4. **Medição das variáveis preditoras nos casos e nos controles.** Os pesquisadores (cegos para o estado de caso/controle) recuperaram informações sobre o tipo de tratamento para uso abusivo de substâncias a partir dos registros clínicos para os 2 meses antes da data de morte nos casos e antes da data índice nos controles. Para aqueles que não estiveram em tratamento nos 2 meses anteriores a essa data, eles recuperaram informações sobre tipos e datas dos últimos tratamentos. O delineamento de caso-controle com amostragem por incidência-densidade permitiu-lhes recuperar essas informações em um número muito menor de pessoas e em um período muito mais limitado do que se tivessem feito um estudo de coorte.

Os pesquisadores utilizaram (corretamente) a regressão logística condicional para analisar os dados. Eles descobriram que o tratamento com agonistas de opioides estava associado a uma redução de mais de 90% na probabilidade de morte (RC = 0,09, IC 95%: 0,03 a 0,24); o ajuste para estar em situação de rua, ter HIV, consumir álcool, ter problemas legais e overdose relatada no início do estudo não alterou o resultado (RC ajustada = 0,08, IC 95%: 0,03 a 0,23).

Um delineamento de **caso-coorte** aninhado é semelhante ao delineamento de caso-controle aninhado, exceto que, em vez de selecionar controles que não desenvolveram o desfecho de interesse, o pesquisador seleciona uma amostra aleatória de todos os membros da coorte independentemente dos desfechos. Algumas pessoas que fazem parte dessa amostra aleatória da coorte podem ter desenvolvido o(s) desfecho(s); esse número é pequeno quando o desfecho é incomum. Uma vantagem do delineamento de caso-coorte é que uma única amostra aleatória da coorte pode fornecer os controles para vários desfechos diferentes, como ilustrado no Exemplo 9.3. Além disso, a amostra aleatória da coorte fornece informações sobre a prevalência geral de fatores de risco na coorte.

Exemplo 9.3 Níveis de ECA-2 plasmática e risco de morte ou doenças cardiometabólicas: um estudo de caso-coorte aninhado

Os níveis circulantes da enzima conversora de angiotensina 2 (ECA-2) podem servir como um marcador de desregulação do sistema renina-angiotensina. Pesquisadores, principalmente do Population Health Research Institute, em Hamilton, Ontário, Canadá, estudaram se os níveis de ECA-2 plasmática previam vários desfechos adversos relacionados à saúde (20). As etapas básicas para a realização do estudo foram:

1. **Identificação de uma coorte.** Os pesquisadores utilizaram o estudo Prospective Urban Rural Epidemiology (PURE), um estudo de coorte que incluiu indivíduos entre 35 e 70 anos na linha de base, de 27 países de baixa, média e alta renda. O estudo PURE incluía um biobanco com amostras de sangue armazenadas na linha de base a −165°C provenientes de um subconjunto de participantes de 14 países. Os participantes eram considerados elegíveis se tivessem amostras analisáveis armazenadas e pertencessem à principal etnia autorrelatada no país de residência (p. ex., ascendência europeia na Suécia). As amostras foram coletadas entre 2005 e 2006, e o tempo médio de seguimento foi de 9,4 anos.
2. **Identificação dos casos.** Os desfechos para o estudo (casos) foram morte incidente ($N = 1985$), infarto do miocárdio ($N = 882$), acidente vascular cerebral ($N = 663$), insuficiência cardíaca ($N = 264$) e diabetes ($N = 1.715$). Esses eventos já haviam sido identificados como parte do estudo PURE.
3. **Amostragem da coorte.** Os pesquisadores selecionaram uma amostra aleatória ("subcoorte") que incluiu 5.084 dos 55.246 participantes do PURE com amostras analisáveis. Vale ressaltar

que as pessoas não foram excluídas dessa subcoorte se tiveram um dos desfechos do estudo. Portanto, esse foi um estudo de caso-coorte e não um estudo de caso-controle aninhado.
4. **Medição dos preditores nos casos e na amostra da coorte.** Os pesquisadores mediram os níveis de ECA-2 em amostras armazenadas nos biobancos e analisaram dados previamente coletados sobre fatores de risco cardiovascular tradicionais, como sexo, índice de massa corporal, tabagismo e pressão arterial.

Os pesquisadores descobriram que a ECA-2 era um forte preditor de todos os desfechos estudados, com razões de azares de 1,21 a 1,44 para cada aumento de 1 desvio-padrão (21) no nível de ECA-2 após ajuste para fatores de risco cardiovascular tradicionais. Os níveis de ECA-2 foram preditores mais fortes do que os fatores de risco clínicos, incluindo tabagismo, diabetes, pressão arterial, níveis lipídicos e índice de massa corporal.

Pontos fortes

Estudos de caso-controle aninhados e de caso-coorte são particularmente úteis para medições de alto custo em soro e outras amostras biológicas armazenadas ou imagens arquivadas no início do estudo e preservadas para análise posterior. Fazer medições caras em todos os casos e uma amostra dos controles é muito menos dispendioso do que fazer as medições em toda a coorte.

Quando as pessoas que fazem as medições estão cegadas, esses delineamentos preservam as vantagens dos estudos de coorte que resultam da coleta de variáveis preditoras antes que os desfechos tenham ocorrido. Além disso, esses delineamentos evitam os potenciais vieses de estudos de caso-controle convencionais que não podem fazer medições em casos fatais e que selecionam casos e controles de populações diferentes.

Pontos fracos

Esses delineamentos compartilham certas desvantagens com outros delineamentos observacionais: as possibilidades de que as associações observadas se devam ao efeito de variáveis confundidoras não medidas ou medidas de forma imprecisa e que as medições basais possam ser afetadas por doenças pré-clínicas silenciosas ("efeito-causa" em vez de causa-efeito; ver o Capítulo 10).

Outras considerações

Estudos de caso-coorte e caso-controle aninhado são usados com menor frequência do que deveriam. Quando um pesquisador planeja um estudo prospectivo de grande porte, ele deveria considerar preservar amostras biológicas (p. ex., bancos de soros congelados) ou armazenar imagens ou registros que apresentem custo de análise elevado para análises subsequentes de caso-controle aninhadas. É necessário garantir que as condições de armazenamento preservem as substâncias de interesse por muitos anos. Durante o período de seguimento, pode ser útil coletar novas amostras ou informações, as quais podem ser empregadas de forma mais eficiente em estudos subsequentes de caso-controle com amostragem por incidência-densidade.

■ ESTUDOS CRUZADOS DE CASOS

O **delineamento cruzado de casos** (*case-crossover*) é uma variante do delineamento de caso-controle que é útil para estudar os efeitos de curto prazo de exposições intermitentes. Esses estudos retrospectivos começam com um grupo de casos que apresentaram o desfecho de interesse. No entanto, diferentemente dos estudos de caso-controle tradicionais, nos quais as exposições dos casos são comparadas com as exposições de um grupo de controles, nos estudos cruzados de casos, cada caso serve como seu próprio controle. As exposições dos casos no momento (ou logo antes) da ocorrência do desfecho são comparadas com as exposições desses mesmos indivíduos em um ou mais momentos no tempo.

Por exemplo, McEvoy e colaboradores estudaram vítimas de acidentes automobilísticos que possuíam ou tinham utilizado um telefone celular (22). Usando os registros das empresas de telefonia, eles compararam o uso do celular nos 10 minutos antes do acidente com o uso quando os casos estavam dirigindo no mesmo horário do dia 24 horas, 72 horas e 7 dias antes do acidente. Eles descobriram que o uso do celular era cerca de quatro vezes mais frequente nos 10 minutos antes de um acidente do que nos períodos de comparação.

A análise de um estudo cruzado de casos é semelhante à de um estudo de caso-controle pareado, exceto pelo fato de que as exposições dos controles são exposições nos casos em períodos de tempo diferentes, em vez de exposições em controles pareados. Isso é ilustrado no Apêndice 9A, cenário número 3. Os delineamentos cruzados de casos têm sido utilizados em grandes populações para estudar exposições que variam ao longo do tempo, como os níveis de poluição atmosférica; associações foram encontradas com internações hospitalares (23), mortalidade total em idosos (24), parada cardíaca fora do hospital (25) e até mesmo mortalidade infantil (26).

■ ESCOLHENDO ENTRE OS DELINEAMENTOS OBSERVACIONAIS

Os prós e os contras dos principais delineamentos observacionais apresentados nos últimos dois capítulos são resumidos na Tabela 9.2. Já descrevemos essas questões detalhadamente; portanto, apenas faremos aqui uma observação final. **Nenhum desses delineamentos é melhor ou pior que os demais; cada um tem seu lugar definido e serve a um determinado propósito, dependendo da questão de pesquisa e das circunstâncias envolvidas.**

TABELA 9.2 Vantagens e desvantagens dos principais delineamentos observacionais

DELINEAMENTO	VANTAGENS	DESVANTAGENS[a]
Transversal		
	Duração relativamente curta Um bom primeiro passo para um estudo de coorte ou ensaio clínico Produz prevalências de múltiplos preditores e desfechos	Não estabelece uma sequência de eventos Não é factível para preditores ou desfechos raros Não produz incidência
Coorte		
Todos	Estabelecem a sequência dos eventos Permitem estudar vários preditores e desfechos O número de eventos dos desfechos cresce com o tempo Produzem incidência, risco relativo e excesso de risco	Costumam exigir grandes tamanhos de amostra Menos factíveis para desfechos raros
Prospectiva	Maior controle sobre a seleção dos participantes e sobre as aferições Evita vieses na medição dos preditores	O seguimento pode ser longo Muitas vezes tem custo elevado
Retrospectiva	O seguimento ocorreu no passado Menor custo	Menor controle sobre a seleção dos participantes e sobre as aferições
Coortes múltiplas	Úteis quando coortes diferentes têm exposições diferentes ou raras	Potencial para vieses e confundimento na amostragem de diferentes populações
Caso-controle		
	Útil para desfechos raros Curta duração, pequeno tamanho de amostra Custo relativamente baixo	Vieses e confundimento por amostrar duas populações Viés de aferição diferencial Limitado a uma única variável de desfecho Não estabelece uma sequência clara de eventos Não produz prevalência, incidência ou excesso de risco, a não ser quando aninhado em uma coorte

(continua)

TABELA 9.2 Vantagens e desvantagens dos principais delineamentos observacionais *(continuação)*

DELINEAMENTO	VANTAGENS	DESVANTAGENS[a]
Delineamentos híbridos		
Caso-controle aninhado	Mesmas vantagens que um delineamento de coorte retrospectiva, porém mais barato quando a aferição do preditor tem custo elevado	A mensuração dos fatores de risco está sujeita a viés a não ser que tenha sido feita previamente ou seja realizada em amostras ou imagens já coletadas; geralmente requer uma coorte definida preexistente
Caso-controle aninhado com amostragem por incidência-densidade	Permite analisar as relações de risco levando em consideração mudanças ao longo do tempo nos níveis dos fatores de risco e as perdas no seguimento	Requer a aferição dos níveis dos fatores de risco e da incidência de casos ao longo do tempo durante o seguimento; geralmente requer uma coorte definida preexistente
Caso-coorte aninhado	Mesmas vantagens que um estudo de caso-controle aninhado, além de poder usar um único grupo controle para múltiplos estudos de caso controle com diferentes desfechos	Mesmas desvantagens que o estudo de caso-controle aninhado
Estudo cruzado de casos	Os casos servem como seus próprios controles, reduzindo o erro aleatório e o confundimento	Requer que a exposição tenha apenas efeitos imediatos, de curta duração

[a]Todos esses delineamentos observacionais têm a desvantagem (quando comparados aos ensaios clínicos randomizados) de serem suscetíveis à influência de variáveis confundidoras – ver Capítulo 10.

■ RESUMO

1. Em um **estudo de caso-controle**, a prevalência de um fator de risco em uma **amostra de casos** que apresentam o desfecho de interesse é comparada com a prevalência em uma **amostra de controles** que não o apresentam. Esse delineamento, no qual pessoas com e sem a doença são amostradas separadamente, é relativamente **barato** e excepcionalmente **eficiente para estudar doenças raras**.
2. Um problema com os estudos de caso-controle é a sua susceptibilidade ao **viés de seleção**. Três abordagens para reduzir o viés de seleção são (a) amostrar controles e casos da mesma maneira (assumidamente não representativa); (b) realizar um estudo de base populacional; e (c) usar vários grupos-controle, amostrados de diferentes formas. Qualquer uma dessas estratégias também pode incluir o pareamento dos casos e controles por variáveis como idade, sexo e localização.
3. O outro grande problema com os estudos de caso-controle é o seu delineamento retrospectivo, que os torna suscetíveis ao **viés de aferição**, afetando casos e controles de maneira diferencial. Esse viés pode ser reduzido **usando medidas** do preditor **feitas antes do desfecho** e **cegando** os participantes e a equipe de pesquisa.
4. A melhor maneira de evitar tanto o viés de seleção quanto o viés de aferição é delinear um **estudo de caso-controle aninhado** no qual **amostras aleatórias de casos e controles** são selecionadas a partir de um estudo de coorte maior. Além de controlar ambos os vieses, esse delineamento possibilita fazer medições de custo elevado em soro, imagens e assim por diante, ao final do estudo em um número relativamente pequeno de participantes.
5. O **delineamento de caso-controle com amostragem por incidência-densidade** permite que os pesquisadores analisem de maneira eficiente as relações de risco, levando em consideração as mudanças ao longo do tempo nos níveis de fatores de risco e na disponibilidade do seguimento.
6. O **delineamento de caso-coorte aninhado** usa uma amostra aleatória de toda a coorte no lugar dos não casos; essa amostra pode servir como um grupo de controle para estudar mais de um desfecho e fornece informações diretas sobre a prevalência geral de fatores de risco na coorte.
7. Os **estudos cruzados de casos** são uma variação do delineamento de caso-controle pareado no qual observações em dois ou mais pontos no tempo permitem que cada caso sirva como seu próprio controle.

REFERÊNCIAS

1. Guenel P, Laforest L, Cyr D, et al. Occupational risk factors, ultraviolet radiation, and ocular melanoma: a case-control study in France. *Cancer Causes Control*. 2001;12(5):451-459.
2. Franklin N, Camphor H, Wright R, Stafford R, Glasgow K, Sheppeard V. Outbreak of hepatitis A genotype IB in Australia associated with imported frozen pomegranate arils. *Epidemiol Infect*. 2019;147:e74.
3. Swinkels HM, Kuo M, Embree G, et al. Hepatitis A outbreak in British Columbia, Canada: the roles of established surveillance, consumer loyalty cards and collaboration, February to May 2012. *Euro Surveill*. 2014;19(18):20792.
4. Herbst AL, Ulfelder H, Poskanzer DC. Adenocarcinoma of the vagina. Association of maternal stilbestrol therapy with tumor appearance in young women. *N Engl J Med*. 1971;284(15):878-881.
5. Beal SM, Finch CF. An overview of retrospective case-control studies investigating the relationship between prone sleeping position and SIDS. *J Paediatr Child Health*. 1991;27(6):334-339.
6. Mitchell EA, Blair PS. SIDS prevention: 3000 lives saved but we can do better. *N Z Med J*. 2012;125(1359):50-57.
7. Kochen M, McCurdy S. Circumcision and the risk of cancer of the penis. A life-table analysis. *Am J Dis Child*. 1980;134(5):484-486.
8. O'Brien KL, Selanikio JD, Hecdivert C, et al. Epidemic of pediatric deaths from acute renal failure caused by diethylene glycol poisoning. Acute Renal Failure Investigation Team. *JAMA*. 1998;279(15):1175-1180.
9. Fatal poisoning among young children from diethylene glycol-contaminated acetaminophen—Nigeria, 2008–2009. *MMWR Morb Mortal Wkly Rep*. 2009;58(48):1345-1347.
10. Llamas M. Drug Makers Warned for Potential Diethylene Glycol Toxin Contamination: Drugwatch.com; 2020 [updated April 20, 2020]. https://www.drugwatch.com/news/2020/04/20/diethylene-glycol-toxin-contamination/
11. Nutt M, Reed Z, Kohler TS. Vasectomy and prostate cancer risk: a historical synopsis of undulating false causality. *Res Rep Urol*. 2016;8:85-93.
12. Shang Y, Han G, Li J, et al. Vasectomy and prostate cancer risk: a meta-analysis of cohort studies. *Sci Rep*. 2015;5:9920.
13. McKenzie LM, Allshouse WB, Byers TE, Bedrick EJ, Serdar B, Adgate JL. Childhood hematologic cancer and residential proximity to oil and gas development. *PLoS One*. 2017;12(2):e0170423.
14. Franke MF, Jerome JG, Matias WR, et al. Comparison of two control groups for estimation of oral cholera vaccine effectiveness using a case-control study design. *Vaccine*. 2017;35(43):5819-5827.
15. Cockburn M, Hamilton A, Mack T. Recall bias in self-reported melanoma risk factors. *Am J Epidemiol*. 2001;153(10):1021-1026.
16. Parr CL, Hjartaker A, Laake P, Lund E, Veierod MB. Recall bias in melanoma risk factors and measurement error effects: a nested case-control study within the Norwegian Women and Cancer Study. *Am J Epidemiol*. 2009;169(3):257-266.
17. Gefeller O. Invited commentary: recall bias in melanoma—much ado about almost nothing? *Am J Epidemiol*. 2009;169(3):267-270; discussion 71-72.
18. Cummings SR. Are patients with hip fractures more osteoporotic? Review of the evidence. *Am J Med*. 1985;78(3):487-494.
19. Faggiano F, Mathis F, Diecidue R, et al. Opioid overdose risk during and after drug treatment for heroin dependence: an incidence density case-control study nested in the VEdeTTE cohort. *Drug Alcohol Rev*. 2021;40(2):281-286.
20. Narula S, Yusuf S, Chong M, et al. Plasma ACE2 and risk of death or cardiometabolic diseases: a case-cohort analysis. *Lancet*. 2020;396(10256):968-976.
21. Newman TB, Browner WS. In defense of standardized regression coefficients. *Epidemiology*. 1991;2(5):383-386.
22. McEvoy SP, Stevenson MR, McCartt AT, et al. Role of mobile phones in motor vehicle crashes resulting in hospital attendance: a case-crossover study. *BMJ*. 2005;331(7514):428.
23. Wei Y, Wang Y, Di Q, et al. Short term exposure to fine particulate matter and hospital admission risks and costs in the Medicare population: time stratified, case crossover study. *BMJ*. 2019;367:l6258.
24. Di Q, Dai L, Wang Y, et al. Association of short-term exposure to air pollution with mortality in older adults. *JAMA*. 2017;318(24):2446-2456.
25. Kojima S, Michikawa T, Matsui K, et al. Association of fine particulate matter exposure with bystander-witnessed out-of-hospital cardiac arrest of cardiac origin in Japan. *JAMA Netw Open*. 2020;3(4):e203043.
26. Scheers H, Mwalili SM, Faes C, Fierens F, Nemery B, Nawrot TS. Does air pollution trigger infant mortality in Western Europe? A case-crossover study. *Environ Health Perspect*. 2011;119(7):1017-1022.

APÊNDICE 9A
Calculando as razões de chances para estudos de caso-controle

ESTUDO DE CASO-CONTROLE

O Exemplo 9.1 foi uma investigação de um surto de hepatite A. Os autores relataram que 9 dos 13 casos, em comparação com apenas 1 dos 21 controles, referiram ter consumido sementes de romã congeladas. A Tabela 9A.1 mostra esses resultados. A razão de chances é o quociente entre as **chances** de exposição nos casos (a/c) e as chances de exposição nos controles (b/d); matematicamente isso é representado por ad/bc.

A razão de chances fornece uma boa estimativa da razão de riscos quando a doença é rara (< ~10%), como era o caso da hepatite A nesse exemplo. Assim, esse estudo sugere que pessoas que comeram as sementes de romã congeladas contaminadas tinham cerca de 45 vezes mais chances de contrair hepatite A do que aquelas que não as consumiram.

TABELA 9A.1 Cálculo da razão de chances no Exemplo 9.1

VARIÁVEL PREDITORA: COMEU SEMENTES CONGELADAS DE ROMÃ	VARIÁVEL DE DESFECHO: DIAGNÓSTICO DE HEPATITE A	
	SIM	NÃO
Sim	9 (a)	1 (b)
Não	4 (c)	20 (d)
Total	13	21

$$\text{Risco relativo} \approx \text{Razão de chances} = \frac{a/c}{b/d} = \frac{ad}{bc} = \frac{9 \times 20}{4 \times 1} = 45$$

ESTUDO DE CASO-CONTROLE PAREADO

Para ilustrar a semelhança na análise de um estudo de caso-controle pareado e um estudo cruzado de casos, usaremos o mesmo exemplo para ambos. A questão de pesquisa é se o uso de telefones celulares aumenta o risco de acidentes automobilísticos em indivíduos que possuem telefone celular. Um estudo tradicional de caso-controle pareado poderia considerar a frequência autorrelatada de uso de telefone celular ao dirigir como fator de risco. Assim, os casos seriam pessoas que sofreram acidentes, e eles poderiam ser comparados com controles não envolvidos em acidentes, pareados por idade, sexo e prefixo do telefone celular. Os casos e os controles seriam questionados sobre o uso de telefone celular enquanto dirigem. (Para simplificar, para fins deste exemplo, dicotomizamos a exposição e consideramos os indivíduos como "usuários" ou "não usuários" de telefones celulares ao dirigir.) Então, classificamos cada par de casos e controles em: ambos usuários, nenhum usuário, caso usuário e controle não usuário ou controle usuário e caso não usuário. Para um tamanho de amostra de 300 pares, os resultados poderiam ser como os mostrados a seguir:

TABELA 9A.2 Exemplo de um estudo de caso-controle pareado hipotético sobre o uso (habitual) de telefone celular enquanto dirige como fator de risco para acidentes automobilísticos

	CASOS (VÍTIMAS DE ACIDENTES AUTOMOBILÍSTICOS)		
CONTROLES PAREADOS	**USUÁRIOS**	**NÃO USUÁRIOS**	**TOTAL**
Usuários	110	40	150
Não usuários	90	60	150
Total	200	100	300

A Tabela 9A.2 revela que, em 90 pares, o caso fez uso de telefone celular enquanto conduzia o veículo, fato que não se observou no controle pareado correspondente. Em 40 pares, o controle pareado, e não o caso, era o "usuário". É importante notar que essa tabela 2 × 2 difere da tabela 2 × 2 apresentada no estudo sobre hepatite A na Tabela 9A.1, na qual cada célula da tabela representa o número de pessoas correspondentes. No caso da tabela 2 × 2 para o estudo de caso-controle *pareado*, o número em cada célula representa o número de *pares* de participantes naquela célula; portanto, o N total na Tabela 9A.2 é 600 (300 casos e 300 controles).

A razão de chances para uma tabela desse tipo é simplesmente a razão entre o número de pares em que o caso foi exposto e o controle não, para o número de pares onde o controle foi exposto e o caso não ("pares discordantes"). Observe que os pares de caso-controle que compartilham o mesmo nível de exposição ("pares concordantes") não fornecem informações sobre a relação entre a exposição e o desfecho. Na Tabela 9A.2, a RC é de 90/40 = 2,25. Como os acidentes de trânsito são raros, a razão de chances aproxima-se da razão de riscos, indicando que, se os resultados do estudo forem verdadeiros, os usuários de celulares teriam mais que o dobro de risco de se envolver em um acidente de trânsito.

ESTUDO CRUZADO DE CASOS

Agora considere o estudo cruzado de casos sobre a mesma questão. Os dados do estudo de McEvoy e colaboradores são apresentados na tabela a seguir.

TABELA 9A.3 Cálculo da razão de chances em um estudo cruzado de casos sobre o uso recente de telefone celular como fator de risco para acidente de trânsito

	MOMENTO DO ACIDENTE		
7 DIAS ANTES	**FALOU NO CELULAR**	**NÃO FALOU NO CELULAR**	**TOTAL**
Falou no celular	5	6	11
Não falou no celular	27	288	315
Total	32	294	326

Para o estudo cruzado de casos (22), cada célula na Tabela 9A.3 representa o número de casos, não o número de pares, mas cada célula representa dois períodos de tempo para um mesmo caso: o período logo antes do acidente e um período de comparação 7 dias antes. Portanto, o número 5 na célula superior à esquerda indica que havia 5 motoristas envolvidos em acidentes que estavam usando o telefone celular logo antes de sofrerem o acidente e também estavam utilizando o telefone durante o período de comparação 7 dias antes. Já o número 27 abaixo do 5 indica que havia 27 motoristas envolvidos em acidentes que estavam usando o telefone celular logo antes de se acidentarem, mas não estavam usando o telefone durante o período de comparação 7 dias antes.

Da mesma forma, havia 6 motoristas envolvidos em acidentes que não estavam utilizando o telefone no momento do acidente, mas estavam usando no período de comparação 7 dias antes. A razão de chances é a relação entre os números nas células correspondentes aos períodos de tempo discordantes, nesse exemplo 27/6 = 4,5; assim, dirigir durante períodos de uso do celular esteve associado a um risco 4,5 vezes maior de acidente do que dirigir em períodos em que o celular não estava sendo usado.

APÊNDICE 9B
Quando e por que a razão de chances se aproxima da razão de riscos

Uma tabela 2 × 2 pode ser usada para representar a associação entre uma exposição e uma doença, conforme ilustrado a seguir:

	COM DOENÇA	SEM DOENÇA
Exposição presente	a	b
Exposição ausente	c	d

■ O QUE SÃO RISCOS E CHANCES?

O risco de uma doença é o número de pessoas que desenvolvem essa doença dividido pelo número de pessoas em risco (i.e., $a/(a+b)$ nos expostos e $c/(c+d)$ nos não expostos). As chances de uma doença são o número de pessoas que desenvolvem a doença dividido pelo número de pessoas que não a desenvolvem (i.e., a/b ou c/d).

■ HÁ DUAS FORMAS DE CALCULAR UMA RAZÃO DE CHANCES, MAS APENAS UMA RAZÃO DE CHANCES

A primeira maneira (vamos chamá-la de RC_1), que é usada em estudos de coorte e ensaios clínicos, divide as chances da doença naqueles que estão expostos pelas chances da doença naqueles que não estão expostos. Isso é simplesmente $RC_1 = (a/b) \div (c/d) = ad/bc$. A segunda maneira ($RC_2$), que é usada em estudos de caso-controle, divide as chances da exposição naqueles com a doença (casos) pelas chances da exposição naqueles sem a doença (controles). Isso é simplesmente $RC_2 = (a/c) \div (b/d) = ad/cb$.

Essas duas abordagens e fórmulas dão o mesmo valor, porque $ad/cb = ad/bc$. Há apenas uma razão de chances ($RC_2 = RC_1$).

■ AS CHANCES E O RISCO – E A RAZÃO DE CHANCES E A RAZÃO DE RISCOS – SÃO SEMELHANTES QUANDO UMA DOENÇA É RARA

Quando uma doença é rara, tanto nos expostos quanto nos não expostos, a maioria das pessoas não desenvolve a doença, portanto, o número de pessoas em risco é semelhante ao número de pessoas que não desenvolvem a doença. Assim, as chances de uma doença rara e o risco de uma doença rara são semelhantes.

Quando uma doença é rara, a razão de chances (RC_1) que contrasta as chances de ocorrência da doença entre os indivíduos expostos e os não expostos se aproxima bastante da razão de riscos (RR), que compara os respectivos riscos desses grupos ($RC_1 \approx RR$). Consequentemente, a razão de chances (RC_2) que estabelece uma comparação entre as chances de exposição entre os indivíduos com a doença (casos) e aqueles sem a doença (controles) – uma medida que pode ser obtida em estudos de caso-controle – também tende a se assemelhar à razão de riscos ($RC_2 = RC_1 \approx RR$).

APÊNDICE 9C
Exercícios para o Capítulo 9.
Delineando estudos de caso-controle

1. No Exercício 1c do Capítulo 8, você delineou um estudo de coorte retrospectivo sobre os níveis baixos de vitamina B_{12} como um fator de risco para fraturas de quadril. Descreva como você poderia usar a mesma coorte para responder à questão de pesquisa de maneira mais eficiente usando um estudo de caso-controle.
2. A questão de pesquisa é: "Como um histórico familiar de câncer de ovário aumenta o risco de câncer de ovário?" A pesquisadora planeja um estudo de caso-controle para responder a essa questão.
   a. Qual seria uma boa maneira de selecionar os casos?
   b. Dada a sua resposta à parte a, como ela deveria selecionar os controles?
   c. Comente sobre possíveis fontes de viés na amostragem de casos e controles e a direção em que eles podem enviesar os resultados.
   d. Como ela mediria o "histórico familiar de câncer de ovário" como a variável preditora de interesse? Comente sobre as fontes de viés nessa medição.
   e. Que medida de associação ela usaria e que teste de significância estatística?
   f. Você acha que o método de caso-controle é uma abordagem apropriada para essa questão de pesquisa? Discuta as vantagens e desvantagens do delineamento de caso-controle em relação a outras possibilidades para essa questão de pesquisa.
3. A pesquisadora quer investigar a relação entre jogar videogames de corrida de carros e o risco de se envolver em um acidente de carro real (como motorista).
   a. Suponha que a exposição de interesse seja os efeitos de longo prazo do uso habitual desses videogames. Como ela selecionaria casos e controles e mediria a exposição para um estudo de caso-controle dessa questão?
   b. Agora imagine que a exposição de interesse seja se o uso desses jogos na hora imediatamente anterior à direção aumenta o risco a curto prazo. Qual é um delineamento para estudar os efeitos a curto prazo de exposições intermitentes? Descreva como tal estudo seria realizado para essa questão de pesquisa.

CAPÍTULO 10

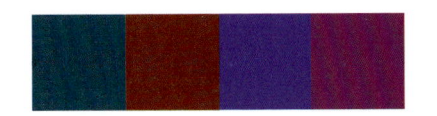

Estimando efeitos causais a partir de estudos observacionais

Thomas B. Newman e Warren S. Browner

A maioria dos estudos observacionais é delineada para estimar o **efeito causal** de uma exposição em um desfecho, por exemplo o efeito de comer carne vermelha no risco de desenvolver câncer de cólon. (As exceções são os estudos observacionais delineados para fazer **predições**, como os estudos de testes diagnósticos e de testes prognósticos, discutidos no Capítulo 13.) Como introduzido no Capítulo 1, esse processo de análise causal inicia quando o pesquisador realiza inferências sobre como variáveis medidas na amostra de estudo se generalizam para fenômenos de interesse na população--alvo. Entretanto, até o momento, o foco da discussão sobre inferências se resumiu a **associações** na população-alvo. Esforços adicionais são necessários para estimar os efeitos causais, que são mais relevantes do que simples associações, pois podem auxiliar a compreender a fisiopatologia de uma doença, a identificar métodos de prevenção e até mesmo sugerir possíveis tratamentos.

■ MODELO CONTRAFATUAL PARA COMPREENDER A CAUSALIDADE

Para entender os efeitos causais, podemos realizar um experimento mental comparando o risco de um desfecho (p. ex., câncer de cólon) na população-alvo em duas situações distintas: se todos fossem expostos (ou seja, se todos consumissem carne vermelha) e se ninguém fosse exposto (ninguém consumisse carne vermelha).[1] É claro que, no mundo real, as pessoas estão ou não expostas, e não há como saber o que aconteceria nesses chamados mundos **contrafatuais** – onde muitas exposições são "contrárias aos fatos". Os efeitos causais são mais bem estimados em estudos que permitem ao pesquisador estimar e comparar os desfechos contrafatuais que teriam ocorrido sob essas exposições contrafatuais (Figura 10.1).

A forma mais simples de realizar essa análise é por meio de um ensaio clínico randomizado, que será abordado em detalhes no próximo capítulo. Por enquanto, vamos nos concentrar em como um estudo desse tipo poderia ser utilizado para estimar resultados contrafatuais. Primeiramente, precisaríamos inscrever no estudo indivíduos para os quais o efeito causal seria de interesse, ou seja, aqueles que, pelo menos teoricamente, poderiam ter qualquer nível de exposição. Por exemplo, se existirem pessoas que, por razões religiosas, éticas ou médicas, jamais consumiriam carne vermelha, elas deveriam ser excluídas do estudo. Além disso, também seria necessário excluir aquelas pessoas que insistiriam no consumo de carne vermelha.

Então, ao alocar os participantes restantes para a exposição de forma aleatória, criamos grupos semelhantes ("intercambiáveis", na terminologia epidemiológica), um dos quais é exposto (neste exemplo, designado para comer carne vermelha) e o outro não exposto (designado para não comer carne vermelha). Como a randomização tornou os grupos intercambiáveis, a taxa de câncer de cólon no grupo que comeu carne vermelha pode ser usada para estimar o que teria acontecido com o grupo que não comeu carne vermelha se seus integrantes tivessem comido carne vermelha. Da mesma forma, os resultados no grupo que não comeu carne vermelha poderiam ser usados para estimar o que teria acontecido no grupo que comeu carne vermelha caso seus integrantes tivessem se abstido de comer carne vermelha. Assim, a diferença intergrupos nos riscos observados em um ensaio clínico

---

[1] Estamos mantendo essa discussão simples tornando tanto o preditor quanto o desfecho dicotômicos. Os mesmos princípios se aplicam para estimar efeitos causais de uma forma geral.

randomizado (desde que haja boa adesão à alocação do tratamento) fornece uma estimativa válida do efeito causal. As iniciativas para fortalecer a inferência causal em estudos observacionais geralmente envolvem tentar se aproximar o máximo possível do que teria ocorrido em um ensaio clínico randomizado sobre a mesma questão de pesquisa.

■ MOTIVOS PELOS QUAIS UMA ASSOCIAÇÃO ENCONTRADA EM UM ESTUDO OBSERVACIONAL PODE NÃO CORRESPONDER A UM EFEITO CAUSAL

Tentar simular um ensaio clínico randomizado a partir de um estudo observacional no qual as exposições não estão sob o controle do pesquisador pode, no entanto, ser desafiador. Considere novamente a questão de se comer carne vermelha causa câncer de cólon. Um estudo observacional sobre esse assunto é relevante por diversos motivos: o câncer de cólon é a segunda principal causa de morte por câncer nos Estados Unidos (1); para algumas pessoas, a compaixão pelos mamíferos e os comprovados impactos ambientais da produção de carne vermelha (especialmente de ruminantes como bovinos e ovinos) (2) não são motivação suficiente para mudar suas dietas; e porque seria impraticável realizar um estudo que randomizasse as pessoas para comer ou não carne vermelha e depois as acompanhasse por tempo suficiente para observar os desfechos relacionados ao câncer de cólon. Para exemplificar, vamos tratar a exposição à carne vermelha como uma variável dicotômica (sim/não) e pressupor que um estudo observacional mostrou que pessoas que comiam carne vermelha tinham aproximadamente o dobro do risco de desenvolver câncer de cólon em comparação àquelas que não comiam carne vermelha.

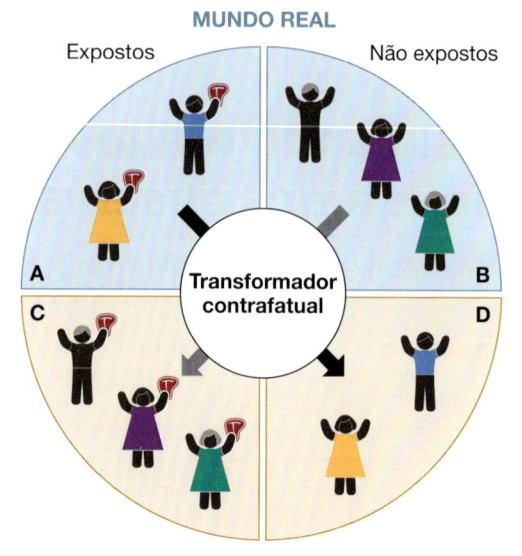

■ **FIGURA 10.1 Experimento mental para compreender efeitos causais em termos de mundos contrafatuais.** No mundo real, os efeitos de uma exposição (p. ex., comer carne vermelha, simbolizado pelos desenhos de peças de carne na figura) são estimados pela comparação dos desfechos (p. ex., câncer de cólon) em pessoas que consomem carne vermelha (Quadrante A) com os desfechos em pessoas (diferentes) que não consomem carne vermelha (Quadrante B), tentando controlar para outras diferenças entre elas (p. ex., na figura, há mais mulheres que não consomem carne vermelha). No experimento mental, há um transformador contrafatual que cria pessoas que são idênticas às pessoas no mundo real, mas com exposições opostas. Poderíamos determinar o efeito causal da carne vermelha sobre o câncer de cólon pela diferença nas taxas de câncer de cólon entre um mundo em que todas as pessoas consumissem carne vermelha (Quadrantes A e C) e um mundo idêntico, mas no qual ninguém consumisse carne vermelha (Quadrantes B e D).

Uma possibilidade – presumivelmente a mais importante para o pesquisador – é que comer carne vermelha dobra o risco de câncer de cólon. No entanto, antes de chegar a essa conclusão, devemos considerar quatro razões (Tabela 10.1) de por que isso poderia não ser correto: acaso, **viés**, **confundimento** e **efeito-causa**.[2] Ao reduzir a influência de distorções devido a essas quatro possibilidades, poderemos obter uma estimativa acurada do efeito causal de comer carne vermelha sobre o risco de desenvolver câncer de cólon.

---

[2] Alguns epidemiologistas consideram o confundimento como um tipo de viés porque, como todos os vieses, ele distorce a estimativa que o estudo produz sobre o parâmetro (medida do efeito causal) que está sendo estimado. Preferimos considerar o confundimento de forma separada, pois os outros tipos de viés fazem com que a associação no estudo seja diferente da associação real na população-alvo e, portanto, são problemáticos independentemente do objetivo ser ou não estimar efeitos causais. Já o confundimento é um problema apenas quando o objetivo é estimar efeitos causais: ele faz com que a *associação* na população-alvo não corresponda ao *efeito causal*.

TABELA 10.1 Quatro razões para distorções nas estimativas de efeitos causais em um estudo sobre consumo de carne vermelha como causa de câncer colorretal

RAZÃO PARA A DISTORÇÃO	A ESTIMATIVA DO ESTUDO REFLETE A ASSOCIAÇÃO NA POPULAÇÃO-ALVO?	O QUE ESTÁ REALMENTE OCORRENDO NA POPULAÇÃO?	MODELO CAUSAL
1. Acaso	Não	A associação é distorcida por erro aleatório.	Comer carne vermelha CCR (sem seta conectando)
2. Viés	Não	A associação é distorcida por erro sistemático.	Exemplo: viés de seleção em um estudo de caso-controle baseado em um hospital (ver texto) Comer carne vermelha ↓ DCV → Hospitalização ← CCR
3. Efeito-causa	Sim	O câncer de cólon faz as pessoas comerem mais carne vermelha.	CCR ↓ Anemia ↓ Comer carne vermelha
4. Confundimento	Sim	Um terceiro fator causa tanto o consumo de carne vermelha quanto o CCR.	Sexo masculino ↙ ↘ Comer carne vermelha → CCR

DCV, doença cardiovascular; CCR, câncer colorretal.

Se o acaso ou o viés fossem a explicação, aqueles que comem carne vermelha teriam o dobro do risco de câncer de cólon no estudo, mesmo que essa associação não existisse na população. O risco aparentemente dobrado poderia ser atribuído à má sorte ou a um problema com a forma como o estudo foi delineado, executado ou interpretado.

As outras duas alternativas – efeito-causa e confundimento – são fenômenos biológicos verdadeiros e, portanto, a associação na amostra pode refletir a associação na população. Contudo, essa associação pode não ser (inteiramente) um efeito causal da exposição. Na primeira situação, a associação é do tipo efeito-causa: ter câncer de cólon faz com que as pessoas comam mais carne vermelha, talvez porque a anemia decorrente da perda de sangue intestinal produza um desejo intenso de comer carne. (Isso é simplesmente causa e efeito ao contrário e é uma preocupação especialmente em estudos retrospectivos.) A possibilidade final, confundimento, ocorre quando um terceiro fator, como a identidade de gênero masculina (doravante apenas "gênero masculino"), causa tanto o consumo de carne vermelha quanto o câncer de cólon.

No restante deste capítulo, revisaremos estratégias para estimar e minimizar a distorção causada por esses quatro erros ao estimar um efeito causal em um estudo observacional. Essas estratégias podem ser utilizadas ao delinear um estudo ou ao analisar seus resultados. Embora este livro enfatize o delineamento da pesquisa, entender as opções analíticas pode influenciar na escolha do delineamento e, portanto, discutiremos ambos os tópicos.

■ MINIMIZANDO ERROS DECORRENTES DO ACASO

Suponha que não haja associação entre o consumo de carne vermelha e o câncer de cólon entre os membros da população-alvo, 50% dos quais comem carne vermelha. Se fôssemos selecionar aleatoriamente uma amostra de 20 casos com câncer de cólon e 20 controles, esperaríamos que cerca de 10 pessoas em cada grupo comessem carne vermelha (50% de 20). No entanto, *somente por acaso*, poderíamos selecionar 14 pessoas que comem carne vermelha entre os 20 casos de câncer de cólon, mas apenas 6 entre os 20 controles. Se isso acontecesse, observaríamos uma associação espúria – mas estatisticamente significativa – entre o consumo de carne vermelha e o câncer de cólon em nosso estudo (razão de chances = 5,4; intervalo de confiança de 95%, 1,2 a 26; $P = 0,03$).

O acaso também é chamado de **erro aleatório**, porque não há uma explicação subjacente. Quando uma associação atribuível a erro aleatório for estatisticamente significativa, o erro é conhecido como **erro tipo I** (Capítulo 5). Estratégias para reduzir erros aleatórios estão disponíveis tanto para as fases de delineamento quanto para as fases de análise da pesquisa (Tabela 10.2). As *estratégias de delineamento*, como aumentar a **precisão** das aferições e aumentar o **tamanho da amostra**, são discutidas nos Capítulos 4 e 6, respectivamente. A *estratégia analítica* de calcular **valores P** ajuda o pesquisador a quantificar a magnitude da associação observada em comparação com o que poderia ter ocorrido apenas por acaso. Por exemplo, um valor P de 0,03 (como no parágrafo anterior) significa que uma associação pelo menos dessa magnitude poderia ocorrer cerca de 3% das vezes meramente por acaso, quando não há tal associação na população-alvo.

Ainda mais úteis do que os valores P são os **intervalos de confiança**, que apresentam os possíveis valores para os parâmetros que descrevem uma associação (como razões de risco, razões de chances, etc.) dentro de uma margem de erro aleatório estimada pelo estudo. Os intervalos de confiança são especialmente úteis para resultados que não são estatisticamente significativos, pois mostram se um efeito grande e importante poderia ter deixado de ser encontrado devido ao acaso (3, 4).

TABELA 10.2 Minimizando distorções na estimativa de efeitos causais, garantindo que a estimativa da associação na população-alvo esteja correta

RAZÃO PARA A DISTORÇÃO	ESTRATÉGIAS NA FASE DE DELINEAMENTO (COMO PREVENIR A DISTORÇÃO)	ESTRATÉGIAS NA FASE DE ANÁLISE (COMO AVALIAR A DISTORÇÃO)
Acaso (devido a erro aleatório)	Aumentar o tamanho da amostra e outras estratégias para aumentar a precisão (Capítulos 4 e 6).	Calcular valores *P* e intervalos de confiança, e interpretá-los no contexto de evidências prévias (Capítulos 5 e 11).
Viés (devido a erro sistemático)	Considerar cuidadosamente as consequências potenciais de cada diferença entre a questão da pesquisa e o plano de estudo (Figura 10.2); alterar o plano de estudo, se necessário.	Verificar a consistência com outros estudos (especialmente aqueles com delineamentos diferentes).
	Não usar variáveis afetadas pela exposição de interesse como critérios de inclusão ou variáveis de pareamento.	Não controlar para variáveis afetadas por sua variável preditora.
	Empregar o cegamento e outras estratégias para minimizar diferenças na acurácia e na precisão das medidas entre os grupos de exposição.	Buscar diferenças sistemáticas nas médias ou desvios-padrão entre observadores, centros, etc.
	Coletar dados adicionais que permitam avaliar a extensão de possíveis vieses (testes de falsificação), por exemplo desfechos que não se espera que estejam associados com a exposição e vice-versa.	Analisar dados adicionais (testes de falsificação) para ver se há evidências que sugerem que tenham ocorrido potenciais vieses.

Capítulo 10 • Estimando efeitos causais a partir de estudos observacionais   **163**

■ MINIMIZANDO ERROS DECORRENTES DE VIESES

Existem muitos tipos de vieses, também denominados erros sistemáticos. Como lidar com eles é um tema importante deste livro. Às estratégias específicas descritas nos Capítulos 3, 4, 8 e 9, acrescentamos aqui uma abordagem geral para reduzir a probabilidade de viés.

Como discutido no Capítulo 1, quase sempre a questão de pesquisa original difere daquela que é realmente respondida pelo estudo. Essas diferenças refletem os ajustes que foram feitos para tornar o estudo factível, assim como os erros cometidos no delineamento ou na execução do estudo. Quando essas diferenças tornam as estimativas obtidas pelo estudo sistematicamente diferentes daquelas que os pesquisadores pretendiam estimar, há viés. No Capítulo 9 descrevemos os dois principais tipos de viés, o **viés de seleção** (também denominado viés de amostragem) e o **viés de aferição**. As estratégias gerais para minimizar o viés, tanto na fase de delineamento quanto na fase de análise foram apresentadas na Tabela 10.2.

Fase de delineamento

Comece escrevendo a questão de pesquisa ao lado do plano de estudo, como na Figura 10.2. Então, analise as três questões a seguir, refletindo como elas dizem respeito à questão de pesquisa de interesse:

1. As amostras de participantes do estudo (p. ex., casos e controles, ou participantes expostos e não expostos) representam adequadamente a(s) população(ões) de interesse?
2. As medidas das variáveis preditoras representam adequadamente os preditores de interesse?
3. As medidas das variáveis de desfecho representam adequadamente os desfechos de interesse?

Para cada resposta "não" ou "talvez não", é necessário avaliar se o viés é restrito a um dos grupos ou se ele se aplica de forma semelhante a ambos (p. ex., casos e controles ou participantes expostos e não expostos) e se ele provavelmente é de magnitude tal que poderia alterar a resposta da questão de pesquisa.

Para ilustrar isso com nosso exemplo sobre a associação entre consumo de carne vermelha e câncer de cólon, considere um estudo de caso-controle de base hospitalar no qual os controles são amostrados de pacientes hospitalizados por outras doenças que não o câncer de cólon. Se muitos desses pacientes tiverem doenças cardiovasculares causadas pelo consumo de carne, a amostra de controles não representará a população-alvo da qual surgiram os casos de câncer de cólon: haverá um excesso de

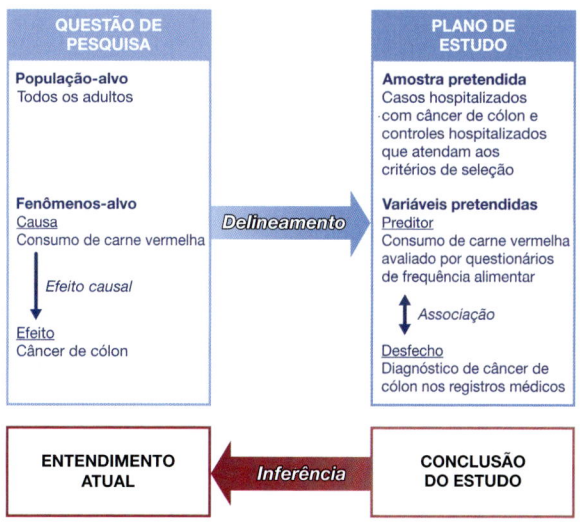

■ **FIGURA 10.2** Minimizando vieses ao considerar diferenças entre a questão de pesquisa e o plano de estudo.

consumidores frequentes de carne no grupo-controle, resultando em uma associação entre carne vermelha e câncer de cólon menor do que aquela na população. O estudo poderia até mesmo sugerir que comer carne vermelha protege contra o câncer de cólon. Este seria um exemplo de viés de seleção.[3]

O viés de aferição também é um potencial problema para o nosso estudo. Por exemplo, imagine que estivéssemos usando um banco de dados preexistente e que a medida do consumo de carne vermelha tenha sido baseada em um questionário de frequência alimentar de 24 horas. O recordatório de 24 horas de um participante pode diferir de sua ingestão real de carne vermelha naquele dia ou de seu consumo habitual de carne meramente por acaso (p. ex., se no dia que escolhemos para a medida ele tivesse comido frango) ou devido a um erro sistemático, como a tendência geral de sub-relatar comportamentos considerados menos saudáveis.

O viés de aferição também pode afetar a forma como o desfecho de um estudo é averiguado. A maioria dos estudos de coorte estima a incidência do desfecho como proporção ou taxa, sendo o numerador o número de novas ocorrências do desfecho durante o período de seguimento. Para assegurar uma medida correta, deve-se garantir que a apuração do desfecho seja realizada de modo uniforme entre os grupos de exposição. Para tanto, uma forma adequada é cegar os pesquisadores que fazem a medida de desfecho de modo que não saibam a qual grupo de exposição ele pertence. O denominador para a incidência é a população em risco (para uma incidência cumulativa) ou pessoas-tempo em risco (para a taxa de incidência). Esses denominadores podem ser complicados, especialmente para exposições medidas mais de uma vez durante o período de seguimento. Como discutido no Capítulo 8, delinear um estudo observacional emulando um ensaio clínico randomizado ("estudo-alvo" ou "*target trial*") pode ajudar também a evitar o chamado viés de tempo imortal (*immortal time bias*) e outros erros resultantes da contagem de pessoas como tendo estado sob risco quando na verdade não estavam ou vice-versa (5-7).

Identificados os possíveis vieses, o passo seguinte é pensar nas possíveis estratégias para prevenir cada um deles. Por exemplo, pode-se selecionar mais de um grupo-controle em um estudo de caso-controle (Capítulo 9) ou pode-se empregar as estratégias que reduzem o viés de aferição, descritas no Capítulo 4. Em cada situação, primeiramente é necessário avaliar a possibilidade de viés e, em seguida, se ele poderia ser prevenido facilmente com ajustes no plano de estudo. Se o viés for facilmente prevenível, revisa-se o plano de estudo e repetem-se as três questões mencionadas anteriormente. Se o viés não for facilmente prevenível, é hora de se questionar se ainda vale a pena realizar o estudo, avaliando a possibilidade do potencial viés e o quanto ele poderia distorcer a associação que você quer estimar.

Pode ser impossível ou muito dispendioso evitar alguns dos potenciais vieses. Além disso, muitas vezes o pesquisador fica em dúvida sobre até que ponto esses vieses constituem um problema. Nesses casos, deve-se considerar incluir no plano de estudo a coleta de dados adicionais que permitirão avaliar a gravidade dos vieses. Esses recursos, denominados **testes de falsificação**, precisam ser previstos especificamente no delineamento do estudo (8).

Por exemplo, no estudo de caso-controle de gêmeos sobre a associação entre melanoma maligno e exposição solar (Capítulo 9), os pesquisadores, preocupados com a possibilidade de viés de recordação, perguntaram a ambos gêmeos qual deles havia tido maior exposição ao sol quando criança. Eles verificaram que os gêmeos com melanoma relataram maior exposição solar que os gêmeos-controle, e que esses, por sua vez, relataram exposições solares semelhantes às do gêmeo-caso. Não é possível saber qual gêmeo estava correto, mas a diferença em suas respostas sugere um problema de recordação da exposição solar quando criança.[4]

Se o pesquisador considerar que um questionário de frequência alimentar de 24 horas pode não refletir adequadamente o consumo habitual de carne vermelha, ele poderia aplicar um diário alimentar de 7 dias, mais detalhado, mas também mais demorado, em um subconjunto dos casos e controles e então avaliar sua concordância com o questionário de frequência alimentar de 24 horas. Da mesma

---

[3] Revisitaremos esse exemplo ao discutirmos o viés por conta do condicionamento por um colisor (*collider stratification bias*) e grafos acíclicos dirigidos (*directed acyclic graphs*, DAG) no Apêndice 10A.

[4] Não sabemos se isso correspondeu a um viés de recordação, que geralmente faz com que os casos superestimem as exposições em comparação com os controles, ou simplesmente uma recordação imperfeita, um tipo de erro de aferição que afeta tanto casos quanto controles de forma similar.

forma, se estiver preocupado que, em vez de causar o câncer de cólon, a carne vermelha aumente a sobrevivência dos pacientes com câncer de cólon (o que poderia levar pessoas que comem carne vermelha a serem super-representadas em uma amostra de sobreviventes de câncer de cólon), um estudo de caso-controle poderia identificar pacientes com câncer de cólon que morreram e entrevistar seus parceiros sobreviventes sobre seus hábitos alimentares anteriores.

Fase de análise

Após os dados já terem sido coletados, o objetivo muda de minimizar vieses para analisar o quanto eles poderão afetar os resultados. O primeiro passo é analisar os dados que foram coletados para a realização dos testes de falsificação pré-especificados. Por exemplo, se um pesquisador antecipa potencial dificuldade de os participantes lembrarem sobre seu consumo prévio de carne, ele poderia incluir questões sobre a certeza que os casos e os controles têm sobre suas respostas. A associação entre consumo de carne vermelha e câncer de cólon poderia então ser examinada após estratificar de acordo com a certeza sobre o consumo de carne vermelha, para ver se a associação é mais forte naquelas pessoas que têm maior certeza sobre sua história de exposição.

O pesquisador também pode examinar os resultados de outros estudos. Se as conclusões forem consistentes, é menos provável que a associação seja resultado de viés. Isso vale especialmente quando os outros estudos usaram delineamentos diferentes e, portanto, provavelmente não compartilharam das mesmas fontes de viés. A decisão de quão vigorosamente empreender a busca por informações adicionais e como discutir essas questões na redação dos achados do estudo depende do julgamento do pesquisador. Nesses casos, vale a pena buscar o aconselhamento de colaboradores.

■ COMO ACERTAR A DIREÇÃO DA ASSOCIAÇÃO: DESCARTANDO A POSSIBILIDADE DE EFEITO-CAUSA

Acaso e viés podem fazer com que a estimativa da associação entre as variáveis na amostra não reflita a associação verdadeira entre os fenômenos de interesse na população-alvo. Mas, mesmo quando a estimativa da associação está correta, ela pode ainda assim não representar um efeito causal.

Uma possibilidade é a carroça ter sido colocada na frente dos bois – isto é, o desfecho ser causa do preditor (Tabela 10.3). A relação efeito-causa é um problema em estudos transversais e de caso-controle. Um estilo de vida sedentário causa obesidade, ou o contrário? A relação efeito-causa também pode ser um problema em estudos cruzados de casos. Por exemplo, no estudo sobre o uso de telefones celulares e acidentes automobilísticos descrito no Capítulo 9 (9), foi importante saber a exata relação temporal entre as ligações telefônicas e o acidente, uma vez que o acidente automobilístico poderia ter levado o motorista a fazer uma ligação telefônica relatando o acidente, em vez de o acidente ter sido causado por um motorista desatento.

A relação efeito-causa não costuma ser um problema em estudos de coorte sobre a causalidade de doenças, uma vez que as aferições dos fatores de risco são feitas em participantes que ainda não desenvolveram a doença em questão. No entanto, até mesmo em estudos de coorte pode ocorrer uma relação efeito-causa se a doença possuir um longo período de latência e indivíduos com doença subclínica não forem identificados e excluídos no início do estudo. Por exemplo, o diabetes tipo 2 está associado a um maior risco de câncer de pâncreas. Parte dessa associação pode resultar de efeito-causa, visto que o câncer de pâncreas pode afetar as ilhotas pancreáticas que secretam insulina, causando o diabetes.

TABELA 10.3 Estratégias para acertar a direção causal em estudos observacionais

FASE DE DELINEAMENTO	FASE DE ANÁLISE
• Delinear um estudo longitudinal para identificar qual veio antes • Obter dados sobre a sequência histórica das variáveis • (Solução definitiva: fazer um ensaio clínico randomizado)	• Considerar a plausibilidade biológica • Comparar a força da associação imediatamente após a exposição ao preditor com a obtida em um momento posterior • Considerar os achados de outros estudos com delineamentos diferentes

Consistente com essa hipótese de efeito-causa, o risco de câncer de pâncreas é mais elevado logo após o diagnóstico do diabetes (10). Embora a associação diminua com o tempo de duração do diabetes, parte do excesso de risco de câncer de pâncreas persiste mesmo 4 anos ou mais após o surgimento do diabetes (10-12), sugerindo que pelo menos parte dessa associação possa ser de causa-efeito.

Esse exemplo ilustra uma estratégia geral para se descartar uma relação efeito-causa: avaliar se a associação diminui com o aumento do intervalo de tempo entre a causa presumida e seu efeito. É claro que, para exposições de curta duração com efeitos rápidos, o efeito causal também irá diminuir com o tempo, então essa estratégia funciona melhor para exposições crônicas, para as quais a exposição cumulativa aumenta com o tempo (como no caso do diabetes), de forma que um aumento, ao invés de uma diminuição, na associação ao longo do tempo seria esperado se houver uma relação de causa-efeito.

Uma segunda estratégia é avaliar a plausibilidade biológica da relação efeito-causa quando comparada à relação causa-efeito. Neste exemplo, a relação efeito-causa era plausível porque o câncer de pâncreas poderia afetar a estrutura do pâncreas. No entanto, a observação de que ter diabetes por mais de 10 anos está associado a um maior risco de diversos outros tipos de câncer, além do câncer de pâncreas (12), reforça a plausibilidade biológica do diabetes como causa do câncer de pâncreas.

■ CONFUNDIMENTO

A outra razão pela qual a associação na população pode não corresponder a um efeito causal é o confundimento. Como observado anteriormente, isso ocorre quando um terceiro fator, como o gênero masculino, causa tanto o consumo de carne vermelha quanto o câncer de cólon.[5] Esta é uma possibilidade plausível para o gênero masculino, pois comer carne vermelha está ligado à noção de masculinidade de alguns homens (13) e os homens têm maior incidência idade-específica de câncer de cólon (14). Se este for o caso, então a associação entre o consumo de carne vermelha e o câncer de cólon na população-alvo pode não representar inteiramente um efeito causal. O Apêndice 10B fornece um exemplo numérico de como o confundimento pelo gênero pode ser parcialmente responsável pela associação entre consumo de carne vermelha e câncer de cólon.

E se comer carne vermelha alterar o microbioma intestinal, e isso causar o câncer de cólon? (15). Nesse caso, o microbioma é um **mediador** do efeito causal de comer carne vermelha sobre o câncer de cólon, não um confundidor. Fatores mediadores estão na rota causal entre um preditor e um desfecho, mediando a associação, por isso não devem ser controlados pelas estratégias usadas para lidar com confundidores, descritas posteriormente neste capítulo.

Excluindo o caso de viés, o confundimento muitas vezes é a única explicação alternativa provável para a relação de causa-efeito; portanto, é a que se torna mais importante descartar. É também a mais desafiadora; por esse motivo, estratégias de como lidar com confundidores serão o enfoque da maior parte do restante deste capítulo. Vale a pena ressaltar, entretanto, que todas essas estratégias envolvem julgamentos, e que não há grau de sofisticação epidemiológica ou estatística que substitua uma compreensão da biologia por trás dos fenômenos observados.

■ LIDANDO COM CONFUNDIDORES NA FASE DE DELINEAMENTO

A maioria das estratégias para lidar com as variáveis confundidoras exige que elas sejam medidas, portanto é útil começar listando as variáveis (como idade e gênero) que podem causar a exposição (ou compartilhar uma causa com ela) e que podem também causar o desfecho. Então, deve-se escolher dentre as estratégias de delineamento e análise aquelas mais adequadas para controlar a influência dessas potenciais variáveis confundidoras.

---

[5]Simplificamos um pouco aqui. O confundidor não precisa causar a exposição se ele *compartilhar uma causa comum com ela*. Por exemplo, o rastreamento do câncer de cólon não faz as pessoas comerem menos carne vermelha, mas pode compartilhar com esse menor consumo uma causa em comum (uma maior preocupação com a saúde pode determinar os dois comportamentos). Isso pode ser verdade se as pessoas mais preocupadas com sua saúde aderem mais ao rastreamento do câncer de cólon e são menos propensas a comer carne vermelha. Neste exemplo, seria importante controlar para o rastreamento do câncer de cólon, para evitar que ele confunda o efeito do consumo de carne vermelha sobre a incidência de câncer de cólon. Uma compreensão mais rigorosa sobre o confundimento (e a mediação) pode ser obtida de grafos acíclicos dirigidos (DAGs, ver Apêndice 10A).

TABELA 10.4 Estratégias da fase de delineamento para lidar com confundidores

ESTRATÉGIA	VANTAGENS	DESVANTAGENS
Especificação	• Fácil compreensão • Direciona a especificação da amostra de participantes para a questão de pesquisa	• Limita a capacidade de generalização e de obtenção de um tamanho de amostra adequado
Pareamento	• Pode eliminar a influência de importantes confundidores constitucionais, como idade e gênero • Pode eliminar a influência de confundidores difíceis de serem medidos • Pode aumentar a precisão balanceando o número de casos e controles em cada estrato • Pode tornar a amostragem mais conveniente, facilitando a seleção de controles em um estudo de caso-controle	• Pode demandar mais tempo e recursos financeiros, além de ser menos eficiente do que aumentar o número de participantes • A decisão de parear deve ser feita no início do estudo e pode afetar de forma irreversível a análise • Requer definição em uma etapa inicial sobre quais variáveis são preditoras e quais são confundidoras • Elimina a possibilidade de estudar as variáveis pareadas como preditores ou como mediadores • Torna necessário descartar os casos que não podem ser pareados • Introduz o risco de hiperpareamento (parear por um fator que não é confundidor, reduzindo o poder estatístico) • É apenas factível para estudos de caso-controle ou de coortes múltiplas
Delineamentos "oportunísticos"	• Podem aumentar muito a força da inferência causal • Podem ser uma alternativa elegante e de menor custo para o ensaio clínico randomizado	• São possíveis apenas em circunstâncias selecionadas, em que a variável preditora é alocada de forma aleatória ou praticamente aleatória, ou quando existe uma variável instrumental

As primeiras duas estratégias para a fase de delineamento (Tabela 10.4), **especificação** e **pareamento**, envolvem mudanças no esquema amostral. Os casos e os controles (em um estudo de caso-controle) ou os participantes expostos e não expostos (em um estudo de coorte) podem ser selecionados de forma a apresentar valores comparáveis em relação à variável confundidora. Isso elimina a possibilidade de o confundidor ser a explicação para uma associação observada entre o preditor e o desfecho. Uma terceira estratégia para a fase de delineamento, que usa **delineamentos oportunísticos**, é apenas aplicável a questões selecionadas de pesquisa, para as quais existem as condições adequadas. No entanto, quando aplicáveis, esses delineamentos podem se assemelhar aos ensaios clínicos randomizados em sua capacidade de reduzir ou eliminar o confundimento, não apenas pelas variáveis aferidas, mas também pelas variáveis não aferidas.

Especificação

A estratégia mais simples é estabelecer critérios de inclusão que especifiquem um valor para a potencial variável confundidora e, então, excluir todos os indivíduos com valores diferentes, processo esse denominado especificação. Por exemplo, uma forma de prevenir o confundimento pelo gênero é especificar que apenas mulheres serão incluídas no estudo. Assim, se uma associação for observada entre consumo de carne vermelha e câncer de cólon, ela não poderia ter sido confundida pelo gênero.

A especificação é uma estratégia eficaz; porém, assim como ocorre com todas as restrições no esquema amostral, apresenta desvantagens. Em primeiro lugar, mesmo se o consumo de carne vermelha não causar câncer de cólon em mulheres, pode causar em homens ou em pessoas de gênero não binário. Esse fenômeno – um efeito do consumo de carne vermelha sobre o câncer de cólon que difere de acordo com categorias de gênero – é denominado **modificação de efeito**; ver a seção sobre esse tópico em "Outras armadilhas ao quantificar efeitos causais" e no Apêndice 10B. Portanto, a especificação limita a capacidade de generalização das informações disponíveis em um estudo, comprometendo, nesse exemplo, a capacidade de fazer generalizações àquelas pessoas que não se identificam como mulheres. Uma segunda desvantagem é que a especificação irá necessariamente reduzir o tamanho da amostra. Essas desvantagens podem se tornar sérias se a especificação for empregada para controlar para um número grande demais de confundidores ou se for empregada de forma muito restritiva. Por exemplo, o tamanho de amostra e capacidade de generalização seriam problemáticos se um estudo se restringisse a mulheres de baixa renda, não fumantes e com idades entre 70 e 74 anos.

Pareamento (emparelhamento)

O pareamento é usado para controlar o confundimento na fase de delineamento[6] por meio da seleção de casos e controles (ou pessoas expostas e não expostas) com os mesmos valores (valores emparelhados) para a(s) variável(is) confundidora(s). Tanto o pareamento quanto a especificação previnem confundimento ao permitirem comparar apenas aqueles casos e controles que compartilham níveis semelhantes do confundidor. O pareamento difere da especificação, entretanto, pelo fato de que participantes com todos os níveis do confundidor podem ser estudados.

O pareamento costuma ser feito individualmente (**pareamento par a par** [*pairwise matching*]). Para controlar para idade e gênero em um estudo sobre o consumo de carne vermelha e câncer de cólon, por exemplo, cada caso (um participante com câncer de cólon) seria individualmente pareado a um ou mais controles do mesmo gênero e grupo etário (p. ex., mulheres entre 55 e 59 anos). O consumo de carne vermelha de cada caso seria, então, comparado com o consumo do(s) controle(s) a ele pareado(s).

Uma abordagem alternativa, denominada pareamento por frequência, baseia-se no número de casos e controles em cada subgrupo de interesse. Por exemplo, o pareamento por frequência para idade e gênero incluiria o mesmo número de controles que o de casos em cada subgrupo (ou um múltiplo desse número). Assim, se o estudo prevê dois controles por caso e há 20 casos de mulheres de 55 a 59 anos, os pesquisadores selecionariam como controles 40 mulheres de 55 a 59 anos para emparelhar com esses casos. O estudo de caso-controle sobre hepatite A descrito no Exemplo 9.1 usou o pareamento por frequência em grupos definidos por faixas amplas de idade.

O pareamento é mais comum em **estudos de caso-controle**, mas também pode ser usado em **delineamentos de coortes múltiplas**. Por exemplo, para investigar os efeitos da participação na Guerra do Golfo, entre 1990 e 1991, sobre a fertilidade em militares do sexo masculino, Maconochie e colaboradores (16) compararam homens enviados à região do Golfo durante a guerra com homens que não participaram da guerra, mas que foram pareados por frequência de acordo com a instituição militar em que eles serviram, a idade, o preparo físico para participar na guerra, se estavam na ativa ou se eram voluntários da reserva ou voluntários regulares e qual a patente. Eles encontraram um risco maior de a pessoa relatar infertilidade e um tempo maior para a concepção entre aqueles que participaram na guerra do Golfo.

Vantagens do pareamento

- O pareamento é uma forma eficaz de **prevenir o confundimento por fatores constitucionais**, como idade e gênero, que são fortes determinantes do desfecho, não são suscetíveis à intervenção e provavelmente não são intermediários em uma rota causal.
- O pareamento pode ser usado para **controlar confundidores que não podem ser medidos** ou controlados por outra forma. Por exemplo, o pareamento de irmãos (ou, ainda melhor, de gêmeos) pode ajudar a controlar uma série de fatores genéticos e familiares impossíveis de serem medidos. O pareamento por centro clínico, em um estudo multicêntrico, pode controlar para diferenças não especificadas entre as populações ou equipes de pesquisa em centros geograficamente dispersos.
- O pareamento pode **aumentar a precisão** das comparações entre os grupos (e, assim, o poder que o estudo tem para encontrar uma associação real), pois busca um **equilíbrio entre o número** de

---

[6]O pareamento é geralmente uma estratégia de fase de delineamento; porém, como será discutido adiante, também pode ser usado com escores de propensão na fase de análise.

casos e o número de controles em cada nível do confundidor. Isso pode ser importante quando o número disponível de casos é limitado ou quando o custo de estudar os participantes é elevado. No entanto, o efeito do pareamento na precisão é modesto e nem sempre favorável (ver **hiperpareamento**, adiante). Em geral, ao se decidir entre parear ou não, o interesse em aumentar a precisão é menos importante que a necessidade de controlar o confundimento.
- Por fim, o principal uso do pareamento é aumentar a **conveniência da amostragem**, reduzindo o que seria, de outra forma, um número inviável de potenciais controles. Por exemplo, em um estudo sobre o uso da maconha como fator de risco para neoplasias testiculares de células germinativas (17), os pesquisadores pediram aos casos (homens com tumores de testículo) que sugerissem amigos com idade semelhante sem neoplasias para servirem como grupo-controle. Essa conveniência, no entanto, traz o risco de favorecer o "hiperpareamento".

Desvantagens do pareamento

- O pareamento frequentemente demanda mais **tempo** e **recursos financeiros**. Em estudos de caso-controle, por exemplo, à medida que aumenta o número de critérios de pareamento, aumenta também o *pool* de controles necessários para se obter pares para cada caso. O possível aumento em poder estatístico decorrente do pareamento deve ser pesado contra o aumento em poder estatístico que poderia ser obtido com o mesmo custo arrolando um número maior de casos.
- Quando o pareamento é usado como uma estratégia de amostragem, a decisão de parear deve ser feita no início do estudo, sendo, portanto, **irreversível**. Isso impossibilita uma análise mais detalhada do efeito das variáveis pareadas no desfecho. Pode também resultar em erros sérios se a variável pareada não for constitucional, como idade ou gênero, e sim intermediária na rota causal entre o preditor e o desfecho. Por exemplo, suponha um estudo de caso-controle sobre o efeito do tabagismo durante a gestação sobre o risco de síndrome da morte súbita do lactente. Se o pesquisador pareasse de acordo com a idade gestacional do lactente ao nascer, ele deixaria de identificar danos do fumo materno mediados por um aumento no risco de prematuridade. Embora o mesmo erro possa ocorrer nas estratégias analíticas, o pareamento no delineamento introduz erro no estudo de uma forma que não pode mais ser desfeita; nas estratégias analíticas, o erro pode ser evitado alterando-se a análise.
- A análise correta dos dados pareados exige técnicas analíticas especiais (análises pareadas) que comparam cada participante apenas com seu(s) par(es), e não com outros participantes com níveis diferentes de confundidores. Isso significa que **os casos para os quais não é possível encontrar um par devem ser excluídos**. No estudo sobre uso de maconha e tumores de células germinativas, 39 dos 187 casos não forneceram um amigo como controle e tiveram que ser excluídos (17). O uso de técnicas de análise estatística não pareadas em dados pareados pode produzir resultados incorretos (geralmente com tendência para o não efeito), pois o pressuposto de que os grupos são amostrados de forma independente é violado.[7]
- Uma última desvantagem do pareamento é a possibilidade de **hiperpareamento**, que ocorre quando a variável pareada está associada com a exposição, mas acaba não sendo confundidora por não estar associada ao desfecho. O hiperpareamento pode reduzir o poder estatístico de um estudo de caso-controle, uma vez que ele torna os casos e controles mais parecidos. De fato, em um estudo com pareamento par a par, a análise descarta os conjuntos de caso-controle "concordantes" (i.e., com o mesmo nível de exposição), por não serem informativos: o que importa é o número de conjuntos discordantes nos quais o caso, mas não o controle, tem a exposição – e vice-versa (Apêndice 9A). No estudo sobre uso de maconha e tumores de células germinativas, por exemplo, o uso de amigos-controle pode ter reduzido o poder estatístico ao aumentar a **concordância** nas exposições entre casos e seus controles pareados. Isso poderia ocorrer se os amigos tenderem a ter um padrão semelhante de uso de maconha.

---

[7]Dados de coortes com pareamento por frequência podem ser analisados com métodos multivariáveis sem levar em consideração o pareamento, desde que as variáveis pareadas sejam incluídas como covariáveis.

Estudos oportunísticos

Em algumas ocasiões, é possível controlar para variáveis confundidoras na fase de delineamento, mesmo sem medir essas variáveis, utilizando um delineamento "oportunístico", que se aproveita de oportunidades pouco comuns para controlar o confundimento. Esses delineamentos têm em comum a **oportunidade de estimar os desfechos contrafatuais**, isto é, o que teria acontecido àqueles que foram expostos se não tivessem sido expostos, e vice-versa.

Experimentos naturais

Um delineamento particularmente oportunístico é o **experimento natural**, no qual os participantes são expostos ou não expostos a um determinado fator de risco por meio de um processo ("quase aleatório") que, na prática, atua aleatoriamente (18). Por exemplo, Lofgren e colaboradores (19) estudaram os efeitos da interrupção dos cuidados hospitalares, aproveitando-se do fato de que os pacientes admitidos após as 17h em sua instituição eram alocados de forma alternada a residentes do último ano que davam prosseguimento aos cuidados desses pacientes ou os transferiam para outra equipe na manhã seguinte. Os autores mostraram que os pacientes cujo atendimento foi transferido tinham 38% mais solicitações de testes laboratoriais ($P = 0,01$) e tinham uma mediana de tempo de permanência 2 dias maior ($P = 0,06$) do que aqueles mantidos na mesma equipe. Nesse caso, os desfechos dos pacientes que permaneceram na mesma equipe são usados para estimar os desfechos contrafatuais daqueles que foram transferidos (i.e., o que teria acontecido com aqueles que foram transferidos se eles não tivessem sido transferidos).

Da mesma forma, Bell e Redelmeier (20) estudaram os efeitos de características das equipes de enfermagem comparando os desfechos de pacientes com diagnósticos selecionados admitidos em finais de semana com aqueles de pacientes admitidos em dias úteis. Eles mostraram que, nos finais de semana, havia uma maior mortalidade por todas as três condições clínicas que eles imaginaram que seriam afetadas pelo menor número de profissionais prestando atendimento nos finais de semana (ruptura de aneurisma de aorta abdominal, epiglotite aguda e embolia pulmonar). Assim, nesse estudo, os pacientes internados nos dias de semana forneceram a estimativa para os desfechos contrafatuais daqueles internados nos finais de semana pelas mesmas condições. Os autores também pré-especificaram um teste de falsificação: eles não encontraram aumento de mortalidade nos finais de semana nos pacientes com internações de emergência por condições que eles hipotetizaram que não seriam suscetíveis a diferenças no tamanho da equipe.

Randomização mendeliana

À medida que as diferenças genéticas subjacentes a exposições ou (especialmente) suscetibilidade a exposições específicas são elucidadas, torna-se possível usar a estratégia de **randomização mendeliana** (21). Essa estratégia funciona porque, em polimorfismos genéticos comuns, o alelo que uma pessoa recebe é determinado aleatoriamente dentro das famílias (e, em grau menor de certeza, em populações com ancestralidades similares),[8] e, portanto, não está associado à maioria das variáveis confundidoras. Se os alelos associados com maior exposição a um fator de risco também se associam de forma independente com a doença que se imagina ser causada por esse fator de risco, isso pode fornecer evidência convincente de causalidade. Por exemplo, o gene CHRNA5 codifica uma subunidade de um receptor de nicotina; o alelo rs16969968 para esse gene está associado com dependência mais grave de nicotina, que se manifesta como tabagismo mais pesado (22) e com maior dificuldade de cessar (23). Esse alelo também está associado de forma independente com uma série de doenças relacionadas ao tabagismo, como câncer de pulmão (23, 24), doença pulmonar obstrutiva crônica (25) e baixo peso ao nascer (26).

A randomização mendeliana também pode ser usada de forma mais qualitativa para estudar a suscetibilidade a exposições. Por exemplo, um mecanismo proposto para pelo menos parte da associação entre consumo de carne vermelha e câncer de cólon é que as aminas aromáticas heterocíclicas produzidas pelo cozimento em altas temperaturas da carne vermelha são convertidas no corpo em carcinógenos (27). Isso é facilitado pela ação da N-acetiltransferase 2 (NAT-2), cuja atividade geneticamente

---

[8] A randomização mendeliana em estudos que envolvem populações, em vez de famílias, é suscetível ao confundimento introduzido pela *estratificação da população*, ou seja, quando diferenças de ancestralidade afetam tanto o genótipo quanto a doença que está sendo estudada. Isso é mais provável de ocorrer quando são estudadas populações diversas e, portanto, a ancestralidade de casos e controles pode diferir.

determinada pode ser usada para classificar pessoas como acetiladores rápidos, intermediários ou lentos. Diversos estudos (27, 28) mostraram associações mais fortes entre consumo de carne vermelha e câncer de cólon entre acetiladores rápidos, o que é consistente não apenas com uma associação causal entre carne vermelha e câncer de cólon, mas também com esse mecanismo proposto.

A randomização mendeliana apresenta algumas limitações. Variantes genéticas podem explicar apenas uma pequena proporção da variação do nível de um fator de risco ou da suscetibilidade a ele. Além disso, variantes genéticas podem afetar múltiplas rotas biológicas, o que pode afetar o desfecho de formas diferentes da exercida pela exposição de interesse. Por fim, exposições mendelianas geralmente começam ao nascer, o que confere um significado biológico diferente das exposições que iniciam mais tarde na vida.

Variáveis instrumentais

Os experimentos naturais e a randomização mendeliana fazem parte de uma abordagem mais geral para fortalecer a inferência causal em estudos observacionais utilizando **variáveis instrumentais** (29, 30). Essas variáveis são associadas ao preditor de interesse, porém não são independentemente associadas ao desfecho. O fato de uma pessoa ser admitida em um hospital em um final de semana, por exemplo, associa-se ao número de funcionários em serviço, porém não parece estar de outra forma associado com a mortalidade (para os diagnósticos estudados), portanto a internação hospitalar no final de semana pode ser considerada uma variável instrumental.

As análises com variáveis instrumentais diferem dos experimentos naturais pois envolvem medir de forma explícita a exposição de interesse em diferentes níveis do instrumento (p. ex., número de enfermeiros(as) por 100 pacientes em dias de semana e finais de semana) e então tentar quantificar os efeitos dessa exposição (em vez de simplesmente o instrumento) sobre um desfecho. Assim, nesse exemplo, os pesquisadores poderiam estimar o número de óbitos adicionais que seriam prevenidos com a ampliação da equipe em 3 enfermeiros(as) por 100 pacientes.

Um tipo comum de variável instrumental que pode ser usada na pesquisa clínica é a frequência de uso de determinados tratamentos ou exames diagnósticos, que podem diferir entre prestadores, hospitais ou regiões. Por exemplo, aneurismas cerebrais podem ser tratados com clipagem (procedimento neurocirúrgico) ou embolização (procedimento de radiologia intervencionista no qual uma micromola é inserida no aneurisma). Belekis e colaboradores (31) relataram que a proporção de beneficiários do Medicare com aneurismas cerebrais não rompidos tratados com embolização em vez de clipagem variou drasticamente em 306 regiões de referência hospitalar, de 35% em Modesto, Califórnia, até 99% em Tacoma, Washington. Usando a proporção regional de embolização como uma variável instrumental para comparar os resultados dos dois procedimentos, eles constataram que a mortalidade era semelhante, mas que a clipagem levou a um tempo de internação hospitalar substancialmente maior e a uma probabilidade muito maior de alta para um centro de reabilitação.

Delineamentos de regressão descontínua

No ensaio clínico randomizado, a exposição é designada de forma aleatória pelo pesquisador. No estudo com variável instrumental, ela é determinada por um fator externo não associado de outra forma ao desfecho. Já no **estudo de regressão descontínua**, a exposição é determinada pelo fato de que o valor de uma variável contínua subjacente (chamada de "variável de classificação" ou *running variable*) está acima de um limiar que leva à exposição.

Por exemplo, Bor e colaboradores (32) estudaram o efeito do tratamento mais precoce *versus* o tratamento postergado do HIV com terapia antirretroviral. Simplesmente comparar as taxas de mortalidade em pacientes que foram tratados precocemente com antirretrovirais com as daqueles que tiveram um início mais tardio pode levar ao confundimento se, por exemplo, pacientes mais doentes são mais propensos a serem tratados mais precocemente. Os pesquisadores usaram dados de uma grande coorte sul-africana na qual os pacientes passavam a ser elegíveis para tratamento antirretroviral quando sua contagem de células CD4 (a variável de classificação) estava abaixo de 200 células/μL. Foram incluídos no estudo apenas pacientes com CD4 entre 50 e 350 células/μL, e os pesquisadores conseguiram demonstrar que os pacientes cuja contagem de CD4 estava pouco abaixo de 200 células/μL apresentaram razão de risco para mortalidade total de 0,65 (IC 95%: 0,45 a 0,94) em comparação com aqueles com contagens logo acima, sugerindo fortemente que o tratamento mais precoce foi altamente benéfico.

A possibilidade de usar um delineamento de regressão descontínua depende da existência de uma variável de classificação contínua que determina a exposição de interesse inteiramente (regressão com descontinuidade "acentuada" ["*sharp*" *regression discontinuity*]) ou fortemente (regressão com descontinuidade "difusa" ["*fuzzy*" *regression discontinuity*]). Exemplos de variáveis de classificação (33) incluem idade (que pode determinar a elegibilidade para programas ou a legalidade de atividades que possam afetar a saúde) e medidas clínicas como contagem de CD4, peso ao nascer, níveis de chumbo no sangue e pressão arterial sistólica, todos eles podendo levar a intervenções se estiverem acima ou abaixo de algum limiar; outro exemplo é o tempo-calendário, que divide mudanças do tipo antes/depois nas políticas de saúde ou incidentes, conforme discutido na próxima seção.

O delineamento de regressão descontínua oferece uma das alternativas mais potentes aos ensaios clínicos randomizados para estimar efeitos causais e é provavelmente subutilizado na pesquisa clínica (34). O principal pressuposto é que o único fator que afeta o desfecho e que difere entre os lados opostos do limiar é a exposição de interesse. Esse pressuposto torna-se mais provável à medida que a descontinuidade se acentua e a amostra aumenta de tamanho, de modo que comparações entre pessoas em faixas muito estreitas em ambos os lados do limiar podem ser suficientemente precisas. Quando o tamanho da amostra é mais limitado e pessoas mais distantes do limiar precisam ser incluídas para estimar desfechos contrafatuais, os pesquisadores podem modelar a relação entre a variável de classificação e o desfecho separadamente em cada lado do limiar e usar a diferença entre esses dois modelos (um que aproxima por baixo e um por cima) para estimar o efeito causal naquele limiar.

Delineamentos de séries temporais interrompidas

O tempo é uma variável de classificação comum em delineamentos de regressão descontínua: algo acontece, como uma nova política de saúde ou a introdução de um novo programa, e os pesquisadores desejam fazer comparações do tipo antes/depois, ou seja, usar a pessoa-tempo antes do evento definidor para estimar o que teria acontecido se o evento não tivesse ocorrido. Estes são chamados **delineamentos de séries temporais interrompidas** (ver também o Capítulo 12). As mudanças no desfecho ao longo do tempo são modeladas antes e depois do evento que introduz a interrupção (p. ex., como um aumento ou diminuição linear ao longo do tempo), e as estimativas a partir dos modelos de antes e depois são comparadas no momento do evento. Esses delineamentos podem expressar um efeito como uma mudança no intercepto no momento do evento que produziu a interrupção ou uma mudança na inclinação da reta ou ambos. Por exemplo, uma intervenção pode acelerar a taxa de declínio de uma taxa de infecção pós-operatória que já estava em declínio.

Entretanto, o tempo é uma variável de classificação particularmente desafiadora, pois fatores que estão fora do controle do pesquisador podem sofrer mudanças de forma mais ou menos simultânea ao evento ou intervenção que está sendo estudado. Por exemplo, o programa britânico Health in Pregnancy (Saúde na Gravidez) ofereceu uma transferência de renda sem condicionalidades de 190 libras esterlinas para gestantes com 25 semanas de gestação, iniciando com aquelas cuja data provável para o parto fosse no dia 6 de abril de 2009 ou após essa data (35). Os pesquisadores compararam os desfechos relacionados ao parto na Escócia antes e após a implementação do programa e encontraram uma razão de chances de 1,84 (IC 95% 1,22 a 2,78) para morte neonatal durante o período de intervenção. Eles hipotetizaram que esse resultado inesperado (e muito decepcionante) poderia ter sido causado pelo surto de gripe suína de 2009 ou pela crise econômica global.

Delineamentos do tipo diferença em diferenças

Uma abordagem alternativa à estratégia de usar apenas o período antes de um evento ou intervenção em uma única população para estimar desfechos contrafatuais é ter uma população de comparação durante o mesmo período que não foi exposta ao evento ou intervenção. Essa outra população pode fornecer uma estimativa de como o desfecho teria mudado ao longo do tempo na população exposta na ausência de exposição. Por exemplo, se a gripe suína ou a crise financeira global tivessem sido responsáveis pelo aumento da mortalidade neonatal na Escócia em 2009, talvez o aumento teria sido ainda pior se não fossem as transferências de renda. Ter uma população de comparação com exposição semelhante à gripe suína, à crise financeira global e a outros eventos durante o período de estudo – mas que não receberam as transferências de renda – permitiria testar essa hipótese. A diferença antes-depois na mortalidade neonatal e em outros desfechos entre os expostos à intervenção poderia ser comparada com a diferença entre os não expostos, motivo pelo qual essa estratégia é denominada "**diferença em diferenças**". Quanto mais próximas as tendências temporais do desfecho na população de comparação estiverem das tendências na população do estudo antes da intervenção, mais razoável é utilizar a população de comparação para estimar os desfechos contrafatuais no grupo tratado ou exposto após a intervenção.

■ LIDANDO COM CONFUNDIDORES NA FASE DE ANÁLISE

As estratégias usadas na fase de delineamento – especificação e pareamento – exigem que se decida no início do estudo quais variáveis são confundidoras, não sendo possível estimar posteriormente os efeitos dessas variáveis sobre um desfecho. Por outro lado, as estratégias usadas na fase de análise mantêm as opções em aberto, sendo possível mudar de ideia sobre para quais variáveis se deve controlar no momento da análise.

Pode haver diversas variáveis preditoras, cada uma agindo como confundidora das demais. Por exemplo, embora o consumo de carne vermelha, o sedentarismo e o tabagismo estejam associados ao câncer de cólon, também se associam entre si. Muitas vezes o objetivo é estimar os efeitos causais de múltiplas variáveis preditoras simultaneamente. Nesta seção, discutiremos os métodos analíticos para avaliar os efeitos causais **independentes** das variáveis preditoras em estudos observacionais. Esses métodos são resumidos na Tabela 10.5.[9]

Estratificação

Assim como na especificação e no **pareamento**, a estratificação também assegura que sejam comparados somente casos e controles (ou expostos e não expostos) com níveis semelhantes de um potencial confundidor. A estratificação segrega os participantes em *estratos* (subgrupos) de acordo com o nível do potencial confundidor e, então, examina a relação entre o preditor e o desfecho separadamente em cada estrato. A estratificação é ilustrada no Apêndice 10B. Analisando-se homens e mulheres separadamente ("estratificação por gênero"), é possível controlar para o efeito do gênero na associação entre o consumo de carne vermelha e o câncer de cólon.

O Apêndice 10B também ilustra a **interação (modificação de efeito)**[10], situação na qual a estratificação revela que a associação entre a variável preditora e a de desfecho varia de acordo com o nível de um terceiro fator (i.e., é modificada por ele). A interação introduz uma complexidade adicional, pois, quando presente, impossibilita usar uma única medida de associação para resumir a relação entre a variável preditora e a de desfecho. Simplesmente pelo acaso, é raro que estimativas de associações nos diferentes estratos sejam exatamente as mesmas, e, portanto, a modificação de efeito somente será estatisticamente significativa quando as estimativas variarem muito ou o estudo for muito grande. Examinar um número grande de subgrupos aumenta a possibilidade de encontrar pelo menos uma interação estatisticamente significativa unicamente pelo acaso. De qualquer forma, é prudente avaliar se a aparente interação pode ser replicada em outra população. A plausibilidade biológica, ou a falta dela, também pode contribuir para a interpretação. Essa questão de interação também surge em análises de subgrupos em ensaios clínicos (Capítulo 11).

---

[9] Questões semelhantes surgem em estudos sobre testes diagnósticos (Capítulo 13), mas nessas situações o objetivo não é determinar um efeito causal, e sim avaliar se o teste que está sendo estudado acrescenta poder preditivo substancial para as informações já disponíveis no momento em que o teste é realizado.

[10] Embora os termos "modificação de efeito" e "interação" sejam muitas vezes usados de forma intercambiável (inclusive por nós), existe uma diferença sutil entre eles. Modificação de efeito significa que a estimativa da associação (p. ex., uma razão de riscos) entre uma causa X e um efeito Y difere de acordo com os níveis de uma terceira variável C. Se o motivo para isso é que C também é uma causa de Y, então dizemos que existe interação. Mas a modificação de efeito também pode ocorrer mesmo se C não for uma causa de Y. Por exemplo, se a razão de riscos para a associação entre carne vermelha e câncer de cólon for diferente em homens e mulheres porque tanto o consumo de carne vermelha quanto o gênero masculino causam câncer de cólon, diríamos que há interação. Entretanto, pode haver modificação de efeito por outra variável causada pelo gênero que não é uma causa de câncer de cólon, por exemplo, ser constantemente interrompida em reuniões ou ter suas ideias ignoradas até elas serem repetidas por alguém do gênero oposto. Para uma explicação mais detalhada, ver VanderWeele (36).

TABELA 10.5 Estratégias de fase de análise para lidar com confundidores

ESTRATÉGIA	VANTAGENS	DESVANTAGENS
Estratificação	• Fácil compreensão • Flexível e reversível; é possível definir quais variáveis serão usadas para estratificação após a coleta dos dados	• O número de estratos é limitado pelo tamanho de amostra necessário para cada estrato • Poucas covariáveis podem ser consideradas simultaneamente • O número limitado de estratos por covariável leva a um controle incompleto do confundimento • É necessário que as covariáveis relevantes tenham sido medidas com acurácia
Modelagem estatística (modelando o desfecho)	• É possível controlar simultaneamente múltiplos confundidores • A informação em variáveis contínuas pode ser usada inteiramente • Flexível e reversível	O modelo pode não ter ajuste adequado: • Controle incompleto do confundimento (caso o modelo não se ajuste à relação confundidor-desfecho) • Estimativas inacuradas da força do efeito (caso o modelo não se ajuste à relação preditor-desfecho) • Os resultados podem ser de difícil compreensão. (Muitas pessoas não compreendem prontamente o significado de um coeficiente de regressão.) • É necessário que as covariáveis relevantes tenham sido corretamente aferidas
Escores de propensão (modelo estatístico que utiliza uma modelagem da exposição)	• Múltiplos confundidores podem ser controlados simultaneamente • As informações em variáveis contínuas podem ser usadas em sua completude • Aumenta a capacidade de controlar para o confundimento quando a exposição é mais comum que o desfecho • Especialmente útil para estudar tratamentos, pois os determinantes do tratamento costumam ser mais compreendidos do que os determinantes do desfecho • Se for usada uma análise estratificada ou pareada, não são necessários pressupostos de modelo • Flexível e reversível • A não sobreposição dos escores de propensão pode indicar subgrupos nos quais o controle do confundimento é difícil ou impossível	• Os resultados podem ser de difícil compreensão • As covariáveis relevantes precisam ter sido corretamente medidas • É possível avaliar apenas uma exposição de cada vez • A exposição precisa ser dicotômica • Acrescenta uma camada de opacidade e oferece mais oportunidades para "hackear o P" • Parecem, para alguns pesquisadores, revisores e leitores, estar imbuídos de propriedades mágicas "corretoras de confundimento"

A estratificação tem a vantagem da *flexibilidade*: ao fazer diversas análises estratificadas, o pesquisador pode decidir quais variáveis parecem ser confundidoras e ignorar as demais. Isso pode ser feito combinando o conhecimento sobre as prováveis direções das relações causais (codificado em um grafo acíclico dirigido [DAG], ver Apêndice 10A) com análises para averiguar se os resultados das análises estratificadas diferem substancialmente dos resultados de análises não estratificadas (ver Apêndice 10B). A estratificação também tem a vantagem de ser *reversível*. Não é necessário tomar decisões no início do estudo que podem, mais tarde, causar arrependimento.

A principal desvantagem da análise estratificada é o número limitado de variáveis que podem ser controladas simultaneamente. Quanto mais variáveis houver e quanto mais estratos para cada variável houver, menor será o tamanho da amostra em cada estrato – como ocorre ao picar uma cebola. Por exemplo, possíveis confundidores no estudo sobre a associação entre carne vermelha e câncer de cólon poderiam incluir idade, índice de massa corporal, ingestão de fibras, frequência de rastreamento de câncer de cólon e tabagismo. Para estratificar por essas cinco variáveis – com apenas três estratos para cada – seriam necessários $3^5 = 243$ estratos! Com tantos estratos, os tamanhos amostrais em cada estrato podem acabar sendo pequenos, com muitos estratos sem casos ou controles, que não podem ser usados.

Para manter um número suficiente de participantes em cada estrato, uma variável é frequentemente dividida em estratos maiores. Porém, quando os estratos são muito amplos, pode ser mais difícil controlar o confundidor. Por exemplo, se o estudo mencionado tivesse estratificado por idade usando apenas 2 estratos (p. ex., < 50 e ≥ 50 anos), seria possível ainda um certo nível de confundimento residual se, em cada estrato, aqueles que comem carne vermelha fossem mais velhos ou mais jovens e, portanto, apresentassem níveis diferentes de risco para câncer de cólon.

Modelagem multivariável

Os modelos estatísticos multivariáveis ajustam para confundidores por meio da **modelagem** da natureza das associações entre as variáveis, permitindo, assim, isolar os efeitos das variáveis preditoras daqueles de variáveis confundidoras. Por exemplo, um estudo que investiga o efeito dos níveis de chumbo sobre o quociente de inteligência (QI) em crianças poderia examinar o nível de escolaridade dos pais como potencial confundidor. O ajuste estatístico poderia modelar a relação entre a escolaridade dos pais e o QI da criança supondo uma linha reta, na qual cada ano de escolaridade está associado a um aumento fixo no QI. Os QIs de crianças com diferentes níveis de chumbo poderiam então ser ajustados para remover o efeito da escolaridade parental usando a abordagem descrita no Apêndice 10C.

Muitas vezes, o pesquisador quer ajustar simultaneamente para diversos potenciais confundidores – como idade, gênero, raça/etnia e escolaridade. Isso requer o uso de técnicas de modelagem multivariável, como regressão linear multivariável, regressão logística ou análise de azares proporcionais de Cox. Essas técnicas têm outra vantagem: permitem utilizar toda a informação contida nas variáveis contínuas. É fácil, por exemplo, ajustar para a escolaridade dos pais em intervalos de 1 ano, em vez de precisar estratificar essa variável em poucas categorias. Além disso, **termos de interação** podem ser usados para modelar a modificação de efeito entre as variáveis.

Existem, entretanto, desvantagens da modelagem multivariável. A mais importante delas é que **o modelo pode não ter um bom ajuste**. Os pacotes computadorizados de análise estatística tornaram tão acessível produzir esses modelos que o pesquisador pode não parar para pensar se o uso deles é adequado para as variáveis preditora e de desfecho do estudo. Por exemplo, no Apêndice 10C, o pesquisador deve avaliar se a relação entre os anos de escolaridade dos pais e o QI da criança é realmente linear. Se o padrão da associação for muito diferente (p. ex., se a inclinação da reta se tornar menos acentuada com o aumento da escolaridade e depois tornar-se negativa), então tentativas de ajustar o QI para a escolaridade dos pais utilizando um modelo linear serão inadequadas, e a estimativa do efeito causal do chumbo estará incorreta.

Em segundo lugar, com exceção dos modelos lineares com preditores dicotômicos, em que os coeficientes representam simplesmente a diferença esperada entre médias, **as estatísticas que resultam da modelagem costumam ser de difícil compreensão**. Tanto a razão de chances (*odds ratio*), produzida pela regressão logística, quanto a razão de azares (*hazard ratio*), produzida pelo modelo de Cox, são mais difíceis de compreender e explicar do que as razões de riscos ou as diferenças de riscos. Quando as variáveis preditoras são contínuas, os coeficientes dependem das unidades de medida, o que aumenta ainda mais as possibilidades de erro de interpretação. A capacidade de interpretar os achados é particularmente problemática quando se utilizam transformações de variáveis (p. ex., escolaridade dos pais ao quadrado) ou termos de interação. Os pesquisadores devem consultar um estatístico (ou realizar os cursos necessários) para garantir que conseguirão explicar o significado dos coeficientes ou de outras estatísticas altamente derivadas que planejam relatar. Como precaução, **é uma boa ideia sempre começar com análises estratificadas simples**, e buscar ajuda para compreender o que está ocorrendo quando análises mais complicadas produzirem resultados substancialmente diferentes.

Escores de propensão

Os **escores de propensão** podem ser particularmente úteis em estudos observacionais sobre a eficácia de tratamentos, políticas de saúde ou outras intervenções. A principal ameaça à validade nesses estudos é o **confundimento por indicação** – o problema de que os pacientes para os quais um tratamento é indicado (e prescrito) costumam ser de maior risco ou diferentes em outros aspectos do que aqueles que não recebem o tratamento (37). É importante lembrar que, para ser confundidora, uma variável deve causar ou ter uma causa em comum tanto com a variável preditora quanto com o desfecho. Em vez de ajustar para todos os fatores que predizem o *desfecho*, o uso do escore de propensão envolve a criação de um modelo multivariável para predizer quem receberá o *tratamento*. A cada participante, então, é atribuída uma probabilidade prevista de receber o tratamento – um "escore de propensão". Esse escore pode ser usado como única variável confundidora em uma análise estratificada (p. ex., em quintis do escore de propensão) ou multivariável.

Como outra opção, os participantes que receberam e os que não receberam o tratamento poderiam ser *pareados* por escore de propensão, comparando-se os desfechos entre os pares. Diferentemente do pareamento como estratégia de amostragem na fase de delineamento, o pareamento por propensão se assemelha a outras estratégias de fase de análise por ser reversível. Entretanto, a análise deve excluir os participantes que não podem ser pareados (i.e., aqueles em que não se identifica um par com escore de propensão semelhante, porém exposição oposta). Isso ocorre com maior frequência naqueles participantes com escores de propensão próximos de 0 ou de 1, que têm uma propensão muito baixa ou muito alta de serem expostos; assim, haverá poucos participantes com esse escore e a exposição oposta. Embora reduza o tamanho de amostra, isso pode ser vantajoso, pois nesses participantes que não podem ser pareados a análise por escore de propensão terá identificado um problema – a falta de comparabilidade entre participantes não pareáveis – que não teria se tornado aparente com outros métodos analíticos. As pessoas não pareadas em uma análise com escore de propensão se assemelham àquelas que teriam atendido a critérios de exclusão em um ensaio clínico randomizado: pessoas para as quais o tratamento é contraindicado ou tão necessário que seria antiético randomizá-las ao grupo-controle. É difícil estimar os efeitos causais da exposição nessas pessoas, mas esses efeitos geralmente não têm muito interesse clínico.

O uso de escores de propensão apresenta diversas vantagens. O número de potenciais variáveis confundidoras que podem ser modeladas como preditoras de uma intervenção é geralmente maior do que o número de variáveis que podem ser modeladas como preditoras de um desfecho, uma vez que o número de indivíduos tratados é, na maioria das vezes, muito superior ao número que desenvolve o desfecho (2.310 comparado a 276 no Exemplo 10.1). Outro motivo pelo qual um número maior de confundidores pode ser incluído é que não há risco de "hiperajustar" o modelo de propensão – podem-se incluir termos de interação, termos quadráticos e múltiplas variáveis indicadoras. Dito isso, as variáveis que sabidamente não têm associação com o desfecho devem ser excluídas.[11] Por fim, os pesquisadores geralmente têm mais confiança em identificar os determinantes do tratamento do que os do desfecho, pois as decisões terapêuticas são tomadas com base em um número limitado de características dos pacientes. É mais fácil perguntar a um médico por que uma pessoa recebeu um determinado tratamento do que inquirir a uma divindade (ou encontrar uma para perguntar) por que uma pessoa desenvolveu uma determinada doença.

Exemplo 10.1 Exemplo de análise de propensão

Gum e colaboradores (38) estudaram 6.174 adultos que realizaram consecutivamente ecocardiografia de estresse, dos quais 2.310 (37%) estavam em uso de ácido acetilsalicílico e 276 morreram no período de seguimento de 3,1 anos. Nas análises não ajustadas, o uso de ácido acetilsalicílico não estava associado com a mortalidade, que foi de 4,5% em ambos os grupos. No entanto, quando 1.351 pacientes que receberam ácido acetilsalicílico foram pareados com 1.351 pacientes que tinham a mesma propensão para receber o medicamento, mas que não o receberam, a mortalidade foi 47% menor no grupo tratado ($P = 0{,}002$).

---

[11]Variáveis associadas com a exposição, mas não de outra forma associadas ao desfecho, são denominadas instrumentais. O motivo para não incluí-las nos escores de propensão é que sua inclusão não é necessária para controlar o confundimento. Incluí-las reduz a sobreposição nos escores de propensão entre expostos e não expostos, e é apenas em áreas de sobreposição que os efeitos causais podem ser estimados.

É claro que, como acontece com outras técnicas multivariáveis, o uso de escores de propensão ainda requer que potenciais variáveis confundidoras tenham sido identificadas e medidas. Uma limitação dessa técnica é que ela não fornece informações sobre a relação entre qualquer uma das variáveis confundidoras e o desfecho – o único resultado é para o preditor escolhido (geralmente, um tratamento). No entanto, por se tratar de uma estratégia de fase de análise, não impede que também sejam realizadas análises multivariáveis mais tradicionais.

Assim, chegamos a um último problema relacionado aos escores de propensão: eles acrescentam à análise uma camada adicional de opacidade e de capacidade de manipulação. Como há muitas formas de criar os escores de propensão e de incluí-los na análise, existe um maior potencial para que a análise seja realizada de diversas maneiras, fazendo com que o pesquisador, de forma seletiva, tenda a publicar ou enfatizar aquelas que fornecem os resultados que lhe parecem mais atraentes, um processo denominado "**hackear o P**" (39). Esse problema é agravado, na nossa experiência, pela tendência de alguns pesquisadores e leitores de imbuir a esses escores uma capacidade quase mágica para controlar o confundimento, simplesmente porque foram criados a partir de centenas de variáveis preditoras. Porém, como será discutido no Capítulo 16, a quantidade de dados é um substituto ruim para sua qualidade.

■ OUTRAS ARMADILHAS AO QUANTIFICAR EFEITOS CAUSAIS

Condicionamento em um efeito comum (viés de estratificação por variável colisora)

Uma das contribuições mais importantes dos grafos acíclicos dirigidos (DAGs; Apêndice 10A) é o conceito de **colisor**: uma variável que é um efeito comum de duas causas. (Em um DAG, o colisor tem duas setas apontando para si mesmo.) Se estratificarmos por tal variável ("condicionarmos nela"), isso pode levar a um tipo de viés enganoso. Em vez de iniciarmos com uma explicação complicada, iremos primeiramente fornecer alguns exemplos de como esse viés pode ocorrer para então tentar explicá-lo.

Considere um estudo sobre pessoas que perderam pelo menos 7 kg no último ano. Um pesquisador descobre que pessoas que fazem dieta têm um risco menor de câncer do que aquelas que não fazem dieta. Você acha que fazer dieta previne câncer?

Se você parar para pensar, provavelmente irá responder que não, uma vez que o câncer também leva à perda de peso. Você pode imaginar que, se alguém perder peso sem razão aparente, é muito mais provável que isso resulte de câncer do que se alguém perder peso ao fazer dieta. Como resultado, entre pessoas que perderam peso, se a perda de peso não foi decorrente da dieta, provavelmente foi causada por algo mais grave. Uma vez que a perda de peso tem setas vindo tanto do câncer quanto da dieta, ela é um colisor. Dessa forma, os pesquisadores criaram uma associação inversa entre dieta e câncer ao fazer um **condicionamento** (restringindo a atenção) em um colisor (perda de peso, causada tanto pela dieta quanto pelo câncer) (Figura 10.3, Painel A).

Apresentamos agora outro exemplo. Entre bebês com baixo peso ao nascer, aqueles cujas mães fumaram durante a gestação tinham menor probabilidade de nascerem prematuramente do que aqueles cujas mães não fumaram. Deveríamos então encorajar mais mães a fumarem durante a gestação? Certamente não! O motivo para essa observação é que fumar causa baixo peso ao nascer, mas também há outras causas, especialmente a prematuridade. Assim, *entre os bebês com baixo peso ao nascer*, se o baixo peso não foi causado pelo tabagismo materno, é mais provável que tenha sido causado pela prematuridade. Os pesquisadores criaram uma associação inversa

Painel A

Dieta → Perda de peso ← Câncer

Painel B

Tabagismo materno → Baixo peso ao nascer ← Prematuridade

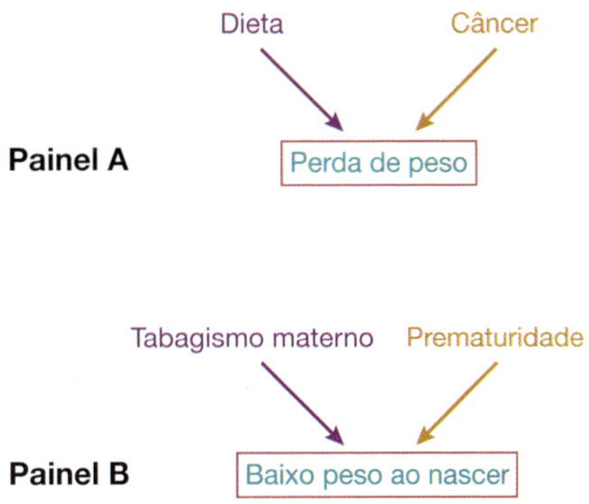

■ **FIGURA 10.3** Grafos acíclicos dirigidos mostrando os exemplos de colisão descritos no texto. Por convenção, um retângulo em volta de uma variável significa condicionamento por ela.

entre tabagismo e prematuridade por meio do condicionamento em um colisor (ou seja, ao restringirem sua atenção no estudo a ele); no caso, o baixo peso ao nascer, que é causado tanto pelo tabagismo quanto pela prematuridade (Figura 10.3, Painel B).[12]

A possibilidade de viés pelo condicionamento em um efeito comum elucida uma diferença importante entre a epidemiologia de base populacional e a epidemiologia clínica. Uma vez que os estudos clínico-epidemiológicos costumam incluir apenas pacientes com uma determinada doença ou sintoma, eles são limitados na sua capacidade de estudar causas dessa doença ou sintoma, pois seria necessária uma amostra representativa de pessoas não afetadas. Por exemplo, Newman e colaboradores (40) estudaram os preditores de infecções do trato urinário (ITUs) em bebês < 3 meses com febre. Um fator que se associou a menor risco de ITU foi se o bebê tinha membros da família doentes. É pouco provável que, por exemplo, ter um irmão mais velho com resfriado previna ITUs. Entretanto, a febre, que foi critério de inclusão para o estudo, é um efeito comum do resfriado e da ITU. Assim, qualquer fator que tornasse mais provável que o bebê tivesse um resfriado também tornaria menos provável que ele tivesse uma ITU.

As populações clínicas são adequadas para estudar testes diagnósticos e a eficácia de tratamentos. Entretanto, é arriscado estudar as causas de doenças usando apenas amostras clínicas, em vez daquelas de base populacional.

Modificação de efeito e interação

Modificação de efeito (interação) é simplesmente o que diz o nome: uma variável modifica o efeito da outra. Por exemplo, se estamos medindo o efeito causal do consumo de carne vermelha sobre câncer de cólon por meio da razão de riscos, a modificação de efeito pelo gênero significaria que as razões de riscos seriam diferentes em homens e mulheres (Apêndice 10B).

A modificação de efeito depende da escala usada para quantificar os efeitos de uma exposição. A não ser que a exposição não tenha efeito algum sobre o desfecho, se não houver modificação de efeito na escala multiplicativa (que usa razões de riscos, razões de azares ou razões de chances para quantificar os efeitos), haverá modificação de efeito na escala aditiva (que usa diferenças de riscos e de taxas) e vice-versa. Isso é ilustrado no Exemplo 10.2.

A opção por quantificar uma associação na escala multiplicativa ou aditiva (ou em ambas) depende do modelo defendido pelo pesquisador a respeito de como a exposição causa (ou previne) uma doença e de como os resultados do estudo serão usados. Muitas exposições (tanto favoráveis quanto desfavoráveis) se encaixam relativamente bem no modelo multiplicativo, e as razões de riscos e outras medidas multiplicativas fornecem evidências mais fortes de causalidade quanto mais distantes forem de 1. Por outro lado, as diferenças de riscos são mais importantes para tomada de decisão, tanto clínica quanto de saúde pública (Exemplo 10.2).

Subestimativa de efeitos causais

Embora geralmente se pense no confundimento como algo que aumenta as razões de risco, fazendo que uma exposição pareça um fator de risco mais forte do que de fato é, ele também pode atenuar associações reais. Esse tipo de confundimento, no qual os efeitos de um fator benéfico são ocultados por sua associação com uma causa do efeito, é às vezes chamado **supressão** (41). Esse problema é comum em estudos observacionais sobre tratamentos, uma vez que os **tratamentos** tendem a ser indicados naqueles com maior risco de um desfecho ruim. O resultado, como destacado anteriormente, é que um tratamento benéfico pode parecer inútil (como foi o caso do ácido acetilsalicílico no Exemplo 10.1) ou mesmo danoso, até que o confundimento por indicação tenha sido controlado.

---

[12]Em ambos os exemplos, as causas comuns do colisor estavam positivamente associadas a ele. Nesses casos, condicionar no colisor tende a criar associações inversas entre as causas comuns. Mas se uma das setas que aponta para o colisor for de um fator que reduz o risco, condicionar no colisor tenderá a criar associações positivas entre as causas comuns.

Exemplo 10.2 Ilustração numérica de interações aditivas *versus* multiplicativas

Considere dois fatores de risco para acidentes automobilísticos fatais – ingestão de álcool e enviar mensagens de texto pelo celular – e suponha que podemos dividir os motoristas entre os que habitualmente enviam texto e dirigem, ingerem álcool e dirigem, fazem ambos ou não fazem nenhum dos dois. A tabela 2 × 2 parcialmente preenchida a seguir mostra dados hipotéticos de acidentes fatais no trânsito por 100.000 por ano:

	ACIDENTES FATAIS POR 100.000/ANO	
	NÃO ENVIAM MENSAGENS	ENVIAM MENSAGENS
Não ingerem álcool	10	30
Ingerem álcool	40	?

Que número esperaríamos na célula "?" se não houver interação? Fizemos essa pergunta a três pesquisadoras especialistas em segurança no trânsito.

Adélia Aditiva: vejo aqui que enviar mensagens adiciona 20 à taxa por 100.000/ano no grupo *Não ingerem álcool*. Assim, se não há interação, eu deveria adicionar 20 a 40 no grupo *Ingerem álcool* para chegar ao número de 60 no grupo *Ingerem álcool-Enviam mensagens*. Como alternativa, parece que ingerir álcool adiciona 30 ao risco naqueles que não enviam mensagens de texto, então eu poderia adicionar 30 à taxa de 30 no grupo *Enviam mensagens-Não ingerem álcool* e novamente chegaria ao número de 60! Eu fiz isso de duas formas diferentes e cheguei a 60 ambas as vezes, então devo estar certa!

	ACIDENTES FATAIS POR 100.000/ANO	
TABELA DA ADÉLIA	NÃO ENVIAM MENSAGENS	ENVIAM MENSAGENS
Não ingerem álcool	10	30
Ingerem álcool	40	60

Mia Multiplicativa: vejo aqui que mandar texto triplica a taxa de acidentes por 100.000 no grupo *Não ingerem álcool*. Assim, se não há interação, eu deveria multiplicar 40 por 3 no grupo que ingere álcool chegando ao número de 120 no grupo *Ingerem álcool-Enviam mensagens*. Como alternativa, parece que ingerir álcool quadruplica o risco naqueles que não enviam texto, então eu poderia multiplicar 30 por 4 no grupo *Enviam mensagens-Não ingerem álcool* e chegaria novamente a 120! Fiz isso de duas formas diferentes e cheguei à mesma resposta, então devo estar certa!

	ACIDENTES FATAIS POR 100.000/ANO	
TABELA DA MIA	NÃO ENVIAM MENSAGENS	ENVIAM MENSAGENS
Não ingerem álcool	10	30
Ingerem álcool	40	120

Sofia Sofisticada: Adélia e Mia, vocês duas estão certas! Sob o modelo aditivo, as *diferenças* de riscos são mantidas (i.e., há um aumento de 20 acidentes por 100.000 por ano pelo envio de mensagens e de 30 acidentes por 100.000 por ano pela ingesta de álcool), mas não as razões de riscos. Por outro lado, pelo modelo multiplicativo, as *razões de riscos* são mantidas (i.e., há um aumento de 3 vezes nos acidentes devido às mensagens de texto e de 4 vezes devido à ingesta de álcool), mas não as diferenças de risco.

É por esse motivo que, ao falar ou escrever sobre interações, devemos especificar se o modelo é aditivo ou multiplicativo.

Uma vez que as decisões clínicas e de saúde pública devem geralmente se basear em modelos aditivos, é possível dizer que as interações aditivas são mais relevantes. Por exemplo, se a tabela da Mia se baseou em dados reais, alguns poderiam dizer, "Não houve interação, então o efeito de enviar mensagens de texto é o mesmo em pessoas que ingerem álcool e nas que não ingerem." Mas, na verdade, o efeito de enviar texto é 4 vezes maior nas pessoas que ingerem álcool. Se pudéssemos eliminar o envio de texto em pessoas que ingerem álcool, preveniríamos 80 acidentes por 100.000 por ano, comparado com apenas 20 por 100.000 por ano se eliminássemos o envio de texto em pessoas que não ingerem álcool! Assim, é importante lembrar que, sempre que houver um efeito sem interações multiplicativas, isso significa haverá interações aditivas, e elas podem ser importantes.

■ ESCOLHENDO UMA ESTRATÉGIA

Que diretrizes gerais podem ser oferecidas para decidir sobre lidar com os confundidores nas fases de delineamento ou análise? Usar a *especificação* para controlar confundimento é mais adequado quando o pesquisador está interessado em subgrupos específicos da população. A especificação nada mais é que uma forma especial de um processo geral, que é estabelecer critérios de seleção da amostra (Capítulo 3). Entretanto, para estudos nos quais a inferência causal é a meta, há o cuidado adicional de evitar critérios de inclusão que poderiam ser causados por variáveis preditoras que você quer estudar (i.e., evitar condicionar por um efeito comum).

Uma decisão importante no delineamento do estudo é fazer ou não o *pareamento*. O pareamento é mais adequado em estudos de caso-controle e para fatores constitucionais de valores fixos, como idade e sexo. Pode também ser útil quando o tamanho de amostra é pequeno se comparado ao número de estratos necessários para o controle de confundidores conhecidos, e quando os confundidores são mais facilmente pareados do que medidos. No entanto, como o pareamento pode comprometer permanentemente a capacidade do pesquisador em observar associações reais, deve ser usado com parcimônia, especialmente para variáveis que podem estar na rota de causalidade da associação de interesse. Em muitas situações, as estratégias da fase de análise (estratificação, ajuste e escores de propensão) são igualmente adequadas para controlar o confundimento, tendo a vantagem de serem *reversíveis* – permitem que o pesquisador adicione ou retire covariáveis para explorar diferentes modelos causais.

Embora nem sempre disponível para todas as questões de pesquisa, é sempre interessante considerar a possibilidade de um delineamento oportunístico. Se você não parar para considerar esse tipo de estudo (e perguntar aos seus colaboradores a respeito dele), você poderá perder uma grande oportunidade de fazê-lo.

A decisão final de *estratificar, ajustar* ou usar *escores de propensão* não precisa ser feita até ter sido concluída a coleta dos dados; muitas vezes, o pesquisador quer usar todas essas estratégias. No entanto, durante o delineamento do estudo, é importante refletir sobre que fatores poderão mais tarde ser usados para a construção dos modelos multivariáveis, de forma a saber que variáveis medir. Além disso, uma vez que diferentes estratégias da fase de análise para controlar o confundimento nem sempre produzem os mesmos resultados, é melhor especificar um plano principal de análise *a priori*. Isso pode ajudar os pesquisadores a resistir à tentação de selecionar a estratégia que fornece os resultados desejados.

■ EVIDÊNCIAS QUE FAVORECEM A CAUSALIDADE

A abordagem para fortalecer inferência causal tem sido até agora, em grande parte, refutar as quatro explicações rivais da Tabela 10.1. Uma estratégia complementar é identificar características das associações que forneçam evidências positivas para a causalidade. Entre elas, as mais importantes são a consistência e a magnitude da associação, a presença de uma relação dose-resposta e a plausibilidade biológica.

Quando os resultados são **consistentes** entre estudos com diferentes delineamentos, é menos provável que o acaso ou vieses sejam a causa de uma associação. No entanto, associações reais que representam efeito-causa ou confundimento também podem ser observadas de forma consistente entre vários estudos. Nesse caso, a consistência entre múltiplos pesquisadores, delineamentos e métodos de controle de confundimento pode fortalecer a evidência de associação causal.

A **força** da associação também é importante. Em primeiro lugar, uma associação mais forte fornece um valor *P* de maior significância estatística e um intervalo de confiança mais distante da ausência de efeito, tornando o acaso uma explicação menos provável. Associações mais fortes também fornecem evidências melhores de causalidade ao reduzirem a probabilidade de confundimento. As associações induzidas pelo confundimento são indiretas (via confundidor) e, dessa forma, são geralmente mais fracas do que associações diretas de causa-efeito.

Uma relação de **dose-resposta** também fornece evidências positivas para a causalidade. Um exemplo disso é a associação entre consumo de cigarros e câncer do pulmão. Fumantes moderados têm índices mais elevados de câncer que não fumantes, e indivíduos que fumam muito têm índices ainda mais elevados. Sempre que possível, as variáveis preditoras devem ser medidas em seu contínuo ou em várias categorias, de forma que qualquer relação dose-resposta presente possa ser observada. Mais uma vez, no entanto, é possível observar uma relação dose-resposta com associações efeito-causa ou na presença de confundimento.

Por fim, a **plausibilidade biológica** é importante para uma inferência causal – se um mecanismo causal faz sentido biologicamente, isso fortalece a causalidade, enquanto que associações que não fazem sentido dado nosso conhecimento atual de biologia são menos prováveis de representar uma relação de causa-efeito. Por exemplo, no estudo sobre uso de maconha como fator de risco para tumores de células germinativas, o uso de maconha menos de uma vez por dia estava associado a um risco menor do que nenhum uso (17). É difícil explicar esse achado biologicamente. Entretanto, deve-se evitar ênfase excessiva na plausibilidade biológica. Os pesquisadores parecem ser capazes de chegar a explicações plausíveis para praticamente qualquer associação; além disso, algumas associações originalmente descartadas por serem biologicamente implausíveis, como uma etiologia bacteriana para a úlcera péptica, acabaram mostrando-se reais.

■ RESUMO

1. A meta de muitos estudos é estimar **efeitos causais**. A associação observada em uma população pode não corresponder a um efeito causal por quatro motivos: **acaso**, **viés**, **efeito-causa** e **confundimento**.
2. O papel do **acaso** (erro aleatório) pode ser minimizado pelo delineamento de um estudo com tamanho de amostra e precisão suficientes para reduzir a influência do erro aleatório. Após a conclusão do estudo, o potencial para erro aleatório pode ser estimado a partir da amplitude do intervalo de confiança de 95% e da consistência dos resultados com evidências prévias
3. O **viés** (erro sistemático) surge de diferenças da população e dos fenômenos contemplados pela questão de pesquisa, quando comparados com os participantes e as aferições reais realizadas no estudo. Para minimizá-lo, deve-se fundamentar as decisões de delineamento de pesquisa no julgamento de se essas diferenças podem levar a uma resposta incorreta à questão de pesquisa, o que pode ser avaliado pela pré-especificação de testes de falsificação.
4. A relação **efeito-causa** torna-se menos provável quando se planeja um estudo que permite avaliar a sequência temporal e quando se considera a plausibilidade biológica.
5. O **confundimento** pode estar presente quando uma terceira variável é causa de uma variável preditora de interesse (ou compartilha uma causa em comum com ela) e é causa do desfecho. Ele torna-se menos provável por meio das seguintes estratégias, todas as quais requerem que os potenciais confundidores sejam antecipados e medidos de forma correta:
    a. **Especificação** ou **pareamento** na fase de delineamento, que alteram a estratégia de amostragem para garantir que sejam comparados apenas grupos com níveis semelhantes do confundidor. Essas estratégias devem ser usadas de forma judiciosa, uma vez que podem limitar de forma irreversível a informação disponível a partir do estudo.
    b. Estratégias da fase de análise que alcançam o mesmo objetivo e preservam opções para investigar rotas causais:
        - **Estratificação**, que, além de controlar para o confundimento, pode revelar modificação de efeito, na qual a magnitude da associação entre preditor e desfecho depende de uma terceira variável.

- **Modelagem multivariável**, que permite controlar simultaneamente os efeitos de muitas variáveis preditoras.
- **Escores de propensão**, que são especialmente úteis para abordar o confundimento pela indicação em estudos observacionais sobre a eficácia de tratamentos e outras intervenções.

6. Os pesquisadores devem estar atentos aos delineamentos observacionais oportunísticos, incluindo **experimentos naturais**, **randomização mendeliana** e outros delineamentos com **variável instrumental** e **regressão descontínua** que permitem uma força de inferência causal que se aproxima daquela de um ensaio clínico randomizado. A inferência causal no **delineamento de séries temporais interrompidas** pode ser fortalecida se houver um grupo de comparação que não está exposto à mudança que está sendo estudada; nesse caso, é possível calcular uma **diferença em diferenças**.
7. Os pesquisadores devem evitar **condicionamento por um efeito comum** na fase de delineamento deixando de selecionar participantes com base em covariáveis que poderiam ser causadas pelo preditor; na fase de análise, evitando controlar para essas covariáveis.
8. A inferência causal pode ser fortalecida por meio de evidências positivas, principalmente a consistência e a magnitude da associação, a presença de uma relação dose-resposta e a plausibilidade biológica.

REFERÊNCIAS

1. National Cancer Institute Surveillance, Epidemiology, and End Results Program. *Cancer stat facts: common cancer sites.* Published 2020. https://seer.cancer.gov/statfacts/html/common.html.
2. Tilman D, Clark M. Global diets link environmental sustainability and human health. *Nature.* 2014;515(7528):518-522.
3. Bacchetti P. Current sample size conventions: flaws, harms, and alternatives. *BMC Med.* 2010;8:17.
4. Newman T, Kohn M. *Evidence-Based Diagnosis: An Introduction to Clinical Epidemiology.* 2nd ed. Cambridge University Press; 2020:292-295.
5. Hernan MA, Sauer BC, Hernandez-Diaz S, Platt R, Shrier I. Specifying a target trial prevents immortal time bias and other self-inflicted injuries in observational analyses. *J Clin Epidemiol.* 2016;79:70-75.
6. Newman TB. Antibiotic treatment for inpatient asthma exacerbations: what have we learned? *JAMA Intern Med.* 2021;181(4):427-428.
7. Newman TB. Possible immortal time bias in study of antibiotic treatment and outcomes in patients hospitalized for asthma. *JAMA Intern Med.* 2021;181(4):568-569.
8. Prasad V, Jena AB. Prespecified falsification end points: can they validate true observational associations? *JAMA.* 2013;309(3):241-242.
9. McEvoy SP, Stevenson MR, McCartt AT, et al. Role of mobile phones in motor vehicle crashes resulting in hospital attendance: a case-crossover study. *BMJ.* 2005;331(7514):428.
10. Magruder JT, Elahi D, Andersen DK. Diabetes and pancreatic cancer: chicken or egg? *Pancreas.* 2011;40(3):339-351.
11. Huxley R, Ansary-Moghaddam A, de Gonzalez Berrington A, Barzi F, Woodward M. Type-II diabetes and pancreatic cancer: a meta-analysis of 36 studies. *Br J Cancer.* 2005;92(11):2076-2083.
12. Bosetti C, Rosato V, Polesel J, et al. Diabetes mellitus and cancer risk in a network of case-control studies. *Nutr Cancer.* 2012;64(5):643-651.
13. Love HJ, Sulikowski D. Of meat and men: sex differences in implicit and explicit attitudes toward meat. *Front Psychol.* 2018;9:559.
14. Abotchie PN, Vernon SW, Du XL. Gender differences in colorectal cancer incidence in the United States, 1975-2006. *J Womens Health (Larchmt).* 2012;21(4):393-400.
15. Song M, Chan AT, Sun J. Influence of the gut microbiome, diet, and environment on risk of colorectal cancer. *Gastroenterology.* 2020;158(2):322-340.
16. Maconochie N, Doyle P, Carson C. Infertility among male UK veterans of the 1990-1 Gulf war: reproductive cohort study. *BMJ.* 2004;329(7459):196-201.
17. Trabert B, Sigurdson AJ, Sweeney AM, Strom SS, McGlynn KA. Marijuana use and testicular germ cell tumors. *Cancer.* 2011;117(4):848-853.
18. Bor J. Capitalizing on natural experiments to improve our understanding of population health. *Am J Public Health.* 2016;106(8):1388-1389.
19. Lofgren RP, Gottlieb D, Williams RA, Rich EC. Post-call transfer of resident responsibility: its effect on patient care [see comments]. *J Gen Intern Med.* 1990;5(6):501-505.

20. Bell CM, Redelmeier DA. Mortality among patients admitted to hospitals on weekends as compared with weekdays. *N Engl J Med*. 2001;345(9):663-668.
21. Davey Smith G, Ebrahim S. 'Mendelian randomization': can genetic epidemiology contribute to understanding environmental determinants of disease? *Int J Epidemiol*. 2003;32(1):1-22.
22. Ware JJ, van den Bree MB, Munafo MR. Association of the CHRNA5-A3-B4 gene cluster with heaviness of smoking: a meta-analysis. *Nicotine Tob Res*. 2011;13(12):1167-1175.
23. Chen LS, Hung RJ, Baker T, et al. CHRNA5 risk variant predicts delayed smoking cessation and earlier lung cancer diagnosis-a meta-analysis. *J Natl Cancer Inst*. 2015;107(5):djv100.
24. Zhou W, Zhu W, Tong X, et al. CHRNA5 rs16969968 polymorphism is associated with lung cancer risk: a meta--analysis. *Clin Respir J*. 2020;14(6):505-513.
25. Pillai SG, Ge D, Zhu G, et al. A genome-wide association study in chronic obstructive pulmonary disease (COPD): identification of two major susceptibility loci. *PLoS Genet*. 2009;5(3):e1000421.
26. Yang Q, Millard LAC, Davey Smith G. Proxy gene-by-environment Mendelian randomization study confirms a causal effect of maternal smoking on offspring birthweight, but little evidence of long-term influences on offspring health. *Int J Epidemiol*. 2020;49(4):1207-1218.
27. Doaei S, Hajiesmaeil M, Aminifard A, Mosavi-Jarrahi SA, Akbari ME, Gholamalizadeh M. Effects of gene polymorphisms of metabolic enzymes on the association between red and processed meat consumption and the development of colon cancer; a literature review. *J Nutr Sci*. 2018;7:e26.
28. Wang H, Iwasaki M, Haiman CA, et al. Interaction between red meat intake and NAT2 genotype in increasing the risk of colorectal cancer in Japanese and African Americans. *PLoS One*. 2015;10(12):e0144955.
29. Greenland S. An introduction to instrumental variables for epidemiologists. *Int J Epidemiol*. 2000;29(6):1102.
30. Rassen JA, Schneeweiss S, Glynn RJ, Mittleman MA, Brookhart MA. Instrumental variable analysis for estimation of treatment effects with dichotomous outcomes. *Am J Epidemiol*. 2009;169(3):273-284.
31. Bekelis K, Gottlieb DJ, Su Y, et al. Comparison of clipping and coiling in elderly patients with unruptured cerebral aneurysms. *J Neurosurg*. 2017;126(3):811-818.
32. Bor J, Moscoe E, Mutevedzi P, Newell ML, Barnighausen T. Regression discontinuity designs in epidemiology: causal inference without randomized trials. *Epidemiology*. 2014;25(5):729-737.
33. Hilton Boon M, Craig P, Thomson H, Campbell M, Moore L. Regression discontinuity designs in health: a systematic review. *Epidemiology*. 2021;32(1):87-93.
34. Moscoe E, Bor J, Barnighausen T. Regression discontinuity designs are underutilized in medicine, epidemiology, and public health: a review of current and best practice. *J Clin Epidemiol*. 2015;68(2):122-133.
35. Leyland AH, Ouedraogo S, Nam J, et al. *Evaluation of Health in Pregnancy grants in Scotland: A Natural Experiment Using Routine Data*. Public Health Research; 2017.
36. VanderWeele T. On the distinction between interaction and effect modification. *Epidemiology*. 2009;20(6):863-871.
37. Braitman LE, Rosenbaum PR. Rare outcomes, common treatments: analytic strategies using propensity scores. *Ann Intern Med*. 2002;137(8):693-695.
38. Gum PA, Thamilarasan M, Watanabe J, Blackstone EH, Lauer MS. Aspirin use and all-cause mortality among patients being evaluated for known or suspected coronary artery disease: a propensity analysis. *JAMA*. 2001;286(10):1187-1194.
39. Bruns SB, Ioannidis JP. p-Curve and p-hacking in observational research. *PLoS One*. 2016;11(2):e0149144.
40. Newman TB, Bernzweig JA, Takayama JI, Finch SA, Wasserman RC, Pantell RH. Urine testing and urinary tract infections in febrile infants seen in office settings: the Pediatric Research in Office Settings' Febrile Infant Study. *Arch Pediatr Adolesc Med*. 2002;156(1):44-54.
41. Katz MH. *Multivariable Analysis: A Practical Guide for Clinicians*. 2nd ed. Cambridge University Press; 2006:xv, 192 p.

APÊNDICE 10A
Usando grafos acíclicos dirigidos para representar associações entre variáveis

O uso de dados observacionais para modelar as associações entre variáveis foi aprimorado por meio do uso de **grafos acíclicos dirigidos** (**DAGs**). Os DAGs são uma representação esquemática de como um pesquisador acredita que as variáveis em seu estudo estão relacionadas entre si. Os princípios matemáticos subjacentes aos DAGs permitem estimar efeitos causais.

Os DAGs usam setas unidirecionais para indicar a direção causal entre duas variáveis. Assim, A → B indica que o pesquisador acredita que o preditor A causa o desfecho B; por exemplo, que o consumo excessivo de álcool causa fraturas de quadril. Os DAGs são assim chamados porque envolvem uma rede de variáveis conectadas por setas **direcionadas** que são **acíclicas** (não podem conter um circuito fechado) e são representadas **graficamente**.

Embora os DAGs possam se tornar mais complexos, ao conectar 10 ou mais variáveis, eles são relativamente fáceis de entender quando há apenas três variáveis: um preditor que você acredita que causa um desfecho e uma terceira variável que pode estar relacionada às outras duas variáveis. Por exemplo, um pesquisador que estuda se baixos níveis de vitamina D causam fraturas de quadril pode estar preocupado com o potencial confundimento decorrente do exercício ao ar livre, que aumenta os níveis de vitamina D e melhora a força e o equilíbrio. É claro que o pesquisador também está interessado em outros fatores, como histórico de quedas, estado nutricional e local de residência. Ainda assim, a abordagem básica é simples. Depois de criar o modelo causal (ou seja, desenhar o DAG), o pesquisador deve decidir quais variáveis afetam a forma como os participantes do estudo devem ser selecionados e quais variáveis – além do preditor e do desfecho – precisam ser medidas para que possam ser incluídas nos modelos estatísticos na hora de analisar os dados.

Como fizemos no Capítulo 1 quando introduzimos a pesquisa clínica, iniciaremos discutindo a **anatomia** dos DAGs, ilustrando e nomeando as diferentes formas que podem assumir. Então iremos abordar sua **fisiologia** – como o uso de DAGs pode ajudar com a inferência causal e a seleção de uma amostra.

■ EXEMPLOS DE DAGs

Ao investigar se um preditor causa um desfecho, existem apenas oito maneiras (Figuras 10A.1 a 10A.8) em que uma terceira variável pode ser associada a eles. Revisaremos todas as oito possibilidades, sempre colocando a variável preditora em texto na cor púrpura (já que as palavras preditor e púrpura começam com um p) e a variável desfecho em dourado. Preste muita atenção, no entanto, à posição da terceira variável (em turquesa) e às setas azuis conectadas a ela. *Esses elementos diferem, algumas vezes de forma sutil, em cada exemplo.* Seguimos a convenção de ter as setas de conexão apontadas na suposta direção causal e, na medida do possível, de cima para baixo e/ou da esquerda para a direita.

■ DAGs QUE NÃO CONECTAM TODAS AS TRÊS VARIÁVEIS

Dois desses exemplos (Figuras 10A.1 e 10A.2) ocorrem quando a terceira variável causa o preditor, mas não o desfecho, ou o desfecho, mas não o preditor. Em ambos os DAGs, a terceira variável não é relevante para saber se o preditor causa o desfecho.

Capítulo 10 • Estimando efeitos causais a partir de estudos observacionais

Por exemplo, suponha que você esteja estudando se um preditor (história de traumatismo craniano grave) causa o desfecho doença de Parkinson (Figura 10A.1). Uma terceira variável (não usar capacete ao pedalar) causa o preditor (portanto, a seta de usar capacete para traumatismo craniano). Mas como você não acredita que usar (ou não usar) capacete causa diretamente a doença de Parkinson, não há seta entre eles. Assim, você não teria que se preocupar sobre como o uso de capacete afeta o efeito causal do preditor (traumatismo craniano) no desfecho (doença de Parkinson).

Uso de capacete ao pedalar

Traumatismo craniano ⟶ **Doença de Parkinson**

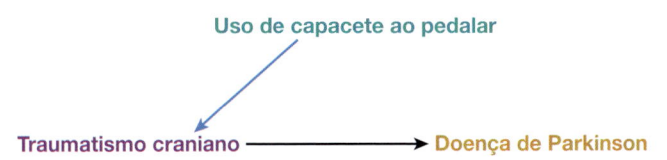

■ **FIGURA 10A.1** Exemplo de uma associação que não conecta todas as três variáveis; a história do uso de capacete ao pedalar não precisa ser considerada para estimar o efeito causal do traumatismo craniano sobre a doença de Parkinson. Note que esse é o DAG para uma análise de variável instrumental, sendo o uso de capacete o instrumento.

Vamos agora considerar um estudo sobre se ter tipo sanguíneo A aumentou o risco de ser hospitalizado por Covid-19 (Figura 10A.2). Os homens apresentaram maior risco de internação por Covid-19 (portanto, há uma seta do sexo masculino para a internação por Covid-19 na Figura 10A.2); entretanto, o sexo não se associa com o tipo sanguíneo A (nenhuma seta é dirigida a ele), que é igualmente frequente em ambos os sexos. Por esse motivo, não há necessidade de se preocupar sobre se o sexo masculino pode ser responsável pelo efeito causal do tipo sanguíneo A na hospitalização por Covid-19. (Dito isso, incluir o sexo no modelo analítico pode melhorar a *precisão* do efeito estimado do tipo sanguíneo no risco de hospitalização; também pode ser útil ver se o sexo modifica esse efeito.)

Sexo masculino

Tipo sanguíneo A ⟶ **Internação por Covid-19**

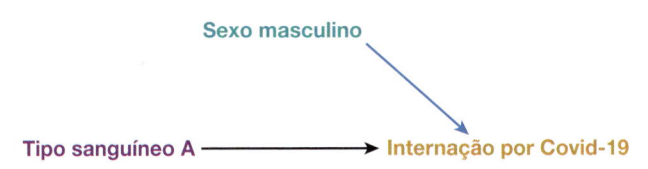

■ **FIGURA 10A.2** Exemplo de uma associação que não conecta todas as três variáveis; o sexo masculino não pode ser responsável por uma associação entre o tipo sanguíneo e a internação por Covid-19.

A seguir, estão dois exemplos em que uma terceira variável é causada pelo preditor, mas não tem conexão com o desfecho (Figura 10A.3) ou em que ela é causada pelo desfecho, mas não tem conexão com o preditor (Figura 10A.4).

Níveis de androgênio ⟶ **Câncer renal**

Calvície de padrão masculino

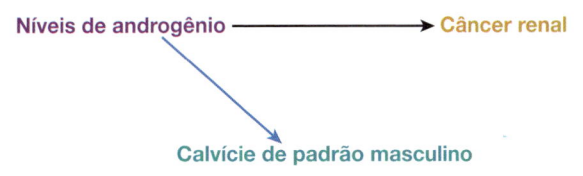

■ **FIGURA 10A.3** Exemplo de uma associação que não conecta todas as três variáveis; a calvície de padrão masculino não influencia o efeito causal dos níveis de androgênio sobre o risco de câncer renal.

Exposição ao chumbo ao longo da vida ⟶ **Doença articular degenerativa**

Uso de analgésicos

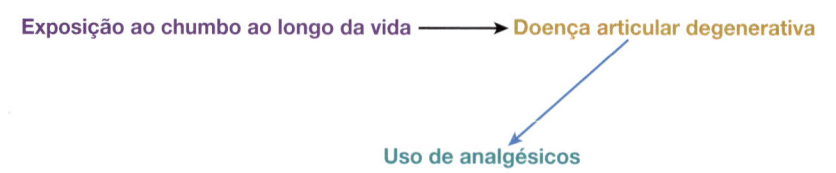

■ **FIGURA 10A.4** Exemplo de uma associação que não conecta todas as três variáveis; o uso de analgésicos não alteraria o efeito causal estimado da exposição ao chumbo na doença articular.

Suponha que você esteja interessado em determinar se níveis elevados de androgênios em homens são uma causa de câncer renal e esteja preocupado com os possíveis efeitos da calvície de padrão masculino. Embora homens com níveis mais elevados de androgênios possam ser mais suscetíveis à calvície de padrão masculino, não há razão para pensar que a calvície cause câncer renal. Portanto, você não precisaria controlar para seus efeitos ou mesmo perguntar sobre isso (Figura 10A.3).

Em outra situação, a terceira variável (p. ex., uso de analgésicos) é causada pelo desfecho (doença articular degenerativa), mas não pelo preditor (exposição ao chumbo), exceto pelo fato de que a exposição ao chumbo causa doença articular (Figura 10A.4). Novamente, não haveria necessidade de levar em conta o uso de analgésicos ao estudar a associação entre a exposição ao chumbo e a doença articular.

■ DAGs QUE CONECTAM TODAS AS TRÊS VARIÁVEIS

Existem quatro maneiras pelas quais uma terceira variável pode ser conectada tanto ao preditor quanto ao desfecho (Figuras 10A.5 a 10A.8). Elas requerem atenção especial porque o pesquisador deve decidir se inclui essa variável ao analisar os dados – e às vezes até mesmo ao definir os critérios de seleção do estudo, como será discutido mais adiante nas seções "Usando DAGs para fazer inferências sobre causalidade" e "DAGs e amostragem".

DAG mostrando mediação

Das quatro maneiras, a **mediação** é a de mais fácil compreensão (Figura 10A.5). Ela ocorre quando um preditor (digamos, nível sérico de colesterol LDL) causa outro fator (estenose da artéria carótida), que por sua vez causa o desfecho (acidente vascular cerebral, AVC). É chamada de mediação porque alguns ou todos os efeitos do colesterol LDL no AVC podem ser mediados através da estenose carotídea.

Colesterol LDL ⟶ **AVC**

Estenose carotídea

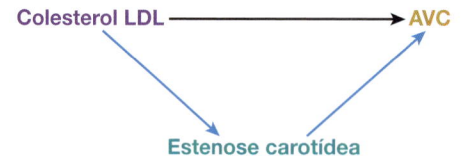

■ **FIGURA 10A.5** Exemplo de mediação. Alguns dos efeitos causais do nível de colesterol LDL sobre o AVC podem ser mediados por meio de seus efeitos sobre a estenose carotídea.

DAG mostrando efeitos comuns

O próximo DAG (Figura 10A.6) representa o fenômeno de um **efeito comum**; o ponto (nó) onde as setas se encontram é frequentemente chamado de **colisor**. Isso acontece quando o preditor e o desfecho causam uma terceira variável. Considere um estudo sobre se as dietas hipocalóricas causam carcinoma gástrico. Tanto as dietas hipocalóricas quanto o carcinoma gástrico causam perda de peso, isto é, compartilham efeitos em comum.

```
Dietas hipocalóricas ──────▶ Carcinoma gástrico
             ╲                    ╱
              ╲                  ╱
               ▶ Perda de peso ◀
```

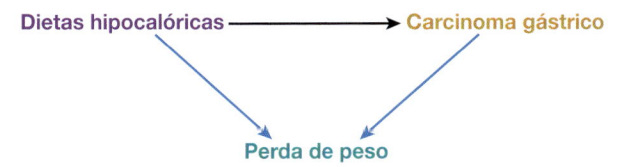

■ **FIGURA 10A.6** Exemplo de um efeito comum. Estratificar pela perda de peso pode resultar em viés na estimativa do efeito causal das dietas hipocalóricas sobre o carcinoma gástrico.

Os efeitos comuns podem ser problemáticos: quando um colisor é usado como critério de inclusão ou incluído em um modelo estatístico, ele pode resultar em viés e até mesmo fazer com que associações causais verdadeiras desapareçam. Nesse exemplo, se o estudo incluísse apenas pacientes com perda de peso, a associação entre dietas hipocalóricas e carcinoma gástrico seria inversa, porque apresentar um deles nega a necessidade de apresentar o outro para explicar perda de peso. Isso poderia fazer com que dietas hipocalóricas parecessem protetoras contra o carcinoma gástrico ou mascarar uma associação verdadeiramente positiva entre elas.

DAG mostrando confundimento

O DAG mais conhecido (Figura 10A.7) ilustra o **confundimento**, que ocorre quando o terceiro fator causa tanto o preditor (ou se associa a algo que o causa) quanto o desfecho. Por exemplo, se você está interessado em determinar se fumar maconha causa câncer de pulmão, o tabagismo é um potencial confundidor, uma vez que causa câncer de pulmão e aumenta a probabilidade de que a pessoa seja também fumante de maconha.

```
              Tabagismo
              ╱       ╲
             ╱         ╲
            ▼           ▼
  Fumar maconha ──────▶ Câncer de pulmão
```

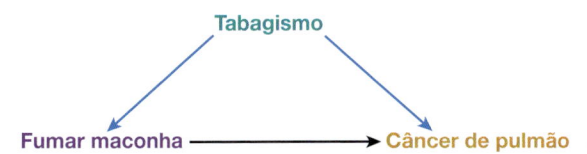

■ **FIGURA 10A.7** Exemplo de confundimento. O tabagismo pode contribuir para uma associação entre fumar maconha e câncer de pulmão.

Se o efeito de fumar maconha sobre o risco de desenvolver câncer de pulmão for explicado inteiramente pelo tabagismo, realizar esse ajuste no modelo analítico irá remover o efeito de fumar maconha sobre o câncer de pulmão. Pode também haver confundimento parcial, no qual o **ajuste** reduz o efeito. Existe ainda o confundimento reverso (denominado **supressão**), no qual o ajuste para o confundidor torna uma associação mais forte (ver seção "Subestimativa de efeitos causais").

Um "DAG" que não é DAG

A última situação ocorre quando o diagrama causal inclui um ciclo (Figura 10A.8), o que significa que um preditor (obesidade) causa o desfecho (osteoartrite), que, por sua vez causa um terceiro fator (estilo de vida sedentário), que então afeta o preditor (obesidade).

```
  Obesidade ──────────▶ Artrite
      ▲                    ╲
       ╲                    ╲
        ╲                    ▼
         Estilo de vida sedentário
```

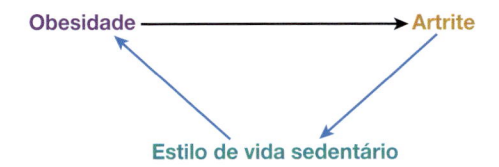

■ **FIGURA 10A.8** Exemplo de um grafo cíclico, no qual os princípios subjacentes aos DAGs não se aplicam.

Essa situação, na verdade, não configura um DAG, pois não é acíclica – e, portanto, as regras para os DAGs não se aplicam. Existem métodos especiais para lidar com situações como essa, por exemplo fazendo medidas repetidas das variáveis ao longo do tempo, para desvendar o problema "da galinha e do ovo" – qual variável é causa e qual é efeito.

■ USANDO DAGs PARA FAZER INFERÊNCIAS SOBRE CAUSALIDADE

Depois de desenhar o DAG e determinar qual das situações se aplica, o próximo passo é decidir o que fazer sobre a terceira variável ou conjunto de variáveis, ou até mesmo se algo precisa ser feito. A resposta irá depender de quais situações estão representadas.

O DAG serve de orientação sobre como delinear o estudo e analisar os dados para estimar o efeito causal do preditor sobre o desfecho. Pense nas setas em um DAG como os canos (ou caminhos) através dos quais as informações causais fluem de uma variável para a outra. Os canos permitem à informação trafegar, não importando a direção em que as setas apontam, então são geralmente referidos como estando "abertos".

Uma exceção importante é quando setas de duas variáveis diferentes apontam para a mesma variável. Nesse caso, diz-se que o caminho entre as duas variáveis está "fechado" (p. ex., na Figura 10A.6, o caminho que vai de uma dieta hipocalórica, passando pela perda de peso, até o carcinoma gástrico está fechado). Para lembrar dessa regra, pense em setas que apontam umas para as outras como estando interferindo no caminho da outra. Na medida em que você ganha experiência usando DAGs, você ficará melhor em identificar quais caminhos estão abertos e quais estão fechados – e por que isso importa. *Softwares* disponíveis publicamente (p. ex., daggity.net) podem ajudar.

Quais variáveis deveriam ser incluídas nos modelos ao planejar sua análise de dados? (Incluir uma variável em um modelo analítico é o mesmo que ajustar para ela; esse processo é às vezes denominado condicionamento por essa variável.) Para começar, deve-se incluir o caminho direto do preditor até o desfecho (Preditor → Desfecho): afinal, esse é o efeito causal que você está tentando estimar. Assim, você deve sempre incluir o preditor e o desfecho nos seus modelos.

Mas você não quer que haja "fluxo causal" em caminhos que envolvem efeitos comuns ou confundimento (Tabela 10A.1). Felizmente, existe uma forma de prevenir que isso aconteça, que reflete uma regra importante sobre DAGs: **ajustar para uma variável em um caminho aberto fecha esse caminho, mas ajustar para uma variável que fechou um caminho abre-o outra vez**. Mais especificamente, quer-se fechar cada caminho de confundimento incluindo uma variável do caminho no modelo de ajuste. Por outro lado, você não quer mexer no caminho de um efeito comum: ele já está fechado, e você não quer abri-lo.

TABELA 10A.1 Orientações sobre manter um caminho aberto ou fechá-lo

SITUAÇÃO	EXEMPLO	SITUAÇÃO ATUAL DO CAMINHO PELAS SETAS AZUIS	SITUAÇÃO DESEJADA DO CAMINHO PELAS SETAS AZUIS	AÇÃO	QUESTÃO RESPONDIDA PELA AÇÃO
Mediação	LDL → AVC ↓ ↗ Estenose carotídea	Aberto	Manter o caminho aberto	Manter a estenose carotídea fora do modelo para determinar o efeito *total* do colesterol LDL	Qual é o efeito causal do colesterol LDL sobre o risco de AVC, *incluindo* seus efeitos sobre a estenose carotídea?

(continua)

TABELA 10A.1 Orientações sobre manter um caminho aberto ou fechá-lo *(continuação)*

SITUAÇÃO	EXEMPLO	SITUAÇÃO ATUAL DO CAMINHO PELAS SETAS AZUIS	SITUAÇÃO DESEJADA DO CAMINHO PELAS SETAS AZUIS	AÇÃO	QUESTÃO RESPONDIDA PELA AÇÃO
Mediação	LDL → AVC ↘ ↗ Estenose carotídea	Aberto	Fechar o caminho	Ajustar para estenose carotídea no modelo para determinar o efeito *direto* do colesterol LDL[a]	Qual é o efeito causal do colesterol LDL sobre o risco de AVC, para além dos seus efeitos sobre a estenose carotídea?
Confundimento	Tabagismo ↙ ↘ Fumar maconha → Câncer de pulmão	Aberto	Fechar o caminho	Ajustar para o tabagismo no modelo	Qual é o efeito causal de fumar maconha sobre o risco de câncer de pulmão, considerando os efeitos do tabagismo?
Efeito comum	Dieta hipocalórica → Câncer de estômago ↘ ↙ Perda de peso	Fechado	Manter o caminho fechado	Deixar a perda de peso de fora do modelo	Qual é o efeito causal das dietas hipocalóricas sobre o risco de câncer de estômago?

[a]As análises que envolvem mediação às vezes introduzem uma complicação sutil. Se há confundimento na relação mediador--desfecho (p. ex., a hipertensão poderia confundir a associação entre estenose carotídea e AVC), incluir o mediador pode abrir um caminho que estava anteriormente fechado (uma vez que o mediador "estava sendo apontado" tanto pelo confundidor quanto pelo preditor). Isso não é um problema se você incluir o confundidor no modelo, fechando novamente o caminho. LDL, nível de colesterol associado à lipoproteína de baixa densidade; AVC, acidente vascular cerebral.

Você pode fazer escolhas nos caminhos que envolvem mediadores. Se quiser determinar o efeito *total* do preditor sobre o desfecho, não inclua o mediador no modelo analítico. Se quiser determinar o efeito *direto* do preditor (a parte que não é resultado de seus efeitos sobre o mediador), então inclua no modelo o mediador – e confundidores da associação mediador-desfecho.

■ DAGs E AMOSTRAGEM

Os DAGs também podem esclarecer se o esquema amostral para um determinado estudo causa viés de seleção. Por exemplo, já houve controvérsia sobre se o uso de terapia de reposição hormonal (TRH) em mulheres na pós-menopausa aumentaria o risco de desenvolver câncer de endométrio (36). A questão que os pesquisadores enfrentavam era o que fazer a respeito do sangramento uterino na pós-menopausa, que é tanto uma consequência da TRH quando um sintoma do câncer de endométrio.

Restringir a amostra para que inclua apenas pacientes que tiveram (ou não tiveram) sangramento na pós-menopausa introduz esse sintoma como um efeito comum (Figura 10A.9). Ambas as variáveis (uso de TRH e câncer de endométrio) aumentam o risco de sangramento, e, portanto, um estudo que inclui apenas mulheres com (ou sem) sangramento na pós-menopausa provavelmente levará a uma conclusão errada. Esse problema pode ocorrer quando tanto o preditor quanto o desfecho afetam a probabilidade de o participante ser incluído no estudo.

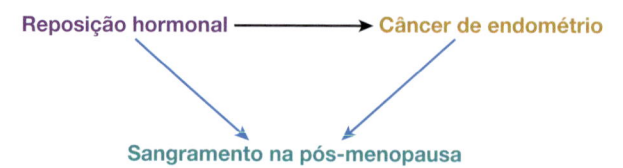

FIGURA 10A.9 Exemplo de efeito comum (o colisor é o sangramento na pós-menopausa), que pode enviesar a estimativa do efeito causal da terapia de reposição hormonal sobre o risco de câncer de endométrio se tiver influenciado quem foi estudado ou se ele foi incluído (de forma inapropriada) em um modelo analítico.

■ COMPARTILHANDO UMA CAUSA

Anteriormente neste capítulo, mencionamos que, para ser um confundidor, uma variável deve causar a exposição de interesse ou *ter uma causa em comum com ela*, além de causar o desfecho. Iremos agora ilustrar o significado de "ter uma causa em comum" usando um DAG.

Considere um estudo sobre se comer carne vermelha causa câncer colorretal. Fazer o rastreamento de câncer colorretal seria um confundidor? Embora o rastreamento de câncer esteja relacionado de forma causal com o desfecho – a maior parte das neoplasias colorretais é detectada por meio do rastreamento, e algumas podem até mesmo não serem detectadas sem o rastreamento – é presumível que ele não leve uma pessoa a começar (ou não) a comer carne vermelha. Entretanto, fazer rastreamento para câncer compartilha uma causa comum com (não) comer carne vermelha, que é a adoção de um "estilo de vida saudável". Portanto, há um caminho de confundimento que precisa ser fechado – começando pelo consumo de carne vermelha, passando pela adoção de um estilo de vida saudável e pelo rastreamento de câncer até chegar ao câncer colorretal. Embora possa não ser possível medir o estilo de vida saudável propriamente dito, o caminho pode ser fechado ajustando para o rastreamento de câncer (Figura 10A.10).

Esse exemplo ilustra outro ponto relacionado aos DAGs. A seta que conecta duas variáveis – embora sua direção deva sempre apontar da causa para o efeito – pode representar tanto um aumento quanto uma diminuição da probabilidade daquele efeito. Nesse exemplo, acredita-se que um estilo de vida saudável reduza a probabilidade de comer carne vermelha. Pode-se usar um sinal + junto da seta para indicar que o pesquisador acredita que uma determinada causa aumenta a probabilidade de um efeito, e um sinal – para indicar que a causa reduz essa probabilidade.

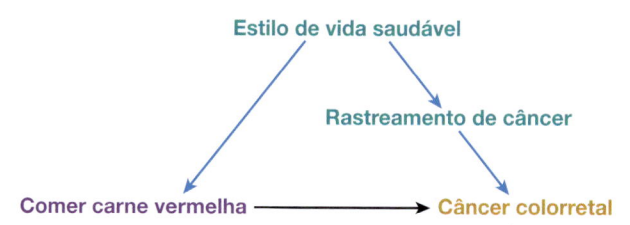

FIGURA 10A.10 Exemplo de uma causa comum (estilo de vida saudável), que pode levar ao confundimento da associação entre comer carne vermelha e desenvolver câncer colorretal, uma vez que o caminho (comer carne vermelha → estilo de vida saudável → rastreamento de câncer → câncer colorretal) está aberto. O caminho pode ser fechado incluindo o rastreamento de câncer no modelo analítico.

■ UM EXEMPLO PARA DEMONSTRAR ESSES PRINCÍPIOS

Esse assunto é bastante abstrato e pode confundir até mesmo epidemiologistas experientes. Vamos criar um exemplo retornando à questão de se comer carne vermelha aumenta o risco de desenvolver câncer colorretal, talvez por meio de seu efeito no microbioma intestinal. Suponha que você tem acesso aos prontuários eletrônicos de milhares de pacientes que passaram por uma avaliação nutricional como parte de um programa de cuidados continuados em saúde, e que também incluía uma colonoscopia na linha de base e nos intervalos subsequentes recomendados. (Ao incluir apenas os pacientes submetidos à colonoscopia, você fechou o caminho, discutido no exemplo anterior, de comer carne vermelha passando por um estilo de vida saudável passando pelo rastreamento de câncer até o câncer colorretal.) Agora estão disponíveis mais de 20 anos de seguimento desde que a avaliação inicial foi feita. Além disso, amostras de sangue e de fezes dos participantes foram armazenadas em congelamento profundo.

Você planeja realizar um estudo de coorte retrospectiva, incluindo todos os participantes que tinham colonoscopia normal na linha de base. A variável preditora será a avaliação do nutricionista na linha de base sobre o consumo semanal de carne do paciente, e a variável de desfecho será o diagnóstico subsequente de câncer colorretal. Você irá extrair dados sobre o consumo de fibra alimentar na linha de base e os resultados dos testes de pesquisa de sangue oculto nas fezes (PSOF) intercorrentes (assim como outras covariáveis que iremos ignorar). Em um estudo de caso-controle aninhado, você irá comparar o microbioma fecal nos casos de câncer colorretal e em uma amostra daqueles que não desenvolveram câncer, assim como examinar diversos polimorfismos genéticos que já foram associados a neoplasias gastrintestinais.

Lembre-se que você quer avaliar se comer carne vermelha causa câncer colorretal. Portanto, a primeira análise que você faria no final do estudo seria ver se os participantes que comeram mais carne vermelha de fato tiveram maior risco de desenvolver câncer colorretal. Entretanto, você também precisará decidir como levar em consideração outras variáveis – como polimorfismos em genes relacionados ao câncer e o consumo de fibra alimentar – que podem ser responsáveis por uma associação não causal entre consumo de carne vermelha e o desenvolvimento de câncer de cólon. Começaremos discutindo essas outras variáveis separadamente; elas são todas ilustradas em um único DAG (Figura 10A.11).

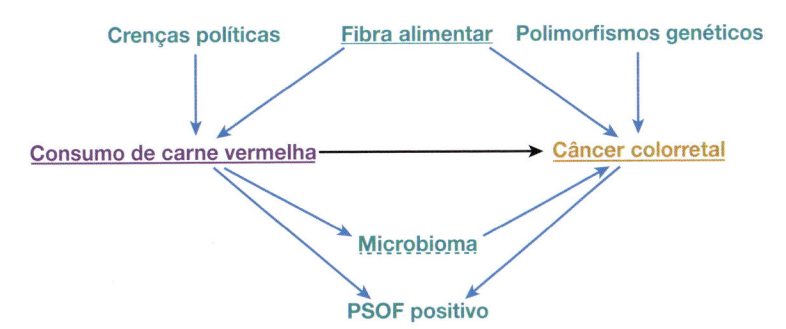

■ **FIGURA 10A.11 Exemplo de um DAG que inclui diversas relações.** Apenas variáveis que estão sublinhadas devem ser incluídas nos modelos analíticos para estimar o efeito causal do consumo de carne vermelha sobre o câncer colorretal. Crenças políticas e polimorfismos genéticos não estão associados tanto com o preditor (consumo de carne vermelha) quanto com o desfecho (câncer colorretal) e não precisam ser incluídos no modelo, embora incluir os polimorfismos genéticos que têm forte associação com o câncer colorretal provavelmente irá aumentar a precisão do modelo. O consumo de fibra alimentar é um confundidor nesse DAG e deve ser incluído para fechar um caminho aberto. Os componentes específicos do microbioma são mediadores: o sublinhado pontilhado indica que o pesquisador deve decidir se os inclui ou não. Um teste positivo de pesquisa de sangue oculto nas fezes (PSOF) é um efeito comum e não deve ser incluído no modelo analítico para evitar abrir um caminho fechado.

Variáveis que não têm associação causal tanto com o consumo de carne vermelha quanto com o câncer colorretal

Polimorfismos em genes relacionados com o câncer, embora provavelmente afetem o risco de câncer, têm baixa probabilidade de estarem associados às escolhas alimentares de uma pessoa e, portanto, não precisam ser incluídos ao estimar o efeito causal do consumo de carne vermelha sobre risco de câncer. (Para ter certeza, seria fácil fazer uma análise para verificar que os polimorfismos não estavam relacionados à dieta.) No entanto, se os polimorfismos tivessem uma forte associação com o câncer colorretal, incluí-los em um modelo analítico aumentaria a precisão; também permitiria procurar interações entre polimorfismos, comer carne vermelha e câncer colorretal.

Da mesma forma, embora as **visões políticas** (pressupondo que você as mediu!) possam estar relacionadas ao consumo de carne vermelha, é improvável que elas afetem o risco de uma pessoa desenvolver câncer colorretal; novamente, é fácil testar esse pressuposto.

Variáveis associadas tanto com o consumo de carne vermelha quanto com o câncer colorretal

Componentes do microbioma. A questão de pesquisa sugeriu uma explicação para a dieta afetar o risco de câncer, por meio de seus efeitos sobre o microbioma intestinal (pelo aumento nas proporções de *Bacteroides fragilis* ou *Fusobacterium nucleatum*), que são, portanto, potenciais mediadores. Análises poderiam determinar se e como as informações sobre o microbioma afetam a associação entre consumo de carne vermelha e câncer colorretal. A decisão sobre incluir ou não dados microbiológicos no modelo de ajuste depende de você querer determinar o efeito total do consumo de carne vermelha sobre o câncer colorretal ou apenas o efeito mediado (ou não) pelo microbioma.

O **consumo de fibra alimentar**, por outro lado, é um potencial confundidor. Pacientes que consomem muita fibra alimentar (como veganos e vegetarianos) têm menor probabilidade de comer carne vermelha; podem também ter menor risco de desenvolver câncer colorretal por esse ou outros motivos. Esse caminho de confundimento precisa ser fechado por meio da inclusão do consumo de fibra no modelo. (Note que também é possível que níveis elevados de consumo de carne vermelha causem uma redução no consumo de fibra alimentar; assim, a seta poderia apontar para a outra direção. Nesse caso, incluir o consumo de fibra alimentar em um modelo analítico poderia permitir determinar a direção do efeito do consumo de carne vermelha sobre o risco de câncer colorretal.)

O **teste de pesquisa de sangue oculto nas fezes (PSOF)** é um efeito comum: tanto o consumo de carne vermelha quanto o desenvolvimento de câncer podem levar a resultados positivos (e exames adicionais de investigação). Esse caminho já está fechado (as setas colidem na PSOF), e você não quer abri-lo; portanto, os resultados da PSOF não deveriam ser incluídos no modelo.

■ LIMITAÇÕES DOS DAGs

Usar DAGs não é uma solução perfeita para problemas de inferência causal. Embora os diagramas sejam simples de desenhar, determinar os modelos causais subjacentes pode ser uma tarefa desafiadora. Nem toda relação de três vias é estabelecida de forma simples, quanto mais relações de 4, 5 ou até mesmo 10 vias. Às vezes, a direção de uma seta pode não ser óbvia, ou não está claro se duas variáveis devem estar conectadas. Ou pode parecer que uma seta deveria ser bidirecional: a depressão resulta na falta de exercício físico, ou o contrário? Além disso, como já vimos num exemplo, a conexão entre as variáveis pode parecer circular (a obesidade causa artrite, que leva à falta de exercício físico, que, por sua vez, contribui para a obesidade, etc.).

À medida em que se consideram variáveis adicionais, ter em mente os diferentes caminhos – e determinar as conexões entre as variáveis – torna-se ainda mais complexo. De fato, desenhar um DAG pode ajudar a identificar quais variáveis *não* estão relacionadas umas com as outras e, portanto, não precisam ser consideradas! Por fim, outra limitação é que não há forma simples de representar ou abordar a interação e a modificação de efeito usando DAGs.

A boa notícia é que não é necessário especificar no momento do delineamento do estudo exatamente qual será a configuração final do DAG, embora seja essencial garantir que colisores potenciais não afetem o plano de amostragem para evitar condicionar por um efeito comum. Embora o DAG final possa aguardar até o momento de se fazer inferências quando os resultados são analisados, é importante medir as variáveis que você acredita que estarão presentes nos modelos causais, mesmo se houver incerteza sobre seus eventuais papéis.

APÊNDICE 10B
Exemplos hipotéticos para demonstrar confundimento e modificação de efeito

Os números nas tabelas a seguir correspondem aos números de participantes em um estudo de caso-controle hipotético sobre o consumo de carne vermelha como fator de risco para câncer colorretal (CCR). CCR+ indica um caso de câncer colorretal; CCR– indica um controle. Carne vermelha+ indica que o caso ou controle comia carne vermelha; carne vermelha – indica que o caso ou controle não comia carne vermelha. Alguns números estão destacados em cor para ajudá-lo a visualizar de onde vieram.

Painel 1. Esquerda: se olharmos para a totalidade do grupo de participantes do estudo, a associação entre comer carne vermelha e CCR tem uma razão de chances de 2,25. Direita: está desenhado o DAG que orientou nossa análise.

HOMENS E MULHERES			
	CCR+	CCR–	Total
Carne vermelha+	90	60	150
Carne vermelha–	60	90	150
Total	150	150	300

$$RC = \frac{90 \times 90}{60 \times 60} = 2,25$$

Painel 2. Entretanto, com base no nosso DAG, isso poderia ser devido, em parte, ao **confundimento**, como mostrado nas tabelas estratificadas por gênero:

HOMENS			
	CCR+	CCR–	Total
Carne vermelha+	78	42	120
Carne vermelha–	32	28	60
Total	110	70	180

MULHERES			
	CCR+	CCR–	Total
Carne vermelha+	12	18	30
Carne vermelha–	28	62	90
Total	40	80	120

$$RC = \frac{78 \times 28}{32 \times 42} = 1,63 \qquad RC = \frac{12 \times 62}{28 \times 18} = 1,48$$

As razões de chances específicas para cada estrato são consideravelmente inferiores a 2,25: 1,63 em homens e 1,48 em mulheres. Podemos ver que o gênero estava associado tanto ao CCR (73% [110 de 150] dos casos de CCR eram homens, e 47% [70 de 150] dos controles) quanto ao consumo de carne vermelha (67% dos homens [120 de 180] comiam carne vermelha, e apenas 25% [30 de 120] das mulheres). Neste exemplo, estratificar para gênero reduziu, mas não eliminou, a associação entre consumo de carne vermelha e CCR.

Painel 3. Modificação de efeito. A associação entre consumo de carne vermelha e CCR no Painel 1 seria modificada pelo gênero (**modificação de efeito**) se a associação entre consumo de carne vermelha e CCR diferisse (consideravelmente) entre homens e mulheres. É claro que diferenças pequenas nas medidas de efeito específicas de cada estrato, como aquelas mostradas no Painel 2, são esperadas. Nas tabelas a seguir, a interação é expressiva: a RC global de 2,25 no Painel 1 resulta de uma RC de 4,70 em homens e apenas 0,73 em mulheres:

HOMENS			
	CCR+	CCR–	Total
Carne vermelha+	78	42	120
Carne vermelha–	17	43	60
Total	95	85	180

MULHERES			
	CCR+	CCR–	Total
Carne vermelha+	12	18	30
Carne vermelha–	43	47	90
Total	55	65	120

$$RC = \frac{78 \times 43}{17 \times 42} = 4,70$$

$$RC = \frac{12 \times 47}{43 \times 18} = 0,73$$

Quando há modificação de efeito, as razões de chances em cada estrato são diferentes e devem ser relatadas separadamente.

É claro que, quando se utilizam dados de pesquisas reais, e não inventados, a interpretação dos valores provavelmente não será tão evidente. Nesse caso, sugere-se combinar o conhecimento externo ao estudo com testes de significância estatística para decidir se o nível de confundimento ou modificação de efeito que parece estar presente poderia plausivelmente ser explicado pela variação ao acaso nos dados.

APÊNDICE 10C
Exemplo simplificado de modelagem

Imagine que um estudo encontre dois fortes preditores do QI em crianças: o nível de escolaridade dos pais e o nível de chumbo no sangue da criança. Considere os seguintes dados hipotéticos sobre crianças com níveis normais e elevados de chumbo:

	MÉDIA DE ESCOLARIDADE DOS PAIS (EM ANOS)	QI MÉDIO DA CRIANÇA
Níveis elevados de chumbo	10	95
Níveis normais de chumbo	12	110

Note que o nível de escolaridade dos pais também está associado ao nível sérico de chumbo na criança. A questão é "a diferença em QI entre crianças com níveis normais e níveis elevados de chumbo é maior que aquela explicada pela diferença no grau de escolaridade dos pais?" Para responder essa pergunta, é preciso saber que diferença em QI se espera que a diferença no grau de escolaridade dos pais produza. Isso pode ser feito plotando-se o grau de escolaridade dos pais contra o QI dos filhos com níveis normais de chumbo (Figura 10C.1).[13]

A linha diagonal tracejada na Figura 10C.1 mostra a relação entre o QI da criança e a escolaridade dos pais em crianças com níveis normais de chumbo: o QI da criança aumenta 5 pontos para cada incremento de 2 anos na escolaridade dos pais. Dessa forma, pode-se ajustar o QI no grupo com níveis normais de chumbo para controlar a diferença em escolaridade dos pais indo do ponto A para o ponto A'. (Uma vez que o grupo com níveis normais de chumbo tinha, em média, 2 anos a mais de escolaridade dos pais, ajustamos seus QIs para baixo em 5 pontos, tornando-os comparáveis em

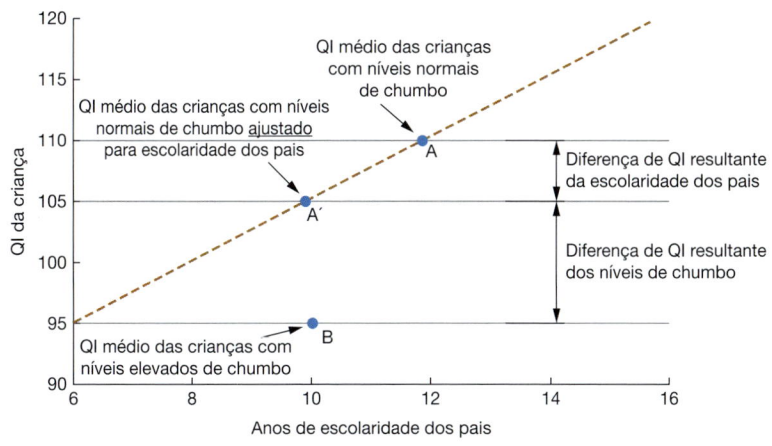

■ **FIGURA 10C.1** Gráfico hipotético do QI como função linear (linha tracejada) da escolaridade dos pais (em anos).

---

[13]Essa descrição da análise de covariância (ANCOVA) é simplificada. Na verdade, a escolaridade dos pais é plotada contra o QI das crianças com níveis normais de chumbo e das crianças com níveis elevados de chumbo. Usa-se, então, a inclinação que oferece o melhor ajuste para o conjunto de dados. O modelo para esse tipo de ajuste pressupõe, dessa forma, relações lineares entre escolaridade dos pais e QI em ambos os grupos e que as inclinações das retas nos dois grupos sejam iguais. Outros modelos mais complicados de "ajuste por regressão" permitem que as inclinações (e interceptos) sejam diferentes entre os grupos.

termos de escolaridades dos pais aos QIs do grupo com níveis elevados de chumbo.) Isso ainda deixa uma diferença de QI de 10 pontos entre os pontos A e B, sugerindo que o chumbo tem um efeito independente, dessa magnitude, no QI das crianças. Portanto, da diferença de 15 pontos no QI de crianças com níveis baixos e elevados de chumbo, 5 pontos podem ser explicados pela diferença de escolaridade dos pais, e os 10 restantes, pela exposição das crianças ao chumbo.

APÊNDICE 10D
Exercícios para o Capítulo 10. Estimando efeitos causais a partir de estudos observacionais

1. Uma pesquisadora decide realizar um estudo de caso-controle para abordar a seguinte questão de pesquisa: "Comer mais frutas, verduras e legumes reduz o risco de doença arterial coronariana (DAC)?" Suponha que o estudo encontre uma razão de chances de 0,6 para aqueles com um consumo de frutas, verduras e legumes superior à mediana.
    a. Quais são algumas das possíveis razões que poderiam fazer com que esse menor risco observado de DAC em pessoas que consomem mais frutas, verduras e legumes não represente uma associação causal? Dê especial atenção à possibilidade de que a associação entre consumo de frutas, verduras e legumes e DAC pode ser confundida pelo nível de exercício físico (se pessoas que consomem mais frutas, verduras e legumes também praticam mais exercícios físicos, e essa é a causa de sua menor taxa de DAC).
    b. Que abordagens você poderia utilizar para lidar com o nível de exercícios físicos como um possível confundidor e quais são as vantagens e desvantagens de cada abordagem?
2. Um estudo realizado pela rede PROS (Pediatric Research in Office Settings), uma rede de pediatras interessados em pesquisa em cenários de atendimento ambulatorial, mostrou que, entre bebês com menos de 3 meses que foram levados ao consultório de seu pediatra por febre, os meninos que não haviam feito circuncisão tinham um risco em torno de 10 vezes maior de infecção do trato urinário, em comparação com meninos que foram submetidos a essa cirurgia (39), associação essa que já foi demonstrada em inúmeros estudos. Um fato interessante é que os meninos desse estudo que não foram submetidos à circuncisão pareciam ter um risco *menor* de infecções de ouvido (razão de riscos = 0,77; $P = 0,08$). Explique como incluir apenas bebês com febre nesse estudo poderia introduzir uma associação entre circuncisão e infecções de ouvido que não está presente na população geral de crianças com menos de 3 meses.
3. No Exercício 2 do Capítulo 2, pedimos que você sugerisse estudos para abordar se o uso de paracetamol pode causar asma. Um mecanismo proposto para essa associação é a depleção de glutationa induzida pelo paracetamol, que protege os pulmões da lesão oxidativa que poderia contribuir para a asma. Descreva brevemente como você poderia se aproveitar da variação nos genótipos antioxidantes maternos para fortalecer a inferência de que uma associação entre consumo de paracetamol pela mãe e a ocorrência de asma nos seus filhos é causal.

CAPÍTULO 11

Delineando um ensaio clínico randomizado cego

Steven R. Cummings, Deborah G. Grady e Alison J. Huang

Em um ensaio clínico, o pesquisador aplica uma **intervenção** e observa seu efeito sobre um ou mais desfechos. A principal vantagem de um ensaio clínico em comparação com os estudos observacionais é sua capacidade de demonstrar causalidade, em especial quando utiliza elementos de **randomização** e **cegamento**. A alocação aleatória da intervenção minimiza a influência de **variáveis confundidoras**, e o cegamento reduz a possibilidade de que os efeitos aparentes sejam produto do **efeito placebo**, de diferenças no uso de outras **cointervenções** ou de vieses no relato ou na determinação dos desfechos.

Este capítulo concentra-se no delineamento de um ensaio clínico randomizado cego: como escolher a intervenção e o **controle**, definir e medir os desfechos e eventos adversos, selecionar os participantes e estabelecer as abordagens para a randomização e o cegamento. Também discutiremos questões relacionadas à condução de ensaios clínicos, à análise dos resultados e à importância dos **estudos-piloto**. No próximo capítulo, iremos explorar delineamentos alternativos de ensaios clínicos.

■ ESCOLHENDO A INTERVENÇÃO E O CONTROLE

No ensaio clínico randomizado "clássico", os participantes são designados aleatoriamente para receber a intervenção a ser testada ou para um grupo-controle, que pode receber um placebo inativo ou um tratamento diferente. Idealmente, essas designações são cegas, de forma que os pesquisadores, os participantes e a equipe do estudo não saibam se um participante foi designado para o grupo de intervenção ou para o grupo-controle. O pesquisador administra as intervenções ativa e de controle, acompanha os participantes ao longo do tempo e compara os desfechos entre os grupos (Figura 11.1). Às vezes, a expressão "grupos em paralelo" é acrescentada à descrição desse delineamento; ela indica que os grupos de intervenção e controle são recrutados e acompanhados simultaneamente.

Escolha da intervenção

Escolher a intervenção é o primeiro passo crucial ao delinear um ensaio clínico. Todos os tipos de intervenções, sejam elas medicamentos, programas comportamentais ou procedimentos cirúrgicos, envolvem considerações semelhantes, tais como o método de administração, a dosagem ou intensidade e a frequência e duração de sua aplicação. Ao selecionar a intervenção, vários objetivos devem ser balanceados: **eficácia** e segurança, aceitabilidade dos participantes e facilidade de implementação.

A eficácia da intervenção – o quanto ela trata a condição em questão – é a principal consideração ao se delinear ensaios clínicos para tratar doenças graves ou para reduzir riscos elevados de incapacidade ou morte. Nessas situações, é preferível escolher a dosagem, frequência e duração máximas toleráveis. Para condições com consequências menos graves – e especialmente para intervenções preventivas em pessoas saudáveis – os pesquisadores devem dar maior ênfase à segurança: se eficaz, a intervenção prevenirá ou amenizará a condição apenas em *algumas* pessoas, enquanto *todos* que a recebem estarão expostos aos possíveis efeitos adversos.

Por vezes, um pesquisador ou pesquisadora pode decidir comparar mais de uma dosagem ou duração de uma intervenção com um grupo-controle. Embora essa possa ser uma escolha razoável, será necessário um ensaio clínico de maior porte. Ocasionalmente, pode ser preferido delinear uma intervenção de modo que a dosagem do medicamento ativo ou do tratamento comportamental possa

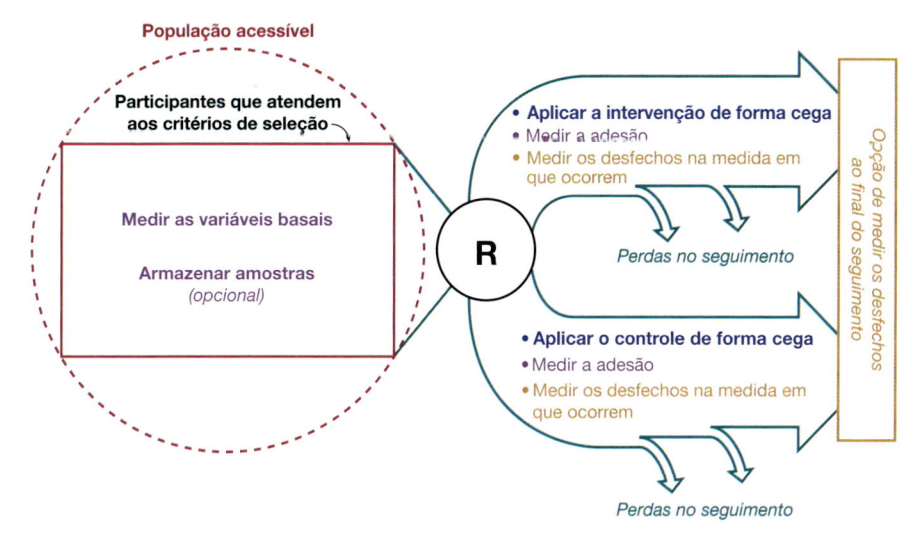

■ **FIGURA 11.1 Ensaio clínico randomizado cego.** Em um ensaio clínico randomizado cego, os passos são:
- Selecionar uma amostra de participantes da população acessível para os quais a intervenção é justificada e segura.
- Medir as variáveis preditoras de linha de base e, se apropriado, o nível da variável de desfecho na linha de base.
- Considerar a possibilidade de realizar medições adicionais e armazenar amostras para análise posterior.
- Alocar aleatoriamente (de forma randômica; representado pela letra R) a intervenção e o controle (p. ex., placebo), utilizando o cegamento.
- Acompanhar os participantes ao longo do tempo, minimizar as perdas no acompanhamento e avaliar a adesão à intervenção e ao controle.
- Medir as variáveis de desfecho conforme ocorrem ou ao final do acompanhamento.

ser ajustada para otimizar a eficácia. Para manter o cegamento, mudanças correspondentes também devem ser feitas na "dosagem" do placebo entre os participantes do grupo-controle.

Ensaios clínicos para testar intervenções isoladas são mais fáceis de planejar e implementar do que aqueles que testam uma combinação de intervenções. A maior desvantagem de testar uma combinação de intervenções, como exercício e dieta, é que o resultado não pode fornecer conclusões claras sobre qualquer elemento individual da intervenção. O Women's Health Initiative, por exemplo, comparou uma combinação de tratamento com estrogênio e progesterona na pós-menopausa *versus* placebo, identificando um risco aumentado para várias situações, incluindo câncer de mama; contudo, não ficou claro se o efeito era devido ao estrogênio ou à progesterona (1).

O pesquisador deve ponderar a receptividade dos participantes à intervenção, se ela pode ser realizada de forma cega e sua aplicabilidade à prática clínica. Os participantes têm mais probabilidade de aceitar serem incluídos em ensaios clínicos e de aderir a intervenções que não lhes demandem excessivamente. Intervenções complexas, com componentes difíceis de padronizar, como aconselhamento multifacetado para mudança de comportamento, podem não ser viáveis na prática clínica geral por serem difíceis de replicar, demandarem muito tempo ou serem custosas. Como resultado, mesmo que um ensaio clínico comprove sua eficácia, tais intervenções têm menor probabilidade de impactar a saúde pública.

Escolha do controle

O melhor grupo-controle é aquele em que o "tratamento" ocorre de uma forma que possa ser mascarada (ou cegada). Para medicamentos, isso geralmente exige um placebo ou um medicamento alternativo indistinguível do medicamento que está sendo estudado. Essa estratégia compensa por qualquer efeito placebo da intervenção ativa (i.e., um efeito que se dá em decorrência de sugestão ou expectativa), de forma que qualquer diferença nos desfechos entre os grupos de estudo possa ser atribuída a um efeito específico da intervenção. Contudo, pode ser difícil ou impossível instituir um controle mascarado para intervenções como educação, treinamento comportamental ou procedimentos médicos.

Em alguns estudos, pode ser apropriado solicitar aos participantes que evitem outros tratamentos durante o estudo que possam influenciar o resultado. Por exemplo, em um estudo sobre um novo tratamento para osteoporose, os participantes não devem tomar outros medicamentos para essa condição. Entretanto, muitas vezes não é possível impedir que tais tratamentos sejam administrados: um ensaio clínico sobre um medicamento para reduzir o risco de infarto do miocárdio em pessoas com doença arterial coronariana já diagnosticada não pode proibir ou desencorajar os participantes a receberem tratamentos, como estatinas, que são clinicamente indicados. Uma solução é fornecer cuidado-padrão (ou usual) a todos os participantes do estudo, complementado pelo tratamento do estudo no grupo de intervenção e placebo no grupo-controle. Essa abordagem testa a questão clínica mais relevante – se a nova intervenção melhora o desfecho quando adicionada ao cuidado-padrão – mas reduz a taxa geral de eventos, aumentando dessa forma o tamanho de amostra necessário.

Cointervenções

Cointervenções são tratamentos ou comportamentos distintos da intervenção do estudo que alteram o risco de desenvolver o desfecho de interesse. Elas são particularmente problemáticas se forem mais prováveis de ocorrer em um grupo do que no outro. Por exemplo, em um ensaio clínico sobre treinamento de força para melhorar a função motora em pacientes com doença de Parkinson, os participantes do grupo-controle podem começar a caminhar mais para compensar o fato de não estarem recebendo a intervenção. Quando o uso de uma cointervenção eficaz, como exercício físico, difere entre os grupos de tratamento e controle, os resultados do estudo apresentarão viés.

O cegamento pode minimizar diferenças nas cointervenções entre os grupos, conforme discutido posteriormente neste capítulo. Se o cegamento não for possível, o protocolo deve incluir planos para obter dados, como medições objetivas periódicas dos níveis de exercício físico, para permitir ajuste estatístico para diferenças entre os grupos no uso de tais cointervenções. No entanto, medir cointervenções pode ser difícil, e o ajuste para tais diferenças *pós-randomização* deve ser visto como uma análise secundária ou explanatória, pois viola o princípio de **intenção de tratar**, discutido posteriormente neste capítulo.

■ SELECIONANDO AS MEDIDAS DE DESFECHO

A seleção e definição dos desfechos específicos que serão utilizados no estudo influenciam muitos outros componentes do delineamento, bem como o custo e a viabilidade do ensaio clínico. Com frequência, são incluídos diversos desfechos com o objetivo de aumentar a riqueza dos resultados e as possibilidades de análises secundárias. Contudo, sempre deve haver um único desfecho primário, que reflete a questão principal, orienta o cálculo do tamanho de amostra e estabelece as prioridades para a implementação do estudo. Desfechos secundários devem ser considerados apenas se o tamanho e duração do ensaio clínico fornecerem poder estatístico suficiente para a obtenção de um resultado relevante.

Mudanças no risco de desfechos clínicos (tais como acidente vascular cerebral [AVC] e fraturas) ou na saúde, funcionalidade e qualidade de vida dos participantes oferecem as evidências mais robustas acerca do valor de uma intervenção. Entretanto, diversos desfechos clínicos, como o surgimento recente de demência, são raros, e os ensaios clínicos para encontrar tratamentos eficazes necessitam ser amplos, de longa duração e com custo elevado. Conforme destacado no Capítulo 6, desfechos avaliados como variáveis contínuas, como a variação na função cognitiva medida por um instrumento-padrão, podem ser analisados com menos participantes em comparação a desfechos dicotômicos.

Biomarcadores são medidas intermediárias, geralmente obtidas de amostras biológicas, associadas a um desfecho clínico. Como exemplo, uma diminuição na contagem elevada de leucócitos indica sucesso no tratamento da pneumonia. No entanto, os biomarcadores podem ser vistos como substitutos de desfechos clínicos *apenas* quando as mudanças neles induzidas pelo tratamento conseguiram predizer de forma consistente os efeitos sobre o desfecho clínico em estudos prévios sobre tratamentos similares (2). Por exemplo, alterações na densidade óssea do colo do fêmur relacionadas a um tratamento são capazes de indicar sua eficácia em minimizar o risco de fraturas, uma vez que a densidade óssea é um determinante importante da força óssea e preditor do risco de fraturas, e uma metanálise de ensaios clínicos anteriores mostrou que a melhora na densidade óssea do colo de fêmur sinaliza uma redução nas fraturas de quadril e em fraturas não vertebrais (3). Entretanto, poucos **marcadores**

intermediários atendem a esses critérios. Vale ressaltar que, ainda que alguns biomarcadores possam predizer desfechos clínicos, eles podem se mostrar enganosos quando utilizados como desfechos em ensaios clínicos (2, 4, 5). A título de exemplo, níveis mais altos de colesterol de lipoproteína de alta densidade (HDL) e mais baixos de colesterol de lipoproteína de baixa densidade (LDL) estão associados a uma menor probabilidade de doenças cardiovasculares e morte. Contudo, um ensaio clínico evidenciou que o torcetrapibe, mesmo influenciando positivamente os níveis de HDL e LDL, elevou o risco de mortalidade total e de eventos cardiovasculares (6).

Número de variáveis de desfecho

É frequentemente desejável ter diversas variáveis de desfecho que meçam diferentes aspectos dos fenômenos de interesse. Mesmo assim, ter muitos desfechos secundários complica a condução do ensaio clínico e aumenta o seu custo.

Por exemplo, em um ensaio clínico com adultos hospitalizados por Covid-19 que foram randomizados para o tratamento com hidroxicloroquina ou placebo, o desfecho principal foi a situação clínica 14 dias após a randomização. Isso permitiu ao pesquisador determinar o tamanho de amostra e a duração do estudo, ao mesmo tempo em que evitou os problemas de interpretar testes de **hipóteses múltiplas**. Os pesquisadores também mediram 12 desfechos secundários, como o tempo até a recuperação e a ocorrência de eventos adversos. Quando não encontraram benefício em relação ao desfecho principal ou aos desfechos secundários, chegaram a uma conclusão mais definitiva de que o tratamento não era eficaz (7).

Desfechos compostos

Alguns ensaios clínicos adotam desfechos compostos, englobando diversos eventos relacionados, como infarto do miocárdio, revascularização coronariana e AVC. Essa abordagem pode ser justificada se cada um desses desfechos for clinicamente relevante e responder de maneira similar à intervenção. Nessa situação, um **desfecho composto** oferece maior poder estatístico do que um único desfecho, dada a maior quantidade de eventos registrados. Contudo, quando os desfechos compostos reúnem eventos com mecanismos biológicos distintos ou com diferentes frequências, podem surgir resultados enganosos. Imaginemos, por exemplo, que a revascularização coronariana aconteça muito mais frequentemente que os outros eventos. Nesse cenário, ela influenciará desproporcionalmente o desfecho composto. Assim, uma intervenção que parece diminuir o risco de "eventos cardiovasculares" pode, na realidade, estar reduzindo apenas o risco de revascularização. Ademais, um tratamento pode ter efeitos biológicos distintos em diferentes desfechos, como na revascularização coronariana e no AVC hemorrágico. Portanto, uma diminuição nos "eventos cardiovasculares" não garante que o tratamento foi benéfico em todos os desfechos considerados.

Eventos adversos

O pesquisador também deve verificar a ocorrência de **eventos adversos** decorrentes da intervenção ou de outros elementos do ensaio clínico, como angiografias coronarianas realizadas para avaliar a evolução da aterosclerose. Um dos principais objetivos de muitos ensaios clínicos é determinar se os benefícios de uma intervenção superam seus efeitos adversos. Isso se aplica até mesmo para ensaios clínicos que avaliam intervenções que parecem inofensivas, como um programa educativo sobre saúde ou um teste de rastreamento para câncer. Os eventos adversos podem variar. Eles podem ser leves, como infecções no trato respiratório superior, ou graves e potencialmente fatais, como a reativação da tuberculose. Devido à necessidade de uma amostra grande para detectar eventos adversos raros, como insuficiência renal, muitos ensaios clínicos não possuem poder estatístico suficiente para identificar um aumento no risco desses eventos. Quando identificados, geralmente são descobertos por meio de análises em extensos bancos de dados clínicos ou relatos de casos após a intervenção ser amplamente adotada na prática clínica.

Nas fases iniciais da testagem de uma nova intervenção – quando seus potenciais eventos adversos ainda são incertos – é importante fazer perguntas abertas sobre a eventual ocorrência desses eventos. Também é importante elaborar consultas (ou *queries*) específicas para detectar eventos adversos que, com base em pesquisas anteriores ou experiência clínica, se espera que possam surgir.

Os eventos adversos devem ser categorizados para análise. Dicionários conhecidos, como o MedDRA (www.ich.org/products/meddra.html) e o SNOMED (https://www.nlm.nih.gov/research/umls/), agrupam esses eventos de diversas formas, como por sintoma, diagnóstico e sistema orgânico. Esses eventos também são comumente classificados com base na probabilidade de estarem vinculados à intervenção em estudo e pela sua gravidade. Eventos adversos graves são aqueles considerados fatais ou que representam risco de vida, requerendo ou estendendo uma hospitalização ou tratamento médico, ou que resultam em deficiência, dano permanente, ou malformações congênitas (www.fda.gov/Safety/MedWatch/HowToReport/ucm053087.htm). Alguns campos de estudo, como a oncologia, possuem métodos próprios para classificar esses eventos (http://ctep.cancer.gov/protocolDevelopment/electronic_applications/ctc.htm). Eventos adversos graves que possam ter relação com as intervenções do ensaio clínico ou que sejam inesperados devem ser prontamente reportados à Comissão de Ética em Pesquisa (CEP) e ao patrocinador do estudo. Quando os dados de um ensaio clínico são utilizados para requerer a aprovação regulatória de um novo medicamento, o delineamento deve estar de acordo com as expectativas regulamentares para a notificação de eventos adversos (http://www.fda.gov/Drugs/InformationOnDrugs/ucm135151.htm).

■ SELECIONANDO OS PARTICIPANTES

O Capítulo 3 discutiu como definir **critérios de seleção** para determinar uma população-alvo adequada à questão de pesquisa, como delinear uma abordagem científica e eficiente para a seleção de participantes e como recrutá-los. Aqui, abordamos questões particularmente relevantes para ensaios clínicos.

Critérios de seleção para ensaios clínicos

Um ensaio clínico precisa arrolar e acompanhar um número adequado de participantes com um risco suficientemente elevado do desfecho primário para que ele tenha o poder estatístico necessário para detectar um efeito relevante da intervenção (Capítulo 5). Os critérios de seleção devem buscar um equilíbrio entre, por um lado, a necessidade de incluir aqueles com maior probabilidade de se beneficiar da intervenção e, por outro, o objetivo de atingir o tamanho de amostra desejado e garantir que os resultados do estudo tenham ampla aplicabilidade. Como exemplo, consideremos um evento raro: o surgimento de câncer de mama. Em situações assim, muitas vezes é preciso direcionar o recrutamento para participantes de alto risco, a fim de otimizar o tamanho da amostra e o período de seguimento. Contudo, restringir os **critérios de inclusão** a mulheres de alto risco limita a generalização dos resultados e pode tornar mais desafiador recrutar um número suficiente de participantes.

Para planejar o tamanho da amostra, o pesquisador deve inicialmente estimar o risco do desfecho principal ou a taxa de mudança desse desfecho, que ocorreria na ausência da intervenção. Tal estimativa pode ser fundamentada em dados de estatísticas vitais ou em estudos observacionais longitudinais. A título de exemplo, as taxas de mortalidade esperadas para o câncer de pâncreas podem ser derivadas de registros específicos. Contudo, é fundamental lembrar que voluntários para ensaios clínicos geralmente apresentam uma saúde melhor que a média da população acometida pela doença em questão. Assim, é comum que as taxas de eventos entre esses participantes sejam inferiores às da população geral, e as taxas de alteração no desfecho final podem divergir. Nesse contexto, pode ser mais adequado basear a estimativa do risco do desfecho principal nos resultados observados em grupos não tratados de estudos que adotaram critérios de inclusão análogos aos do ensaio clínico em planejamento.

Embora o uso de amostras probabilísticas da população-alvo seja benéfico em estudos observacionais, esse método raramente é viável ou necessário em ensaios clínicos. A inclusão de participantes com uma gama diversificada de características aumenta a confiança na generalização dos resultados do ensaio clínico; contudo é necessário haver uma representatividade adequada de grupos relevantes, como mulheres e minorias étnicas, para garantir a consistência dos efeitos observados. A menos que haja distinções biológicas ou genéticas entre diferentes populações que afetem a ação de uma intervenção, é provável que os resultados de um ensaio clínico baseado em uma amostra de conveniência (p. ex., mulheres com DAC que respondem a anúncios) se assemelhem aos de amostras probabilísticas (como todas as mulheres com DAC). Vale destacar que, ocasionalmente, o impacto de uma intervenção pode ser influenciado por covariáveis como idade ou gênero, fenômeno conhecido como **modificação do efeito** (Capítulo 10).

TABELA 11.1 Razões para excluir pessoas de um ensaio clínico

RAZÃO	EXEMPLO: METOTREXATO (MTX) EM BAIXA DOSE PARA PREVENÇÃO DE EVENTOS ATEROSCLERÓTICOS (8)
1. Um tratamento do estudo pode provocar danos.	
• Risco inaceitável de danos se alocado ao grupo de tratamento ativo.	História de uso abusivo de álcool, não aceita limitar o consumo de bebidas alcoólicas a < 4 doses por semana. (Existe uma interação adversa entre MTX e álcool.)
• Risco inaceitável de danos se alocado ao grupo-controle.	O paciente precisa tomar um medicamento que altera o metabolismo do folato.
2. O tratamento ativo provavelmente não será eficaz.	
• Baixo risco para o desfecho.	Adulto jovem com risco muito baixo para doença arterial coronariana.
• O paciente tem uma doença que provavelmente não irá responder ao tratamento.	Intervalo curto de tempo (< 60 dias) após um infarto do miocárdio ou a realização de um procedimento, período durante o qual há maior probabilidade de recorrência dos eventos.
• O paciente está fazendo um tratamento que provavelmente irá interagir de forma adversa com a intervenção.	O paciente precisa fazer tratamento com corticoide ou outros imunossupressores.
3. Baixa probabilidade de adesão à intervenção.	Baixa adesão durante o período de teste de entrada com MTX.
4. Baixa probabilidade de completar o período de seguimento.	Planeja se mudar antes da conclusão do ensaio clínico e não estará disponível para a avaliação das aferições finais do seguimento. Expectativa de vida < 3 anos (não permitindo tempo suficiente para acompanhar o desenvolvimento do desfecho).
5. Problemas de ordem prática para seguir o protocolo.	Prejuízo da função cognitiva que impede respostas corretas às questões.

O uso de amostragem estratificada, baseada em certas características dos participantes, como idade de 80 anos ou mais, que podem influenciar o efeito da intervenção ou sua generalização, garante o recrutamento de um número predeterminado de indivíduos com essa característica. Quando a meta para esse estrato específico é alcançada, o recrutamento para ele pode ser encerrado. No entanto, essa estratégia pode perder sua eficácia se o ensaio clínico não tiver poder estatístico suficiente para testar se o efeito observado no subgrupo estratificado difere significativamente do observado nos demais participantes.

Os **critérios de exclusão** devem ser definidos com parcimônia. Exclusões desnecessárias não só dificultam o recrutamento do número desejado de participantes, mas também restringem a generalização dos resultados e elevam a complexidade e os custos do processo. Apesar disso, há diversas razões válidas para excluir indivíduos de um ensaio clínico, conforme apresentado na Tabela 11.1.

Os potenciais participantes deveriam ser excluídos se o tratamento ou a intervenção de controle não forem seguros para eles. Por exemplo, pessoas com doença renal avançada são geralmente excluídas de ensaios clínicos sobre medicamentos que são excretados pelos rins, e pessoas com depressão grave não devem ser incluídas em um ensaio clínico controlado com placebo sobre um novo antidepressivo. As pessoas para as quais é pouco provável que o tratamento ativo seja eficaz também devem ser excluídas, assim como aquelas que provavelmente não irão aderir à intervenção ou que poderão não completar o período de seguimento. Eventualmente, problemas de ordem prática, como comprometimento do estado mental ou barreiras linguísticas que tornem difícil seguir instruções, também justificam exclusão do estudo. Deve-se pesar cuidadosamente os potenciais critérios de exclusão que se apliquem a muitos indivíduos (p. ex., diabetes ou limites superiores de idade), pois eles terão grande impacto na factibilidade e nos custos do recrutamento, assim como na capacidade de generalização dos resultados.

Determinar um tamanho de amostra adequado e planejar o recrutamento com base nele

Os ensaios clínicos cujo delineamento não prevê um número suficiente de participantes para detectar efeitos importantes geram gastos desnecessários, são antiéticos e podem levar a conclusões enganadoras. Estimar o tamanho de amostra é, portanto, uma das partes mais importantes do início da fase de planejamento de um ensaio clínico; ao fazê-lo, deve-se levar em consideração o fato de que as taxas do desfecho em ensaios clínicos são geralmente mais baixas do que o estimado, devido ao viés do participante voluntário saudável. Além disso, muitas vezes é mais difícil recrutar participantes para um ensaio clínico do que para um estudo observacional, pois eles devem estar dispostos a serem randomizados a um placebo ou a um medicamento "experimental", bem como aderir à intervenção. Por esses motivos, o pesquisador deve planejar fazer o recrutamento a partir de uma população grande e acessível, bem como prever tempo e recursos suficientes para arrolar o número desejado de participantes quando as barreiras para alcançá-lo se tornam maiores que o previsto (o que frequentemente é o caso).

■ MEDINDO VARIÁVEIS NA LINHA DE BASE

Descrever os participantes

Além de coletar informações de contato detalhadas dos participantes, é importante obter dados sobre fatores de risco para o desfecho e sobre outras características que podem afetar a eficácia e o risco da intervenção. Essas medidas também permitem verificar a comparabilidade dos grupos randomizados na linha de base e avaliar a capacidade de generalização dos achados. A meta é garantir que as diferenças nas características iniciais não excedam o que poderia ser esperado pelo mero acaso; se essas diferenças ultrapassarem o esperado, isso pode indicar um erro técnico ou viés no processo de randomização. Em ensaios clínicos de pequeno porte, que são suscetíveis a más distribuições significativas das características basais entre os grupos randomizados, decorrentes do simples acaso, medir preditores importantes do desfecho permite ajustar estatisticamente para essas más distribuições. Essa medição também permite ao pesquisador analisar se o efeito da intervenção varia de forma desigual entre os diferentes subgrupos (modificação de efeito, ver o Capítulo 10).

Medir o valor da variável de desfecho na linha de base

Se os desfechos forem definidos como uma mudança em uma determinada variável, ela deve ser aferida no início do estudo da mesma forma que será aferida no final. Quando a variável de desfecho é contínua (p. ex., escore de gravidade da dor), a melhor medida é quase sempre a mudança nessa variável ao longo da duração do estudo. Essa abordagem geralmente oferece maior poder estatístico do que simplesmente comparar valores no final do ensaio clínico. Em estudos com uma variável de desfecho dicotômica (p. ex., incidência de câncer de pulmão), é muitas vezes essencial demonstrar – por meio da história clínica, do exame físico e de testes diagnósticos – que o desfecho não estava presente na linha de base.

Medições adicionais

Embora as medições feitas na linha de base possam ter muitas utilidades, o delineamento de um ensaio clínico randomizado *não* exige que qualquer medição seja feita nesse momento, já que a randomização minimiza o problema do confundimento por fatores presentes no início do estudo. Incluir novas medições permite aos pesquisadores responder questões adicionais, porém isso aumenta a complexidade e os custos envolvidos. Em um ensaio clínico randomizado com orçamento limitado, é melhor despender tempo e recursos financeiros em aspectos vitais do estudo, como a obtenção de um tamanho de amostra adequado, a garantia do sucesso da randomização, do cegamento e da adesão ao tratamento, bem como a completude do seguimento.

Bancos de amostras biológicas

Quando os participantes fornecem amostras de sangue, tecido ou outros materiais biológicos na linha de base, essas amostras podem ser armazenadas para permitir medição futura de mudanças decorrentes do tratamento, marcadores que predizem o desfecho e fatores, como o genótipo, que poderão identificar indivíduos que respondem bem ou mal ao tratamento. Materiais biológicos armazenados também podem ser uma fonte rica para estudar outras questões de pesquisa não diretamente relacionadas ao desfecho principal.

■ RANDOMIZAÇÃO E CEGAMENTO

Um passo importante em qualquer ensaio clínico é alocar aleatoriamente os participantes a dois (ou mais) grupos. No delineamento mais simples, um grupo recebe um tratamento ativo e o outro recebe um placebo inativo ou uma intervenção alternativa. A alocação aleatória (randomização) garante que características basais que poderiam confundir uma associação observada (incluindo fatores desconhecidos ou não aferidos) sejam distribuídas igualmente entre os grupos randomizados, exceto pela variação ao acaso. O cegamento é importante para evitar efeitos diferenciais do placebo, manter a comparabilidade dos grupos durante o ensaio clínico e para garantir uma avaliação dos desfechos livre de viés.

Randomização

É importante que, antes da randomização, todo participante complete as avaliações de triagem para o estudo, seja considerado elegível e forneça o consentimento para participar. Na sequência, os participantes são alocados aos diferentes grupos de forma aleatória.

Os ensaios clínicos mais simples utilizam um algoritmo de computador para gerar as alocações ao tratamento. A randomização pode ser feita no local da pesquisa ou por uma farmácia ligada ao estudo que dispensa o tratamento ativo ou o controle. A maior parte dos ensaios clínicos randomizados multicêntricos utiliza uma central de randomização que os pesquisadores locais podem contatar quando um participante elegível estiver pronto para ser randomizado. Em algumas ocasiões, quando a randomização computadorizada não for possível, ensaios clínicos simples podem colocar a designação ao tratamento em envelopes opacos, que são abertos no momento da inclusão do paciente no estudo. A randomização deve ser inviolável, uma vez que os pesquisadores podem, às vezes, se sentir pressionados a interferir no processo de randomização (p. ex., quando um indivíduo parece se adequar mais ao grupo de tratamento ativo em um ensaio clínico controlado por placebo).

Considerar técnicas especiais de randomização

Em geral, os participantes são randomizados em proporções iguais para cada grupo de intervenção. Em ensaios clínicos de pequeno ou médio porte, é possível aumentar levemente o poder estatístico por meio de procedimentos especiais de randomização para balancear o número de participantes em cada grupo (**randomização em blocos**) e assegurar uma distribuição mais uniforme das variáveis basais preditoras do desfecho (**randomização em blocos estratificada**).

A randomização em blocos é usada para garantir que o número de participantes seja igualmente distribuído entre os grupos do estudo. A randomização é feita em "blocos" de tamanhos predeterminados. Por exemplo, se o bloco contiver seis pessoas, a randomização é feita normalmente dentro de cada bloco de seis, até que três pessoas tenham sido randomizadas para um dos grupos; então, os indivíduos seguintes são automaticamente designados ao outro grupo, até que o bloco de seis seja completado. Isso significa que, em um estudo com 30 participantes, exatamente 15 serão alocados para cada grupo, e em um estudo com 33 participantes, a desproporção não pode ser maior que 18:15. A randomização em blocos de tamanho fixo pode não funcionar muito bem em estudos não cegos, pois a designação do tratamento para os participantes no final de cada bloco poderia ser antecipada e manipulada. Esse problema pode ser minimizado variando-se o tamanho dos blocos aleatoriamente (variando, p. ex., de blocos de 4 a 8) de acordo com um esquema desconhecido pelo pesquisador.

A randomização em blocos estratificada garante que um preditor importante do desfecho seja distribuído mais uniformemente entre os grupos de estudo do que o acaso poderia determinar. Em um ensaio clínico sobre o efeito de uma intervenção baseada em exercício físico para prevenir o desenvolvimento de diabetes, a obesidade é um preditor tão forte do desfecho que talvez a melhor coisa a fazer seja garantir que números semelhantes de indivíduos com obesidade sejam alocados a cada grupo. Isso pode ser alcançado realizando-se a randomização em blocos separadamente por "estratos" – aqueles com e sem obesidade. A randomização em blocos estratificada pode aumentar ligeiramente o poder de um ensaio clínico de pequeno porte, pois reduz a variação do desfecho causada por desproporções ao acaso de preditores basais importantes. Esse tipo de randomização traz poucos benefícios em ensaios clínicos de grande porte, pois a designação aleatória garante uma distribuição quase parelha das variáveis basais.

Uma limitação importante da randomização em blocos estratificada é o número pequeno de variáveis basais (não mais do que duas ou três) que podem ser balanceadas por essa técnica. Uma técnica para contornar essa limitação é a randomização adaptativa, que usa uma "moeda enviesada" para alterar a probabilidade de designar cada novo participante, de modo que, por exemplo, um indivíduo com um escore de risco elevado baseado em qualquer número de variáveis prognósticas basais teria uma probabilidade ligeiramente maior de ser alocado ao grupo de estudo que tem o menor risco médio. Esse método requer um sistema computadorizado interativo que recomputa as probabilidades a cada nova randomização.

Geralmente, é melhor randomizar números iguais para cada grupo, pois isso maximiza o poder estatístico para um determinado tamanho total de amostra. Entretanto, a atenuação do poder mesmo com uma desproporção de 2:1 é relativamente modesta (9), sendo às vezes adequado alocar de forma desigual os participantes para os grupos de tratamento e controle (10):

- **Aumentar a proporção daqueles designados para o tratamento ativo pode tornar um ensaio clínico mais atraente para potenciais participantes, como aqueles que iriam apreciar a maior probabilidade de receber tratamento ativo se arrolados.**
- **Aumentar a proporção no grupo designado para tratamento ativo pode aumentar o tamanho de amostra, permitindo explorar variáveis mediadoras naquele grupo, como ocorreu no estudo Program to Reduce Incontinence with Diet and Exercise Trial (Programa para Reduzir Incontinência com Dieta e Exercício Físico), no qual dois terços dos participantes com sobrepeso ou obesidade foram randomizados para o grupo com programa intensivo de perda de peso por estratégias comportamentais (11).**
- **Diminuir a proporção que recebe uma intervenção pode tornar o ensaio clínico mais viável economicamente quando o custo da intervenção for muito elevado, como ocorreu no ensaio clínico sobre dieta com baixo teor de gordura do Women's Health Initiative (12).**
- **Aumentar a proporção designada para um grupo que serve como controle para diversos grupos de tratamento ativo aumenta o poder de cada comparação por aumentar a precisão da estimativa do grupo-controle, como ocorreu no estudo Coronary Drug Project (13).**

A **randomização pareada** é outra estratégia para balancear confundidores na linha de base. Ela exige que sejam selecionados pares de participantes de acordo com características importantes como idade e sexo, então alocando aleatoriamente um membro de cada par para cada grupo de estudo. Uma desvantagem da randomização pareada é que ela complica o recrutamento, por exigir que um participante elegível aguarde até que um par adequado seja identificado para então poder ser randomizado. Além disso, o pareamento geralmente não é necessário em ensaios clínicos de grande porte, nos quais a alocação aleatória equilibra os grupos em relação às variáveis basais. No entanto, uma versão atrativa desse delineamento pode ser usada quando as circunstâncias permitem um contraste sobre os efeitos do tratamento e do controle em duas partes do mesmo indivíduo. Por exemplo, algumas pessoas de origem asiática têm uma predisposição genética para o rubor facial após ingerir álcool. Um ensaio clínico com participantes asiáticos com síndrome do rubor facial designou aleatoriamente a aplicação de um gel de brimonidina (um agonista de receptor alfa-adrenérgico) ou placebo para um lado da face ou para o outro lado (14). Ao comparar as mudanças entre as bochechas de um mesmo indivíduo, o estudo demonstrou que o gel ativo reduziu a vermelhidão após os participantes ingerirem álcool.

Cegamento

O cegamento na avaliação dos desfechos é importante se o conhecimento da alocação da intervenção puder influenciá-la. Sempre que possível, os pesquisadores do estudo, os participantes e a equipe com a qual eles interagem, os encarregados das aferições e os responsáveis pela avaliação e adjudicação dos desfechos não devem conhecer a alocação dos participantes aos grupos de intervenção. Quando o cegamento total não é possível, é particularmente importante que estejam cegos, pelo menos, os participantes e a equipe responsável pela avaliação dos desfechos. O cegamento ajuda a minimizar os efeitos diferenciais do placebo, as cointervenções e a possibilidade de viés na avaliação e adjudicação dos desfechos, especialmente aqueles subjetivos, como sintomas autorrelatados. Por exemplo, em um ensaio clínico de uma nova intervenção para diminuir a fadiga, se os participantes souberem qual tratamento estão recebendo, sua percepção sobre a fadiga pode ser influenciada por suas expectativas em relação à eficácia da intervenção (efeito placebo). Os membros da equipe de pesquisa encarregados de adjudicar os desfechos também devem ser mantidos cegos. Se o desfecho de um ensaio clínico, por exemplo, for o infarto do miocárdio, os pesquisadores podem coletar dados sobre sintomas, achados eletrocardiográficos e enzimas cardíacas. Especialistas cegos em relação aos grupos de intervenção utilizam, então, essas informações seguindo critérios específicos, para determinar se ocorreu ou não um infarto do miocárdio.

Os resultados do Canadian Cooperative Multiple Sclerosis Trial (Ensaio Clínico Cooperativo Canadense sobre Esclerose Múltipla) destacam a importância do cegamento para garantir uma adjudicação de desfechos livre de viés (15). Pacientes com esclerose múltipla foram randomizados para receber plasmaférese (troca de plasma) associada ou não à ciclofosfamida e à prednisona, ou então uma plasmaférese simulada (*sham*) junto com medicamentos placebo. No final do estudo, a gravidade da esclerose múltipla foi avaliada através de um exame padronizado por neurologistas que desconheciam a alocação do tratamento (cegos), e novamente por neurologistas informados sobre a alocação (não cegos). Na análise dos neurologistas cegos, o tratamento não demonstrou eficácia. No entanto, baseando-se na avaliação dos neurologistas não cegos, o tratamento foi considerado eficaz. Vale ressaltar que esses neurologistas não cegos não tinham a intenção de enviesar o resultado do estudo. No entanto, existe uma tendência humana natural de querer perceber melhorias nos pacientes após uma intervenção, especialmente se esta estiver associada a dor ou a potenciais danos. O cegamento é essencial para minimizar esse potencial viés na adjudicação dos desfechos.

A avaliação enviesada pode ser menos relevante quando o desfecho é "duro" (*hard*), como morte ou medições automatizadas (como níveis de glicemia). Contudo, muitos outros desfechos, como causa da morte, diagnóstico de doença, medições físicas, escalas de questionários e relatos pessoais de doenças, são propensos a avaliações e adjudicações enviesadas.

Após a finalização de um ensaio clínico, pode ser útil verificar se os participantes e pesquisadores perceberam a alocação do tratamento, solicitando que tentem adivinhá-la. A proporção de acertos quanto à alocação deve ser similar entre os grupos de intervenção. Se esse padrão não for observado, a discussão no artigo que apresenta os resultados deveria considerar os potenciais vieses que tal "descegamento" pode ter introduzido.

O que fazer quando o cegamento for difícil ou impossível

O cegamento nem sempre é viável, como quando se compara uma intervenção de exercício físico com um grupo-controle que simplesmente recebe um panfleto. O cegamento em intervenções cirúrgicas é particularmente desafiador devido ao dilema ético de se realizar uma cirurgia simulada no grupo-controle. Contudo, é essencial lembrar que procedimentos invasivos, tais como cirurgias, trazem riscos associados. Portanto, é importante comprovar sua eficácia antes de recomendar sua adoção em larga escala. A cirurgia pode influenciar como os participantes utilizam cointervenções e como avaliam sua saúde. Assim, ensaios clínicos não cegos sobre procedimentos cirúrgicos estão sujeitos a uma variabilidade no uso de cointervenções e a relatos de desfechos potencialmente enviesados. Um exemplo ilustrativo é a angioplastia coronariana: pacientes que se submetem a esse procedimento e recebem um *stent* tendem a esperar uma redução em seus sintomas de dor torácica. No entanto, um ensaio clínico que randomizou pacientes com doença arterial coronariana sintomática, onde foi feita a comparação entre angioplastia e um procedimento simulado (sem intervenção real na lesão arterial), não revelou diferenças nos sintomas relatados pelos pacientes (16). Esse exemplo destaca a importância, em certas situações, de priorizar evidências sólidas sobre a eficácia de tratamentos frequentemente utilizados em detrimento dos riscos potenciais para o grupo-controle. Uma lógica similar pode ser aplicada a várias intervenções comportamentais, nas quais a intervenção simulada omite os aspectos cruciais da terapia e se concentra apenas em engajar os participantes em uma terapia não direcionada.

Se a intervenção não puder ser mascarada, deve-se pelo menos assegurar que os indivíduos que farão a adjudicação dos desfechos estejam cegados e limitar o máximo possível as potenciais cointervenções. Por exemplo, um pesquisador que está testando o efeito da ioga na redução da dor lombar poderia instruir os participantes de ambos os grupos a evitar iniciar novos tratamentos para dor lombar até o término do estudo. Além disso, a equipe responsável por coletar informações sobre a gravidade da dor não deveria ser a mesma que ministra o treinamento de ioga, para evitar que lembrem quais participantes estavam no grupo de tratamento ativo.

Mesmo que a natureza da intervenção impossibilite o cegamento dos participantes, pode ser possível promover **equipolência** entre os grupos, ou seja, um equilíbrio de expectativas sobre os efeitos da intervenção. Isso, por sua vez, irá atenuar variações no efeito da intervenção placebo e no uso de cointervenções, bem como o relato enviesado dos desfechos. Por exemplo, em um ensaio clínico de ioga para dor lombar, o grupo-controle poderia ser submetido a um programa de atividade física que exige dos participantes uma dedicação de tempo e atenção semelhantes à intervenção que está sendo estudada. Assim, evitaríamos diferenças entre os grupos quanto ao nível de engajamento. Além disso, essa intervenção de controle poderia oferecer outros benefícios plausíveis à saúde, facilitando a captação e retenção de participantes que esperam algum retorno pelo tempo investido no estudo.

■ ESTUDOS-PILOTO

Às vezes, é útil realizar um estudo-piloto para coletar informações que auxiliarão no planejamento de um ensaio clínico maior. Ele pode ajudar, por exemplo, a definir as melhores estratégias para recrutar participantes ou o tempo necessário para as visitas clínicas. Devido ao seu tamanho reduzido, estudos piloto não são apropriados para estimar a eficácia da intervenção pretendida, pois são suscetíveis a estimativas imprecisas. O Apêndice 11A aborda os usos de estudos-piloto.

■ ENSAIOS CLÍNICOS INTEGRADOS AOS CUIDADOS EM SAÚDE

A maioria dos ensaios clínicos é realizada em ambientes clínicos, com visitas presenciais relacionadas ao estudo, bem como medições e coleta de dados. No entanto, existem diversos outros cenários que podem acomodar ensaios clínicos randomizados. Por exemplo, atualmente é possível utilizar sistemas de registros eletrônicos de saúde para implementar intervenções e coletar dados enquanto o atendimento clínico está sendo prestado. Esses ensaios "integrados" geralmente se concentram na melhoria da qualidade dos processos clínicos. Alguns desses estudos seguem o formato clássico do ensaio clínico randomizado cego, enquanto outros adotam **modelos do tipo "antes e depois"** ou de **séries temporais interrompidas** (Capítulo 12).

■ ENSAIOS CLÍNICOS PARA A APROVAÇÃO REGULATÓRIA DE NOVAS INTERVENÇÕES

Muitos ensaios clínicos são feitos para testar a eficácia e a segurança de novos tratamentos que poderão ser avaliados pela Food and Drug Administration (FDA), nos Estados Unidos, ou outro órgão regulador. Outro motivo para a realização de ensaios clínicos é averiguar se medicamentos aprovados pela FDA para um determinado fim podem ser eficazes para o tratamento ou prevenção de outros problemas de saúde. O delineamento e a condução desses estudos são geralmente os mesmos que os dos demais ensaios clínicos, porém deve-se atentar para as exigências regulatórias.

A FDA publica diretrizes sobre como esses estudos devem ser conduzidos. Recomenda-se aos pesquisadores e à equipe envolvida em estudos para a aprovação pela FDA de um novo medicamento ou dispositivo que busquem treinamento específico sobre as diretrizes gerais, denominadas **Good Clinical Practices (Boas Práticas Clínicas)**. Além disso, a FDA fornece diretrizes específicas para estudos sobre certos desfechos. Por exemplo, estudos para obter aprovação da FDA para tratamentos de fogacho em mulheres na menopausa devem incluir participantes com pelo menos sete episódios de fogacho por dia ou 50 por semana. As diretrizes da FDA são periodicamente atualizadas, e diretrizes semelhantes de outras agências reguladoras internacionais também estão disponíveis.

Os ensaios clínicos para a aprovação de novos tratamentos são classificados de acordo com a fase de desenvolvimento em que se situam. Nesse sistema, os testes ocorrem em uma progressão ordenada, iniciando com **estudos pré-clínicos** em animais, culturas de células ou tecidos humanos, passando pela administração inicial não cega e não controlada a um número reduzido de voluntários humanos para testar a segurança do tratamento (**Fase I**), pequenos ensaios clínicos randomizados ou de séries temporais para avaliar o efeito de diferentes doses sobre os efeitos adversos e sobre biomarcadores ou desfechos clínicos (**Fase II**), até ensaios clínicos randomizados de tamanho suficiente para testar a hipótese de que o tratamento melhora a condição-alvo (como pressão arterial) ou reduz o risco de doença (como AVC) com nível aceitável de segurança (**Fase III**) (Tabela 11.2). A FDA geralmente define os desfechos para os

TABELA 11.2 Etapas no teste de novos tratamentos

Estudo pré-clínico	Estudos em culturas de células, tecidos e animais
Fase I	Estudos não cegos e não controlados em um número reduzido de voluntários para testar a segurança
Fase II	Ensaios clínicos de pequeno porte randomizados ou de séries temporais para testar a tolerabilidade e a diferença de intensidade ou dose da intervenção em biomarcadores ou desfechos clínicos
Fase III	Ensaios clínicos de porte relativamente grande para testar de forma conclusiva o efeito da terapia nos desfechos clínicos e nos eventos adversos
Fase IV	Ensaios clínicos ou estudos observacionais de grande porte conduzidos após a aprovação do tratamento pela FDA para estimar a incidência de efeitos adversos graves incomuns e avaliar outros usos terapêuticos

FDA, Food and Drug Administration.

ensaios clínicos de Fase III que são necessários para obter aprovação para a comercialização de um novo fármaco. A **Fase IV** se refere a estudos de maior porte, que podem ser ensaios clínicos randomizados, mas geralmente são estudos observacionais de grande porte conduzidos após a aprovação de um medicamento. Esses estudos muitas vezes são delineados para avaliar a taxa de efeitos colaterais graves quando o medicamento é usado em uma população maior ou para testar usos adicionais do medicamento.

■ CONDUZINDO UM ENSAIO CLÍNICO

Seguimento e adesão ao protocolo

Para que um ensaio clínico atinja seu objetivo de determinar os efeitos de uma intervenção, os participantes do estudo devem aderir ao protocolo e fornecer dados de seguimento. Os pesquisadores, ao planejarem um ensaio clínico, devem pensar cuidadosamente nos procedimentos para maximizar a adesão e o seguimento, a fim de garantir que os resultados do estudo não sejam comprometidos por baixo poder estatístico ou viés (Tabela 11.3).

TABELA 11.3 Como maximizar o seguimento e a adesão ao protocolo

PRINCÍPIO	EXEMPLO
Escolher participantes com maior probabilidade de aderirem à intervenção e ao protocolo.	Exigir pelo menos duas visitas antes da randomização Excluir os participantes que não aderem em um teste inicial anterior à randomização (*run-in*). Excluir aqueles com maior chance de se mudarem ou de não aderirem.
Facilitar a intervenção.	Usar apenas um comprimido uma vez ao dia, se possível.
Fazer as visitas do estudo serem convenientes e agradáveis.	Estabelecer um bom relacionamento interpessoal com os participantes. Coletar informações por telefone, e-mail ou dispositivos eletrônicos remotos. Considerar fazer as aferições e fornecer o tratamento no domicílio em vez de em visitas na clínica. Disponibilizar horários para visitas à clínica à noite ou em finais de semana. Garantir um número suficiente de profissionais da equipe do estudo para evitar que os participantes tenham que esperar. Fornecer reembolso para deslocamentos e estacionamento.
Garantir que as medições do estudo sejam indolores e interessantes.	Preferir testes não invasivos. Fornecer aos participantes os resultados dos testes de interesse, além de aconselhamento ou encaminhamento para atendimento, se apropriado.
Encorajar os participantes a permanecerem no estudo.	Nunca excluir participantes do seguimento por causa de violações do protocolo, eventos adversos ou interrupção da intervenção. Enviar boletins periódicos e mensagens por e-mail. Enfatizar a importância científica da adesão e do seguimento. Enviar aos participantes cartões de aniversário e em datas comemorativas.
Localizar os participantes perdidos no seguimento.	Contatar pessoas que conheçam bem os participantes. Usar um serviço de localização.

O efeito de uma intervenção ativa é reduzido à medida que os participantes não a recebem. Sempre que possível, o pesquisador deve delinear a intervenção do estudo de forma que seja fácil de aplicar e bem tolerada. Medicamentos que podem ser administrados em uma única dose diária, ou menos frequentemente, são os mais fáceis de lembrar e, portanto, preferíveis. Intervenções comportamentais que exigem horas de prática pelos participantes tendem a ter níveis mais baixos de adesão. O protocolo deve incluir medidas que aumentem a adesão às intervenções, como instruir os participantes a tomar o medicamento do estudo em um momento padrão de sua rotina matinal, fornecer-lhes recipientes para os comprimidos etiquetados com o dia da semana, ou enviar lembretes para seus telefones celulares. No caso de uma intervenção comportamental, podem-se incluir reforços ou incentivos para participar das sessões de treinamento.

Também é necessário avaliar a melhor forma de medir a adesão à intervenção, usando estratégias como autorrelato, contagem de comprimidos, recipientes para os comprimidos com sensores que registram quando o recipiente é aberto, diários ou registros de prática da intervenção e níveis séricos ou urinários de metabólitos que se correlacionem com o uso de uma intervenção. Essas informações permitem identificar os participantes que não estão aderindo adequadamente, de forma que possam ser implementadas estratégias para aumentar a adesão e possibilitando também ao pesquisador interpretar os achados do estudo de forma apropriada.

Algumas formas de melhorar a adesão ao plano de visitas e às aferições são discutir com o participante antes da obtenção do consentimento informado sobre o que o estudo envolverá; marcar as visitas para um horário conveniente e com uma equipe com número suficiente de funcionários para evitar demora no atendimento; telefonar ou enviar e-mail para o participante no dia anterior à visita; e reembolsar os gastos com deslocamento, estacionamento e outros custos envolvidos. Como discutido na próxima seção, conduzir as avaliações na casa dos participantes pode aumentar a adesão ao remover barreiras e as inconveniências de visitas ao centro do estudo (17). É importante que os participantes se sintam valorizados. Os participantes frequentemente relatam que seu relacionamento pessoal com a equipe da pesquisa é um dos principais motivos para continuarem frequentando as visitas do estudo e aderindo aos tratamentos.

A falha em acompanhar adequadamente os participantes e em medir o desfecho de interesse pode enviesar os resultados, reduzir a credibilidade das descobertas e diminuir o poder estatístico. Por exemplo, um ensaio clínico sobre o *spray* nasal de calcitonina para reduzir o risco de fraturas osteoporóticas mostrou que o tratamento reduziu o risco de fratura em 36% (18). No entanto, cerca de 60% dos participantes randomizados foram perdidos no seguimento, e não havia informações sobre se ocorreram fraturas nesses participantes. Como o número total de fraturas foi pequeno, até mesmo algumas poucas fraturas nos participantes perdidos no seguimento poderiam ter alterado os resultados do ensaio clínico, e essa incerteza reduziu a credibilidade dos achados do estudo (19).

Mesmo que os participantes violem o protocolo ou abandonem a intervenção, devem ser mantidos, contabilizando-se os desfechos em análises de "intenção de tratar" (ver seção "Analisando os resultados", mais adiante neste capítulo). Muitas vezes, os participantes que violam o protocolo (por ingressarem em um outro estudo, faltarem às consultas ou abandonarem a intervenção) são excluídos do seguimento; isso pode enviesar os resultados ou torná-los não interpretáveis. Imagine, por exemplo, um medicamento que causa um efeito colateral sintomático que leva o indivíduo a abandonar a intervenção com grande frequência. Se os participantes que deixaram de usar o medicamento não forem mantidos no seguimento, isso pode enviesar os achados, se o efeito colateral estiver associado ao desfecho principal ou a um evento adverso grave.

No início do estudo, os participantes devem ser informados sobre a importância do seguimento, e os pesquisadores devem registrar nome e informações para contato de um ou dois familiares ou pessoas próximas ao participante, que possam sempre informar onde ele se encontra. Além de ajudar o pesquisador a determinar o estado vital, a possibilidade de contatar os participantes por telefone ou e-mail pode dar-lhe acesso a medidas de desfecho substitutas para aqueles sujeitos que se negarem a fazer uma visita no final do estudo.

Duas estratégias de delineamento que são específicas aos ensaios clínicos – consultas de triagem antes da randomização e período de teste de entrada (*run-in*) – podem melhorar a adesão e o seguimento. Solicitar que os participantes compareçam a uma ou duas consultas de triagem antes da randomização pode excluir os indivíduos que não acham que poderão comparecer às consultas. O segredo é impor obstáculos para a entrada no estudo em nível suficiente para excluir os indivíduos que poderão não aderir ao protocolo, mas ao mesmo tempo cuidando para não excluir aqueles que poderão ter adesão satisfatória.

O período de teste de entrada (*run-in*) pode ser útil para aumentar a proporção de participantes do estudo que aderem à intervenção e aos procedimentos do seguimento. Durante a linha de base, todos os participantes são incluídos no grupo-placebo. Após um período de tempo especificado (normalmente algumas semanas), apenas aqueles que aderiram à intervenção (p. ex., tomaram pelo menos 80% do placebo) são randomizados. Essa estratégia de excluir os participantes não aderentes antes da randomização pode aumentar o poder do estudo e permitir uma melhor estimativa do espectro total de efeitos da intervenção. Entretanto, o período de teste de entrada tem algumas desvantagens: ele retarda a entrada dos participantes no estudo, a proporção que é excluída é geralmente pequena, e os participantes randomizados à medicação ativa podem perceber uma mudança na medicação após a randomização, o que leva ao descegamento. Além disso, ainda não está claro se o período de teste de entrada com placebo é mais eficaz para aumentar a adesão do que exigir que os participantes compareçam a uma ou mais consultas de triagem antes da randomização. Na ausência de um motivo específico para suspeitar que a adesão será baixa, não é necessário incluir um período de teste de entrada.

Uma variante dessa abordagem é utilizar o medicamento ativo durante o período de teste de entrada. Além de aumentar a adesão, o teste de entrada com medicamento ativo permite selecionar participantes que toleram e respondem à intervenção. A ausência de efeitos adversos ou a presença de um efeito desejável do tratamento sobre um biomarcador associado ao desfecho pode ser usado como critério para a randomização. Por exemplo, em um ensaio clínico controlado por placebo sobre o efeito da nitroglicerina sobre fogachos, os pesquisadores usaram um período de teste de entrada ativo de 1 semana e excluíram as mulheres que interromperam o uso de nitroglicerina devido a cefaleia (20). Essa estratégia maximiza o poder estatístico, pois aumenta a proporção de indivíduos do grupo de intervenção que toleram o medicamento e provavelmente irão aderir. No entanto, os achados dos ensaios clínicos que usam essa estratégia podem não ser generalizáveis aos indivíduos excluídos.

É também possível que estudos com teste de entrada com tratamento ativo subestimem a taxa de efeitos adversos. Um ensaio clínico sobre o efeito do carvedilol na mortalidade em 1.094 pacientes com insuficiência cardíaca congestiva usou um teste de entrada com tratamento ativo com duração de 2 semanas. Durante esse período, 17 pessoas pioraram da insuficiência cardíaca e 7 morreram (21). Como esses indivíduos não foram randomizados, esses efeitos adversos do tratamento com medicamento ativo não foram computados como desfechos.

Ensaios clínicos conduzidos fora de centros clínicos tradicionais

Alguns ensaios clínicos, às vezes chamados de "virtuais", "remotos" ou "disseminados", são realizados, ao menos em parte, fora de centros clínicos, por exemplo, inscrevendo participantes *online* e conduzindo o estudo a partir de suas casas (17). Isso é comum em ensaios clínicos sobre intervenções comportamentais *online*, como programas de redução de peso. No entanto, ensaios clínicos sobre medicamentos e suplementos também podem ser conduzidos sem a necessidade de locais para atendimentos relacionados ao estudo, ou com um número reduzido de visitas a eles; para isso, podem ser utilizados consentimento e avaliações de elegibilidade *online*, bem como entrega e administração de tratamentos aos participantes em suas casas, obtenção de amostras biológicas por meio de visitas domiciliares de flebotomistas ou em laboratórios locais e avaliação de desfechos por meio de autorrelato e pelos registros médicos. Um ensaio clínico que não conta com local físico para as atividades clínicas pode ser capaz de recrutar participantes sem limitações geográficas e a qualquer hora do dia, potencialmente alcançando um número muito maior de pessoas do que ensaios clínicos realizados em locais específicos. Quando as funções de um ensaio clínico são realizadas sem a ajuda de uma equipe de pesquisa em locais clínicos, os protocolos devem ser simples, e os sistemas para arrolamento e seguimento devem ser delineados para serem intuitivos e realizados com pouca ou nenhuma assistência.

Monitorando ensaios clínicos

Mesmo que os pesquisadores acreditem que os procedimentos de um ensaio clínico não apresentem riscos indevidos e não privem os participantes de benefícios estabelecidos, isso pode mudar ao longo do estudo. Novos dados de outros estudos podem alterar a relação de benefício-risco percebida ou até mesmo responder à questão de pesquisa que está sendo proposta. Embora seja desejável ter mais de um estudo que forneça evidências sobre uma determinada questão de pesquisa, se evidências definitivas de benefício ou dano se tornarem disponíveis durante a condução de um ensaio clínico, pode ser antiético continuar com ele.

Tendências percebidas nas etapas iniciais de um ensaio clínico podem acabar sugerindo que a intervenção é mais prejudicial ou benéfica do que o esperado. Desafios no recrutamento, adesão ou avaliação de desfechos podem diminuir a probabilidade de que o ensaio clínico consiga fornecer uma resposta definitiva à sua questão de pesquisa. Os pesquisadores devem garantir que os participantes não sejam expostos inadequadamente a uma intervenção prejudicial, privados de uma intervenção benéfica, ou mantidos em um ensaio clínico se a questão de pesquisa tiver poucas chances de ser respondida. Cada uma dessas três considerações deve ser monitorada durante um ensaio clínico para determinar se ele deve ser interrompido precocemente.

- **Interrupção devido a dano.** A principal razão para monitorar ensaios clínicos é garantir que a intervenção não acabe inesperadamente se mostrando nociva. Se os riscos superarem os benefícios, o ensaio clínico deve ser interrompido.
- **Interrupção devido a benefício.** Se a intervenção for mais eficaz do que se estimava quando o ensaio clínico foi delineado, um benefício estatisticamente significativo pode ser observado já nas etapas iniciais do estudo. Quando um benefício claro é comprovado, pode ser antiético continuar o estudo e adiar a oferta da intervenção para os participantes que estão tomando placebo e para outros que poderiam se beneficiar.
- **Interrupção devido a futilidade.** Se há uma probabilidade muito baixa de que o recrutamento de participantes adicionais mudará a resposta à questão de pesquisa, pode ser antiético continuar o ensaio clínico. Por exemplo, se um ensaio clínico está programado para durar 5 anos, mas após 4 anos há pouca diferença na taxa do desfecho entre os grupos de intervenção e controle, o "poder condicional" (a probabilidade de rejeitar a hipótese nula no tempo restante, considerando os resultados até o momento) torna-se muito pequeno, e a interrupção do ensaio clínico deve ser considerada. Às vezes, os ensaios clínicos são interrompidos precocemente se não for possível recrutar ou reter participantes suficientes e manter adesão adequada ao tratamento para fornecer poder estatístico suficiente para responder à questão de pesquisa.

O Apêndice 11B fornece exemplos de ensaios clínicos que foram interrompidos precocemente.

A maioria dos ensaios clínicos deve incluir um plano de **monitoramento interino**; de fato, algumas agências que financiam ensaios clínicos, como o National Institutes of Health (NIH), podem exigir esse tipo de monitoramento. Em ensaios clínicos de pequeno porte com intervenções provavelmente seguras, os pesquisadores do estudo podem monitorar a segurança por conta própria ou nomear um único monitor independente de dados e segurança. Em ensaios clínicos maiores e naqueles em que os eventos adversos da intervenção são desconhecidos ou potencialmente perigosos, o monitoramento interino é geralmente realizado por um comitê, que costuma ser conhecido como Comitê de Monitoramento de Dados e Segurança (DSMB, na sigla em inglês), composto por especialistas na doença ou condição em estudo, bioestatísticos, especialistas em ensaios clínicos, especialistas em bioética e, às vezes, um representante do grupo de pacientes em estudo. Esses especialistas não estão envolvidos no ensaio clínico e não devem ter nenhum interesse pessoal ou financeiro na sua continuação. As diretrizes e procedimentos do DSMB devem ser detalhadamente descritos por escrito antes do início do ensaio clínico.

O plano de monitoramento interino de um ensaio clínico pode prever avaliações interinas periódicas programadas dos efeitos das intervenções sobre o desfecho principal e sobre a segurança, de modo a poder detectar evidências precoces de benefício, dano ou inutilidade. Esse plano interino deve usar técnicas estatísticas que compensam o fato de se estar analisando os dados múltiplas vezes. Existem muitos métodos estatísticos para monitorar os resultados interinos de um ensaio clínico. Analisar os resultados de um ensaio clínico repetidamente é uma forma de **teste de hipóteses múltiplas** e aumenta a probabilidade de um **erro tipo I**. Por exemplo, se um nível de significância (alfa) de 0,05 for usado para cada teste interino e os resultados de um ensaio clínico forem analisados quatro vezes durante o estudo e novamente no final, a probabilidade de cometer um erro tipo I aumenta de 5 para cerca de 14% (22). Para abordar esse problema, os métodos estatísticos para monitoramento interino geralmente diminuem o alfa para cada teste interino, de modo que o alfa geral fique próximo de 0,05.

Interromper um ensaio clínico deve sempre ser uma decisão cuidadosa que pondere a responsabilidade ética para com os participantes e o avanço do conhecimento científico. As tendências nos efeitos interinos aparentes das intervenções devem ser avaliadas quanto à consistência ao longo do tempo e entre subgrupos. Pode ser preferível modificar um ensaio clínico, por exemplo, estendendo-se o período de seguimento ou interrompendo um subgrupo de menor risco (no qual os resultados são improváveis), em vez de encerrá-lo completamente. Sempre que um ensaio clínico é interrompido precocemente, perde-se a chance de fornecer resultados mais conclusivos, particularmente sobre eventos adversos que possam ocorrer com o uso em longo prazo. A interrupção precoce também pode impactar negativamente a credibilidade dos achados e a capacidade de responder a importantes questões secundárias (Apêndice 11B).

Os **ensaios clínicos bayesianos** adotam uma abordagem diferente para o monitoramento. Em vez de testar a significância estatística em pontos designados, eles atualizam continuamente a provável eficácia do tratamento à medida que os dados são acumulados (Apêndice 12A). Assim, não existem regras de interrupção baseadas em valores P.

Analisando os resultados: análises por intenção de tratar, por protocolo e conforme tratado

A análise estatística da hipótese principal de um ensaio clínico envolve a comparação dos desfechos entre aqueles designados para o grupo de intervenção e os designados para o grupo-controle. Essa abordagem é conhecida pelas expressões "uma vez randomizado, sempre analisado" e "**análise por intenção de tratar**", pois **os participantes são comparados com base no grupo ao qual foram randomizados, mesmo que nunca tenham recebido a intervenção ou o controle**. Os resultados só podem ser analisados por intenção de tratar se as medidas coletadas durante o período de seguimento forem realizadas independentemente da adesão dos participantes à intervenção. Portanto, os pesquisadores devem coletar dados de desfecho para os participantes mesmo se eles interromperem uma intervenção precocemente ou aderirem a ela de forma insatisfatória.

Uma análise de intenção de tratar preserva o principal benefício da randomização, ou seja, que os grupos comparados terão distribuições semelhantes de variáveis confundidoras. Isso ajuda a garantir que a própria intervenção – e não diferenças na linha de base, medidas ou não, entre os participantes – seja a única explicação causal para as diferenças observadas nos desfechos entre os grupos (ver a seção "Modelo contrafatual para compreender a causalidade" no Capítulo 10). O potencial de confundimento na relação causal entre a intervenção e o desfecho, devido a fatores como raça/etnia e sexo, só ocorre se essas variáveis estiverem distribuídas de forma desequilibrada por acaso, o que é raro, especialmente em ensaios clínicos de grande porte.

Em uma análise de intenção de tratar, os participantes que **cruzam os grupos (*crossovers*)** – isto é, aqueles designados ao grupo de intervenção ativa que não recebem ou não aderem à intervenção, bem como aqueles designados ao grupo-controle que acabam recebendo a intervenção ativa – são analisados de acordo com o grupo para o qual foram randomizados (como se planejou que seriam tratados). Uma análise de intenção de tratar pode subestimar o efeito total da intervenção, mas protege contra o confundimento.

Por outro lado, uma **análise "por protocolo"** inclui apenas os participantes que aderiram ao protocolo. Ela pode ser definida de várias maneiras, mas frequentemente inclui somente os participantes de ambos os grupos que aderiram à intervenção designada, completaram uma determinada proporção de visitas ou medições e não tiveram outras violações do protocolo. (Participantes que não seguiram o protocolo são excluídos de uma análise por protocolo.) Outra abordagem é a **análise "conforme tratado"**, na qual os participantes são analisados de acordo com o tratamento que receberam – mesmo que tenham sido randomizados para o outro grupo. (Nessa situação, participantes que não receberam nem a intervenção nem o controle são excluídos.) Essas análises parecem lógicas, pois os participantes só podem ser afetados por uma intervenção que de fato receberam. Contudo, os participantes que aderem ao tratamento e ao protocolo do estudo quase sempre diferem de maneiras importantes daqueles que não aderem, e essas diferenças podem confundir a relação causal entre a intervenção e o desfecho.

Em uma abordagem de intenção de tratar, os participantes que não recebem a intervenção designada também são incluídos na estimativa dos efeitos dessa intervenção. Dessa forma, se houver um número significativo de abandonos ou *crossovers* entre os tratamentos, as análises de intenção de tratar acabarão subestimando a magnitude do efeito do tratamento. Por essa razão, os ensaios clínicos são frequentemente avaliados tanto com análises de intenção de tratar quanto por protocolo. Se os resultados de uma análise de intenção de tratar e de uma análise por protocolo diferirem, os resultados de intenção de tratar devem ser usados para estimativas de eficácia porque preservam o valor da randomização. Além disso, ao contrário de uma análise por protocolo, uma análise de intenção de tratar só pode enviesar o efeito estimado na direção conservadora (favorecendo a hipótese nula). **No entanto, para estimativas sobre danos, análises conforme tratado ou por protocolo fornecem as estimativas mais cautelosas: uma intervenção só pode causar dano em alguém que a recebe.**

Considere um ensaio clínico randomizado comparando duas opções de tratamento para fraturas de quadril em idosos: fixação interna (usando parafusos para reconectar o quadril) e artroplastia do quadril (prótese de quadril) (23). No ensaio clínico, 5 dos 229 pacientes randomizados para a artroplastia do quadril foram tratados com parafusos, porque foram considerados muito doentes para a artroplastia do quadril, um procedimento mais longo e arriscado (Figura 11.2).

A Figura 11.3 mostra as três opções de como analisar os pacientes que não recebem o tratamento designado. Na **análise por intenção de tratar** (Painel A), a randomização é preservada, e os pacientes são analisados de acordo com o grupo ao qual foram designados. Como discutido anteriormente, isso preserva a randomização, mas pode levar a um viés em direção à ausência de diferença entre os grupos. Na **análise conforme tratado**, os pacientes são analisados de acordo com o tratamento recebido (Painel B). Você pode ver que a análise conforme tratado é particularmente injusta para o grupo do parafuso, porque esse grupo agora inclui alguns dos pacientes de maior risco que haviam sido randomizados para receber a artroplastia do quadril. Por fim, até mesmo a **análise por protocolo** (Painel C) é injusta para o grupo do parafuso, pois elimina esses pacientes de alto risco do grupo de artroplastia do quadril, mas os mantém no grupo do parafuso.

É claro que, em outras situações clínicas, a troca pode ocorrer em ambas as direções – ou os pacientes que cruzam grupos podem ter um risco menor, em vez de maior. Mas o princípio básico permanece o mesmo: uma vez que aqueles indivíduos que cruzam grupos e não recebem o tratamento ao qual foram designados não são uma amostra aleatória, analisá-los de acordo com o tratamento que receberam – ou excluí-los da análise – provavelmente levará a um viés.

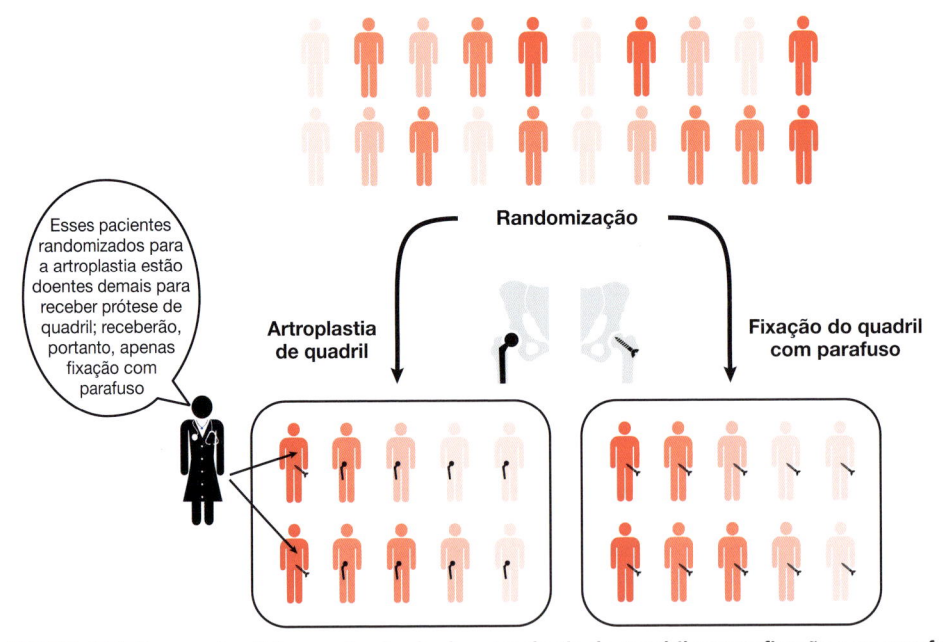

■ **FIGURA 11.2 Um ensaio clínico randomizado de artroplastia do quadril *versus* fixação com parafuso para fratura do quadril (23).** Os pacientes nem sempre são tratados de acordo com o grupo para o qual foram randomizados. Isso é especialmente problemático se aqueles que não foram tratados conforme o protocolo diferirem de alguma maneira, como por estarem mais doentes (cor vermelha mais escura), conforme mostrado na figura. Nota: os quadris direitos são mostrados recebendo artroplastia e os quadris esquerdos recebendo parafusos para facilitar a diferenciação entre eles. (Ilustração de Martina Steurer. Fonte: Newman TB e Kohn MA: *Evidence-Based Diagnosis, An Introduction to Clinical Epidemiology, 2nd edition (2020)*, reimpressa com autorização da Cambridge University Press.)

A

Intenção de tratar
Todos os pacientes são analisados de acordo com o grupo para o qual foram randomizados, independentemente do tratamento que receberam.

B

Conforme tratado
Os pacientes são analisados de acordo com o tratamento que receberam.

C

Por protocolo
Apenas os pacientes tratados conforme o protocolo do estudo são analisados.

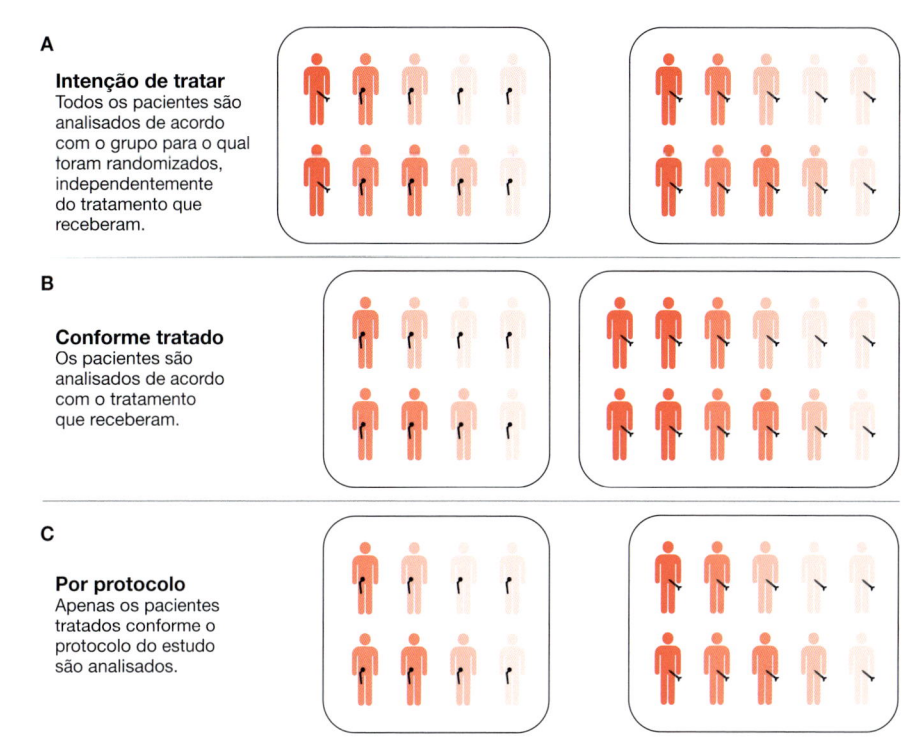

■ **FIGURA 11.3 Três formas de analisar um ensaio clínico randomizado com adesão imperfeita ao tratamento designado.** (Ilustração por Martina Steurer. Fonte: Newman TB e Kohn MA: *Evidence-Based Diagnosis, An Introduction to Clinical Epidemiology*, 2nd edition (2020) reimpressa com autorização da Cambridge University Press.)

Análises de subgrupos

As **análises de subgrupos** comparam pessoas que receberam a intervenção e pessoas que receberam o controle em diferentes subconjuntos de participantes, definidos por variáveis como o sexo. O principal motivo para realizar essas análises é ajudar a identificar uma modificação de efeito ("interação"), por exemplo, se os efeitos do tratamento estudado diferem entre homens e mulheres. Essas análises são vistas com certo ceticismo, pois é fácil utilizá-las de modo inadequado, o que pode conduzir a interpretações equivocadas. Com a devida cautela, no entanto, elas podem fornecer informações úteis e expandir as inferências que podem ser feitas a partir de um ensaio clínico.

Para preservar o valor da randomização, os subgrupos devem ser definidos por medições feitas antes das intervenções serem aplicadas. Por exemplo, em um ensaio clínico que mostrou que o denosumabe reduziu o risco geral de fratura não vertebral em 20%, uma análise de subgrupo pré-planejada revelou que o tratamento foi eficaz (reduziu em 35% o risco de fratura) entre mulheres com baixa densidade óssea na linha de base, mas não em mulheres com densidade óssea mais alta ($P = 0,02$ para modificação de efeito) (24). Análises de subgrupo baseadas em fatores *pós-randomização*, como adesão ao tratamento randomizado, não preservam o valor da randomização e frequentemente produzem resultados enganosos.

No entanto, mesmo que se baseiem em fatores *pré-randomização*, as análises de subgrupos podem ser problemáticas. Primeiro, as comparações de subgrupos envolvem menos participantes do que o ensaio clínico principal, então os pesquisadores devem evitar afirmar que um medicamento "não foi eficaz" em um subgrupo quando o resultado pode refletir um poder insuficiente para encontrar uma diferença importante. Em segundo lugar, os pesquisadores frequentemente examinam resultados em muitos subgrupos, o que aumenta a possibilidade de encontrar, meramente pelo acaso, um efeito diferente da intervenção em um subgrupo. Para abordar essa questão, as análises de subgrupos que serão feitas devem ser definidas antes do início do estudo, e o número de subgrupos analisados deve ser relatado (25). Alegações sobre respostas diferentes em subgrupos devem ser respaldadas por evidências de que há uma diferença estatisticamente significativa no efeito do tratamento associada à característica daquele subgrupo, e um estudo separado deve confirmar a modificação do efeito antes que ela seja considerada estabelecida.

■ RESUMO

1. Um ensaio clínico randomizado cego, delineado e conduzido de forma apropriada, fornece a **inferência causal mais conclusiva** para a medicina baseada em evidências e para a elaboração de diretrizes clínicas.
2. A **escolha e dosagem da intervenção são decisões difíceis** que buscam equilibrar avaliações sobre eficácia e segurança. Outras considerações incluem a relevância para a prática clínica, a viabilidade do cegamento e a decisão sobre utilizar ou não uma combinação de fármacos.
3. Sempre que possível, o grupo de comparação deve ser um **controle com placebo ou um medicamento alternativo**, para que participantes, pesquisadores e a equipe do estudo permaneçam cegos quanto ao tratamento.
4. **Desfechos clinicamente relevantes**, como dor, qualidade de vida, ocorrência de câncer e morte, são os desfechos mais importantes dos ensaios clínicos. **Desfechos intermediários**, como a mudança na densidade óssea, são marcadores substitutos válidos para desfechos clínicos, desde que alterações induzidas pelo tratamento no marcador sejam capazes de predizer alterações no desfecho clínico.
5. Medir mais de uma variável de desfecho pode ser útil, mas combinar as diferentes variáveis em um **desfecho composto** requer consideração cuidadosa. Um **único desfecho primário** deve ser especificado para testar a hipótese principal.
6. Todos os ensaios clínicos devem incluir medidas dos **potenciais efeitos adversos** da intervenção, incluindo medidas abertas, com procedimentos para garantir que eventos adversos graves sejam relatados prontamente aos comitês de ética em pesquisa e aos financiadores.
7. Os participantes do estudo devem ser aqueles com maior probabilidade de obter **o maior benefício e o menor dano** do tratamento e de **aderir aos protocolos de tratamento e acompanhamento**. A escolha de participantes com alto risco para o desfecho diminuirá o tamanho de amostra necessário, mas pode dificultar o recrutamento e diminuir a capacidade de generalização dos resultados.
8. As **variáveis da linha de base** devem descrever as características dos participantes e medir os fatores de risco para o desfecho, bem como os níveis basais da variável de desfecho, com o objetivo de permitir análises futuras sobre os efeitos da intervenção em subgrupos selecionados. Considere **armazenar amostras biológicas** para análises posteriores.
9. A **randomização minimiza a influência de variáveis confundidoras na linha de base**. O esquema de randomização deve ser inviolável. Em ensaios clínicos de pequeno porte, a randomização em blocos estratificada pode reduzir distribuições desiguais em decorrência do acaso de preditores chaves.
10. **O cegamento em relação à intervenção ajuda a controlar os efeitos diferenciais do placebo, as cointervenções, bem como a possibilidade de viés na verificação e adjudicação do desfecho**.
11. Um **estudo-piloto** pode testar a viabilidade e estimar o tempo e os custos de um ensaio clínico, mas o seu tamanho não é suficiente para fornecer uma estimativa precisa do efeito de uma intervenção.
12. É essencial **encorajar os participantes a completar o seguimento e aderir ao tratamento**: o seguimento incompleto e a má adesão podem diminuir ou enviesar as diferenças na aparente eficácia e segurança de uma intervenção.
13. Um **período de teste de entrada (*run-in*)** pode excluir potenciais participantes que não aderem ou são suscetíveis a efeitos adversos imediatos do tratamento.
14. Os ensaios clínicos devem ser monitorados com **análises periódicas não cegas sobre a segurança e a eficácia** dos tratamentos, por meio de um comitê de monitoramento dos dados e da segurança. O estudo pode ser interrompido precocemente se houver diferenças importantes nos efeitos adversos ou na eficácia, ou se prosseguir o ensaio clínico provavelmente não resultará na demonstração de uma tal diferença.

15. **A análise da eficácia a partir da designação aleatória original (intenção de tratar) preserva o valor da randomização**. As análises por protocolo são uma maneira mais conservadora de avaliar efeitos adversos.
16. Análises de **subgrupos** de participantes podem revelar diferenças nos efeitos dos tratamentos em diferentes grupos de pacientes. Elas podem ser enganadoras porque essas análises possuem menor poder estatístico para encontrar diferenças e, por vezes, diferenças aparentes podem ocorrer meramente pelo acaso.

REFERÊNCIAS

1. The Women's Health Initiative Study Group. Design of the women's health initiative clinical trial and observational study. *Control Clin Trials*. 1998;19:61-109.
2. Califf R. Biomarker definitions and their applications. *Exp Biol Med*. 2018;243:213-221.
3. Black DM, Bauer DC, Vittinghoff, E, et al. Treatment-related changes in bone mineral density as a surrogate biomarker for fracture risk reduction: meta-regression analyses of individual patient data from multiple randomised controlled trials. *Lancet Diabetes Endocrinol*. 2020;8(8):672-682.
4. Nissen SE, Wolski K. Rosiglitazone revisited: an updated meta-analysis of risk for myocardial infarction and cardiovascular mortality. *Arch Intern Med*. 2010;170(14):1191-1201.
5. The Action to Control Cardiovascular Risk in Diabetes Study Group. Effects of intensive glucose lowering in type 2 diabetes. *N Engl J Med*. 2008;358:2545-2559.
6. Barter PJ, Caulfield M, Eriksson M et al. Effects of torcetrapib in patients at high risk for coronary events. *N Engl J Med*. 2007;357:2109-2122.
7. Self WH, Semler MW, Leither LM, et al. Effect of hydroxychloroquine on clinical status at 14 days in hospitalized patients with COVID-19: a randomized clinical trial. *JAMA*. 2020;324:2165-2176.
8. Ridker PM, Everett BM, Pradhan A, et al. Low-dose methotrexate for the prevention of atherosclerotic events. *N Engl J Med*. 2019;380(8):752-762.
9. Friedman LM, Furberg C, DeMets DL. *Fundamentals of Clinical Trials*. 4th ed. Springer; 2010.
10. Avins AL. Can unequal be more fair? Ethics, subject allocation, and randomised clinical trials. *J Med Ethics*. 1998;24:401-408.
11. Subak LL, Wing R, West DS, et al. Weight loss to treat urinary incontinence in overweight and obese women. *N Engl J Med*. 2009;360(5):481-490.
12. Prentice RL, Caan B, Chlebowski RT, et al. Low-fat dietary pattern and risk of invasive breast cancer: the women's health initiative randomized controlled dietary modification trial. *JAMA*. 2006;295:629-642.
13. CDP Research Group. The coronary drug project. Initial findings leading to modifications of its research protocol. *JAMA*. 1970;214:1303-1313.
14. Yu WY, Lu B, Tan D, et al. Effect of topical brimonidine on alcohol-induced flushing in Asian individuals: A randomized clinical trial. *JAMA Dermatol*. 2020;156(2):182-185.
15. Noseworthy JH, Ebers GC, Vandervoort MK, et al. The impact of blinding on the results of a randomized, placebo-controlled multiple sclerosis clinical trial. *Neurology*. 1994;44(1):16.
16. Al-Lamee R, Thompson D, Dehbi HM, et al. Percutaneous coronary intervention in stable angina (ORBITA): a double-blind, randomised controlled trial. *Lancet*. 2018;391(10115):31-40.
17. Cummings SR. Clinical trials without clinical sites. *JAMA Intern Med*. 2021;181:680-684.
18. Chesnut CH 3rd, Silverman S, Andriano K, et al. A randomized trial of nasal spray salmon calcitonin in postmenopausal women with established osteoporosis: the prevent recurrence of osteoporotic fractures study. PROOF Study Group. *Am J Med*. 2000;109(4):267-276.
19. Cummings SR, Chapurlat RD. What PROOF proves about calcitonin and clinical trials. *Am J Med*. 2000;109(4):330-331.
20. Huang AJ, Cummings SR, Schembri M, et al. Continuous transdermal nitroglycerin therapy for menopausal hot flashes: a single-arm, dose-escalation trial. *Menopause*. 2016;23(3):330-334.
21. Pfeffer M, Stevenson L. Beta-adrenergic blockers and survival in heart failure. *N Engl J Med*. 1996;334:1396-1397.
22. Armitage P, McPherson C, Rowe B. Repeated significance tests on accumulating data. *J R Stat Soc*. 1969;132A:235-244.
23. Parker MJ, Pryor G, Gurusamy K. Hemiarthroplasty versus internal fixation for displaced intracapsular hip fractures: a long-term follow-up of a randomised trial. *Injury*. 2010;41(4):370-373.
24. McClung MR, Boonen S, Torring O, et al. Effect of denosumab treatment on the risk of fractures in subgroup of women with postmenopausal osteoporosis. *J Bone Mineral Res*. 2012;27:211-218.
25. Wang R, Lagakos SW, Ware JH, et al. Statistics in medicine—reporting of subgroup analyses in clinical trials. *NEJM*. 2007;357:2189-2194.

APÊNDICE 11A
Estudos-piloto

Muitos estudos, especialmente grandes estudos de coorte e ensaios clínicos, beneficiam-se da experiência adquirida e dos dados obtidos a partir de estudos-piloto realizados antes do início do estudo principal ou mesmo antes de escrever uma proposta para financiar um estudo de grande porte. Um estudo-piloto é frequentemente a melhor maneira de obter informações para o ensaio clínico a respeito do tipo, dosagem e duração da intervenção; da factibilidade do recrutamento, da randomização e da manutenção dos participantes no estudo; de obstáculos para fazer certas medições; da probabilidade de adesão; de potenciais eventos adversos; e dos custos estimados do estudo. Estudos-piloto variam desde um breve teste sobre a viabilidade de fazer uma medição em um pequeno número de voluntários até um estudo mais longo envolvendo centenas de participantes para se preparar para um investimento multicêntrico de vários anos.

Um objetivo importante de alguns estudos-piloto é definir a intervenção ideal para um ensaio clínico, minimizando a chance de eventos adversos. Por exemplo, um ensaio clínico piloto pode comparar várias doses de um tratamento quanto aos seus efeitos em marcadores intermediários. Quando fazem parte de uma sequência de estudos para testar um tratamento para aprovação pela FDA, eles são frequentemente chamados de ensaios clínicos de Fase II. Um grupo-controle pode não ser necessário se os propósitos do estudo-piloto estiverem limitados a demonstrar a viabilidade das medições planejadas, dos instrumentos de coleta de dados e do sistema de gestão de dados; estimar o custo do ensaio clínico principal; e obter dados sobre a mudança em uma variável de desfecho contínua.

Estudos-piloto são, às vezes, utilizados para fornecer estimativas necessárias para calcular o tamanho de amostra, como a taxa (ou valor médio) do desfecho no grupo placebo, bem como a magnitude de efeito esperada para a intervenção e sua variabilidade estatística. Na maioria das situações, no entanto, é melhor obter essas estimativas de estudos publicados sobre intervenções semelhantes em pacientes comparáveis. Na ausência desses dados, um estudo-piloto pode ser útil. Em particular, o desvio-padrão da mudança em uma medida contínua que será o principal desfecho de um ensaio clínico – que frequentemente não está disponível em estudos prévios – pode ser obtido por meio de medições repetidas ao longo do tempo em uma pequena amostra que se assemelhe aos participantes esperados no ensaio clínico principal. No entanto, um estudo-piloto não é uma fonte confiável de dados sobre a magnitude de efeito esperada; afinal, se tivesse o poder de determinar a magnitude de efeito com alguma precisão, teria cumprido o objetivo do estudo principal.

Um bom estudo-piloto exigirá tempo e recursos substanciais, mas sua realização também aumentará as chances de que o ensaio clínico principal seja financiado e concluído com sucesso. Um estudo-piloto para um ensaio clínico de grande porte deve ter um protocolo curto, porém completo (aprovado pelo Comitê de Ética em Pesquisa), além de formulários para coleta de dados e planos de análise; isso economizará tempo ao iniciar o ensaio clínico propriamente dito. As medições do estudo-piloto podem incluir os preditores e desfechos antecipados para o ensaio clínico, o número de participantes disponíveis para o recrutamento, as proporções que respondem a diferentes técnicas de recrutamento, a proporção elegível que provavelmente recusaria a randomização, o tempo e custo para o recrutamento e a randomização, bem como estimativas da adesão à intervenção e a outros aspectos do protocolo, incluindo as visitas do estudo. Geralmente é útil fazer um *debriefing* com os participantes e a equipe após o estudo-piloto para obter suas opiniões sobre como os métodos podem ser aprimorados.

APÊNDICE 11B
Três exemplos de ensaios clínicos que foram interrompidos precocemente

A seguir, descrevemos as evidências que levaram às decisões de encerrar esses ensaios clínicos e os efeitos dessa interrupção precoce.

- **Terapia combinada com antibióticos para bacteriemia por *Staphylococcus aureus* resistente à meticilina: interrupção precoce devido a danos** (1). Esse estudo comparou duas abordagens de tratamento com antibióticos para pacientes hospitalizados com bacteriemia por *Staphylococcus aureus* resistente à meticilina (MRSA). O objetivo desse ensaio clínico randomizado aberto era determinar se a adição de um antibiótico betalactâmico antiestafilocócico à terapia antibiótica padrão era mais eficaz do que a terapia antibiótica padrão isoladamente. Os pesquisadores pretendiam randomizar 440 participantes para detectar uma redução absoluta de 12,5% em um desfecho composto de mortalidade, bacteriemia persistente após 5 dias, recidiva microbiológica e falha de tratamento microbiológico. Após ter inscrito e acompanhado 343 participantes, uma análise interina não encontrou diferença significativa nesse desfecho principal, que foi detectado em 35% dos participantes designados para a terapia combinada e em 39% daqueles designados para a terapia padrão (diferença de −4%, intervalo de confiança de 95% [IC]: −14% a 6%, $P = 0,42$). Análises de 5 dos 7 desfechos secundários pré-especificados pelo ensaio clínico, incluindo mortalidade por todas as causas, também não mostraram diferenças significativas. No entanto, um desfecho secundário, lesão renal aguda, foi mais comum no grupo de terapia combinada (23%) do que naqueles que receberam terapia padrão (6%) (diferença de 17%; IC de 95%: 9% a 25%), enquanto a bacteriemia persistente no dia 5, outro desfecho secundário, foi menos comum no grupo combinado (11%) do que no grupo de terapia padrão (20%) (diferença de −9%, IC de 95%: −17% a −1%). A diferença na lesão renal aguda foi primeiro notada pelo comitê de monitoramento dos dados e da segurança durante uma análise interina anterior de 220 participantes; após análise adicional dos dados de mais 123 participantes, que mostrou uma taxa mais alta de lesão renal e nenhuma diminuição na mortalidade em 90 dias no grupo de tratamento combinado, esse comitê recomendou a interrupção do recrutamento. Os pesquisadores explicaram que, embora a redução na bacteriemia persistente pudesse ser interpretada como evidência de maior eficácia do tratamento combinado, eles acreditavam que isso era contraposto pelo potencial dano associado à lesão renal. No entanto, eles reconheceram que o tamanho da amostra pode ter sido insuficiente para detectar outras diferenças clinicamente importantes que favoreceram a terapia antibiótica combinada.
- **Letrozol após tamoxifeno para câncer de mama inicial: interrupção precoce por benefício** (2). No momento desse estudo, já se sabia que mulheres com câncer de mama inicial positivo para receptor hormonal apresentavam maiores taxas de sobrevida livre de doença e sobrevida global se tomassem tamoxifeno, um modulador de estrogênio, por 5 anos. Foi iniciado um ensaio clínico randomizado, duplo-cego e controlado por placebo para determinar se um período adicional de 5 anos de outro medicamento inibidor da aromatase não esteroide, o letrozol, poderia aumentar a sobrevida livre de doença em mulheres que haviam completado 5 anos de tamoxifeno. A primeira análise interina foi conduzida quando 5.157 participantes foram inscritas, e o tempo médio de acompanhamento foi de apenas 2,4 anos. Naquele momento, recidivas do câncer de mama ou novos cânceres primários na mama contralateral haviam ocorrido em 75 mulheres no grupo do letrozol e em 132 no grupo placebo. As taxas de sobrevida livre de doença em 4 anos foram de 93% no grupo do letrozol e de 87% no grupo placebo ($P < 0,001$). Com base nesses resultados interinos, o comitê de monitoramento dos dados e da segurança recomendou que os achados fossem divulgados ao público, que os participantes fossem informados sobre o tratamento a que foram designados e que aqueles que estavam recebendo placebo tivessem a oportunidade de receber letrozol. Essa decisão estava em conformidade com o plano estatístico original de monitoramento interino e com

as diretrizes de interrupção precoce para o ensaio clínico. No entanto, alguns argumentaram que encerrar o estudo após um acompanhamento médio de apenas 2,4 anos, quando nenhum dos participantes havia sido acompanhado por 5 anos, reduziu a utilidade dos resultados (3). A interrupção precoce do ensaio clínico também limitou sua capacidade de examinar os potenciais efeitos adversos de longo prazo do letrozol. No momento da interrupção precoce, havia uma tendência a mais diagnósticos autorrelatados de osteoporose no grupo do letrozol do que no grupo placebo ($P = 0,07$), mas a interrupção precoce impediu a obtenção de evidências mais definitivas.

- **Ressecção do pâncreas com e sem drenagem intraperitoneal de rotina: interrupção precoce de um subgrupo do ensaio clínico devido a dano** (4). Esse ensaio clínico foi delineado para examinar a prática comum de colocar drenos na cavidade abdominal (i.e., drenos intraperitoneais) após a ressecção cirúrgica do pâncreas. Embora muitos cirurgiões utilizem drenos para evacuar sangue ou fluido pancreático após a cirurgia, outros estavam preocupados que os drenos estavam associados a complicações pós-operatórias mais graves, como fístula pancreática (liberação persistente de fluido através de uma ferida de dreno que não cicatriza). Um ensaio clínico randomizado não cego foi iniciado para determinar o efeito da drenagem intraperitoneal na frequência e gravidade das complicações pós-operatórias em adultos submetidos à ressecção pancreática, incluindo aqueles que passaram por uma pancreatoduodenectomia (PD; ou ressecção da cabeça do pâncreas) ou pancreatectomia distal (ressecção da cauda ou corpo do pâncreas). Os pesquisadores planejavam recrutar 750 adultos de 9 centros acadêmicos de cirurgia nos Estados Unidos para detectar uma diferença de 10% nas taxas de complicações de grau 2 ou superior (complicações potencialmente fatais que exigem intervenção ou prolongamento da internação hospitalar) entre os grupos com e sem dreno. Entretanto, quando o ensaio clínico estava com 18% do seu recrutamento alvo ($N = 282$, incluindo 196 pessoas que haviam sido submetidas à PD), o monitoramento interino registrou 8 mortes (12%) em pacientes submetidos a PD sem drenos e 2 mortes (3%) em pacientes submetidos a PD com drenos ($P = 0,10$). O comitê de monitoramento dos dados e da segurança recomendou a interrupção do ensaio clínico para adultos submetidos à PD; os pesquisadores continuaram a inscrever participantes para a pancreatectomia distal. Quando outros cientistas clínicos mostraram surpresa com essa decisão devido ao pequeno número de mortes e solicitaram mais informações sobre o plano de monitoramento interino, os pesquisadores explicaram que, enquanto o estudo tinha um plano estatístico interino pré-estabelecido para orientar interrupções precoces relacionadas ao desfecho principal, não havia um plano para monitorar mortes (5). Os pesquisadores observaram, entretanto, que os membros do comitê estavam cientes de uma análise retrospectiva recém-publicada de mais de mil pacientes submetidos à ressecção pancreática que relatou um excesso de mortalidade em pacientes submetidos à PD sem drenagem intraperitoneal. Devido à tendência de aumento da mortalidade em participantes submetidos à PD sem drenagem intraperitoneal, os pesquisadores incluíram um novo plano de interrupção específico para mortalidade no ensaio clínico. Ao final do acompanhamento, dos 344 participantes com pancreatectomia distal, não foi detectada diferença na taxa de mortalidade ou complicações de grau 2 ou superior (6).

REFERÊNCIAS

1. Ton SY, Lye DC, Yahav D, et al. Effect of vancomycin or daptomycin with vs without an antistaphylococcal β-lactam on mortality, bacteremia, relapse, or treatment failure in patients with MRSA bacteremia: a randomized clinical trial. *JAMA*. 2020;323(6):527-537.
2. Goss PE, Ingle JN, Martino S, et al. A randomized trial of letrozole in postmenopausal women after five years of tamoxifen therapy for early-stage breast cancer. *N Engl J Med*. 2003;349(19):1793-1802.
3. Bryan J, Wormack N. Letrozole after tamoxifen for breast cancer—what is the price of success? *N Engl J Med*. 2003;349(19):1855-1857.
4. Van Buren G 2nd, Bloomston M, Hughes SJ, et al. A randomized prospective multicenter trial of pancreaticoduodenectomy with and without routine intraperitoneal drainage. *Ann Surg*. 2014;259(4):605-612.
5. Van Bruen G 2nd, Fisher WE. Pancreaticoduodenectomy without drains: interpretation of the evidence. *Ann Surg*. 2016;263(2):e20-e21.
6. Van Bruen G 2nd, Bloomston M Schmidt CR, et al. A prospective randomized multicenter trial of distal pancreatectomy with and without routine intraperitoneal drainage. *Ann Surg*. 2017;266(3):421-431.

APÊNDICE 11C
Exercícios para o Capítulo 11. Delineando ensaios clínicos randomizados cegos

1. Um extrato herbal, huperzina, tem sido usado na China como um remédio para demência, e estudos preliminares em animais e humanos têm sido promissores. Você gostaria de testar se esse novo tratamento poderia diminuir a progressão da doença de Alzheimer. Estudos descobriram que o nível plasmático da proteína amiloide β 1-40 (Aβ40) é um biomarcador para a doença de Alzheimer: níveis elevados estão associados a um risco significativamente aumentado de desenvolver demência e os níveis de Aβ40 aumentam com a progressão da demência. Ao planejar um ensaio clínico para testar a eficácia da huperzina na prevenção da demência em pacientes idosos com comprometimento cognitivo leve, você considera duas possíveis medidas de desfecho: mudança nos níveis de Aβ40 ou incidência de um diagnóstico clínico de demência.
   a. Liste uma vantagem e uma desvantagem de usar a mudança nos níveis de Aβ40 como desfecho principal para o seu ensaio clínico.
   b. Liste uma vantagem e uma desvantagem de usar o novo diagnóstico de demência como desfecho principal para o ensaio clínico.
2. O objetivo principal do seu ensaio clínico com huperzina é testar se esse extrato herbal diminui a incidência de um diagnóstico clínico de demência entre homens e mulheres idosos com comprometimento cognitivo leve. Descreva os tipos de informações que devem ser coletadas na linha de base para alcançar cada um dos seguintes objetivos (liste duas variáveis potenciais para cada objetivo):
   a. Maximizar a capacidade da sua equipe de estudo para acompanhar e reter participantes
   b. Permitir que clínicos e outros pesquisadores avaliem se a amostra do seu estudo é generalizável
   c. Determinar se a huperzina é eficaz na diminuição da progressão da doença de Alzheimer
   d. Realizar futuras análises de subgrupos para avaliar potenciais diferenças nos efeitos do tratamento em certos grupos
   e. Ter dados que seu estudo possa usar para abordar outras questões além das questões principais que orientam o ensaio clínico
3. Pessoas que possuem um alelo ApoE4 têm um risco aumentado de demência. Você suspeita que os efeitos da huperzina possam ser diferentes entre aqueles com e sem o alelo ApoE4.
   a. Como você poderia delinear (1) seus procedimentos de triagem e arrolamento e (2) sua estratégia de randomização para abordar essa questão?
   b. Quais são os potenciais benefícios e desvantagens de tentar abordar essa questão em um ensaio clínico inicial sobre a huperzina?
4. Está sendo planejado um grande ensaio clínico randomizado, controlado por placebo, para avaliar a huperzina, com acompanhamento dos participantes ao longo de um período de 2 anos. A huperzina tem o potencial de causar sintomas gastrintestinais, incluindo diarreia, náusea e vômito. Qual das seguintes abordagens para monitorar possíveis efeitos colaterais gastrintestinais da huperzina você prefere, e por quê?
   a. Perguntar aos participantes ao final do estudo se o tratamento os fez desenvolver diarreia, náusea ou vômito.
   b. Informar aos participantes no início do estudo que eles devem se sentir à vontade para relatar quaisquer possíveis efeitos colaterais do tratamento e aguardar para ver se eles relatam sintomas gastrintestinais.
   c. Perguntar aos participantes em cada visita de acompanhamento se eles tiveram sintomas gastrintestinais, usando um *checklist* que inclui diarreia, náusea e vômito.
   d. Fazer aos participantes em cada visita de acompanhamento uma pergunta aberta, como: "Você teve algum novo sintoma ou condição de saúde desde a sua última visita?"

5. Algumas pessoas interromperam o uso da huperzina porque desenvolveram sintomas gastrintestinais. Como monitor interino, você está considerando se recomenda ou não a interrupção precoce do ensaio clínico devido à frequência dos relatos de desconforto estomacal, náusea ou vômito. Que informações sobre os participantes com sintomas gastrintestinais poderiam ser úteis para embasar sua decisão (além de quão frequentemente isso aconteceu)? Quais alternativas à interrupção precoce você consideraria?
6. Durante o estudo com huperzina, 20% dos participantes randomizados não retornam para a visita de acompanhamento de 1 ano, e 40% interrompem o medicamento do estudo em 2 anos. Liste uma vantagem e uma desvantagem de analisar o efeito do tratamento sobre os efeitos colaterais gastrintestinais através de uma abordagem rigorosa de intenção de tratar.
7. Após 2 anos, em uma análise baseada na intenção de tratar, os participantes randomizados para huperzina têm menos probabilidade de serem diagnosticados com demência do que aqueles randomizados para placebo, mas essa diferença não é estatisticamente significativa ($P = 0,08$). Uma análise adicional indica que a huperzina reduz em 25% a mais a chance de diagnóstico de demência em comparação ao placebo para os participantes com menos de 60 anos ($P = 0,01$ nesse subgrupo). Quais seriam os problemas potenciais ao concluir que a huperzina é eficaz na prevenção de demência clínica em indivíduos com menos de 60 anos?

CAPÍTULO 12

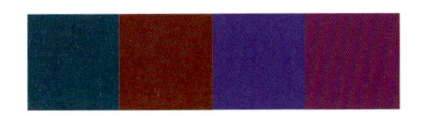

Delineamentos alternativos para estudos de intervenções

Deborah G. Grady, Steven R. Cummings e Alison J. Huang

No capítulo anterior, discutimos o ensaio clínico randomizado clássico, com dados individuais, cego e com grupos em paralelo. Existem vários outros delineamentos em que o pesquisador aplica uma intervenção, mas em que alguns aspectos do delineamento randomizado clássico são alterados ou estão ausentes. Neste capítulo, descrevemos delineamentos alternativos para estudar intervenções, que são frequentemente utilizados ou que oferecem vantagens especiais sob circunstâncias adequadas.

■ DELINEAMENTOS RANDOMIZADOS ALTERNATIVOS

Delineamento fatorial

Um **ensaio clínico fatorial** visa a responder duas (ou mais) questões de pesquisa distintas em um único estudo (Figura 12.1). Por exemplo, o estudo VITAL foi um ensaio clínico delineado para testar os efeitos dos suplementos de vitamina D_3 e ácido graxo ômega-3 sobre os riscos de eventos cardiovasculares e câncer. Cada participante foi randomizado para 1 de 4 grupos, e quatro hipóteses foram testadas. Ao final do estudo, as taxas de eventos cardiovasculares e câncer em participantes que receberam vitamina D_3 foram comparadas com as taxas naqueles que receberam o placebo equivalente, desconsiderando que metade dos participantes em cada um desses grupos recebeu ácido graxo ômega-3. Em seguida, as taxas de eventos cardiovasculares e câncer naqueles que receberam ácido graxo ômega-3 foram comparadas com as naqueles que receberam o placebo equivalente, agora desconsiderando que metade também recebeu vitamina D_3. Os pesquisadores estudaram duas intervenções (e dois desfechos) pelo preço de uma única intervenção. Infelizmente, nenhuma das intervenções se mostrou benéfica (1, 2).

Uma limitação do delineamento fatorial é a possibilidade de ocorrer uma **modificação de efeito**. Por exemplo, pode ser que o efeito da vitamina D_3 sobre o risco de doenças cardiovasculares seja diferente em indivíduos que também receberam ácidos graxos ômega-3. Se essa hipótese for verdadeira, será necessário calcular o efeito da vitamina D_3 de forma separada para aqueles que tomaram e para aqueles que não tomaram os suplementos de ácido graxo. Isso reduziria o poder dessas comparações, pois apenas metade dos participantes estaria incluída em cada análise. Delineamentos fatoriais podem ser usados para estudar modificações de efeito, mas ensaios clínicos delineados para esse propósito são mais complicados de implementar e interpretar, sendo necessários tamanhos de amostra maiores. Outras limitações do delineamento fatorial são que a mesma população-alvo deve ser adequada para ambas as intervenções e que a necessidade de instituir múltiplos tratamentos pode interferir no recrutamento e na adesão.

Ensaios clínicos com controle ativo: equivalência e não inferioridade

Em um **ensaio clínico com controle ativo**, o grupo-controle também recebe uma intervenção que afeta a condição de interesse. Esse delineamento, às vezes chamado **ensaio clínico de eficácia comparativa**, pois comparam-se dois tratamentos, pode ser o ideal quando há um "padrão de tratamento" para uma condição.

Em algumas situações, o objetivo de um ensaio clínico com controle ativo é demonstrar que um novo tratamento é superior a um tratamento já estabelecido. Nesse caso, o delineamento e os métodos são similares aos de um ensaio clínico controlado por placebo. No entanto, geralmente os pesquisadores querem estabelecer que uma nova terapia tem uma vantagem sobre uma terapia estabelecida

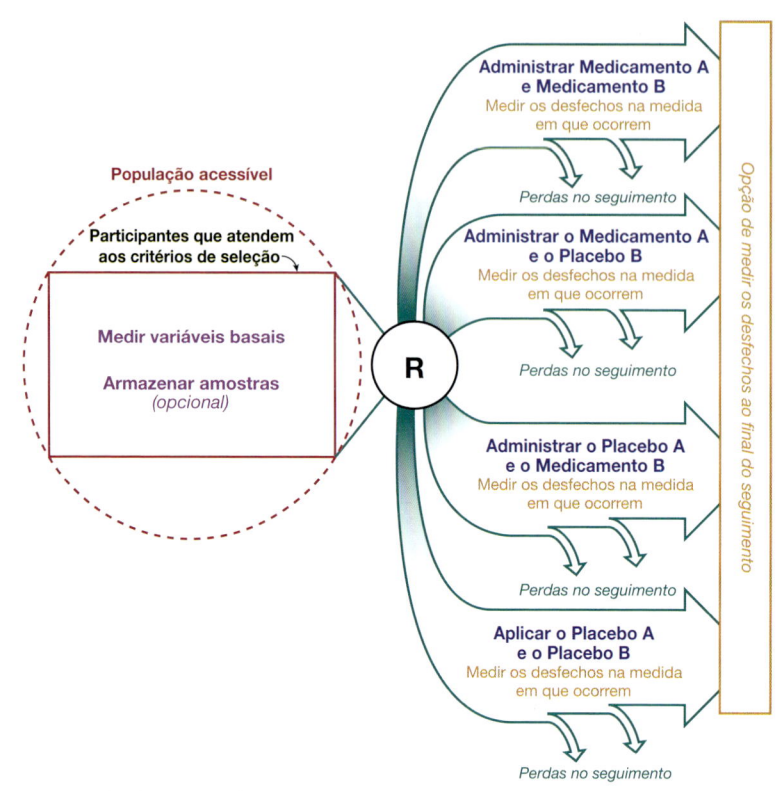

FIGURA 12.1 Ensaio clínico randomizado com delineamento fatorial. Para conduzir um ensaio clínico randomizado com delineamento fatorial, deve-se seguir os seguintes passos:
- Selecionar uma amostra de participantes de uma população acessível adequada para receber as intervenções (medicamentos, neste exemplo).
- Medir as variáveis preditoras na linha de base e (se apropriado) o nível basal das variáveis de desfecho.
- Considerar a opção de fazer medições adicionais e armazenar amostras para análises posteriores.
- Randomizar (representado pela letra R) dois (ou mais) medicamentos ativos e seus controles placebo para quatro (ou mais) grupos.
- Acompanhar os participantes ao longo do tempo, minimizar as perdas no seguimento e avaliar a adesão ao medicamento e ao placebo.
- Medir as variáveis de desfecho.
- Analisar os resultados, primeiro comparando os dois grupos de medicamento A (combinados) com os grupos combinados de placebo A e, em seguida, comparando os dois grupos de medicamento B (combinados) com os grupos combinados de placebo B.

– porque é mais fácil de usar, menos invasiva ou mais segura – mantendo uma eficácia similar. (É difícil justificar um ensaio clínico para testar um tratamento que é muito similar aos já existentes e que não apresenta nenhuma dessas vantagens.) Nesse caso, um ensaio clínico de **equivalência** ou **não inferioridade** é mais apropriado. Por exemplo, vários estudos mostraram que o treinamento muscular do assoalho pélvico para mulheres feito de forma individual era eficaz no tratamento de sintomas de incontinência urinária (3). Um ensaio clínico comparando o treinamento individual ao treinamento em grupo descobriu que a abordagem em grupo não era inferior ao tratamento individual (4), o que poderia tornar o treinamento mais amplamente disponível.

Os métodos estatísticos para ensaios clínicos de equivalência ou de não inferioridade são diferentes dos usados em ensaios clínicos cujo objetivo é demonstrar que um tratamento é superior a outro. Em um ensaio clínico delineado para mostrar que um tratamento é superior, a análise padrão utiliza testes de significância estatística para rejeitar a hipótese nula de que não há diferença entre os grupos. Já em um ensaio clínico delineado para evidenciar a equivalência de um novo tratamento em relação ao padrão, o objetivo é determinar que não há diferença entre eles. Contudo, provar que não há diferença entre os tratamentos (nem mesmo uma diferença mínima) exigiria um tamanho de amostra infinito. Para contornar esse problema, podem-se definir o tamanho da amostra e a análise estatística com base em um intervalo de confiança do efeito do novo tratamento comparado ao padrão. O pesquisador especifica a diferença na eficácia entre os dois tratamentos – chamada de **margem de não inferioridade** (delta ou "Δ") – de modo que, se o novo tratamento tiver uma eficácia inferior ao tratamento padrão em valor delta ou mais, o pesquisador concluirá que o tratamento padrão é, de fato, melhor (5, 6). Por outro lado, a equivalência ou **não inferioridade é estabelecida se o intervalo de confiança para a diferença na eficácia do novo tratamento em relação ao estabelecido não incluir o valor delta** (Figura 12.2). Geralmente, os pesquisadores estão interessados em demonstrar que um novo tratamento não é inferior ao tratamento padrão e utilizam um intervalo de confiança unicaudal, o que tem a vantagem de permitir um tamanho de amostra menor (Capítulo 6).

Definir a margem de não inferioridade é um processo que depende tanto de considerações estatísticas quanto de avaliações clínicas sobre a eficácia potencial e as vantagens do novo tratamento (7). Um dos métodos para estabelecer o delta é realizar uma metanálise de ensaios clínicos anteriores que compararam o tratamento estabelecido com um placebo, definindo o delta como uma proporção da distância entre o valor nulo e o limite inferior do intervalo de confiança para o efeito do tratamento. Como alternativa, dada a variabilidade na qualidade dos ensaios clínicos presentes em metanálises, talvez seja mais apropriado determinar o delta com base nos resultados do ensaio clínico randomizado de maior qualidade que usou o tratamento já estabelecido, possuindo critérios de inclusão, dosagem e desfechos similares. É importante estabelecer o delta de uma forma que, considerando todos os benefícios e danos, haja uma grande probabilidade de que a nova terapia seja melhor que o placebo (6, 8). Ensaios clínicos de não inferioridade tendem a ser maiores do que os ensaios clínicos controlados por placebo, já que a diferença aceitável entre um novo tratamento e um já estabelecido geralmente é menor do que a diferença esperada entre um novo tratamento e um placebo.

A não inferioridade, por si só, não garante que o tratamento estabelecido e o novo sejam realmente eficazes – *ambos* podem não oferecer benefícios reais ou até mesmo serem prejudiciais. Para assegurar que um novo tratamento, avaliado em um ensaio clínico de não inferioridade, realmente apresente benefícios superiores a um placebo, devem existir fortes evidências prévias sobre a eficácia do tratamento já estabelecido. Nesse contexto, o delineamento do ensaio clínico de não inferioridade deve seguir o mais fielmente possível os moldes dos estudos que comprovaram a eficácia do tratamento padrão. Isso envolve assegurar semelhanças em relação aos critérios de seleção, dosagem, adesão ao tratamento, duração

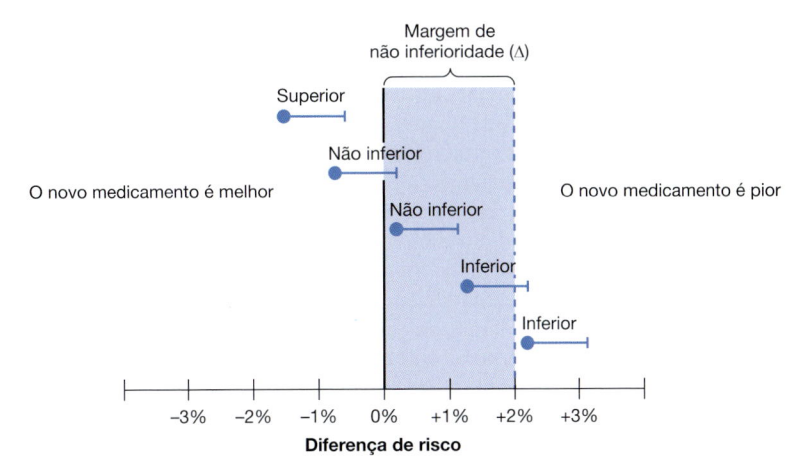

■ **FIGURA 12.2** Possíveis desfechos em um ensaio clínico de não inferioridade que compara um novo medicamento à varfarina como tratamento para reduzir o risco de acidente vascular cerebral (AVC) em pacientes com fibrilação atrial, com a margem de não inferioridade (delta) estabelecida em +2%. Os intervalos de confiança de 95% unicaudais em torno da diferença na taxa de AVC entre a varfarina e o novo medicamento são mostrados, ilustrando os resultados de superioridade, inferioridade e não inferioridade.

do seguimento, perdas no seguimento, e assim por diante (6, 8). Qualquer problema que possa comprometer a eficácia do tratamento padrão (como selecionar participantes que provavelmente não irão se beneficiar, falta de adesão ou perdas no seguimento) pode aumentar a chance de um novo tratamento não ser inferior porque a eficácia do tratamento padrão foi reduzida. Em tais cenários, um novo tratamento, mesmo que menos eficaz, pode aparentar ser não inferior simplesmente devido às falhas no estudo.

Delineamentos adaptativos

Ensaios clínicos clássicos são conduzidos de acordo com um protocolo que não sofre alterações durante o estudo. Contudo, para alguns tipos de tratamentos e condições, poderiam ser preferíveis **delineamentos adaptativos**, que **permitem alterações no protocolo com base em análises interinas dos resultados** (9). Por exemplo, considere um ensaio clínico que compara várias dosagens de um novo tratamento para dispepsia não ulcerosa. O delineamento inicial poderia planejar inscrever 50 participantes em um grupo placebo e 50 em cada uma das três dosagens do medicamento, por 12 semanas de tratamento, durante um período de arrolamento que dura 1 ano. Contudo, depois de os primeiros 10 participantes de cada grupo terem completado 4 semanas de tratamento, poderia-se perceber que há uma tendência de alívio da dispepsia apenas no grupo da dosagem mais alta. Nesse caso, poderia ser mais eficiente parar de atribuir participantes para as duas dosagens mais baixas e continuar randomizando apenas para a dosagem mais alta e o placebo. Se os resultados interinos indicarem que a magnitude do efeito ou a taxa de desfechos diferem das suposições originais, aspectos do ensaio clínico, como tamanho da amostra ou duração do estudo, podem ser ajustados.

Os delineamentos adaptativos são viáveis apenas para intervenções cujos desfechos são medidos e analisados cedo o suficiente para possibilitar mudanças no delineamento. Para prevenir vieses, regras sobre como tais mudanças podem ser feitas devem ser estabelecidas antes do início do ensaio clínico, e as análises interinas e a consideração de qualquer mudança no delineamento devem ser realizadas por um comitê independente de monitoramento de dados. As análises estatísticas devem levar em conta as análises interinas que aumentam a probabilidade de encontrar um resultado favorável que seja devido ao acaso.

Os **ensaios clínicos de plataforma** (e suas variantes, como os ensaios clínicos em cesta ou de guarda-chuva) são estudos adaptativos que possuem um único protocolo mestre, permitindo a avaliação de múltiplas intervenções, seja simultaneamente ou sequencialmente (10). Ensaios clínicos de plataforma geralmente avaliam combinações de intervenções, diferenças nos efeitos das intervenções em subgrupos ou múltiplas intervenções em série. Plataformas adaptativas permitem declarar uma ou mais intervenções (ou doses) como superiores enquanto continuam a avaliar outras intervenções, excluindo intervenções por falta de eficácia (ou dano) e adicionando novas intervenções durante o andamento do estudo, usando o mesmo protocolo mestre e infraestrutura do ensaio clínico. Esses estudos podem identificar intervenções eficazes de forma mais rápida e com menos recursos em comparação às estratégias tradicionais que investigam uma única intervenção por estudo. Além disso, eles não exigem uma nova infraestrutura para cada intervenção a ser estudada. Por exemplo, o ACTT-1 (Ensaio Clínico Adaptativo do Tratamento para Covid-19), financiado pelo National Institute of Allergy and Infectious Diseases, foi um ensaio clínico de plataforma sobre tratamentos seriados para o vírus SARS-CoV2 ou Covid-19. Esse ensaio clínico de plataforma foi delineado para excluir o grupo placebo quando tratamentos eficazes fossem identificados, mas continuar a estudar tratamentos benéficos em comparação a outros antivirais e modificadores da resposta imunológica (11).

Os **ensaios clínicos bayesianos** diferem dos ensaios clínicos padrão, por vezes chamados de **ensaios clínicos frequentistas**, ao incorporar outras evidências, como estudos anteriores da mesma intervenção ou de intervenções semelhantes, em seu delineamento e análise (Apêndice 12A). Por exemplo, considere um ensaio clínico frequentista que define alfa em 0,05 para testar se o tratamento reduz o risco do desfecho em pelo menos 25%. Se o estudo identificar uma redução de risco de 20%, com um valor P de 0,09, esse resultado não seria "estatisticamente significativo". Em contraste, uma abordagem bayesiana aplicaria a probabilidade anterior de que o tratamento seria eficaz à análise (e delineamento) do ensaio clínico. Se estudos anteriores mostrassem uma redução de risco de 25%, por exemplo, uma **análise bayesiana** dos mesmos resultados poderia estimar que há uma probabilidade de 99% de que o tratamento reduza o risco do desfecho em pelo menos 20%.

Ensaios clínicos bayesianos frequentemente exigem o recrutamento de um número flexível de participantes, sem um tamanho de amostra ou orçamento fixos. Eles não possuem regras de interrupção baseadas em valores P ajustados pelo número de análises. Uma abordagem bayesiana é, às vezes, utilizada em ensaios clínicos adaptativos que usam resultados de estudos anteriores para planejar o próximo ensaio clínico.

Delineamentos cruzados

Em um **estudo cruzado (*crossover study*)**, alguns participantes são randomizados para começar com a intervenção ativa e depois mudar para a intervenção controle; outros participantes iniciam com a intervenção controle e, posteriormente, mudam para a intervenção ativa (Figura 12.3). Essa abordagem permite **análises intergrupos** (comparando o grupo de tratamento ativo ao grupo-controle) e também **análises intragrupo** (analisando os resultados de cada participante quando tratado com a intervenção em relação a quando recebia o controle). As vantagens são substanciais: dado que cada participante é seu próprio controle, a análise pareada amplia o poder estatístico; ensaios clínicos cruzados demandam menos participantes do que ensaios clínicos com grupos em paralelo. Por outro lado, as desvantagens também são marcantes: há uma duplicação da duração do estudo, gastos adicionais para medir o desfecho no início e no fim de cada período de cruzamento, e o aumento na complexidade na análise e interpretação em decorrência de possíveis **efeitos residuais (*carryover effects*)**. Um efeito residual é a influência remanescente da intervenção após sua conclusão – por exemplo, a pressão arterial não retornando aos níveis iniciais por meses após um curso de tratamento com diurético. Para reduzir o efeito residual, o pesquisador pode introduzir um **período de *"washout"*** entre as intervenções, sem nenhum tratamento, com a esperança de que a variável de desfecho volte ao estado inicial antes de começar a próxima intervenção. Porém, é desafiador determinar se todos os efeitos residuais foram eliminados. Em geral, estudos cruzados são uma excelente escolha quando o número de participantes é limitado e o desfecho responde de forma rápida e reversível a uma intervenção.

Delineamentos com lista de espera

Uma variação do delineamento cruzado pode ser adequada quando a intervenção não puder ser mascarada e ela for vista pelos participantes como muito mais desejável do que o controle, como é o caso

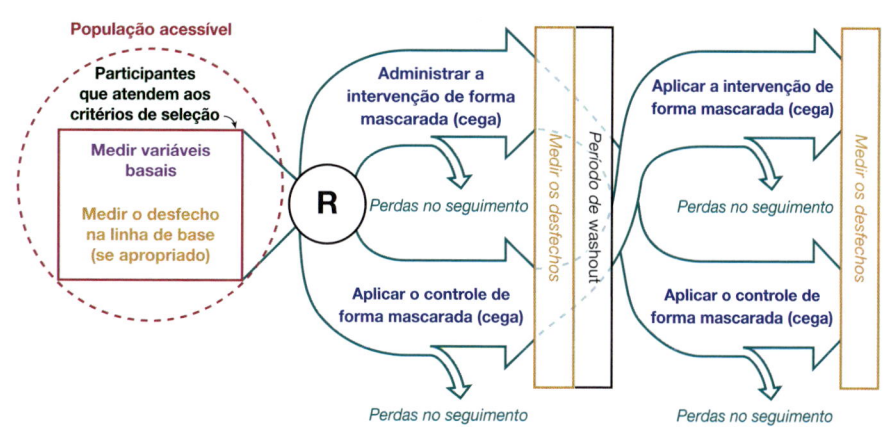

■ **FIGURA 12.3 Ensaio clínico cruzado.** Em um ensaio clínico randomizado cruzado, as etapas são:
• Selecionar uma amostra de participantes de uma população acessível adequada para receber a intervenção.
• Medir variáveis preditoras na linha de base e (se apropriado) o nível inicial das variáveis de desfecho.
• Randomizar (representado pela letra R) de forma mascarada (cegada) a intervenção e o controle.
• Acompanhar os participantes ao longo do tempo, minimizando perdas no seguimento e avaliando a adesão à intervenção e ao controle.
• Medir as variáveis de desfecho.
• Descontinuar a intervenção e o controle e permitir um período de *"washout"* para reduzir efeitos residuais, se apropriado.
• Aplicar a intervenção ao antigo grupo-controle; aplicar o controle ao antigo grupo de intervenção e, em seguida, medir os desfechos após acompanhar os participantes ao longo do tempo.

de um novo procedimento não invasivo. Nessa situação, pode ser muito difícil encontrar participantes elegíveis que estejam dispostos a serem randomizados para o grupo-controle. Uma forma excelente de lidar com esse problema pode ser randomizar para uma intervenção no início do estudo ou para uma lista de espera que receberá a intervenção após um período definido de tempo. Uma outra situação na qual um controle de lista de espera pode ser adequado é quando um hospital, comunidade, escola, governo ou entidade semelhante decide, por motivos políticos ou por questões de justiça, que todos os membros de um grupo devem receber uma intervenção, mesmo havendo evidências limitadas de eficácia. Nesse caso, pode ser aceitável randomizar para uma intervenção postergada.

O **delineamento com lista de espera** permite comparar grupos randomizados para intervenção imediata ou lista de espera (grupo-controle). Além disso, os dois períodos de intervenção (imediata e postergada) podem ser combinados para aumentar o poder estatístico da comparação intragrupo (antes e depois da intervenção). Por exemplo, mulheres com miomatose uterina sintomática poderiam ser randomizadas para um novo tratamento como a embolização da artéria uterina *versus* uma lista de espera que recebe o tratamento com embolização após 6 meses. Posteriormente, pode-se comparar as mudanças nos escores de sintomas dos miomas entre as mulheres que foram inicialmente randomizadas para a embolização da artéria uterina e as que estavam na lista de espera. Além disso, as alterações nos escores de sintomas de todas as participantes que passaram pela intervenção podem ser agrupadas para uma análise intragrupo.

Os delineamentos com lista de espera exigem que o desfecho ocorra em um período de tempo suficientemente curto para que o período de espera não se torne muito longo. Além disso, fornecer a intervenção ao grupo controle no final do ensaio clínico prolonga a duração do acompanhamento e aumenta o custo do estudo.

Delineamentos com "*N* igual a 1"

Delineamentos com "N igual a 1" (onde *N* é uma abreviação para o tamanho da amostra) se assemelham a ensaios clínicos cruzados que incluem apenas uma pessoa. Também chamados de ensaios clínicos para um único paciente, eles geralmente têm como objetivo responder a questões clínicas sobre eficácia ou efeitos adversos em um paciente individual. No ensaio clínico mais simples com "N igual a 1", um paciente é randomizado por um período determinado para um tratamento cego ou para placebo (ou um tratamento ativo diferente), sendo depois transferido para a intervenção alternativa pelo mesmo período. Múltiplos períodos cruzados também podem ser utilizados; essa estratégia fornece evidências mais robustas sobre os desfechos. Por exemplo, se um paciente com enxaquecas frequentes e seu médico acreditam que o tratamento com gabapentina pode reduzir a frequência das crises de cefaleia (mas não têm certeza), eles podem concordar em realizar um ensaio clínico com "N igual a 1". O ensaio clínico pode incluir vários períodos nos quais o paciente recebe aleatoriamente gabapentina ou placebo. O paciente registra a frequência das cefaleias no início do estudo e periodicamente depois disso. Os desfechos são tipicamente escolhidos pelo paciente de acordo com os sintomas mais incômodos e avaliados usando escalas simples de Likert. No término planejado do estudo (geralmente após 2 a 5 períodos cruzados), o cegamento é desfeito e os dados são avaliados. Às vezes, uma simples inspeção dos dados é tudo o que é necessário para determinar o melhor tratamento, mas estatísticas como testes *t* pareados ou métodos de séries temporais também podem ser utilizados.

Em comparação com ensaios clínicos que respondem a uma questão clínica para um grupo de participantes, dos quais alguns se beneficiam enquanto outros não, os estudos com "N igual a 1" têm a vantagem de que podem responder à questão para um paciente específico. No entanto, ensaios clínicos com "N igual a 1" são mais adequados para condições crônicas ou sintomáticas recorrentes em que o desfecho ocorre rapidamente em resposta ao tratamento e quaisquer efeitos se resolvem rapidamente após a interrupção do tratamento. Assim como nos ensaios clínicos cruzados, um período de *"washout"* pode ser incluído para tentar minimizar os efeitos residuais do tratamento, mas a duração necessária desse período muitas vezes não é clara. Os pacientes devem entender os requisitos do ensaio clínico e estar dispostos a realizar o tratamento de forma cega. Se o tratamento não for cego, os resultados podem não ser melhores do que o julgamento clínico. Ensaios clínicos com "N igual a 1" geralmente não são viáveis para um clínico individual conduzir sem a assistência de uma farmácia de pesquisa ou um "Serviço de N igual a 1" (12).

Delineamentos com randomização por conglomerados

Os **delineamentos com randomização por conglomerados** exigem que o pesquisador atribua aleatoriamente grupos ou conglomerados naturais de participantes às intervenções, em vez de fazer isso com indivíduos isoladamente (Figura 12.4). Um exemplo elucidativo é um ensaio clínico que inscreveu jogadores de 120 times universitários de beisebol. Em vez de atribuir aleatoriamente cada jogador, os times inteiros foram alocados. Metade dos times foi designada para uma intervenção que incentivava a cessação do uso de fumo de mascar. Como resultado, 35% dos jogadores nas universidades que receberam a intervenção decidiram parar de usar, comparado a apenas 16% nas universidades-controle (13).

Randomizar uma intervenção para grupos de pessoas pode ser mais viável e custo-efetivo do que randomizar indivíduos isoladamente, e pode se adequar melhor a questões de pesquisa sobre os efeitos de programas de saúde pública na população ou intervenções de melhoria de qualidade em um sistema de prestação de cuidados de saúde. Algumas intervenções, como uma dieta com baixo teor de gordura, podem ser complicadas de se implementar em apenas um membro de uma família. Quando os participantes de um grupo natural são randomizados individualmente, aqueles que recebem a intervenção provavelmente discutirão ou compartilharão a intervenção com familiares, colegas, membros da equipe ou conhecidos que foram designados para o grupo-controle. Assim, é provável que o grupo-controle seja exposto à intervenção, e essa **contaminação** pode reduzir a eficácia aparente da intervenção. Intervenções de melhoria de qualidade, como suporte eletrônico à decisão ou mudanças no processo clínico, podem ser particularmente desafiadoras de serem randomizadas ao nível do paciente individual. Isso porque um profissional de saúde, um ambulatório ou uma unidade clínica provavelmente terá pacientes randomizados tanto para o grupo de intervenção quanto para o grupo-controle, resultando em contaminação da intervenção.

É importante distinguir entre um ensaio clínico randomizado por conglomerados e um ensaio clínico no qual a intervenção é administrada em grupos. Por exemplo, em estudos de ioga ou tai chi, os participantes são comumente randomizados individualmente, mas a intervenção pode ser ministrada através de sessões de treinamento em grupo. Isso requer um ajuste estatístico para reconhecer o potencial agrupamento dos efeitos da intervenção entre os participantes dentro do mesmo grupo de aula

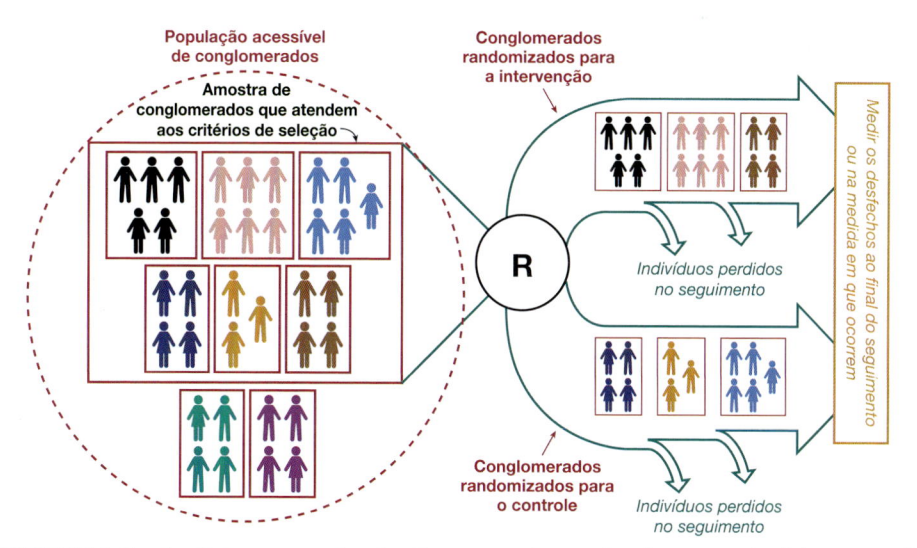

■ **FIGURA 12.4 Ensaio clínico com randomização por conglomerados.** Em um ensaio clínico com randomização por conglomerados, as etapas são:
• Selecionar uma amostra de conglomerados de uma população acessível adequada para receber a intervenção.
• Medir as variáveis preditoras na linha de base e (se apropriado) o nível basal das variáveis de desfecho entre os membros dos conglomerados.
• Randomizar (representado pela letra R) os conglomerados de forma cega para a intervenção ou o controle.
• Acompanhar os participantes ao longo do tempo, minimizando as perdas no seguimento e avaliando a adesão à intervenção e ao controle.
• Medir as variáveis de desfecho.

de ioga ou tai chi, mas esse delineamento não é um ensaio clínico randomizado por conglomerados, porque a randomização é implementada no nível individual.

No delineamento randomizado por conglomerados, as unidades de randomização são grupos, não indivíduos. O tamanho efetivo da amostra é menor do que o número de participantes individuais, depende da correlação do efeito da intervenção entre os participantes nos conglomerados e está em algum lugar entre o número de conglomerados e o número total de participantes (14). Em geral, o poder estatístico é maior se houver um grande número de grupos, em vez de um pequeno número de grupos com uma amostra maior por grupo (15).

Outro problema potencial nos ensaios clínicos randomizados por conglomerados é o desequilíbrio nas características da linha de base entre os braços de intervenção. A randomização funciona melhor para equilibrar características quando há um grande número de unidades randomizadas; a randomização por conglomerados, entretanto, diminui o número de unidades randomizadas. Por exemplo, em um ensaio clínico que envolva milhares de pessoas distribuídas por quatro áreas geográficas distintas, se uma dessas áreas for significativamente diferente das outras três, isso pode levar a um desequilíbrio entre os grupos randomizados. A randomização estratificada ou pareada (p. ex., por tamanho, proporção de homens ou prevalência de comorbidades) pode ajudar a abordar o problema de que os conglomerados possam ter diferenças em confundidores importantes, mas não ajudaria no exemplo fornecido.

Outras desvantagens da randomização por conglomerados são que a estimativa do tamanho da amostra e a análise de dados são mais complicadas do que para a randomização individual (9).

Delineamentos com implementação escalonada

Um **ensaio clínico com implementação escalonada (*stepped wedge trial*)** é uma variação do delineamento randomizado por conglomerados no qual um conglomerado, um grupo de conglomerados ou participantes individuais são randomizados, não para intervenção ou controle, mas para a ordem em que começam a intervenção (16, 17). O ensaio clínico começa com um período de linha de base de coleta de dados durante o qual nenhum conglomerado recebe a intervenção. Subsequentemente, os conglomerados começam aleatoriamente a intervenção em intervalos de tempo estabelecidos (chamados de etapas) ao longo do ensaio clínico. Uma vez iniciada a intervenção em um determinado conglomerado, ela continua até o final do ensaio clínico. No final do ensaio clínico, todos os conglomerados receberam a intervenção (Figura 12.5). Como todos os conglomerados experimentam tanto o controle quanto a intervenção, os desfechos podem ser comparados tanto entre conglomerados quanto dentro deles. Comparações entre conglomerados randomizados para a intervenção e controle durante o mesmo período de tempo podem controlar para os efeitos temporais ou de coorte, e comparações de mudanças no desfecho dentro dos

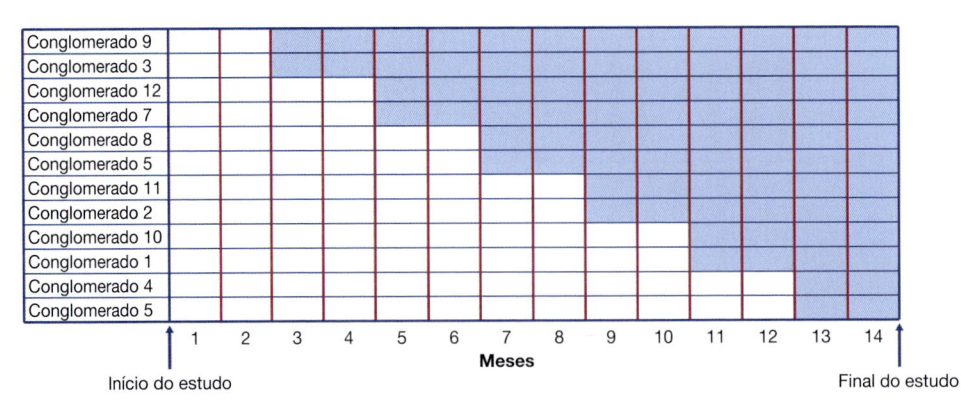

■ **FIGURA 12.5 Delineamento com implementação escalonada.** Nesse tipo de delineamento, todos os conglomerados (neste exemplo, temos 12) iniciam recebendo o controle, representado pela cor branca. Alguns desses conglomerados (nesse caso, 2) são aleatoriamente designados para começar a intervenção, indicada em azul, em momentos determinados (aqui, a cada 2 meses). Uma vez que a intervenção é iniciada em um conglomerado, ela se mantém ativa até o final do estudo. O nome "implementação escalonada" se refere à forma como o gráfico se apresenta, lembrando degraus ou etapas que avançam ao longo do tempo.

conglomerados podem reduzir o confundimento potencial que pode ser introduzido por diferenças entre os conglomerados. Esse delineamento pode ser ilustrado por meio de desenhos que se parecem com "cunhas escalonadas" (*stepped wedges*; Figura 12.5), que é de onde o delineamento tira o seu nome em inglês.

Os delineamentos com implementação escalonada são mais frequentemente usados para estudos sobre processos clínicos, intervenções de saúde pública ou melhoria da qualidade. Além dos benefícios da randomização por conglomerados descritos anteriormente, o delineamento com implementação escalonada pode ser mais viável e ético, além de ser mais aceitável do ponto de vista político ou cultural. Assim como no delineamento de lista de espera, os delineamentos com implementação escalonada podem ser mais apropriados quando um hospital, comunidade, escola ou governo decide que todos os membros de um grupo devem receber uma intervenção, mesmo havendo evidência limitada de sua eficácia. Além disso, recursos limitados ou complexidade logística podem tornar impossível a implementação de uma intervenção grande e complexa em todo um sistema de saúde de uma única vez. Nesta situação, uma implementação gradual pode ser a abordagem mais viável. Por exemplo, no Mesita Azul Intervention Study, pesquisadores da UC Berkeley, em cooperação com uma organização sem fins lucrativos local, realizaram um ensaio clínico com implementação escalonada para determinar a eficácia de um sistema de tratamento de água por desinfecção ultravioleta em 24 comunidades rurais de Baja California Sur. A intervenção, que foi introduzida em seis conglomerados selecionados em ordem aleatória, reduziu a porcentagem de domicílios que apresentavam contaminação por *Escherichia coli* em sua água potável, embora não tenha reduzido a prevalência de diarreia (18).

Como ocorre com todos os ensaios clínicos randomizados por conglomerados, o tamanho da amostra para um ensaio clínico com implementação escalonada depende das correlações entre os membros dos conglomerados e está entre o número de conglomerados e o número de participantes. Desse modo, os ensaios clínicos com implementação escalonada podem exigir uma amostra muito maior do que os ensaios clínicos com randomização individual. Ensaios clínicos com implementação escalonada são, geralmente, grandes e complexos e necessitam de uma estreita colaboração com os líderes de sistemas de saúde ou governamentais. Em um ensaio clínico com implementação escalonada, os dados referentes ao controle são coletados, em média, antes daqueles referentes à intervenção. Portanto, mudanças temporais em cuidados de saúde ou na coleta de dados, que não têm relação com a intervenção, podem confundir os resultados. A análise de um ensaio clínico com implementação escalonada é complexa, pois deve considerar tanto o delineamento por conglomerados quanto as tendências temporais no desfecho. Os ensaios clínicos com implementação escalonada frequentemente usam uma intervenção que se considera ser baseada em evidências e voltada para melhorar a qualidade em relação ao cuidado habitual. Nessa situação, especialmente se os desfechos podem ser determinados usando dados que são públicos ou coletados no curso do atendimento de saúde rotineiro, o consentimento informado individualizado pode ser dispensado pelo Comitê de Ética em Pesquisa nos Estados Unidos.

■ DELINEAMENTOS NÃO RANDOMIZADOS SOBRE INTERVENÇÕES

Ensaios clínicos que comparam o efeito de uma intervenção em grupos que não foram designados aleatoriamente – frequentemente chamados de delineamentos quase-experimentais ou quase-randomizados – podem ser apropriados quando ensaios clínicos randomizados não são possíveis devido a restrições éticas, políticas, sociais ou logísticas. Introduzimos alguns desses delineamentos no Capítulo 10, quando os chamamos de "oportunísticos" porque dependem de uma oportunidade (talvez criada por uma mudança de política) para estimar o efeito de uma mudança em um desfecho. **Delineamentos oportunísticos** são observacionais – o pesquisador não planeja ou implementa a mudança que estuda. Em contraste, neste capítulo, abordamos delineamentos não randomizados sobre intervenções, nos quais um pesquisador delineia e implementa uma intervenção, mas a aplicação dessa intervenção não ocorre de maneira aleatória.

Esses tipos de ensaios clínicos são frequentemente empregados para avaliar políticas, mudanças nas práticas de saúde ou implementação de práticas baseadas em evidências. No entanto, ensaios clínicos não randomizados são muito menos eficazes do que ensaios clínicos randomizados para controlar o efeito de variáveis confundidoras. Por exemplo, em um ensaio clínico sobre os efeitos da cirurgia de revascularização do miocárdio em comparação à angioplastia percutânea, se os médicos decidirem quais pacientes passarão pelos procedimentos em vez de usar alocação aleatória, os pacientes escolhidos para a cirurgia provavelmente diferirão daqueles escolhidos para a angioplastia. Métodos analíticos podem ajustar para fatores medidos na linha de base que são desiguais nos dois grupos de estudo, mas essa estratégia não lida com o problema do confundimento não aferido (ver Capítulo 10). Quando os achados de estudos randomizados e não randomizados da mesma questão de pesquisa são comparados, os benefícios aparentes da intervenção são frequentemente maiores nos estudos não randomizados, mesmo após ajustar estatisticamente para diferenças nas variáveis da linha de base (19).

Às vezes, os participantes são alocados em grupos de estudo por um mecanismo que simula a randomização. Por exemplo, todo participante com um número de registro hospitalar par pode ser designado para o grupo de tratamento. Tais delineamentos podem oferecer vantagens logísticas, mas a pseudorrandomização não garante que os grupos de estudo sejam comparáveis na linha de base, e a previsibilidade da atribuição do grupo de estudo pode permitir que o pesquisador ou a equipe do estudo manipulem a sequência ou elegibilidade de novos participantes. Por exemplo, participantes potencialmente mais saudáveis do que a média podem ser inscritos preferencialmente se for previamente conhecido que eles farão parte do grupo de tratamento ativo.

Delineamentos não randomizados são, às vezes, escolhidos sob a crença equivocada de que são mais éticos do que a randomização porque permitem que o participante ou clínico escolha a intervenção. Acreditamos que os estudos são éticos apenas se tiverem uma probabilidade razoável de produzir a resposta correta à questão de pesquisa, e estudos não randomizados têm menos probabilidade de levar a um resultado correto do que delineamentos randomizados. Além disso, a base ética para qualquer ensaio clínico é a incerteza se a intervenção será benéfica ou prejudicial. Essa incerteza, denominada **equipolência**, significa que uma escolha de intervenções baseada em evidências não é possível e justifica a randomização.

Delineamentos não randomizados intragrupos

Delineamentos do tipo antes e depois

Ensaios clínicos com delineamentos do tipo antes e depois (ou pré-pós) comparam um desfecho antes e depois da realização de uma intervenção (Figura 12.6). O delineamento do tipo antes e depois

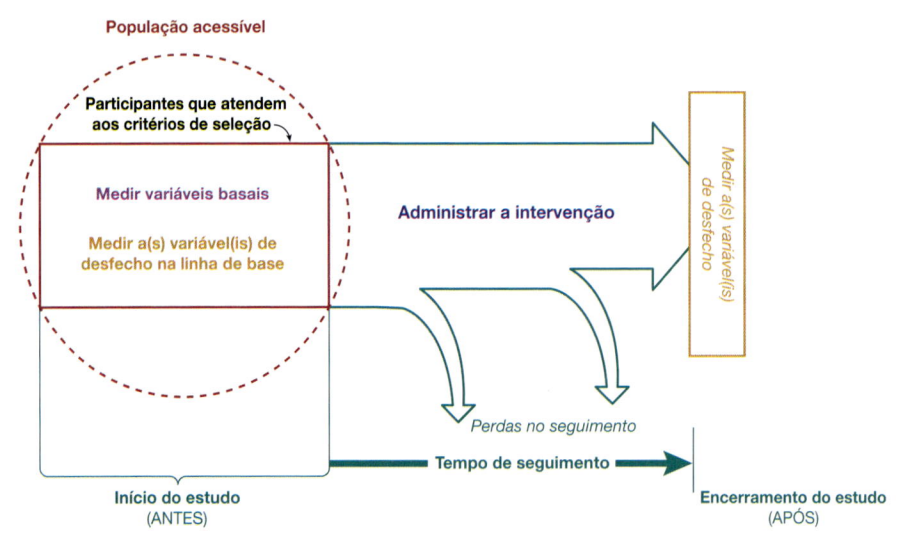

■ **FIGURA 12.6 Ensaio clínico do tipo antes e depois.** Em um delineamento de ensaio clínico antes e depois, os passos são:
- Selecionar uma amostra de participantes de uma população acessível adequada para receber a intervenção.
- Medir as variáveis preditoras e desfechos na linha de base.
- Aplicar a intervenção em toda a amostra.
- Acompanhar a amostra ao longo do tempo, minimizando as perdas no seguimento e avaliando a adesão à intervenção.
- Medir o desfecho após o período da intervenção.

equivale a um ensaio clínico de intervenção com um único braço sem grupo-controle. Esses delineamentos são amplamente utilizados, especialmente em estudos sobre o efeito de mudanças em políticas, processos e diretrizes, e em estudos clínicos de melhoria da qualidade. Suas principais vantagens são que eles podem superar preocupações éticas relacionadas a delineamentos randomizados e, geralmente, são de baixo custo e simples de serem conduzidos (20).

Se os mesmos participantes são avaliados antes e depois da intervenção, cada um atua como seu próprio controle, e características individuais como idade, etnia e fatores genéticos não são apenas balanceadas (como são em estudos randomizados intergrupos), mas eliminadas como variáveis confundidoras. Por exemplo, em um estudo sobre o efeito de um programa de treinamento, a habilidade de estudantes de medicina do último ano de interpretar corretamente ECGs pode ser comparada antes e depois da intervenção. No entanto, muitos ensaios clínicos do tipo antes e depois examinam o desfecho em grupos diferentes de pessoas. Se uma intervenção é introduzida para reduzir a incidência de infecções hospitalares por *Clostridium difficile*, a incidência antes e depois da intervenção terá sido medida em pacientes diferentes. Nesse caso, as comparações são suscetíveis às típicas variáveis confundidoras, como diferenças de idade e gravidade da doença.

A inferência causal em delineamentos de estudos antes e depois também é substancialmente enfraquecida pelo potencial de efeitos temporais, **regressão à média** e **efeitos de maturação**. **Mudanças temporais ou sazonais** na incidência de doenças ou no cuidado clínico podem afetar o desfecho independentemente da intervenção. Em estudos do tipo antes e depois, é possível observar melhorias no desfecho ao longo do tempo. Isso pode ser devido a alterações na forma como as doenças são relatadas, nas definições de casos e diversas outras mudanças que ocorrem paralelamente à intervenção. A título de exemplo, em um ensaio clínico que avalia o efeito da introdução de um novo desinfetante para as mãos na redução da incidência de infecções hospitalares, fatores como mudanças na equipe, na formação dos profissionais, no uso ampliado de equipamentos de proteção individual ou mesmo surtos sazonais podem justificar alterações nas taxas de infecção.

Mudanças entre os períodos antes e depois de uma intervenção também podem ser devidas à **regressão à média** – a tendência de uma medição regredir (voltar) em direção ao seu valor médio. A maioria das medições varia ao longo do tempo devido à variação biológica natural e à falta de precisão da medição. Se o ponto de corte para a inclusão em um estudo for definido no extremo alto (ou baixo) dessa variação, as medições subsequentes provavelmente estarão mais próximas da média geral. Por exemplo, se a pressão arterial de uma pessoa variar aleatoriamente entre 130 e 160 mmHg, e a inscrição em um ensaio clínico requer que a pressão arterial seja > 150 mmHg, é provável que as medições feitas após a inscrição sejam mais baixas do que esse critério de entrada, simplesmente devido à regressão à média, independentemente dos efeitos de qualquer intervenção. O mesmo problema ocorre se uma intervenção for instituída devido a um aumento recente na frequência de um desfecho que ela se destina a prevenir. Por exemplo, a variabilidade aleatória nas taxas de infecções adquiridas no hospital pode levar a equipe de controle de infecções a instituir uma intervenção quando observam uma alta taxa de infecções. A intervenção pode parecer eficaz quando, na verdade, a redução ocorre devido à regressão à média.

Participantes, equipe e profissionais tendem a aprender e melhorar ao longo do tempo (chamado de **efeito de maturação**) sem qualquer intervenção. Por exemplo, em um ensaio clínico antes e depois não controlado de uma intervenção para retardar o declínio cognitivo em pacientes com doença de Alzheimer, pode haver uma tendência natural de os participantes melhorarem seu desempenho nos testes de função cognitiva por meio do aumento da familiaridade com os testes. Por fim, muitos estudos antes e depois não têm duração suficiente para determinar se o efeito da intervenção é sustentável.

Mudanças temporais, regressão à média e efeitos de maturação podem ser minimizados ao **realizar várias medições do desfecho antes da intervenção** para garantir sua estabilidade. Por exemplo, em um ensaio clínico antes e depois de um betabloqueador para reduzir a frequência de enxaquecas, o número de episódios de enxaqueca por semana pode ser calculado em média ao longo de vários meses em um grupo de pacientes antes da aplicação da intervenção. Outra abordagem para fortalecer a inferência causal é adicionar um **teste de falsificação** pré-especificado para demonstrar que a intervenção afeta o desfecho de interesse, mas não outros desfechos que não deveriam mudar devido à intervenção. Por exemplo, em um estudo antes e depois de um novo medicamento antirretroviral para profilaxia pré-exposição para prevenir infecção por HIV, os pesquisadores também podem medir a incidência de outras infecções sexualmente transmissíveis (ISTs), que não devem ser afetadas pelos antirretrovirais. Se houver uma diminuição semelhante na incidência de HIV e outras ISTs após o início do tratamento, isso sugere que o benefício aparente do medicamento pode ter sido devido a uma redução no comportamento sexual de risco.

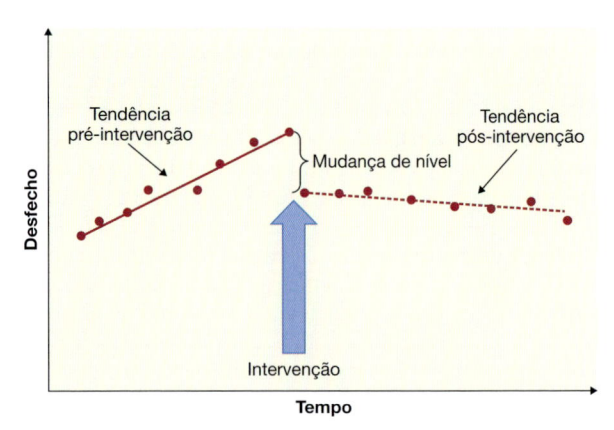

Delineamento de séries temporais interrompidas

Os **delineamentos de séries temporais interrompidas** se assemelham aos de "antes e depois". No entanto, eles se diferenciam por exigirem várias medições para estimar a tendência (ou inclinação) do desfecho antes da intervenção ser implementada. Após a realização da intervenção, várias medições são feitas para determinar se houve uma mudança no nível (uma discrepância entre o desfecho observado e o esperado na primeira medição pós-intervenção) ou na tendência do desfecho (Figura 12.7). É pressuposto que, se não fosse pela intervenção, a tendência observada antes dela teria se mantido constante (21).

Estudos de séries temporais interrompidas exigem uma clara diferenciação dos períodos pré e pós-intervenção. Eles funcionam melhor com desfechos que mudam relativamente rápido após a intervenção. Convencionalmente, são necessárias pelo menos três medições antes e depois da intervenção para calcular a tendência do desfecho (um número maior de medições fornece mais poder estatístico). Isso pode ser difícil de alcançar na prática.

Assim como ocorre com os estudos de antes e depois, as séries temporais interrompidas são frequentemente usadas para avaliar o impacto de mudanças em políticas, processos ou práticas quando ensaios clínicos randomizados não são possíveis. Elas têm a vantagem de levar em consideração as tendências do desfecho antes da intervenção. No entanto, as séries temporais interrompidas são propensas ao confundimento causado por mudanças relacionadas à sazonalidade, métodos de coleta ou classificação de dados, surtos de doenças ou outras mudanças simultâneas em políticas ou práticas. Alguns desses problemas podem ser abordados adicionando um grupo-controle que seja semelhante ao grupo de intervenção, conforme discutido na próxima seção.

Delineamentos não randomizados intergrupos

Tanto os estudos do tipo antes e depois quanto os de séries temporais interrompidas podem incluir um grupo-controle não randomizado. Um **estudo controlado "antes e depois"** (às vezes chamado de estudo antes e depois com grupo controle não equivalente) mede os desfechos em dois grupos de participantes simultaneamente antes e depois da intervenção. Os controles devem ser escolhidos a partir de populações, regiões ou clínicas que sejam semelhantes ao grupo da intervenção, mas que não receberam a intervenção. O principal desfecho é a diferença na mudança de desfechos entre os grupos de intervenção e controle, frequentemente denominada análise de **diferença em diferenças**. Se ambos os grupos passarem pelas mesmas mudanças sazonais, de políticas e de processos, é mais plausível que qualquer diferença entre os grupos no desfecho seja decorrente da intervenção. Esse delineamento é frequentemente viável se poucas medições forem necessárias e estiverem disponíveis das mesmas fontes (como prontuários eletrônicos) para ambos os grupos. Da mesma forma, delineamentos controlados de séries

■ **FIGURA 12.7 Séries temporais interrompidas.** Em um delineamento de séries temporais interrompidas, o desfecho é medido várias vezes antes da intervenção para estabelecer a tendência ou inclinação do desfecho pré-intervenção (linha contínua). Após a aplicação da intervenção, o desfecho é novamente medido múltiplas vezes para identificar qualquer mudança abrupta no nível do desfecho após a intervenção (indicado pela chave) e para estabelecer a tendência do desfecho pós-intervenção (linha pontilhada). Diz-se que a intervenção "interrompe" a série de medidas do desfecho.

temporais interrompidas adicionam um grupo-controle não randomizado, e o desfecho é a diferença entre os grupos na mudança de nível ou tendência do desfecho.

A regressão à média ainda é um grande problema em estudos controlados do tipo antes e depois, especialmente se o grupo de intervenção foi selecionado devido a um surto ou alto nível de doença que não ocorreu no grupo-controle. Em ambos os delineamentos de estudo, a falta de randomização pode resultar em diferenças entre os grupos de intervenção e controle (como mudanças sazonais, de processos ou de coleta de dados) que podem confundir o efeito da intervenção.

■ RESUMO

Variações do ensaio clínico randomizado cego clássico, com dados individuais e grupos em paralelo podem ser adequadas, se estiverem presentes as circunstâncias corretas:

1. O **ensaio clínico randomizado fatorial** tem como objetivo responder a duas (ou mais) questões de pesquisa distintas em um único estudo ao randomizar participantes para múltiplas intervenções, o que permite a um mesmo ensaio clínico responder mais de uma questão de pesquisa. Contudo, a modificação do efeito de uma intervenção pela outra pode reduzir o poder estatístico do estudo, e as populações estudadas devem ser adequadas para cada intervenção.
2. Os **ensaios clínicos de não inferioridade** são às vezes utilizados para comparar uma nova intervenção a um tratamento já estabelecido para determinar se a eficácia dos dois tratamentos não difere por um valor superior a um limite considerado clinicamente relevante. Esse delineamento pode ser apropriado quando já existe um padrão de cuidado clínico estabelecido, mas geralmente requer uma amostra maior do que estudos que comparam uma nova intervenção a um placebo.
3. **Delineamentos adaptativos**, que permitem alterações no protocolo do estudo com base em análises interinas dos resultados, podem ser uma estratégia eficiente para estudar certas intervenções. Ensaios clínicos de plataforma possuem um protocolo adaptativo principal que pode avaliar múltiplas intervenções, possibilitando identificar intervenções eficazes mais rapidamente e com menos recursos em comparação aos delineamentos tradicionais.
4. Em um **delineamento cruzado**, alguns participantes são randomizados para iniciar com a intervenção ativa, enquanto outros com a intervenção controle; cada grupo então "cruza", trocando de lado para a outra intervenção. Assim, cada participante age como seu próprio controle, e o aumento do poder estatístico decorrente da análise pareada faz com que sejam necessários menos participantes do que nos ensaios clínicos com grupos em paralelo.
5. Em um **ensaio clínico com lista de espera**, os participantes são randomizados para receber a intervenção no início do estudo ou para um grupo controle de lista de espera que recebe a intervenção após um período de tempo definido. Esse delineamento tem a vantagem de facilitar significativamente o arrolamento de participantes para intervenções altamente desejadas, além de permitir uma comparação randomizada em situações onde é previsto que todos os participantes elegíveis receberão em algum momento a intervenção.
6. **Delineamentos com "N igual a 1"** são ensaios clínicos cruzados com apenas um participante. Buscam responder questões clínicas sobre eficácia ou efeitos adversos em um paciente individual.
7. Em um **ensaio clínico com randomização por conglomerados**, grupos ou conglomerados de participantes são randomizados para as intervenções, e não indivíduos isolados. Randomizar uma intervenção para grupos de pessoas pode ser mais factível e custo-efetivo do que randomizar um indivíduo de cada vez.
8. Em um **ensaio clínico com implementação escalonada**, indivíduos, conglomerados ou grupos de conglomerados são randomizados para a ordem em que começam a intervenção. Ao final do estudo, todos terão recebido a intervenção. Esse delineamento é mais apropriado quando se espera que todos em um grupo recebam a intervenção devido a questões políticas, culturais ou de equidade.
9. **Delineamentos não randomizados intragrupos**, que comparam o efeito de uma intervenção em grupos que não foram randomizados, são apropriados quando estudos randomizados não são possíveis por restrições éticas, políticas, sociais ou de ordem logística. Eles incluem:
    a. **Delineamentos do tipo antes e depois** em *indivíduos* medem o nível ou a frequência de um desfecho (como peso corporal) antes e depois de uma intervenção ser aplicada, para avaliar

se o desfecho muda após a intervenção. Delineamentos do tipo antes e depois em *populações* medem a frequência de um desfecho em uma população antes e após uma intervenção.
   b. **Delineamentos de séries temporais interrompidas** requerem várias medições antes e depois da intervenção para estimar uma mudança no nível do desfecho no momento da introdução da intervenção ou uma mudança na tendência (inclinação) do desfecho após a intervenção. Em contraste com os estudos do tipo antes e depois, os delineamentos de séries temporais interrompidas têm a vantagem de considerar tendências no desfecho antes da intervenção.
10. **Delineamentos não randomizados intergrupos.** Os estudos antes e depois e os de séries temporais interrompidas podem incluir um grupo controle não randomizado. Os **estudos antes e depois controlados** medem os desfechos em dois grupos de participantes simultaneamente, antes e depois de uma intervenção. O desfecho principal é a **diferença em diferenças**, ou seja, a diferença na mudança ao longo do tempo dos desfechos entre os grupos de intervenção e controle. Incluir um grupo-controle pode permitir levar em consideração mudanças sazonais, de políticas públicas e de processos e, assim, fortalecer a inferência causal.

REFERÊNCIAS

1. Manson JE, Cook NR, Lee I-M, et al. Vitamin D supplements and prevention of cancer and cardiovascular disease. *N Engl J Med*. 2019;380:33-44.
2. Manson JE, Cook NR, Lee I-M, et al. Marine n–3 fatty acids and prevention of cardiovascular disease and cancer. *N Engl J Med*. 2019;380:23-32.
3. Dumoulin C, Cacciari LP, Hay-Smith EJC. Pelvic floor muscle training versus no treatment, or inactive control treatments, for urinary incontinence in women. *Cochrane Database Syst Rev*. 2018;10(10):CD005654.
4. Dumoulin C, Morin M, Danieli C, et al., for the Urinary Incontinence and Aging Study Group. Group-based vs individual pelvic floor muscle training to treat urinary incontinence in older women: a randomized clinical trial. *JAMA Intern Med*. 2020;180(10):1284-1293.
5. Piaggio G, Elbourne DR, Altman DG, et al. Reporting of non-inferiority and equivalence randomized trials. An extension of the CONSORT Statement. *JAMA*. 2006;295:1152-1160.
6. Piaggio G, Elbourne DR, Pocock SJ, et al. Reporting of non-inferiority and equivalence randomized trials. An extension of the CONSORT 2010 statement. *JAMA*. 2012;308:2594-2604.
7. D'Agostino RB Sr., Massaro JM, Sullivan LM, et al. Non-inferiority trials: design concepts and issues—the encounters of academic consultants in statistics. *Statist Med*. 2003;22:169-186.
8. Kaul S, Diamond GA. Good enough: a primer on the analysis and interpretation of non-inferiority trials. *Ann Intern Med*. 2006;145:62-69.
9. Chang M, Chow S, Pong A. Adaptive design in clinical research: issues, opportunities, and recommendations. *J Biopharm Stat*. 2006;16:299-309.
10. Berry SM, Connor JT, Lewis RJ. The Platform Trial: an efficient strategy for evaluating multiple treatments. *JAMA*. 2015;313:1619-1620.
11. Beigle JH, Tomashek KM, Dodd LE, et al., for the ACTT-1 Study Group Members. Remdesivir for the treatment of Covid-19—final report. *N Engl J Med*. 2020;383:1813-1826.
12. Guyatt G, Sackett D, Taylor DW, et al. Determining optimal therapy—randomized trials in individual patients. *N Engl J Med*. 1986;314:889-892.
13. Walsh M, Hilton J, Masouredis C, et al. Smokeless tobacco cessation intervention for college athletes: results after 1 year. *Am J Public Health*. 1999;89:228-234.
14. Donner A, Birkett N, Buck C, et al. Randomization by cluster: sample size requirements and analysis. *Am J Epidemiol*. 1981;114:906-914.
15. Cook AJ, Delong E, Murray DM, et al. Statistical lessons learned for designing cluster randomized pragmatic clinical trials from the NIH health care systems collaboratory biostatistics and design core. *Clin Trials*. 2016;13:504-512.
16. Hemming K, Haines TP, Chilton PJ, et al. The stepped wedge cluster randomised trial: rationale, design, analysis, and reporting. *BMJ*. 2015;350:h391.
17. Ellenberg SS. The stepped-wedge clinical trial. Evaluation by rolling deployment. *JAMA*. 2018;319:607-608.
18. Gruber JS, Reygadas F, Arnold BF, Ray I, Nelson K, Colford JM. A stepped wedge, cluster-randomized trial of a household UV-disinfection and safe storage drinking water intervention in rural Baja California Sur, Mexico. *Am J Trop Med Hyg*. 2013;89(2):238-245.
19. Chalmers T, Celano P, Sacks H, et al. Bias in treatment assignment in controlled clinical trials. *N Engl J Med*. 1983;309:1358-1361.
20. Sedgwick P. Before and after study designs. *BMJ*. 2014;349:g5074.
21. Bernal JL, Cummings S, Gasparrini A. Interrupted time series regression for the evaluation of public health interventions: a tutorial. *Int J Epidemiol*. 2017;46:348-355.

APÊNDICE 12A
Ensaios clínicos bayesianos

A maioria dos ensaios clínicos, como aquele que investiga se os bisfosfonatos reduzem o risco de fratura de quadril em indivíduos com doença de Parkinson, é projetada para avaliar se um tratamento apresenta um determinado efeito, tal como uma redução de 20% na probabilidade de um desfecho, para um dado nível de significância estatística (alfa). Com base nesse objetivo, são definidos o tamanho da amostra, os métodos de recrutamento, os planos de acompanhamento e os orçamentos do estudo. Ao término da pesquisa, os pesquisadores utilizam um teste estatístico para determinar o valor P e comparar os riscos de fratura de quadril entre os grupos de intervenção e controle, avaliando assim se os resultados são estatisticamente significativos. Caso sejam realizadas análises interinas durante o estudo, o valor de alfa pode ser dividido pelo número dessas análises ou ajustado de acordo com outros critérios. Essa abordagem **frequentista** de delineamento de estudo e análise de dados baseia-se em quão frequentemente os resultados do estudo (ou resultados ainda mais extremos) seriam observados na amostra, caso a hipótese nula fosse verdadeira para a população-alvo (ver o Capítulo 5). Tal abordagem não leva em conta informações prévias sobre os efeitos dos bisfosfonatos em fraturas do quadril.

Em contrapartida, ao usar uma **abordagem bayesiana** (1-3) para a mesma questão de pesquisa, seriam levados em consideração os diversos estudos anteriores que indicam que os bisfosfonatos reduzem o risco de fratura de quadril em pessoas sem doença de Parkinson (Tabela 12A.1). Essa abordagem começa estabelecendo uma probabilidade *a priori*, baseada em informações ou estudos anteriores, para cada nível de eficácia do tratamento em pessoas com doença de Parkinson. Por exemplo, pode-se atribuir uma probabilidade *a priori* de 0,2 de que os bisfosfonatos não ofereçam benefícios (ou até mesmo sejam prejudiciais); uma probabilidade de 0,3 de que a redução no risco de fratura de quadril seja de até 20%; e uma probabilidade de 0,5 de que a redução seja de 20% ou mais. (A soma dessas proporções deve ser 1,0.) À medida que dados sobre as fraturas de quadril são coletados durante o estudo, eles são combinados com as probabilidades *a priori*, resultando em novas probabilidades denominadas **probabilidade *a posteriori***. A metodologia bayesiana em ensaios clínicos assemelha-se ao que clínicos fazem ao combinar a probabilidade pré-teste de uma doença com os resultados de um teste diagnóstico para calcular a probabilidade pós-teste da mesma doença (4).

A probabilidade *a priori* da eficácia de um tratamento não se resume a um único número – ou mesmo a alguns números, conforme exemplificado anteriormente. Em vez disso, ela é expressa por meio de uma **distribuição *a priori***, geralmente representada por uma curva normal (em forma de sino), que estima a probabilidade de eficácia tratando-a como uma variável contínua (Figura 12A.1). Quando há um vasto conhecimento sobre os efeitos de um tratamento, a distribuição *a priori* é mais estreita; por outro lado, ela é mais ampla quando se tem uma evidência limitada. Em condições ideais, essa distribuição é fundamentada nos resultados de estudos anteriores de alta qualidade que abordam questões de pesquisa semelhantes. Contudo, em algumas situações, ela pode se basear em opiniões de especialistas e julgamentos subjetivos.

Como se determina a distribuição *a priori*? Considere, por exemplo, um novo tratamento que envolve uma pequena modificação em um medicamento já existente que reduziu o risco do desfecho em cerca de 15% em vários ensaios clínicos bem conduzidos. Nessa situação, é provável que o novo tratamento tenha um efeito semelhante, justificando assim o uso de uma **distribuição *a priori* otimista** no espectro da eficácia, talvez variando de um benefício de 7,5 a 22,5%. Em contrapartida, se os estudos prévios com um medicamento semelhante focaram majoritariamente nos seus efeitos em biomarcadores, uma **distribuição *a priori* cética**, centrada no zero, seria apropriada, admitindo uma pequena possibilidade de o tratamento proporcionar grande benefício (ou prejuízo). Normalmente, as distribuições *a priori* adotam um formato de sino, mas, quando são **não informativas**, podem ser planas (i.e., distribuídas de maneira equitativa entre os possíveis níveis de benefício e prejuízo), refletindo a falta de informações concretas.

Frequentemente, a distribuição *a priori*, obtida de resultados de estudos anteriores, é adaptada ao ser combinada com uma distribuição *a priori* cética ou não informativa. A proporção dessa

TABELA 12A.1 Comparação das abordagens frequentista e bayesiana em ensaios clínicos

CONCEITO	FREQUENTISTA	BAYESIANA
Resultado do ensaio clínico	Efeito do tratamento, expresso como uma estimativa-ponto e um intervalo de confiança.	Distribuição a posteriori para o efeito do tratamento, média ou mediana a posteriori e intervalo de credibilidade.
Consideração de evidências anteriores	Usada de forma subjetiva, se usada, para interpretar o valor P.	A análise exige a distribuição a priori da eficácia. A ausência de evidência geralmente sugere uma distribuição a priori plana ou cética (ver texto).
Significância estatística ou evidência suficiente de eficácia	O valor P para a hipótese nula é menor do que o limiar pré-especificado (geralmente 0,05).	Alta probabilidade a posteriori de eficácia; pode ser mais rigoroso quando se busca aprovação regulatória para um novo tratamento.
Papel da opinião clínica de especialista sobre a eficácia	Nenhum	Define a distribuição das probabilidades a priori. Muitas vezes envolve especificar em que medida os resultados de estudos anteriores se aplicam.
Decisões subjetivas	Interpretar um valor P como indicativo da presença de um efeito do tratamento. Requer especificações para estimativas de tamanho de amostra, monitoramento de dados e escolha do modelo analítico.	Escolha da distribuição a priori. Escolha do modelo analítico.
Tamanho da amostra	Especificado antecipadamente a partir da magnitude do efeito, alfa e beta; a definição da magnitude de efeito esperada geralmente se baseia em uma estimativa informada.	Pode ser deixado não especificado; os participantes são acumulados até que uma determinada probabilidade de eficácia (ou dano ou falta de eficácia) seja alcançada. Às vezes, determinado pelo tamanho de amostra esperado que é necessário para obter uma evidência suficiente.
Orçamento	Ter um tamanho de amostra fixo permite ter um valor de orçamento fixo.	Um delineamento bayesiano inteiramente sequencial requer um orçamento flexível.
Regras de monitoramento e interrupção	Os dados são analisados em momentos especificados. As regras de interrupção baseadas em valores P são ajustadas (penalizadas) de acordo com o número de análises interinas.	Os resultados podem ser atualizados continuamente sem penalização; novas probabilidades a posteriori substituem as anteriores.

combinação, baseada no julgamento de especialistas sobre a relevância dos estudos anteriores para a situação clínica atual, resulta em uma nova distribuição a priori.

Ao chegar o momento de analisar os dados, os ensaios clínicos bayesianos não avaliam a significância estatística do resultado. Em vez disso, esse resultado é integrado à distribuição a priori para gerar uma **distribuição a posteriori**, indicando o alcance provável do efeito do tratamento. Comumente, ela é resumida em um **intervalo crível** ou um **intervalo de maior densidade a posteriori**. Por exemplo, um intervalo crível de 90% tem uma probabilidade de 0,9 de que o efeito do tratamento esteja dentro dele, assumindo que a escolha da distribuição a priori seja adequada. Alternativamente, os resultados podem ser apresentados como a probabilidade de um determinado efeito terapêutico, tal como uma probabilidade de 0,94 de que o tratamento reduza o risco do desfecho em pelo menos 30%, considerando a distribuição a priori escolhida.

A abordagem bayesiana pode levar a uma conclusão diferente da frequentista. A título de exemplo, Brophy (5) reanalisou os resultados de um ensaio clínico em que pacientes com doença do tronco da coronária esquerda foram distribuídos aleatoriamente para receber intervenção coronariana percutânea (ICP) ou cirurgia de revascularização miocárdica (CRM). Observou-se que o desfecho primário (morte, infarto do miocárdio e acidente vascular cerebral num período de 5 anos) era substancialmente mais comum em pacientes submetidos à ICP do que à CRM. No entanto, o intervalo de confiança de 95% para o aumento de risco (de –0,9 a 6,5%) incluía o valor zero. Dessa

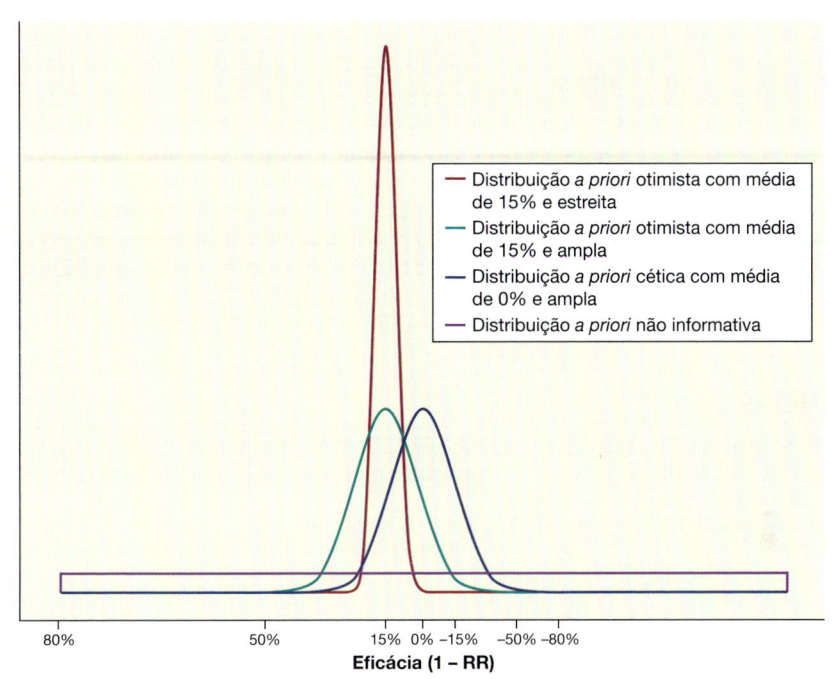

FIGURA 12A.1 Exemplos de distribuições *a priori*. O eixo X representa a eficácia de um tratamento; o eixo Y indica a probabilidade *a priori* dessa eficácia, definida como 1 – RR, onde RR é a razão de risco ao comparar o tratamento ao controle. A linha vermelha exibe uma distribuição *a priori* estreita, centrada em uma eficácia de 15%; a linha verde apresenta uma distribuição *a priori* mais larga, igualmente centrada em 15% de eficácia; a linha azul indica uma distribuição *a priori* cética, centrada em uma eficácia de 0%; e a linha roxa representa uma distribuição *a priori* plana e não informativa, também centrada em 0%. A área sob cada curva totaliza 1,0.

forma, usando a abordagem frequentista, o estudo concluiu que não havia diferença significativa nos desfechos entre ICP e CRM, o que transmite pouca informação prática. Contudo, quando se adota a abordagem bayesiana, e considerando-se os resultados de ensaios clínicos anteriores com questões de pesquisa similares, estima-se uma probabilidade de 0,96 de que a ICP aumente o risco nos desfechos do ensaio.

O delineamento de um ensaio clínico bayesiano apresenta diversas particularidades quando comparado a um ensaio clínico randomizado tradicional. O tamanho da amostra para um ensaio bayesiano pode ser baseado no número esperado de participantes necessários para fornecer evidências suficientes para produzir uma distribuição *a posteriori* suficientemente estreita. No entanto, essa determinação não precisa ser feita antecipadamente. Sob uma estratégia sequencial, à medida que os dados de desfecho são coletados, os pesquisadores atualizam a probabilidade de o tratamento ser eficaz ou prejudicial. Como as abordagens bayesianas não dependem de valores P e alfa, essa atualização pode ser feita sem ajustes para análises interinas (6). Quando essa probabilidade ultrapassa um limite pré-especificado para eficácia, risco ou inutilidade, o arrolamento de participantes pode ser interrompido. É importante salientar que, em um ensaio clínico bayesiano, os pesquisadores devem especificar a distribuição *a priori* da eficácia do tratamento, determinar se e como essa distribuição será modificada e decidir se e como essas determinações serão reavaliadas durante o estudo.

O fato de não se estabelecer um tamanho de amostra fixo, o que é por vezes referido como delineamento completamente sequencial, exige uma abordagem flexível quanto ao financiamento. Isso porque o tamanho da amostra e o tempo de acompanhamento podem não ser estabelecidos no início do estudo. Assim, no lugar de determinar um orçamento fixo, quem financia o estudo deve estar ciente de que este pode durar mais tempo, e consequentemente, ter um custo superior ao inicialmente previsto, ainda que possa também terminar antes do esperado.

Em resumo, ensaios clínicos bayesianos levam em conta dados anteriores sobre a eficácia de uma intervenção quando são planejados e analisados. Uma abordagem bayesiana pode ser apropriada quando há dados anteriores suficientes para informar a distribuição *a priori*. Ensaios clínicos bayesianos têm a vantagem potencial de necessitar de um tamanho de amostra menor se os resultados observados estiverem em consonância com as expectativas *a priori*. Além disso, apresentar os resultados do estudo como uma faixa de probabilidades para a eficácia de um tratamento pode ser mais informativo do que um único valor *P* ou um intervalo de confiança. No entanto, uma abordagem bayesiana depende de julgamentos subjetivos sobre a distribuição *a priori*, incluindo quão bem os dados existentes se aplicam à população-alvo e ao tratamento. Ensaios clínicos bayesianos também exigem uma abordagem flexível ao orçamento, o que pode ser um desafio ao buscar financiamento de fontes convencionais, como, por exemplo, o National Institutes of Health (NIH) nos EUA.

REFERÊNCIAS

1. Harrell FE, Jr. Introduction to Bayes for Evaluating Treatments. http://hbiostat.org/doc/bayes/course.html
2. Diamond GA, Kaul S. Prior convictions: Bayesian approaches to the analysis and interpretation of clinical megatrials. *J Am Coll Cardiol*. 2004;43(11):1929-1939.
3. Berry DA. Bayesian clinical trials. *Nat Rev Drug Discov*. 2006;5:27-36.
4. Browner WS, Newman TB. Are all significant P values created equal? The analogy between diagnostic tests and clinical research. *JAMA*. 1987;257:2459-2463.
5. Brophy JM. Bayesian interpretation of the EXCEL trial and other randomized clinical trials of left main coronary artery revascularization. *JAMA Intern Med*. 2020;180:986-992.
6. Gelman A, Hill J, Yajima M. Why we (usually) don't have to worry about multiple comparisons. *J Res Educ Effective*. 2012;5:189-211.

APÊNDICE 12B
Exercícios para o Capítulo 12. Delineamentos alternativos para estudos de intervenções

1. A finasterida, um medicamento inibidor da 5-alfa-redutase, é um dos poucos medicamentos aprovados pela Food and Drug Administration (FDA) dos EUA para tratar a calvície masculina. Usado diariamente, o medicamento é moderadamente eficaz em promover o crescimento do cabelo, embora os efeitos se percam após 6 meses se for interrompido. Outra classe de medicamentos, as estatinas, demonstrou aumentar o crescimento capilar em roedores, por meio de uma via biológica diferente da finasterida. Imagine que uma empresa *start-up* deseja coletar evidências da eficácia de um novo medicamento tópico de estatina (HairStat) para o tratamento da calvície masculina. Liste pelo menos uma vantagem e uma desvantagem das seguintes abordagens para conduzir um ensaio clínico para esse fim:
   a. Randomizar homens com calvície masculina para usar HairStat *versus* placebo, sem oferecer finasterida para nenhum dos grupos.
   b. Conduzir um ensaio clínico randomizado de HairStat *versus* finasterida para comparar a eficácia desses tratamentos.
   c. Randomizar homens para usar HairStat *versus* placebo, mas recrutar apenas homens que anteriormente não viram benefício ou não toleraram a finasterida.
   d. Em um ensaio clínico fatorial, atribuir aleatoriamente homens para usar (1) finasterida e HairStat, (2) finasterida e placebo-HairStat, (3) placebo-finasterida e HairStat, ou (4) duplo placebo.
   e. Conduzir um ensaio clínico cruzado no qual homens são randomizados para começar a tomar finasterida e depois mudar para HairStat após 3 meses, ou vice-versa.
2. Você trabalha para uma grande empresa com várias filiais e está interessado em diminuir a obesidade e incentivar hábitos alimentares saudáveis entre seus funcionários. Um consultor recomenda implementar uma intervenção alimentar multicomponentes que consiste na distribuição de folhetos nutricionais, promoções na cantina da empresa, cartazes educativos nas áreas comuns e oficinas de conscientização alimentar ajustadas aos horários de trabalho. Você tem interesse em avaliar se a intervenção promove a perda de peso entre os funcionários que estão com sobrepeso ou obesidade. Quais são as potenciais vantagens ou desvantagens das seguintes abordagens para implementar e avaliar essa intervenção?
   a. Randomizar individualmente os funcionários da empresa para receberem ou não a intervenção de suporte nutricional, e monitorar as mudanças no seu peso ao longo de 6 meses.
   b. Implementar a intervenção de forma simultânea em todas as filiais da empresa durante 6 meses, e analisar a variação no peso dos funcionários antes e depois da intervenção.
   c. Conduzir um ensaio clínico de implementação escalonada (*stepped wedge trial*) no qual a intervenção alimentar é introduzida sequencialmente em todas as filiais da empresa em uma ordem aleatória ao longo de um período de 6 meses.
   d. Conduzir um ensaio clínico com randomização por conglomerados, no qual diferentes filiais da empresa são aleatoriamente designadas para receber ou não a intervenção de suporte nutricional.

CAPÍTULO 13

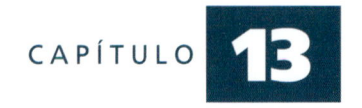

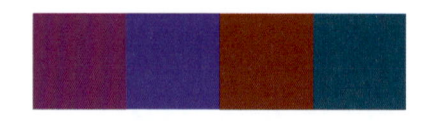

Delineando estudos de testes médicos

Thomas B. Newman, Michael A. Kohn, Warren S. Browner
e Mark J. Pletcher

Os estudos sobre testes médicos, como aqueles usados, por exemplo, para rastrear um fator de risco, diagnosticar uma doença ou estimar o prognóstico de um paciente, são um aspecto importante da pesquisa clínica. Consideramos também como testes médicos os escores de risco compostos por várias medições primárias. Os delineamentos apresentados neste capítulo podem ser usados para estudar se um determinado teste deve ser realizado e em quem ele deve ser aplicado.

A maioria dos delineamentos para estudos sobre testes médicos se assemelha aos delineamentos observacionais dos Capítulos 8 e 9, com algumas diferenças importantes. A diferença mais notável é que a meta da maioria dos estudos observacionais é identificar associações estatisticamente significativas que representam efeitos causais. Em contrapartida, demonstrar que um resultado de teste tem uma associação estatisticamente significativa com uma determinada condição não estabelece se esse teste seria clinicamente útil; para a maioria dos estudos sobre testes médicos, a causalidade é irrelevante. Assim, medidas de associação, significância estatística e controle do confundimento são considerações secundárias para esses estudos. Em vez disso, o foco recai sobre parâmetros descritivos, como **sensibilidade**, **especificidade**, **curvas ROC** (do inglês *receiver operating characteristic*) e **razões de verossimilhança** (RVs), juntamente com seus respectivos intervalos de confiança (ICs). Finalmente, os estudos sobre testes médicos são quase sempre realizados em pacientes – termo que utilizaremos ao longo deste capítulo.

■ DETERMINANDO SE UM TESTE É ÚTIL

Para um teste ser considerado útil, ele deve sobreviver a uma série de questionamentos progressivamente mais rigorosos que avaliam sua **reprodutibilidade**, **acurácia**, **factibilidade** e, o que é mais importante, seus **efeitos nas decisões clínicas e nos desfechos** (Tabela 13.1). Respostas favoráveis a todos esses questionamentos são critérios necessários para se ter confiança de que vale a pena realizar um teste. Afinal, se um teste fornecer resultados muito diferentes dependendo de quem o realiza ou de onde ele é feito, dificilmente será útil. Além disso, se um teste raramente acrescentar informações novas, é improvável que influenciará decisões clínicas. Mesmo influenciando decisões clínicas, se elas não se traduzirem em melhora dos desfechos clínicos dos pacientes testados com um risco e custo aceitáveis, o teste também poderá não ser útil.

Se a aplicação de um teste melhorar os desfechos dos pacientes testados, será possível inferir respostas favoráveis a outros questionamentos. No entanto, estudos que avaliam se realizar um teste melhora os desfechos dos pacientes são os mais desafiadores de serem realizados. Dessa forma, os potenciais efeitos de um novo teste sobre os desfechos são geralmente inferidos ao se comparar sua acurácia, segurança ou os custos com aqueles de testes já existentes. Ao desenvolver um novo teste diagnóstico ou prognóstico, pode ser útil avaliar quais decisões ele pretende guiar e quais aspectos da prática atual necessitam de maior aprimoramento. Por exemplo, os testes atuais são confiáveis? São inacurados, caros, perigosos ou de difícil execução?

Tópicos comuns relacionados a estudos sobre testes médicos

Antes de discutir questões específicas relacionadas aos diferentes delineamentos descritos na Tabela 13.1, iremos abordar vários aspectos que se aplicam de forma geral aos estudos sobre testes médicos.

TABELA 13.1 Questões usadas para determinar a utilidade de um teste médico, possíveis delineamentos para respondê-las e estatísticas para relatar os resultados

QUESTÃO	DELINEAMENTOS POSSÍVEIS	ESTATÍSTICAS PARA OS RESULTADOS[a]
Qual é a reprodutibilidade do teste?	Estudos sobre variabilidade intra e interobservador e intra e interlaboratório	Proporção de concordância, kappa, coeficiente de variação, média e distribuição das diferenças, gráficos de Bland-Altman (evitar o coeficiente de correlação)
Qual é a acurácia do teste para diagnosticar uma doença?	Delineamentos como o transversal, o de caso-controle ou aqueles com amostragem baseada no resultado de um teste, nos quais compara-se o resultado do teste a um "padrão-ouro"	Sensibilidade, especificidade, valor preditivo positivo e negativo, curvas ROC e razões de verossimilhança (razões de probabilidades diagnósticas)
Qual é a acurácia do teste ou do modelo de predição para predizer a ocorrência de um desfecho?	Delineamentos de coorte nos quais os resultados do teste são usados para estimar a probabilidade de desenvolver um desfecho	Razões de riscos, razões de azares, riscos absolutos, curvas ROC, gráficos de calibração e cálculos de benefício líquido
Quão factível e viável em termos de custos é o teste?	Estudos prospectivos ou retrospectivos que comparam o teste ao padrão atual de cuidado	Custos médios, proporções que têm efeitos adversos, proporções dispostas a fazer o teste
Com que frequência os resultados do teste afetam decisões clínicas?	Estudos sobre rendimento diagnóstico, análises de decisão clínica pré e pós-teste	Proporção de anormais, investigação adicional feita naqueles que testam positivo, proporção de testes que levam a mudanças nas decisões clínicas, custo por resultado anormal ou por mudança na decisão clínica
A realização do teste melhora o desfecho clínico ou produz efeitos adversos?	Ensaios clínicos randomizados, estudos de coorte ou de caso-controle, ou análises de decisão ou de custo-efetividade. A variável preditora é a aplicação do teste e os desfechos incluem morbidade, mortalidade ou custos relacionados à doença ou ao seu tratamento.	Razões de riscos, razões de chances, razões de azares, riscos absolutos, números necessários tratar, taxas e razões de desfechos desejáveis e indesejáveis, como custo ou efeitos adversos por cada desfecho desfavorável prevenido

[a] A maioria das estatísticas desta tabela deve ser acompanhada por seus intervalos de confiança.

Espectro da gravidade da doença e dos resultados de testes

Como a meta da maioria dos estudos sobre testes médicos é inferir sobre populações por meio de medições em amostras, a validade das inferências depende em grande parte da forma como a amostra foi selecionada. O **viés de espectro** ocorre quando o espectro da doença (ou ausência de doença) na amostra difere daquele dos pacientes na população clínica para a qual o teste é destinado. Em um estágio inicial do desenvolvimento de um teste diagnóstico, pode ser adequado investigar se um teste consegue distinguir pacientes com doença evidente, em fase tardia, de controles saudáveis; se ele não conseguir, é possível retornar ao laboratório e buscar modificar o teste ou desenvolver um novo. Em etapas mais avançadas, quando se investiga a utilidade clínica do teste, os espectros de doença e ausência de doença devem ser representativos dos pacientes para os quais o teste será aplicado. Por exemplo, um teste desenvolvido comparando pacientes com câncer de pâncreas já diagnosticado com controles saudáveis poderia posteriormente ser avaliado em uma amostra mais difícil, porém clinicamente realista, como pacientes consecutivos com dor abdominal ou perda de peso não explicados.

O viés de espectro também pode ocorrer a partir de um espectro inadequado de resultados de testes. Por exemplo, considere um estudo sobre a concordância interobservador entre radiologistas na leitura de mamografias. Se for solicitado a eles classificar as imagens como normais ou anormais, a concordância será muito maior se o pesquisador selecionar imagens "positivas" que sejam claramente anormais e imagens "negativas" que não apresentem nenhuma suspeita de anormalidade.

Importância do cegamento (mascaramento)

Embora muitos testes, como aqueles realizados por equipamentos automatizados de análises bioquímicas, sejam objetivos, outros, como exames físicos e radiografias, envolvem interpretação subjetiva. Sempre que possível, os pesquisadores devem assegurar o cegamento das pessoas que interpretam os testes subjetivos em relação a outras informações sobre o paciente testado. Por exemplo, em um estudo sobre o papel da ultrassonografia no diagnóstico de apendicite, os profissionais que interpretam as ultrassonografias não devem estar cientes dos resultados da anamnese e do exame físico.[1] Da mesma forma, embora alguns **padrões-ouro** (aos quais os resultados dos testes são comparados) sejam objetivos (como a morte), outros são subjetivos, como a determinação do patologista sobre quem tem ou não apendicite. Quando o padrão-ouro é subjetivo, aqueles que o aplicam não devem conhecer os resultados do teste em avaliação. O cegamento dos avaliadores previne que vieses, preconcepções e informações de outras fontes influenciem o resultado do teste; assegurar o cegamento daqueles que aplicam o padrão-ouro impede que o resultado do teste influencie a decisão sobre quem tinha ou não o desfecho.

Fontes de variação

Para algumas questões de pesquisa, as diferenças entre os pacientes representam a principal fonte de variação nos resultados de um teste. Por exemplo, a proporção de crianças com apendicite que têm contagem elevada de leucócitos tende a não variar significativamente conforme o laboratório responsável pelo hemograma. Por outro lado, muitos resultados de teste dependem da pessoa que o realiza ou do cenário em que é feito. Por exemplo, a sensibilidade, especificidade e confiabilidade interobservador do ultrassom para diagnosticar a apendicite dependem da habilidade técnica do profissional que coleta as imagens, da competência e experiência dos profissionais que as interpretam, bem como da qualidade do aparelho usado. Quando a acurácia pode variar de profissional para profissional ou de instituição para instituição, é útil estudar a consistência dos resultados entre os distintos profissionais e instituições.

Imperfeições no padrão-ouro

Algumas doenças têm um padrão-ouro que é geralmente aceito para indicar a presença ou ausência da doença alvo, como o exame patológico do apêndice para apendicite. Em outras doenças, o padrão-ouro é uma definição arbitrária, como a de que, para haver doença coronariana, é necessária uma obstrução de 50% ou mais em pelo menos uma artéria coronária principal, conforme visualizado na angiografia. Ainda existem doenças, como muitas reumatológicas, que exigem que o paciente apresente um determinado número de sinais, sintomas ou alterações laboratoriais. Obviamente, se um sinal, sintoma ou teste laboratorial faz parte do padrão-ouro, ele será um bom preditor de quem tem a doença. Isso é chamado de **viés de incorporação**, porque o teste que está sendo estudado (frequentemente chamado de **teste índice**) é incorporado ao padrão-ouro. Esse viés pode ser evitado ao usar um padrão-ouro que não incorpore o teste índice. Caso isso não seja possível, em vez de investigar o quão bem o teste índice prediz o padrão-ouro, o pesquisador pode determinar o quão bem os resultados do teste predizem o prognóstico ou a resposta ao tratamento.

É importante também refletir se o padrão-ouro é realmente "de ouro". Se o padrão-ouro for imperfeito, ele pode fazer um teste parecer pior do que realmente é (caso na realidade o teste índice seja superior ao padrão-ouro (1)) ou parecer melhor do que é (se o teste índice cometer os mesmos erros que o padrão-ouro) (2).

Perigos do sobreajuste

Os testes são desenvolvidos por meio de estudos que são, por sua natureza, inerentemente imperfeitos. O **sobreajuste** acontece quando a variabilidade aleatória inevitável e o ruído decorrentes de erros de amostragem ou de medição têm peso excessivo na interpretação feita pelos desenvolvedores dos testes e acabam sendo integrados ao próprio algoritmo do teste. O sobreajuste faz com que um teste tenha um desempenho pior na prática do que nos estudos que serviram para sua elaboração. Isso evidencia a importância de validar o desempenho de um teste em uma população separada.

---

[1] Uma alternativa é comparar a acurácia da anamnese e do exame físico isoladamente com a acurácia da anamnese e do exame físico somados ao ultrassom.

A título de exemplo, imaginemos um estudo com 5 mulheres com de câncer de ovário e 95 sem, no qual foi feito um teste sanguíneo para mensurar os níveis de 500 metabólitos diferentes presentes no soro. Por mera coincidência, muitos dos metabólitos estarão um pouco mais elevados nas mulheres com câncer de ovário, e certamente será possível identificar um padrão bastante específico entre esses 500 metabólitos que se manifestaria em todas as 5 mulheres e não nos controles. No entanto, esse padrão provavelmente não seria útil como um teste de rastreamento, uma vez que surgiu de uma variabilidade aleatória. Embora os procedimentos estatísticos sejam úteis para avaliar o papel do acaso, os testes de hipóteses rigorosos frequentemente não conseguem acompanhar o processo iterativo de desenvolvimento do teste, nem superar problemas graves de testes de hipóteses múltiplas.

O sobreajuste ocorre frequentemente quando modelos multivariáveis são usados para combinar diferentes tipos de medições primárias em um algoritmo de avaliação, como no exemplo anteriormente citado. O sobreajuste também pode ocorrer ao estudar testes mais simples, por exemplo quando se busca definir um ponto de corte específico para um exame que apresenta resultados contínuos (p. ex., nível de ferritina sérica). Ao estudar um teste como esse, pode ser tentador avaliar todos os valores nas pessoas com o desfecho (p. ex., anemia ferropriva) e naquelas sem o desfecho (outros tipos de anemia), selecionando, então, o ponto de corte que parece melhor definir um teste positivo. No entanto, essa é uma forma de sobreajuste. Uma melhor abordagem seria definir o ponto de corte com base em conhecimentos clínicos ou biológicos de outros estudos, ou ainda dividir os valores dos testes contínuos em intervalos, e depois calcular a razão de verossimilhança para cada um desses intervalos (ver adiante). Para reduzir o risco de sobreajuste, é aconselhável definir previamente os pontos de corte para esses intervalos ou optar por números redondos que façam sentido. Estudos de validação de modelos, delineados para avaliar o seu desempenho independentemente do desenvolvimento desses modelos, são abordados posteriormente neste capítulo na seção dedicada a modelos de predição clínica.

■ ESTUDOS SOBRE A REPRODUTIBILIDADE DE TESTES

Os testes são **reprodutíveis** se, na ausência de uma verdadeira mudança no fenômeno que está sendo medido, os resultados não variarem de acordo com o momento ou local em que foram realizados ou quem os fez. A reprodutibilidade *intraobservador* refere-se à consistência dos resultados quando o mesmo observador ou laboratório realiza o teste na mesma amostra em diferentes momentos. Por exemplo, se a mesma radiografia de tórax for mostrada a um radiologista em duas ocasiões diferentes, em que proporção das vezes ele concordará com sua própria interpretação, supondo que ele não se lembre da primeira? A reprodutibilidade *interobservador* descreve a consistência dos resultados entre dois ou mais observadores: se outro radiologista examinar a mesma imagem, qual é a probabilidade de ele concordar com a interpretação do primeiro radiologista?

Muitas vezes, o nível de reprodutibilidade de um determinado teste (ou mesmo a falta dela) é a questão de pesquisa principal. Em outros casos, a reprodutibilidade é estudada com o intuito de melhorar a qualidade, seja da prática clínica ou de um estudo. Quando a reprodutibilidade for baixa – em função de uma elevada variabilidade intra ou interobservador –, a medição provavelmente não terá utilidade clínica, necessitando ser melhorada ou abandonada. Obviamente, todos os observadores podem concordar entre si e ainda assim estar errados.

Delineamentos

O delineamento básico para avaliar a reprodutibilidade de um teste baseia-se na comparação dos resultados obtidos por mais de um observador ou em mais de uma ocasião. Para testes realizados em várias etapas, nos quais diferenças em uma única etapa podem afetar a reprodutibilidade, é importante decidir a abrangência do que o estudo irá abordar. Por exemplo, medir a concordância interobservador de patologistas que avaliam um conjunto de lâminas do exame colpocitológico em um único laboratório pode superestimar a reprodutibilidade desse teste devido à falha em capturar a variabilidade de como a amostra foi obtida e como a lâmina foi preparada.

Até que ponto é importante isolar cada uma das etapas que podem levar à falta de concordância interobservador depende em parte das metas do estudo. Em geral, os estudos deveriam estimar a reprodutibilidade do processo completo de testagem, pois é isso que determina se vale a pena ou não realizá-lo. Dito isso, se o pesquisador estiver desenvolvendo ou aprimorando um teste, ele pode preferir focar em etapas específicas que são mais problemáticas. Em qualquer uma dessas situações, é importante explicitar no manual de operações o processo exato de obtenção do resultado do teste (Capítulo 18) e, ao relatar os resultados, descrever esse processo na seção de métodos.

Análise
Variáveis categóricas

A medida mais simples de concordância interobservador é o percentual de observações nas quais a concordância é total. No entanto, quando as observações não estão distribuídas uniformemente entre as categorias (p. ex., quando a proporção de "anormais" definidos por um teste dicotômico é muito diferente de 50%), pode ser difícil interpretar o percentual de concordância, uma vez que ele não leva em consideração a concordância que resultaria do fato de ambos os observadores terem algum conhecimento sobre a prevalência da anormalidade. Por exemplo, se 95% dos testes forem normais, dois observadores que escolherem aleatoriamente quais 5% dos testes serão considerados "anormais" irão concordar que os resultados são "normais" cerca de 90% das vezes. O percentual de concordância também não é uma medida ideal quando um teste tem mais de dois resultados possíveis e esses resultados têm uma ordem intrínseca (p. ex., normal, limítrofe e anormal), uma vez que ele considera a discordância parcial (p. ex., normal/limítrofe) da mesma forma que a discordância total (normal/anormal).

Uma medida melhor de concordância interobservador, denominada **kappa** (κ) (ver Apêndice 13A), mede o grau de concordância além do que seria esperado a partir da estimativa dos observadores sobre a prevalência da anormalidade[2] e permite valorizar a concordância parcial. O kappa varia de –1 (ausência total de concordância) a 1 (concordância total). Um kappa de 0 indica que a concordância não foi superior à que seria esperada pelas estimativas dos observadores sobre a prevalência de cada nível de anormalidade. Valores de kappa superiores a 0,8 são geralmente considerados muito bons; níveis entre 0,6 e 0,8 são considerados bons.

Variáveis contínuas

Quando um estudo mede a concordância entre duas máquinas ou métodos (p. ex., temperaturas em uma série de pacientes obtidas de forma pareada a partir de dois termômetros diferentes), uma maneira simples de descrever os dados é calcular a diferença entre as duas medições (feitas em momentos próximos na mesma pessoa) e simplesmente descrever essas diferenças (p. ex., calculando a média da diferença e seu desvio-padrão). Essas diferenças também podem ser representadas como uma função da média das duas medições, em um gráfico de Bland-Altman, que fornece informações sobre como a reprodutibilidade (ou a falta dela) pode variar em diferentes faixas de medição (3). Alternativamente, os pesquisadores podem relatar com que frequência a diferença entre as duas medições excede um limiar clinicamente relevante. Por exemplo, se uma diferença clinicamente importante na temperatura corporal for de 0,3°C, um estudo que compare as temperaturas de termômetros infravermelhos sem contato e termômetros axilares eletrônicos pode estimar tanto a média quanto o desvio-padrão da diferença entre as duas técnicas e relatar com que frequência as duas medições diferiram em > 0,3°C.[3]

---

[2] O coeficiente kappa é frequentemente descrito como representando o nível de concordância além do que seria esperado apenas por acaso. No entanto, a estimativa dessa concordância esperada é baseada na prevalência de anormalidades designadas por cada observador, como se essa prevalência fosse um valor fixo e já conhecido por eles, o que geralmente não é o caso.

[3] Embora o coeficiente de correlação seja frequentemente utilizado, é melhor evitá-lo em estudos sobre a confiabilidade de exames laboratoriais, uma vez que é fortemente influenciado por valores extremos e não permite aos leitores determinar com que frequência as diferenças entre as duas aferições são clinicamente importantes. Os intervalos de confiança para a diferença média também devem ser evitados, uma vez que sua dependência sobre o tamanho de amostra os torna potencialmente enganadores. Um intervalo de confiança estreito para a diferença média entre as duas aferições não significa que elas geralmente concordem – apenas que a diferença média entre elas está sendo medida de forma precisa. Ver Bland e Altman (3) ou Newman e Kohn (4) para discussão adicional sobre esses assuntos.

Frequentemente, a variabilidade em uma medição aumenta à medida que o valor da medição aumenta. Por exemplo, a pressão arterial pode variar ±4 mmHg quando está em torno de 120/80 e ±6 mmHg quando está em 180/120. Essa relação pode ser vista claramente em um gráfico de Bland-Altman. Quando esse é o caso, os resultados podem ser resumidos usando o **coeficiente de variação (CV)**, que é o desvio-padrão de todos os resultados obtidos de uma única amostra dividido pela média (Capítulo 4). Essa medida de reprodutibilidade é frequentemente usada para examinar a variabilidade interensaio, interobservador ou interinstrumento de testes em um grande grupo de diferentes técnicos, laboratórios ou máquinas. Muitas vezes, os CVs de dois ou mais ensaios ou instrumentos diferentes são comparados; aquele com o menor CV é o mais preciso (embora possa não ser o com maior acurácia).

■ ESTUDOS SOBRE A ACURÁCIA DE TESTES

Todos os estudos nesta seção abordam a questão "Com que frequência o teste fornece a resposta correta?". Isso pressupõe, é claro, que exista um padrão-ouro para revelar qual é a resposta correta.

Delineamentos

Para definir o delineamento de um estudo sobre a acurácia de um teste é preciso saber se o teste é *diagnóstico* (destinado a diagnosticar doenças já presentes, ou seja, doenças prevalentes) ou *prognóstico* (destinado a predizer um desfecho que ainda não ocorreu, ou seja, desfechos incidentes)[4]. Um **estudo sobre teste diagnóstico** apresenta um corte temporal transversal e avalia quão bem o teste identifica uma condição-alvo, conforme determinado por um padrão-ouro independente. Já um estudo sobre teste prognóstico apresenta um corte temporal longitudinal e avalia tanto a capacidade do teste em distinguir entre aqueles que desenvolverão o desfecho e aqueles que não o desenvolverão (**discriminação**) quanto sua acurácia para predizer o risco em grupos de pacientes (**calibração**).

Amostragem

A maioria dos estudos sobre acurácia de testes diagnósticos possui delineamentos análogos aos estudos de caso-controle ou transversais. No delineamento de caso-controle de um estudo sobre teste diagnóstico, aqueles com e sem a doença são amostrados separadamente, e os resultados dos testes nos dois grupos são comparados.

Como mencionado anteriormente, a amostragem de caso-controle pode ser apropriada no início do desenvolvimento de um teste diagnóstico, quando a questão de pesquisa é se o teste merece mais estudo, especialmente se a doença é rara. Mais tarde, quando a questão de pesquisa se relaciona à **utilidade clínica** do teste, os espectros de doença e não doença devem se assemelhar àqueles das pessoas para as quais o teste será aplicado clinicamente, ou seja, pessoas cujo diagnóstico ainda não é conhecido. Isso é mais difícil de ser alcançado com a amostragem de caso-controle, pois os casos já teriam sido diagnosticados, e pode ser difícil encontrar controles nos quais o diagnóstico foi considerado, mas depois descartado. Estudos sobre testes com amostragem do tipo caso-controle também estão sujeitos a viés na medição ou no relato do resultado do teste, pois aqueles que realizam e/ou interpretam o teste podem já conhecer o diagnóstico (uma razão para o cegamento).

Conforme descrito no Capítulo 3, a amostragem consecutiva é uma boa abordagem para reunir uma amostra representativa. Uma amostra consecutiva de pacientes que estão sendo avaliados para um determinado diagnóstico geralmente fornece espectros representativos tanto de participantes doentes quanto não doentes. Por exemplo, Tokuda e colaboradores (5) descobriram que o grau de calafrios (p. ex., sentir frio vs. tremor em todo o corpo sob um cobertor espesso) era um forte preditor de bacteriemia em adultos febris em um serviço de emergência. Como os pacientes foram inscritos antes de se saber se estavam bacteriêmicos, eles devem ser razoavelmente representativos de pacientes semelhantes que procuram serviços de emergência com febre.

---

[4]Outra distinção frequente é entre testes diagnósticos e testes de rastreamento, sendo esses últimos realizados em pessoas sem sinais ou sintomas da condição que está sendo testada. Para simplificar essa discussão, quando nos referirmos a "testes diagnósticos" geralmente estaremos incluindo também os de rastreamento.

Como discutido posteriormente (ver a seção "Viés de verificação diferencial"), aplicar um padrão-ouro invasivo a pessoas cujo teste índice é negativo pode não ser ético ou viável. No entanto, mesmo quando o padrão-ouro não é invasivo, pode ser ineficiente aplicá-lo a todos no estudo se os resultados negativos do teste são comuns. Nessa situação, análoga ao delineamento de dupla coorte apresentado no Capítulo 8, aqueles com resultados positivos e negativos do teste podem ser amostrados separadamente, o que é chamado de **amostragem com base no resultado do teste**. Por exemplo, os pesquisadores poderiam aplicar o padrão-ouro a todos os pacientes que testam positivo, mas apenas a uma amostra aleatória daqueles que testam negativo. Operações algébricas simples podem então ser usadas para estimar a sensibilidade, especificidade e razões de verossimilhança do teste.

Uma abordagem de amostragem relativamente eficiente, chamada **teste em *tandem***, é às vezes usada para comparar dois testes (presumivelmente imperfeitos). Ambos os testes são feitos em uma amostra representativa de pacientes, e o padrão-ouro é aplicado seletivamente àqueles com resultados positivos em um ou ambos os testes. O padrão-ouro também deve ser aplicado a uma amostra aleatória de pacientes com resultados negativos concordantes, para garantir que realmente não tenham a doença. Esse delineamento, que permite ao pesquisador determinar qual teste tem maior acurácia sem o custo de fazer o teste padrão-ouro em todos os que têm resultados negativos, foi usado em estudos que comparavam diferentes métodos de citologia cervical (6).

Para os estudos sobre a acurácia de testes prognósticos, são necessários delineamentos de coorte. Nos delineamentos prospectivos, o teste é feito na linha de base, e a coorte é então acompanhada para ver quem desenvolve o desfecho de interesse. Um delineamento de coorte retrospectiva ou de caso-controle aninhado pode ser usado quando um novo teste se torna disponível, como níveis de neurofilamento de cadeia leve em soro (sNfL) como um sinal precoce de esclerose múltipla (7), se uma coorte previamente definida com amostras de sangue armazenadas estiver disponível. Então o nível sNfL pode ser medido no sangue armazenado para ver se prediz o início da esclerose múltipla. O **delineamento de caso-controle aninhado** (Capítulo 9) é particularmente atraente se o desfecho de interesse é raro e o teste é caro.

Variável preditora: resultado do teste

Embora seja mais simples pensar sobre os resultados de um teste diagnóstico como sendo positivos ou negativos, muitos testes têm resultados categóricos, ordinais ou contínuos. Para tirar vantagem de todas as informações que o teste oferece, deve-se geralmente relatar os resultados na forma ordinal ou contínua, em vez de dicotomizar em "normal ou anormal". A maioria dos testes é mais indicativa de doença quando os resultados são muito anormais do que quando são levemente anormais ou estão em uma faixa limítrofe, situação na qual não fornecem muita informação.

Variável de desfecho: a doença (ou seu desfecho)

A variável de desfecho em estudos sobre testes diagnósticos é a presença ou ausência da doença, melhor determinada a partir de um padrão-ouro. **Sempre que possível, deve-se garantir que a avaliação do desfecho não seja influenciada pelos resultados do teste diagnóstico que está sendo estudado.** A melhor forma de se fazer isso é cegando aqueles que irão aplicar o teste padrão-ouro de forma que não saibam os resultados do teste que está sendo estudado.

Às vezes, especialmente para testes de rastreamento, a aplicação uniforme do padrão-ouro não é ética ou factível. Por exemplo, Smith-Bindman e colaboradores (8) estudaram a acurácia da mamografia. Mulheres com resultados positivos em mamografias foram encaminhadas para mais testes, chegando, por fim, ao "padrão-ouro" da avaliação patológica de uma amostra de biópsia, para distinguir mamografias **verdadeiro-positivas** daquelas **falso-positivas**. No entanto, não seria razoável fazer biópsias em mulheres com mamografias negativas. Assim, para determinar se essas mulheres tinham mamografias **falso-negativas** ou **verdadeiro-negativas**, os autores vincularam os resultados das mamografias com os registros locais de tumores, para verificar se o câncer de mama foi diagnosticado no ano seguinte à mamografia. Essa abordagem presume que todos os cânceres de mama presentes no momento da mamografia seriam diagnosticados no prazo de 1 ano e que todos os tumores diagnosticados dentro de 1 ano estavam presentes no momento da mamografia. Medir o padrão-ouro de maneira diferente, dependendo do resultado do teste, introduz um potencial de viés, discutido com mais detalhes no final deste capítulo, mas, em algumas circunstâncias, é a única opção viável.

A variável de desfecho em **estudos sobre testes prognósticos** envolve o que ocorrerá com os pacientes que têm uma determinada doença; por exemplo, quanto tempo viverão, que complicações desenvolverão ou quais tratamentos adicionais necessitarão. O cegamento é novamente crucial, principalmente se os médicos que cuidam dos pacientes tomarem decisões baseadas nos fatores prognósticos em estudo.

Há o risco de que um prognóstico negativo possa tornar-se uma profecia autorrealizável, fazendo um teste prognóstico parecer um preditor de desfecho mais forte do que realmente seria. Por exemplo, Rocker e colaboradores (9) descobriram que as estimativas sobre o prognóstico dos médicos assistentes, mas não as dos enfermeiros, estavam associadas a mortalidade na unidade de terapia intensiva. Isso poderia ser porque os médicos são mais habilidosos em avaliar a gravidade da doença, ou poderia ser porque suas estimativas prognósticas têm maior influência sobre as decisões de interromper o suporte vital. Para distinguir entre essas possibilidades, seria útil obter estimativas de outros médicos não envolvidos diretamente nas decisões sobre a retirada do suporte.

Por outro lado, testes ou escores prognósticos podem ser menos preditivos se seus resultados preocupantes levarem a decisões de tratamento que melhorem o prognóstico. Por exemplo, a capacidade de um teste positivo para HIV prever a mortalidade em 10 anos é muito reduzida se os pacientes têm acesso a tratamento antirretroviral.

Análise

Sensibilidade, especificidade, valores preditivos positivo e negativo e acurácia

A comparação entre um teste dicotômico e um padrão-ouro dicotômico pode ser resumida em uma tabela 2 × 2 (Tabela 13.2). A **sensibilidade** de um teste é definida como a proporção de pacientes com a doença para os quais o teste indica a resposta correta (i.e., é positivo); a **especificidade** é a proporção de pacientes sem a doença para os quais o teste indica a resposta correta (i.e., é negativo). Se a amostra do estudo for representativa da população para a qual o teste é destinado, dois parâmetros adicionais podem ser calculados. O **valor preditivo positivo** é a proporção dos que obtiveram resultado positivo no teste e que realmente têm a doença; o **valor preditivo negativo** é a proporção dos que obtiveram resultado negativo no teste e que realmente não têm a doença.

Outra métrica que às vezes é utilizada para testes diagnósticos é a **acurácia**, que corresponde à proporção global de pacientes para os quais o teste indicou a resposta correta. Nesse sentido, a acurácia representa uma média entre a sensibilidade e a especificidade, ponderada pela proporção de indivíduos na amostra que realmente têm a doença. Por essa razão, a acurácia muitas vezes não se revela uma estatística particularmente informativa: um teste inútil pode alcançar uma acurácia superior a 99% para uma doença cuja prevalência seja inferior a 1%, simplesmente por retornar consistentemente um resultado negativo.

TABELA 13.2 Resumo dos resultados de um estudo sobre um teste dicotômico em uma tabela 2 × 2

		PADRÃO-OURO			
		COM A DOENÇA	SEM A DOENÇA	TOTAL	
TESTE	POSITIVO	a Verdadeiro-positivo	b Falso-positivo	a + b	Valor preditivo positivo* = a/(a + b)
	NEGATIVO	c Falso-negativo	d Verdadeiro-negativo	c + d	Valor preditivo negativo* = d/(c + d)
	TOTAL	a + c Sensibilidade = a/(a + c)	b + d Especificidade = d/(b + d)	a + b + c + d	Acurácia = $\frac{a + d}{a + b + c + d}$

*Valores preditivos positivo e negativo podem ser calculados a partir de uma tabela 2 × 2 como essa apenas quando a prevalência da doença é (a + c)/(a + b + c + d). Esse não será o caso se aqueles com e sem a doença forem amostrados separadamente (p. ex., 100 de cada grupo em um estudo com amostragem de caso-controle).

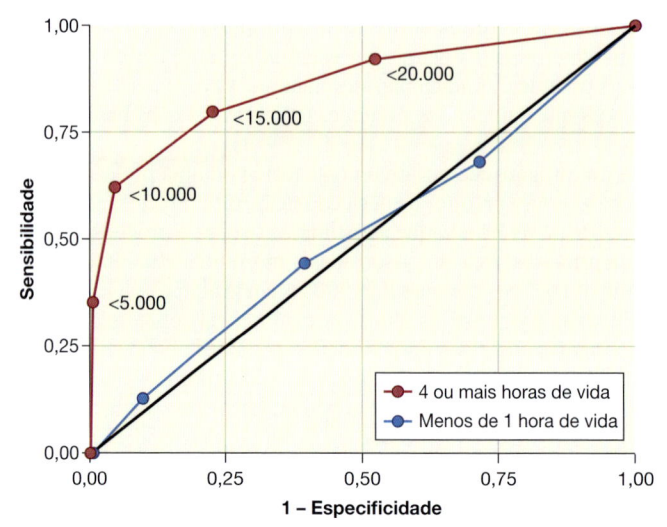

FIGURA 13.1 Curvas ROC para a contagem de leucócitos (por μL) como preditor de infecção em recém-nascidos (10). Cada ponto representa um ponto de corte diferente para classificar o teste como anormal. Com ≥ 4 horas de idade, o teste é bastante eficaz, mas com < 1 hora de idade, ele é inútil.

Curvas ROC

Muitos testes diagnósticos produzem resultados ordinais ou contínuos. Para esses testes, vários valores de sensibilidade e especificidade são possíveis, dependendo do ponto de corte escolhido para definir um teste como positivo. Esse balanço entre sensibilidade e especificidade pode ser mostrado usando-se um método gráfico desenvolvido originalmente na eletrônica, a **curva ROC** (*receiver operator characteristic* – característica operatória do receptor). O pesquisador seleciona vários pontos de corte e determina a sensibilidade e especificidade em cada ponto. Então, desenha um gráfico colocando a sensibilidade (índice de verdadeiro-positivos) no eixo Y como função de 1 – especificidade (índice de falso-positivos) no eixo X. Por exemplo, a linha superior da Figura 13.1 mostra os pontos de corte (por μL) para considerar a contagem de leucócitos positiva como um teste para infecção em recém-nascidos com idade ≥ 4 horas, juntamente com os pontos correspondentes na curva ROC. (Valores mais baixos de leucócitos são mais indicativos de infecção nesta idade.)

Um teste com acurácia perfeita é aquele que atinge o canto superior esquerdo do gráfico (100% de verdadeiro-positivos e nenhum falso-positivo). Um teste inútil segue a diagonal que vai do canto inferior esquerdo até o canto superior direito, na qual, em qualquer ponto de corte, o índice de verdadeiro-positivos é igual ao índice de falso-positivos. A Figura 13.1 também mostra que, diferente da situação quando realizado com ≥ 4 horas, quando feito com menos de 1 hora de idade, a contagem de leucócitos não tem valor para predizer o risco de infecção.

A área sob a curva ROC (abreviada como AUROC e também conhecida estatística C), que varia de 0,5 para um teste inútil a 1,0 para um teste perfeito, fornece uma estimativa de resumo da **capacidade de discriminação** do teste – quão bem o teste pode distinguir entre pessoas que têm e não têm a doença – e pode ser usada para comparar a acurácia de dois ou mais testes.[5] (Se a área for < 0,5, significa que você precisa inverter sua definição de qual direção dos resultados [maior ou menor] é mais indicativa da doença.) A área sob a curva ROC para a contagem de leucócitos em idade ≥ 4 horas foi de 0,86, enquanto em idade < 1 hora, foi de 0,51.

---

[5] A AUROC é uma boa medida da capacidade de discriminação de um teste apenas quando a inclinação diminui monotonicamente, isto é, quanto maior o resultado do teste (ou menor, no caso de testes que são mais anormais quando os valores estão baixos) maior a chance de a doença estar presente. Quando resultados em uma faixa intermediária são normais e os valores baixos e elevados sugerem doença, a curva AUROC não é uma boa medida de discriminação; quanto maior a AUROC, melhor o teste discrimina entre pessoas com e sem a doença.

Razões de verossimilhança (razões de probabilidades diagnósticas)

Embora a acurácia de um teste diagnóstico com resultados contínuos ou ordinais possa ser resumida usando sensibilidade e especificidade em um único ponto de corte escolhido, existe uma forma melhor de fazer isso. As **razões de verossimilhança** (RV) permitem que sejam aproveitadas todas as informações presentes em um teste. Para cada resultado do teste, a RV é a razão entre a probabilidade de esse resultado ocorrer em alguém com a doença e a probabilidade de ele ocorrer em alguém sem a doença.

$$\text{Razão de verossimilhança (RV)} = \frac{P(\text{Resultado}|\text{Doença})}{P(\text{Resultado}|\text{Ausência de doença})}$$

P é lido como "probabilidade de", e o símbolo "|" é lido como "dado(a)". Assim, $P(\text{Resultado}|\text{Doença})$ representa a probabilidade de um resultado dada a presença da doença, enquanto $P(\text{Resultado}|\text{Ausência de doença})$ indica a probabilidade do resultado na ausência da doença. A RV é a razão dessas duas probabilidades.[6] Para se lembrar de como calcular a razão de verossimilhança (RV), no inglês, utiliza-se o acrônimo WOWO (With Over WithOut). Em português, uma sugestão equivalente seria COMSEM (COM a doença Sobre SEM a doença). Ambos os acrônimos servem como lembretes de que a fórmula para a RV é baseada na divisão da probabilidade do resultado em pessoas com a doença pela probabilidade desse resultado em pessoas sem a doença.

Se o resultado for mais comum em pessoas com a doença do que em pessoas sem ela, a razão de verossimilhança será maior que 1. Quanto maior a razão de verossimilhança, mais útil é o resultado do teste para **confirmar** o diagnóstico da doença. Por outro lado, se o resultado for menos comum em pessoas com a doença do que em pessoas sem ela, a razão de verossimilhança será menor que 1; quanto menor a razão de verossimilhança (ou quanto mais próxima de 0), melhor o resultado do teste para **descartar** a doença. Uma razão de verossimilhança de 1 significa que o resultado do teste não fornece qualquer informação sobre a probabilidade da doença; razões de verossimilhança próximas de 1 (p. ex., entre 0,5 e 2,0) fornecem pouca informação útil.

Um exemplo de razões de verossimilhança é mostrado na Tabela 13.3, que apresenta os dados usados para criar a curva ROC na parte superior da Figura 13.1. Em recém-nascidos com ≥ 4 horas de vida, uma contagem de leucócitos inferior a 5.000 células/µL era muito mais comum entre os que tinham infecções graves do que entre os demais. A razão de verossimilhança quantifica isso: cerca de 36% dos recém-nascidos com ≥ 4 horas de vida e com infecções apresentavam contagens de

TABELA 13.3 Cálculo das razões de verossimilhança para um estudo sobre a contagem de leucócitos como preditora de infecções graves em recém-nascidos (10)

INTERVALO DE CONTAGEM DE LEUCÓCITOS (POR µL)	N COM INFECÇÃO NESSE INTERVALO	% DAQUELES COM INFECÇÃO QUE TÊM O RESULTADO NESSE INTERVALO	N SEM INFECÇÃO NESSE INTERVALO	% DAQUELES SEM INFECÇÃO QUE TÊM O RESULTADO NESSE INTERVALO	RV PARA O INTERVALO
0 a < 5.000	32	36	104	0,44	82
5.000 a < 10.000	24	27	980	4,1	6,5
10.000 a < 15.000	16	18	4.305	18	1,0
15.000 a < 20.000	11	12	7.060	30	0,4
≥ 20.000	7	8	11.376	48	0,2
Total	90	100	23.825	100	

LR, razão de verossimilhança.

---

[6]Para testes dicotômicos, a razão de verossimilhança para um teste positivo é $\frac{\text{Sensibilidade}}{1 - \text{Especificidade}}$, enquanto a razão de verossimilhança para um teste negativo é $\frac{1 - \text{Sensibilidade}}{\text{Especificidade}}$.

leucócitos inferiores a 5.000 células/μL, em comparação com apenas 0,44% daqueles sem infecções. Portanto, a razão de verossimilhança para esse resultado é 36%/0,44% = ~ 82.[7] (Essa primeira razão de verossimilhança corresponde ao primeiro segmento da curva ROC na parte superior da Figura 13.1, que vai da origem ao ponto < 5.000, onde a sensibilidade era 36% e 1 − especificidade era 0,44%. De fato, as inclinações dos segmentos da curva ROC correspondem às razões de verossimilhança para os intervalos definidos pelos pontos de corte circundantes!)

No contexto clínico, ao utilizar testes diagnósticos, é possível combinar a RV do resultado com informações anteriores, isto é, com a probabilidade pré-teste ou **probabilidade *a priori***. Ao fazer isso com o auxílio do teorema de Bayes, estima-se qual é a probabilidade de o paciente realmente ter a doença após se levar em consideração o resultado desse teste. Essa é a chamada probabilidade pós-teste ou **probabilidade *a posteriori***. Matematicamente, a relação entre essas probabilidades é expressa da seguinte forma:

$$\text{Chances pré-teste} \times \text{RV} = \text{Chances pós-teste}$$

onde as "chances" são relacionadas à probabilidade por chances $= \dfrac{P}{1-P}$ e $P = \dfrac{\text{Chances}}{1+\text{Chances}}$. Como ilustração, considere um recém-nascido com uma probabilidade pré-teste de ter uma infecção grave de 1%. Isso resulta em chances pré-teste de 1%/99% = 0,0101. Se, nesse neonato, a contagem de leucócitos for inferior a 5.000 células/μL, as chances pós-teste de infecção aumentariam para 0,0101 × 82 = 0,83. Utilizando a fórmula, a probabilidade pós-teste de infecção ($= \dfrac{\text{Chances}}{1+\text{Chances}}$) seria de 0,83/1,83, que é igual a 0,45 ou 45%.

Se desejar aprofundar-se no cálculo e na utilização das RVs, recomenda-se a leitura do livro de Newman e Kohn (11) ou a visita ao *site* correspondente (www.ebd-2.net).

Riscos absolutos, razões de risco, diferenças de risco e razões de azares

A análise de estudos sobre testes prognósticos é semelhante àquela para outros estudos de coorte. Se todos os participantes de um estudo sobre um teste prognóstico forem monitorados por um período fixo (p. ex., 1 ano) e houver poucas perdas no acompanhamento, então os resultados podem ser analisados como em um estudo de coorte simples, utilizando riscos absolutos, razões de risco e diferenças de risco. Especialmente quando o acompanhamento é completo e de curta duração, os resultados dos estudos sobre testes prognósticos são, às vezes, sumarizados de maneira semelhante aos sobre testes diagnósticos, usando sensibilidade, especificidade, valor preditivo, razões de verossimilhança e curvas ROC. Por outro lado, quando os participantes do estudo são acompanhados por diferentes durações de tempo, é mais apropriado utilizar uma técnica de análise de sobrevivência que considere a duração do acompanhamento e estime as razões de azares.

Calibração

Para testes prognósticos, cujo objetivo é informar decisões estimando a probabilidade de um evento ocorrer dentro de um período definido, é essencial que o teste possua não apenas uma boa capacidade discriminatória (i.e., a habilidade de diferenciar claramente entre pessoas que irão ou não apresentar o desfecho, como medida pela métrica AUROC), mas também uma calibração adequada. Isso significa que a probabilidade prevista de um evento deve ser próxima da sua probabilidade real. Para quantificar essa calibração, a amostra do estudo é dividida em grupos, como decis, com probabilidades previstas semelhantes do evento. Em cada decil, compara-se a probabilidade prevista com a proporção de indivíduos que realmente tiveram o evento. Comumente, esses dados são representados em um **gráfico de calibração**, no qual as probabilidades observadas são plotadas como função das probabilidades previstas. Quando decis são usados, o gráfico terá 10 pontos. Uma calibração perfeita resultaria em uma linha diagonal no gráfico com inclinação igual a 1. Para uma revisão sobre outras métricas de calibração, como o erro médio, erro absoluto médio, pontuação de Brier e cálculos de benefício líquido, consulte o livro de Newman e Kohn (12).

---

[7]Para obter a RV exata, você poderia calcular 32/90/(104/23.825) = 81,453. Arredondamos para cima, pois pensamos que a maioria das pessoas simplesmente dividiria as porcentagens: 36%/0,44% = 81,8.

ESTUDOS PARA DESENVOLVER MODELOS DE PREDIÇÃO CLÍNICA

Desenvolvendo modelos de predição clínica

Os estudos para desenvolver **modelos de predição clínica** buscam melhorar as decisões clínicas ao utilizar métodos matemáticos para elaborar um novo teste (composto) que integra diversos tipos de medições primárias em um único algoritmo. Devido ao crescimento acelerado de modelos de predição clínica – muitos deles excessivamente otimistas – foram estabelecidas diretrizes para reportar seus resultados (13) e para avaliar o potencial risco de viés (14). Além disso, a Food and Drug Administration (FDA) passou a regular esses modelos sob o paradigma de "*Software* como um Dispositivo Médico" (15). Pesquisadores que consideram realizar tais estudos devem consultar essas diretrizes, além da breve discussão que será feita a seguir.

Os pacientes desses estudos devem ser semelhantes àqueles nos quais o modelo será aplicado. Um modelo de predição clínica, e quaisquer "regras" dele derivadas, é mais útil quando se destina a orientar uma decisão específica, como iniciar ou não o tratamento com estatinas. (Para essa decisão, frequentemente se utiliza a ferramenta de predição de risco da American College of Cardiology/American Heart Association (16)). Dessa forma, os modelos devem ser avaliados em pacientes semelhantes àqueles que serão submetidos a tais decisões clínicas, sobretudo em situações onde a decisão é complexa ou incerta (17). Além disso, modelos construídos a partir de dados de diversos centros têm uma maior capacidade de generalização.

Os métodos matemáticos para desenvolver regras de predição clínica geralmente envolvem uma técnica multivariada que seleciona variáveis preditoras candidatas e combina seus valores para gerar uma predição. As variáveis candidatas devem abranger variáveis preditoras já conhecidas e plausíveis, que possam ser medidas de maneira fácil, confiável e econômica. Um modelo multivariado, como a regressão logística ou o modelo (de azares proporcionais) de Cox, pode quantificar a contribuição independente de cada variável preditora candidata na predição do desfecho. As variáveis mais consistentemente disponíveis e fortemente associadas ao desfecho podem ser incluídas no modelo. Por exemplo, Puopolo e colaboradores (18) utilizaram um modelo de regressão logística para desenvolver um escore de predição para sepse neonatal de início precoce com base em dados presentes no prontuário eletrônico da mãe no momento do nascimento. Essa probabilidade *a priori* de infecção, que é determinada apenas pelos dados da mãe, pode posteriormente ser combinada com sinais clínicos objetivos do recém-nascido para oferecer uma estimativa revisada da probabilidade de infecção, que pode orientar decisões terapêuticas (19, 20).

O **particionamento recursivo**, ou análise de árvore de classificação e regressão (CART, do inglês *Classification and Regression Tree*), é uma técnica alternativa que pode gerar regras de alta sensibilidade sem a necessidade de um modelo subjacente. Essa técnica cria uma árvore que faz uma série de perguntas do tipo sim/não, levando o usuário por diferentes caminhos dependendo das respostas. Ao final de cada caminho, haverá uma probabilidade estimada do desfecho. A árvore pode ser projetada para ter alta sensibilidade, instruindo o *software* a atribuir uma penalidade maior para falso-negativos do que para falso-positivos. Por exemplo, um estudo sobre lactentes com menos de 60 dias de idade realizado pela Pediatric Emergency Care Applied Research Network (PECARN) (21) usou uma proporção de penalização de 100:1 para falso-negativos em comparação com falso-positivos, com o objetivo de criar uma regra de predição para identificar aqueles com risco muito baixo de infecção bacteriana grave (Figura 13.2).

Modelos multivariáveis e o particionamento recursivo têm a vantagem da transparência. O usuário pode examinar o modelo ou árvore e compreender quais variáveis influenciaram uma determinada estimativa de probabilidade para um indivíduo. Existem várias técnicas de aprendizado de máquina para predição que não possuem essa característica, como florestas aleatórias (*random forests*) e redes neurais (22). Esses métodos, muitas vezes referidos como "caixas-pretas", são avaliados com base na discriminação e calibração, assim como os métodos mais transparentes. No entanto, sua natureza opaca pode tornar mais difícil identificar vieses, como aqueles causados por racismo estrutural, no processo de geração de dados (23). Os usuários desses métodos devem ponderar se qualquer melhoria no desempenho preditivo, alcançada pelo uso desses métodos, compensa a incapacidade de compreender como eles chegam às suas predições e os potenciais vieses aos quais são suscetíveis.

Validação do modelo

Independentemente do método escolhido para desenvolver o modelo preditivo, é essencial que ele seja validado em um grupo de pacientes distinto daquele no qual foi derivado. Essa etapa é crucial para evitar estimativas excessivamente otimistas do desempenho do modelo decorrentes do **sobreajuste**, que, como já discutido, ocorre devido à superinterpretação da variabilidade aleatória em uma amostra (24). A árvore de classificação do estudo PECARN, ilustrada na Figura 13.2, exemplifica isso: os pontos de corte específicos selecionados para a contagem absoluta de neutrófilos (4.090/μL) e procalcitonina (1,71 ng/mL) foram identificados pelo *software* de particionamento recursivo. Presume-se que esses valores foram escolhidos porque valores mais arredondados para os pontos de corte não tiveram desempenho tão satisfatório.

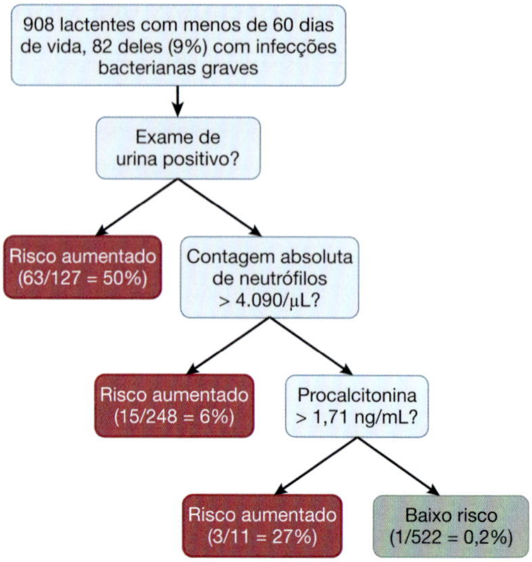

A **validação por amostragem dividida**, que é o método mais simples, permite estimar o nível de sobreajuste dividindo aleatoriamente a coorte em dois conjuntos: derivação (geralmente 50 a 67% da amostra) e validação. A regra de predição é inicialmente desenvolvida no **conjunto de derivação** e, posteriormente, testada no **conjunto de validação**. Por exemplo, no estudo PECARN, a regra foi desenvolvida em uma metade da amostra e validada na outra metade. De forma notável, o desempenho no conjunto de validação foi apenas ligeiramente inferior: a sensibilidade reduziu de 98,8 para 97,7%, e a especificidade de 63,1 para 60,0%.

■ **FIGURA 13.2** Exemplo de uma árvore de classificação e regressão para identificar lactentes febris com menos de 60 dias com baixo risco de infecções bacterianas graves. As caixas em azul-claro com perguntas dividem os lactentes entre aqueles com maior risco de infecção bacteriana (caixas vermelhas) e aqueles com baixo risco (caixa verde); os números mostram as proporções com "infecções bacterianas graves" nas "ramificações terminais" vermelhas e verdes da árvore. Dados de Kuppermann N, Dayan PS, Levine DA, et al. A clinical prediction rule to identify febrile infants 60 days and younger at low risk for serious bacterial infections. *JAMA Pediatr.* 2019;173(4):342-351.

A validação por amostragem dividida sacrifica parte do tamanho da amostra para preservar um conjunto de validação separado. Uma outra estratégia, denominada **validação cruzada em *k* grupos** (*K-fold cross validation*) utiliza eficientemente todas as observações da amostra, tanto para a derivação do modelo quanto para sua validação. A amostra do estudo é dividida em *k* grupos e um *processo* (p. ex., regressão logística por etapas [ou *stepwise*]) é utilizado para selecionar variáveis e derivar o melhor modelo em *k* – 1 desses grupos, testando-o no grupo restante. Esse procedimento é repetido *k* vezes. Por exemplo, poderíamos dividir aleatoriamente uma amostra de 1.000 pacientes em 5 grupos de 200. Para cada um dos 5 grupos, você derivaria o modelo usando os *outros* 4 grupos e geraria valores previstos para o grupo excluído (em um total de 5 rodadas de derivação e teste). O modelo final é obtido utilizando o processo no conjunto de dados completo, mas a AUROC e outras estimativas de desempenho do modelo são baseadas nos valores previstos e observados nos *k* grupos excluídos, que juntos compõem a amostra completa. Essas estimativas de desempenho do modelo devem ser mais realistas do que as estimativas excessivamente otimistas que seriam produzidas a partir da amostra inteira.

Tanto a validação por amostragem dividida quanto a validação cruzada em *k* grupos devem ser consideradas como procedimentos de **validação interna**, pois ambas validam estimativas de desempenho do modelo utilizando a mesma amostra global do estudo (25). Para abordar a validade externa, também é importante determinar o quão bem a regra se desempenha em momentos diferentes, em ambientes distintos ou em populações variadas ("validação prospectiva ou externa"). Muitos modelos de predição clínica falham nessa etapa.

■ ESTUDOS SOBRE O EFEITO DOS RESULTADOS DO TESTE NAS DECISÕES CLÍNICAS

Um teste pode até ter uma boa acurácia, mas, se a doença for muito rara, pode ser tão incomum o resultado ser positivo que quase nunca valerá a pena fazê-lo. Alguns testes podem não influenciar as decisões clínicas, pois não fornecem novas informações além do que já se sabia (p. ex., com base na anamnese e no exame físico). Os delineamentos nesta seção abordam o **rendimento** dos testes diagnósticos e seus **efeitos nas decisões clínicas**.

Estudos sobre rendimento diagnóstico

Os estudos sobre rendimento diagnóstico tratam de questões como as seguintes:

- Quando um teste é solicitado para uma determinada indicação, com que frequência ele é anormal?
- É possível predizer resultados anormais a partir de outras informações disponíveis no momento do teste?
- Os resultados anormais dos testes levam os clínicos a tomarem decisões diferentes sobre avaliações ou tratamentos subsequentes?

Os estudos sobre rendimento diagnóstico estimam a proporção de testes positivos entre os pacientes com uma indicação para o teste. Mostrar que um teste é frequentemente positivo não é suficiente para indicar que ele deve ser feito. Na verdade, pode sugerir exatamente o contrário! Por exemplo, Tarnoki e colaboradores (26) realizaram exames de ressonância magnética de corpo inteiro em 22 voluntários adultos saudáveis (18 homens, idade 47 ± 9 anos, "principalmente gerentes, advogados, contadores, diretores executivos e diretores de empresas"). Eles relataram que "os achados incidentais teriam necessitado de avaliação diagnóstica com urologista (17 lesões), reumatologista (15 lesões), internista (13 lesões), otorrinolaringologista (6 lesões), pneumologista (6 lesões), cirurgião (5 lesões), ginecologista (4 lesões) e dermatologista (1 lesão)". Esse é um rendimento bastante significativo: um total de 67 lesões que necessitam de avaliação adicional, uma média de mais de 3 por paciente (presume-se que esses pacientes tenham um bom seguro de saúde).

Por outro lado, um estudo sobre rendimento diagnóstico que mostra que um teste é quase sempre negativo pode ser suficiente para questionar sua utilização para aquela indicação específica. Por exemplo, Siegel e colaboradores (27) estudaram o rendimento de coproculturas em pacientes hospitalizados com diarreia. Embora nem todos os pacientes com diarreia recebam coproculturas, parece razoável supor que aqueles que as realizam têm, se houver diferença, mais chances de apresentar uma cultura positiva do que aqueles que não a realizam. No total, apenas 40 (2%) das 1.964 coproculturas foram positivas e nenhuma delas foi obtida nos 997 pacientes que foram testados após estarem no hospital por mais de 3 dias. Os autores concluíram que as coproculturas têm pouco valor entre os pacientes com diarreia que estão hospitalizados por mais de 3 dias, porque uma coprocultura negativa é pouco provável de afetar sua conduta clínica. Mais recentemente, o baixo rendimento de patógenos identificados em fezes de pacientes hospitalizados por 3 dias ou mais foi confirmado usando um teste diagnóstico molecular para 22 patógenos gastrintestinais (28).

Estudos do tipo antes/depois sobre tomada de decisão clínica

Esses delineamentos abordam diretamente o efeito de um resultado de teste nas decisões clínicas. O delineamento geralmente envolve uma comparação entre o que os clínicos fazem (ou dizem que fariam) antes e depois de obter os resultados de um teste diagnóstico. Por exemplo, Lam e colaboradores (29) estudaram prospectivamente o efeito da ultrassonografia *point-of-care* (POCUS) nas decisões de tratamento em 209 pacientes pediátricos de um serviço de emergência com infecções de pele e tecidos moles. Eles descobriram que a POCUS alterou o plano de tratamento inicial em quase um quarto dos pacientes.

É claro, como discutido posteriormente, que alterar uma decisão clínica não garante que um paciente se beneficiará, e algumas decisões que foram alteradas podem se mostrar prejudiciais. Estudos que demonstram efeitos sobre as decisões são mais úteis quando a história natural da doença e a eficácia do tratamento são claras ou quando dados sobre o desfecho estão disponíveis. No estudo recém-descrito, os pesquisadores compararam os desfechos das crianças que receberam POCUS com aqueles de 90 crianças com lesões e comorbidades semelhantes que não receberam POCUS. Eles não encontraram diferenças na falha terapêutica em 7 dias ou em qualquer outro desfecho (29).

■ ESTUDOS SOBRE FACTIBILIDADE, CUSTOS E RISCOS DE TESTES

Outra área importante para a pesquisa clínica está relacionada aos aspectos práticos dos testes diagnósticos. Por exemplo, ao enviar *kits* de teste de sangue oculto nas fezes aos pacientes pelo correio, qual percentual deles retornará com uma amostra válida? Quais exames complementares adicionais são realizados para acompanhar os resultados anormais de tomografias computadorizadas de baixa dosagem no rastreamento de câncer de pulmão, e com que frequência eles levam a complicações? Como os resultados falso-positivos em ultrassonografias fetais afetam a mãe do feto? Qual proporção de colonoscopias é complicada por perfuração colônica?

Delineamentos

Estudos sobre factibilidade, custos e riscos (em curto prazo) dos testes geralmente são de natureza descritiva: o objetivo é estimar com que frequência um evento ocorre e sua gravidade, e não necessariamente se foi o teste que o causou. O esquema de amostragem é importante, pois os testes muitas vezes variam de acordo com quem os aplica, seja indivíduos ou instituições, e com os pacientes que os recebem.

Uma abordagem direta e objetiva é analisar todos os indivíduos que se submetem ao teste, como em um estudo que utiliza *kits* domésticos para detecção de sangue oculto nas fezes. No entanto, para determinadas questões de pesquisa, o estudo pode se concentrar apenas naqueles que obtiveram resultados positivos ou falso-positivos. Por exemplo, Viaux-Savelon e colaboradores (30) investigaram 19 mães que, em ultrassonografias fetais, obtiveram resultados de "marcadores leves" falsamente positivos para seus bebês. Estes marcadores, como intestino ecogênico ou um aumento na translucência nucal, podem sugerir um risco elevado de anomalias graves, mas, na maioria das vezes, não passam de alarmes falsos. A pesquisa constatou um aumento clinicamente significativo nos casos de ansiedade e depressão entre as mães que receberam esses resultados falso-positivos, quando comparadas a um grupo-controle pareado, mesmo 2 meses após o nascimento de um bebê saudável.

Efeitos adversos podem surgir não apenas de resultados falso-positivos, mas também do próprio procedimento de testagem. Por exemplo, Thulin e colaboradores (31) estudaram os riscos de perfuração intestinal em 593.308 colonoscopias realizadas na Suécia. Eles descobriram que o risco de perfuração variava cerca de 14 vezes entre os diferentes condados, oscilando de aproximadamente 2 a 28 por 10.000 colonoscopias.

Por vezes, os efeitos adversos são tardios (p. ex., câncer decorrente de exames radiológicos), e nesses casos, a ligação entre o teste e o desfecho pode não ser evidente. As considerações discutidas na próxima seção (Estudos sobre o efeito do teste nos desfechos) são aplicáveis nesse contexto.

Análise

Os resultados desses estudos geralmente podem ser sumarizados com estatísticas descritivas simples, como médias e desvios-padrão, medianas, intervalos e distribuições de frequência. Variáveis dicotômicas, como a ocorrência de efeitos adversos, podem ser resumidas com proporções e seus ICs de 95%. Por exemplo, no estudo sueco de colonoscopia mencionado anteriormente, o menor risco de perfuração foi de 3/15.908 (2 por 10.000; IC 95%: 0,4 a 6 por 10.000) e o maior foi de 37/13.732 (28 por 10.000; IC 95%: 19 a 38 por 10.000).[8]

■ ESTUDOS SOBRE O EFEITO DO TESTE NOS DESFECHOS

A melhor forma de determinar o valor de um teste médico é verificar se os pacientes testados têm um desfecho clínico melhor (p. ex., sobrevivem mais ou têm melhor qualidade de vida) do que aqueles que não foram testados. Ensaios clínicos randomizados são o delineamento ideal para isso, porém ensaios clínicos sobre testes diagnósticos costumam ser de difícil execução. Portanto, o valor

---

[8] Os autores não calcularam esses ICs, mas forneceram numeradores e denominadores, então pudemos fazê-lo com facilidade. Existe uma calculadora disponível para calcular ICs para proporções no *site* sample-size.net.

dos testes médicos é geralmente estimado a partir de estudos observacionais. É por vezes útil conduzir uma análise formal de decisão (ou análise de custo-efetividade, caso o custo seja um problema), que permite aos pesquisadores combinar informações de diferentes fontes (p. ex., diferentes tipos de estudos observacionais) para projetar o impacto líquido nos desfechos e permitir contrabalançar as vantagens e desvantagens da realização do teste. A principal diferença entre os delineamentos descritos nesta seção e os delineamentos discutidos em outras partes deste livro é que a variável preditora aqui é a *realização* de um teste, e não um tratamento, um fator de risco ou o resultado de um teste.

Escolha do desfecho

Por si só, é improvável que a realização de um teste garanta benefícios diretos à saúde do paciente. **É somente quando o resultado desse teste desencadeia intervenções preventivas ou terapêuticas eficazes que o paciente realmente se beneficia** (32). Assim, ao considerar estudos focados em desfechos de testes, é essencial compreender que a variável preditora não se restringe ao teste isoladamente (p. ex., um teste para detectar sangue oculto nas fezes). O escopo se estende a todo o processo subsequente de cuidados clínicos, incluindo procedimentos como colonoscopia e cirurgia.

As variáveis de desfecho avaliadas nesses estudos devem ir além do simples diagnóstico ou estágio da doença e incluir medidas concretas de morbidade ou mortalidade. Para ilustrar, identificar que homens submetidos ao rastreamento para câncer de próstata têm uma maior proporção de cânceres detectados em estágios iniciais não confirma, por si só, o valor do rastreamento. Isso porque muitos desses tumores, se não tivessem sido identificados, talvez nunca teriam causado problema – situação essa conhecida como **sobrediagnóstico** (33, 34).

Os desfechos medidos devem ser suficientemente abrangentes para incluir efeitos adversos plausíveis do teste e do tratamento, como efeitos psicológicos e na saúde física. Por exemplo, um estudo sobre o rastreamento do câncer de próstata com o antígeno prostático específico deveria incluir impotência ou incontinência urinária relacionadas ao tratamento, além da morbidade e mortalidade relacionadas ao câncer. Quando o número de pessoas testadas é muito maior do que o número com provável benefício (e esse geralmente é o caso), desfechos adversos menos graves nos indivíduos sem a doença se tornam importantes, uma vez que ocorrerão com maior frequência. Embora, por um lado, encontrar resultados negativos para o teste seja reconfortante ou mesmo um alívio para alguns pacientes (35), por outro lado, os efeitos psicológicos do rótulo ou de resultados falso-positivos, perdas de seguros de saúde e efeitos colaterais problemáticos (mas não fatais) de medicamentos ou procedimentos cirúrgicos preventivos podem sobrepujar os benefícios pouco frequentes (33).

Estudos observacionais

Estudos observacionais são geralmente mais rápidos, mais fáceis e menos dispendiosos do que ensaios clínicos. No entanto, também têm desvantagens consideráveis, especialmente porque os pacientes testados tendem a diferir dos não testados em pontos importantes que poderiam estar relacionados ao risco de uma doença ou ao seu prognóstico. Por exemplo, indivíduos que recebem o teste poderiam ter um risco relativamente baixo de desfecho adverso, porque aqueles que se voluntariam para testes e tratamentos médicos tendem a ser mais saudáveis do que a média. Por outro lado, os indivíduos testados poderiam também ter um risco relativamente alto, pois os pacientes têm maior chance de serem testados quando eles ou seus médicos têm motivos para estarem preocupados com uma doença, um exemplo do **confundimento pela indicação** para o teste (Capítulo 10).

Outro problema com estudos observacionais sobre a realização de testes é a falta de padronização e documentação das mudanças nos cuidados após resultados positivos. Se um teste não melhorou os desfechos em um determinado ambiente, pode ser porque o seguimento dos resultados anormais foi insatisfatório, porque os pacientes não foram aderentes à intervenção planejada ou porque a intervenção utilizada no estudo foi aplicada por pessoas que não eram suficientemente competentes para implementá-la.

Como discutido no Capítulo 10, é útil considerar um "estudo-alvo" ao delinear e avaliar um estudo observacional sobre testes. Nesse tipo de estudo, os desfechos são medidos a partir do momento em que o teste foi feito (ou da ausência de teste, no grupo de comparação) e todos os pacientes são acompanhados, não apenas aqueles diagnosticados com a doença.

Ensaios clínicos

O delineamento mais rigoroso para avaliar o benefício de um teste diagnóstico é um ensaio clínico, no qual os pacientes são alocados aleatoriamente para receber ou não o teste cujo resultado é usado para orientar a conduta subsequente. Diversos desfechos podem ser medidos e comparados entre os dois grupos. O ensaio clínico randomizado minimiza ou elimina o confundimento e o viés de seleção, e a padronização do processo de realização do teste e da intervenção permite que outros pesquisadores reproduzam os resultados.

Infelizmente, ensaios clínicos randomizados sobre testes diagnósticos frequentemente não são práticos, especialmente para testes que já estão em uso. Eles geralmente são mais viáveis e relevantes quando avaliam testes que poderão ser usados em um grande número de indivíduos aparentemente saudáveis, como novos testes de rastreamento.

Ensaios clínicos randomizados podem trazer **questões éticas** quando se considera a possibilidade de não oferecer testes potencialmente valiosos. Em vez de simplesmente decidir aleatoriamente se um paciente será submetido ao teste ou não, uma estratégia para minimizar essa preocupação ética é randomizar alguns pacientes para receberem uma intervenção que aumenta o uso do teste, como o envio frequente de lembretes por cartões postais ou auxílio para o agendamento. A análise principal ainda deve obedecer à regra de "intenção de tratar". Isso significa que todo o grupo de pacientes que foi alocado à intervenção para incentivar o teste deve ser comparado ao grupo controle completo. Entretanto, essa metodologia tende a introduzir um viés conservador: a eficácia percebida da intervenção que visa facilitar a realização do teste irá subestimar a eficácia real do teste em si, visto que alguns participantes do grupo-controle podem acabar fazendo o teste, enquanto alguns no grupo de intervenção podem optar por não realizá-lo.[9]

Análise

As análises de estudos sobre o efeito da testagem nos desfechos devem ser adequadas ao delineamento específico utilizado: razões de chances para estudos de caso-controle e razões de riscos ou razões de azares e diferenças de riscos para estudos de coorte ou ensaios clínicos. Uma maneira conveniente para expressar os resultados de estudos de coorte ou ensaios clínicos randomizados é projetar os resultados relacionados ao procedimento de testagem para um grande grupo de pessoas. Assim, podem-se listar o número de testes iniciais, testes de seguimento, pessoas tratadas, efeitos colaterais do tratamento, custos e mortes nos grupos testados e não testados (em um estudo de coorte) ou nos braços de tratamento (em um ensaio clínico randomizado), por exemplo, por 1.000 pacientes.

Análise de decisão

Uma abordagem alternativa para estimar o efeito do uso de um teste nos desfechos é a análise de decisão, por meio da qual um pesquisador pode modelar o impacto subsequente de um teste (36). Os modelos de análise de decisão combinam resultados de múltiplas fontes de informação e também se apoiam em suposições que podem ser mais ou menos baseadas em evidências, com o objetivo de simular os resultados de um ensaio clínico randomizado. Os modelos de custo-benefício e custo-efetividade incorporam informações relacionadas aos custos, gerando, assim, estimativas de valor, como o custo por unidade de melhoria na saúde. Por exemplo, quando um grupo de pesquisadores avaliou os benefícios potenciais de medir o cálcio coronariano para aprimorar a indicação da terapia com estatinas, confrontando-os com os danos diretos da testagem, com os danos indiretos de testes de seguimento desnecessários e com os respectivos custos, eles concluíram que a pesquisa de cálcio coronariano só seria custo-efetiva se a terapia com estatina fosse excessivamente cara ou diminuísse consideravelmente a qualidade de vida (37).

---

[9]Esse problema pode ser abordado através de análises secundárias que incluem as taxas de testagem de ambos os grupos e presumem que todas as diferenças nos desfechos entre os dois grupos se devem a diferentes taxas de testagem. Os benefícios reais da testagem, derivados da intervenção, podem então ser estimados algebricamente utilizando métodos de variáveis instrumentais, onde o instrumento é a alocação aleatória à intervenção que busca incentivar a testagem.

ARMADILHAS NO DELINEAMENTO OU NA ANÁLISE DE ESTUDOS SOBRE TESTES DIAGNÓSTICOS

Como em outros tipos de pesquisa clínica, as concessões feitas no delineamento de estudos sobre testes diagnósticos podem ameaçar a validade dos resultados, e erros na análise podem comprometer sua interpretação. Algumas das falhas mais comuns e graves, juntamente com os passos para evitá-las, são apresentadas nesta seção.

Tamanho de amostra inadequado

Em situações onde a doença ou o desfecho são raros, pode ser necessário um número muito grande de participantes para estudar um teste. Por exemplo, diversos testes laboratoriais têm custo baixo, e uma taxa de positividade de apenas 1% ou menos já poderia justificar sua aplicação, em especial se o teste puder diagnosticar uma doença grave e tratável. Por exemplo, Sheline e Kehr (38) revisaram os testes laboratoriais solicitados rotineiramente no momento da admissão hospitalar, incluindo o teste VDRL para sífilis, em 252 pacientes psiquiátricos e descobriram que apenas 1 paciente tinha sífilis anteriormente não suspeitada. Se a condição psiquiátrica desse paciente tivesse sido realmente causada pela sífilis, o investimento de 3.186 dólares em testes de VDRL para chegar a esse diagnóstico certamente seria justificado. Entretanto, se a prevalência real de sífilis não suspeitada for próxima à de 0,4% identificada nesse estudo, um estudo com esse tamanho de amostra poderia muito bem não identificar nenhum caso.

Exclusão inadequada

Ao calcular proporções, é inadequado excluir pacientes do numerador sem excluir pacientes semelhantes do denominador. Por exemplo, em um estudo sobre testes laboratoriais de rotina em pacientes atendidos em serviço de emergência com um novo episódio de convulsão (39), 11 de 136 pacientes (8%) apresentaram uma anormalidade laboratorial corrigível (como hipoglicemia) como causa da convulsão. Entretanto, em 9 dos 11 pacientes, a anormalidade foi suspeitada com base na história clínica ou no exame físico. Os autores, assim, relataram que apenas 2 dos 136 pacientes (1,5%) tinham anormalidades não suspeitadas. Porém, se todos os pacientes com anormalidades suspeitadas foram excluídos do numerador, então pacientes semelhantes deveriam também ter sido excluídos do denominador.

Excluindo resultados limítrofes ou não interpretáveis

Em algumas situações, um teste pode não fornecer qualquer resposta, como quando o ensaio laboratorial não funciona, a amostra testada deteriora-se ou o resultado do teste fica em uma zona cinzenta, não sendo nem positivo nem negativo. Em geral, não se devem ignorar esses problemas, mas a estratégia para lidar com eles depende da questão de pesquisa e do delineamento usado. Em estudos sobre custos ou inconveniências dos testes, tentativas frustradas de realização do teste constituem resultados claramente importantes. Pacientes com exames de imagem "não conclusivos" ou com um resultado limítrofe em um teste devem ser contabilizados como tendo esses resultados. Isso pode alterar um teste originalmente dicotômico (positivo, negativo) para um teste ordinal (positivo, indeterminado e negativo). Curvas ROC podem, então, ser plotadas, e razões de verossimilhança, calculadas para resultados "indeterminados", assim como para resultados positivos e negativos.

Viés de verificação parcial: aplicação seletiva de um único padrão-ouro

Uma estratégia comum de amostragem para estudos sobre testes médicos é estudar *apenas* pacientes que são testados para uma doença e que *também* são submetidos ao padrão-ouro para estabelecer o diagnóstico. No entanto, isso pode introduzir um problema se o teste que está sendo estudado também for usado para decidir quem recebe o padrão-ouro. Por exemplo, considere um estudo sobre a acurácia do exame de urina como teste para infecção urinária, definida por uma cultura de urina positiva, em crianças com ardência ao urinar. Se crianças com alteração no exame de urina tiverem maior probabilidade de realizar cultura, isso faria com que aquelas com exame de urina normal estivessem sub-representadas. Como consequência, haveria menos falso-negativos (aumentando a sensibilidade) e também menos verdadeiro-negativos (diminuindo a especificidade). O **viés de verificação parcial** pode ser evitado usando-se critérios rigorosos para a aplicação do padrão-ouro que não incluem o teste ou achado que está sendo estudado. Se essa estratégia não for aplicável, é possível estimar e corrigir para o viés de verificação parcial utilizando amostragem baseada no resultado do teste, aplicando o padrão-ouro a todos que testaram positivo e a uma amostra aleatória daqueles que testaram negativo.

Viés de verificação diferencial: uso de padrões-ouro diferentes para aqueles com resultados positivos e negativos

Não é difícil fazer também a cultura em todos os pacientes submetidos a um exame de urina, mas, se o padrão-ouro for algo mais invasivo ou caro do que uma simples cultura de urina, pode não ser factível ou ético fazê-lo em pessoas cujo teste índice é negativo. Já mencionamos esse problema na seção sobre variáveis de desfecho para estudos sobre a acurácia de testes diagnósticos, ao notarmos que, embora uma biópsia para câncer de mama seja apropriada em pessoas com mamografias positivas, seria inadequado aplicar esse padrão-ouro a indivíduos com mamografias negativas. Em vez disso, no exemplo que descrevemos, o diagnóstico de câncer de mama no ano seguinte foi usado como o padrão-ouro para participantes com mamografias negativas (8).

No entanto, isso pode causar um **viés de verificação diferencial**, também chamado de viés de duplo padrão-ouro (2, 40). Esse viés pode ocorrer sempre que o padrão-ouro entre aqueles com resultados positivos difere do padrão-ouro para aqueles com resultados negativos (presumindo que os dois padrões-ouro não dão sempre a mesma resposta). Por exemplo, vamos supor que a Sara Sobrediagnosticada tenha uma lesão mamária que seria diagnosticada como câncer de mama se ela fizesse uma biópsia, mas nunca causaria um problema se ela não fizesse. Se a mamografia da Sara for positiva, ela fará uma biópsia, que será positiva, e parecerá que a mamografia deu a resposta certa. Se a mamografia da Sara for negativa, ela não será diagnosticada com câncer de mama no ano seguinte, seu acompanhamento será negativo e, mais uma vez, parecerá que a mamografia deu a resposta correta. Para lesões que se resolvem espontaneamente ou que são extremamente indolentes, se a mamografia orientar a seleção do padrão-ouro, dará a impressão de que ela nunca erra!

O viés de verificação diferencial pode ser evitado aplicando-se o mesmo padrão-ouro a todos, ou usando uma estratégia de amostragem baseada no resultado do teste e aplicando o padrão-ouro a uma amostra aleatória daqueles que testam negativo. Quando nenhum desses delineamentos for viável, os pesquisadores devem fazer todos os esforços para estimar a probabilidade e a relevância do sobrediagnóstico e das doenças que se resolvem espontaneamente. Por exemplo, o sobrediagnóstico é sugerido por tendências temporais que mostram um aumento nos diagnósticos, mas nenhuma mudança na mortalidade pela doença (41) ou por estudos de necrópsias que mostram uma prevalência elevada de doenças previamente não diagnosticadas e assintomáticas (42).

■ RESUMO

1. A utilidade de testes médicos pode ser avaliada usando delineamentos que abordam uma série de questões progressivamente mais rigorosas (Tabela 13.1).
2. Um teste diagnóstico deve ser estudado em pacientes que apresentam um **espectro de doença e não doença apropriado para a questão de pesquisa**, refletindo o uso antecipado do teste na prática clínica.
3. Se possível, o pesquisador deve **cegar aqueles que interpretam os resultados do teste e determinam o padrão-ouro** para que não tenham acesso a outras informações sobre os pacientes sendo testados.
4. **Medir** a reprodutibilidade de um teste, incluindo **a variabilidade intra e interobservador**, muitas vezes é um bom primeiro passo na avaliação de um teste.
5. Estudos sobre a **acurácia** dos testes requerem um **padrão-ouro** para determinar se um paciente tem, ou não, a doença ou desfecho sendo estudado.
6. Os resultados de estudos sobre a acurácia de testes diagnósticos podem ser resumidos usando **sensibilidade**, **especificidade**, **valor preditivo**, **curvas ROC** e **RVs e seus ICs**.

7. Os resultados de estudos sobre **testes prognósticos** podem ser resumidos com **razões de risco**, **razões de azares** e diferenças de risco e seus ICs, bem como **curvas ROC** e **gráficos de calibração**.
8. Estudos para desenvolver novos **modelos de predição clínica** estão sujeitos a problemas de sobreajuste e baixa capacidade de generalização, exigindo que novas regras sejam **validadas** em amostras separadas.
9. O delineamento mais rigoroso para estudar a utilidade de um teste diagnóstico é um **ensaio clínico**, com participantes **randomizados para receber ou não o teste**, e com **mortalidade**, **morbidade**, **custo** e **qualidade de vida** entre os desfechos.
10. Se os ensaios clínicos não forem éticos ou viáveis, pode ser útil realizar **estudos observacionais** e **análises de decisão e de custo-efetividade sobre os benefícios, danos e custos**, com atenção adequada aos possíveis vieses.

REFERÊNCIAS

1. Limmathurotsakul D, Turner EL, Wuthiekanun V, et al. Fool's gold: why imperfect reference tests are undermining the evaluation of novel diagnostics: a reevaluation of 5 diagnostic tests for leptospirosis. *Clin Infect Dis.* 2012;55(3):322-331.
2. Newman T, Kohn M. *Evidence-Based Diagnosis: An Introduction to Clinical Epidemiology.* 2nd ed. Cambridge University Press; 2020:89-91.
3. Bland JM, Altman DG. Statistical methods for assessing agreement between two methods of clinical measurement. *Lancet.* 1986;1(8476):307-310.
4. Newman T, Kohn M. *Evidence-Based Diagnosis: An Introduction to Clinical Epidemiology.* 2nd ed. Cambridge University Press; 2020:110-137.
5. Tokuda Y, Miyasato H, Stein GH, Kishaba T. The degree of chills for risk of bacteremia in acute febrile illness. *Am J Med.* 2005;118(12):1417.
6. Sawaya GF, Washington AE. Cervical cancer screening: which techniques should be used and why? *Clin Obstet Gynecol.* 1999;42(4):922-938.
7. Bjornevik K, Munger KL, Cortese M, et al. Serum neurofilament light chain levels in patients with presymptomatic multiple sclerosis. *JAMA Neurol.* 2020;77(1):58-64.
8. Smith-Bindman R, Chu P, Miglioretti DL, et al. Physician predictors of mammographic accuracy. *J Natl Cancer Inst.* 2005;97(5):358-367.
9. Rocker G, Cook D, Sjokvist P, et al. Clinician predictions of intensive care unit mortality. *Crit Care Med.* 2004;32(5):1149-1154.
10. Newman TB, Puopolo KM, Wi S, Draper D, Escobar GJ. Interpreting complete blood counts soon after birth in newborns at risk for sepsis. *Pediatrics.* 2010;126(5):903-909.
11. Newman T, Kohn M. *Evidence-Based Diagnosis: An Introduction to Clinical Epidemiology.* 2nd ed. Cambridge University Press; 2020:16-22.
12. Newman T, Kohn M. *Evidence-Based Diagnosis: An Introduction to Clinical Epidemiology.* 2nd ed. Cambridge University Press; 2020:144-167.
13. Moons KG, Altman DG, Reitsma JB, et al. Transparent reporting of a multivariable prediction model for Individual Prognosis or Diagnosis (TRIPOD): explanation and elaboration. *Ann Intern Med.* 2015;162(1):W1-W73.
14. Moons KGM, Wolff RF, Riley RD, et al. PROBAST: a tool to assess risk of bias and applicability of prediction model studies: explanation and elaboration. *Ann Intern Med.* 2019;170(1):W1-W33.
15. Food and Drug Administration. *Software as a Medical Device* (SaMD). https://www.fda.gov/medical-devices/digital-health-center-excellence/software-medical-device-samd
16. Goff DC Jr, Lloyd-Jones DM, Bennett G, et al. 2013 ACC/AHA guideline on the assessment of cardiovascular risk: a report of the American College of Cardiology/American Heart Association Task Force on Practice Guidelines. *Circulation.* 2014;129(25 Suppl 2):S49-S73.
17. Grady D, Berkowitz SA. Why is a good clinical prediction rule so hard to find? *Arch Intern Med.* 2011;171(19):1701-1702.
18. Puopolo KM, Draper D, Wi S, et al. Estimating the probability of neonatal early-onset infection on the basis of maternal risk factors. *Pediatrics.* 2011;128(5):e1155-e1163.
19. Escobar GJ, Puopolo KM, Wi S, et al. Stratification of risk of early-onset sepsis in newborns ≥34 weeks' gestation. *Pediatrics.* 2014;133(1):30-36.
20. Kuzniewicz MW, Walsh EM, Li S, Fischer A, Escobar GJ. Development and implementation of an early-onset sepsis calculator to guide antibiotic management in late preterm and term neonates. *Jt Comm J Qual Patient Saf.* 2016;42(5):232-239.
21. Kuppermann N, Dayan PS, Levine DA, et al. A clinical prediction rule to identify febrile infants 60 days and younger at low risk for serious bacterial infections. *JAMA Pediatr.* 2019;173(4):342-351.

22. Newman T, Kohn M. *Evidence-Based Diagnosis: An Introduction to Clinical Epidemiology*. 2nd ed. Cambridge University Press; 2020:175-200.
23. Robinson WR, Renson A, Naimi AI. Teaching yourself about structural racism will improve your machine learning. *Biostatistics*. 2020;21(2):339-344.
24. Steyerberg EW, Bleeker SE, Moll HA, Grobbee DE, Moons KG. Internal and external validation of predictive models: a simulation study of bias and precision in small samples. *J Clin Epidemiol*. 2003;56(5):441-447.
25. Steyerberg EW, Harrell FE Jr. Prediction models need appropriate internal, internal-external, and external validation. *J Clin Epidemiol*. 2016;69:245-247.
26. Tarnoki DL, Tarnoki AD, Richter A, Karlinger K, Berczi V, Pickuth D. Clinical value of whole-body magnetic resonance imaging in health screening of general adult population. *Radiol Oncol*. 2015;49(1):10-16.
27. Siegel DL, Edelstein PH, Nachamkin I. Inappropriate testing for diarrheal diseases in the hospital. *JAMA*. 1990;263(7):979-982.
28. Hitchcock MM, Gomez CA, Banaei N. Low yield of FilmArray GI panel in hospitalized patients with diarrhea: an opportunity for diagnostic stewardship intervention. *J Clin Microbiol*. 2018;56(3).
29. Lam SHF, Sivitz A, Alade K, et al. Comparison of ultrasound guidance vs. clinical assessment alone for management of pediatric skin and soft tissue infections. *J Emerg Med*. 2018;55(5):693-701.
30. Viaux-Savelon S, Dommergues M, Rosenblum O, et al. Prenatal ultrasound screening: false positive soft markers may alter maternal representations and mother-infant interaction. *PLoS One*. 2012;7(1):e30935.
31. Thulin T, Hammar U, Ekbom A, Hultcrantz R, Forsberg AM. Perforations and bleeding in a population-based cohort of all registered colonoscopies in Sweden from 2001 to 2013. *United European Gastroenterol J*. 2019;7(1):130-137.
32. Zapka J, Taplin SH, Price RA, Cranos C, Yabroff R. Factors in quality care—the case of follow-up to abnormal cancer screening tests—problems in the steps and interfaces of care. *J Natl Cancer Inst Monogr*. 2010;2010(40):58-71.
33. Welch HG, Schwartz LM, Woloshin S. *Overdiagnosed: Making People Sick in Pursuit of Health*. Beacon Press; 2011.
34. Esserman LJ, Thompson IM, Reid B, et al. Addressing overdiagnosis and overtreatment in cancer: a prescription for change. *Lancet Oncol*. 2014;15(6):e234-e242.
35. Detsky AS. A piece of my mind. Underestimating the value of reassurance. *JAMA*. 2012;307(10):1035-1036.
36. Pletcher MJ, Pignone M. Evaluating the clinical utility of a biomarker: a review of methods for estimating health impact. *Circulation*. 2011;123(10):1116-1124.
37. Pletcher MJ, Pignone M, Earnshaw S, et al. Using the coronary artery calcium score to guide statin therapy: a cost-effectiveness analysis. *Circ Cardiovasc Qual Outcomes*. 2014;7(2):276-284.
38. Sheline Y, Kehr C. Cost and utility of routine admission laboratory testing for psychiatric inpatients. *Gen Hosp Psychiatry*. 1990;12(5):329-334.
39. Turnbull TL, Vanden Hoek TL, Howes DS, Eisner RF. Utility of laboratory studies in the emergency department patient with a new-onset seizure. *Ann Emerg Med*. 1990;19(4):373-377.
40. Kohn MA, Carpenter CR, Newman TB. Understanding the direction of bias in studies of diagnostic test accuracy. *Acad Emerg Med*. 2013;20:1194-1206.
41. Welch HG, Kramer BS, Black WC. Epidemiologic signatures in cancer. *N Engl J Med*. 2019;381(14):1378-1386.
42. Bell KJ, Del Mar C, Wright G, Dickinson J, Glasziou P. Prevalence of incidental prostate cancer: a systematic review of autopsy studies. *Int J Cancer*. 2015;137(7):1749-1757.

APÊNDICE 13A
Cálculo de kappa para medir a concordância interobservador

Considere dois observadores buscando identificar um ritmo de galope por B4 durante a ausculta cardíaca. A observação é registrada como presente ou ausente (Tabela 13A.1). A medida mais simples de concordância interobservador é a proporção de observações nas quais ambos os observadores concordam. Essa proporção pode ser obtida somando-se os números da diagonal entre o quadrante superior esquerdo e o quadrante inferior direito e dividindo-se esse resultado pelo total de observações realizadas. Nesse exemplo, de 100 pacientes observados, havia 10 em que ambos os observadores identificaram o galope, e 75 em que nenhum deles identificou, resultando em (10 + 75)/100 = 85% de concordância.

TABELA 13A.1 Concordância interobservador sobre a presença de um ritmo de galope por B4

	OBSERVADOR 1		
OBSERVADOR 2	**OUVIU GALOPE**	**NÃO OUVIU GALOPE**	**TOTAL, OBSERVADOR 2**
Ouviu galope	10	5	15
Não ouviu galope	10	75	85
Total, observador 1	20	80	100

Quando as observações não são distribuídas uniformemente entre as categorias (p. ex., quando a proporção de "anormais" em um teste dicotômico é muito diferente de 50%) ou quando há mais de duas categorias, outra medida de concordância interobservador, denominada *kappa* (κ), é por vezes utilizada. Kappa mede o grau de concordância além do que seria esperado a partir dos **valores marginais** observados (p. ex., os totais para as linhas e colunas). Os valores de kappa variam de –1 (discordância completa) a 1 (concordância completa). Um kappa de 0 indica que o grau de concordância é exatamente o esperado pelos totais das linhas e colunas. O κ é estimado da seguinte forma:

$$\kappa = \frac{\text{Concordância observada (\%)} - \text{Concordância esperada (\%)}}{100\% - \text{Concordância esperada (\%)}}$$

A proporção "esperada" em cada célula é simplesmente a proporção observada naquela linha (p. ex., o total da linha dividido pelo tamanho da amostra) multiplicada pela proporção naquela coluna (p. ex., o total da coluna dividido pelo tamanho da amostra). A concordância esperada (total) é obtida somando-se as proporções esperadas nas células ao longo da diagonal da tabela, onde os observadores concordaram.

Por exemplo, na Tabela 13A.1, os observadores parecem ter se saído muito bem: eles concordaram em (10+75)/100 = 85% das vezes. Porém, quão bem eles se saíram em comparação com a concordância esperada de seus totais marginais? Por mero acaso (dados os valores marginais observados), eles concordariam cerca de 71% das vezes: (20% × 15%) + (80% × 85%) = 71%. Como a concordância observada foi de 85%, kappa é (85% – 71%)/(100% – 71%) = 0,48 – respeitável, mas menos impressionante que uma concordância de 85%.

Quando há mais de duas categorias de resultados de testes, é importante distinguir entre variáveis ordinais, que são intrinsecamente ordenadas, e variáveis nominais, que não são. Para variáveis ordinais, o kappa, conforme calculado anteriormente, não capta toda a informação presente nos dados, pois não concede crédito parcial por resultados próximos. Para dar crédito por concordância parcial, um kappa ponderado deve ser utilizado. (Ver Newman e Kohn [1] para uma discussão mais detalhada.)

REFERÊNCIA
1. Newman T, Kohn M. *Evidence-Based Diagnosis: An Introduction to Clinical Epidemiology*. 2nd ed. Cambridge University Press; 2020:110-137.

APÊNDICE 13B
Exercícios para o Capítulo 13.
Delineando estudos de testes médicos

1. Você tem interesse em estudar a utilidade da velocidade de hemossedimentação (VHS) como um teste para doença inflamatória pélvica (DIP) em mulheres com dor abdominal.
    a. Para fazer isso, precisará reunir grupos de mulheres que têm e que não têm DIP. Qual seria a melhor maneira de amostrar essas mulheres?
    b. Como os resultados poderiam apresentar viés se você usasse o diagnóstico final de DIP como o padrão-ouro e aqueles que atribuíram esse diagnóstico estivessem cientes da VHS?
    c. Você descobre que a sensibilidade de uma VHS de pelo menos 20 mm/hora é de 90%, mas a especificidade é apenas de 50%. Por outro lado, a sensibilidade de uma VHS de pelo menos 50 mm/hora é apenas de 75%, mas a especificidade é de 85%. Qual ponto de corte você deve usar para definir uma VHS anormal?
2. Você está interessado em estudar o rendimento diagnóstico de tomografias computadorizadas de crânio em crianças que chegam ao pronto-socorro com traumatismos cranianos. Você utiliza um banco de dados no departamento de radiologia para encontrar os laudos de todas as tomografias feitas em pacientes com menos de 18 anos e solicitadas pelo pronto-socorro devido a traumatismo craniano. Em seguida, revisa os registros do pronto-socorro de todos aqueles que tiveram uma tomografia anormal para determinar se a anormalidade poderia ter sido prevista a partir do exame físico.
    a. De 200 exames, 20 mostram uma ou mais anormalidades. No entanto, você determina que, em 10 dos 20, houve uma alteração focal no exame neurológico ou um estado mental alterado. Como apenas 10 pacientes tiveram tomografias anormais que não poderiam ter sido previstas pelo exame físico, você conclui que o rendimento de tomografias anormais "inesperadas" é de apenas 10 em 200 (5%) nesse contexto. Qual é o erro dessa conclusão?
    b. Qual é o problema em usar "uma ou mais anormalidades" na tomografia como variável de desfecho para esse estudo de rendimento diagnóstico?
    c. Quais seriam algumas vantagens de estudar os efeitos da tomografia nas decisões clínicas, em vez de apenas estudar seu rendimento diagnóstico?
3. Agora, você deseja estudar a sensibilidade e especificidade dos achados neurológicos focais para predizer lesões intracranianas. (Devido ao pequeno tamanho da amostra de tais lesões, você aumenta o tamanho da amostra estendendo o estudo para outros pronto-socorros.) Um problema que você tem ao estudar achados neurológicos focais é que crianças que os apresentam têm muito mais probabilidade de fazer uma tomografia do que crianças que não os têm. Explique como e por que isso afetará a sensibilidade e especificidade de tais achados se:
    a. Apenas crianças que fizeram uma tomografia forem incluídas no estudo.
    b. Crianças elegíveis com traumatismos cranianos que não fizeram uma tomografia estiverem incluídas e presumiu-se que não tiveram uma lesão intracraniana se elas se recuperaram sem intervenção neurocirúrgica.

CAPÍTULO 14

Abordagens qualitativas na pesquisa clínica

Daniel Dohan

Entrevistas, **grupos focais** e outras abordagens qualitativas podem fornecer informações sobre áreas da prática clínica e da pesquisa para as quais testes, questionários ou outras medidas numéricas confiáveis são impossíveis, impraticáveis ou ainda não foram desenvolvidos. Eles fornecem também uma visão holística da complexa realidade do mundo clínico, abrangendo sua riqueza social e contextual – um tipo específico de **interpretação** que não é possível com dados numéricos. Abordagens qualitativas são usadas para estudar condições ou situações socialmente sensíveis ou estigmatizadas, para incluir populações vulneráveis ou grupos que têm sido sub-representados na pesquisa e para traduzir evidências derivadas de pesquisas para a realidade confusa da prática cotidiana (1-3).

Embora a pesquisa qualitativa utilize procedimentos de senso comum, como o uso de **perguntas abertas** e observação de interações clínicas, ela permanece controversa na pesquisa em saúde (4, 5). Este capítulo aborda os pressupostos subjacentes à pesquisa qualitativa, como ela difere da pesquisa quantitativa, e fornece exemplos de como os estudos qualitativos são úteis. Também discute questões práticas no delineamento, na execução e na divulgação de pesquisas qualitativas.

■ O QUE É A PESQUISA QUALITATIVA?

A pesquisa qualitativa possibilita o entendimento de experiências, significados e culturas sem utilizar medidas numéricas, testes previamente elaborados ou questionários com perguntas fechadas. Em vez disso, o pesquisador se envolve com os participantes da pesquisa para coletar dados e, em seguida, interpretar suas respostas narrativas. Os três exemplos a seguir ilustram como os pesquisadores tomam parte nos estudos qualitativos e os moldam.

Exemplo 14.1 Conhecimento sobre os estudos: explorando o que os pacientes com câncer sabem sobre os ensaios clínicos

A **etnografia** é um método qualitativo das ciências sociais para documentar as interações sociais e os comportamentos que ocorrem em um grupo, equipe, organização ou comunidade. Envolve a coleta de dados qualitativos para fornecer uma análise detalhada e holística de uma determinada cultura (6). Por exemplo, um estudo etnográfico explorou o processo pelo qual oncologistas inscrevem pacientes em estudos clínicos de fase inicial, sendo realizadas entrevistas detalhadas com 78 pacientes com câncer avançado (7). A equipe do estudo observou consultas em clínicas de oncologia e conversou com médicos que recrutavam pacientes. Eles perceberam que os aspectos informais do recrutamento para os ensaios clínicos começavam muito antes de o médico pedir a um paciente para assinar um formulário de consentimento. Os oncologistas relataram que refletiam sobre quem seria um "bom paciente de estudo" antes mesmo de discutir a participação na pesquisa (8). Isso levantou várias questões, como se os pacientes estavam cientes de que isso estava acontecendo e o que sabiam sobre os ensaios clínicos antes de serem convidados a participar.

Um protocolo de entrevista foi construído para sondar a respeito desse tema. Para evitarem induzir viés nas respostas dos pacientes, os entrevistadores não discutiram o tema da participação no estudo, a menos que o paciente o questionasse. A maioria dos pacientes o fez durante a primeira entrevista.

Muitos relataram terem participado previamente de pesquisas, quando estavam nos estágios iniciais de sua doença. Alguns expressaram entusiasmo sobre essas experiências prévias e viam com bons olhos a perspectiva de participar de um novo estudo. Outros tinham sentimentos mais mistos ou receio de não serem elegíveis para participar de um estudo. A equipe também percebeu que muitas vezes havia um descompasso entre o quanto os pacientes pensavam que sabiam sobre os estudos e o quanto esse conhecimento realmente estava correto. O conforto com a linguagem técnica da oncologia, ou mesmo o domínio dela, não equivalia à compreensão substancial dos ensaios clínicos.

Essas descobertas servem como um lembrete da diferença entre o que os pacientes dizem e o que eles entendem. Eles podem se esforçar para parecer conhecedores do assunto, talvez para se apresentarem como "bons pacientes de estudo" que receberiam a chance de participar de um ensaio clínico. Mas, nesse caso, não fazer juízo crítico sobre o relato dos pacientes pode prestar a eles e aos ensaios clínicos um desserviço.

Exemplo 14.2 Quando se opta por desimplementar uma política: descrevendo por que um novo modelo de prestação de cuidados centrados na pessoa foi desfeito

As entrevistas com informantes-chave são um método qualitativo valioso para entender os pontos de vista e as perspectivas de especialistas em um tema específico. Essas entrevistas geralmente adotam um formato semiestruturado e aberto, no qual o entrevistador elabora suas perguntas com base em tópicos previamente estabelecidos e decide o momento adequado para abordá-los. Os entrevistados, por sua vez, expressam suas opiniões usando suas próprias palavras. Em consonância com a natureza qualitativa dessa abordagem, o entrevistador tem liberdade para desenvolver novas perguntas caso surjam tópicos intrigantes e imprevistos durante a conversa. Esse método é especialmente útil para compreender as ideias e percepções dos especialistas acerca de assuntos nos quais possuem vasta experiência, além de permitir explorar o processo decisório de líderes em situações de grande impacto.

Entrevistas com 38 informantes-chave de um importante centro médico, incluindo líderes, gestores, médicos e funcionários, auxiliaram na compreensão das razões pelas quais eles decidiram abandonar uma nova iniciativa: a acreditação pelo Patient Centered Medical Home (PCMH)* (9). Para o grupo responsável pela formulação da política do PCMH, tal decisão suscitou uma questão relevante: por que o programa não atingiu seu objetivo de promover, incentivar e apoiar o atendimento centrado no paciente?

Ficou evidente que, no contexto do centro médico estudado, os envolvidos nunca associaram o atendimento centrado no paciente à adesão à iniciativa do PCMH. Médicos, líderes e funcionários acreditavam que suas práticas continuavam comprometidas com a implementação de cuidados centrados no paciente, mesmo com a expiração da acreditação. Dentro da organização, um grupo de gestores era responsável por assegurar os cuidados centrados no paciente, enquanto outro grupo supervisionava os esforços relacionados à acreditação. Médicos e líderes seniores argumentavam que o atendimento centrado no paciente ainda era uma prioridade organizacional, porém, os gestores que lideraram o esforço para conquistar a acreditação não vincularam seu trabalho a esse valor central. Eles acreditavam que a organização buscava a acreditação do PCMH porque um grande grupo de empregadores, cujos funcionários poderiam ser potenciais pacientes da clínica, ofereceu um incentivo para tal. Quando o momento de renovar a acreditação chegou, o incentivo já havia expirado. Assim, os gestores priorizaram outras tarefas e acabaram perdendo o certificado. Os idealizadores desse programa tinham motivos para preocupação: a política do PCMH nunca obteve

---

*N. de R.T. A acreditação pelo programa Patient-Centered Medical Home (PCMH) nos Estados Unidos é um modelo de assistência primária centrado no paciente que visa melhorar a qualidade e eficiência do atendimento médico e a satisfação do paciente. Foi desenvolvido pelo National Committee for Quality Assurance (NCQA) e envolve uma avaliação rigorosa das práticas e políticas para o atendimento clínico. Clínicas que alcançam a acreditação do PCMH também são elegíveis para receber incentivos financeiros de pagadores de seguros de saúde, como Medicare e Medicaid, por fornecer cuidados de alta qualidade.

legitimidade dentro da organização. Contudo, a decisão de não renovar o certificado não indicava que a organização havia deixado de priorizar a atenção primária centrada no paciente.

Exemplo 14.3 Estudo EngageUC: comparando perspectivas sobre pesquisa com biobancos em diversas comunidades

Pesquisadores qualitativos reúnem um grupo focal de 4 a 10 pessoas para explorar as opiniões de uma comunidade a respeito de um determinado tópico. O grupo responde a um conjunto de perguntas feitas por um moderador. (Muitas vezes há dois moderadores – um para garantir o fluxo da conversa e outro para observar os aspectos não verbais das interações e assegurar que todas as vozes sejam ouvidas.) Quando a University of California (UC) quis expandir seus biobancos de pesquisa e torná-los mais inclusivos das diversas populações da Califórnia, eles reuniram grupos focais com membros das comunidades das regiões norte e sul do estado para avaliar seus pontos de vista e obter suas recomendações (10).

O objetivo do projeto foi identificar formas em que a UC poderia atender melhor às necessidades das populações do estado. Ao todo, 51 membros da comunidade participaram dos grupos focais, que foram conduzidos em inglês e espanhol. Eles foram selecionados intencionalmente de dezenas de comunidades com trajetórias e tradições étnico-raciais distintas para representar um corte transversal da diversidade da Califórnia. Especialistas sobre o conteúdo educaram os participantes sobre os aspectos técnicos das operações com biobancos e facilitadores experientes orientaram os membros da comunidade em suas discussões.

Embora possa parecer mais eficiente entrevistar um grupo de pessoas de uma só vez em vez de realizar entrevistas individuais, os grupos focais trouxeram suas próprias complexidades, incluindo um grande número de viagens para a equipe de pesquisa e a necessidade de gerenciar logística de transporte, refeições e compensação financeira para os participantes. A equipe também teve que se debater sobre as questões técnicas relacionadas a gravação, transcrição, tradução e análise do grande banco de dados qualitativos que surgiu. No último dia, os participantes foram convidados a propor e votar em recomendações para os líderes do biobanco da UC. Vinte e três recomendações de consenso foram identificadas; outras 24 foram endossadas sem chegar a um consenso.

Para a equipe do estudo e os líderes do biobanco da UC, os grupos focais permitiram compreender melhor como os californianos veem os esforços da universidade e do estado envolvendo pesquisa em biobancos. Esse grupo diversificado de leigos encontrou áreas importantes de consenso: necessidade de educação mais ampla sobre biobancos, forte apoio ao compartilhamento livre de informações e dados, desejo de mais supervisão e responsabilidade por parte do pesquisador e preferência por um processo de consentimento que fosse além dos requisitos legais para se envolver com pacientes que contribuíram com amostras para o biobanco.

Esses exemplos destacam algumas das principais características das abordagens qualitativas na pesquisa clínica. Em cada um dos exemplos, os participantes do estudo foram escolhidos usando **seleção proposital (ou intencional)**, em vez de aleatoriamente. A equipe do estudo trabalhou em estreita colaboração com os participantes para coletar os dados; no estudo de oncologia, os pesquisadores chegaram até mesmo a adaptar suas perguntas para cada paciente individualmente. O estudo Medical Home, que inicialmente iria se concentrar na implementação, acabou transformando-se em um estudo de desimplementação, à medida que os procedimentos de coleta de dados foram alterados para buscar percepções emergentes. O EngageUC buscou explorar as perspectivas cotidianas dos participantes para entender como o biobanco era visto em diferentes comunidades da Califórnia.

As características centrais da pesquisa qualitativa suscitam questões complexas: como garantir um estudo sem viés quando o pesquisador desempenha um papel tão intrínseco no processo? É viável minimizar vieses ao formular perguntas abertas, assim como acontece com perguntas fechadas? De que forma a interpretação de respostas narrativas se compara à interpretação de um teste clínico?

Para abordar essas questões, os pesquisadores qualitativos começam refletindo sobre quais tipos de perguntas podem ser abordadas (11). Alguns buscam uma abordagem objetiva e livre de viés, semelhante à adotada na maioria das pesquisas médicas, aderindo a um **paradigma de pesquisa positivista**. Os positivistas acreditam que o universo é regido por leis objetivas passíveis de serem identificadas pela ciência. Projetos de pesquisa positivistas buscam utilizar medidas precisas e livres de viés para tratar de questões baseadas em hipóteses. Ao responder essas perguntas, os cientistas podem identificar leis universais. No entanto, devido à ênfase na medição exata e no teste de hipóteses, poucos pesquisadores qualitativos adotam o paradigma positivista.

Alguns pesquisadores qualitativos concordam que o universo é governado por leis objetivas, mas duvidam que a ciência possa identificar essas leis com exatidão. Os **pós-positivistas** defendem que a ciência, como qualquer atividade humana, é conduzida dentro de um contexto social específico. Portanto, é preciso encarar com cautela as afirmações dos positivistas de que suas medições são isentas de viés. Os pós-positivistas acreditam que a pesquisa pode contribuir para uma compreensão mais precisa do nosso mundo, mas também reconhecem que abordagens baseadas em testes de hipóteses não são as únicas ferramentas úteis nesse empreendimento. Projetos pós-positivistas buscam minimizar o viés e responder às perguntas de pesquisa de forma objetiva, enquanto compreendem que o contexto de um estudo é sempre fundamental para interpretar suas descobertas.

Outros paradigmas na pesquisa qualitativa enfatizam ainda mais a importância do contexto, chegando a questionar a ideia de que a pesquisa deve se concentrar em identificar um conjunto de leis universais. O **construtivismo** defende que indivíduos e grupos constroem socialmente diferentes versões da realidade objetiva, enquanto a pesquisa fundamentada na teoria crítica se concentra em analisar como a natureza da realidade objetiva reflete as relações de poder na sociedade (12).

Em cada um desses paradigmas, a pesquisa qualitativa pode empregar tanto a lógica da **dedução** (as hipóteses do estudo orientam as medidas) quanto a da **indução** (as hipóteses são formuladas a partir de observações). A pesquisa qualitativa frequentemente utiliza dados que emergem ao longo de um estudo para gerar novas ideias e hipóteses; até mesmo as questões de pesquisa, protocolos e cenários podem mudar. Em vez de tentar quantificar variáveis numericamente, a pesquisa qualitativa busca fornecer descrições ricas, comumente baseadas em relatos narrativos. As amostras para pesquisa qualitativa geralmente são pequenas, definidas pelo número de participantes considerado necessário para compreender os conceitos, questões e processos em estudo. Os pesquisadores qualitativos alcançam rigor e reprodutibilidade selecionando amostras propositais e interagindo com os participantes na coleta de dados. Diferenças relevantes entre pesquisa quantitativa e qualitativa são apresentadas na Tabela 14.1.

TABELA 14.1 Comparação de estudos quantitativos e qualitativos

	ESTUDOS QUANTITATIVOS	ESTUDOS QUALITATIVOS
Foco da pesquisa	(Ver Capítulo 2) A questão de pesquisa é estabelecida *a priori*	A questão de pesquisa pode mudar ou até mesmo ser definida durante o estudo
Participantes do estudo	(Ver Capítulo 3) • Especificação – critérios de seleção (inclusão e exclusão) especificam quem é elegível para participar • Amostragem – representativa da população-alvo	• Critérios flexíveis de inclusão e exclusão concebidos para serem inclusivos; podem mudar durante o estudo • Proposital, bola de neve, pode não ser representativa
Delineamentos	(Ver Capítulos 8-12) Estudo transversal Estudo de coorte Estudo de caso-controle Ensaio clínico randomizado	Observacional Exploratório Descritivo Comparativo
Estimativa do tamanho da amostra	(Ver Capítulos 5-6) Baseada na magnitude de efeito estimada e na sua variação, alfa e beta	O tamanho deve ser suficiente para permitir compreender conceitos, problemas e processos em sua completude

(continua)

TABELA 14.1 Comparação de estudos quantitativos e qualitativos *(continuação)*

	ESTUDOS QUANTITATIVOS	ESTUDOS QUALITATIVOS
Medições e dados	(Ver Capítulo 4) Definição de procedimentos com instrumentos padronizados de coleta de dados Questionários estruturados Exames físicos Exames laboratoriais/de imagem Averiguação do desfecho Variáveis preditoras e de desfecho, com covariáveis	Flexíveis, interativas, com diários de campo e gravações de áudio ou vídeo Observação etnográfica Entrevistas em profundidade Grupos focais Análise de documentos escritos/eletrônicos Memorandos sobre o contexto e os processos de coleta de dados
Gerenciamento de dados	(Ver Capítulo 19) *Software* de banco de dados padrão Codificação Limpeza de dados	Formato de dados padrão Esquema de codificação Codificação dos dados
Análises	Teste de hipóteses pré-planejado usando inferência estatística	Revisão iterativa de resultados codificados e memorandos para identificar achados e contraexemplos

Os estudos qualitativos enriquecem a pesquisa clínica ao proporcionar uma compreensão das experiências individuais, da dinâmica organizacional e da natureza dos determinantes estruturais da saúde.

- No **nível individual**, os dados qualitativos são essenciais para entender como pacientes, cuidadores e profissionais de saúde vivenciam os processos de adoecimento e de cuidado. Esses entendimentos podem ser o ingrediente crucial para fomentar ideias sobre como desenvolver ou interpretar medidas quantitativas de saúde, doença e cuidados em populações diversas ou vulneráveis.
- No **nível organizacional**, as abordagens qualitativas permitem compreender a dinâmica complexa das organizações responsáveis pela prestação de cuidados de saúde. Isso auxilia os pesquisadores clínicos na implementação de estratégias para aprimorar a prestação de cuidados.
- Na **pesquisa que envolve a comunidade**, as abordagens qualitativas captam as perspectivas daqueles afetados pelos cuidados em saúde e pela pesquisa clínica. Por meio de abordagens qualitativas, os pesquisadores clínicos podem obter uma apreciação de como a saúde dos membros da comunidade reflete a cultura e as instituições. Essa compreensão pode melhorar a validade dos modelos conceituais dos pesquisadores e a plausibilidade de suas hipóteses. Pode também contribuir com ideias sobre as causas e consequências de uma doença e sugerir estratégias e abordagens para melhor adequar as intervenções para melhoria da saúde (ver Capítulo 15).

Três abordagens na pesquisa qualitativa

É útil distinguir entre três diferentes tipos de meta na pesquisa qualitativa, cada um dos quais requer uma abordagem um pouco diferente em relação ao delineamento e à metodologia (13). Na pesquisa qualitativa, os termos que denotam essas estratégias têm significados próprios, que são diferentes daqueles utilizados na pesquisa quantitativa.

- **Estudos exploratórios**: todos os projetos de pesquisa qualitativa incluem algum grau de investigação, mas os estudos exploratórios abordam um tópico sem a necessidade de pesquisas prévias. Os estudos exploratórios podem ser comparados ao processo de descrever uma nova paisagem. Os pesquisadores sabem por onde começar – talvez por uma descoberta clínica intrigante ou pelo fracasso inesperado de uma intervenção promissora – mas não podem prever o que encontrarão. Sem saber para onde suas explorações os levarão, os protocolos de pesquisa são, no máximo, provisórios; eles serão revisados, redirecionados e expandidos durante o estudo. Não é possível desenvolver um quadro de amostragem para um tópico desconhecido; assim, os pesquisadores recorrem à **coleta de dados em bola de neve**, pedindo aos participantes do estudo que sugiram outros potenciais participantes (14). Da mesma forma, não há base para propor um plano de análise definido *a priori* para o estudo; portanto, a **teoria fundamentada** (*grounded theory*), um conjunto de procedimentos de análise indutiva dos dados, é frequentemente utilizada para desenvolver novas teorias e entendimentos (15, 16).

- **Estudos descritivos**: esses estudos dão um passo adiante. Há conhecimento suficiente para se concentrar em uma área específica de investigação, mas ainda não o suficiente para propor um protocolo de estudo abrangente. Esta é uma abordagem comum quando um pesquisador deseja adaptar um instrumento ou protocolo de pesquisa a uma nova população-alvo. Ele pode saber como o instrumento se comporta em um determinado grupo de respondentes e precisa explorar se essas mesmas experiências e entendimentos se aplicam a um grupo social ou culturalmente distinto.

- **Estudos comparativos**: estes estão mais próximos, em sua lógica de investigação, de estudos quantitativos. Estudos comparativos bem delineados buscam explorar como os locais de estudo ou os participantes são semelhantes, bem como identificar diferenças importantes. Eles incluem, portanto, um elemento de lógica dedutiva que permite aos pesquisadores descrever os locais de estudo, os procedimentos de coleta de dados e as abordagens analíticas antes de iniciar o estudo. Os paralelos com os estudos quantitativos, entretanto, terminam por aí. Os estudos qualitativos comparativos não propõem ou testam hipóteses: dados não numéricos não permitem testes de significância estatística. Além disso, os pesquisadores permanecem abertos para descobrir novos achados indutivos que possam mudar as questões do estudo, os protocolos ou até mesmo os locais da pesquisa de campo – flexibilidade essa que raramente é possível em um estudo quantitativo.

Comparando abordagens exploratórias, descritivas e comparativas

Estudos exploratórios, descritivos e comparativos podem ser usados para abordar questões de pesquisa clínica, ciência da implementação e pesquisa que envolve a comunidade (Tabela 14.2).

Estudos exploratórios costumam se assemelhar uns aos outros. Eles frequentemente usam um paradigma de pesquisa construtivista. As questões de pesquisa são amplas e abertas, refletindo os objetivos descritivos e de descoberta desse delineamento; elas não sugerem que o pesquisador espera encontrar quaisquer associações em específico, sejam elas causais ou não, entre os conceitos do estudo.

TABELA 14.2 Exemplos de questões de pesquisa em pesquisa clínica, ciência da implementação e pesquisa com envolvimento da comunidade, por delineamento de estudo

DELINEAMENTO DE ESTUDO	PESQUISA CLÍNICA	CIÊNCIA DA IMPLEMENTAÇÃO	PESQUISA COM ENVOLVIMENTO DA COMUNIDADE
Exploratório	Como os pacientes entendem uma condição de saúde ou uma experiência de cuidados em saúde? (Ver Exemplo 14.1)	Como uma clínica se envolve com uma intervenção à medida que a coloca em prática?	Quais aspectos de uma condição de saúde são considerados mais importantes pelos membros de uma determinada comunidade, e por que isso acontece?
Descritivo	O que os pesquisadores precisam saber sobre como os participantes respondem a um instrumento para melhorar sua validade e confiabilidade?	O que explica a decisão de uma organização de desimplementar um programa que ela abraçou com entusiasmo? (Ver Exemplo 14.2)	Como as preocupações com a saúde em uma comunidade são compreendidas e respondidas em outras comunidades?
Comparativo	Como as culturas de pacientes e organizações se combinam para moldar a tomada de decisão entre pessoas que residem em lares de idosos?	Como a dinâmica organizacional apoia (ou prejudica) o sucesso da implementação em um grupo de clínicas semelhantes?	Quais são as áreas de consenso sobre como melhorar a prática das ciências da saúde em diferentes comunidades? (Ver Exemplo 14.3)

Estudos qualitativos descritivos geralmente examinam achados de estudos prévios em uma nova população-alvo ou examinam como um instrumento de estudo desenvolvido em uma população irá se comportar em uma população diferente. Um estudo descritivo pode explorar como uma determinada comunidade lida com preocupações relacionadas à saúde que foram identificadas em outras populações. Na ciência da implementação, um estudo descritivo pode examinar a comunicação profissional-paciente em clínicas que têm diferentes resultados clínicos, como no controle do diabetes.

Delineamentos comparativos antecipam quais grupos valem a pena comparar e como esses grupos podem diferir. Esses delineamentos são muitas vezes orientados por teorias e utilizam amostragem proposital, como quando um estudo qualitativo compara membros dos grupos de intervenção com membros do grupo-controle em um ensaio clínico randomizado. Seus achados ajudam a compreender melhor o que explica as diferenças nos padrões de comportamento, crenças e resultados nos diferentes grupos.

Comparando abordagens qualitativas com técnicas quantitativas

Todos os estudos qualitativos se concentram em explicar aspectos relacionados à saúde e aos cuidados de saúde, por exemplo como um paciente decide por um tratamento específico, como uma clínica lida com mudanças de prática orientadas por evidências ou por que uma comunidade sofre desproporcionalmente de uma determinada doença. Pesquisadores qualitativos estudam essas questões de forma observacional, explorando como elas ocorrem no cotidiano, para complementar os achados de estudos que utilizam métodos quantitativos. A pesquisa qualitativa geralmente fornece dados individuais que podem ajudar a entender as descobertas em nível coletivo. Os dados qualitativos muitas vezes formam um complemento valioso em estudos quantitativos, seja na forma de um estudo com métodos mistos (que inclui métodos qualitativos e quantitativos) ou como um braço exploratório independente de uma empreitada maior. Um número relativamente pequeno de dados qualitativos pode contribuir com percepções que melhoram a validade do estudo quantitativo ou permitem que o estudo principal evite armadilhas imprevistas.

■ QUANDO USAR MÉTODOS QUALITATIVOS

Os dados qualitativos podem ajudar a desenvolver instrumentos de medida, a capturar conceitos complexos e a explorar novas ideias.

Desenvolvendo novos instrumentos de medida ou aprimorando instrumentos existentes

Abordagens qualitativas podem ser úteis para apoiar na elaboração de **perguntas fechadas**. Em um estágio inicial da pesquisa, os dados qualitativos de entrevistas semiestruturadas podem identificar o que importa para os potenciais participantes em relação a um determinado tópico. Entrevistas e grupos focais podem ajudar a avaliar a adequação dos itens para diferentes perfis de entrevistados, revelar maneiras pelas quais os itens podem ser mal compreendidos e orientar os pesquisadores para aprimorar os itens finais. Essas estratégias podem também informar sobre como interpretar os resultados quantitativos. Por exemplo, dados etnográficos que analisam a cultura cotidiana podem permitir compreender por que uma determinada intervenção produziu os resultados que produziu. Como o desenvolvimento e o aprimoramento de instrumentos de aferição envolvem uma construção a partir de conhecimentos existentes, os delineamentos descritivos – nos quais os pesquisadores buscam aprofundar sua compreensão de um fenômeno – geralmente são um veículo de pesquisa apropriado.

Capturando conceitos complexos que são difíceis de medir quantitativamente

Métodos quantitativos são inadequados para medir alguns conceitos que interessam aos pesquisadores clínicos. Esses tipos de conceitos difíceis de medir quantitativamente se enquadram em três domínios:

- No **nível individual**, os pesquisadores clínicos podem estar interessados no significado que um comportamento tem para um determinado participante da pesquisa. Por exemplo, estudos sobre a tomada de decisão do paciente podem se beneficiar de dados qualitativos que vão além da própria decisão, explorando o processo que o paciente usou para decidir.

- É difícil capturar as nuances da **interação diádica**, como entre pacientes e profissionais de saúde ou entre pacientes e cuidadores familiares, por meio de medidas quantitativas. Dados qualitativos, particularmente quando coletados a partir das perspectivas de ambas as pessoas em um relacionamento, permitindo assim a **triangulação**, frequentemente constituem uma boa fonte de informações sobre a dinâmica da díade.
- **Sistemas complexos**, como clínicas, comunidades ou organizações de prestação de cuidados de saúde, geram e sustentam sua própria cultura. A **etnografia** e outras estratégias qualitativas são consideradas o padrão-ouro para esse tipo de trabalho devido à sua capacidade de captar a riqueza e as sutilezas da cultura.

Explorando novas ideias

Abordagens qualitativas podem identificar aspectos inovadores da prática médica, como exemplificado por estudos pioneiros, como o *Boys in White* ("Jovens de branco", que explorou como a faculdade de medicina molda socialmente os alunos para exercerem o papel de médico) (17), *Awareness of Dying* ("Consciência da morte", que estudou como pacientes, cuidadores e clínicos navegam na experiência da morte no hospital) (18) e *Forgive and Remember* ("Perdoar e lembrar", que explorou como os cirurgiões lidam com o erro) (19). De fato, os clínicos podem usar ferramentas da pesquisa qualitativa – observar e tomar notas ou fazer perguntas abertas e sondar o significado das respostas – enquanto atendem pacientes e também enquanto exercem seus papéis como educadores e líderes do sistema de saúde. Tais atividades podem contribuir com novas percepções sobre as experiências de pacientes, estudantes e colaboradores que enriquecem sua capacidade de conduzir estudos com um grau aprimorado de rigor, replicabilidade e impacto.

■ DEFININDO O DELINEAMENTO A PARTIR DA QUESTÃO DE PESQUISA

A maioria das convenções usadas na pesquisa quantitativa – como o valor da randomização e do cegamento, a necessidade de medir e ajustar para confundidores e a importância de estimar o tamanho da amostra – não tem paralelos diretos na pesquisa qualitativa. Na ausência de tais diretrizes, os pesquisadores qualitativos definem o delineamento do estudo apoiados pela reflexão e antecipação a respeito de aspectos como as questões do estudo, o que se sabe sobre os locais e os participantes da pesquisa, o público ao qual se pretende direcionar os resultados e como o estudo poderá se desdobrar.

Um estudo exploratório investiga o novo e desconhecido, de modo que seu delineamento precisa se concentrar em por que e como a novidade importa. Desde os primeiros momentos no planejamento da pesquisa, os pesquisadores que embarcam em um estudo exploratório devem considerar o público ao qual desejam direcionar seus resultados. Considere um estudo hipotético que explora as necessidades de cuidados de saúde não atendidas em uma população vulnerável. Um público-alvo pode ser aqueles que já estão familiarizados com o problema e entendem sua importância. Para esse público, um estudo exploratório deveria coletar dados para identificar novas questões, utilizando a lógica indutiva para gerenciar e analisar os dados. O estudo poderia começar com entrevistas em profundidade com um pequeno grupo de informantes-chave, expandindo a amostra para incluir outros entrevistados com base no que foi descoberto a partir do primeiro conjunto de entrevistas. O pesquisador pode estimular revisão coletiva de dados por meio de reuniões de equipe e o desenvolvimento de **memorandos** analíticos – textos curtos que identificam tópicos emergentes de interesse e orientam a coleta de dados em andamento.

A mesma questão de pesquisa pode requerer um delineamento exploratório diferente quando o objetivo é fornecer dados preliminares para um estudo subsequente que busca mudar a prática clínica; nesse caso, há a necessidade de convencer um determinado grupo de profissionais, que podem ver pequenos estudos qualitativos com ceticismo. O delineamento para um público-alvo desse perfil provavelmente teria que incluir um número maior de participantes, mesmo que isso signifique obter menos dados de cada entrevistado. Nesse caso, perguntas abertas ou protocolos estruturados de entrevista aberta, além de uma abordagem rigorosa para gerenciar e analisar os dados, podem funcionar melhor do que um estudo etnográfico aprofundado em uma única clínica.

Um estudo exploratório que busca compreender melhor um tópico anteriormente não estudado deve se concentrar em obter acesso a locais de pesquisa e a participantes. O pesquisador provavelmente precisará alavancar relacionamentos já existentes para prosseguir com o estudo, e o delineamento deve mostrar como o pesquisador irá engajar os participantes à medida que o estudo prosseguir. Delineamentos exploratórios se concentram no processo da pesquisa, o que deve incluir a descrição de como será a decisão de interromper a coleta de dados. Muitas vezes, um estudo exploratório é limitado por logística ou financiamento; nesse caso, o pesquisador deve reconhecer essas restrições e mostrar como o tempo disponível é suficiente para atingir as metas do estudo. Em outras circunstâncias, o estudo continuará até que o pesquisador atinja a **saturação temática (ou de dados)** – ou o ponto em que a coleta de dados adicionais pouco contribui para novos entendimentos.

Os delineamentos comparativos devem coletar dados suficientes para permitir uma análise comparativa entre locais ou entre participantes, garantindo, ao mesmo tempo, o acesso a um número suficiente de participantes. Para isso, os pesquisadores precisam desenvolver uma estratégia de amostragem proposital, começando com um modelo conceitual que ilustre como cada local (ou grupo) atende às necessidades analíticas do projeto. Com base nas necessidades descritas nesse modelo, os pesquisadores podem refletir sobre como os resultados de cada local podem orientar as descobertas do projeto e, com base nessas reflexões, ajustar a coleta e a análise de dados nos diferentes cenários.

Por exemplo, pesquisadores que estão realizando uma pesquisa comparativa podem querer reunir dados qualitativos para entender como os processos de cuidado (p. ex., o controle do diabetes e da hipertensão) em clínicas com elevado padrão de qualidade diferem daqueles de clínicas com padrão mais baixo de qualidade, com o objetivo final de disseminar as lições aprendidas no grupo de alta qualidade. De posse de medidas quantitativas de qualidade, um pesquisador pode escolher uma clínica de cada grupo e começar a coletar os dados. Contudo, e se as medidas de qualidade se revelarem indicadores ruins de aspectos mais holísticos relacionados ao funcionamento da clínica? Talvez as clínicas de alto padrão de qualidade atendam a pacientes com mais condições financeiras ou talvez sejam mais hábeis no registro de dados relacionados à qualidade – não necessariamente diferindo em relação à qualidade da prestação de cuidados. Achados como esses sugerem que os pesquisadores iniciaram o estudo com um modelo conceitual falho. Dados anteriores oriundos de estudos qualitativos exploratórios ou descritivos deveriam tê-los sensibilizado para as maneiras pelas quais a vantagem social confunde a medição da qualidade e os alertado para considerar que as clínicas podem manipular os sistemas de avaliação da qualidade. Essa compreensão também pode contribuir para uma melhor seleção de clínicas com diferenças reais nos processos de atendimento – talvez selecionando clínicas inseridas em diferentes tipos de sistemas de saúde ou com diferentes estruturas de liderança. Incorporar essas percepções pode contribuir para aprimorar o modelo conceitual e levar a achados com maior potencial de atingir o objetivo dos pesquisadores de identificar processos das clínicas com elevado padrão de qualidade para serem traduzidos a outros cenários.

■ COLETA DE DADOS

A partir do momento em que um pesquisador define que utilizará um delineamento qualitativo, ele precisa enfrentar decisões sobre a logística e a mecânica da coleta de dados.

Determinando o tamanho da amostra

"Qual é um tamanho de amostra apropriado?" é a pergunta mais comum feita sobre pesquisa qualitativa. O objetivo não é ter poder adequado para detectar um tamanho de efeito especificado, mas compreender determinados conceitos, problemas e processos. Há um entendimento entre muitos cientistas sociais qualitativos de que incluir 30 a 40 pessoas é um começo sensato para um estudo qualitativo modesto realizado por um único pesquisador. **Em última análise, o tamanho de amostra adequado depende da questão de pesquisa, do público-alvo para os resultados e da logística do estudo**; uma amostra qualitativa bem definida equilibra todos esses três aspectos.

- **Questão de pesquisa:** estudos com abordagens exploratórias geralmente utilizam amostras pequenas; uma regra geral para a análise de estudos baseados na teoria fundamentada indica que são necessárias 20 a 25 entrevistas. Estudos descritivos e comparativos recrutam participantes de diversos locais ou populações e, portanto, costumam incluir amostras maiores. A coleta e análise de dados de forma iterativa permitem que os pesquisadores ajustem suas estratégias de recrutamento para lidar

com questões emergentes. À medida que os pesquisadores descritivos e comparativos aprofundam seu entendimento sobre as questões do estudo, podem diminuir progressivamente o tamanho da amostra nos locais subsequentes, podendo ser suficiente realizar, por exemplo, 15 entrevistas no primeiro local, 10 no segundo e 5 no terceiro. Retornar a um conjunto de entrevistas confirmatórias pode demandar mais 10 entrevistas, o que eleva o total novamente à estimativa de 30 a 40 indivíduos.
- **Público-alvo:** um objetivo importante da pesquisa qualitativa é convencer formuladores de políticas, profissionais de saúde, pesquisadores e editores de periódicos de que os resultados são válidos. Como esses públicos estão acostumados a estudos maiores, eles podem se preocupar quando a amostra selecionada é pequena. Embora aumentar o tamanho da amostra – ou ter um número semelhante de participantes em cada grupo – possa não ser necessário para alcançar os objetivos qualitativos de um estudo, fazê-lo pode ser uma maneira prática de antecipar essas preocupações e aumentar as chances de publicação.
- **Logística:** a pesquisa qualitativa é trabalhosa. Leva tempo para obter e manter o acesso aos locais para a pesquisa de campo e aos participantes. Muitas vezes, os estudos qualitativos são realizados por um pesquisador solo, mas, mesmo em projetos conduzidos por uma equipe, o pesquisador principal assume a responsabilidade de construir e manter relacionamentos com os locais que são cenários da pesquisa. O tempo do pesquisador é muitas vezes um fator limitante na realização de um estudo qualitativo, o que contribui para evitar que o tamanho da amostra aumente além do que é necessário cientificamente.

Entrevistas ou grupos focais?

Outra questão frequente é a decisão de usar entrevistas ou grupos focais. Os grupos focais podem parecer atraentes como uma maneira mais eficiente de coletar dados, porque o processo envolve entrevistar de 6 a 8 pessoas por vez. Mas **entrevistas e grupos focais coletam diferentes tipos de dados qualitativos**, e a escolha entre eles deve ser baseada na questão de pesquisa, e não em percepções de eficiência e escala. Uma entrevista revela perspectivas, crenças e experiências individuais, enquanto um grupo focal revela as reações e respostas dos integrantes do grupo uns aos outros e ao facilitador.

Os pesquisadores que querem compreender as perspectivas de indivíduos de diferentes comunidades ou grupos são muitas vezes melhor servidos pela realização de uma série de entrevistas individuais. Os grupos focais têm sua própria dinâmica interna; por exemplo, os participantes que falam com frequência podem moldar as visões coletivas. Um facilitador qualificado pode superar essas tendências até certo ponto, mas os **grupos focais são a ferramenta certa para revelar interações em grupo, não para explorar perspectivas individuais**. Por exemplo, o estudo de biobancos descrito no Exemplo 14.3 teve como objetivo obter recomendações da comunidade sobre biobancos; assim, os grupos focais foram a maneira correta de ouvir como indivíduos de diferentes comunidades discutiram o biobanco entre si e chegaram a recomendações específicas.

Gerenciando os locais da pesquisa de campo e os participantes do estudo

Entrevistas qualitativas exigem um comprometimento substancial do tempo dos participantes e pesquisador. Muitas vezes, o trabalho de coleta de dados recai sobre o pesquisador principal, que pode ser o único membro da equipe de pesquisa. Além disso, estudos que envolvem entrevistas em profundidade não se prestam a divisões de trabalho semelhantes àquelas usadas para coletar amostras biológicas ou administrar questionários fechados. Cada entrevista se desenrola de forma um pouco diferente, e os entrevistadores precisam ser competentes e ágeis para lidar com um protocolo semiestruturado. Mesmo quando um estudo é grande o suficiente para merecer uma equipe de várias pessoas, o treinamento e a supervisão daqueles que farão o trabalho de campo requerem muito envolvimento direto por parte do líder do estudo.

Protegendo a confidencialidade

Os dados qualitativos apresentam desafios exclusivos relacionados à anonimização dos dados e à proteção da confidencialidade. Alguns participantes podem ser facilmente identificados pela maneira como descrevem sua posição ou pelas histórias que contam. Pesquisadores qualitativos podem fazer perguntas sensíveis, como se um grupo de pacientes sofreu tratamento desigual ou por que uma iniciativa de melhoria de qualidade falhou. Também pode ser necessário desenvolver protocolos que permitam à equipe comparar entendimentos ou percepções de uma entrevista com outras, sem violar a confiança.

Os pesquisadores qualitativos têm o dever de proteger a confidencialidade dos participantes. A maioria dos pesquisadores está ciente da importância de não explorar os participantes com poder limitado; no entanto, uma pesquisa qualitativa bem conduzida também pode apresentar riscos ocultos para pessoas com poder e condição social elevada. Em estudos envolvendo médicos ou líderes de organizações de saúde, pesquisadores habilidosos estabelecem relações de confiança com informantes privilegiados que, eventualmente, compartilham informações confidenciais sobre comportamentos ou atitudes estigmatizadas que normalmente manteriam em sigilo. Se esses dados vierem a público, a reputação do informante pode ser gravemente afetada.

Roteiros de entrevista

Desenvolver um roteiro de entrevista é uma oportunidade para melhorar a execução de um projeto, bem como para antecipar e explorar possíveis armadilhas. Comumente, os pesquisadores desenvolvem um roteiro de entrevista inicial que eles irão revisar e aprimorar ao longo do projeto. O roteiro garante que os entrevistadores explorem as principais questões de pesquisa, deixando em aberto a possibilidade de surgirem tópicos inesperados.

Muitos estudos qualitativos se beneficiam de uma **abordagem com perguntas principais e estratégias de sondagem** para orientar a elaboração de perguntas nas entrevistas (e nos grupos focais). Uma pergunta principal introduz uma questão central de estudo, que é seguida pela sondagem – perguntas, instruções ou afirmativas para garantir uma resposta completa e ponderada. No estudo que explorou o que os pacientes com câncer sabiam sobre ensaios clínicos (Exemplo 14.1), por exemplo, uma pergunta principal produtiva foi: "Diga-me o que aconteceu em sua última consulta com seu oncologista". Isso foi seguido por estratégias de sondagem para descobrir o que o paciente ouviu o oncologista dizer sobre seu diagnóstico, prognóstico e escolhas terapêuticas, se eles sentiram que tiveram a oportunidade de levantar tópicos de preocupação e se o oncologista ouviu e respondeu às suas perguntas.

- **Os roteiros para estudos exploratórios** normalmente têm um pequeno número (10 ou menos) de áreas temáticas sobre as quais os pesquisadores desejam aprender mais. As perguntas principais não precisam ser perguntas formais, uma vez que a entrevista em um estudo exploratório deve idealmente se desenrolar como uma conversa entre entrevistador e entrevistado. O entrevistador usa o roteiro como um lembrete para cobrir todos os tópicos relevantes, mas é comum que uma entrevista exploratória siga sua própria lógica, em vez de uma estrutura predefinida.
- **As entrevistas descritivas** são mais estruturadas. O roteiro pode listar perguntas principais que tocam em aspectos que os pesquisadores priorizaram, com questões de sondagem que levam os entrevistados a expandir tópicos de interesse.
- **Estudos comparativos** geralmente incluem um roteiro estruturado que se concentra em perguntas sobre como as experiências dos entrevistados se assemelham ou diferem daquelas em outros locais. O roteiro pode incluir instruções sobre como os entrevistadores devem fazer cada pergunta, o que irá facilitar a tarefa de analisar os dados.

Antes de iniciado o trabalho de campo, o roteiro de entrevista permite mostrar para potenciais financiadores e colaboradores como se darão os procedimentos do estudo. Assim que o projeto entra em campo, os pesquisadores usam o roteiro em entrevistas-piloto e para treinar entrevistadores. O roteiro geralmente sofre mudanças e se aprimora durante esses processos: a duração das entrevistas é ajustada, perguntas pouco claras são revisadas e a ordem das perguntas pode mudar. Uma vez iniciado o trabalho de campo propriamente dito, o roteiro pode ainda sofrer novas mudanças, em resposta a descobertas emergentes, e algumas perguntas ou tópicos podem ser deixados de lado como redundantes ou desinteressantes. A versão final será utilizada para descrever o estudo durante o desenvolvimento e a revisão do artigo.

Coleta de dados

As estratégias para coleta de dados quantitativos buscam amostras representativas da população-alvo e utilizam procedimentos definidos para eliminar o viés durante a coleta de dados (Tabela 14.3). Em contraste, **os pesquisadores qualitativos alcançam rigor e reprodutibilidade selecionando**

TABELA 14.3 Coleta de dados rigorosa e reprodutível em pesquisa quantitativa e qualitativa

ATIVIDADE DA PESQUISA	PESQUISA QUANTITATIVA	PESQUISA QUALITATIVA
Seleção dos participantes da pesquisa	*Representatividade*: amostras aleatórias de grupos representativos	*Propositalidade*: locais e participantes selecionados de acordo com a necessidade teórica
Obtenção de dados	*Objetivo de limitar o viés*: procedimentos fixos de coleta de dados não influenciados pelos pesquisadores	*Objetivo de facilitar a participação*: estratégias flexíveis de coleta de dados que envolvem interações entre pesquisadores e participantes

amostras propositais e participando ativamente da coleta de dados. Representatividade e viés são princípios familiares na pesquisa clínica; propositalidade e participação, nem tanto. Na amostragem proposital, os pesquisadores consideram como os locais de pesquisa e os participantes fornecerão informações para abordar a questão do estudo. Estratégias flexíveis de coleta de dados permitem que os pesquisadores cheguem a descobertas inesperadas que desafiam suas teorias.

No estudo EngageUC (Exemplo 14.3), por exemplo, os pesquisadores procuraram incluir nos grupos focais entrevistados que falam espanhol – que não haviam sido totalmente incluídos em discussões anteriores sobre pesquisa genômica. Logisticamente, isso significou que foi necessário planejar a ocorrência de interpretação simultânea ao longo do estudo. Também levou a discussões dentro da equipe de pesquisa sobre se os grupos de discussão deveriam ser bilíngues (com interpretação) ou monolíngues (sem). Por fim, os próprios participantes ajudaram a decidir a questão quando expressaram seu desejo por discussões mais livres proporcionadas por sessões separadas por idioma.

■ GERENCIAMENTO, ANÁLISE E DIVULGAÇÃO DOS DADOS

O gerenciamento e a análise de dados qualitativos mantêm uma aura de mistério para pesquisadores novos e experientes. Pesquisadores acostumados a limpar e analisar dados numéricos usando *software* estatístico podem sentir-se perdidos à medida que chegam as transcrições para análise qualitativa. Pesquisadores experientes relatam que a imersão em dados qualitativos e o desenvolvimento de análises interpretativas envolvem processos intelectuais difíceis de caracterizar.

Os *softwares* para análise qualitativa de dados (frequentemente representados pela sigla QDA, do inglês "*qualitative data analysis*") ajudam a gerenciar dados textuais, mas eles não fazem a análise dos dados propriamente dita. Constituem uma ferramenta para ajudar o pesquisador a organizar os dados (mesmo um projeto qualitativo de tamanho modesto pode produzir centenas de páginas de dados) e monitorar os resultados continuamente.

Objetivos da análise qualitativa

Tanto a pesquisa quantitativa quanto a qualitativa usam a análise de dados para cumprir duas tarefas científicas cruciais: evitar descobertas errôneas e comunicar as descobertas de uma maneira que transmita confiança aos leitores (Tabela 14.4). **Os pesquisadores qualitativos usam um processo iterativo de revisão de dados e de indagação a partir deles para refinar os resultados e reduzir os erros de interpretação**. Esse processo inicia com a coleta de dados e continua no decorrer do projeto. Uma etapa fundamental é desenvolver **códigos** para os dados. Os códigos capturam as questões

TABELA 14.4 Análise de dados rigorosa e reprodutível em pesquisa quantitativa e qualitativa

TAREFA DA PESQUISA	PESQUISA QUANTITATIVA	PESQUISA QUALITATIVA
Evitar descobertas ao acaso	*Estatística*: teste de hipóteses usando inferência estatística	*Processo*: revisão iterativa de dados (geralmente incluindo codificação e memorandos) para refinar os resultados
Convencer os outros das descobertas	*Transparência*: apresentar os dados em formatos padronizados e conhecidos	*Contexto*: fornecer resultados com contexto narrativo suficiente para interpretação

analíticas e conceituais que um projeto examinará ao longo da análise. Cada projeto tem um conjunto único de códigos, e o número de códigos e como eles são definidos refletem o tamanho e os objetivos do projeto, bem como o paradigma de pesquisa do pesquisador e até que ponto o projeto segue uma lógica dedutiva *versus* indutiva. Como regra geral, projetos menores – incluindo projetos que têm menos dados empíricos ou são menos ambiciosos conceitualmente – tendem a ter menos códigos, assim como estudos dedutivos na tradição pós-positivista. Um código completo inclui os seguintes elementos: definição específica, critérios de inclusão e exclusão que demarcam como o código se assemelha e se distingue de códigos conceitualmente relacionados, exemplos de dados aos quais o código deve ser aplicado (e dados aos quais não deve ser aplicado, se necessário ou útil) e um **memorando** de dados que descreve as origens do código e o histórico de seu desenvolvimento e uso durante o processo iterativo de coleta e análise de dados.

Os pesquisadores organizam os códigos em um **livro de códigos**. De forma similar ao dicionário de variáveis de um banco de dados quantitativo, o livro de códigos qualitativo é um repositório para definições de códigos, exemplos e outras informações. Os livros de códigos também ilustram as relações entre os códigos do projeto. Eles normalmente têm uma estrutura hierárquica na qual códigos mais específicos são agrupados em categorias analíticas maiores. Muitas vezes, os livros de códigos são mostrados com uma estrutura de árvore. Os livros de códigos fornecem um mecanismo para operacionalizar o modelo conceitual de um projeto. Os elementos centrais do modelo conceitual devem ser refletidos na estrutura do livro de códigos, que evoluirá à medida que novos códigos forem descobertos e definidos e à medida que a equipe do estudo desenvolver percepções sobre novas relações conceituais no local do estudo. À medida que um estudo atinge o ponto de saturação temática ou de dados, o livro de códigos é finalizado. Nesse ponto, não deve haver necessidade de adicionar novos códigos, e as relações entre os conceitos do estudo devem permitir que a equipe disponibilize um livro de códigos final que possa ser usado para codificar definitivamente todos os dados do estudo. Este é um grande ponto de virada em qualquer estudo qualitativo.

De posse dos códigos e do livro de códigos, a equipe do estudo pode se concentrar em codificar os dados. Alguns códigos identificarão os principais temas de estudo, enquanto outros podem ser usados para classificar ou organizar os dados; por exemplo, alguns projetos podem aplicar um código específico para documentar onde uma interação observada ocorreu. Tais códigos organizacionais são particularmente úteis à medida que a equipe começa a explorar os padrões que emergem dos dados codificados. A equipe documenta esses padrões em *memorandos analíticos*. (No início do processo de análise, *memorandos de dados* documentam a evolução dos códigos.) Durante esta fase de análise, os memorandos analíticos documentam a evolução dos achados do estudo. Os memorandos analíticos capturam as percepções e as ideias que emergem entre os analistas de estudo. Algumas dessas ideias emergentes podem não levar a lugar nenhum. Dados adicionais podem revelar que os dados que geraram uma determinada percepção foram uma ocorrência única ou que são contrariados por outros dados. Quando outros membros da equipe discutem o memorando, eles podem reconhecer que uma determinada percepção deve ser integrada com os demais achados do estudo, ou podem concluir que ela representa a interpretação singular de um analista, mas não uma interpretação que a equipe de estudo pode endossar.

Alguns memorandos analíticos irão capturar ideias centrais que poderão evoluir para se consolidarem como achados do estudo. Por exemplo, no projeto do Exemplo 14.1, um memorando analítico de uma entrevista observou a ironia de que um paciente que estava familiarizado com muitos dos aspectos técnicos obscuros de um medicamento estudado em ensaio clínico parecia, no entanto, confuso sobre o objetivo básico da pesquisa clínica em geral e dos estudos de pesquisa clínica em fase inicial em particular. Outros analistas concordaram com essa interpretação, o que levou a uma avaliação dos dados codificados para explorar se outros pacientes exibiam padrões semelhantes de conhecimento sobre ensaios clínicos. Por fim, essa percepção emergiu como uma das descobertas centrais do estudo sobre o que os pacientes com câncer avançado entendem sobre os processos de ensaios clínicos.

Os dados textuais e narrativos produzidos pela pesquisa qualitativa não se encaixam bem em formatos de relatórios padronizados que promovem transparência e reprodutibilidade. **Em vez disso, os analistas qualitativos fornecem detalhes contextuais que ilustram suas interpretações e resultados, de modo que possam convencer outros da validade de seus achados.**

Usando *softwares* para análise de dados qualitativos

A análise qualitativa assistida por computador tornou-se comum, mas não mudou o processo fundamental de gerenciamento de dados qualitativos. Antes da análise qualitativa assistida por computador, os analistas organizavam e compreendiam os dados lendo, marcando e classificando os resultados, bem como escrevendo memorandos para documentar esses processos intelectuais e refinar suas descobertas. Essas etapas ainda são essenciais para ajudar os pesquisadores a evitar conclusões arbitrárias e convencer outras pessoas do que descobriram. Elas podem ser realizadas escrevendo anotações nas margens das transcrições de entrevistas impressas, com canetas coloridas, fazendo cópias das transcrições e classificando-as em diferentes pilhas ou até mesmo usando *softwares* de escritório de uso geral, como Microsoft Word e Excel.

O *software* para análise de dados qualitativos é primariamente um banco para *armazenar* dados qualitativos que incorpora capacidades de anotação, classificação e filtragem. A maioria desses *softwares* é baseada na tradição da teoria fundamentada e foi projetada para facilitar a codificação exploratória e a análise de dados para a identificação de conteúdo temático. Em projetos exploratórios com esses objetivos, esses *softwares* podem ser uma ferramenta eficaz para:

- **Manter a integridade** dos dados através do controle de versão quando vários membros da equipe estão envolvidos na codificação de dados;
- **Facilitar o cálculo de escores quantitativos** da **confiabilidade intercodificador** para documentar a validade da codificação;
- **Criar e manter os códigos temáticos** que um estudo exploratório pode produzir, especialmente quando surgem muitos códigos durante o gerenciamento e a análise de dados; e
- **Gerar relatórios sobre códigos** individuais, bem como sobre grupos de códigos documentados no livro de códigos; isso inclui a exportação de dados brutos relativos a códigos específicos ou de seções específicas do livro de códigos.

Processo de gerenciamento e análise de dados qualitativos

O protocolo de gerenciamento de dados explica como entrevistas, grupos focais e outros dados de campo serão convertidos em um formato consistente para análise. Esses processos começam com descrições de como os pesquisadores obterão acesso aos locais de pesquisa e aos entrevistados, obterão e documentarão o consentimento informado e coletarão dados narrativos usando gravadores digitais (de preferência dois, para evitar a perda de informações se um dispositivo falhar) ou tomando notas. O processamento desses dados brutos em um formato padrão envolve a transcrição de entrevistas, a descrição de como a identidade dos falantes será verificada em grupos focais e o esclarecimento de como as notas de campo serão transcritas a partir dos cadernos (ou gravadores) em documentos em formato de processador de texto.

A configuração do banco de dados qualitativos também exige que os pesquisadores decidam como organizar e nomear arquivos de dados. Um livro de códigos inicial inclui as questões dedutivas que motivaram um estudo descritivo ou comparativo e pode também sinalizar os temas que os pesquisadores esperavam descobrir em um estudo exploratório. Em todos os projetos, no entanto, os livros de códigos evoluem ao longo do tempo. Muitas vezes, o processo de finalizar um esquema de codificação funciona como um ponto de desaceleração no andamento do projeto. Os pesquisadores podem se reunir várias vezes durante a fase de pesquisa de campo para revisar dados e discutir abordagens de codificação. Estas são oportunidades para refinar conceitos analíticos e incorporar descobertas inesperadas. A leitura, a discussão e a releitura são essenciais; a codificação manual em papel e um quadro branco para registrar conceitos, códigos e ideias podem ser úteis.

De posse do protocolo de gerenciamento de dados e do livro de códigos, os pesquisadores podem mergulhar no cerne da análise de dados, seja usando *software* ou manualmente. Uma decisão-chave é se os pesquisadores enfatizarão a análise indutiva ou dedutiva. A análise indutiva é mais comum em estudos exploratórios, como aqueles que usam a metodologia da teoria fundamentada: os dados são codificados de forma indutiva para descobrir temas, e esses temas são então reunidos para propor novas teorias.

Estudos comparativos ou descritivos incorporam análise dedutiva, pelo menos até certo ponto. Eles partem de um conjunto de conceitos ou temas, semelhantes às variáveis em uma análise quantitativa, a serem examinados. Por exemplo, os pesquisadores podem usar a **análise estrutural** (*framework analysis*), na qual cada linha representa um conceito em estudo e cada estudo de caso contribui com uma coluna para a grade, para comparar estudos de caso entre si. Dados qualitativos, como uma citação em uma entrevista ou outros dados que ilustram um conceito particular, são inseridos nas células (20).

Os pesquisadores devem estar atentos para se o estudo é mais adequado para indução ou dedução e, assim, selecionar uma estratégia analítica adequada a esse perfil. Uma armadilha a ser evitada na análise qualitativa é usar uma abordagem indutiva, como a teoria fundamentada, para analisar dados de estudos com caráter dedutivo, por exemplo, um estudo em que os analistas poderiam deduzir as descobertas esperadas. Nessa situação, uma análise indutiva poderia (falsamente) sugerir que as descobertas emergentes confirmaram as expectativas dos pesquisadores. Uma abordagem analítica mais defensável nessa situação é reconhecer que o roteiro das entrevistas (ou outros aspectos do delineamento ou dos procedimentos do estudo) poderia persuadir os entrevistados na direção de achados confirmatórios. Uma abordagem analítica dedutiva que coloca mais ênfase na descoberta e exame de dados contraditórios provavelmente iria gerar resultados de pesquisa mais convincentes. Consultar mentores e pesquisadores qualitativos experientes pode ajudar a reconhecer quando um estudo pode ser vulnerável a esse tipo de erro e como evitá-lo.

Escrevendo e compartilhando resultados

Os protocolos de gerenciamento de dados e os memorandos que documentam os processos intelectuais da equipe podem servir como um rascunho da seção de métodos do artigo, enquanto os processos de gerenciamento e análise de dados orientam a construção da seção de resultados.

- Em um **estudo exploratório**, os resultados incluem temas descobertos de forma indutiva. Os estudos identificam mais achados do que podem ser relatados, portanto os pesquisadores precisam priorizar aqueles que são mais relevantes para o público-alvo. Não há nada de errado em selecionar achados que serão mais convincentes, mas os pesquisadores também devem fornecer resultados contraditórios, se houver, para garantir uma interpretação correta.
- Em um **delineamento descritivo**, os resultados devem incluir achados que se encaixem nos temas que os pesquisadores pensaram que identificariam, bem como quaisquer resultados inesperados. Os achados indutivos também podem discutir maneiras pelas quais o estudo evoluiu em resposta à análise de dados emergentes.
- Os resultados de **estudos comparativos** concentram-se principalmente nas semelhanças e diferenças entre os locais de estudo sobre os quais os pesquisadores haviam inquirido, particularmente aqueles que ilustram os principais temas do estudo. Achados inesperados também devem ser incluídos.

Os pesquisadores qualitativos costumam compartilhar os resultados com as partes interessadas do estudo, incluindo os participantes e aqueles que ajudaram o estudo de outras maneiras. Os participantes muitas vezes querem ouvir como suas histórias e percepções foram entendidas pelos pesquisadores e como suas experiências se comparam com as de outros participantes. Ao compartilhar descobertas com esses públicos, as identidades dos participantes devem ser protegidas: descobertas que parecem inofensivas para os pesquisadores podem ser controversas entre as partes interessadas, e os pontos de vista que os participantes compartilham em entrevistas individuais ou grupos focais podem despertar preocupação quando divulgados publicamente.

No futuro próximo, os estudos qualitativos continuarão a representar um pequeno segmento da pesquisa clínica publicada. A maioria dos periódicos limita a contagem máxima de palavras de um artigo, o que dificulta a transmissão da riqueza narrativa e da particularidade contextual que torna os resultados qualitativos convincentes. Além disso, editores e revisores de periódicos podem não ter exposição e experiência com estudos qualitativos. Navegar por esses obstáculos pode se beneficiar da criatividade na forma como um manuscrito é preparado. Por exemplo, alguns periódicos não contam o texto dentro de tabelas e caixas em relação ao seu limite de palavras e, portanto, os autores devem considerar usar esses recursos para apresentar citações e outras evidências de apoio. Os pesquisadores devem selecionar cuidadosamente os cabeçalhos das tabelas. Citações que ilustram um conjunto relacionado de temas funcionam bem para um estudo exploratório; estudos descritivos e comparativos podem classificar as evidências de acordo com o local ou com base no fato de o achado ter sido antecipado ou não. Ao decidir para qual periódico submeter, pode ser uma boa ideia entrar em contato com o editor para uma consulta pré-submissão. Os editores também podem apreciar sugestões de revisores qualificados.

Por fim, uma observação sobre a submissão de um artigo qualitativo a um periódico de alto impacto. É comum que os pesquisadores clínicos comecem no topo e, se não tiverem sucesso, tentem um periódico de classificação mais baixa. Para estudos qualitativos, no entanto, a revisão de um artigo para um novo periódico com um público diferente pode envolver uma reescrita substancial, especialmente se esse periódico tiver uma contagem máxima de palavras diferente. Eliminar páginas de um artigo que já expressa de forma concisa aquilo que o pesquisador quer dizer pode ser doloroso e demorado. Direcionar a submissão inicial para um periódico mais receptivo geralmente é uma abordagem melhor.

■ RESUMO

1. As abordagens qualitativas permitem que os pesquisadores **examinem, de forma holística, tópicos complexos, dependentes do contexto ou sensíveis**.
2. A pesquisa qualitativa é usada para **explorar um novo fenômeno**, para **descrever a aplicação de conceitos ou instrumentos existentes em novos contextos ou populações**, e para **comparar processos sociais complexos e organizações**.
3. A pesquisa qualitativa requer **autorreflexão**, começando com a seleção de um delineamento de pesquisa exploratório, descritivo ou comparativo apropriado.
4. Ao coletar dados qualitativos, os pesquisadores **selecionam locais de pesquisa e participantes com atenção à questão de pesquisa**, e usam **estratégias flexíveis** para envolver os participantes a fim de garantir a coleta de dados que sejam ricos.
5. Estudos qualitativos usam um **processo iterativo de coleta, revisão e análise de dados e relatam os resultados com detalhes contextuais**.

REFERÊNCIAS

1. Hoff TJ, Witt LC. Exploring the use of qualitative methods in published health services and management research. *Med Care Res Rev.* 2000;57(2):139-160.
2. Mays N, Pope C. Rigour and qualitative research. *BMJ.* 1995;311(6997):109-112.
3. Weiner BJ, Amick HR, Lund JL, Lee SYD, Hoff TJ. Review: use of qualitative methods in published health services and management research: a 10-year review. *Med Care Res Rev.* 2011;68(1):3-33.
4. Devers KJ. How will we know "good" qualitative research when we see it? Beginning the dialogue in health services research. *Health Serv Res.* 1999;34(5):1153-1188.
5. Greenhalgh T, Annandale E, Ashcroft R, et al. An open letter to the BMJ editors on qualitative research. *BMJ.* 2016; 352:i563.
6. Reeves S, Kuper A, Hodges BD. Qualitative research methodologies: ethnography. *BMJ.* 2008;337:a1020.
7. Garrett SB, Koenig CJ, Trupin L, et al. What advanced cancer patients with limited treatment options know about clinical research: a qualitative study. *Support Care Cancer.* 2017;25(10):3235-3242.
8. Joseph G, Dohan D. Diversity of participants in clinical trials in an academic medical center: the role of the "good study patient?" *Cancer.* 2009;115(3):608-615.
9. Dohan D, McCuistion MH, Frosch DL, Hung DY, Tai-Seale M. Recognition as a patient-centered medical home: fundamental or incidental? *Ann Fam Med.* 2013;11(Suppl_1):S14-S18.
10. Dry SM., Garrett SB, Koenig BA, et al. Community recommendations on Biobank Governance: results from a deliberative community engagement in California. *PLOS One.* 2017;12(2):e0172582.
11. Teherani A, Martimianakis T, Stenfors-Hayes T, Wadhwa A, Varpio L. Choosing a qualitative research approach. *J Grad Med Educ.* 2015;7(4):669-670.
12. Brown MEL, Dueñas AN. A medical science educator's guide to selecting a research paradigm: building a basis for better research. *Med Sci Educ.* 2020;30(1):545-553.
13. Rendle KA, Abramson CM, Garrett SB, Halley MC, Dohan D. Beyond exploratory: a tailored framework for designing and assessing qualitative health research. *BMJ Open.* 2019;9(8):e030123.
14. Goodman LA. Snowball sampling. *Ann Math Stat.* 1961;32:148-170.
15. Charmaz K. *Constructing Grounded Theory*. Sage Publications; 2014.
16. Glaser BG, Strauss AL. *The Discovery of Grounded Theory: Strategies for Qualitative Research*. Aldine Publishing Company; 1967.
17. Becker HS, Geer B, Hughes EC, Strauss AL. *Boys in White; Student Culture in Medical School*. University of Chicago Press; 1961.
18. Glaser BG, Strauss AL. *Awareness of Dying*. Aldine Pub. Co.; 1965.
19. Bosk C. *Forgive and Remember: Managing Medical Failure*. University of Chicago Press; 1979.
20. Gale NK, Heath G, Cameron E, Rashid S, Redwood S. Using the framework method for the analysis of qualitative data in multi-disciplinary health research. *BMC Med Res Methodol.* 2013;13(1):117.

APÊNDICE 14A
Exercícios para o Capítulo 14. Abordagens qualitativas na pesquisa clínica

1. No contexto da discriminação ao longo da história e nos tempos atuais, tem sido bem documentado que os negros nos Estados Unidos têm confiança limitada na medicina e na pesquisa médica. Um pesquisador está planejando um estudo qualitativo para aprender mais sobre como a natureza e a experiência da desconfiança podem variar entre diferentes populações negras. O estudo incluirá imigrantes recentes de Gana, afro-caribenhos de segunda e terceira geração da República Dominicana e populações afro-americanas que vivem nos Estados Unidos há várias gerações. Sua tarefa será sugerir e justificar um delineamento de pesquisa qualitativa adequado (exploratório, descritivo, comparativo).
2. O Exemplo 14.3 descreve o estudo EngageUC que usou grupos focais para obter recomendações sobre como a University of California poderia envolver melhor diversas comunidades da Califórnia na pesquisa utilizando biobancos. Selecione a melhor justificativa para o uso de grupos focais para esse estudo:
    a. Dado o tamanho da Califórnia, os grupos focais permitiram que os pesquisadores incluíssem um grande número de participantes no estudo de maneira eficiente.
    b. Os grupos focais permitiram que os pesquisadores do EngageUC examinassem e entendessem como os membros de diversas comunidades articulavam seus entendimentos sobre o biobanco na medida em que interagiam entre si.
    c. O uso de grupos focais permitiu que os participantes da pesquisa falassem mais livremente porque se sentiam mais seguros ao fazê-lo dentro de um contexto de grupo.
3. A maioria dos estudos qualitativos envolve análise indutiva e dedutiva. Considere os estudos nos Exemplos 14.1 (Conhecimento sobre os estudos) e 14.2 (Quando se opta por desimplementar uma política). Que tipo de análise foi mais apropriada no estudo do exemplo Conhecimento sobre os estudos? Que tipo foi mais adequado para o estudo de Desimplementação? Entre os dois estudos, qual incluiu uma combinação dos dois tipos de análise? Explique sua resposta.

SEÇÃO III

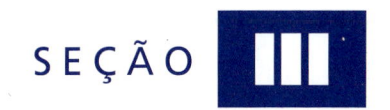

Abordagens e implementação

CAPÍTULO 15

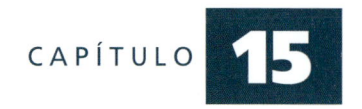

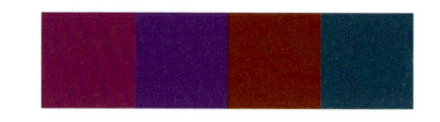

Pesquisa que envolve a comunidade

Alka M. Kanaya

A maior parte da pesquisa clínica é planejada e desenvolvida em centros médicos acadêmicos ou outros institutos de pesquisa. Esses locais oferecem inúmeras vantagens para a realização de pesquisas, incluindo a presença de pesquisadores experientes e equipe de apoio. Ademais, esses locais também se destacam por possuírem uma cultura, reputação e infraestrutura estabelecidas voltadas para a pesquisa, facilitando o trabalho de todos, desde pesquisadores iniciantes até professores titulares. Contudo, esses aspectos favoráveis são contrabalançados por uma menor capacidade de generalização e problemas na disseminação da pesquisa acadêmica para as comunidades, além de contribuírem, inadvertidamente, para agravar as disparidades em saúde. A fim de superar essas limitações, houve um aumento significativo no financiamento federal para o envolvimento da comunidade na pesquisa, por meio dos Clinical Translational Science Awards (bolsas de estímulo à pesquisa clínica translacional) do National Institutes of Health e do Patient-Centered Outcomes Research Institute (PCORI, Instituto de Pesquisa sobre Resultados Centrados no Paciente). Este capítulo aborda a pesquisa que envolve partes interessadas de diferentes origens, colaborando em várias etapas da pesquisa realizada nas comunidades, incluindo o delineamento, a execução, a interpretação, a divulgação e a implementação dos resultados.

Definimos **pesquisa que envolve a comunidade** como pesquisa planejada para atender às necessidades das comunidades onde é realizada. A comunidade pode ser definida de várias maneiras, incluindo indivíduos que vivem em uma área geográfica, pessoas com uma determinada doença, pessoas de um determinado gênero ou identidade étnica, organizações sem fins lucrativos ou grupos de defesa de diferentes causas, prestadores de cuidados de saúde em um sistema de saúde, formuladores de políticas ou uma combinação desses grupos. Uma abordagem baseada na comunidade para a pesquisa envolve a **colaboração entre as partes interessadas relevantes da comunidade e os pesquisadores de um centro de pesquisa**. Essas colaborações são fundamentais para solucionar problemas de saúde locais e promover a equidade em saúde, podendo ser oportunidades incríveis para aprendizagem mútua e capacitação. No entanto, elas podem ser desafiadoras devido ao tempo e à energia necessários para construir relacionamentos de confiança, gerenciar cronogramas e expectativas e enfrentar as assimetrias de poder existentes.

■ POR QUE FAZER PESQUISAS QUE ENVOLVEM A COMUNIDADE?

A pesquisa colaborativa é muitas vezes a única maneira de responder questões de pesquisa que envolvem ambientes especiais, populações específicas ou doenças novas ou reemergentes. A pesquisa em centros médicos acadêmicos tende a se concentrar em prioridades que podem ser bastante diferentes das necessidades da comunidade local. A participação em pesquisas traz benefícios para uma comunidade e para pesquisadores acadêmicos que vão além do valor das informações coletadas em um determinado estudo. Relacionamentos duradouros, um sentimento de orgulho e o desenvolvimento da capacidade econômica e logística podem resultar de pesquisas comunitárias feitas com cuidado e preocupação em promover a equidade em saúde.

Questões locais e conhecimento local

A realização de pesquisas que envolvem a comunidade garante que questões de importância e relevância locais sejam priorizadas, como os exemplos da Tabela 15.1. Dados nacionais ou estaduais de fontes governamentais podem não refletir a carga de doenças local ou a distribuição de fatores de risco

Capítulo 15 • Pesquisa que envolve a comunidade

TABELA 15.1 Exemplos de questões de pesquisa que requerem envolvimento da comunidade

Quais são as taxas de *vaping* entre adolescentes em bairros de baixa renda em Chicago?
É possível melhorar o rastreamento do câncer colorretal entre as populações asiático-americanas por meio de campanhas de divulgação adaptadas para sua realidade cultural?
Qual é o impacto de uma campanha de prevenção de infecções sexualmente transmissíveis baseada no local de trabalho para trabalhadores agrícolas migrantes no Texas?
Uma intervenção de um agente comunitário de saúde pode melhorar o controle do diabetes tipo 2 na comunidade porto-riquenha?

em uma comunidade. As intervenções, especialmente aquelas que buscam mudar comportamentos, podem não ter o mesmo efeito em diferentes contextos. Por exemplo, campanhas de saúde pública para a cessação do tabagismo podem não alcançar grupos demográficos importantes com altas taxas de tabagismo, como as populações vietnamitas americanas. Portanto, estudos têm usado métodos que envolvem a comunidade para entender quais mensagens serão mais efetivas para a cessação do tabagismo (1) e, em seguida, testar essas intervenções culturalmente focadas dentro das comunidades onde elas provavelmente terão maior impacto (2).

O conhecimento local pode identificar novos problemas e soluções mais democráticas (3). Os entendimentos e práticas relacionados à saúde, aos cuidados em saúde e ao processo de adoecimento podem diferir significativamente entre diferentes comunidades (4). Por exemplo, barreiras estruturais que resultam em causas sociais, políticas e econômicas de disparidades em saúde podem impedir o controle ideal da pressão arterial em homens negros em ambientes tradicionais de prestação de cuidados de saúde. Um exemplo de uma parceria acadêmica e comunitária foi conduzido em um ambiente mais confiável para o público-alvo – barbearias administradas por negros no condado de Los Angeles. O estudo utilizou barbeiros – membros da comunidade que tinham relacionamentos de longo prazo com sua clientela – como os principais agentes para a realização da intervenção do estudo (5). Em um ensaio clínico randomizado por conglomerados (a barbearia era a unidade de randomização), os clientes com hipertensão não controlada se reuniram com um farmacêutico na barbearia, que prescreveu medicamentos e monitorou sua pressão arterial e eletrólitos (intervenção), ou foram encorajados pelo barbeiro a modificar o seu estilo de vida e agendar consultas médicas (grupo-controle ativo). Após 6 meses, o grupo de intervenção, em comparação com o grupo-controle, teve uma impressionante diferença na redução média da pressão arterial de 22 mmHg e melhores medidas de autoavaliação de saúde e envolvimento do paciente.

Maior capacidade de generalização

A pesquisa dentro das comunidades é útil para produzir resultados que podem ser mais **generalizáveis** para grupos que não estão bem representados entre os pacientes em centros médicos acadêmicos. Por exemplo, pacientes com dor nas costas que são atendidos em hospitais de referência são muito diferentes daqueles atendidos pelos prestadores de cuidados primários. Estudos sobre a história natural da dor nas costas ou sobre a resposta ao tratamento em um centro de cuidados terciários, portanto, podem ser de uso limitado para a prática clínica na comunidade.

Em parte em resposta a esse problema, várias **redes de pesquisa baseadas na prática** foram organizadas nas quais médicos com atuação comunitária trabalham em conjunto para estudar questões de pesquisa de interesse mútuo (6). Um exemplo é a resposta ao tratamento de pacientes com síndrome do túnel do carpo. Estudos anteriores haviam recomendado intervenção cirúrgica precoce com base em estudos de pacientes tratados em um importante centro de referência. Mas a maioria dos pacientes tratados em clínicas de atenção primária melhorou com a terapia conservadora; poucos necessitaram de encaminhamento para especialistas ou testes diagnósticos sofisticados (7).

Construindo capacidade local e a sustentabilidade de programas

A realização de pesquisas em ambientes comunitários em colaboração com as partes interessadas da comunidade garante que as questões de importância local sejam priorizadas. O valor da participação da comunidade na pesquisa vai além das informações específicas coletadas em cada estudo. Também eleva os padrões acadêmicos locais e incentiva a criatividade e o pensamento independente. Cada projeto desenvolve habilidades e confiança que permitem que os pesquisadores locais se vejam como parceiros e líderes no processo científico, não apenas como consumidores de conhecimento produzido em outros lugares. Isso, por sua vez, incentiva mais pesquisas. Além disso, a participação em pesquisas pode trazer recursos intelectuais e financeiros para uma comunidade e ajudar a incentivar o empoderamento local e a autossuficiência.

O envolvimento da comunidade na pesquisa também pode permitir que sejam implementados e testados programas que podem ser mantidos para além da duração de um estudo. Ter parceiros da comunidade fornecendo informações fundamentais a respeito de qual intervenção, quando, como e por quem é implementada dá à comunidade mais propriedade sobre o programa. Essa abordagem pode levar a uma adesão muito maior e à sustentabilidade a longo prazo do programa.

Promoção da equidade em saúde

Outra razão importante para envolver a comunidade na pesquisa é **reduzir as disparidades em saúde nas comunidades afetadas** (8). Vários aspectos do trabalho colaborativo com as comunidades, desde a identificação das questões que mais importam para elas, a determinação de soluções locais e a capacitação para programas eficazes e sustentáveis, podem ajudar a promover a equidade em saúde. Quando são encontradas soluções para os problemas mais prementes dentro de uma comunidade, isso resulta em maior confiança e adesão, levando a melhores resultados e menos disparidades em saúde. As abordagens mais justas envolvem esforços colaborativos entre a comunidade, acadêmicos e outras partes interessadas, que se reúnem e usam pesquisas e dados para, partindo das potencialidades e das prioridades da comunidade, melhorar a saúde e a equidade social (9).

A pesquisa em ambientes comunitários pode levar a melhores políticas de saúde. Um exemplo foi o esforço de impacto coletivo da Tenderloin Healthy Corner Store Coalition, em São Francisco. Com base nos resultados de pesquisas que envolveram a comunidade, representantes de organizações comunitárias, empresas locais, parceiros acadêmicos, a secretaria de saúde local e grupos de defesa concentraram seus esforços para reduzir a publicidade e as vendas de tabaco e álcool e melhorar o acesso a alimentos saudáveis, acessíveis e sustentáveis em um dos bairros mais pobres da cidade (10).

■ ABORDAGENS À PESQUISA QUE ENVOLVE A COMUNIDADE

As potenciais abordagens incluem *qualquer* método de pesquisa ou delineamento de estudo, desde entrevistas qualitativas, grupos focais e observações etnográficas, passando por dados quantitativos coletados de inquéritos epidemiológicos ou grandes bases de dados, até ensaios clínicos. Embora seja possível usar os delineamentos tradicionais de estudos observacionais e experimentais descritos nos capítulos anteriores contemplando a contribuição das partes interessadas durante todo o processo de pesquisa, muitas vezes é necessário desenvolver questões de estudo com base na avaliação das necessidades da comunidade e considerar as contribuições livres dos participantes na hora de interpretar os resultados. A maioria dos estudos que envolvem a comunidade emprega métodos mistos, com algumas etapas na trajetória da pesquisa exigindo delineamentos qualitativos (Capítulo 14) e outras exigindo delineamentos quantitativos.

Em teoria, o processo de iniciar um projeto desse tipo é o mesmo que para qualquer outro estudo. Na prática, o maior desafio para os jovens pesquisadores acadêmicos é encontrar colegas ou mentores com relacionamentos comunitários com quem interagir e aprender. Essa ajuda pode não estar disponível localmente ou através da instituição acadêmica. Isso muitas vezes leva a uma importante decisão inicial para os futuros pesquisadores comunitários: trabalhar sozinho ou em colaboração com pesquisadores mais estabelecidos, que podem não ter laços diretos com organizações comunitárias locais.

Primeiros passos

Dar os primeiros passos em pesquisas que envolvem a comunidade sem a ajuda de um colega mais experiente é como ensinar a si mesmo a nadar: não é impossível, mas é difícil e às vezes repleto de perigos imprevistos. Seguir alguns passos pode facilitar o processo.

- **Trabalhar em rede.** Como discutido no Capítulo 2, o trabalho em rede é importante para qualquer pesquisador. Uma boa maneira de começar a pesquisa em uma comunidade é em colaboração com pesquisadores mais experientes com relacionamentos estabelecidos construídos na base de confiança nas comunidades que se quer estudar. Novos pesquisadores devem entrar em contato com pesquisadores que estão abordando questões de pesquisa semelhantes ou trabalhando com uma comunidade específica de interesse. Participar em um congresso científico no campo de interesse é uma boa maneira de fazer contatos e identificar colaboradores com interesses semelhantes localmente. Muitos centros acadêmicos têm setores de engajamento comunitário como parte de sua infraestrutura de pesquisa clínica, com assessores que podem ajudar pesquisadores iniciantes a fazer conexões com parceiros da comunidade local e regional. Procurar grupos ou programas que tenham trabalhado com o assunto de interesse pode abrir caminhos para outros recursos da comunidade.

- **Começar de forma simples.** Raramente é uma boa ideia começar a pesquisa em uma comunidade com um ensaio clínico randomizado. Pequenos estudos descritivos que produzem dados locais úteis podem fazer mais sentido e construirão uma base para futuras colaborações com parceiros da comunidade. Projetos mais ambiciosos podem ser guardados para mais tarde. Por exemplo, um estudo descritivo sobre o conhecimento a respeito de doenças cardíacas entre imigrantes sul-asiáticos em Chicago (11) serviu como o primeiro passo para uma intervenção comportamental maior para a prevenção de doenças cardiovasculares nessa comunidade (12).
- **Pensar nas vantagens locais.** Que questões os pesquisadores podem responder em seu ambiente local melhor do que em qualquer outro lugar? Muitas vezes, é melhor para um jovem pesquisador se concentrar em problemas de saúde ou populações que são comuns na comunidade local, obtendo sua contribuição para identificar as questões mais relevantes e importantes.

Um *continuum* de pesquisa colaborativa

A intensidade do envolvimento da comunidade (Figura 15.1) deve ser considerada (13).

Estudos com um *nível modesto* de envolvimento da comunidade se originam em centros acadêmicos e envolvem parceiros da comunidade no recrutamento de participantes. Isso ocorre, por exemplo, quando os pesquisadores trabalham com parceiros da comunidade e com os membros da equipe de estudo para desenvolver materiais de recrutamento que sejam adequados nos aspectos culturais e linguísticos. Nesse nível de envolvimento da comunidade, os pesquisadores acadêmicos geralmente são responsáveis por delinear o estudo e, em seguida, obter o financiamento e as autorizações necessárias para realizá-lo. As formas de envolver os parceiros podem incluir a organização de **estúdios de envolvimento da comunidade**, para a obtenção de *feedbacks* no início da fase de planejamento da pesquisa (Tabela 15.2). Os parceiros da comunidade recebem financiamento e recursos para apoiar nas **ações de divulgação comunitária** e no recrutamento e adquirem experiência em pesquisa.

Nos estudos que contam com um envolvimento considerável da comunidade, as partes interessadas participam ativamente na concepção e na implementação do protocolo de pesquisa. Nesse cenário, o parceiro comunitário frequentemente atua como subcontratado, trabalhando em conjunto com a equipe acadêmica de pesquisa para colocar em prática o programa do estudo, por exemplo, uma intervenção educacional ou de aconselhamento no contexto comunitário. **Conselhos consultivos comunitários** são frequentemente utilizados ao longo de todo o processo da pesquisa para opinar a respeito dos elementos do estudo, como o protocolo e os materiais de recrutamento. Participam também na divulgação dos resultados e no planejamento dos próximos passos da parceria (Tabela 15.2). As vantagens desse nível de envolvimento incluem o mérito científico intrínseco de realizar um estudo

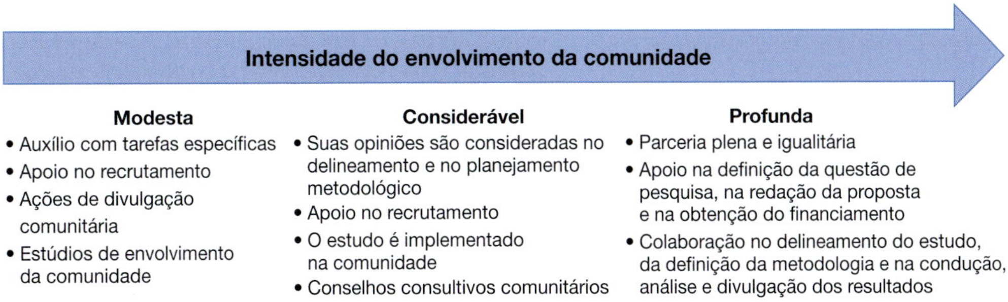

Intensidade do envolvimento da comunidade

Modesta	Considerável	Profunda
• Auxílio com tarefas específicas	• Suas opiniões são consideradas no delineamento e no planejamento metodológico	• Parceria plena e igualitária
• Apoio no recrutamento		• Apoio na definição da questão de pesquisa, na redação da proposta e na obtenção do financiamento
• Ações de divulgação comunitária	• Apoio no recrutamento	
• Estúdios de envolvimento da comunidade	• O estudo é implementado na comunidade	• Colaboração no delineamento do estudo, da definição da metodologia e na condução, análise e divulgação dos resultados
	• Conselhos consultivos comunitários	

■ **FIGURA 15.1** *Continuum* das pesquisas que envolvem a comunidade.

TABELA 15.2 Abordagens para envolver a comunidade na pesquisa

Ações de divulgação comunitária	Os membros da equipe de pesquisa (tanto representantes da comunidade quanto pesquisadores de centros acadêmicos) podem dar palestras para aumentar a conscientização sobre os principais problemas enfrentados pela comunidade. Essa abordagem é útil para envolver os membros da comunidade, ajudar no recrutamento e retenção para estudos e gerar novas ideias para pesquisas futuras.
Estúdios de envolvimento da comunidade	É um processo estruturado que pode ser um serviço prestado pelas instituições para facilitar que as partes interessadas da comunidade e dos pacientes forneçam contribuições relevantes ao projeto, de forma a melhorar o delineamento, a implementação e a disseminação dos resultados da pesquisa (14). Os pesquisadores fazem uma breve apresentação e apresentam algumas perguntas ao painel do estúdio, que é composto por membros da comunidade. Os membros do painel fazem suas contribuições, permitindo o aprendizado mútuo e a avaliação dos processos.
Conselhos consultivos comunitários	Esses conselhos servem como elos de ligação entre a comunidade e os pesquisadores. A maioria inclui representantes de diferentes segmentos da comunidade (clientes e funcionários de uma organização comunitária, membros de grupos religiosos, escolas, mídia). Os conselhos são convocados no início do estudo; os membros revisam os diferentes elementos do estudo e fornecem suas impressões, reunindo-se novamente durante o decorrer do projeto.

na comunidade, a coautoria das publicações resultantes, a satisfação de construir uma parceria colaborativa comunidade-centro acadêmico e a oportunidade de ajudar uma comunidade a desenvolver sua própria capacidade de pesquisa.

Um exemplo de uma intensidade considerável de envolvimento da comunidade foi o estudo Live Well Be Well (15), que envolveu uma parceria de uma instituição acadêmica e uma organização comunitária com compartilhamento da governança e divisão das responsabilidades. Os parceiros da comunidade foram a equipe da Secretaria de Saúde Pública da cidade de Berkeley, na Califórnia, que forneceu contribuições a respeito dos métodos para um estudo sobre a prevenção do diabetes, conduziu a intervenção por telefone e ajudou na disseminação dos resultados do estudo. Os parceiros acadêmicos foram pesquisadores da University of California, San Francisco, que ajudaram nas ações de divulgação comunitária e no recrutamento e conduziram a avaliação do programa e a análise de dados. Nesse ensaio clínico randomizado, a intervenção sobre o estilo de vida realizada por telefone resultou em reduções significativas no peso e nos níveis de triglicerídeos e melhorou a dieta entre os participantes da comunidade com pré-diabetes (16). Devido ao envolvimento da Secretaria de Saúde Pública desde o início do projeto, esse programa foi construído para ser sustentável e complementar outros programas oferecidos rotineiramente pela secretaria, continuando a ser oferecido mesmo anos após a conclusão do estudo.

O envolvimento profundo da comunidade ocorre quando pesquisadores acadêmicos trabalham em colaboração com as partes interessadas para construir a infraestrutura necessária para apoiar a pesquisa e identificar oportunidades de benefício mútuo. No modelo mais rigoroso, a comunidade participa de todos os aspectos da pesquisa, desde a concepção até a disseminação dos resultados. A **pesquisa participativa de base comunitária (PPBC)** é fundamentada nas prioridades da comunidade, e a autoridade de tomada de decisão é compartilhada entre os pesquisadores da comunidade e os da instituição acadêmica (9). O objetivo final e a recompensa são a melhoria dos resultados na comunidade e a promoção da equidade em saúde. Alguns exemplos de pesquisas de longo prazo que seguem os princípios da PPBC incluem a Asian American Network for Cancer Awareness, Research and Training San Francisco, uma colaboração voltada para promover a conscientização e prevenção do câncer (17), e o Projeto GRACE, realizado em comunidades rurais afro-americanas na Carolina do Norte, cujos projetos inicialmente focaram na conscientização e prevenção do HIV e, posteriormente, evoluíram para a prevenção de doenças cardiovasculares (18, 19).

Muitos estudos financiados pelo programa PCORI, do governo federal dos Estados Unidos, têm requisitos explícitos para incluir pacientes, familiares, membros da comunidade e representantes dos serviços de saúde em todos os aspectos do desenvolvimento, governança, implementação e disseminação dos resultados do estudo (20). A título de exemplo, representantes dos pacientes e dos profissionais de saúde (nesse caso, a equipe que gerenciava o cuidado populacional, sem funções clínicas, cujas atividades se concentravam em ações de divulgação junto a pacientes em unidades de atenção primária) ajudaram a selecionar e aprimorar a intervenção de perda de peso em um ensaio clínico randomizado por conglomerados, com três grupos, envolvendo pacientes com sobrepeso que possuíam hipertensão ou diabetes tipo 2. O estudo comparou as seguintes intervenções: cuidados habituais, programa *online* de controle de peso isoladamente ou uma intervenção combinada de programa *online* e equipe de gerenciamento de saúde populacional. Os autores concluíram que a intervenção combinada levou a uma maior perda de peso do que o programa *online* ou os cuidados habituais (21). Uma vantagem desse estudo foi que os pesquisadores trabalharam com equipes de saúde populacional existentes que já estavam integradas no atendimento de rotina nas clínicas, usando as contribuições delas para criar um programa que pudesse ser incorporado ao seu fluxo de trabalho. Esse estudo demonstrou que mudanças sistêmicas em unidades de atenção primária são viáveis e eficazes, e podem ser escalonadas e sustentadas para melhorar a saúde dos pacientes.

■ DESAFIOS DA PESQUISA QUE ENVOLVE A COMUNIDADE

Sem uma compreensão profunda das perspectivas culturais de uma comunidade, muitos estudos falham, apesar do planejamento cuidadoso e do uso de tecnologias avançadas. **Os pesquisadores devem considerar as compreensões e práticas locais relacionadas ao adoecimento e desenvolver abordagens culturalmente sólidas para sua pesquisa colaborativa**. A falta de comunicação frequente e a demora na resposta a questionamentos são sinais de que uma colaboração pode estar apresentando problemas.

Construindo confiança

A confiança entre os parceiros acadêmicos e comunitários é fundamental e deve ser bidirecional. **Os representantes da comunidade e os pesquisadores devem confiar uns nos outros e acreditar que a colaboração trará benefícios mútuos**. As parcerias devem ser construídas antes de se estabelecer uma agenda de pesquisa. Fatores que comprometem a confiança podem ocorrer nos níveis individual, interpessoal, social e estrutural. No passado, muitas comunidades foram negligenciadas, rebaixadas ou exploradas por pesquisadores acadêmicos, criando um legado de desconfiança (22). Os pesquisadores acadêmicos precisam dedicar esforços conscientes para reparar e fortalecer essas relações, reconhecendo os erros do passado, promovendo diálogo honesto e demonstrando humildade e respeito por todas as vozes e experiências (23).

Os pesquisadores acadêmicos geralmente têm uma posição de poder e privilégio: eles vêm de uma instituição privilegiada com recursos e têm experiência e treinamento em pesquisa clínica e outros elementos que os colocam em situação de vantagem. Reconhecer esse privilégio e compartilhar ativos como conhecimento, habilidades, oportunidades e financiamento com parceiros da comunidade é essencial para construir confiança em relacionamentos de longo prazo.

Construir confiança entre os parceiros requer tempo e esforço. Trabalhar com colegas que já estabeleceram uma relação de confiança com um parceiro da comunidade pode ser útil. No entanto, o pesquisador iniciante também deve desenvolver linhas independentes de comunicação clara e consistente e mostrar compromisso com os parceiros da comunidade. Um método para garantir uma boa comunicação com os parceiros da comunidade é agendar reuniões regulares – de preferência com comidas e bebidas, bem como tempo para socializar – para que ambas as partes forneçam atualizações e contribuam com suas perspectivas sobre os desafios e os próximos passos.

Gerenciando cronogramas e expectativas

Pode ser difícil organizar reuniões de planejamento com parceiros e representantes da comunidade; muitas vezes, são necessárias reuniões nos finais de semana e à noite. Uma vez que um projeto é iniciado, o parceiro da comunidade precisa encontrar tempo e espaço para acomodar o trabalho de pesquisa entre as atividades que sua organização já realiza. Essas questões precisam ser levantadas e acordadas no início do período de planejamento ou podem inviabilizar quaisquer cronogramas internos ou estabelecidos pelas agências de fomento. Em geral, é aconselhável esperar que ocorram atrasos nos processos relacionados ao **início do estudo** e ao recrutamento; sugere-se perguntar aos representantes da comunidade, já em uma etapa inicial e depois continuamente, qual eles acham que será o cronograma mais viável, considerando suas experiências anteriores.

Existem estruturas hierárquicas de poder na academia e na maioria dos ambientes comunitários. No entanto, algumas comunidades podem não ter uma organização ou estrutura formal, dificultando a busca por parceiros. Nesse caso, o pesquisador deve procurar organizações que defendam temas de interesse ou outros serviços sociais que interajam com a comunidade. No entanto, trabalhar com representantes que não representam os interesses dos indivíduos mais vulneráveis em uma comunidade pode exacerbar as desigualdades, em vez de aumentar a capacidade da comunidade.

Outros pontos a serem esclarecidos no processo de planejamento de qualquer nova parceria são os papéis e expectativas de cada uma das partes. Na maioria dos estudos clínicos de base acadêmica, cada local subcontratado tem um escopo definido de trabalho, com tarefas e entregas esperadas. Uma comunicação clara das expectativas com os parceiros da comunidade é importante, especialmente se não houver um subcontrato formal. Nessa circunstância, o pesquisador deve considerar desenvolver um **memorando de entendimento** que documente o escopo do trabalho, incluindo as entregas e o cronograma geral, e que seja elaborado e assinado por ambas as partes.

Em ambientes acadêmicos, a recompensa pela produtividade científica é medida por meio de bolsas de pesquisa e pelo número e qualidade das publicações e apresentações. Por outro lado, as recompensas para os parceiros de fora da academia costumam ser diferentes, por exemplo, a criação de programas sustentáveis que melhoram a saúde, geram empregos e reduzem as disparidades. Os pesquisadores que alinham suas prioridades e objetivos de longo prazo com aqueles de seus parceiros da comunidade obtêm a maior recompensa e crescimento pessoal, especialmente se os centros médicos acadêmicos alinharem sua cultura interna para serem mais flexíveis e abertos para incluir a contribuição da comunidade (24). Todas as partes interessadas têm a ganhar com o aumento da colaboração e a expansão das oportunidades de pesquisa.

■ RESUMO

1. A pesquisa que envolve a comunidade pode ajudar a **identificar fatores culturais e outros fatores locais** que determinam quais intervenções são mais necessárias – e serão eficazes – em comunidades específicas.
2. A participação em pesquisas clínicas pode **beneficiar os parceiros da comunidade**, gerando descobertas mais aplicáveis, criando capacidade local e programas sustentáveis e promovendo a equidade em saúde.
3. Embora os delineamentos e as questões éticas sejam semelhantes àqueles relacionados à pesquisa clínica em geral, **questões práticas, como a construção de parcerias comunitárias e a busca por mentoria, podem ser mais difíceis** em um ambiente comunitário. Dicas para o sucesso incluem formar redes, começar pequeno e identificar vantagens locais.
4. A colaboração entre centros acadêmicos e pesquisadores comunitários **abrange um *continuum* de intensidade** que vai desde modesta (pesquisadores da comunidade ajudam com tarefas específicas determinadas pelo parceiro acadêmico), passando por considerável (pesquisadores comunitários colaboram na divulgação e na condução do estudo) até profunda (pesquisadores comunitários e acadêmicos colaboram igualmente em todos os aspectos da pesquisa).
5. **Abordagens específicas** incluem ações de divulgação comunitária, estúdios de envolvimento da comunidade e conselhos consultivos comunitários.
6. Os **desafios** incluem o tempo necessário para construir relacionamentos de confiança e o gerenciamento adequado dos cronogramas e das expectativas.

REFERÊNCIAS

1. Kenny JD, Tsoh JY, Nguyen BH, Le K, Burke NJ. Keeping each other accountable: social strategies for smoking cessation and healthy living in Vietnamese American men. *Fam Community Health*. 2021;44(3):215-224.
2. Tong EK, Saw A, Fung LC, Li CS, Liu Y, Tsoh JY. Impact of a smoke-free-living educational intervention for smokers and household nonsmokers: a randomized trial of Chinese American pairs. *Cancer*. 2018;124(Suppl 7):1590-1598.
3. Corburn J. Bringing local knowledge into environmental decision making: improving urban planning for communities at risk. *J Plan Educ Res*. 2003;22(4):420-433.

4. Griffith BN, Lovett GD, Pyle DN, et al. Self-rated health in rural Appalachia: health perceptions are incongruent with health status and health behaviors. *BMC Public Health*. 2011;11:229.
5. Victor RG, Lynch K, Li N, et al. A cluster-randomized trial of blood-pressure reduction in black barbershops. *N Engl J Med*. 2018;378:1291-1301.
6. Nutting PA, Beasley JW, Werner JJ. Practice-based research networks answer primary care questions. *JAMA*. 1999,281.686-688.
7. Miller RS, Ivenson DC, Fried RA, et al. Carpal tunnel syndrome in primary care: a report from ASPN. *J Fam Pract*. 1994; 38:337-344.
8. Cooper L. Rethink how we plan research to shrink COVID health disparities. *Nature*. 2021;590:9.
9. Wallerstein N, Duran B, Oetzel J, Minkler M, eds. *Community-Based Participatory Research for Health: Advancing Social and Health Equity*. 3rd ed. Jossey Bass; 2018.
10. Flood J, Minkler M, Hennessey Lavery S, et al. The Collective Impact Model and its potential for health promotion: overview and case study of a healthy retail initiative in San Francisco. *Health Educ Behavior*. 2015;42(5):654-668.
11. Kandula NR, Tirodkar MA, Lauderdale DS, et al. Knowledge gaps and misconceptions about coronary heart disease among U.S. South Asians. *Am J Prev Med*. 2010;38(4):439-442.
12. Kandula NR, Patel Y, Dave S, et al. The South Asian Heart Lifestyle Intervention (SAHELI) study to improve cardiovascular risk factors in a community setting: design and methods. *Contemp Clin Trials*. 2013;36(2):479-487.
13. Pasick R, Oliva G, Goldstein E, Nguyen T. Community-engaged research with community-based organizations: a resource manual for UCSF researchers. In: Fleisher P, ed. *UCSF Clinical and Translational Science Institute (CTSI) Resource Manuals and Guides to Community-Engaged Research*. Clinical Translational Science Institute Community Engagement Program, University of California San Francisco; 2010. http://ctsi.ucsf.edu
14. Joosten YA, Israel TL, Williams NA, et al. Community Engagement Studios: a structured approach to obtaining meaningful input from stakeholders to inform research. *Acad Med*. 2015;90(12):1646-1650.
15. Delgadillo AT, Grossman M, Santoyo-Olsson J, et al. Description of an academic-community partnership lifestyle program for lower-income, minority adults at risk for diabetes. *Diabetes Educ*. 2010;36(4):640-650.
16. Kanaya AM, Santoyo-Olsson J, Gregorich S, et al. A telephone-based lifestyle intervention trial to lower risk factors in ethnic minority and lower socioeconomic status adults at risk of diabetes: the live well be well study. A randomized controlled trial. *Amer J Public Health*. 2012;102(8):1551-1558.
17. McPhee SJ, Nguyen TT, Mock J, et al. Highlights/best practices of San Francisco's Asian American Network of Cancer Awareness, Research, and Training (AANCART). *Cancer*. 2005;104(12):2920-2925.
18. Corbie-Smith G, Adimore AA, Youmans S, et al. Project GRACE: a staged approach to development of a community-academic partnership to address HIV in rural African American communities. *Health Promot Pract*. 2011;12(2): 293-302.
19. Corbie-Smith G, Wiley-Cene C, Bess K, et al. Heart Matters: a study protocol for a community-based randomized trial aimed at reducing cardiovascular risk in a rural, African American community. *BMC Public Health*. 2018;938.
20. Hickam D, Totten A, Berg A, et al. *The PCORI Methodology Report*. Patient-Centered Outcomes Research Institute; 2013.
21. Baer HJ, Rozenflum R, De La Cruz BA, et al. Effect of an online weight management program integrated with population health management on weight change. A randomized clinical trial. *JAMA*. 2020;324(17):1737-1746.
22. Pacheco CM, Daley SM, Brown T, et al. Moving forward: breaking the cycle of mistrust between American Indians and researchers. *Am J Public Health*. 2013;103:2152-2159.
23. Moreno-John G, Gachie A, Fleming CM, et al. Ethnic minority older adults participating in clinical research: developing trust. *J Aging Health*. 2004;16(5 Suppl):93S-123S.
24. Michener L, Cook J, Ahmed SM, et al. Aligning the goals of community-engaged research: why and how academic health centers can successfully engage with communities to improve health. *Acad Med*. 2012;87(3):285-291.

APÊNDICE 15A
Exercício para o Capítulo 15. Pesquisa que envolve a comunidade

1. Uma nova pesquisadora quer encontrar maneiras de melhorar o rastreamento do câncer de mama entre mulheres imigrantes asiáticas. Ela está no início de seu processo de planejamento e está considerando maneiras de envolver parceiros da comunidade.
    a. Descreva diferentes abordagens que a pesquisadora pode usar para um envolvimento modesto ou considerável da comunidade nesse projeto.
    b. Quais são as vantagens e os desafios de usar uma intensidade modesta *versus* considerável para o envolvimento da comunidade?

CAPÍTULO 16

Pesquisa que utiliza dados ou amostras existentes

Mark J. Pletcher, Deborah G. Grady e Steven R. Cummings

Muitas questões de pesquisa podem ser respondidas de forma rápida e eficiente utilizando dados ou amostras previamente coletados. Um pesquisador pode obter acesso a dados existentes para realizar uma **análise de dados secundários** ou combinar dados existentes com novas medições em um **estudo suplementar**. Quando um estudo já coletou dados anteriormente, porém continua acompanhando os participantes, ele pode ser usado para coletar dados relacionados aos desfechos em um novo estudo de coorte prospectiva ou ensaio clínico randomizado.

Dados também são coletados por outras razões além da pesquisa. A prestação de cuidados de saúde, por exemplo, gera grandes volumes de dados relacionados à saúde, e todas as nossas interações com a internet ou com dispositivos conectados à internet, como *smartphones*, são rastreadas e registradas.

Embora os estudos que usam dados existentes apresentem vantagens significativas, como agilidade e economia, também possuem desvantagens. A população acessível, a amostra e as aferições são todas predeterminadas. A amostra pode ser mais restrita do que o desejado (p. ex., apenas mulheres com idades entre 50 e 64 anos), a abordagem de aferição pode não ser a ideal para o pesquisador (uma história de hipertensão em vez da pressão arterial real) e a qualidade dos dados pode ser insatisfatória (com muitos valores faltantes ou incorretos). Confundidores e desfechos importantes podem não ter sido mensurados adequadamente. **Todos esses fatores contribuem para a principal desvantagem do uso de dados existentes: a falta de controle sobre o que está disponível**. No entanto, o uso criativo de dados e amostras existentes é uma forma rápida e eficaz para pesquisadores iniciantes com recursos limitados abordarem questões de pesquisa importantes e é o principal método para alguns tipos de pesquisa, como o estudo da prestação de cuidados de saúde e o uso de produtos médicos "no mundo real" (1).

Neste capítulo, discutiremos inicialmente estudos que envolvem a análise de dados existentes, incluindo suas vantagens e desafios (Tabela 16.1). Em seguida, examinaremos maneiras criativas de usar e aprimorar os dados existentes, abordando a metanálise, os estudos suplementares, a combinação de diferentes fontes de dados e o uso de mecanismos de coleta de dados já existentes para estudos prospectivos, incluindo ensaios clínicos randomizados.

■ FONTES DE DADOS EXISTENTES

Estudos que se baseiam em dados já existentes dependem significativamente de onde, quando, como e a partir de quem esses dados foram coletados. Cada fonte de dados tem suas próprias vantagens e desvantagens, que devem ser consideradas.

Dados coletados para pesquisa

Coletar dados para fins de pesquisa requer um investimento considerável tanto em termos financeiros quanto de tempo. O emprego de dados de pesquisa previamente coletados permite que pesquisadores e financiadores maximizem o retorno de seus investimentos, além de respeitar a contribuição de tempo e esforço feita pelos participantes do estudo.

Inquéritos nacionais

Todo pesquisador deve estar familiarizado com os inquéritos de âmbito nacional e outros dados coletados pelo governo e que são disponibilizados para fins de pesquisa. Tais inquéritos podem ser realizados de duas formas: abrangendo toda a população disponível (como em um censo ou registro)

TABELA 16.1 Usos, vantagens e armadilhas de diferentes tipos de dados existentes

TIPO DE DADOS EXISTENTES	USOS/VANTAGENS	DESAFIOS
Dados de pesquisa		
Inquéritos nacionais	• Âmbito nacional • Os métodos de amostragem geralmente permitem a generalização para a população do país onde o inquérito é realizado • Bem documentados e facilmente acessíveis	• A amostragem multinível por conglomerados requer métodos analíticos especiais. • Acesso a um conjunto limitado de medidas e participantes • Outro pesquisador pode estar fazendo uma análise semelhante e publicá-la mais cedo.
Registros	• Elementos de dados de uma determinada população-alvo (p. ex., pacientes com uma doença específica), havendo curadoria desses dados	• A inclusão de pessoas em um registro e a coleta de dados normalmente dependem do envolvimento não aleatório dos participantes, sistemas de saúde ou outras instituições.
Outros estudos	• Estão disponíveis dados aferidos com qualidade de nível de pesquisa, bem documentados e prontos para análise estatística.	• Os participantes que se voluntariam para pesquisas diferem da população geral. • As medições feitas no contexto de uma pesquisa podem não refletir a experiência ou fisiologia usual do participante. • O pesquisador não tem controle sobre a amostra ou medidas do estudo.
Dados sobre a prestação de cuidados de saúde		

Dados de prontuário eletrônico	• Grande variedade de informações disponíveis sobre consultas, procedimentos, diagnósticos, prescrição de medicamentos, exames laboratoriais e desfechos.
	• Bom para estudar a utilização de serviços de saúde, seu funcionamento e disparidades na prestação de cuidados de saúde
		• A geração de dados úteis a partir de um prontuário eletrônico é desafiadora.
		• Os pacientes são incluídos nas bases de dados do prontuário eletrônico por razões específicas (estão doentes, desejam serviços específicos, recebem cuidados) e devem ter acesso ao sistema de saúde.
		• As intervenções não são aleatórias, e as aferições não são sistemáticas, mas realizadas devido às características pessoais/de saúde do paciente; portanto:
		  • A avaliação da efetividade da intervenção está sujeita ao confundimento por indicação.
		  • Dados faltantes sobre as medições são frequentes e difíceis de imputar.
		  • A averiguação da exposição e (especialmente) do desfecho pode ser incompleta, uma vez que os pacientes nos EUA recebem cuidados em diversos sistemas de saúde diferentes.
		  • Os dados são confidenciais, protegidos pela HIPAA e com desafios para o seu acesso.
		  • Diferentes sistemas de prontuário eletrônico produzem dados estruturados de maneiras distintas e difíceis de combinar.

Cobranças de sinistros, sistemas de faturamento e outros dados administrativos	• Disponibilizam muitas informações sobre diagnósticos e procedimentos médicos (incluindo solicitação de exames laboratoriais) e poucas sobre as consultas médicas. • São úteis para estudar a utilização de cuidados em saúde, o funcionamento dos serviços, bem como as disparidades na prestação de cuidados • A averiguação dos desfechos é relativamente completa	• Não disponibilizam dados clínicos (p. ex., valores laboratoriais ou aferições da pressão arterial). • As amostras são tipicamente limitadas (p. ex., > 65 anos de idade para dados do Medicare, baixa proporção de pacientes de baixa renda em bases de dados de planos de saúde privados). • Os dados são confidenciais, protegidos pela HIPAA e, muitas vezes, com alto custo para sua obtenção.

(continua)

TABELA 16.1 Usos, vantagens e armadilhas de diferentes tipos de dados existentes *(continuação)*

TIPO DE DADOS EXISTENTES	USOS/VANTAGENS	DESAFIOS
Dados da internet e de dispositivos eletrônicos		
Dados de smartphones	• Os sensores de *smartphones* coletam dados de localização por meio de um sistema de posicionamento global (GPS, do inglês *global positioning system*), dados sobre movimento por meio de acelerômetros triaxiais, dados de imagem por meio de câmeras e dados de interações sociais por meio de chamadas e textos, além de dados de outros dispositivos conectados por meio da tecnologia Bluetooth. • Os aplicativos de *smartphone* interagem com os usuários para coletar informações subjetivas adicionais (p. ex., registros de dieta), realizar intervenções e sintetizar dados.	• A tecnologia do *smartphone* varia (iPhone vs. Android vs. somente texto sem acesso à internet) e está associada às características do usuário. • A presença, a acurácia e a frequência da medição dependem da tecnologia. • Os usuários geralmente se envolvem com aplicativos apenas de forma transitória.
Dados de dispositivos eletrônicos de consumo	• Dispositivos eletrônicos de consumo conectados à internet podem coletar dados de forma ativa (pressão arterial ou medidas de peso) ou passiva (contagem de passos, parâmetros do sono). • Tecnologia em rápido avanço	• A tecnologia e as medições são altamente variáveis e fortemente associadas às características do usuário. • As medições são derivadas de algoritmos proprietários e muitas vezes não validadas. • Os usuários frequentemente interagem com os dispositivos de forma transitória, muitas vezes deixando de recarregar as baterias ou simplesmente cessando o uso dos dispositivos.
Redes sociais	• Fornecem uma combinação de dados estruturados (relacionamentos com amigos e grupos) e não estruturados (conteúdo de texto), ricos em informações sobre interesses, hábitos, sentimentos, humor e conexões sociais do usuário	• A utilidade das medidas depende do grau de envolvimento do usuário. • Os dados podem ter questões relacionadas à confidencialidade e serem de mais difícil acesso.

HIPAA, Lei de Portabilidade e Responsabilidade de Seguros de Saúde.

ou utilizando esquemas de amostragem projetados para produzir resultados que representem a população nacional. Por esse motivo, eles têm elevado valor potencial para a pesquisa. Alguns exemplos notáveis nos Estados Unidos incluem:

- O **National Health and Nutrition Examination Survey (NHANES, Inquérito Nacional sobre Saúde e Nutrição dos EUA)*** utiliza a seleção aleatória por conglomerados de base populacional para identificar uma amostra representativa da população estadunidense e coletar dados autorrelatados (p. ex., demográficos, socioeconômicos, nutricionais e de comportamentos relacionados à saúde), dados de exame físico, testes laboratoriais e outras medidas. Os dados do NHANES fornecem estimativas de base populacional de prevalências de doenças, fatores de risco e outras variáveis. Os dados e a documentação do NHANES são mantidos pelo National Center for Health Statistics (NCHS, cdc.gov/nchs), que também realiza outras pesquisas populacionais, como o National Health Interview Survey (NHIS, Inquérito Nacional de Entrevistas sobre a Saúde).
- O **National Ambulatory Medical Care Survey (NAMCS, Inquérito Nacional sobre Cuidados Médicos Ambulatoriais)**** é um estudo com representatividade nacional sobre consultas

---

*N. de R.T. No Brasil, um levantamento com objetivos similares é a Pesquisa Nacional de Saúde (PNS), conduzida pelo Instituto Brasileiro de Geografia e Estatística (IBGE) em parceria com o Ministério da Saúde. Mais informações sobre a PNS, bem como as bases de dados, estão disponíveis no site https://www.pns.icict.fiocruz.br/.

**N. de R.T. Não há base de dados equivalente no Brasil, porém informações sobre atendimentos ambulatoriais na atenção primária podem ser obtidas a partir do Sistema de Informações da Atenção Básica (SISAB).

ambulatoriais nos Estados Unidos. No NAMCS, as informações dos registros médicos são extraídas e codificadas, incluindo os motivos das consultas, os sinais vitais, a presença e a intensidade da dor, os medicamentos prescritos e os diagnósticos. O NAMCS e o National Hospital Ambulatory Medical Care Survey (NHAMCS, Inquérito Nacional sobre Cuidados Médicos Ambulatoriais em Hospitais, que inclui pesquisas quase idênticas sobre atendimentos ambulatoriais em serviços de urgência e em clínicas sediadas em hospitais) são coordenados e mantidos pelo NCHS.

- O **Medical Expenditure Panel Survey (MEPS) (Painel de Inquéritos sobre Gastos Médicos)*** é delineado para medir a utilização de serviços de saúde, seus custos, como eles são pagos e a disponibilidade e os custos dos seguros de saúde nos Estados Unidos. A pesquisa é mantida pela Agency for Healthcare Research and Quality (Agência para Pesquisa e Qualidade de Cuidados em Saúde), que também apoia o Healthcare Cost and Utilization Project (Projeto sobre Custos e Utilização de Cuidados em Saúde, hcup-us.ahrq.gov) para fornecer acesso a bases de dados de cuidados de saúde, como a National Inpatient Sample (NIS, Amostra Nacional de Pacientes Internados) e a National Ambulatory Surgery Sample (NASS, Amostra Nacional de Cirurgia Ambulatorial), bem como alguns dados em nível estadual.
- O **U.S. Census Bureau (census.gov) (Departamento do Censo dos Estados Unidos)**** busca coletar dados de pesquisa a cada 10 anos de todas as pessoas que residem nos Estados Unidos e disponibiliza grande parte deles, juntamente com informações de pesquisa mais detalhadas coletadas em uma amostra contínua da população dos EUA por meio da American Community Survey (2).
- O **NCHS também mantém estatísticas vitais para a população dos EUA,** incluindo registros de todos os nascimentos e mortes. O National Death Index (NDI, Índice Nacional de Óbitos) é um banco de dados centralizado sobre as certidões de óbito, incluindo data e causa da morte. As mortes ocorridas durante o seguimento em uma pesquisa podem ser verificadas enviando o número de previdência social, o nome e/ou a data de nascimento ao NDI quando um participante é perdido no seguimento.
- **Os Wide-ranging ONline Data for Epidemiologic Research (CDC WONDER) (Dados On-line Abrangentes para Pesquisa Epidemiológica)**, do CDC, são um sistema *online* que permite acessar estatísticas vitais e outros dados relevantes de saúde pública, incluindo estatísticas sobre câncer e doenças infecciosas de notificação compulsória (wonder.cdc.gov).

Os dados originários de pesquisas nacionais possuem uma ampla diversidade de aplicações. Por exemplo, pesquisadores utilizaram o NHANES para estabelecer os valores normais de densidade mineral óssea do quadril nos Estados Unidos, o que contribuiu para a definição de "osteoporose" como 2,5 desvios-padrão abaixo do valor médio encontrado em adultos jovens (3). O NHAMCS, por sua vez, foi empregado para identificar disparidades na prescrição de opioides para tratamento de dor em serviços de emergência dos EUA (4). Além disso, o NDI foi usado para realizar o acompanhamento do estado de saúde em um ensaio clínico randomizado que investigou a eficácia de um desfibrilador vestível na prevenção de morte súbita cardíaca (5).

Pesquisadores em início de carreira são encorajados a considerar a relevância dos dados provenientes de pesquisas nacionais para suas áreas de interesse. A utilização desses dados pode apresentar alguns desafios, principalmente no que diz respeito à aplicação correta de métodos estatísticos para contabilizar os métodos de amostragem por conglomerados frequentemente utilizados. No entanto, essa dificuldade pode ser facilmente superada com a orientação apropriada de um estatístico. Vale ressaltar que também existe o risco de outro pesquisador publicar descobertas usando os mesmos dados antes de você, devido ao fácil acesso a esses conjuntos de dados.

Registros

Os **registros** identificam indivíduos que fazem parte de uma população específica (p. ex., mulheres recém-diagnosticadas com câncer de mama) e reúnem informações concebidas para facilitar futuras

---

*N. de R.T. Não há um equivalente direto no Brasil, mas a Conta-Satélite de Saúde, desenvolvida pelo IBGE, oferece uma visão macroeconômica do setor de saúde. Os dados estão disponíveis no site https://www.ibge.gov.br/estatisticas/economicas/contas-nacionais/9056-conta-satelite-de-saude.html.

**N. de R.T. No Brasil, o censo é realizado a cada 10 anos pelo IBGE. Os dados estão disponíveis no site https://www.ibge.gov.br/estatisticas/sociais/trabalho/22827-censo-demografico-2022.html

análises de pesquisa (6). Os dados dos registros podem ser analisados para responder a uma questão de pesquisa específica, vinculados a outras fontes de dados ou utilizados para o recrutamento de participantes. Diferentemente dos dados de pesquisas nacionais, que empregam metodologias de amostragem aleatória, os registros são construídos por meio da participação de sistemas de saúde ou outras instituições dispostas, ou através do engajamento direto da população-alvo.

Registros de câncer* coletam dados populacionais sobre a incidência, o tratamento e os desfechos relacionados ao câncer desde 1973 por meio do programa Surveillance, Epidemiology and End Results (SEER, Vigilância, Epidemiologia e Resultados Finais). Os registros SEER abrangem diversas regiões e estados dos Estados Unidos, bem como três populações nativo-americanas (seer.cancer.gov/registries); o National Program of Cancer Registries (Programa Nacional de Registros de Câncer) ajuda a coletar dados para outras partes dos Estados Unidos (cdc.gov/cancer/npcr). Por meio dos registros SEER foi possível demonstrar que a incidência de câncer de mama positivo para o receptor de estrogênio diminuiu em mulheres pós-menopáusicas no período entre 2001 e 2003. Essa tendência se alinhava à diminuição no uso de terapia de reposição hormonal, sugerindo uma associação causal (7). Os registros SEER da Greater Bay Area e de Los Angeles foram empregados para recrutar e entrevistar uma amostra de mulheres que haviam finalizado o tratamento primário para câncer de mama nos últimos 5 anos. Por meio dessa pesquisa, descobriu-se que as mulheres chinesas com menor nível de aculturação apresentavam pior funcionamento físico, mas melhor funcionamento emocional e níveis mais baixos de ansiedade, comparadas às mulheres brancas (8).

Registros de doenças cardiovasculares também possuem um grande nível de desenvolvimento nos Estados Unidos. O American College of Cardiology apoia o programa National Cardiovascular Data Registry (Registro Nacional de Dados Cardiovasculares, cvquality.acc.org/NCDR-Home), que mantém registros de pacientes com diversas condições (como dor torácica, infarto do miocárdio e fibrilação atrial) ou que tenham recebido determinados tratamentos (como intervenções coronarianas percutâneas [ICPs], cardioversores-desfibriladores implantados e prevenção ambulatorial). Esses dados foram empregados por pesquisadores para mostrar que, mesmo com o aumento da administração correta de terapia anticoagulante oral em pacientes com fibrilação atrial, apenas metade dos pacientes em alto risco recebe a prescrição adequada (9).

Os National Institutes of Health (NIH, Institutos Nacionais de Saúde) mantêm uma lista de registros com *links* para materiais *online* e informações de contato para estudos (10), embora esses registros representem apenas uma parcela do que os pesquisadores podem encontrar em suas respectivas áreas de pesquisa. O Patient-Centered Outcomes Research Institute (Instituto de Pesquisa sobre Desfechos Centrados no Paciente) financiou um extenso conjunto de registros "alimentados pelo paciente" que incluem informações e desfechos relatados pelo próprio paciente, com engajamento através de portais *online* (11). Por exemplo, o **Health eHeart Study** (health-eheartstudy.org) é um grande registro *online* de pessoas interessadas em saúde e tecnologia cardíaca, muitas das quais fornecem acesso a dados de seus *smartphones* e dispositivos vestíveis; e o Pride Study (pridestudy.org) é um registro de pessoas autoidentificadas como LGBTQ+ que desejam contribuir com seus dados para pesquisas e participar de estudos suplementares. Os dados do Health eHeart Study, obtidos a partir do uso de um aplicativo de *smartphone* projetado para medir o pulso colocando-se um dedo sobre a lente da câmera, foram usados para desenvolver um "biomarcador digital" associado ao diabetes autorrelatado, o qual foi validado em diversas populações externas (12).

O **Biobank do Reino Unido** cadastrou 500.000 voluntários com dados que vinculavam questionários e prontuários eletrônicos e desenvolveu um amplo conjunto de medições, que incluem sequenciamento completo do genoma, metabolômica, além de ressonância magnética cerebral, cardíaca e corporal (ukbiobank.ac.uk). Utilizando esses dados, os pesquisadores estimaram que os níveis gerais de atividade física possuem cerca de 20% de hereditariedade, conforme observado em um estudo de associação genômica ampla que mensurou a atividade física por meio de dispositivos (13). O **Programa de Pesquisa All of Us** do NIH mantém um registro (allofus.nih.gov) que coletará dados

---

*No Brasil, o Instituto Nacional do Câncer (INCA) mantém os Registros de Câncer de Base Populacional e os Registros Hospitalares de Câncer. Ambos estão disponíveis no site https://www.gov.br/inca/pt-br/assuntos/cancer/numeros/registros.

autorrelatados, bem como registros de prontuários eletrônicos, dispositivos e amostras biológicas, incluindo material genético, de uma grande coorte de participantes.

Os registros que dependem do engajamento ativo dos participantes tendem a recrutar amostras com maior proporção de pessoas brancas e de alta escolaridade do que ocorre na população geral (14), portanto as análises resultantes devem ser interpretadas levando-se em conta esse fato.

Outros estudos

A maioria dos estudos armazena dados para uso futuro. O NIH e outros grandes financiadores exigem planos de gerenciamento e compartilhamento de dados para projetos financiados, e as revistas científicas muitas vezes exigem que os autores forneçam acesso a dados para análises secundárias. Para alguns estudos financiados pelo NIH, um dos principais objetivos do projeto é garantir apoio para análises de dados secundários. Por exemplo, o estudo Coronary Artery Disease In Young Adults (**CARDIA**) (cardia.dopm.uab.edu), que é um estudo de coorte multicêntrico financiado pelo NIH para investigar o desenvolvimento e os determinantes da doença arterial coronariana, possui procedimentos bem documentados para solicitar dados e propor estudos suplementares. Eles possuem um comitê de publicações para aprovar solicitações e manuscritos resultantes, além de analistas que verificam os resultados do estudo antes da publicação. As medidas coletadas pelo estudo CARDIA, que se destacam pela riqueza de detalhes, singularidade e frequência de coleta ao longo de décadas, foram utilizadas em mais de 700 publicações. Isso inclui muitos estudos que não estão diretamente relacionados à doença arterial coronariana. Por exemplo, um estudo utilizou dados de testes de função pulmonar e dados da pesquisa para demonstrar que o consumo de maconha em níveis usuais não afeta a função pulmonar, em contraste com o consumo de tabaco (15). A **Osteoarthritis Initiative** (Iniciativa de Osteoartrite), financiada pelo NIH, oferece um vasto recurso *online* para aprender e acessar dados de pesquisa, incluindo imagens de joelhos osteoartríticos (nda.nih.gov/oai). A **Alzheimer's Disease Neuroimaging Initiative** (Iniciativa de Neuroimagem da Doença de Alzheimer), que possui dados de pacientes com doença de Alzheimer, bem como outras pessoas com comprometimento cognitivo leve ou sem comprometimento cognitivo, inclui imagens radiológicas, dados genéticos, testes cognitivos e biomarcadores de líquido cerebrospinal e sangue (adni.loni.usc.edu). O NIH também hospeda extensos repositórios indexados para dados genômicos e fenotípicos (**dbGaP** em ncbi.nlm.nih.gov/gap) e para dados de estudos de pesquisa financiados pelo National Heart, Lung, and Blood Institute (Instituto Nacional do Coração, Pulmão e Sangue) (**BioLINCC** em biolincc.nhlbi.nih.gov/home).

Além disso, estudos de pesquisa menores também costumam coletar mais dados do que podem analisar, e embora tendam a ter mecanismos menos formais para solicitar acesso aos dados, muitos pesquisadores responsáveis por esses estudos menores estão abertos a pedidos de colaboração que lhes pareçam apropriados.

Primeiros passos na utilização de dados de pesquisa

Depois de escolher um tema de pesquisa e se familiarizar com a literatura nessa área, os pesquisadores iniciantes devem analisar se sua questão de pesquisa pode ser abordada por meio de uma análise secundária de dados já existentes, incluindo dados coletados por motivos não relacionados ao estudo. **Mentores de pesquisa experientes podem ser extremamente valiosos para identificar um banco de dados apropriado e facilitar o acesso a ele, seja na própria instituição do pesquisador ou em outros lugares.**

Por exemplo, o estudo **Osteoporotic Fractures in Men (Fraturas Osteoporóticas em Homens)** recrutou homens idosos residentes na comunidade para estudar fatores de risco para fraturas osteoporóticas. Um pesquisador iniciante, com a ajuda de mentores, obteve acesso a esses dados e demonstrou que a fragilidade era mais comum em homens com sintomas do trato urinário inferior (16). O **Heart and Estrogen/Progestin Replacement Study (HERS)**, um ensaio clínico sobre terapia de reposição hormonal para prevenir novos eventos coronarianos em mulheres com doença arterial coronariana (17), exigiu que as participantes tivessem um teste de Papanicolau normal para entrar no estudo e que a partir de então repetissem o exame anualmente. Um pesquisador iniciante usou dados do HERS para documentar que, embora 110 testes de Papanicolau tivessem sido anormais entre as 2.763 mulheres rastreadas, apenas 1 mulher teve histologia anormal no seguimento (i.e., todos, exceto um, dos testes de Papanicolau anormais eram falso-positivos) (18). Esse estudo influenciou a subsequente recomendação da U.S. Preventive Services Task Force de que os testes de Papanicolau não devem ser realizados em mulheres de baixo risco com mais de 65 anos com testes normais anteriores.

Às vezes, uma pesquisa na internet é tudo o que é necessário para encontrar uma fonte acessível de dados existentes. O NHANES e o BioLINCC, por exemplo, têm *sites* que fornecem acesso aberto aos dados do estudo. Outros estudos como o CARDIA ou o **Framingham Heart Study** (framinghamheartstudy.org), que inaugurou o campo da epidemiologia cardiovascular, possuem procedimentos para solicitar dados que são receptivos a pesquisadores iniciantes. Quando os dados não estão disponíveis *online*, pode ser útil fazer telefonemas ou enviar e-mails para autores de estudos anteriores ou para funcionários do governo. É uma boa prática utilizar títulos oficiais e o domínio institucional em correspondências ou e-mails e copiar seu mentor como alguém que será reconhecido no campo. Pesquisadores iniciantes devem verificar se seus mentores conhecem os pesquisadores que desenvolveram o banco de dados, pois uma introdução pode ser mais eficaz do que um contato inicial frio. Dito isso, a maioria dos pesquisadores é surpreendentemente cooperativa quando contatada por um colega mais jovem com uma questão de pesquisa interessante e fornecerá os dados solicitados ou sugerirá outros lugares para procurar.

É útil encontrar um pesquisador da equipe original do estudo que esteja disposto a se tornar um colaborador. Esse pesquisador pode facilitar o acesso aos dados e assegurar que sejam compreendidos a metodologia do estudo e como as variáveis foram medidas. É aconselhável definir as relações de colaboração desde o início, incluindo quem será o primeiro e o último autor das publicações planejadas. **Desenvolver relacionamentos colaborativos com pesquisadores de outras instituições é gratificante e valioso para ambas as partes e ajuda os pesquisadores iniciantes a desenvolverem oportunidades e independência em relação aos mentores em sua instituição de origem.**

Dados sobre a prestação de cuidados de saúde

Uma abundância de dados é armazenada em prontuários eletrônicos ou gerada a partir dos sinistros e dos sistemas de faturamento das operadoras de planos de saúde; essas informações são compartilhadas dentro da complexa rede de hospitais, clínicas, farmácias, laboratórios e outras entidades que compõem o sistema de prestação de cuidados de saúde dos EUA. Os dados de prestação de cuidados de saúde e outros "dados do mundo real" coletados fora do contexto de um estudo de pesquisa (1) possuem três grandes vantagens: não se limitam a participantes altruístas autosselecionados dispostos a doar o seu tempo e energia à ciência, as aferições estão menos sujeitas a distorção pelo conhecimento dos participantes de que estão sendo observados para um estudo de pesquisa, e o número de observações tende a ser grande. Por outro lado, os dados de prestação de cuidados de saúde são de difícil acesso, desafiadores para analisar, incompletos e refletem a complexidade e a fragmentação do atendimento médico nos EUA. Abaixo estão alguns exemplos de como eles podem ser usados.

- **Os dados de prontuários eletrônicos podem ser usados para estudar como os profissionais de saúde trabalham, como eles usam os sistemas de prontuário eletrônico e seu impacto no atendimento clínico e no bem-estar do profissional.** Por exemplo, uma análise dos registros de auditoria de um prontuário eletrônico mostrou que o tempo gasto trabalhando nesse prontuário após o expediente em dias de atendimento estava associado ao *burnout* aferido por meio de um questionário (19).
- **Os dados de prestação de cuidados de saúde podem ser usados para estudar tendências temporais, disparidades e outros padrões na forma como os serviços de saúde são prestados a uma população.** Por exemplo, uma análise das prescrições de opioides registradas no prontuário eletrônico de uma grande rede de centros de saúde comunitários mostrou taxas mais elevadas de prescrição em pacientes brancos não hispânicos do que em outros grupos raciais/étnicos e uma redução substancial nas prescrições de opioides *per capita* de 2009 a 2018 (20).
- **Os dados sobre a prestação de cuidados de saúde podem ser utilizados para avaliar a qualidade dos cuidados.** Por exemplo, dados sobre a cobrança de sinistros do Medicare foram utilizados para demonstrar que os cirurgiões que realizaram um número maior de cirurgias tiveram uma mortalidade operatória substancialmente menor do que os cirurgiões com um número mais baixo, e isso se aplicou a inúmeros procedimentos de alto risco, desde substituição da válvula aórtica até ressecção de câncer de pâncreas (21).

- Embora sejam repletos de potencial de viés e má interpretação (22), os dados sobre a **prestação de cuidados de saúde também são por vezes utilizados para fazer inferências sobre a eficácia e segurança de produtos médicos ou outras intervenções**. Por exemplo, dados do prontuário eletrônico do Veterans Affairs Health System foram utilizados para estudar veteranos de guerra idosos que haviam começado a tomar estatinas, comparando-os com aqueles que não utilizavam esse medicamento, fazendo ponderação por um escore de propensão; esse estudo mostrou que começar a usar estatinas estava associado à uma redução da mortalidade (23). No entanto, a probabilidade de que a associação represente um efeito causal parece baixa, em parte porque a magnitude de efeito foi mais de cinco vezes maior para a mortalidade não cardiovascular do que para a mortalidade cardiovascular (24). Outro estudo utilizou uma amostra combinada de cobranças de sinistros e dados do prontuário eletrônico para comparar a monoterapia com diferentes tipos de medicamentos anti-hipertensivos e encontrou taxas mais baixas de infarto do miocárdio, insuficiência cardíaca e acidente vascular cerebral em novos usuários de diuréticos tiazídicos quando comparados com novos usuários de inibidores da enzima conversora da angiotensina (25).

Fazer inferências sobre a eficácia de intervenções médicas usando dados observacionais é suscetível ao confundimento. No mundo real (i.e., fora do contexto de um ensaio clínico randomizado), os pacientes expostos a um produto médico ou outra intervenção médica diferem dos pacientes que não estão expostos: eles têm acesso a cuidados, uma indicação médica percebida para a intervenção e devem iniciar e depois aderir à intervenção ao longo do tempo. Esses fatores em si (e não a intervenção) podem estar fortemente associados aos desfechos, resultando em **confundimento por indicação** e **efeitos do usuário saudável** (26). Vários métodos, incluindo o ajuste multivariável, amostras ponderadas ou pareadas por escores de propensão e métodos de aproximação do que ocorreria em um ensaio clínico randomizado podem tornar os usuários mais comparáveis aos não usuários em uma análise (ver Capítulo 10). O confundimento residual, no entanto, é *sempre* um desafio e pode ser intransponível (22).

A análise de **tendências ao longo do tempo,** tanto intra quanto intergrupos, também pode ser utilizada para avaliar intervenções. Organizações que prestam cuidados de saúde frequentemente modificam procedimentos, seja para a **melhoria da qualidade** ou por outros imperativos organizacionais. Os desfechos podem ser analisados antes e depois que tais modificações aconteçam para fazer inferências sobre seus efeitos. Conforme descrito no Capítulo 12, esses delineamentos podem ser úteis quando as modificações ocorrem abruptamente no tempo e de forma variável entre unidades clínicas ou instituições. No entanto, o confundimento pode ocorrer devido a outras tendências temporais que ocorrem simultaneamente.

O uso de dados existentes sobre a prestação de cuidados de saúde para fins de pesquisa também está repleto de desafios relacionados a viés de seleção, dados faltantes e perda no seguimento. É preciso cautela ao usar dados de cuidados de saúde para fazer inferências sobre uma população, pois as pessoas que procuram e obtêm cuidados de saúde diferem daquelas que não o fazem. As medições relacionadas aos cuidados de saúde, como testes laboratoriais, são realizadas por razões clínicas, de modo que a presença e o momento de uma medição muitas vezes fornecem mais informações do que o resultado da própria medição (27). Além disso, como os pacientes podem receber cuidados de saúde de várias instituições, a verificação do desfecho durante o seguimento é frequentemente incompleta quando os dados do prontuário eletrônico de uma única instituição são usados para pesquisa. Os dados de sinistros de saúde disponíveis através do Medicare ou de seguradoras privadas podem ser mais completos nesse aspecto, mas a fragmentação do sistema de saúde dos EUA torna a verificação completa do desfecho um desafio. **Os prontuários eletrônicos funcionam bem para estudos de coorte de curta duração com pacientes hospitalizados em que o acompanhamento após a alta é completo**. Sistemas de saúde integrados a um plano de saúde, como o Kaiser Permanente, também podem fornecer dados de acompanhamento confiáveis para estudos de coorte de pacientes ambulatoriais.

Derivar variáveis úteis para pesquisa a partir de dados sobre atenção à saúde é um desafio. Os sistemas de dados dos prontuários eletrônicos são estruturados, principalmente, para dar suporte ao faturamento e, secundariamente, para facilitar o registro e a recuperação de dados por profissionais de saúde em uma miríade de diferentes contextos clínicos. Como consequência, elementos de dados similares, como códigos para diagnósticos clínicos ou medicamentos, podem ser encontrados em diversas tabelas de dados. Por exemplo, códigos de medicamentos podem estar presentes em tabelas que armazenam informações sobre uso prévio de medicamentos, listas atuais de medicamentos, prescrições, eventos de administração e eventos de dispensação. Os sistemas de codificação podem ser concebidos para fornecer especificidade (como detalhes sobre a marca, dose e formulação de um medicamento) ou consistência hierárquica (como quando o CID10 = S93.4 é usado para um atendimento de entorse de tornozelo, e o S93.421A é para um primeiro atendimento de entorse do ligamento deltoide do tornozelo direito), mas seu uso pelos médicos é muitas vezes inconsistente, dificultando o agrupamento em conceitos significativos. Por exemplo, definir uma variável indicadora simples para a presença de diabetes tipo 2 usando dados do prontuário eletrônico pode exigir uma lógica complexa que envolve códigos de diagnóstico relacionados ao diabetes, medicamentos usados principalmente por pacientes diabéticos e exames de laboratório que possam indicar a presença de diabetes não tratado e não diagnosticado.

Os sistemas de prontuário eletrônico e suas estruturas de dados são personalizados para cada instituição em que são implementados, de forma a apoiar os fluxos de trabalho clínicos locais e se adequar às preferências específicas de cada local. Essa personalização ocorre mesmo quando uma mesma empresa, por exemplo a Epic, fornece o sistema de prontuário eletrônico para diferentes instituições. Como consequência, o código utilizado para extrair e analisar os dados, se desenvolvido para uma instituição, pode não funcionar em outra. Para solucionar esse desafio, **redes de pesquisa** têm trabalhado para criar **modelos de dados comuns**, harmonizando os nomes e definições de tabelas e variáveis. Isso facilita o uso de dados dos prontuários eletrônicos e de sinistros em pesquisas envolvendo várias instituições. Como exemplo, os seis centros médicos da University of California adotaram a transformação de seus dados de prontuários eletrônicos para o Modelo de Dados Comum OMOP (Observational Medical Outcomes Partnership). Essa iniciativa é promovida pelo programa Observational Health Data Sciences and Informatics [ohdsi.org]) e permite que os dados sejam agrupados em um único armazém de dados, como mostrado em data.ucop.edu. O Veterans Affairs Health System e outras instituições também adotam o OMOP. Paralelamente, o Patient-Centered Outcomes Research Institute (Instituto de Pesquisa Sobre Desfechos Centrados no Paciente) apoia a PCORnet, que é a National Patient-Centered Clinical Research Network (Rede Nacional de Pesquisa Clínica Centrada no Paciente) (pcornet.org). A PCORnet é notável por incluir em sua estrutura um Modelo de Dados Comum, bem como uma rede de relações contratuais que facilita a condução de estudos multicêntricos. Apesar dos modelos de dados comuns possibilitarem a realização de pesquisas multicêntricas com dados de prontuários eletrônicos, eles apresentam custos elevados de desenvolvimento e manutenção, além de carecerem de muitos detalhes e especificidades presentes nas tabelas de dados originais.

Primeiros passos na utilização de dados sobre a prestação de cuidados em saúde

O acesso a dados relativos à prestação de cuidados em saúde é controlado rigorosamente, tanto para proteger a privacidade e a confidencialidade, quanto para preservar o valor que essas informações representam para a instituição. De acordo com a Health Insurance Portability and Accountability Act (HIPAA, Lei de Portabilidade e Responsabilidade de Seguros de Saúde), os dados de assistência médica de um paciente podem ser acessados para pesquisa quando o próprio paciente assina um termo de consentimento e **autorização da HIPAA**. Em certas circunstâncias limitadas, uma isenção desse consentimento e autorização pode ser concedida por um comitê de ética em pesquisa. A HIPAA estabelece que os dados provenientes de prontuários eletrônicos sejam acessados por meio de intermediários confiáveis, que fornecem somente a **quantidade mínima de dados necessária** para um projeto. Muitas instituições criam versões **desidentificadas** de seus bancos de dados de prestação de cuidados em saúde, removendo os 18 elementos de **informações de saúde protegidas**.* Existem também **bancos de dados limitados**, que são desidentificados exceto por datas e códigos postais, e estes podem ser acessados por meio de um **contrato de uso de dados**. Compreender os conceitos básicos da HIPAA é importante para os pesquisadores interessados em analisar os dados sobre a prestação de cuidados em saúde, pois isso auxilia a navegar pelos processos necessários para acessar essas informações.

---

*N. de R.T. Nos Estados Unidos, os "18 elementos de informações de saúde protegidas" referem-se a dados pessoais que podem identificar um paciente, como nome, endereço, data de nascimento, números de seguridade social, entre outros, que são removidos para preservar a privacidade conforme requerido pela HIPAA.

Grandes bancos de dados referentes a sinistros de assistência médica foram compilados por pagadores, incluindo o Medicare e seguradoras privadas. Os dados de sinistros do Medicare e do Medicaid podem ser adquiridos por meio de agências governamentais (data.medicare.gov). Empresas privadas com fins lucrativos como a **Optum** e a **Truven Health Analytics**, organizam e vendem acesso a grandes bancos de dados de sinistros de seguradoras privadas.

A análise desses grandes bancos de dados pode apresentar um desafio técnico. Geralmente os programas de banco de dados exigem o uso de uma linguagem de consulta estruturada para extrair dados de uma maneira que possa ser gerenciada para análise estatística (Capítulo 19). Ter treinamento em informática é útil para compreender e navegar pelos sistemas de codificação utilizados em dados de saúde. Recomenda-se buscar a ajuda de analistas especializados com experiência na área.

Dados da internet e de dispositivos

Os dados obtidos a partir das interações com a internet e dispositivos conectados à internet são coletados e usados por empresas para direcionar publicidade, aumentar o engajamento dos consumidores e apoiar os objetivos comerciais de outras formas. Algumas empresas disponibilizam os seus dados aos seus consumidores ou a outras entidades, incluindo pesquisadores. Abaixo estão exemplos de como os dados da internet e de dispositivos podem ser empregados para fins de pesquisa.

- **O uso da internet – seja para pesquisar informações, ler notícias, fazer compras ou interagir via redes sociais –** gera dados que podem ser úteis para a pesquisa. Por exemplo, um pesquisador utilizou dados de texto livre do Twitter para criar e validar um algoritmo que detecta sentimentos raciais negativos em *tweets*. Ele usou esse algoritmo para evidenciar um grande aumento de *tweets* negativos referentes a americanos de origem asiática após o surgimento da pandemia da Covid-19 (28).
- Os *smartphones* contam com uma variedade de sensores, incluindo áudio, vídeo (da câmera), localização (por meio de sistemas de posicionamento global), movimento (a partir de acelerômetros triaxiais) e receptores Bluetooth para coletar dados. Alguns aplicativos de *smartphone* utilizam algoritmos proprietários para converter o sinal bruto desses sensores em informações de saúde. Por exemplo, os dados do acelerômetro podem ser usados para monitorar a quantidade de passos e o tempo gasto com exercício físico, enquanto o vídeo da câmera pode ser usado para detectar o pulso na ponta do dedo do usuário. Pesquisadores colaboraram com uma empresa de tecnologia que desenvolveu um aplicativo de *smartphone* gratuito e popular para demonstrar que ocorreu uma redução significativa na atividade física global durante a pandemia de Covid-19 (29).
- **Outros dispositivos eletrônicos** coletam dados ativamente (p. ex., uma balança conectada por Bluetooth em seu banheiro para medir o peso corporal) ou passivamente (como um rastreador de atividades posicionado como relógio de pulso). Esses dispositivos enviam dados para servidores centralizados, geralmente por meio de um *smartphone* conectado à internet. Por exemplo, um dispositivo de relógio de pulso conectado a um *smartphone* pode detectar pulso irregular. Um grupo de pesquisadores colaborou com a empresa que fabricou o dispositivo, fornecendo um adesivo que mede ECG por até 7 dias para pessoas com pulso aparentemente irregular e diagnosticaram fibrilação atrial em 34% dos casos (30).

Os dados provenientes da internet e de dispositivos individuais costumam ser limitados a um pequeno conjunto de medições, mas são frequentemente repetidos ao longo do tempo, às vezes com uma frequência elevada. As pessoas que utilizam dispositivos conectados à internet tendem a diferir da população em geral. Portanto, os resultados de estudos de pesquisa que usam amostras de conveniência de usuários de dispositivos podem não ser generalizáveis. Embora a maioria dos adultos nos Estados Unidos atualmente possua um telefone celular, o tipo de telefone, o acesso à internet e os planos de dados variam de acordo com a condição socioeconômica. Além disso, o uso de muitos serviços de internet, aplicativos de *smartphone* e dispositivos vestíveis, que exigem engajamento ativo (p. ex., carregar o dispositivo e colocá-lo), costuma diminuir rapidamente ao longo do tempo. Portanto, pesquisadores interessados na coleta sistemática de dados da internet ou de dispositivos para um estudo de pesquisa podem precisar fornecer dispositivos aos participantes do estudo e incentivá-los a manter o uso continuado.

Primeiros passos na utilização de dados da Internet e de dispositivos

Obter acesso a dados da internet e de dispositivos pode representar um desafio. Algumas empresas estão dispostas a colaborar e fornecer acesso direto aos seus dados; algumas, como o Twitter, disponibilizam seus dados publicamente.

Um mecanismo especial para a obtenção de dados da internet e de dispositivos envolve a autorização ativa dos usuários. As empresas de tecnologia frequentemente disponibilizam dados para outros aplicativos utilizados por seus clientes, por exemplo, permitindo que seus servidores baseados na nuvem se comuniquem com outros servidores por meio de uma **interface de programação de aplicativos (API, do inglês** *application programming interface*). Os pesquisadores podem acessar esses dados com a permissão dos participantes, embora isso exija programação e infraestrutura especializadas. A **Eureka Research Platform** (info.eurekaplatform.org), uma plataforma de pesquisa financiada pelo NIH disponível para uso por pesquisadores financiados, é especializada na coleta de dados de saúde móvel (mHealth) por meio de interação baseada em API com plataformas comerciais. Essa plataforma também engloba o consentimento eletrônico (eConsent), pesquisas *online* e a coleta de dados por meio de aplicativos de smartphone diretamente dos participantes engajados na pesquisa.

■ USOS CRIATIVOS DE DADOS EXISTENTES

Os dados existentes podem, por si só, ser suficientes para responder a uma questão de pesquisa. No entanto, às vezes a resposta demanda um uso mais inovador desses dados, seu enriquecimento com outras fontes de informações ou a aplicação de métodos especiais.

Metanálise

Quando mais de um estudo possui dados a respeito de questões de pesquisa semelhantes (p. ex., se as estatinas são eficazes em pessoas idosas), os dados existentes podem ser combinados por meio de uma **metanálise** para desenvolver uma única estimativa-sumário. Esse processo geralmente se inicia com uma **revisão sistemática** da literatura publicada, adotando uma abordagem abrangente e previamente especificada para identificar todos os estudos que abordam uma determinada questão de pesquisa. Esse processo se baseia em critérios claros que definem quais estudos devem ser incluídos e em métodos padronizados para extrair dados desses estudos.

Quando estão disponíveis os dados individuais dos participantes dos estudos revisados, pode ser criado um grande banco de dados único que será analisado de novo em uma metanálise "agrupada". Por exemplo, ao combinar dados de ensaios clínicos randomizados sobre o tratamento com estatinas, a Cholesterol Treatment Trialists' Collaboration conseguiu evidenciar a eficácia das estatinas até mesmo em participantes acima dos 75 anos, os quais representavam uma parcela muito pequena dos participantes dos ensaios clínicos (31).

Mais frequentemente, apenas os resultados dos estudos revisados (sem dados individuais dos participantes) estão disponíveis nos artigos publicados. Ao combinar resultados de diferentes estudos, podem-se obter estimativas-sumário mais precisas do que aquelas que um único estudo poderia fornecer. Para combinar estimativas de diferentes estudos, devem ser utilizadas técnicas de análise especiais de modo a considerar a precisão de cada estimativa. Estudos mais amplos resultam em estimativas mais precisas (com intervalos de confiança mais estreitos), e as estimativas desses estudos têm maior peso na metanálise. Por exemplo, uma metanálise de achados de subgrupos de 40 ensaios clínicos randomizados (cada um dos quais incluiu apenas um número restrito de idosos) mostrou que os programas de exercício físico com duração mínima de 1 ano resultaram em uma redução do risco de quedas e de quedas que resultam em lesão em indivíduos com 60 anos ou mais (32).

As inevitáveis diferenças entre os estudos devem ser consideradas ao fazer a metanálise. As técnicas de metanálise produzem estimativas de **heterogeneidade** (quão diferentes são os resultados entre os estudos). Quando está presente uma heterogeneidade substancial – indicando que os diferentes estudos podem não estar refletindo estimativas do mesmo fenômeno subjacente – pode não ser apropriado apresentar uma única estimativa-sumário que faça uma média dos resultados dos diferentes estudos. Nesse caso, pode ser útil analisar subconjuntos de estudos que apresentam características mais semelhantes, assim como realizar uma **metarregressão**, que ajusta simultaneamente para as características dos estudos. Por exemplo, a metanálise descrita anteriormente conduziu uma série de metarregressões que sugeriram uma frequência de exercícios físicos ideal de 2 a 3 vezes por semana (32). A metarregressão, no entanto, requer dados individuais ou dados de um grande número de estudos.

Um problema ainda mais sério é o **viés de publicação**. Ele ocorre quando os estudos que são publicados (ou disponíveis para inclusão em uma metanálise) não representam a totalidade dos estudos concluídos, tipicamente porque estudos com resultados positivos têm maior probabilidade de serem publicados do que aqueles com resultados negativos. Os pesquisadores que realizam uma metanálise devem: (1) fazer uma revisão sistemática da literatura publicada para identificar todos os estudos relevantes publicados; (2) buscar evidências de estudos não publicados (p. ex., consultando pesquisadores da área, revisando resumos, apresentações em congressos e teses de doutorado) e obter os resultados sempre que possível; e (3) aplicar técnicas especiais de metanálise para analisar os resultados dos estudos em busca de evidências de viés de publicação (p. ex., quando parece haver uma escassez inesperada de estudos pequenos com resultados menos favoráveis) (33).

O pesquisador iniciante pode se beneficiar muito da realização de uma revisão sistemática com metanálise; alguns dos benefícios incluem uma compreensão profunda da literatura publicada em sua área de interesse e uma publicação própria que pode ajudar a estabelecê-lo como especialista a respeito do tema. No entanto, mesmo que as revisões sistemáticas possam não exigir grande financiamento, elas requerem tempo e esforço consideráveis. Os pesquisadores que realizam uma revisão sistemática devem considerar os recursos publicados pela rede Cochrane, incluindo o *Cochrane Handbook for Systematic Reviews* (http://handbook.cochrane.org), e procurar ajuda ou treinamento adicional em técnicas de metanálise.

Estudos suplementares

Em um estudo suplementar, o pesquisador elabora e adiciona novas medições a um estudo já existente para responder uma nova questão de pesquisa. Os estudos suplementares trazem muitos dos benefícios da análise de dados secundários, mas com menos limitações. Eles podem ser incorporados a qualquer tipo de estudo, mas são especialmente adequados para estudos de coorte prospectiva e ensaios clínicos randomizados. Por exemplo, no ensaio clínico HERS sobre o efeito da terapia de reposição hormonal na pós-menopausa (17), um pesquisador adicionou medições sobre a frequência e gravidade da incontinência urinária, criando assim um grande ensaio clínico sobre o efeito da terapia de reposição hormonal na incontinência urinária, com pouco acréscimo de tempo ou custo (34).

Os estudos suplementares são geralmente mais informativos quando as medições são adicionadas antes do início do recrutamento, e pode ser desafiador para um pesquisador externo identificar um potencial estudo "anfitrião" que ainda esteja na fase de planejamento. No entanto, mesmo quando uma variável não foi medida na linha de base, a inclusão de uma única medição durante ou ao final de um ensaio clínico pode gerar informações valiosas. Por exemplo, ao medir a função cognitiva ao final do estudo HERS, os pesquisadores puderam comparar a função cognitiva de mulheres idosas tratadas com terapia de reposição hormonal por 4 anos com aquelas que receberam placebo (35).

Os pesquisadores responsáveis por um estudo precisam balancear a carga imposta aos participantes com os avanços científicos provenientes da coleta de dados. O acréscimo de medições suplementares pode desequilibrar essa balança e até mesmo resultar na insatisfação e na desistência dos participantes. Os pesquisadores iniciantes devem estar atentos a essa questão e planejar estudos suplementares que sejam interessantes para os participantes e que não prejudiquem o estudo principal.

Os estudos suplementares também podem fazer uso dos bancos de amostras biológicas, imagens e outros materiais que são coletados na maioria dos grandes ensaios clínicos e estudos de coorte. Realizar novas medições nessas amostras armazenadas pode ser uma maneira eficiente em termos de custos para responder a uma nova pergunta de pesquisa sem adicionar qualquer sobrecarga aos participantes. Muitas vezes, é viável (e eficaz) realizar essas medições em um subconjunto de amostras usando um **delineamento de caso-controle aninhado ou de caso-coorte aninhado** (Capítulo 9). No HERS, por exemplo, um estudo de caso-controle aninhado realizou análises genéticas em amostras armazenadas e mostrou que o excesso de eventos tromboembólicos no grupo tratado com hormônios não foi devido a uma interação com o fator V de Leiden (36).

A maioria dos grandes estudos multicêntricos requer uma solicitação formal para um estudo suplementar, que é avaliada por um comitê que pode aprovar, rejeitar ou revisar o plano de estudo; alguns exigem a colaboração com um pesquisador do estudo. Muitas medições suplementares necessitam de financiamento adicional, e o pesquisador do estudo suplementar deve encontrar uma maneira de cobrir esses custos. (Naturalmente, o custo marginal de um estudo suplementar é muito menor do que o custo de conduzir o mesmo estudo de maneira independente.) Estudos suplementares são adequados para alguns tipos de financiamento do NIH que fornecem um suporte modesto para medições e análises, mas apoio significativo para o desenvolvimento de carreira (Capítulo 20). Alguns estudos de grande porte possuem seus próprios mecanismos para financiar estudos suplementares, especialmente se a questão de pesquisa for importante e considerada relevante pela agência financiadora.

Combinando dados de várias fontes

É possível criar um novo banco de dados vinculando dois ou mais bancos de dados já existentes. Um exemplo notável é uma pesquisa que examinou o impacto do serviço militar na saúde, utilizando os dados da loteria de recrutamento militar dos Estados Unidos de 1970 a 1972 (primeira fonte de dados). Essa loteria, utilizada durante a Guerra do Vietnã, determinou, de forma aleatória, com base nas datas de nascimento, a ordem de convocação dos jovens americanos de 20 anos para o serviço militar; isso fez com que o recrutamento fosse, em parte, uma questão de "sorte" ou "azar", dependendo da data de nascimento. Dados sobre mortalidade foram obtidos a partir de registros de certidões de óbito na Califórnia e Pensilvânia (segunda fonte de dados). A variável preditora (data de nascimento) foi usada como um substituto aleatório para a designação ou não para o serviço militar. O estudo concluiu que homens que haviam sido aleatoriamente designados para serem elegíveis para o recrutamento apresentaram uma mortalidade significativamente maior por suicídio e acidentes de trânsito na década subsequente (37). Esse estudo foi realizado de maneira econômica, mas apresentou uma abordagem menos enviesada para investigar o efeito do serviço militar em causas específicas de óbito subsequente do que outros estudos com orçamentos significativamente maiores.

Dados de localização também podem ser combinados de maneira eficiente com dados de outras fontes. Por exemplo, um grupo de pesquisadores coletou informações sobre mortes por asma em diferentes localidades da Filadélfia (primeira fonte de dados) e informações sobre densidade populacional, pobreza e outras características demográficas dos setores censitários da Filadélfia a partir do Censo dos EUA de 1990 (segunda fonte de dados). Eles encontraram uma forte associação entre morar em um setor censitário com altos níveis de pobreza e a mortalidade por asma (38). Em outro exemplo, os pesquisadores combinaram os dados de contagem de passos coletados de dispositivos Fitbit no estudo Health eHeart (primeira fonte de dados), vincularam esses dados a informações de sensores de qualidade do ar ao longo do tempo (segunda fonte de dados) e observaram uma redução de 18% na contagem diária de passos associada à má qualidade do ar em comparação com a qualidade do ar razoável, durante as temporadas de incêndios florestais na Califórnia de 2017 a 2018 (39).

Em certas ocasiões, as fontes de dados podem ser vinculadas por instituição. Por exemplo, pesquisadores reuniram dados de alta dos serviços de emergência do California Office of Statewide Health Planning and Development – OSHPD (primeiro banco de dados). Separadamente, eles também coletaram dados sobre a necessidade de desviar ambulâncias devido à superlotação dos hospitais (segundo banco de dados). Combinando essas duas fontes, vincularam os dados por instituição e ao longo do tempo. O estudo resultante não revelou um aumento nas readmissões nos dias de superlotação dos serviços de emergência (40).

No entanto, quando os dados de diversas fontes são combinados e analisados em um nível agregado, sem levar em conta os dados individuais, as conclusões sobre relações causais em um nível individual acabam sendo relativamente fracas, estando sujeitas ao que é conhecido como **falácia ecológica**. Um exemplo é uma pesquisa que demonstrou que as taxas de incidência de câncer de mama, que variavam mais de cinco vezes em 21 países, aumentavam com o aumento da ingestão per capita de gordura na dieta (41). No entanto, ao analisar dados sobre dieta e desfechos em participantes individuais do Nurses Health Study, não foi encontrado respaldo para esse aumento (risco relativo de câncer de mama por aumento de 5% na ingestão total de gordura = 0,96; intervalo de confiança de 95%: 0,93 a 0,99) (42). A aparente discrepância no resultado da análise ecológica foi atribuída a um problema importante de confundimento, devido às diferenças entre os países nos fatores de risco para o câncer de mama, como início tardio da menstruação e uso de terapia de reposição hormonal, que também estavam correlacionados com a ingestão *per capita* de gordura (42).

Ensaios clínicos randomizados usando mecanismos de coleta de dados existentes

Às vezes, um mecanismo de coleta de dados já existente pode ser usado para a coleta prospectiva de dados em um estudo de coorte ou ensaio clínico randomizado.

O **ensaio clínico randomizado baseado em registro** adiciona uma intervenção randomizada à coleta de dados em andamento dentro de um registro (43). Por exemplo, o Registro Sueco de Angiografia e Angioplastia de Coronárias coleta dados prospectivamente para pacientes submetidos à intervenção coronariana percutânea (ICP). Um grupo de pesquisadores designou aleatoriamente alguns pacientes do registro para realizar a aspiração de trombos no momento da ICP. O registro foi então usado para comparar os desfechos clínicos, incluindo infarto do miocárdio recorrente e acidente vascular cerebral. Foi constatado que não havia diferença nos desfechos quando os pacientes que fizeram a aspiração de trombos foram comparados com aqueles que foram randomizados apenas para ICP (44).

Os **ensaios clínicos randomizados que se integram ao prontuário eletrônico** usam sistemas de coleta de dados do prontuário para comparar os resultados entre subconjuntos de pacientes, consultas, profissionais de saúde ou unidades clínicas que são aleatoriamente designados para receber diferentes intervenções. Por exemplo, um ensaio clínico randomizado por conglomerados em cinco unidades de terapia intensiva comparou o uso de solução salina *versus* cristaloides balanceados e encontrou um risco ligeiramente menor de eventos renais adversos maiores em pacientes que receberam cristaloides balanceados (45).

Em um **ensaio clínico randomizado de melhoria da qualidade**, os pesquisadores implementam apenas parcialmente uma intervenção de melhoria da qualidade, ou seja, alguns pacientes ou profissionais de saúde são selecionados aleatoriamente para receber a intervenção, enquanto outros não. Frequentemente, isso é feito usando um delineamento com implementação escalonada (*stepped-wedge design*) (Capítulo 12), para determinar se a intervenção é eficaz e se não gera consequências não intencionais. Essa abordagem auxilia na decisão sobre se a intervenção deve ser implementada totalmente, ou seja, para todos os pacientes ou profissionais de saúde. Por exemplo, em um estudo, os pesquisadores determinaram aleatoriamente uma quantidade menor padrão para as prescrições de opioides (ainda permitindo que os médicos decidissem a dose a ser prescrita) e mostraram que tal medida resultou na redução da quantidade média de opioides dispensados (46).

Ensaios clínicos randomizados de melhoria da qualidade são especialmente úteis para estudar intervenções que utilizam um sistema de prontuário eletrônico para estimular os profissionais de saúde a seguirem diretrizes, oferecer suporte à tomada de decisão clínica ou ainda induzir ações que possam melhorar o cuidado. Esses ensaios clínicos **podem ser inteiramente incorporados ao sistema de prontuário eletrônico**, com seleção de pacientes, randomização, execução da intervenção e seguimento realizados automaticamente, porém diversas implicações éticas e desafios metodológicos devem ser considerados (47). Ensaios clínicos randomizados incorporados ao prontuário eletrônico e ensaios clínicos randomizados de melhoria da qualidade fazem parte da visão da National Academy of Medicine dos Estados Unidos para um "sistema de saúde que aprende" (48).

■ RESUMO

1. **Estudos prévios** são uma fonte rica e diversificada de dados. Pesquisadores em início de carreira, trabalhando com mentores, devem sempre verificar se os dados de um estudo anterior podem ser usados para responder às suas questões de pesquisa. Usar dados coletados por mentores é uma boa maneira de iniciar uma carreira em pesquisa.
2. **Dados de prestação de cuidados de saúde** provenientes de sistemas de prontuário eletrônico, cobranças de sinistros ou outras fontes administrativas podem ser usados para estudar a utilização de cuidados em saúde, os serviços de saúde e a melhoria da qualidade. No entanto, eles apresentam desafios na análise e interpretação, devido ao potencial para viés de seleção e confundimento.

3. **Dados da internet e de dispositivos** coletados por empresas para fins comerciais podem, em algumas ocasiões, ser acessados e utilizados para pesquisa.
4. A realização de uma **revisão sistemática com metanálise**, combinando resultados de diversos estudos sobre a mesma questão de pesquisa, pode ser uma boa maneira para um pesquisador iniciante se tornar um especialista em um determinado campo de pesquisa. As metanálises devem incluir a avaliação de heterogeneidade e viés de publicação.
5. **Estudos suplementares** permitem que os pesquisadores aproveitem um estudo já existente, acrescentando uma ou mais medições. Eles costumam ser eficientes e de baixo custo.
6. **A integração de dados oriundos de várias fontes** frequentemente habilita o pesquisador a explorar questões de pesquisa inovadoras. No entanto, associações estabelecidas a partir de dados agregados podem estar sujeitas à *falácia ecológica*, exigindo uma interpretação cuidadosa.
7. **Os ensaios clínicos randomizados, quando possível, podem se beneficiar eficientemente do uso de fontes de coleta de dados preexistentes** para produzir evidências clínicas sólidas.

REFERÊNCIAS

1. US Food and Drug Administration. Real-World Evidence. Accessed April 4, 2021. https://www.fda.gov/science-research/science-and-research-special-topics/real-world-evidence
2. US Census Bureau. American Community Survey (ACS). Accessed April 30, 2021. https://www.census.gov/programs-surveys/acs.
3. Looker AC, Johnston CC, Jr., Wahner HW, et al. Prevalence of low femoral bone density in older U.S. women from NHANES III. *J Bone Miner Res*. 1995;10(5):796-802.
4. Pletcher MJ, Kertesz SG, Kohn MA, Gonzales R. Trends in opioid prescribing by race/ethnicity for patients seeking care in US emergency departments. *JAMA*. 2008;299(1):70-78.
5. Olgin JE, Pletcher MJ, Vittinghoff E, et al. Wearable cardioverter-defibrillator after myocardial infarction. *N Engl J Med*. 2018;379(13):1205-1215.
6. Workman TA. Engaging Patients in Information Sharing and Data Collection: The Role of Patient-Powered Registries and Research Networks. Agency for Healthcare Research and Quality; 2013.
7. Kerlikowske K, Miglioretti DL, Buist DS, et al. Declines in invasive breast cancer and use of postmenopausal hormone therapy in a screening mammography population. *J Natl Cancer Inst*. 2007;99(17):1335-1339.
8. Wang JH, Gomez SL, Brown RL, et al. Factors associated with Chinese American and White cancer survivors' physical and psychological functioning. *Health Psychol*. 2019;38(5):455-465.
9. Hsu JC, Maddox TM, Kennedy KF, et al. Oral anticoagulant therapy prescription in patients with atrial fibrillation across the spectrum of stroke risk: insights from the NCDR PINNACLE registry. *JAMA Cardiol*. 2016;1(1):55-62.
10. National Institutes of Health. List of Registries. Accessed April 30, 2021. https://www.nih.gov/health-information/nih-clinical-research-trials-you/list-registries.
11. PCORnet PPRN Consortium, Daugherty SE, Wahba S, Fleurence R. Patient-powered research networks: building capacity for conducting patient-centered clinical outcomes research. *J Am Med Inform Assoc*. 2014;21(4):583-586.
12. Avram R, Olgin JE, Kuhar P, et al. A digital biomarker of diabetes from smartphone-based vascular signals. *Nat Med*. 2020;26(10):1576-1582.
13. Doherty A, Smith-Byrne K, Ferreira T, et al. GWAS identifies 14 loci for device-measured physical activity and sleep duration. *Nat Commun*. 2018;9(1):5257.
14. Guo X, Vittinghoff E, Olgin JE, Marcus GM, Pletcher MJ. Volunteer participation in the health eheart study: a comparison with the US population. *Sci Rep*. 2017;7(1):1956.
15. Pletcher MJ, Vittinghoff E, Kalhan R, et al. Association between marijuana exposure and pulmonary function over 20 years. *JAMA*. 2012;307(2):173-181.
16. Bauer SR, Scherzer R, Suskind AM, et al. Co-occurrence of lower urinary tract symptoms and frailty among community-dwelling older men. *J Am Geriatr Soc*. 2020;68(12):2805-2813.
17. Hulley S, Grady D, Bush T, et al. Randomized trial of estrogen plus progestin for secondary prevention of coronary heart disease in postmenopausal women. Heart and Estrogen/progestin Replacement Study (HERS) Research Group. *JAMA*. 1998;280(7):605-613.
18. Sawaya GF, Grady D, Kerlikowske K, et al. The positive predictive value of cervical smears in previously screened postmenopausal women: the Heart and Estrogen/progestin Replacement Study (HERS). *Ann Intern Med*. 2000;133(12):942-950.
19. Adler-Milstein J, Zhao W, Willard-Grace R, Knox M, Grumbach K. Electronic health records and burnout: time spent on the electronic health record after hours and message volume associated with exhaustion but not with cynicism among primary care clinicians. *J Am Med Inform Assoc*. 2020;27(4):531-538.

20. Muench J, Fankhauser K, Voss RW, et al. Assessment of opioid prescribing patterns in a large network of US community health centers, 2009 to 2018. *JAMA Netw Open*. 2020;3(9):e2013431.
21. Birkmeyer JD, Stukel TA, Siewers AE, Goodney PP, Wennberg DE, Lucas FL. Surgeon volume and operative mortality in the United States. *N Engl J Med*. 2003;349(22):2117-2127.
22. Collins R, Bowman L, Landray M, Peto R. The magic of randomization versus the myth of real-world evidence. *N Engl J Med*. 2020;382(7):674-678.
23. Orkaby AR, Driver JA, Ho YL, et al. Association of statin use with all-cause and cardiovascular mortality in US veterans 75 years and older. *JAMA*. 2020;324(1):68-78.
24. Digitale JC, Newman TB. New statin use and mortality in older veterans. *JAMA*. 2020;324(18):1907-1908.
25. Suchard MA, Schuemie MJ, Krumholz HM, et al. Comprehensive comparative effectiveness and safety of first-line antihypertensive drug classes: a systematic, multinational, large-scale analysis. *Lancet*. 2019;394(10211):1816-1826.
26. Shrank WH, Patrick AR, Brookhart MA. Healthy user and related biases in observational studies of preventive interventions: a primer for physicians. *J Gen Intern Med*. 2011;26(5):546-550.
27. Agniel D, Kohane IS, Weber GM. Biases in electronic health record data due to processes within the healthcare system: retrospective observational study. *BMJ*. 2018;361:k1479.
28. Nguyen TT, Criss S, Dwivedi P, et al. Exploring U.S. shifts in anti-Asian sentiment with the emergence of COVID-19. *Int J Environ Res Public Health*. 2020;17(19).
29. Tison GH, Avram R, Kuhar P, et al. Worldwide effect of COVID-19 on physical activity: a descriptive study. *Ann Intern Med*. 2020;173(9):767-770.
30. Perez MV, Mahaffey KW, Hedlin H, et al. Large-scale assessment of a smartwatch to identify atrial fibrillation. *N Engl J Med*. 2019;381(20):1909-1917.
31. Cholesterol Treatment Trialists Collaboration. Efficacy and safety of statin therapy in older people: a meta-analysis of individual participant data from 28 randomised controlled trials. *Lancet*. 2019;393(10170):407-415.
32. de Souto Barreto P, Rolland Y, Vellas B, Maltais M. Association of long-term exercise training with risk of falls, fractures, hospitalizations, and mortality in older adults: a systematic review and meta-analysis. *JAMA Intern Med*. 2019;179(3):394-405.
33. Lin L, Chu H. Quantifying publication bias in meta-analysis. *Biometrics*. 2018;74(3):785-794.
34. Grady D, Brown JS, Vittinghoff E, et al. Postmenopausal hormones and incontinence: the Heart and Estrogen/Progestin Replacement Study. *Obstet Gynecol*. 2001;97(1):116-120.
35. Grady D, Yaffe K, Kristof M, Lin F, Richards C, Barrett-Connor E. Effect of postmenopausal hormone therapy on cognitive function: the Heart and Estrogen/progestin Replacement Study. *Am J Med*. 2002;113(7):543-548.
36. Herrington DM, Vittinghoff E, Howard TD, et al. Factor V Leiden, hormone replacement therapy, and risk of venous thromboembolic events in women with coronary disease. *Arterioscler Thromb Vasc Biol*. 2002;22(6):1012-1017.
37. Hearst N, Newman TB, Hulley SB. Delayed effects of the military draft on mortality. A randomized natural experiment. *N Engl J Med*. 1986;314(10):620-624.
38. Lang DM, Polansky M. Patterns of asthma mortality in Philadelphia from 1969 to 1991. *N Engl J Med*. 1994;331(23):1542-1546.
39. Rosenthal DG, Vittinghoff E, Tison GH, et al. Assessment of accelerometer-based physical activity during the 2017–2018 California wildfire seasons. *JAMA Netw Open*. 2020;3(9):e2018116.
40. Hsia RY, Asch SM, Weiss RE, et al. Is emergency department crowding associated with increased "bounceback" admissions? *Med Care*. 2013;51(11):1008-1014.
41. Prentice RL, Kakar F, Hursting S, Sheppard L, Klein R, Kushi LH. Aspects of the rationale for the Women's Health Trial. *J Natl Cancer Inst*. 1988;80(11):802-814.
42. Holmes MD, Hunter DJ, Colditz GA, et al. Association of dietary intake of fat and fatty acids with risk of breast cancer. *JAMA*. 1999;281(10):914-920.
43. Lauer MS, D'Agostino RB, Sr. The randomized registry trial—the next disruptive technology in clinical research? *N Engl J Med*. 2013;369(17):1579-1581.
44. Frobert O, Lagerqvist B, Olivecrona GK, et al. Thrombus aspiration during ST-segment elevation myocardial infarction. *N Engl J Med*. 2013;369(17):1587-1597.
45. Semler MW, Self WH, Wanderer JP, et al. Balanced crystalloids versus saline in critically ill adults. *N Engl J Med*. 2018;378(9):829-839.
46. Montoy JCC, Coralic Z, Herring AA, Clattenburg EJ, Raven MC. Association of default electronic medical record settings with health care professional patterns of opioid prescribing in emergency departments: a randomized quality improvement study. *JAMA Intern Med*. 2020;180(4):487-493.
47. Pletcher MJ, Flaherman V, Najafi N, et al. Randomized controlled trials of electronic health record interventions: design, conduct, and reporting considerations. *Ann Intern Med*. 2020;172(11 Suppl):S85-S91.
48. Friedman CP, Wong AK, Blumenthal D. Achieving a nationwide learning health system. *Sci Transl Med*. 2010;2(57):57cm29.

APÊNDICE 16A
Exercícios para o Capítulo 16. Pesquisa que utiliza dados ou amostras existentes

1. A questão de pesquisa é: "Os latinos nos Estados Unidos têm taxas mais altas de doença da vesícula biliar do que outras etnias e raças?" Quais bancos de dados existentes poderiam permitir que você determinasse as taxas de doença da vesícula biliar específicas para raça/etnia, idade e sexo, de forma eficiente e econômica?
2. Um pesquisador em treinamento quer saber se a disfunção renal leve ou moderada aumenta o risco de eventos de doença cardíaca coronariana e morte. Devido ao custo e à dificuldade de conduzir um estudo para gerar dados primários, ele buscou um banco de dados existente que contivesse as variáveis necessárias para responder à sua questão de pesquisa. Ele descobriu que o Cardiovascular Health Study (CHS), um grande estudo de coorte multicêntrico financiado pelo NIH sobre preditores de doenças cardiovasculares em homens e mulheres idosos, fornecia todas as variáveis necessárias para sua análise planejada. Seu mentor conseguiu apresentá-lo a um dos pesquisadores principais do CHS que o ajudou a preparar e enviar uma proposta de análise que foi aprovada pelo Comitê Diretivo do CHS.
    a. Quais são as vantagens dessa abordagem para estudar essa questão?
    b. Quais são as desvantagens?
3. Um pesquisador está interessado em saber se os efeitos do tratamento com estrogênio na pós-menopausa ou com moduladores seletivos do receptor de estrogênio (SERMs) variam dependendo dos níveis endógenos de estrogênio. Como esse pesquisador poderia responder a essa questão usando um estudo suplementar?
4. Um grupo de pesquisadores está interessado no uso de inibidores do cotransportador de glicose e sódio tipo 2 (SGLT2) durante a pandemia de Covid-19 e tem acesso a dados de prontuário eletrônico de um grande sistema de saúde acadêmico que cuida de muitos milhares de pacientes com diabetes.
    a. Durante a pandemia, surgiu a hipótese mecanicista de que os inibidores de SGLT2 poderiam tornar os pacientes com diabetes infectados com Covid-19 mais suscetíveis a doenças graves. Descreva como os pesquisadores poderiam usar dados de prontuário eletrônico para abordar essa questão mecanicista, como o confundimento por indicação pode representar uma ameaça à sua capacidade de fazer inferências causais e qual abordagem analítica poderia ser usada para mitigar essa ameaça.
    b. Como a hipótese mecanicista recebeu atenção da imprensa popular, os pesquisadores acreditam que os padrões de uso do inibidor de SGLT2 podem ter mudado. Descreva como eles podem usar dados de prontuário eletrônico para investigar essa hipótese sobre a utilização de serviços de saúde.

CAPÍTULO **17**

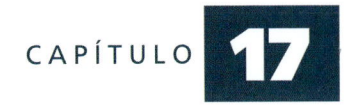

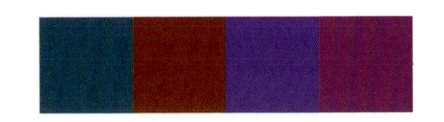

Elaboração, seleção e administração de medidas autorrelatadas

Alison J. Huang, Steven R. Cummings e Michael A. Kohn

Grande parte das informações utilizadas em pesquisas clínicas é obtida por meio de **medidas autorrelatadas**, nas quais os participantes descrevem seus próprios comportamentos, atitudes, histórico médico, sintomas, funcionamento ou qualidade de vida. Para muitos estudos, a validade dos resultados depende de quão bem essas informações são obtidas.

Os dados autorrelatados podem ser coletados de várias maneiras, incluindo questionários em papel ou *online*, diários ou registros preenchidos em papel ou usando dispositivos eletrônicos, e entrevistas estruturadas realizadas de forma presencial ou por telefone. Independentemente de como os instrumentos são administrados, boas medidas autorrelatadas compartilham os mesmos princípios básicos para sua elaboração: **apresentam instruções claras ou perguntas bem formuladas que geram respostas informativas**. Boas medidas autorrelatadas também **devem ser adequadas à população-alvo**, levando em consideração sua capacidade esperada de leitura e questões culturais.

Neste capítulo, descrevemos tipos comuns de medidas autorrelatadas, revisamos os elementos centrais de perguntas e opções de resposta para instrumentos de autorrelato, examinamos aspectos desses instrumentos que podem afetar a qualidade dos dados obtidos e listamos os procedimentos para selecionar, adaptar e administrar os instrumentos mais adequados para um determinado estudo.

▪ TIPOS COMUNS DE MEDIDAS AUTORRELATADAS

Os dados autorrelatados podem ser coletados de várias maneiras e para diferentes finalidades. Alguns exemplos são listados a seguir:

- Entrevistas estruturadas nas quais um coordenador de estudo faz perguntas de triagem para avaliar se um possível participante é elegível para um estudo
- Questionários enviados por e-mail, elaborados usando *softwares* como Qualtrics, SurveyMonkey e REDCap, que permitem aos participantes responder perguntas sobre seu histórico de saúde
- Questionários em papel preenchidos pelos participantes em casa ou durante as visitas do estudo para descrever sua qualidade de vida relacionada à saúde
- Diários que registram o tipo e a frequência de sintomas episódicos para futura extração de dados
- Registros eletrônicos nos quais os participantes usam um telefone celular ou outro dispositivo eletrônico portátil para indicar quando praticam um comportamento relacionado à saúde

▪ ELEMENTOS BÁSICOS DE PERGUNTAS E RESPOSTAS PARA INSTRUMENTOS DE AUTORRELATO

Questões abertas e fechadas

As medidas estruturadas de autorrelato apresentam um de dois formatos básicos. As **questões abertas** possibilitam respostas em formato livre, permitindo que os participantes respondam com suas próprias palavras, com menos limites do que ocorreria se fosse apresentada uma lista fechada de respostas. Por exemplo:

> Quais hábitos você acredita que aumentam a chance de uma pessoa ter um AVC?

No entanto, **questões abertas podem gerar respostas variáveis e imprevisíveis**, o que significa que elas não fornecem informações confiáveis sobre a frequência de qualquer resposta específica. Por exemplo, a questão acima não leva os entrevistados a identificarem o tabagismo como um fator de risco para o acidente vascular cerebral (AVC), mesmo que pudessem tê-lo feito se isso tivesse sido sugerido explicitamente como uma opção de resposta. Questões abertas também tendem a exigir métodos qualitativos ou sistemas especiais, como dicionários de codificação, para codificar e analisar as diversas respostas que geram (Capítulo 14).

As **questões fechadas** incluem uma lista de possíveis respostas para os participantes escolherem, garantindo que cada possibilidade seja considerada. Esse formato também pode ajudar a esclarecer o significado de uma pergunta pouco clara, e a(s) resposta(s) selecionada(s) pode(m) ser tabulada(s) rapidamente. Por outro lado, as **questões fechadas oferecem apenas respostas que o pesquisador antecipou e listou**. Como resultado, elas conduzem os participantes em direções pré-especificadas e não permitem que eles expressem suas próprias respostas, possivelmente mais precisas ou informativas.

Opções de respostas para questões fechadas

Quando se deseja uma única resposta para uma questão fechada, o respondente deve ser instruído a "Escolher apenas uma opção". Para um questionário *online*, a questão deve ser programada para aceitar apenas uma resposta. O conjunto de opções de resposta também deve ser **mutuamente exclusivo** (i.e., não deve haver nenhuma sobreposição significativa entre as categorias de resposta) para evitar confusão sobre qual resposta selecionar.

Alternativamente, uma questão fechada (p. ex., "Qual ou quais dos seguintes você acredita que aumenta(m) o risco de AVC?") pode possibilitar mais de uma resposta quando orienta o participante a selecionar "Todas as opções que se aplicam". No entanto, essa abordagem não força o entrevistado a considerar cada resposta possível, de modo que uma resposta não selecionada pode representar uma resposta "não" ou uma possibilidade negligenciada. Em vez disso, é mais recomendável utilizar caixas separadas de "sim" e "não" para cada possibilidade de resposta (Capítulo 19).

Quando possível, as opções de resposta para questões fechadas devem também ser **coletivamente exaustivas** (i.e., incluir todas as opções de resposta possíveis). Caso se antecipem outras potenciais respostas, as questões podem incluir uma opção como "Outro (especifique)" para obter respostas abertas adicionais.

Opções de respostas ordenadas para questões fechadas

Muitas questões fechadas são projetadas para capturar a quantidade, frequência ou intensidade dos fenômenos autorrelatados. Essas questões podem gerar dados categóricos ordenados ou produzir respostas que se situam ao longo de uma escala contínua.

Para perguntas que envolvem escalas de resposta categóricas ordenadas, os entrevistados selecionam uma resposta de uma lista que apresenta uma ordem. Por exemplo:

Qual foi a intensidade da sua dor nos últimos 7 dias?
○ 1 = sem dor
○ 2 = muito leve
○ 3 = leve
○ 4 = moderada
○ 5 = forte
○ 6 = muito forte

Em uma **escala Likert**, as opções de resposta são organizadas com distâncias bilateralmente simétricas em torno de uma opção de valor médio ou "neutro", permitindo acomodar os participantes com sentimentos neutros ou indecisos, bem como aqueles com sentimentos mais extremos:

Quão satisfeito você está com o controle de sua dor nos últimos 7 dias?
○ 1 = muito satisfeito
○ 2 = satisfeito
○ 3 = nem satisfeito nem insatisfeito
○ 4 = insatisfeito
○ 5 = muito insatisfeito

Uma outra possibilidade de abordagem produz respostas ao longo de uma escala numérica contínua, como quando se pede aos respondentes para que classifiquem sua intensidade de dor de 0 (menor) a 10 (maior). Palavras ou frases podem ser adicionadas para ancorar tanto as extremidades quanto os pontos internos ao longo da escala:

Quão intensa foi sua dor nos últimos 7 dias?

0	1	2	3	4	5	6	7	8	9	10
Sem dor		Dor leve		Dor moderada		Dor intensa		Dor muito intensa		Pior dor possível

Em uma **escala analógica visual (EAV)**, as respostas são marcadas ao longo de um contínuo, usando linhas ou outras figuras. Pede-se ao participante que faça uma linha vertical em um ponto ao longo do contínuo, de um extremo ao outro, que melhor represente sua resposta. Mais uma vez, as palavras que ancoram cada extremidade descrevem os valores mais extremos para o item de interesse, porém, nesse caso, os termos descritivos intermediários geralmente não são incluídos. As EAVs podem ser mais sensíveis a pequenas alterações do que as classificações baseadas em listas categóricas.

Favor marcar o ponto na linha a seguir que melhor descreve a intensidade de sua dor na última semana.

Sem dor ———————————————————————— Pior dor possível

Questões ramificadas

Às vezes, os pesquisadores desejam acompanhar certas respostas a uma questão inicial com perguntas mais detalhadas. Isso pode ser feito por meio de **questões ramificadas**, nas quais a resposta a uma questão inicial (geralmente chamada de "triagem") determina se questões adicionais precisam ser respondidas. Questões ramificadas podem economizar tempo e permitir que os entrevistados evitem perguntas irrelevantes ou redundantes.

Em um instrumento em papel, uma questão ramificada deve direcionar o entrevistado para a próxima pergunta apropriada usando uma seta que aponta da resposta inicial para a pergunta de acompanhamento e incluindo instruções como "*Vá para a Questão 11*":

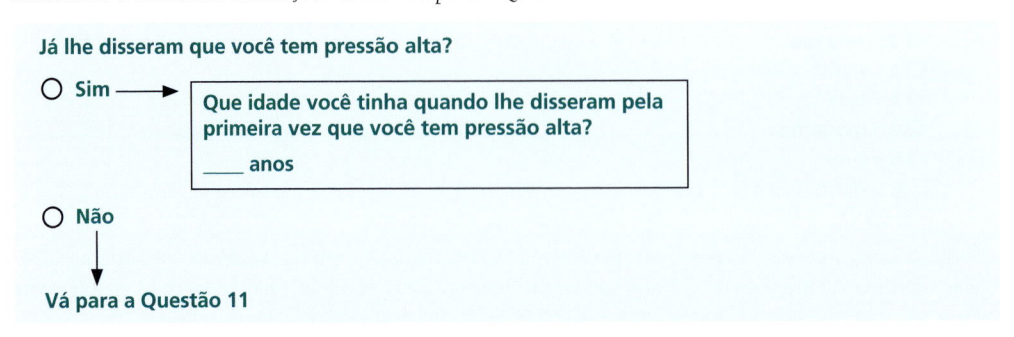

Já lhe disseram que você tem pressão alta?

○ Sim ⟶ Que idade você tinha quando lhe disseram pela primeira vez que você tem pressão alta?
_____ anos

○ Não
↓
Vá para a Questão 11

Uma vantagem dos instrumentos *online* é que eles podem ser programados para incorporar a lógica de pulo automático. Por exemplo, a lógica de ramificação pode ser usada para que os participantes que relatam nunca terem sido informados de que têm pressão alta não sejam questionados sobre *quando* foram informados pela primeira vez que a tinham. No entanto, qualquer lógica de pulo programada em perguntas ramificadas deve ser validada durante a fase de pré-teste do estudo, porque uma lógica de pulo complexa pode resultar em becos sem saída e perguntas "órfãs" às quais os participantes nunca chegam.

Redação das questões

Boas questões para autorrelato são simples e livres de ambiguidades; também incentivam respostas precisas e sinceras, sem constranger ou ofender o entrevistado.

- **Clareza.** As questões devem ser claras e específicas, usando termos concretos em vez de abstratos sempre que possível. Por exemplo, perguntar "Quanto exercício físico você costuma praticar?" pode gerar respostas pouco confiáveis se os entrevistados tiverem ideias diferentes sobre o que constitui exercício físico. Alternativas melhores seriam fazer uma série de perguntas como "Durante uma semana típica, quantas horas você gasta em caminhadas vigorosas?" para abordar todas as formas relevantes de exercício físico, ou fornecer uma definição clara e inclusiva de exercício físico com exemplos (p. ex., "Exercício físico inclui qualquer atividade física feita para melhorar sua saúde e aptidão, como caminhar, nadar, praticar ioga, praticar um esporte ou levantar pesos.").
- **Simplicidade.** Para evitar confusão, as perguntas devem usar palavras e gramática comuns, evitando termos técnicos. Uma regra prática para instrumentos que serão usados em adultos nos EUA é evitar o uso de linguagem acima de um nível de leitura do oitavo ano do ensino fundamental; para estudos focados em populações mais velhas ou mais vulneráveis, as perguntas devem evitar linguagem acima de um nível de leitura do sexto ano. Ao desenvolver perguntas, os pesquisadores podem tirar proveito de ferramentas para monitorar o nível de legibilidade utilizando processadores de texto, como a opção "estatísticas de legibilidade" nas configurações de revisão de texto do Microsoft Word.
- **Neutralidade.** Os enunciados das questões devem evitar palavras "carregadas" e estereótipos que sugiram uma resposta desejável. Por exemplo, perguntar "Durante o último mês, com que frequência você bebeu álcool em excesso?" pode desencorajar os entrevistados a admitir que bebem muito álcool. "Durante o último mês, com que frequência você bebeu cinco ou mais doses de bebida alcoólica em um dia?" é uma pergunta menos julgadora e mais objetiva.

Às vezes, é útil que uma questão comece com um preâmbulo que permita ao entrevistado admitir comportamentos e atitudes que podem ser considerados indesejáveis. Por exemplo, ao perguntar sobre a adesão de um participante aos medicamentos prescritos, um entrevistador pode usar uma introdução: "As pessoas às vezes esquecem de tomar os medicamentos prescritos pelo médico. Isso já aconteceu com você?" Para obter respostas honestas, as questões devem fazer com que os participantes sintam que é aceitável escolher qualquer uma das respostas, sem influenciá-los a escolher qualquer resposta.

Armadilhas comuns na elaboração das questões

- **Questões que juntam duas perguntas em uma só.** As questões devem conter apenas um conceito, problema ou comportamento. Considere a seguinte questão, elaborada para avaliar a satisfação com o atendimento recebido dos profissionais de saúde durante uma internação recente: "Quão satisfeito você ficou com o cuidado que recebeu da equipe médica e de enfermagem?" Um participante que estava satisfeito com o atendimento que recebeu da equipe de enfermagem, mas não da equipe médica, pode ter dificuldade em fornecer uma única resposta. Duas questões separadas, uma para médicos e outra para a equipe de enfermagem, produziriam informações mais precisas.
- **Pressupostos implícitos.** As questões podem ser difíceis de responder se fizerem suposições que podem não se aplicar a todos os participantes. Por exemplo, considere um item sobre depressão que pergunta com que frequência, na última semana, "me senti mal ou deprimido, mesmo com a ajuda da minha família". Isso pressupõe que os entrevistados tenham família e peçam apoio emocional. Quem não tem família (ou busca ajuda da família) pode não saber responder a pergunta.
- **As questões e alternativas de resposta não combinam.** As opções de resposta devem corresponder ao enunciado da questão. Por exemplo, para a pergunta "Você teve dor na última semana?", as opções de resposta "nunca", "raramente", "frequentemente" e "muito frequentemente"

podem gerar confusão na hora de responder. Em vez disso, a pergunta poderia ser reformulada como "Com que frequência você teve dor na última semana?"
- **Jargão médico ou científico.** As questões devem refletir o nível esperado de **letramento em saúde** (e letramento geral) dos entrevistados. Muitos termos relacionados à saúde que são familiares aos pesquisadores são confusos para os participantes que não têm treinamento biomédico. Por exemplo, pode ser mais claro perguntar sobre "pressão alta" em vez de "hipertensão", ou sobre "coração acelerado" em vez de "taquicardia".

Estabelecendo referências de tempo

Ao avaliar características que podem variar ao longo do tempo, é importante que as questões orientem os participantes a considerar uma unidade temporal adequada em suas respostas. Em alguns casos, os pesquisadores podem formular questões presumindo que um comportamento ou característica, como o número de comprimidos de um medicamento tomado por dia, seja constante: "Quantos comprimidos você toma por dia?" No entanto, se o uso do medicamento varia ao longo do tempo, a questão pode gerar informações mais precisas e confiáveis se incluir um período específico: "Nas últimas 2 semanas, em média, quantos comprimidos do medicamento você tomou por dia?"

É mais provável que as questões gerem informações úteis se especificarem o menor intervalo de tempo recente, dentro do período de interesse, que um entrevistado possa recordar com precisão. O tempo ideal varia conforme a variável em questão. Por exemplo, perguntas sobre hábitos de sono na última semana podem refletir padrões de sono ao longo de 1 ano, enquanto a frequência de sexo desprotegido costuma variar semanalmente, demandando perguntas que abordem intervalos mais extensos. No entanto, caso os participantes sejam instruídos a considerar um período de tempo excessivamente longo (como relatar atividade sexual durante o ano anterior inteiro), suas lembranças podem ser imprecisas.

As questões sobre o comportamento médio podem ser formuladas de duas maneiras: perguntando sobre o comportamento "usual" ou "típico" ou contando os comportamentos reais durante um período de tempo. Por exemplo, um pesquisador pode determinar a ingestão média de cerveja pedindo aos participantes que estimem sua ingestão habitual:

> **Aproximadamente quantas doses de cerveja você toma durante uma semana típica (uma dose de cerveja é igual a uma lata ou garrafa *long neck* [355 mL], ou um copo grande)?**
>
> [__] cervejas por semana

Embora esse tipo de pergunta seja simples e conciso, ele pressupõe que os participantes possam determinar a média de seu comportamento com uma única estimativa. Como os padrões de consumo frequentemente variam significativamente, mesmo em intervalos curtos, os participantes podem ter dificuldade em identificar o que seria uma semana típica. **Diante de questões sobre comportamento usual, as pessoas tendem a relatar o que fazem com mais frequência, ignorando as situações extremas.** Assim, perguntar sobre o consumo de bebidas em dias típicos subestimaria a ingestão de álcool caso um participante consuma grandes quantidades nos finais de semana.

Por fim, se uma série de perguntas for feita (p. ex., sobre a frequência com que um participante consome álcool, maconha e outras substâncias), a mesma abordagem e período de tempo devem ser usados para cada questão.

Escalas de itens múltiplos para medir variáveis abstratas

Algumas medidas autorreferidas avaliam conceitos abstratos, como qualidade de vida, que podem ser difíceis de captar em uma única pergunta. Nesses casos, os escores de várias questões são combinados para formar uma escala de múltiplos itens (1, 2). **Ao unir perguntas para criar um instrumento com múltiplos itens, o pesquisador enriquece a avaliação do conceito que está sendo medido.** Além disso, as escalas de múltiplos itens geralmente apresentam uma maior diversidade de valores de pontuação possíveis (p. ex., uma escala de qualidade de vida de múltiplos itens pode gerar escores de 1 a 100, enquanto uma única pergunta pode produzir apenas algumas respostas, como "ruim" ou "excelente"). Essa ampla variação pode aumentar a sensibilidade da medida resultante, tornando-a mais eficaz na detecção de diferenças entre os participantes.

Por exemplo, imagine um questionário desenvolvido para avaliar o quão convicta é a opinião de uma pessoa sobre a capacidade de uma dieta rica em frutas, verduras e legumes para melhorar sua saúde:

Para cada item, circule o número que melhor representa sua opinião:

	CONCORDO PLENAMENTE	CONCORDO	NEUTRO	DISCORDO	DISCORDO FORTEMENTE
a. Comer mais frutas, verduras e legumes reduz o risco de doenças cardíacas.	1	2	3	4	5
b. Os vegetarianos são geralmente mais saudáveis do que as pessoas que incluem carne em sua dieta.	1	2	3	4	5
c. Aumentar a ingestão de frutas, verduras e legumes retarda o envelhecimento.	1	2	3	4	5

Um pesquisador pode calcular um escore geral obtendo a média dos escores de todos os itens respondidos, considerando que todos os itens têm o mesmo peso e medem a mesma característica geral. Por exemplo, suponha um entrevistado que responda o seguinte: concorda fortemente que comer mais frutas, verduras e legumes reduz o risco de doenças cardíacas (1 ponto); concorda que os vegetarianos são geralmente mais saudáveis do que as pessoas que incluem carne em sua dieta (1 ponto); e discorda que aumentar a ingestão de frutas, verduras e legumes retarda o envelhecimento (4 pontos). Neste caso, a pontuação total do entrevistado seria 6 pontos.

Medidas com múltiplos itens também estão associadas a menos erro aleatório (i.e., têm maior **confiabilidade**), pois o erro aleatório de um determinado item é compensado pelos outros itens na escala. Por outro lado, escalas de múltiplos itens com algoritmos de pontuação mais complexos podem produzir resultados difíceis de entender intuitivamente (p. ex., um escore de qualidade de vida de 46,2).

A **consistência interna** de uma escala de múltiplos itens pode ser avaliada estatisticamente utilizando métricas, como o alfa de Cronbach (3), que medem o grau em que diferentes itens da escala geram respostas similares. O alfa de Cronbach, que varia de 0 a 1,0, é calculado com base nas correlações entre os escores dos itens individuais, onde valores mais altos indicam maior consistência. Não se espera que dois itens produzam respostas idênticas de todos os participantes. No entanto, valores baixos de consistência interna (como alfa de Cronbach < 0,70) sugerem que alguns dos itens podem estar medindo características diferentes, fazendo com que não seja adequado combiná-los em uma única escala.

Formatação de instrumentos com múltiplos itens

A formatação gráfica de um instrumento deve facilitar o preenchimento de todas as questões na sequência correta. Se ela for excessivamente complexa, os participantes ou entrevistadores podem acabar pulando perguntas, fornecendo informações incorretas ou deixando de preencher o instrumento adequadamente.

Para assegurar respostas precisas e padronizadas, **todos os instrumentos devem conter instruções iniciais claras especificando como devem ser preenchidos.** Instruções bem definidas são importantes não apenas para medidas autoadministradas, mas também para medidas em que a equipe de pesquisa realiza as perguntas e registra as respostas. Em alguns casos, pode ser útil fornecer um exemplo de como responder a uma pergunta, sendo importante que a pergunta utilizada possa ser facilmente compreendida e respondida pelos participantes:

INSTRUÇÕES SOBRE COMO PREENCHER UM QUESTIONÁRIO QUE AVALIA O CONSUMO ALIMENTAR

Essas perguntas abordam seus hábitos alimentares habituais ao longo dos últimos 12 meses.

Por favor, assinale o tamanho da porção que você costuma consumir e anote a frequência com que você ingere cada alimento nas caixas correspondentes, ao lado do tipo de alimento.

Por exemplo, se você costuma beber um copo médio (180 mL) de suco de maçã aproximadamente três vezes por semana, sua resposta seria:

Suco de maçã	○ Pequeno (90 mL) ● Médio (180 mL) ○ Grande (270 mL)	[3] vez(es) por	○ Dia ● Semana ○ Mês ○ Ano

As questões que abordam temas semelhantes ou utilizam o mesmo formato de pergunta devem ser agrupadas. Cada conjunto de perguntas que trata de um novo tópico – ou que adota um formato diferente – deve ser introduzido por instruções breves, um texto descritivo conciso ou um título.

A ordem das questões também pode levar em consideração se algumas delas são mais difíceis ou sensíveis de responder. Os entrevistados tendem a fornecer respostas mais completas e honestas se os instrumentos apresentarem primeiramente perguntas emocionalmente neutras (como data de nascimento e tamanho da família) e, posteriormente, perguntas mais sensíveis (por exemplo, sobre renda ou comportamento sexual).

Diários e registros

Diários ou registros podem proporcionar uma abordagem mais precisa para monitorar eventos, comportamentos ou sintomas que ocorrem de forma episódica (como quedas) ou que variam diariamente (como sangramento menstrual). Isso pode ser valioso quando o tempo ou a duração de uma experiência são relevantes ou se sua ocorrência é facilmente esquecida. Os participantes podem registrar as informações dos diários em papel ou inserir os dados eletronicamente em formulários *online* ou aplicativos para dispositivos móveis. Em seguida, os dados dos diários podem ser extraídos para permitir que os pesquisadores calculem a frequência média do evento ou comportamento em um intervalo de tempo relevante (p. ex., diária ou semanalmente).

No entanto, essa abordagem exige mais tempo e esforço dos participantes do que apenas responder a perguntas retrospectivas. Manter diários detalhados por longos períodos pode ser cansativo, resultando em maiores taxas de dados ausentes ou imprecisos. Portanto, **diários e registros devem ser usados principalmente para comportamentos ou eventos que sejam essenciais para um estudo – como um preditor ou desfecho-chave**. Além disso, os participantes devem ser orientados a coletar dados diários pelo menor período de tempo necessário para fornecer informações significativas.

Como os participantes geralmente são solicitados a registrar informações em diários enquanto realizam suas atividades habituais, eles podem não contar com a orientação em tempo real da equipe do estudo ao fazer entradas no diário. Por isso, instruções e exemplos claros são especialmente importantes para minimizar respostas incompletas ou ininterpretáveis.

Por exemplo, em ensaios clínicos que avaliam tratamentos para incontinência urinária, diários miccionais são frequentemente utilizados para avaliar a frequência, o momento, a gravidade e o tipo de sintomas urinários dos participantes (4). Devido à natureza complexa das informações coletadas, no entanto, os participantes podem precisar não apenas de instruções detalhadas, mas também de exemplos de entradas de diário preenchidas para completar os diários com precisão:

EXEMPLO DE ENTRADA DO DIÁRIO MICCIONAL											
1. Hora	2. Teve urgência para urinar?				3. Você urinou no banheiro?		4. Vazou urina?		Se sim	4a. Motivo do vazamento (NS = Não sei)		
	Não	Leve	Moderada	Intensa								
10:30 ☒ AM ☐ PM	☐ 1	☐ 2	☒ 3	☐ 4	☐ Não	☒ Sim	☐ Não	☒ Sim	→	☒ Urgência	☐ Estresse	☐ NS

Para diários ou registros baseados em papel, a equipe de pesquisa pode precisar extrair dados para análises quantitativas posteriores. Isso implica a necessidade de um formulário ou questionário separado para extração dos dados do diário pela equipe de pesquisa, além do diário preenchido pelo participante:

EXEMPLO DE FORMULÁRIO PARA EXTRAÇÃO DE DADOS DO DIÁRIO MICCIONAL					
		MOTIVO(S) DO(S) VAZAMENTO(S)			
	MICÇÃO NO VASO SANITÁRIO	VAZAMENTOS DE URINA	URGÊNCIA	ESTRESSE	OUTRO
Total DIURNO:	☐☐	☐☐	☐☐	☐☐	
Total NOTURNO:	☐☐	☐☐	☐☐	☐☐	☐☐

Uma vantagem dos diários ou registros eletrônicos ou *online* é que eles podem eliminar essa etapa gerando somas ou médias dos dados a partir das entradas dos diários dos participantes.

■ ELABORAÇÃO DE NOVAS MEDIDAS *VERSUS* UTILIZAÇÃO DE MEDIDAS EXISTENTES

Elaboração de novas medidas

Se nenhum questionário, diário ou método de entrevista padronizado estiver disponível para avaliar uma característica importante, o pesquisador pode precisar elaborar um novo instrumento de autorrelato. O processo de desenvolver uma nova medida pode variar desde a formulação de uma única pergunta sobre uma variável secundária em um estudo de menor escala, até a elaboração e teste de uma nova escala com vários itens para mensurar o desfecho principal em um estudo multicêntrico.

No extremo mais simples desse espectro, o pesquisador pode utilizar o bom senso e os princípios básicos da redação para desenvolver um item que possa ser **pré-testado**, a fim de garantir que seja claro e gere respostas adequadas. Por outro lado, no extremo mais complexo, podem ser necessários anos de esforço para desenvolver, aprimorar e validar um novo instrumento capaz de medir um conceito importante dentro do estudo (5).

O processo mais complexo geralmente começa com o esclarecimento do construto a ser medido e a geração de itens potenciais para o instrumento a partir de entrevistas qualitativas ou **grupos focais**. Estes são pequenos grupos de pessoas com experiência ou características relevantes, convidados a passar 1 ou 2 horas discutindo tópicos específicos relacionados ao estudo, sob a orientação de um facilitador. A partir das percepções obtidas nessa pesquisa qualitativa formativa, um conjunto inicial de itens pode ser desenvolvido e, posteriormente, aprimorado de forma iterativa por meio de pré-testes com participantes adicionais.

O pesquisador pode elaborar um instrumento composto por múltiplos itens, incluindo aqueles que se mostraram mais promissores, para posteriormente submeter esse conjunto à avaliação crítica de colegas, mentores e especialistas na área. Após essa etapa, o pesquisador deve continuar com o processo iterativo de pré-teste, revisão, ajustes e avaliações adicionais das propriedades do instrumento, conforme detalhado na seção a seguir (e ilustrado no Exemplo 17.1).

O processo de desenvolver e validar um novo instrumento demanda tempo e, portanto, só deve ser utilizado quando as medidas existentes não forem adequadas para uma variável essencial, como o preditor ou desfecho principais de um estudo.

Utilização de medidas existentes

Sempre que possível, os pesquisadores devem optar por utilizar ou adaptar uma medida já existente, aproveitando assim os esforços prévios e facilitando a comparação dos resultados entre diferentes estudos. Aqueles que buscam medir uma característica para um novo estudo costumam se surpreender com a quantidade e a variedade de instrumentos de autorrelato disponíveis, muitos dos quais podem ser encontrados gratuitamente em domínio público. Alguns desses instrumentos foram desenvolvidos por organizações de consenso com o objetivo de impulsionar a pesquisa e o cuidado em suas respectivas áreas (Tabela 17.1).

Nem todas as medidas de autorrelato são de domínio público. Quando houver dúvidas, os pesquisadores devem procurar os autores ou editores para solicitar permissão para usar ou adaptar essas medidas a novas populações-alvo, pois as proteções de direitos autorais se aplicam mesmo se não tiver sido publicado um aviso junto com as medidas. Mesmo quando os instrumentos são disponibilizados gratuitamente, é importante que os pesquisadores reconheçam ou citem a fonte das medidas em quaisquer publicações resultantes de suas pesquisas.

O uso de instrumentos existentes sem modificações é ideal, desde que suas propriedades tenham sido devidamente avaliadas. No entanto, se alguns itens se mostrarem inadequados (como pode acontecer quando um questionário desenvolvido para um grupo cultural é aplicado a um contexto diferente), pode ser necessário excluir, alterar ou adicionar alguns itens.

Se um instrumento estabelecido for muito extenso, os pesquisadores podem considerar entrar em contato com seus desenvolvedores para verificar a existência de versões mais curtas que preservam as qualidades do original. A exclusão de itens de uma escala consolidada pode alterar o significado de seus escores, comprometendo as comparações dos resultados com estudos que utilizaram a escala completa e reduzindo sua reprodutibilidade e sensibilidade para detectar mudanças. Contudo, alguns instrumentos incluem várias seções distintas ou "subescalas" que podem ser pontuadas separadamente, permitindo que os pesquisadores descartem as subescalas não essenciais, mantendo outras intactas.

EXEMPLO 17.1 Desenvolvendo um novo instrumento com múltiplos itens

A elaboração do questionário Day-to-Day Impact of Vaginal Aging (DIVA, Impacto Diário do Envelhecimento Vaginal) é um exemplo do processo iterativo de desenvolvimento, teste e avaliação das propriedades de um instrumento com múltiplos itens. Originalmente, um painel de especialistas convocado pelo National Institutes of Health (NIH) demonstrou preocupação com a falta de medidas robustas para avaliar os sintomas vaginais pós-menopausa em populações diversas de mulheres (6). O questionário DIVA foi então criado como um instrumento de autorrelato para medir o impacto dos sintomas vaginais comuns na pós-menopausa, considerando diversas dimensões do funcionamento e bem-estar feminino. Esse questionário foi desenvolvido e testado ao longo de vários anos. O processo se iniciou com a realização de grupos focais compostos por mulheres sintomáticas na pós-menopausa de três grupos raciais/étnicos distintos, visando discutir o impacto de seus sintomas em suas atividades, sentimentos e relacionamentos (7). A partir disso, os pesquisadores elaboraram um conjunto de 100 itens potenciais para o questionário, os quais foram aperfeiçoados ou descartados com base nas contribuições de especialistas clínicos e outras mulheres com sintomas. O resultado foi um questionário de 25 itens, aplicado a centenas de mulheres em um estudo de coorte multiétnica no norte da Califórnia. As respostas coletadas foram usadas para consolidar o questionário em 23 itens, organizados em quatro escalas de domínio – atividades de vida diária, bem-estar emocional, função sexual e autoconceito/imagem corporal. Essa organização baseou-se na avaliação da variabilidade dos itens e escalas, consistência interna, confiabilidade e validade de construto (8). A posterior incorporação do questionário na rede de ensaios multicêntricos Menopause Strategies: Finding Lasting Answers for Symptoms and Health (MsFLASH) Vaginal Health, financiada pelo NIH, permitiu uma avaliação mais detalhada da validade de construto em mulheres de diferentes regiões geográficas dos EUA (9). Também permitiu a avaliação da sensibilidade à mudança e possíveis diferenças mínimas clinicamente importantes nos escores de cada escala de domínio após o tratamento (10). A aplicação continuada do questionário a outras amostras de participantes nos EUA e em outros países permitiu uma avaliação mais detalhada de suas propriedades psicométricas ao longo do tempo, inclusive o desenvolvimento de versões mais curtas ou específicas para populações especiais, como mulheres com câncer (11).

TABELA 17.1 Exemplo de bancos de dados de medidas de autorrelato disponíveis publicamente

BANCO DE DADOS E URL	DESCRIÇÃO
PhenX toolkit https://www.phenxtoolkit.org/	Fornece medidas estabelecidas e amplamente validadas relevantes para a pesquisa biomédica, com coleções especiais relacionadas a abuso e dependência de substâncias, saúde mental, ciências hematológicas e determinantes sociais da saúde
National Institutes of Health toolbox http://www.healthmeasures.net/exploremeasurement-systems/nih-toolbox	Inclui medidas que avaliam as funções cognitivas, sensoriais, motoras e emocionais ao longo da vida, desenvolvidas e validadas em amostras nacionalmente representativas
PROMIS (Patient-Reported Outcomes Measurement Information System) http://www.healthmeasures.net/exploremeasurement-systems/promis	Fornece medidas de autorrelato de saúde física, mental e social para uso com a população em geral e aqueles com condições crônicas
Science of Behavior Change Measures Repository https://scienceofbehaviorchange.org/measures	Contém medidas relacionadas a mecanismos de mudança de comportamento utilizadas por pesquisadores da Science of Behavior Change Network; inclui evidências de adequação psicométrica em populações específicas

(continua)

TABELA 17.1 Exemplo de bancos de dados de medidas de autorrelato disponíveis publicamente *(continuação)*

BANCO DE DADOS E URL	DESCRIÇÃO
National Institutes of Health Common Data Element (CDE) Resource Portal https://www.nlm.nih.gov/cde	Inclui listas de elementos comuns de dados, questionários, instrumentos, itens de instrumentos e outros métodos de coleta de dados
Neuro-QoL Neurologic Quality of Life Measures http://www.healthmeasures.net/exploremeasurement-systems/neuro-qol	Fornece medidas de autorrelato que avaliam a qualidade de vida em saúde física, mental e social entre adultos e crianças com distúrbios neurológicos
REDCap HealthMeasures https://www.healthmeasures.net/implement-healthmeasures/administration-platforms/redcap	Inclui medidas de autorrelato e relato por terceiros, incluindo aquelas do PROMIS e Neuro-QoL, para administração por meio dos aplicativos de questionários *online* e de bancos de dados do REDCap
Rand Health https://www.rand.org/health-care/surveys_tools.html	Inclui pesquisas projetadas para avaliar a saúde dos pacientes, rastrear condições de saúde mental e medir a qualidade do cuidado e a qualidade de vida

Adaptada com permissão de Anita Stewart, PhD.

■ PASSOS RECOMENDADOS PARA A SELEÇÃO E ADAPTAÇÃO DAS MEDIDAS

O passo a passo a seguir pode ser utilizado para selecionar, revisar e adaptar medidas de autorrelato para inclusão em um novo estudo. Esses procedimentos podem ser aplicados a cada variável ou construto a ser medido, seja ele um preditor, um desfecho ou um potencial confundidor. O objetivo é avaliar os pontos fortes e fracos dos instrumentos existentes para coleta de dados a fim de responder à questão de pesquisa na população-alvo.

Etapa 1: Definir as variáveis ou construtos

Crie uma lista das variáveis ou construtos relevantes que você deseja medir. Considere escrever uma definição breve para cada variável e avalie se quaisquer variáveis mais complexas podem possuir mais de uma dimensão subjacente ou "subconstruto" que deve ser medido de maneira separada.

Etapa 2: Compilar medidas existentes

Reúna conjuntos de questões ou instrumentos disponíveis para medir cada variável ou construto. Inicie coletando instrumentos de outros estudos que investigaram os mesmos fenômenos de interesse e pesquisando em repositórios comuns (ver Tabela 17.1). Compile quaisquer publicações originais e subsequentes que forneçam informações sobre o desenvolvimento de cada medida. Quando houver várias alternativas, crie uma pasta com as questões e instrumentos candidatos para cada variável.

Etapa 3: Revisar os conceitos subjacentes

Para cada medida, revise como o conceito a ser medido é definido, incluindo conceitos mais específicos abordados em quaisquer domínios ou subescalas. Considere o quanto essas definições se alinham com o que você pretende medir em seu estudo, baseando-se em uma revisão das instruções da medida, dos enunciados dos itens e das escalas de resposta.

Etapa 4: Examinar a construção da escala e a interpretabilidade da pontuação

Analise o intervalo de pontuações que cada medida foi projetada para produzir e a direção da pontuação (p. ex., o que significa uma pontuação alta *versus* uma pontuação baixa). Avalie se o valor numérico da pontuação da medida é intuitivamente compreensível. Investigue quaisquer métodos especiais que foram utilizados para desenvolver a escala da medida (p. ex., análise fatorial). Verifique se há um manual ou guia do usuário disponível para orientar na geração de pontuações a partir da medida.

Etapa 5: Revisar métodos de administração e populações-alvo usados anteriormente

Verifique se a medida foi desenvolvida ou testada em um grupo que se assemelha à sua população-alvo; caso contrário, determine onde as diferenças podem ser relevantes. Analise os métodos anteriores de aplicação dessa medida (autoadministrados ou conduzidos por entrevistadores, presencialmente ou por telefone, etc.) e avalie se alterações podem ser necessárias para o seu estudo. Se forem necessárias traduções, verifique se já existe uma versão no(s) idioma(s) de interesse.

Etapa 6: Revisar as características psicométricas

Para instrumentos projetados para avaliar construtos complexos, revise as informações sobre o desempenho em respondentes semelhantes à sua população-alvo. Essas informações, também conhecidas como **características psicométricas** de uma medida (Tabela 17.2), podem indicar se é provável que essa medida produzirá informações confiáveis, úteis e relevantes. Questionários e outras medidas autorrelatadas podem ser avaliados em termos de **variabilidade** (se produzem uma faixa adequada de respostas), **confiabilidade** (se reproduzem respostas consistentes nas mesmas condições), **validade** (se representam adequadamente os fenômenos subjacentes que pretendem medir) e **sensibilidade à mudança** (Capítulo 4).

TABELA 17.2 Propriedades psicométricas comuns de medidas autorrelatadas

Variabilidade	A avaliação inicial da variabilidade dos escores pode confirmar se uma medida autorrelatada produz uma distribuição adequada de respostas. Se as respostas apresentarem uma distribuição muito assimétrica, que pode resultar em efeitos de "teto" ou "chão", pode ser difícil detectar diferenças entre subgrupos ou mudanças em resposta às intervenções.
Confiabilidade teste-reteste	Uma medida autorrelatada deveria produzir sempre respostas iguais ou semelhantes se repetida após um intervalo de tempo suficientemente curto para que não ocorram mudanças subjacentes na característica de interesse, porém suficientemente longo para que os respondentes não lembrem de suas respostas iniciais. Uma forte correlação entre a avaliação inicial e a repetição indica uma maior confiabilidade teste-reteste, sugerindo que as respostas à medida são reprodutíveis se administradas sob as mesmas condições.
Validade	As evidências da validade de uma medida geralmente começam com a validade aparente, que é o julgamento subjetivo, porém importante, de que um item de fato avalia as características de interesse. Por exemplo, um novo instrumento projetado para medir a capacidade funcional relacionada à visão deveria incluir questões que têm validade aparente para pessoas com distúrbios visuais comuns ("Você consegue ler um jornal sem usar óculos ou lentes de contato?"). Em seguida, são exploradas a validade de conteúdo e a validade de construto, quando se avalia se as respostas ao questionário se correlacionam com outras medidas de construtos que se sobrepõem a ele. Por exemplo, os pesquisadores podem demonstrar que os escores de uma nova medida se correlacionam com os escores de outras medidas já existentes de construtos semelhantes (validade convergente) e que não se correlacionam com outras medidas de construtos diferentes (validade divergente).
Sensibilidade à mudança	Se o objetivo de um estudo for medir a mudança, então a capacidade de resposta de uma medida pode ser avaliada se ela for administrada a participantes antes e após eles receberem intervenções consideradas eficazes. Por exemplo, os escores de um questionário que avalia a capacidade funcional relacionada à visão (como a capacidade de dirigir à noite) podem ser examinados antes e após a cirurgia de catarata. Esperaria-se que aqueles que tiveram melhora na acuidade visual após a cirurgia de catarata (p. ex., saindo de 20/60 para 20/30) também demonstrariam melhora nos escores do questionário (e aqueles que não tiveram melhora na acuidade visual não demonstrariam essa melhora nos escores).
Menor diferença clinicamente importante	Para medidas que geram escores numéricos e são projetadas para servirem como medidas de desfecho, pode ser útil determinar a menor diferença clinicamente importante no escore que corresponde a uma melhora (ou piora) relevante no desfecho. Por exemplo, em um questionário projetado para avaliar a capacidade funcional relacionada à visão, a menor diferença clinicamente importante poderia ser a magnitude da mudança no escore que corresponde a outro padrão aceito para medir o sucesso do tratamento (como a satisfação geral dos participantes com a mudança em sua visão após a cirurgia de catarata ou o seu relato de que fariam a cirurgia novamente).

Etapa 7: Revisar e encurtar o conjunto de instrumentos

Resista à tentação de incluir medidas adicionais "para a eventualidade" de produzirem dados interessantes. Entrevistas, questionários e exames longos podem cansar os respondentes e, assim, reduzir a acurácia e a reprodutibilidade de suas respostas. Questões que não são essenciais para responder a questão de pesquisa principal aumentam o nível de esforço envolvido para obter, inserir, limpar e analisar os dados. Uma boa máxima para decidir quais itens incluir é: **se houver dúvida, deixe de fora** (no inglês, *when in doubt, leave it out*).

Etapa 8: Pré-testar os instrumentos

Quando possível, realize pré-testes administrando os instrumentos a uma pequena amostra de pessoas semelhantes à sua população-alvo. O pré-teste pode fornecer informações valiosas sobre o tempo necessário para administrar as medidas de autorrelato, especialmente se as medidas forem novas ou estiverem sendo usadas em uma população nova. Após o pré-teste, considere modificar itens que produzem respostas faltantes ou confusas e melhorar as instruções e a formatação dos instrumentos. Para medidas-chave, pode ser necessário realizar um pré-teste de larga escala para confirmar que cada questão ou escala produz uma faixa adequada de respostas, assim como para avaliar outras características psicométricas.

■ AVALIANDO MEDIDAS PARA POPULAÇÕES DIVERSAS

Muitas medidas de autorrelato são desenvolvidas e testadas em grupos dominantes, com elevada escolaridade. Como resultado, há uma escassez de informações sobre a adequação, confiabilidade, validade ou responsividade dessas medidas em outras populações.

Vieses nas respostas a medidas de autorrelato podem surgir de diferenças culturais na percepção do significado dos conceitos, na forma como os participantes processam cognitivamente as questões ou em sua familiaridade com métodos comuns de coleta de dados (12). Por exemplo, em um estudo sobre depressão entre adultos de diferentes etnias, as respostas às questões podem ser influenciadas por diferenças nas normas culturais sobre como expressar sentimentos negativos, no nível de conforto dos participantes ao serem entrevistados por estranhos a respeito de seu bem-estar emocional e nas nuances do significado da palavra "depressão" em outros idiomas.

Ao adaptar uma medida para uso em uma nova população, os pesquisadores podem precisar avaliar a **adequação conceitual** dessa medida nessa nova população – ou seja, se o conceito subjacente à medida ainda é relevante, significativo ou aceitável para esse novo grupo. Também pode ser necessário confirmar a **equivalência conceitual** da medida entre os grupos, isto é, se o conceito que está sendo medido é fundamentalmente o mesmo em um grupo cultural comparado a outro (13). Itens específicos podem precisar ser retestados se eles dependerem de suposições culturais que podem não ser aplicáveis aos membros do grupo-alvo.

A **adequação psicométrica** da medida também pode precisar ser reavaliada para confirmar que ela ainda produz dados confiáveis e válidos em um novo grupo cultural. Embora isso possa demandar mais tempo e esforço, pode ajudar a garantir que as medidas estejam adequadas para uso em todos os grupos em estudo. Se os pesquisadores planejam usar uma medida para estabelecer comparações entre grupos culturais, então eles devem se sentir confiantes de que a medida tem **equivalência psicométrica** entre os grupos. Caso contrário, quaisquer diferenças nos escores derivados da medida podem simplesmente refletir diferenças nas características de desempenho das medidas entre esses grupos.

■ ADMINISTRANDO AS MEDIDAS

Plataformas de administração

Medidas de autorrelato podem ser aplicadas por meio de uma ampla variedade de plataformas. Os participantes têm a opção de preencher questionários em papel ou digitalmente através de tablets ou estações de trabalho durante suas visitas ao estudo. Alternativamente, eles podem acessar o questionário por meio de um *link* disponibilizado no *site* do estudo ou enviado por e-mail. Há também a opção de preencher e devolver diários ou formulários impressos, enviando-os de volta através de envelopes pré-selados.

Os questionários enviados por e-mail ou disponibilizados on-line trazem uma série de vantagens em comparação aos administrados em papel. Em primeiro lugar, as respostas podem ser diretamente integradas a um banco de dados eletrônico do estudo, eliminando gastos e evitando possíveis erros associados à transcrição de dados de formulários físicos (14). Além disso, as respostas podem ser verificadas automaticamente quanto a dados faltantes ou fora do intervalo adequado, com a identificação imediata aos respondentes sobre possíveis erros e o aceite das respostas apenas após a devida correção. *Softwares* de formulários eletrônicos podem ser programados para enviar lembretes aos participantes que não concluírem as medidas dentro de um período especificado, bem como para alertar a equipe de pesquisa quando as respostas estiverem incompletas.

No entanto, **as medidas enviadas por e-mail ou disponibilizadas *online* não são acessíveis para indivíduos que não têm acesso à internet ou a dispositivos eletrônicos**. Isso pode resultar em um arrolamento ou acompanhamento menor em populações em que o uso de tecnologias de comunicação digital é menos comum, como entre idosos e participantes em situação de vulnerabilidade econômica. Em tais casos, os pesquisadores podem precisar fornecer ou emprestar dispositivos eletrônicos portáteis aos participantes durante a realização do estudo, ou convidá-los a visitar um local específico para preencher as medidas.

Uma medida de autorrelato projetada para uma determinada plataforma de administração, como papel, pode precisar de reformatação caso seja aplicada em outra, como *online*. Em papel, as medidas devem apresentar questões com espaçamento adequado e opções de resposta em uma fonte grande e de fácil leitura, como letras pretas em fundo branco. Para medidas *online*, os pesquisadores devem considerar o tipo de dispositivo que será utilizado, garantindo que os itens sejam formatados para o tamanho da tela do respondente. Os participantes podem perder opções de resposta relevantes caso estas sejam cortadas da visualização ou exijam rolagem excessiva.

Autoadministração *versus* administração por um entrevistador

As **medidas autoadministradas** (ou administradas pelo participante) são uma **maneira eficiente e uniforme de fazer perguntas simples**, como aquelas sobre informações demográficas básicas. Elas tendem a exigir menos tempo da equipe de pesquisa, especialmente se os dados forem capturados eletronicamente e não precisarem ser inseridos em um banco de dados posteriormente. Elas também podem evocar respostas mais honestas para questões potencialmente sensíveis, como aquelas sobre sintomas ou comportamentos associados ao estigma social.

Por outro lado, **medidas administradas por entrevistadores são melhores para coletar respostas para perguntas complexas** que exigem explicação ou instruções mais detalhadas. Os entrevistadores também podem ser necessários quando os participantes têm habilidades variáveis para ler e compreender as questões, ou quando os pesquisadores desejam confirmar em tempo real que as respostas dos participantes estão completas. No entanto, a administração de medidas por entrevistadores é mais custosa e demorada. Além disso, as respostas podem ser influenciadas pela relação entre o entrevistador e o entrevistado, e são inevitavelmente administradas de maneira um pouco diferente a cada vez, devido a pequenas variações na forma como o entrevistador apresenta as questões ou opções de resposta.

Ambas as abordagens, autoadministradas e administradas por entrevistador, estão suscetíveis a erros causados por falhas na memória do entrevistado. Ambas também são afetadas pela tendência do entrevistado em dar respostas socialmente aceitáveis, embora isso possa ser mais pronunciado para medidas administradas por entrevistadores, onde os entrevistados respondem diretamente aos pesquisadores.

Uma alternativa à administração de medidas por entrevistadores é permitir que os participantes completem as medidas por conta própria, mas solicitar que façam isso durante as visitas ao estudo, em que a equipe de pesquisa está presente. A administração de medidas durante uma visita ao estudo permite que os pesquisadores expliquem as instruções antes de os participantes começarem a responder as questões. Os questionários também podem ser enviados antecipadamente a uma visita, com as respostas sendo verificadas quanto à sua completude antes de os participantes saírem.

Abordagens de entrevista

Para medidas administradas por entrevistadores, a habilidade do entrevistador pode ter um impacto substancial na qualidade das respostas. A padronização na abordagem da entrevista, tanto nas perguntas feitas quanto na postura não verbal, é fundamental para maximizar a reprodutibilidade dos resultados. **Os entrevistadores, por sua vez, devem ter o cuidado de não introduzir seus próprios vieses nas respostas, seja pela alteração das palavras ou pelo tom de voz utilizado.** Para que o entrevistador consiga ler confortavelmente as questões de forma literal, a entrevista deve ser escrita em uma linguagem que se assemelhe à fala comum. Perguntas que soam artificiais ou rebuscadas quando ditas em voz alta incentivarão os entrevistadores a improvisarem suas próprias maneiras, mais naturais, porém menos padronizadas, de fazê-las.

Às vezes, é necessário que os entrevistadores deem seguimento às respostas dos entrevistados para incentivá-los a fornecer respostas mais apropriadas ou para esclarecer o significado das respostas. Esse processo de "sondagem" também pode ser padronizado escrevendo frases padrão nas margens ou abaixo do texto de cada questão. Para uma pergunta sobre quantas xícaras de café os entrevistados bebem em um dia típico, alguns entrevistados podem responder: "Não tenho certeza; é diferente de um dia para o outro". O instrumento poderia incluir a seguinte sondagem de acompanhamento: "Faça o melhor que puder; conte-me quantas você bebe em um dia típico."

As entrevistas podem ser conduzidas pessoalmente, por videoconferência ou por telefone. No entanto, entrevistas presenciais podem ser mais apropriadas se o estudo requerer a observação direta dos participantes para coletar outros dados, bem como para participantes que não usam ou não conseguem usar telefones.

■ ESTRATÉGIAS ALTERNATIVAS DE MEDIÇÃO

Os instrumentos que avaliam parâmetros fisiológicos e os ensaios biológicos podem ser alternativas aos instrumentos de autorrelato para a avaliação de certas condições e exposições comuns. Por exemplo, acelerômetros portáteis, usados na medição direta da atividade física, permitem uma estimativa mais objetiva e precisa da quantidade total e dos padrões de atividade física e gasto energético, em comparação com questionários (15). De maneira semelhante, a actigrafia e outros sensores usados durante o sono fornecem uma avaliação mais precisa da duração e das interrupções do sono do que os diários de sono baseados em autorrelato (16). É importante que os pesquisadores fiquem atentos às novas tecnologias que possam medir características anteriormente avaliadas apenas por autorrelato.

Por outro lado, frequentemente as medidas de autorrelato fornecem informações singulares ou complementares que não podem ser substituídas por dados fisiológicos ou laboratoriais. Por exemplo, em um estudo sobre insônia, pode ser relevante registrar as percepções dos participantes a respeito da qualidade do seu sono ou o impacto da sonolência diurna, mesmo que a actigrafia proporcione uma medida objetiva da duração ou interrupção do sono. Ainda mais importante, algumas condições de saúde, como o transtorno de ansiedade generalizada ou a síndrome do intestino irritável, são essencialmente definidas pela percepção do paciente em relação aos seus sintomas. Nesses casos, os instrumentos de autorrelato oferecem a melhor – se não a única – medida das experiências dos participantes.

■ RESUMO

1. A **validade dos resultados de um estudo** muitas vezes depende da qualidade e adequação dos dados autorrelatados coletados por questionário, diário ou entrevista.
2. As questões utilizadas em medidas de autorrelato devem ser **claras, simples, neutras e apropriadas** para a população-alvo. Elas devem ser examinadas a partir do ponto de vista dos participantes, buscando termos ambíguos e armadilhas como questões que fazem duas perguntas em uma só, pressupostos ocultos, opções de resposta que não correspondem à pergunta e jargões médicos.
3. Para medir variáveis abstratas como atitudes ou situação de saúde, **as questões podem ser combinadas em escalas de múltiplos itens**, desde que elas meçam uma única característica e que as respostas sejam consistentes internamente.

4. Um pesquisador deve **buscar instrumentos existentes** que provavelmente produzirão resultados válidos e confiáveis entre seus participantes-alvo.
5. **Para desenvolver uma nova medida é preciso começar esclarecendo os conceitos, revisando medidas existentes e gerando itens potenciais** para pré-teste e aprimoramento subsequente. Os itens mais promissores devem passar por uma revisão crítica por pares, seguida por mais pré-testes, revisão e avaliação.
6. **Os instrumentos usados em um estudo devem ser pré-testados**; o tempo necessário para administrá-los deve ser avaliado antes do início do estudo.
7. Medidas projetadas para uma população-alvo específica podem não ser apropriadas para respondentes de diferentes origens culturais.
8. Em comparação com os questionários administrados por entrevistadores, os **autoadministrados** são **mais econômicos e fáceis de padronizar**; a privacidade adicional pode aumentar a validade. A administração por entrevistador pode promover respostas mais completas e esclarecer a compreensão dos entrevistados sobre as medidas.
9. A administração eletrônica ou *online* de instrumentos pode aumentar a eficiência de um estudo e a acurácia dos dados coletados, mas requer que os entrevistados tenham acesso à comunicação digital.
10. **As questões usadas em medidas de autorrelato devem ser fáceis de ler, e as questões administradas por entrevistador devem ser confortáveis para ler em voz alta**. As medidas devem ser formatadas para a plataforma de administração esperada.

REFERÊNCIAS

1. McDowell I. *Measuring Health: A Guide to Rating Scales and Questionnaires*. 3rd ed. Oxford University Press; 2006.
2. Streiner DL, Norman GR. *Health Measurement Scales: A Practical Guide to Their Development and Use*. 4th ed. Oxford University Press; 2009.
3. Bland JM, Altman DG. Cronbach's alpha. *Br Med J*. 1997;314:572.
4. Food and Drug Administration. Guidance for Industry and Food and Drug Administration Staff: Clinical Investigations of Devices Indicated for the Treatment of Urinary Incontinence. March 2011. FDA-2008-D-0457.
5. Food and Drug Administration. Guidance for Industry: Patient-Reported Outcome Measures: Use in Medical Product Development to Support Labeling Claims; 2009.
6. Santoro N, Sherman S. *New Interventions for Menopausal Symptoms Meeting Summary*. National Institutes of Health; 2007.
7. Huang AJ, Luft J, Grady D, et al. The day-to-day impact of urogenital aging: perspectives from racially/ethnically diverse women. *J Gen Intern Med*. 2010; 25(1):45-51.
8. Huang AJ, Gregorich SE, Kuppermann M, et al. Day-to-day impact of vaginal aging questionnaire: a multidimensional measure of the impact of vaginal symptoms on functioning and well-being in postmenopausal women. *Menopause*. 2015; 22(2):144-154.
9. Hunter MM, Guthrie KA, Larson JC, et al. Convergent-divergent validity and correlates of the day-to-day impact of vaginal aging domain scales in the MsFLASH vaginal health trial. *J Sex Med*. 2020;17(1):117-125.
10. Gibson CJ, Huang AJ, Larson JC, et al. Patient-centered change in the day-to-day impact of postmenopausal vaginal symptoms: results from a multicenter randomized trial. *Am J Obst Gynecol* 2020;223(1):99.e1-99.e9.
11. Toivonen K, Santos-Iglesias P, Walker LM. Impact of vulvovaginal symptoms in women diagnosed with cancer: a psychometric evaluation of the day-to-day impact of vaginal aging questionnaire. *J Women Health (Larchmt)*. 2021;30(8):1192-1203.
12. Sanchez A, Hidalgo B, Rosario AM, Artiles L, Stewart AL, and Nápoles A. Applying self-report measures in minority health and health disparities research. In: Dankwa-Mullan I, Pérez-Stable EJ, Gardner KL, Zhang X, and Rosario AM, Eds. *The Science of Health Disparities Research*. 1st ed. John Wiley & Sons, Inc. 2021;153-169.
13. Stewart AL, Thrasher AD, Goldberg J, and Shea JA. A framework for understanding modifications to measures for diverse populations. *J Aging Health*. 2012;24(6):992-1017.
14. Dillman DA, Smyth JD, Christian LM. *Internet, Mail, and Mixed-Mode Surveys: The Tailored Design Method*. 3rd ed. Wiley, 2008.
15. Mackey DC, Manini TM, Schoeller DA, et al. Validation of an armband to measure daily energy expenditure in older adults. *J Gerontol Ser A Biol Sci Med Sci*. 2011;66:1108-1113.
16. Girshik J, Fritschi L, Heyworth J, Waters F. Validation of self-reported sleep against actigraphy. *J Epidemiol*. 2012;22:462-468.

APÊNDICE 17A
Exercícios para o Capítulo 17. Delineamento, seleção e administração de medidas autorrelatadas

1. Como parte de um estudo sobre álcool e força muscular, um pesquisador planeja usar o seguinte item em uma medida de autorrelato para determinar o uso atual de álcool: "Quantas doses de cerveja, vinho ou destilados você consome por dia?"
   Marque um dos círculos a seguir.
   ○ 0
   ○ 1 a 2
   ○ 3 a 4
   ○ 5 a 6
   Descreva brevemente pelo menos dois problemas com esse item.
2. Escreva uma série de perguntas para uma medida de autorrelato que avalie melhor o uso atual de álcool.
3. Em um estudo observacional com jovens adultos, você deseja coletar informações sobre comportamentos que podem colocar os participantes em risco de infecções sexualmente transmissíveis. Comente sobre as vantagens e desvantagens de avaliar a frequência de relações sexuais desprotegidas usando um questionário de autorrelato, um questionário administrado por um entrevistador ou um diário em que os participantes registram as datas e o contexto da atividade sexual.
4. Você está planejando um estudo sobre um programa comunitário de exercícios físicos para idosos de baixa renda com dor lombar crônica e gostaria de avaliar o impacto deste programa na capacidade funcional relacionada à dor e na qualidade de vida. Pesquisando na literatura, você descobre que outro pesquisador desenvolveu recentemente uma medida de autorrelato estruturada de 10 itens, o questionário "Impacto da Dor Lombar Crônica " (IDLC), que foi projetado para gerar uma pontuação total de 0 (impacto mínimo) a 40 (impacto mais grave). Você revisa a publicação sobre essa medida para avaliar se ela pode ser apropriada para uso em sua pesquisa. Quais problemas potenciais são sugeridos pelas seguintes informações publicadas sobre essa medida?
   4a. A medida IDLC foi desenvolvida por um cirurgião ortopédico que avaliou suas propriedades entre pacientes atendidos em uma clínica privada.
   4b. Em uma amostra de pacientes que buscavam consulta sobre tratamento cirúrgico para dor lombar, a média (± desvio-padrão) da pontuação IDLC foi de 10 ± 6, com uma variação de 4 a 24.
   4c. O alfa de Cronbach para consistência interna desse questionário é de 0,59
   4d. Em uma amostra de respondentes que também responderam a uma medida diferente, bem estabelecida e mais genérica, sobre a gravidade e impacto da dor, o Inventário Breve de Dor (BPI, do inglês *Brief Pain Inventory*), não foi encontrada correlação entre as pontuações do IDLC e do BPI.

CAPÍTULO 18

Implementação do estudo e controle de qualidade

Deborah G. Grady e Alison J. Huang

A maior parte deste livro trata do delineamento. Neste capítulo, nos concentraremos na implementação do estudo e no **controle de qualidade**. Todos os estudos de pesquisa clínica apresentam desafios na sua implementação, mas aqueles que envolvem o recrutamento direto de participantes para a coleta de dados são os mais complicados de implementar. Para esses, mesmo os melhores projetos de pesquisa, cuidadosamente delineados no papel, podem, na prática, funcionar de modo muito diferente do esperado. Pode não haver pessoal técnico disponível com a capacitação adequada, a área física pode não ser a ideal, os participantes podem não estar muito dispostos a ingressar no estudo, o seguimento pode ser mais difícil do que o antecipado, as intervenções podem ser mal toleradas e as aferições podem ser de difícil execução. As conclusões de um estudo bem delineado podem ser comprometidas pela ignorância, falta de cuidado, falta de treinamento e de **padronização**, e por outros problemas na finalização e na implementação do protocolo.

A implementação bem-sucedida inicia quando se **reúnem os recursos necessários para o estudo**, incluindo o espaço físico, os equipamentos, a equipe de pesquisa e os processos de gerenciamento financeiro. A tarefa seguinte é **finalizar o protocolo realizando pré-testes dos mecanismos de recrutamento, procedimentos de aferição e planos de intervenção**, quando aplicável, para evitar a necessidade de revisões no protocolo após o início da coleta de dados. **Instruções detalhadas para os procedimentos do estudo devem ser registradas por escrito** em um **manual de operações**, que pode precisar ser atualizado após o estudo iniciar. O estudo então é conduzido por meio de uma **abordagem sistemática para o controle de qualidade** da coleta e do gerenciamento de dados.

A maioria das estratégias descritas neste capítulo é voltada para estudos de um único centro conduzidos por uma equipe de pesquisa pequena. Mas muitas dessas estratégias também se aplicam a estudos de grande porte, com grandes equipes de pesquisa distribuídas em múltiplos centros e lideradas por um grande número de pesquisadores.

■ PRIMEIROS PASSOS
Iniciando o estudo

No início do estudo, o **pesquisador principal** e a equipe devem passar por treinamentos sobre o protocolo, finalizar o orçamento, desenvolver e assinar os contratos necessários, definir os cargos da equipe, contratar e treinar o pessoal, identificar e equipar o espaço físico, obter aprovação pelo Comitê de Ética em Pesquisa (CEP), adquirir materiais, redigir o manual de operações, desenvolver e testar os formulários de coleta de dados e o banco de dados e planejar as estratégias e os materiais para recrutamento dos participantes. Esse período de **início do estudo**, que ocorre antes do arrolamento do primeiro participante, requer um esforço concentrado. Tempo e planejamento adequados para o início do estudo são fundamentais para conduzir uma pesquisa de alta qualidade – muitas vezes exigindo vários meses de trabalho.

Equipe de pesquisa

As equipes de pesquisa variam de tamanho desde apenas o pesquisador e um assistente em tempo parcial até centenas de profissionais em tempo integral; porém, independentemente da composição da equipe, as atividades a serem realizadas são semelhantes, mesmo se apenas uma pessoa desempenhar diversos dos papéis. O pesquisador principal deve garantir que cada uma das funções descritas na Tabela 18.1 seja realizada. Alguns membros da equipe, como os gerentes financeiros e de recursos humanos, geralmente são empregados pela instituição do pesquisador para fornecer suporte a todos os pesquisadores e às equipes de uma determinada unidade.

Após definir o número de membros da equipe e a distribuição das tarefas, os próximos passos são colaborar com um administrador do departamento para elaborar e divulgar descrições de cargos e, então, avaliar as respostas e entrevistar os candidatos. Contratar a equipe de pesquisa pode ser um desafio, pois nem todas as funções envolvem treinamento formal e as habilidades necessárias podem variar entre os estudos. A posição crucial de diretor de projeto, responsável pelo gerenciamento diário das atividades do estudo, pode ser ocupada por profissionais com formação em enfermagem,

TABELA 18.1 Funções dos membros de uma equipe de pesquisa

CARGO	FUNÇÃO	COMENTÁRIO
Pesquisador principal	Responsável, em última instância, pelo delineamento, pelo financiamento, pela formação da equipe, pela condução, pela qualidade do estudo, pela segurança dos participantes, bem como pelo relato dos resultados	
Diretor de projeto/coordenador da clínica	Responsável pelo gerenciamento da rotina diária de todas as atividades relacionadas ao estudo	Deve ser experiente, responsável, meticuloso, com fortes habilidades interpessoais e organizacionais
Coordenador de recrutamento	Assegura que o número desejado de participantes elegíveis seja arrolado	Deve ter experiência em lidar com uma série de técnicas de recrutamento
Coordenador de pesquisa clínica/equipe técnica da clínica	Realizam os procedimentos para as visitas do estudo e as medições	Podem precisar de licenças ou certificações especiais para realizar o exame físico ou para outros procedimentos especializados
Pesquisador clínico associado	Monitora as atividades de um centro do estudo (especialmente em estudos multicêntricos)	Realiza visitas aos centros do estudo e revisa os documentos para assegurar o progresso adequado, a adesão às normas regulatórias e os procedimentos de registro das atividades do estudo
Gerente de assuntos regulatórios/coordenador do controle de qualidade	Processa/submete os documentos necessários aos Comitês de Ética em Pesquisa e às agências governamentais, assegurando adesão aos procedimentos previstos e ao cronograma; responsável por garantir que toda a equipe siga os procedimentos operacionais padrão (POPs) e por monitorar o controle de qualidade	Faz as submissões e assegura a manutenção das aprovações do CEP e das agências regulatórias; observa os procedimentos do estudo para garantir a adesão aos POPs; pode supervisionar a auditoria por grupos externos, como a Food and Drug Administration.
Gerente de dados	Planeja, testa e implementa a entrada, a edição e o sistema de armazenamento de dados	Mantém e gerencia a limpeza constante dos dados, o relato dos dados e os sistemas de consulta (*query*)/edição de dados
Programador/analista	Produz relatórios que descrevem o recrutamento, a adesão e o controle de qualidade e realiza as análises de dados	Trabalha sob a supervisão do pesquisador principal e do estatístico
Estatístico	Colabora no delineamento do estudo, estima o tamanho de amostra e o poder estatístico, elabora o plano de análises e as diretrizes para o monitoramento dos dados e da segurança e interpreta os achados	Está envolvido no delineamento, na implementação do estudo, no monitoramento interino, nas análises dos dados e na apresentação dos resultados
Assistente administrativo	Dá apoio secretarial e administrativo, agenda as reuniões, etc.	
Administrador financeiro	Prepara o orçamento e administra os gastos	Prepara projeções para ajudar na gerência do orçamento
Administrador de recursos humanos	Auxilia na preparação das descrições de cargos e funções e na contratação e avaliação de pessoal	Auxilia na administração de questões e problemas relacionados à equipe de pesquisa

farmácia, saúde pública, análises clínicas ou pesquisa farmacêutica. As tarefas desse cargo podem variar significativamente. Outra função importante é a de coordenador de pesquisa clínica, que realiza procedimentos rotineiros do estudo e efetua as aferições. Esse profissional, que tem o maior contato com os participantes do estudo, torna-se o "rosto" do projeto. Para garantir níveis ideais de recrutamento e retenção, o coordenador de pesquisa clínica deve estabelecer um bom relacionamento com os participantes e atender adequadamente às suas necessidades. Muitas instituições oferecem programas de treinamento e certificação para a equipe de pesquisa, incluindo coordenadores de pesquisa clínica.

Embora a maioria das instituições tenha métodos formais para anunciar vagas de emprego, outros caminhos, como listagens *online* de vagas, mídias sociais/Linkedin, etc., podem ser úteis. A forma mais segura é procurar pessoas com competência comprovada, por exemplo, alguém que trabalhou para um colega seu cujo projeto já esteja concluído. Algumas instituições oferecem para seus pesquisadores um grupo de coordenadores de pesquisa experientes e outros profissionais que podem ser contratados em tempo parcial.

Liderança e formação da equipe

A qualidade de um estudo inicia pela **integridade e capacidade de liderança do pesquisador principal**, que deve assegurar que toda a equipe seja treinada adequadamente e certificada para realizar suas funções. Ele deve transmitir a mensagem de que a proteção dos participantes da pesquisa, a manutenção da privacidade, a completude e acurácia dos dados e a apresentação adequada dos achados são de fundamental importância. Embora ele não tenha como monitorar cada medição feita por sua equipe, pode construir uma noção de que está a par de todas as atividades relacionadas ao estudo e de que se importa muito com a proteção dos participantes e com a qualidade dos dados; se fizer isso bem, o resto da equipe irá agir da mesma forma. Um bom líder sabe delegar responsabilidades e, ao mesmo tempo, constrói um sistema de supervisão que assegura um controle adequado do estudo.

Desde o início do planejamento do estudo, o pesquisador deve promover **reuniões regulares com todos os membros da equipe de pesquisa**. A pauta dessas reuniões deve ser distribuída antecipadamente, incluindo relatórios sobre o progresso elaborados pelos responsáveis por áreas específicas do projeto. Esses encontros fornecem oportunidades para identificar e resolver problemas, além de envolver toda a equipe no desenvolvimento e condução da pesquisa. Para aprimorar essas reuniões, é interessante incluir discussões científicas e atualizações relacionadas aos achados preliminares do projeto. As reuniões regulares de equipe são uma excelente maneira de estabelecer camaradagem, motivar os membros e cultivar o interesse pelos objetivos do estudo. Além disso, oferecem oportunidades de aprendizado e treinamento no trabalho.

Os pesquisadores podem precisar complementar as reuniões de equipe com encontros individuais periódicos, permitindo que os membros da equipe expressem preocupações e sugestões para melhorar os processos do estudo quando não se sentem à vontade para abordar esses tópicos em reuniões em grupo. O *feedback* aos membros da equipe deve ser fornecido *individualmente*, evitando exposições desnecessárias em encontros coletivos. Realizar reuniões individuais com os membros da equipe de pesquisa demanda tempo e energia, mas é uma atividade crucial, já que o pesquisador atua simultaneamente como líder de equipe e empregador.

Muitas instituições de pesquisa fornecem uma ampla gama de **recursos para apoiar na condução da pesquisa clínica**, como serviços de gerenciamento de bancos de dados, serviços profissionais de recrutamento, laboratórios centrais onde é possível realizar medições especializadas, analistas com experiência em relação às exigências regulatórias e bibliotecas de formulários e documentos para o estudo. Em uma grande instituição, pode não ser óbvio como acessar essa infraestrutura; por isso, os pesquisadores devem se familiarizar com os recursos locais antes de tentar reinventar o processo.

Espaço físico e equipamentos

Algumas pesquisas clínicas envolvem atendimento de participantes em uma área destinada exclusivamente à pesquisa ou em espaços que também são usados para atendimentos clínicos. Outras se baseiam em plataformas remotas para coleta de dados, como sistemas interativos pela internet, intervenções pelo correio, atendimentos por telefone ou videoconferência, medições feitas no domicílio e sistemas de entrada de dados *online* ou por dispositivos móveis. Mesmo quando muitas das atividades do estudo se baseiam em plataformas remotas, a equipe precisa de espaço físico para fazer o trabalho de bastidores e para armazenar, organizar e processar os materiais do estudo.

Se for necessário **espaço físico** para os atendimentos ou procedimentos do estudo, ele deve ser acessível, esteticamente agradável, de custo adequado e suficiente. Quando não se assegura um espaço adequado cedo no processo de planejamento, pode haver maior dificuldade no arrolamento de participantes, baixa adesão às visitas do estudo, dados incompletos e equipe insatisfeita. O espaço para a pesquisa clínica deve ser de fácil localização para os participantes e ter estacionamento ou ser próximo a alternativas de transporte público. Deve também ser suficientemente espaçoso para acomodar o pessoal de pesquisa e o equipamento para as medições, bem como para armazenar os fármacos do estudo e os registros relacionados à pesquisa. Se o estudo envolver exame físico dos participantes, o local deverá assegurar privacidade e condições para lavagem das mãos. Se os participantes precisarem ir a outros locais para realizar exames (como o laboratório do hospital ou o serviço de radiologia), estes também deverão ser de fácil acesso.

Muitos estudos clínicos também requerem **equipamentos de uso exclusivo**, como computadores, equipamento de laboratório e dispositivos usados para o exame físico. As atividades relacionadas ao início de um novo estudo podem envolver a aquisição de equipamentos e a elaboração de um cronograma para sua manutenção, calibração e verificações de qualidade. Para itens de custo elevado, os pesquisadores devem alocar tempo para obter orçamentos de diferentes fornecedores, bem como as aprovações que podem ser necessárias de suas instituições.

Os pesquisadores podem achar mais conveniente usar **instalações centralizadas de pesquisa clínica**, se disponíveis, do que montar e equipar seu próprio espaço de pesquisa. No entanto, a maioria dos centros de pesquisa clínica cobra por seus serviços e tem um processo de submissão e revisão das propostas.

Orçamento do estudo

O financiamento adequado para conduzir o estudo é crucial. Na hora de submeter uma proposta para financiamento, o pesquisador principal já terá concluído a elaboração do orçamento, muito antes do início do estudo (Capítulo 20). A maioria das instituições de pesquisa dispõe de pessoal com experiência na elaboração de orçamentos (**administrador pré-financiamento**). Vale a pena conhecer bem esses profissionais, discutir antecipadamente as regulamentações relacionadas às diversas fontes de financiamento e **respeitar seus níveis de estresse em relação aos prazos**, cumprindo os objetivos do cronograma. O pesquisador principal deve considerar no seu planejamento as regras sobre como gastar os recursos, que variam dependendo da fonte do financiamento.

Às vezes, os pesquisadores não recebem o valor integral que solicitaram na proposta ou os custos estimados para algumas atividades da pesquisa podem mudar após concedido o financiamento. Em geral, o valor total concedido não poderá ser aumentado caso se descubra que o trabalho terá custo maior do que o previsto. Além disso, para transferir recursos entre diferentes categorias de gastos (p. ex., pessoal, equipamentos, materiais de consumo, viagens) ou para reduzir substancialmente o trabalho de pessoas-chave no estudo, é necessária aprovação da agência de financiamento. As instituições costumam ter funcionários cuja responsabilidade é assegurar que os fundos disponibilizados para um pesquisador por meio de auxílios e de contratos sejam gastos de forma correta. Esse **administrador pós-financiamento** deve preparar periodicamente relatórios financeiros e projeções que permitam ao pesquisador fazer o melhor uso possível dos recursos disponíveis durante a condução do estudo, assegurando que o orçamento não será extrapolado no final do projeto. Uma sobra de parte da verba do financiamento ao final do estudo pode ser algo positivo, pois as agências muitas vezes aprovam "**extensões sem custos**" que permitem o uso dessa sobra para completar ou estender o trabalho descrito no escopo da proposta.

O orçamento de um estudo financiado por uma indústria farmacêutica ou outra empresa privada geralmente faz parte de um contrato que inclui o protocolo da pesquisa e uma definição clara das tarefas a serem executadas pelo pesquisador e pela entidade financiadora. Contratos são documentos legais que obrigam o pesquisador e a instituição a realizar determinadas tarefas e, frequentemente, descrevem o cronograma e o valor a ser pago para o cumprimento de metas específicas, como atingir o recrutamento esperado e submeter relatórios sobre o andamento do estudo. Muitas vezes, é necessária assistência jurídica para elaborar esses contratos e garantir a proteção dos direitos de propriedade intelectual do pesquisador, o acesso aos dados e os direitos de publicação. Contudo, os advogados geralmente não estão familiarizados com as tarefas específicas necessárias para conduzir um determinado estudo. Portanto, é fundamental a participação do pesquisador, especialmente no que diz respeito ao escopo da pesquisa e às metas a serem alcançadas.

Plataformas para coleta de dados

Um passo crucial no planejamento de um estudo é a seleção dos métodos e plataformas mais adequados para a coleta de dados e intervenções da pesquisa. Nesse sentido, os pesquisadores devem equilibrar as exigências do rigor científico e precisão, com a conveniência e acessibilidade dos participantes, além do custo e carga de trabalho para a equipe do estudo. Atualmente, diversas medidas de pesquisa que antes requeriam avaliações presenciais dos participantes podem ser coletadas por meio de plataformas remotas, tais como questionários *online*, monitores e dispositivos eletrônicos vestíveis (*wearables*) ou exames por meio de sistemas de telessaúde ou videoconferência.

No entanto, os pesquisadores podem precisar investir tempo e esforço substanciais para desenvolver e testar os **procedimentos para coleta remota de dados**. Isso inclui tempo para preparar instruções detalhadas para orientar os participantes sobre como acessar plataformas remotas ou sobre como usar e devolver dispositivos emprestados, assim como procedimentos da equipe para assegurar a segurança e a qualidade dos dados coletados remotamente. Os pesquisadores podem também precisar elaborar procedimentos para o consentimento informado que atendam aos padrões regulatórios para documentação eletrônica, como, nos Estados Unidos, as normas 21 CFR Part 11 da FDA.

Às vezes, um contato presencial com os participantes já em uma etapa inicial pode ajudar a criar vínculo, especialmente em estudos que demandarão esforços extensos ao longo do tempo, mesmo se esse contato presencial não for necessário para a coleta de dados. Após encontrarem a equipe do estudo em uma avaliação presencial inicial, os participantes podem desenvolver uma conexão pessoal mais forte com a equipe ou um envolvimento maior no estudo; como resultado, terão maior tendência a completar as atividades subsequentes de seguimento, mesmo se elas não envolverem contato presencial com a equipe.

Aprovação pelo Comitê de Ética em Pesquisa da instituição

Na maioria dos estudos, os pesquisadores principais deverão obter aprovação do CEP para o protocolo do estudo, o formulário de consentimento informado e os materiais de recrutamento antes que se comece a recrutar os participantes (Capítulo 7). Todos os questionários, formulários de dados, *websites* do estudo ou outros materiais voltados aos participantes (frequentemente denominados em inglês "*participant facing materials*") geralmente precisam ser revisados pelo CEP antes de utilizados. Os pesquisadores devem estar familiarizados com as exigências de seu CEP local e com os prazos para obtenção da aprovação. A demora pode ser substancial, especialmente se os membros do CEP tiverem dúvidas ou acreditarem que os materiais precisam ser modificados antes de serem utilizados. Para evitar atrasos, os membros da equipe do estudo devem **contatar a equipe do CEP em uma etapa precoce** para discutir os procedimentos e planejar as decisões que poderão afetar os participantes do estudo.

Análise de cobertura

Muitos estudos incluem exames de imagem, testes em amostras de sangue e outros procedimentos que podem ser pagos pelo plano de saúde do participante, a não ser que tenham sido obtidos primariamente para fins de pesquisa. A maioria das instituições exige uma revisão independente dos estudos clínicos (denominada análise de cobertura) para **determinar se os procedimentos e serviços deveriam ser cobrados das seguradoras** ou deveriam ser pagos pelo financiador do estudo. Por exemplo, em estudos sobre novos fármacos para tratar câncer, a análise de cobertura iria definir se os exames de imagem para avaliar o desfecho principal de mudança no tamanho do tumor podem ser cobrados da seguradora do paciente.

Desenvolvendo o manual de operações e os formulários

O protocolo do estudo pode ser expandido, dando origem a um **manual de operações** que inclui o protocolo, informações sobre a organização do estudo e suas regras e uma versão detalhada da seção do protocolo referente à metodologia (Apêndice 18A). Ele especifica como recrutar e arrolar os participantes do estudo e descreve todas as atividades que ocorrem em cada visita. Por exemplo, em um ensaio clínico randomizado, o manual poderia incluir como será feita a randomização e o cegamento, como cada variável será medida, procedimentos de controle de qualidade, práticas de gerenciamento de dados, plano de análise estatística e plano para o monitoramento dos dados e da segurança (Capítulo 11). Também deve incluir uma lista ou quadro com todos os questionários e aferições que serão administrados no estudo, instruções sobre como contatar os participantes, realizar as entrevistas, preencher e codificar os formulários, entrar e editar os dados e coletar e processar as amostras biológicas.

Um manual de operações é **especialmente importante para projetos de pesquisa colaborativa** realizados em múltiplos locais ou quando o estudo será conduzido durante um longo período de tempo. Ele possibilita orientações consistentes para procedimentos independentemente de onde eles serão realizados ou se há grande rotatividade na equipe de pesquisa.

Mesmo quando um único pesquisador realiza todo o trabalho de um estudo, **as definições operacionais por escrito ajudam a reduzir a variação aleatória e as mudanças na técnica de aferição** ao longo do tempo. Elas também garantem ao pesquisador a oportunidade de pensar cuidadosamente sobre todos os detalhes operacionais do estudo. Frequentemente, durante o processo de redigir o manual de operações, os pesquisadores descobrem desafios logísticos que não haviam percebido anteriormente ou que será necessário modificar determinados procedimentos.

O modo como os formulários para coleta de dados são elaborados afeta a qualidade dos dados e o sucesso do estudo (Capítulo 19). Antes de o primeiro participante ser recrutado, **todos os formulários devem ser pré-testados**. Qualquer entrada de dados que envolver julgamento subjetivo precisa de uma definição operacional explícita que deve ser resumida no próprio formulário e descrita em mais detalhes no manual de operações. Pré-testar os formulários irá garantir que os seus significados ficarão claros e que serão de fácil utilização. Rotular cada página com a data em que foi preenchida ou com a data da visita, bem como com os números de identificação do participante e do membro da equipe que preencheu o formulário, ajuda a proteger a integridade dos dados. Devem-se pré-testar no início do estudo também os formulários *online*, os tablets e outros dispositivos móveis para coleta de dados. Orientações para o uso desses equipamentos devem ser incluídas no manual de operações.

Delineamento do banco de dados

Antes de iniciar o recrutamento de participantes, é fundamental desenvolver e testar o sistema de banco de dados que será utilizado para inserir, editar, armazenar, monitorar e analisar os dados coletados durante a pesquisa (Capítulo 19). Esse processo pode levar semanas ou até meses, mesmo após a contratação e treinamento dos profissionais que têm as habilidades necessárias para essas tarefas. Muitas instituições oferecem serviços de suporte para auxiliar os pesquisadores na criação de um sistema de banco de dados adequado. Em estudos de grande porte, os pesquisadores podem se beneficiar da contratação de serviços profissionais para o desenvolvimento e gerenciamento de bancos de dados, mas os recursos para isso devem ser previstos no orçamento. Para pesquisadores em início de carreira, é aconselhável buscar orientação e suporte com especialistas de confiança na própria instituição ou com orientadores experientes.

Muitos pesquisadores, ansiosos para iniciar seus estudos, acabam registrando os dados apenas em papel ou em *softwares* de planilhas eletrônicas, deixando de utilizar um programa específico para gerenciamento de bancos de dados. Embora essa abordagem possa parecer mais fácil a princípio, muitas vezes acaba demandando mais tempo e esforço do pesquisador posteriormente, na limpeza e análise dos dados. **Construir um banco de dados desde o início do estudo** traz diversas vantagens, dentre elas a oportunidade de considerar quais valores são aceitáveis para cada variável, e de impedir ou gerar alertas para valores fora dessa faixa, ilógicos ou faltantes. Sistemas de alta qualidade para inserção e gerenciamento de dados melhoram o controle de qualidade durante a coleta e entrada dos dados, além de reduzirem o tempo necessário para sua limpeza. Entretanto, a maior vantagem de usar um sistema de gerenciamento de dados é evitar descobrir tardiamente que um número grande de valores faltantes, fora da faixa ou ilógicos não poderá ser corrigido.

Recrutamento e retenção

O recrutamento em tempo apropriado é o aspecto mais difícil de muitos estudos. Tempo, equipe, recursos, financiamento e domínio técnico apropriados são essenciais e devem ser planejados muito antes de o estudo começar. É muito comum subestimar (e é raro hiperestimar) o tempo, o custo e os esforços necessários para alcançar as metas de recrutamento. Abordagens para recrutar o número desejado de participantes são descritas no Capítulo 3.

Durante o processo de recrutamento para um estudo, é importante **monitorar o sucesso das diferentes estratégias de recrutamento utilizadas**, levando em consideração o número de participantes elegíveis alcançados por cada estratégia e seu respectivo custo. Ao longo do estudo, os pesquisadores podem optar por interromper algumas das estratégias de recrutamento e redirecionar os recursos para novas abordagens. Em algumas situações, é útil questionar pessoas que se recusaram a participar do estudo, pois isso pode fornecer informações valiosas para orientar estratégias futuras de recrutamento.

Em estudos que envolvem acompanhamento prospectivo, planos bem elaborados para promover e monitorar a retenção dos participantes são igualmente importantes. Para **minimizar a perda de participantes** ao longo do seguimento, é fundamental elaborar um protocolo que planeje o contato frequente com os participantes, de forma a mantê-los engajados no estudo, sem sobrecarregá-los. Se os participantes receberem incentivos para concordar em participar do estudo, é importante oferecer incentivos adicionais para garantir sua participação no seguimento. Durante o andamento do estudo, se a retenção dos participantes for inferior à esperada, os pesquisadores podem precisar aumentar a frequência ou modificar o método de contato com os participantes, bem como as estratégias de incentivo ou até mesmo eliminar procedimentos que possam estar sobrecarregando os participantes.

Outras estratégias para **promover a retenção** incluem:

- Fornecer vales para estacionamento ou transporte, a fim de reduzir o ônus aos participantes relacionados às visitas ou procedimentos presenciais no seguimento
- Enviar periodicamente aos participantes informações sobre os resultados de suas aferições (p. ex., resultados dos testes de densidade óssea ou resumos de suas respostas aos questionários) para manter seu interesse
- Enviar, em nome do estudo, cartões de aniversário ou em outras datas comemorativas, ou boletins sobre os avanços que vêm ocorrendo na pesquisa
- Disponibilizar alimentos e bebidas durante visitas e procedimentos longos ou cansativos
- Desenvolver opções mais flexíveis para os horários de visita do estudo, como à noite ou nos finais de semana

■ FINALIZANDO O PROTOCOLO

Pré-testes, ensaios gerais e estudos-piloto

Para avaliar a factibilidade, eficiência e custo das metodologias de estudo, bem como a reprodutibilidade e acurácia das aferições e as taxas prováveis de recrutamento dos participantes, é comum realizar pré-testes, ensaios gerais e estudos-piloto. A natureza e intensidade dessas estratégias dependem do delineamento e das necessidades específicas de cada estudo. Em geral, para a maioria dos estudos, pode ser suficiente pré-testar os procedimentos. No entanto, para estudos de grande porte e elevado custo, um estudo-piloto maior pode ser mais adequado. Nesse sentido, pode ser recomendado alocar até 10% do orçamento do estudo para um estudo-piloto, a fim de garantir que as estratégias de recrutamento sejam efetivas, que as estimativas de tamanho de amostra sejam realistas, que as medições sejam apropriadas e que o ônus aos participantes seja minimizado.

Os **pré-testes** são avaliações realizadas pela equipe para testar a funcionalidade, adequabilidade e factibilidade de questionários, medidas ou procedimentos utilizados no estudo. Por exemplo, a equipe pode realizar pré-testes sobre os processos de entrada de dados e gerenciamento do banco de dados, solicitando aos membros da equipe que preencham questionários deixando itens em branco ou utilizando respostas fora da faixa de valores permitidos ou ilógicas. Isso permite que a equipe teste o sistema de edição dos dados e verifique se ele é capaz de identificar esses erros.

Antes de iniciar o estudo, é importante testar os planos para as visitas clínicas e outros procedimentos através de um **ensaio geral em grande escala**. Fazer com que o pesquisador principal ou membros da equipe participem de uma **visita simulada completa** pode ajudar a identificar e resolver problemas no conjunto final de instrumentos e procedimentos. O que parece fácil e livre de problemas no papel pode revelar problemas práticos e logísticos quando implementado, e, portanto, o ensaio geral pode levar a melhorias importantes na abordagem.

Estudos-piloto, que são esforços preliminares para obter informações que poderão orientar o delineamento e a condução de um estudo de larga escala, podem ser cruciais para o sucesso do estudo (ver Capítulo 11 para uma descrição dos estudos-piloto para ensaios clínicos). Eles são usados para aprender sobre a factibilidade de tarefas como o recrutamento dos participantes, sua randomização para as intervenções (se adequado), a realização das aferições, a coleta de dados e a manutenção dos participantes no estudo, assim como para estimar os custos de todas essas atividades.

Pequenas revisões do protocolo após o início da coleta de dados

Por mais cuidadoso que tenha sido o delineamento de um estudo e a pré-testagem de seus procedimentos, uma vez que ele tenha sido iniciado, é muito comum surgirem problemas. A regra geral é fazer o mínimo possível de alterações após o início do recrutamento dos participantes. Entretanto, mudanças no protocolo podem, às vezes, fortalecer o estudo. Para decidir se uma pequena alteração melhora a integridade do estudo, geralmente se avalia o balanço entre os benefícios de uma melhor metodologia e os inconvenientes de se alterar a uniformidade dos métodos do estudo, bem como o tempo e os recursos financeiros necessários para implementar a mudança e a possibilidade de isso trazer maior confusão para a equipe.

Decisões que envolvem a elaboração de uma definição operacional mais específica são relativamente fáceis. Por exemplo, é possível uma pessoa em abstinência do álcool há muitos anos ser incluída em um estudo que exclui pessoas com uso abusivo do álcool? Essa decisão deve ser tomada após consultar copesquisadores e então comunicada por meio de memorandos e documentada no manual de operações, visando a garantir sua aplicação uniforme em todos os centros durante o restante do estudo.

Muitas vezes, pequenos ajustes dessa natureza não requerem aprovação pelo CEP, especialmente se não envolverem aumento do risco para os participantes ou mudanças no protocolo já aprovado pelo CEP; **em caso de dúvidas, o pesquisador principal deve buscar esclarecimentos com algum membro do CEP**. Quaisquer mudanças no protocolo, no formulário de consentimento informado, no manual de operações ou em outros documentos do estudo devem ser identificadas **atribuindo-se ao documento revisado um novo número de versão e uma nova data**. Os pesquisadores também devem colocar em prática medidas para evitar que a equipe de pesquisa utilize versões desatualizadas dos documentos.

Revisões substanciais do protocolo após o início da coleta de dados

Alterações substanciais no protocolo de estudo, como revisar os critérios de elegibilidade ou mudar a intervenção ou o desfecho, podem ser um problema sério. Embora possa haver bons motivos para realizar essas mudanças, elas deverão ser efetuadas com a noção de que **os dados coletados antes e depois da mudança deverão ser analisados e relatados separadamente** se isso levar a uma interpretação mais apropriada dos achados.

As decisões envolvidas podem ser ilustradas com dois exemplos do estudo Raloxifene Use for the Heart (RUTH), um ensaio clínico multicêntrico sobre o efeito do tratamento com raloxifeno em eventos coronarianos em 10.101 mulheres com risco elevado de desenvolver doença coronariana. A definição inicial de desfecho primário era a ocorrência de infarto do miocárdio não fatal ou morte por doença coronariana. No início do estudo, a taxa desse desfecho foi menor do que a esperada, provavelmente porque novos procedimentos, como trombólise e angioplastia percutânea, diminuíram o risco de infarto. Após uma avaliação criteriosa, o Comitê Executivo do RUTH decidiu mudar o desfecho primário para incluir também outras síndromes coronarianas agudas além do infarto do miocárdio. Essa mudança foi feita em uma etapa inicial do estudo, permitindo uma abordagem consistente do desfecho principal durante o restante do ensaio clínico. Além disso, foram coletadas informações suficientes sobre potenciais eventos cardíacos para determinar se eles atendiam aos novos critérios para síndrome coronariana aguda, permitindo que fossem feitas buscas na base de dados do estudo sobre eventos ocorridos antes da mudança na definição do desfecho (1).

Também no início do ensaio clínico RUTH, os resultados do ensaio clínico Multiple Outcomes of Raloxifene Evaluation (MORE) mostraram que o raloxifeno diminuía de forma importante o risco de desenvolver câncer de mama (2). Esses resultados não foram conclusivos, pois o número de mulheres que desenvolveram câncer de mama era pequeno, e havia preocupações quanto à capacidade de generalização, pois todas as mulheres no estudo MORE tinham osteoporose. Para avaliar se o raloxifeno também reduzia o risco de câncer de mama em mulheres idosas sem osteoporose, o Comitê Executivo do estudo RUTH decidiu acrescentar o câncer de mama como um segundo desfecho principal (1).

Cada uma dessas mudanças exigiu alterações no protocolo, aprovação pelo CEP em cada centro do estudo, aprovação pela FDA e revisão de inúmeros formulários e documentos do estudo. Essas revisões substanciais fortaleceram o estudo sem comprometer sua integridade geral. Revisões substanciais só devem ser realizadas após pesagem dos prós e dos contras com os demais membros da equipe de pesquisa e com conselheiros apropriados, como o Comitê de Monitoramento de Dados e Segurança dos Participantes e a agência financiadora. Os pesquisadores deverão, então, lidar com o potencial impacto das mudanças na análise dos dados e na formulação das conclusões do estudo.

Encerramento

Em algum momento, em todos os estudos longitudinais, encerra-se o seguimento dos participantes. O período durante o qual os participantes completam sua última visita no estudo – denominado "**encerramento**" – apresenta diversas questões que requerem planejamento cuidadoso (3). No mínimo, na visita de encerramento, os membros da equipe devem agradecer aos participantes pelo tempo e esforço despendidos e informá-los de que sua participação foi fundamental para o sucesso do estudo. Além disso, **o encerramento pode incluir as seguintes atividades**:

- **Notificação aos participantes (e muitas vezes a seus médicos) dos resultados dos exames laboratoriais clinicamente relevantes ou de outras medidas que foram realizadas durante o estudo,** seja de forma presencial na última visita (com cópia por escrito) ou posteriormente por correio.
- **Em um ensaio clínico cego, notificação aos participantes sobre qual intervenção receberam,** seja na última visita ou após todos os participantes terem completado sua participação e as análises principais já terem sido concluídas ou os resultados já terem sido publicados.
- **Arquivamento de cópias físicas e eletrônicas dos dados do estudo** de acordo com os requisitos regulatórios ou com a descrição no protocolo.
- **Encerramento do registro no CEP após a conclusão das análises do estudo.**
- **Garantia da manutenção de amostras armazenadas** para que possam ser usadas no futuro para responder a questões adicionais de pesquisa
- **Envio aos participantes de uma cópia do artigo publicado, bem como um comunicado de imprensa ou outra descrição dos achados em linguagem leiga,** juntamente com um número telefônico para os participantes que tiverem dúvidas.

■ CONTROLE DE QUALIDADE DURANTE O ESTUDO

Boas práticas clínicas

Um aspecto crucial da pesquisa clínica é como assegurar que todos os aspectos do estudo sejam da melhor qualidade possível. As diretrizes para pesquisas de alta qualidade, denominadas **Boas Práticas Clínicas (BPC)**, foram desenvolvidas para ensaios clínicos que testam medicamentos para aprovação pela FDA ou outras agências reguladoras. Elas são definidas como "um padrão de qualidade ética e científica internacional para delinear, conduzir, registrar e relatar os resultados de ensaios clínicos que envolvem a participação de sujeitos humanos". A adesão a esse padrão oferece a garantia pública de que os direitos, a segurança e o bem-estar dos participantes do estudo sejam protegidos (4).

Esses princípios estão cada vez mais sendo aplicados a todos os tipos de ensaios clínicos financiados por agências federais ou outras agências públicas de fomento e a outros delineamentos de pesquisa (Tabela 18.2). As exigências de BPC nos Estados Unidos (*Good Clinical Practice*, GCP) são descritas em detalhes no Code of Federal Regulations Title 21 da FDA (4, 5). Os materiais da Conferência Internacional de Harmonização (6) fornecem diretrizes de controle de qualidade usadas por agências reguladoras na Europa, nos Estados Unidos e no Japão.

As BPC são implementadas por meio de diretrizes claras, detalhadas e registradas por escrito de todos os aspectos da condução do estudo, também conhecidas como **procedimentos operacionais padrão (POPs)**. O protocolo do estudo, o manual de operações, o plano para as análises estatísticas e o plano de monitoramento dos dados e da segurança podem ser considerados POPs, mas, muitas vezes, não cobrem aspectos como treinamento e certificação do pessoal, desenvolvimento e testagem da base de dados ou

TABELA 18.2 Aspectos da condução de pesquisas clínicas que fazem parte das boas práticas clínicas

- O delineamento é apoiado por estudos pré-clínicos, estudos em animais ou outros dados, quando apropriado.
- O estudo é conduzido de acordo com princípios de ética em pesquisa.
- Um protocolo escrito é seguido cuidadosamente.
- Os pesquisadores e aqueles que prestam atendimento clínico são treinados e qualificados.
- Todos os procedimentos clínicos e laboratoriais atendem a padrões de qualidade.
- Os dados são confiáveis e corretos.
- Registros completos e corretos são mantidos.
- Os métodos estatísticos são predefinidos e cuidadosamente seguidos.
- Os resultados são relatados de forma clara e apropriada.

manutenção, garantia de confidencialidade e cópias de segurança dos arquivos do estudo. Muitas instituições têm funcionários especializados em garantir adesão às BPCs e podem disponibilizar modelos para os POPs. Neste capítulo, focaremos no controle de qualidade dos procedimentos do estudo e do gerenciamento de dados; o tópico relacionado à condução ética da pesquisa é abordado no Capítulo 7.

Controle de qualidade dos procedimentos clínicos

Um membro da equipe de pesquisa deve ser designado como **gerente de assuntos regulatórios** ou **coordenador de qualidade**. Ele passa a ser responsável por implementar técnicas adequadas de controle de qualidade para todos os aspectos do estudo, incluindo a supervisão do treinamento e da certificação da equipe; a manutenção da certificação dos profissionais, de sua identificação e registros de delegação; a preparação das submissões para agências regulatórias; e o monitoramento do uso de procedimentos de controle de qualidade durante o estudo. A meta é detectar possíveis problemas antes que eles ocorram para que se possa preveni-los. O coordenador do controle de qualidade pode também ser o responsável por preparar a equipe do estudo para auditorias do CEP, agências regulatórias e da agência financiadora, atuando como pessoa de contato com essas instituições. O controle de qualidade inicia durante a fase de planejamento e continua no decorrer do estudo (Tabela 18.3).

- **Manual de operações.** O manual de operações é essencial para o controle de qualidade (Apêndice 18A). Para fins de ilustração, considere a aferição da estatura em um estudo no qual ela será usada como preditor da osteoporose. O manual de operações deve fornecer instruções específicas sobre o dispositivo de aferição a ser usado (p. ex., marca e modelo do estadiômetro), bem como instruções para preparar o participante para a aferição (remover os sapatos e as meias), posicioná-lo no dispositivo e realizar e registrar a aferição.
- **Calibração, treinamento e certificação.** Os dispositivos de aferição (balanças, estadiômetros, equipamentos de imagem, equipamentos laboratoriais, etc.) devem ser calibrados antes do início do estudo e periodicamente ao longo de sua condução. Toda a equipe deveria receber treinamento

TABELA 18.3 Controle de qualidade dos procedimentos clínicos[a]

Passos que precedem o estudo	Desenvolver um manual de operações.
	Definir estratégias de recrutamento.
	Elaborar definições operacionais das medidas.
	Elaborar instrumentos e formulários padronizados.
	Elaborar sistemas de controle de qualidade.
	Elaborar sistemas para cegar os participantes e os pesquisadores.
	Designar um coordenador de controle de qualidade.
	Treinar a equipe de pesquisa e documentar esse fato.
	Certificar a equipe de pesquisa e documentar esse fato.
Passos durante o estudo	Desempenhar liderança firme e afetiva.
	Realizar reuniões de equipe regulares.
	Elaborar procedimentos especiais para intervenções medicamentosas.
	Recertificar a equipe de pesquisa.
	Realizar revisões periódicas do desempenho.
	Comparar periodicamente as medições entre diferentes técnicos e ao longo do tempo.

[a]Os procedimentos clínicos incluem medição da pressão arterial, entrevistas estruturadas, revisão de prontuários, etc.

adequado e ser certificada sobre sua competência em relação ao uso dos equipamentos antes do início do estudo. O procedimento de certificação deve ser suplementado durante o estudo por recertificações previamente agendadas, e um registro dos treinamentos, certificações e recertificações deve ser mantido no local do estudo.

- **Revisões e observações sobre o desempenho.** Os supervisores devem revisar a forma como os procedimentos clínicos são realizados, acompanhando em silêncio visitas clínicas ou ligações telefônicas representativas. Após obter a permissão do participante do estudo, o supervisor pode estar presente em pelo menos um exemplo completo de cada tipo de entrevista e de procedimento técnico realizado por cada membro de sua equipe.
- *Checklists* **padronizados** (fornecidos com antecedência e baseados no protocolo e no manual de operações) podem ajudar a orientar essas observações. Mais tarde, a comunicação entre o supervisor e o membro da equipe de pesquisa pode ser facilitada revisando o *checklist* e discutindo de forma positiva e respeitosa quaisquer problemas de controle de qualidade que tenham sido identificados. O momento em que essas observações são realizadas e os seus resultados devem ser anotados no registro do treinamento.
- O **envolvimento de membros da equipe de pesquisa** nas revisões ajuda a construir um espírito de grupo e garante a consistência na aplicação de abordagens padronizadas entre membros da equipe que desempenham as mesmas funções. Uma vantagem de se usar colegas como observadores nesse sistema é que todos os membros da equipe se sentem responsáveis pelo controle de qualidade. Outra vantagem é que o observador aprende tanto quanto a pessoa que está sendo observada.
- **Relatórios periódicos dos dados.** A tabulação em intervalos regulares dos dados sobre a qualidade técnica dos procedimentos clínicos e das aferições pode fornecer pistas sobre a presença de medições faltantes, incorretas ou de resultado variável. Diferenças entre níveis médios de pressão arterial observados por membros de uma equipe que mede a pressão arterial nos últimos 2 meses, por exemplo, podem apontar para diferenças nas técnicas utilizadas. Do mesmo modo, uma mudança gradual no desvio-padrão dos conjuntos de leituras ao longo de alguns meses pode indicar uma mudança na técnica de medição. Os relatórios periódicos devem abordar também o sucesso do recrutamento, o respeito aos prazos para entrada de dados, a proporção de variáveis faltantes ou fora da faixa permitida, o momento para realizar as consultas (*queries*) no monitoramento dos dados e o sucesso do seguimento e da adesão à intervenção.
- **Procedimentos especiais para intervenções medicamentosas.** Ensaios clínicos que utilizam medicamentos exigem atenção especial no controle de qualidade da rotulagem, entrega e armazenamento; dispensação do medicamento; e recolhimento e descarte adequado dos medicamentos não usados. O fornecimento correto do medicamento e sua dosagem podem ser assegurados planejando a abordagem de distribuição com o fabricante ou com a farmácia da pesquisa, supervisionando sua implementação e testando a composição das medicações mascaradas para assegurar que elas correspondam aos fármacos corretos. Estudos sobre medicamentos também requerem procedimentos claros e registros do recebimento das medicações do estudo, do seu armazenamento, distribuição e retorno pelos participantes.

Controle de qualidade dos procedimentos laboratoriais

A qualidade dos procedimentos laboratoriais pode ser controlada usando várias das abordagens descritas na Tabela 18.3 para procedimentos clínicos. Entretanto, a coleta de amostras traz preocupações específicas em relação ao controle de qualidade, uma vez que é possível haver erro no seu manuseio ou na sua rotulagem. A natureza técnica da testagem laboratorial também pode trazer a necessidade de diversas estratégias especiais para promover a qualidade, como as listadas a seguir:

- **Atenção à rotulagem.** Quando uma amostra obtida de um participante for rotulada por engano com a identidade de outro indivíduo, pode ser impossível corrigir ou até mesmo descobrir mais tarde o erro. Prevenção é a chave para lidar com esse problema: a equipe do estudo deve evitar erros de rotulagem e de transposição verificando o nome e o número de identidade do participante na medida em que cada amostra é obtida. Rótulos previamente impressos com códigos de barra ou código QR para os tubos de amostras e para os prontuários podem agilizar o processo de rotulagem e evitar erros que podem acontecer quando números são escritos à mão.

- **Cegamento.** A tarefa de cegar um observador é fácil quando se trata de medições em amostras previamente coletadas, em oposição a medições em participantes. É sempre aconselhável rotular as amostras de modo que o técnico não tenha conhecimento do grupo de estudo ou dos valores de outras variáveis importantes. Mesmo para procedimentos aparentemente objetivos, como a medição automatizada da glicemia, essa precaução reduz a oportunidade de viés. No entanto, quando se cegam os técnicos do laboratório, deve haver procedimentos claros para relatar resultados anormais a um membro da equipe que esteja qualificado para revisar os resultados e decidir se o participante deveria ser notificado ou se outra ação deveria ser tomada. Em ensaios clínicos, deve também haver estratégias para o descegamento (às vezes emergencial) se medições laboratoriais indicarem anormalidades que poderiam estar associadas à intervenção do estudo e que requerem ação imediata.
- **Duplicatas mascaradas, *pools* padrão e medidas de consenso.** Quando amostras biológicas ou imagens são enviadas a um laboratório central para análise química ou interpretação, pode ser conveniente que se enviem duplicatas mascaradas – uma segunda amostra de um subconjunto aleatório de participantes que recebe um número de identidade separado e fictício, por meio do mesmo sistema. Essa estratégia fornece uma estimativa da precisão das técnicas utilizadas. Outra abordagem é preparar um *pool* de amostras no início do estudo, armazená-lo e enviar alíquotas rotuladas com números de identidade fictícios para testes periódicos. As medições iniciais do *pool* de amostras, conduzidas com as melhores técnicas disponíveis, estabelecem seus valores; esses valores do *pool* são, então, usados como padrão-ouro durante o estudo, possibilitando estimativas de acurácia e precisão. Uma terceira abordagem, usada para medições com variabilidade inerente, como o exame de Papanicolau ou a mamografia, é envolver dois leitores independentes cegados. Se ambos concordarem dentro de uma margem aceitável de diferença, o resultado é tido como correto. Resultados discordantes podem ser resolvidos mediante discussão ou consenso, ou buscando-se a opinião de um terceiro leitor.
- **Contratos com laboratórios comerciais.** Alguns estudos utilizam laboratórios comerciais para medir valores em amostras de sangue, soro ou tecido. O laboratório deve dispor de licenciamento e certificação e uma cópia desses documentos deve estar disponível no centro de estudo. Laboratórios comerciais devem fornecer dados sobre a reprodutibilidade de suas medidas, como coeficientes de variação. Eles devem também assegurar o cumprimento de prazos e oferecer procedimentos padronizados para lidar com amostras codificadas, notificar os pesquisadores sobre resultados anormais e transferir os dados para o banco principal.

Controle de qualidade do gerenciamento de dados

Os pesquisadores devem montar e pré-testar o sistema de gerenciamento de dados antes de dar início ao estudo (Capítulo 19). Isso inclui elaborar os formulários para o registro das aferições; escolher os equipamentos de informática e os *softwares* para inserção, edição e gerenciamento dos dados; definir os parâmetros de edição de dados para entradas faltantes, fora de faixa ou ilógicas; e planejar tabulações simuladas para assegurar que as variáveis apropriadas sejam coletadas (Tabela 18.4).

TABELA 18.4 Controle de qualidade do gerenciamento de dados: passos que precedem o estudo

Ser parcimonioso: coletar apenas as variáveis necessárias.
Selecionar os equipamentos de informática e os *softwares* apropriados para gerenciamento do banco de dados.
Programar o banco de dados para emitir alertas sobre valores faltantes, fora da faixa permitida ou ilógicos.
Testar o banco de dados usando valores faltantes, fora da faixa permitida e ilógicos.
Planejar as análises e testá-las com tabulações simuladas.
Elaborar formulários em papel ou eletrônicos que sejam:
    Autoexplicativos
    Coerentes (p. ex., opções de escolha múltipla exaustivas e mutuamente exclusivas)
    Claramente formatados para inserção de dados, com setas indicando os pulos
    Impressos em caixa baixa, usando caixa alta, sublinhado e negrito para ênfase
    Com aspecto visual agradável e fácil de ler
    Pré-testados e validados (ver Capítulo 15)
    Rotulados em cada página com data, número de identificação no estudo e/ou código de barras

- **Dados faltantes.** Dados faltantes podem ser desastrosos caso afetem uma grande proporção das medições. Mesmo poucos valores faltantes podem, em alguns casos, enviesar as conclusões do estudo. Por exemplo, um estudo sobre sequelas de longo prazo de um procedimento que apresenta taxa de mortalidade tardia de 5% pode subestimar consideravelmente essa complicação se 10% dos participantes forem perdidos e se a morte for uma razão comum para essas perdas. Conclusões errôneas decorrentes de dados faltantes podem, às vezes, ser corrigidas *a posteriori* –, o que, nesse caso, exigiria um grande esforço para localização dos pacientes perdidos –, mas, muitas vezes, a medição não pode ser reposta. Embora existam técnicas estatísticas para **imputar dados faltantes** com base em outras informações da linha de base ou visitas de seguimento ou a partir de valores médios de outros participantes, elas não garantem conclusões livres de viés de não resposta se houver um número substancial de dados faltantes. A única solução adequada é delinear e conduzir o estudo de uma forma que minimize dados faltantes. Por exemplo, pode-se designar um membro da equipe para avaliar a completude dos formulários antes de o participante concluir a visita, elaborar interfaces eletrônicas para entrada de dados que não permitam pular entradas e programar o banco de dados de modo a criar alertas para a equipe de pesquisa cada vez que aparecer um dado faltante (Tabela 18.5). Medições clínicas faltantes devem ser abordadas enquanto o participante ainda está na clínica, quando ainda é fácil corrigir os erros.
- **Dados inacurados e imprecisos.** Este é um problema insidioso, que muitas vezes permanece sem ser descoberto, especialmente quando há mais de uma pessoa envolvida na realização das aferições. No pior cenário, uma medição pode estar gravemente enviesada pelo uso consistente de uma técnica inapropriada. O pesquisador irá pressupor que as variáveis representam o que deveriam representar e, ignorando o problema, poderá chegar a conclusões equivocadas sobre o estudo.

    O treinamento e a certificação da equipe, as revisões periódicas de desempenho e a avaliação continuada das médias e faixas de valores dos dados gerados por diferentes membros da equipe podem ajudar a identificar ou prevenir esses problemas. Outra abordagem é a edição interativa, na qual se utilizam sistemas de entrada e gerenciamento de dados programados para emitir alertas ou rejeitar formulários com dados faltantes, inconsistentes ou fora da faixa permitida. Um procedimento padronizado deve estar disponível para corrigir os dados originais em qualquer formulário de dados. Geralmente ele deveria ser aplicado tão cedo na coleta de dados quanto possível, com um processo que inclua uma "trilha de auditoria", como riscar a informação original (não apagá-la), e então assinar e colocar a data da mudança. Processos semelhantes deveriam ser incluídos nos sistemas eletrônicos para entrada e edição de dados. A trilha de auditoria justifica as mudanças nos dados e pode ajudar a prevenir a falsificação.

    A tabulação e inspeção periódica das distribuições de frequências de variáveis importantes permitem que o pesquisador avalie a completude e a qualidade dos dados em um momento em que a correção de erros ocorridos no passado ainda é possível (p. ex., contatando o participante por e-mail ou telefone ou solicitando que ele retorne à clínica) e quando erros futuros podem ser prevenidos.
- **Dados fraudulentos.** Os pesquisadores clínicos que lideram equipes de pesquisa devem ter em mente a possibilidade de algum colega ou funcionário inescrupuloso fabricar dados para o estudo. A fim de evitar esses eventos desastrosos, é importante escolher cuidadosamente os colaboradores e outros membros da equipe; estabelecer um relacionamento sólido com os membros da equipe para promover comportamento ético em todos; ficar alerta à possibilidade de fraude ao examinar os dados; e finalmente verificar a fonte primária dos dados, certificando-se de sua veracidade.

TABELA 18.5 Controle de qualidade do gerenciamento de dados: passos durante o estudo

Assinalar ou verificar omissões e erros importantes enquanto o participante ainda estiver na clínica
Garantir que não há erros ou problemas de transposição do número de identidade ou da data em cada página
Verificar se todos os formulários corretos para a visita especificada foram preenchidos
Verificar se não há nenhuma entrada faltante ou padrão incorreto de pulos
Verificar se as entradas são legíveis
Verificar se os valores de variáveis importantes estão dentro da faixa permitida
Verificar se os valores de variáveis importantes são consistentes uns com os outros (p. ex., idade e data de nascimento)
Realizar periodicamente distribuições de frequências e medidas de variância para identificar valores aberrantes.
Criar outras tabulações periódicas para descobrir erros.

Estudos colaborativos multicêntricos

Muitas questões de pesquisa requerem um número maior de participantes que o disponível em um único centro; elas geralmente são respondidas por meio de estudos colaborativos com equipes de vários locais. Às vezes, as atividades do estudo ocorrem todas na mesma cidade ou estado, e um único pesquisador poderá supervisionar todas as equipes. Outras vezes, entretanto, estudos colaborativos são realizados em locais distantes milhares de quilômetros, sendo que cada local tem seu próprio financiamento, administração e estruturas regulatórias.

Estudos multicêntricos requerem medidas especiais para garantir que todos os centros utilizem os mesmos procedimentos e produzam dados comparáveis, que possam ser combinados na análise dos resultados. Um **centro de coordenação** estabelece uma rede de comunicação para o estudo, coordena o desenvolvimento do manual de operações, dos formulários e de outros aspectos padronizados do controle de qualidade, treina o pessoal de cada centro responsável pelas medições e pela administração das intervenções e supervisiona o gerenciamento, a análise e a publicação dos dados. Estudos colaborativos geralmente contam com **sistemas de entrada distribuída de dados** conectados por meio da internet.

Esses estudos também necessitam de um sistema de governança com um **comitê diretivo** composto pelos pesquisadores principais e representantes da instituição financiadora, além de vários subcomitês. Um desses subcomitês deve ser responsável pelos assuntos relacionados ao controle de qualidade, incluindo o desenvolvimento de procedimentos de padronização e sistemas para treinamento, certificação e revisão de desempenho. Essas tarefas podem ser complexas e onerosas, exigindo treinamento centralizado para os membros relevantes de cada centro, visitas aos centros para avaliação do desempenho e auditorias dos dados realizadas por membros do centro de coordenação e outros colaboradores. Outros possíveis subcomitês incluem grupos que supervisionam o recrutamento dos participantes e as atividades clínicas, que revisam e aprovam publicações e apresentações e que avaliam propostas para estudos suplementares.

Em um estudo multicêntrico, muitas vezes as mudanças nas definições operacionais e em outros aspectos metodológicos resultam de questionamentos trazidos por um centro clínico que são respondidos por algum profissional ou comitê relevante do estudo. Essas mudanças devem ser anunciadas no *site* do estudo ou em um documento compartilhado, para garantir que todos os envolvidos no estudo estejam cientes dessas mudanças. Se houver um número substancial de mudanças, devem-se preparar páginas revisadas e datadas no manual de operações e nos demais documentos do estudo. Estudos pequenos, com um único centro, podem seguir um procedimento mais simples, fazendo observações sobre mudanças que são datadas e incluídas no manual de operações.

Os estudos multicêntricos também podem contar com a atuação de associados de pesquisa clínica, também conhecidos como monitores clínicos, responsáveis por monitorar a conformidade com o protocolo do estudo e com as exigências regulatórias. Os monitores clínicos podem trabalhar diretamente com o órgão financiador de um estudo clínico, como consultor independente ou contratado. Embora geralmente não estejam envolvidos na coleta de dados, podem realizar visitas aos centros, revisar registros e se comunicar com os gerentes de projeto ou com os coordenadores de pesquisa clínica, que supervisionam o dia a dia do estudo.

Consideração final

Um erro bastante comum em pesquisa é a **tendência a coletar uma quantidade excessiva de dados**. Os pesquisadores podem sentir-se tentados a incluir todas as variáveis da linha de base que consideram que talvez seriam de interesse, e, em seguida, incluir visitas adicionais de seguimento para coletar ainda mais dados. Além do tempo e dos custos exigidos para medir itens menos importantes, essa estratégia traz o risco de cansar e irritar os participantes, que podem acabar abandonando o estudo, levando a uma piora da qualidade dos dados para as medidas de maior importância. Além disso, o aumento do tamanho e da complexidade do banco de dados do estudo torna o controle de qualidade e a análise de dados mais difíceis.

É importante **questionar a necessidade de cada variável** que será coletada e eliminar muitas daquelas opcionais. Incluir algumas redundâncias intencionais pode incrementar a validade das variáveis importantes, mas parcimônia é a regra.

■ RESUMO

1. A **implementação** bem-sucedida do estudo inicia pela **montagem dos recursos, incluindo equipe, área física e financiamento** para dar início ao estudo, o que exige forte liderança por parte do pesquisador principal.
2. No **início do estudo**, é necessário **cuidar do orçamento, obter aprovação do CEP e finalizar o protocolo e o manual de operações** mediante um processo de pré-testes para avaliar a adequação e factibilidade dos planos de recrutamento, intervenções, aferição das variáveis preditoras e de desfecho, formulários e banco de dados; a meta é minimizar a necessidade de revisões no protocolo após o início da coleta de dados.
3. Pequenas **revisões no protocolo** após o início do estudo, como acrescentar um item a um questionário ou modificar uma definição operacional, são fáceis de implementar, embora às vezes possa ser necessária aprovação pelo CEP e possa haver impacto sobre a análise dos dados.
4. **Revisões maiores no protocolo** após o início do estudo, como mudar a natureza da intervenção, os critérios de inclusão ou o desfecho principal, podem ter implicações importantes e devem ser realizadas com cuidado. Mudanças maiores requerem a **aprovação de órgãos importantes**, como o Comitê de Monitoramento de Dados e Segurança dos Participantes, o CEP e a instituição financiadora.
5. Devem ser planejados **procedimentos de encerramento**, para informar adequadamente aos participantes do estudo sobre os achados e para coordenar a transição do cuidado e suas implicações.
6. O **controle de qualidade** durante o estudo deve ser assegurado por meio de uma abordagem sistemática, sob a supervisão de um coordenador de controle de qualidade, seguindo os princípios das BPCs e incluindo:
   - **POPs**, com um manual de operações; treinamento e certificação da equipe, revisão do desempenho, relatórios periódicos (sobre recrutamento, adesão às visitas e medições) e encontros regulares da equipe.
   - **Controle de qualidade para procedimentos laboratoriais** – cegamento e rotulagem das amostras dos participantes do estudo e uso de *pools* padrão, duplicatas mascaradas e medidas de consenso.
   - **Controle de qualidade do gerenciamento de dados** – elaborar formulários e sistemas eletrônicos para permitir controle da completude, acurácia e integridade da coleta, entrada, edição e análise dos dados.
   - **Estudos colaborativos multicêntricos** possuem subcomitês e outros sistemas descentralizados para gerenciar o estudo e o controle de qualidade.

REFERÊNCIAS

1. Mosca L, Barrett-Connor E, Wenger NK, et al. Design and methods of the Raloxifene Use for The Heart (RUTH) Study. *Am J Cardiol*. 2001;88:392-395.
2. MORE Investigators. The effect of raloxifene on risk of breast cancer in postmenopausal women: results from the MORE randomized trial. Multiple Outcomes of Raloxifene Evaluation. *JAMA*. 1999;281:2189-2197.
3. Shepherd R, Macer JL, Grady D. Planning for closeout—from day one. *Contemp Clin Trials*. 2008;29:136-139.
4. U.S. Food and Drug Administration. CFR - Code of Federal Regulations Title 21. https://www.accessdata.fda.gov/scripts/cdrh/cfdocs/cfcfr/cfrsearch.cfm
5. U.S. Food and Drug Administration. Good Clinical Practise. https://www.fda.gov/about-fda/center-drug-evaluation-and-research-cder/good-clinical-practice.
6. European Medicines Agency. Good clinical practice. https://www.ema.europa.eu/en/human-regulatory/research-development/compliance/good-clinical-practice

APÊNDICE 18A
Exemplo do sumário de um manual de operações para um ensaio clínico randomizado[a]

Capítulo 1. Protocolo do estudo
Capítulo 2. Organização e políticas
    2.1 Unidades participantes (centros clínicos, laboratórios, centro de coordenação, etc.), pesquisadores e equipe administrativa e de governança (relacionada à comunicação com os comitês e com a agência de financiamento, equipe de monitoramento dos dados e da segurança, etc.)
    2.2 Diretrizes sobre políticas (publicações e apresentações, estudos suplementares, conflitos de interesse, etc.)
Capítulo 3. Recrutamento
    3.1 Critérios de elegibilidade e de exclusão
    3.2 Plano de amostragem
    3.3 Abordagens de recrutamento (publicidade, contatos para encaminhamentos, rastreamento, etc.)
    3.4 Consentimento informado
Capítulo 4. Atendimentos na clínica
    4.1 Conteúdo da consulta da linha de base
    4.2 Conteúdo e periodicidade das consultas de seguimento
    4.3 Procedimentos de seguimento para não respondentes
Capítulo 5. Procedimentos de randomização e cegamento
Capítulo 6. Variáveis preditoras
    6.1 Procedimentos de medição
    6.2 Intervenção, incluindo procedimentos para rotulagem, dispensação e manuseio das medicações
    6.3 Avaliação da adesão
Capítulo 7. Variáveis de desfecho
    7.1 Avaliação e adjudicação dos desfechos principais
    7.2 Avaliação e gerenciamento de outros desfechos e eventos adversos
Capítulo 8. Controle de qualidade
    8.1 Quadro geral e responsabilidades
    8.2 Treinamento dos procedimentos
    8.3 Certificação da equipe
    8.4 Manutenção do equipamento
    8.5 Revisão por pares e visitas aos centros
    8.6 Relatórios periódicos
Capítulo 9. Gerenciamento de dados
    9.1 Coleta e registro dos dados
    9.2 Inserção de dados
    9.3 Edição, armazenamento e cópia de segurança
    9.4 Confidencialidade
Capítulo 10. Planos para análise de dados
Capítulo 11. Diretrizes para monitoramento dos dados e da segurança
Apêndices
    A.1 Cartas aos participantes e aos seus médicos de referência
    A.2 Questionários, formulários
    A.3 Detalhes sobre procedimentos, critérios, etc.
    A.4 Materiais para o recrutamento (anúncios, materiais informativos, cartas, etc.)

---

[a] Este é um modelo para um ensaio clínico multicêntrico de grande porte. O manual de operações para um estudo de pequeno porte pode ser menos elaborado.

APÊNDICE 18B
Exercícios para o Capítulo 18. Implementação do estudo e controle de qualidade

1. Um pesquisador realizou um estudo sobre a seguinte questão de pesquisa: "Quais são os preditores de óbito após hospitalização por infarto do miocárdio?" Pesquisadores assistentes extraíram dados detalhados a partir dos prontuários dos participantes e registraram os dados em formulários de papel, além de conduzir entrevistas abrangentes com 120 pacientes hospitalizados seguidos por um período de 1 ano. Cerca de 15% dos pacientes morreram ao longo do período de seguimento. Completada a coleta, um dos pesquisadores assistentes inseriu os dados em um computador usando um aplicativo de planilhas eletrônicas. Terminada essa etapa, o pesquisador deu início à análise de dados. Para sua surpresa, descobriu que entre 10 e 20% dos dados sobre algumas variáveis preditoras estavam faltando, e um número considerável parecia não fazer sentido. Somente 57% da amostra havia sido examinada durante o 1º ano de seguimento, data agora vencida há mais de 1 ano para alguns participantes. Você é solicitado a fazer uma consultoria para esse projeto.
   a. No presente momento, o que o investigador poderá fazer para melhorar a qualidade de seus dados?
   b. Descreva resumidamente pelo menos três maneiras para que ele possa reduzir os valores faltantes e os erros em seu próximo estudo.
2. Você está preparando uma proposta de financiamento para realizar um ensaio clínico randomizado unicêntrico sobre um novo medicamento para melhorar a qualidade do sono em idosos com insônia. Você já tem pesquisadores assistentes na sua equipe que trabalharam com você em estudos prévios sobre outros tópicos e intervenções, mas não sobre insônia. Um dos componentes necessários na submissão da proposta é um projeto ou cronograma indicando quanto tempo irá levar para a equipe do estudo completar as tarefas importantes. O rascunho do seu cronograma inclui as seguintes atividades no primeiro ano do projeto. Que outras atividades poderia ser importante considerar no planejamento do estudo?

Mês 1	Mês 2	Mês 3	Mês 4	Mês 5	Mês 6
Finalizar o Protocolo do Estudo e o Termo de Consentimento					
Confirmar aprovação pelo CEP e pelo comitê de monitoramento de dados e da segurança		Modificar os aspectos éticos em resposta ao CEP para a aprovação final			
		Finalizar o Registro no ClinicalTrials.gov			

CAPÍTULO 19

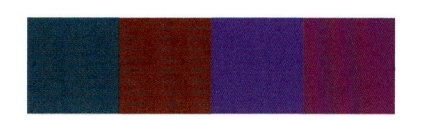

Gerenciamento de dados

Michael A. Kohn e Thomas B. Newman

Para conduzir uma pesquisa clínica, é necessário escolher o delineamento, definir a população-alvo e especificar as variáveis preditoras e de desfecho. Ao final do processo, a maior parte das informações sobre os participantes e as variáveis estarão em um banco de dados que servirá para armazenar, atualizar e monitorar os dados, bem como para formatá-los para análises estatísticas. Nesse banco de dados, também é possível armazenar dados administrativos, como listagens de ligações telefônicas, agendas de visitas e registros de reembolsos.

Em muitos ensaios clínicos, especialmente naqueles que buscam obter aprovação regulatória de um novo medicamento ou dispositivo, os especialistas que criam os formulários de entradas de dados, gerenciam e monitoram o processo de coleta, e formatam e extraem os dados para análise são chamados de **gerentes de dados clínicos** (1). A indústria farmacêutica dedica grandes somas de recursos e de pessoal para o gerenciamento de dados clínicos. Embora a escala seja menor, os pesquisadores iniciantes também precisam atentar para questões relacionadas ao gerenciamento de dados. Afinal, as conclusões de um estudo dependem da acurácia, completude e segurança dos dados.

Um banco de dados simples que consiste em uma única tabela de dados pode ser mantido por meio de um *software* de planilha eletrônica ou um **programa estatístico**. Bancos de dados mais complexos requerem *softwares* **de gerenciamento de bancos de dados** para definir **tabelas de dados**, desenvolver o **sistema de entrada de dados** e monitorar os dados.

■ TABELAS DE DADOS

Todas as bases de dados computadorizadas são compostas por tabelas, em que as linhas correspondem a **registros** individuais (que podem representar participantes, eventos ou transações), e as colunas correspondem a **campos** ("atributos" dos registros). Por exemplo, o banco de dados mais simples consiste em uma tabela única onde cada linha representa um participante do estudo e cada coluna contém um atributo específico do participante, como nome, data de nascimento, sexo e a situação em relação ao desfecho. Em geral, a primeira coluna em uma tabela de dados corresponde a um **número de identificação do participante** (como "IDparticipante"). Designar a cada participante um identificador único, como números inteiros sequenciais (p. ex., 1, 2, 3, ...) sem significado intrínseco, torna mais fácil manter a confidencialidade do participante.

A Figura 19.1 mostra uma tabela de dados simplificada para um estudo de coorte hipotético (inspirado em um estudo real (2)) sobre a associação entre níveis elevados de bilirrubina neonatal e escore de QI aos 5 anos de idade. Cada linha da tabela corresponde a um determinado participante do estudo, e cada coluna corresponde a um atributo desse participante. O preditor binário é se o participante teve ou não hiperbilirrubinemia ("Hiperbili_ind"), e o desfecho contínuo é "QI", que corresponde ao escore de QI aos 5 anos de idade. Se os dados do estudo se limitarem a uma única tabela bidimensional, como aquela na Figura 19.1, é fácil acomodá-los em uma planilha ou em um pacote de análise estatística; nesse caso, são referidos como arquivo simples.

Se um estudo registrar múltiplos resultados de exames laboratoriais, medicamentos ou outras medidas repetidas para cada participante, não será mais adequado usar uma única tabela para os dados. Nesse caso, será necessário utilizar *softwares* de gerenciamento de dados para armazenar essas medidas repetidas em tabelas separadas que são distintas das tabelas dos participantes do estudo (3, 4). Cada linha em uma dessas tabelas separadas corresponde a uma medida individual incluindo o que foi medido, sua data, horário e resultado. Um dos campos da linha inclui o número de identificação do participante para poder relacionar a aferição com a tabela de participantes. Nesse

IDparticipante	PNome	DN	Sexo	Hiperbili_ind	DataEx	PesoEx	EstatEx	QI
2101	Robert	06/01/2010	M	1	29/01/2015	23,9	118	104
2322	Helen	06/01/2010	F	0	29/01/2015	18,3	109	94
2376	Amy	13/01/2010	F	1	22/03/2015	18,5	117	85
2390	Alejandro	14/01/2010	M	0				
2497	Isiah	18/01/2010	M	0	18/02/2015	20,5	121	74
2569	Joshua	23/01/2010	M	1	13/02/2015	24,8	113	115
2819	Ryan	26/01/2010	M	0				
3019	Morgan	29/01/2010	F	0	09/02/2015	19,1	105	105
3031	Cody	15/02/2010	M	0	16/04/2015	15,2	107	132
3290	Amy	16/02/2010	F	1	12/04/2015	18,0	102	125
3374	Zachary	21/02/2010	M	1				
3625	David	22/02/2010	M	1	10/12/2015	19,2	114	134
3901	Jackson	28/02/2010	M	0				

■ **FIGURA 19.1** Tabela de dados simplificada em modo de visualização de planilha para um estudo de coorte sobre a associação entre hiperbilirrubinemia neonatal e escore de QI aos 5 anos de idade. A variável indicadora binária preditora é "Hiperbili_ind", ou seja, se o nível de bilirrubina total chegou a 25 mg/dL ou mais nos primeiros 10 dias após o nascimento, e a variável de desfecho contínua é "QI", o escore de QI do participante aos 5 anos de idade. Os participantes 2390, 2819, 3374 e 3901 não foram examinados aos 5 anos de idade.

banco de dados relacional, como um mesmo participante pode ter múltiplas medidas, a relação entre a tabela de participantes e a tabela de medidas é denominada "**um para muitos**". A primeira coluna em cada uma das tabelas de medidas deve ser um identificador único de registro, que é conhecido como **chave primária** da tabela. Na Figura 19.2, a chave primária é IDaval.

Embora os participantes no estudo sobre icterícia neonatal tenham feito apenas um teste de QI, a maioria teve outras avaliações, durante as quais, por exemplo, foram avaliados a estatura e o peso, que foram usados para calcular o índice de massa corporal (IMC) e os percentis das curvas de crescimento. (Ver "Extraindo dados" mais adiante neste capítulo.) Esse tipo de dado é melhor acomodado em uma tabela separada de Avaliações, na qual cada linha corresponde a visita de avaliação diferente, e as colunas representam a data, o resultado e o número de identificação do participante (Figura 19.2). Uma vez que um participante pode realizar múltiplas avaliações, a relação entre as duas tabelas é do tipo "um para muitos". O campo que liga os dados específicos da visita de avaliação com os dados específicos do participante é denominado **chave estrangeira (*foreign key*)**; na tabela de Avaliações da Figura 19.2, o campo IDparticipante serve como chave estrangeira que permite que cada medida seja vinculada a um determinado participante.

Participante

IDparticipante	PNome	DN	Sexo	Latinx	Raca	Hiperbili_ind
2101	Robert	06/01/2010	M	1		1
2322	Helen	06/01/2010	F	0	3	0
2376	Amy	13/01/2010	F	0	3	1
2390	Alejandro					
2497	Isiah					
2569	Joshua					
2819	Ryan					
3019	Morgan					
3031	Cody					
3290	Amy					
3374	Zachary					
3625	David					
3901	Jackson					

Avaliações

IDaval	IDparticipante	IDexaminador	DataEx	PesoEx	EstatEx	QI
709	2322	3	29/01/2015	18,3	109	94
710	2101	4	29/01/2015	23,9	118	104
711	2376	2	01/02/2015	18,3	117	84
712	3290	2	05/02/2015	17,6	102	136
713	3019	4	09/02/2015	19,1	105	105
714	3625	5	10/02/2015	19,2	114	134
715	2569	4	13/02/2015	24,8	113	115
716	2497	4	18/02/2015	20,5	121	74
717	3031	1	26/02/2015	15,5	107	126
718	2322	2	19/03/2015	18,6	109	92
719	2376	4	22/03/2015	18,5	117	85
720	3290	3	26/03/2015	17,8	101	145
721	2322	1	05/04/2015	19,1	110	88

■ **FIGURA 19.2** O banco de dados com duas tabelas do estudo sobre icterícia neonatal é composto por uma tabela dos participantes do estudo (na qual cada linha corresponde a um único participante) e uma tabela de avaliações (na qual cada linha corresponde a uma determinada visita de avaliação). Por exemplo, a Participante 2322 é identificada na primeira tabela como Helen, nascida em 06/01/2010; na segunda tabela anônima, são mostradas três avaliações para essa mesma participante. Note que PesoEx e EstatEx são inseridos na tabela de avaliações e não na tabela dos participantes.

Em uma estrutura de banco de dados com duas tabelas, uma correspondendo aos participantes e outra às visitas de avaliação, para localizar todas as avaliações realizadas em um período de tempo, deve-se restringir a busca à coluna das datas em que foram realizadas. Mudanças em campos específicos ao participante, como data de nascimento, são feitas em apenas um local, sendo preservada a consistência. Campos envolvendo identificadores pessoais, como nome e data de nascimento, aparecem apenas na tabela de participantes; a tabela de avaliações se vincula a essas informações por meio da variável IDparticipante. O banco de dados pode, ainda, acomodar participantes que não fizeram nenhuma avaliação (como, neste exemplo, Alejandro, Ryan, Zachary e Jackson).

A manutenção de um registro detalhado dos exames laboratoriais exigiria uma tabela separada. Por exemplo, caso os pesquisadores necessitassem de toda a trajetória dos níveis de bilirrubina após o nascimento, o banco de dados deveria incluir uma tabela separada contendo os resultados dos exames laboratoriais. Nessa tabela, cada linha corresponderia a um resultado de exame, com campos para data/hora da realização do exame, tipo de exame laboratorial (bilirrubina total), resultado (nível de bilirrubina) e IDparticipante. Esse último campo corresponderia à chave estrangeira que permitiria relacionar esses dados com as informações específicas de cada participante (Figura 19.3).

Os dados administrativos de um estudo, como listagens de ligações telefônicas, agendas das visitas e registros sobre reembolsos, também requerem tabelas separadas. No estudo sobre icterícia neonatal, foram feitas poucas ligações aos pais de alguns dos participantes, porém foram feitas 50 ou mais ligações aos pais daqueles mais difíceis de contatar. Seria difícil manter um controle de todas essas ligações em uma tabela de dados com uma linha por participante, pois uma tabela desse tipo precisaria ter um número suficiente de colunas para acomodar o participante com o maior número de ligações, e essas colunas ficariam vazias para a maioria dos participantes. Seria muito mais fácil ter uma tabela separada com uma linha por ligação; o campo IDparticipante permite a vinculação com os dados do participante do estudo para quem foi feita a ligação.

O processo de colocar em uma tabela os campos para os quais cada participante só tem um único valor (como data de nascimento, peso ao nascer e sexo atribuído ao nascimento) e, em outra, os campos que podem assumir um número variável de valores por participante (como ligações telefônicas e níveis de bilirrubina) é parte da **normalização** de um banco de dados. Uma característica chave da normalização é que o único campo específico de cada participante nas tabelas novas deveria ser o campo IDparticipante, para permitir vinculação com o registro desse participante. Todos os outros campos específicos de cada participante (como data de nascimento e sexo) são armazenados em uma tabela com apenas um registro por participante. A normalização elimina o armazenamento redundante e a possibilidade de inconsistências. *Softwares* para bancos de dados relacionais podem ser programados

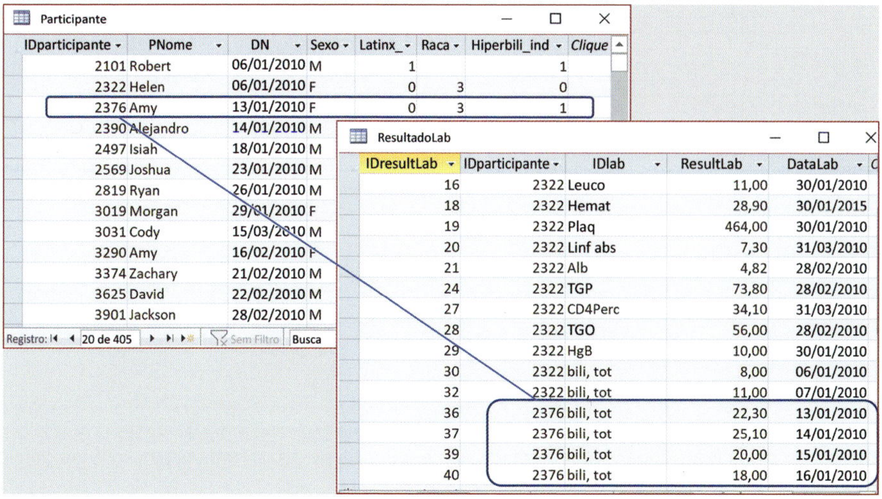

Participante

IDparticipante	PNome	DN	Sexo	Latinx_	Raca	Hiperbili_ind	*Clique*
2101	Robert	06/01/2010	M	1		1	
2322	Helen	06/01/2010	F	0	3	0	
2376	Amy	13/01/2010	F	0	3	1	
2390	Alejandro	14/01/2010	M				
2497	Isiah	18/01/2010	M				
2569	Joshua	23/01/2010	M				
2819	Ryan	26/01/2010	M				
3019	Morgan	29/01/2010	F				
3031	Cody	15/03/2010	M				
3290	Amy	16/02/2010	F				
3374	Zachary	21/02/2010	M				
3625	David	22/02/2010	M				
3901	Jackson	28/02/2010	M				

Registro: 20 de 405 Sem Filtro Busca

ResultadoLab

IDresultLab	IDparticipante	IDlab	ResultLab	DataLab
16	2322	Leuco	11,00	30/01/2010
18	2322	Hemat	28,90	30/01/2015
19	2322	Plaq	464,00	30/01/2010
20	2322	Linf abs	7,30	31/03/2010
21	2322	Alb	4,82	28/02/2010
24	2322	TGP	73,80	28/02/2010
27	2322	CD4Perc	34,10	31/03/2010
28	2322	TGO	56,00	28/02/2010
29	2322	HgB	10,00	30/01/2010
30	2322	bili, tot	8,00	06/01/2010
32	2322	bili, tot	11,00	07/01/2010
36	2376	bili, tot	22,30	13/01/2010
37	2376	bili, tot	25,10	14/01/2010
39	2376	bili, tot	20,00	15/01/2010
40	2376	bili, tot	18,00	16/01/2010

■ **FIGURA 19.3** Relacionamento entre a tabela de participantes e a tabela de resultados de exames laboratoriais. Os resultados de exames laboratoriais capturam a trajetória da bilirrubina total de Amy ao longo dos seus primeiros 4 dias de vida.

para assegurar a **integridade referencial**, que não permitirá que seja criado um registro de avaliação, resultado de exame laboratorial ou ligação telefônica para alguém que não esteja listado na tabela de participantes. Da mesma forma, podem prevenir que um participante seja apagado a menos que todas as suas avaliações, resultados de exames e registros de ligações telefônicas sejam também removidos.

Dicionário de dados, tipos de dados e domínios

Cada coluna ou campo em um banco de dados precisa de um nome, tipo de dado e definição. Por exemplo, na tabela "Participantes" da Figura 19.2, "PNome" é um **campo de texto** que contém o primeiro nome do participante; "DN" é um **campo de data** que contém a data de nascimento; e "Hiperbili_ind" é um **campo do tipo sim/não** que indica se os níveis de bilirrubinas foram superiores a 25 mg/dL. Na Tabela "Avaliações", "PesoEx" é um **campo de número** (contínuo) para o peso em quilogramas e "QI" é um **número inteiro** (discreto) que representa o escore de QI. Os tipos e as definições dos dados devem ser explicitados para cada campo em um **dicionário de dados**. O dicionário de dados é referido como **metadados**, pois contém informações sobre o próprio banco de dados.

A Figura 19.4 mostra as tabelas de participantes e de avaliações no modo tabela (ou modo de "dicionário de dados"). O dicionário de dados é por si só uma tabela, com linhas para cada campo e colunas para o nome do campo, tipo de dado e descrição do campo, bem como uma listagem dos valores permitidos. Por exemplo, no banco de dados sobre icterícia neonatal, os valores permitidos para o campo "Sexo" foram "M" e "F"; outros valores não podiam ser entrados nesse campo.[1] Da mesma forma, o campo "QI" só permitia números inteiros entre 40 e 200. Por fornecerem uma certa proteção contra erros de entrada de dados, os gerentes de dados muitas vezes se referem às regras de validação pelo termo em inglês *edit checks* (1), que não tem tradução literal para o português, mas corresponderia de uma forma geral a uma verificação de entradas. Alguns tipos de dados vêm com regras automáticas de validação; por exemplo, os *softwares* de bancos de dados sempre rejeitam uma data de 31 de abril.

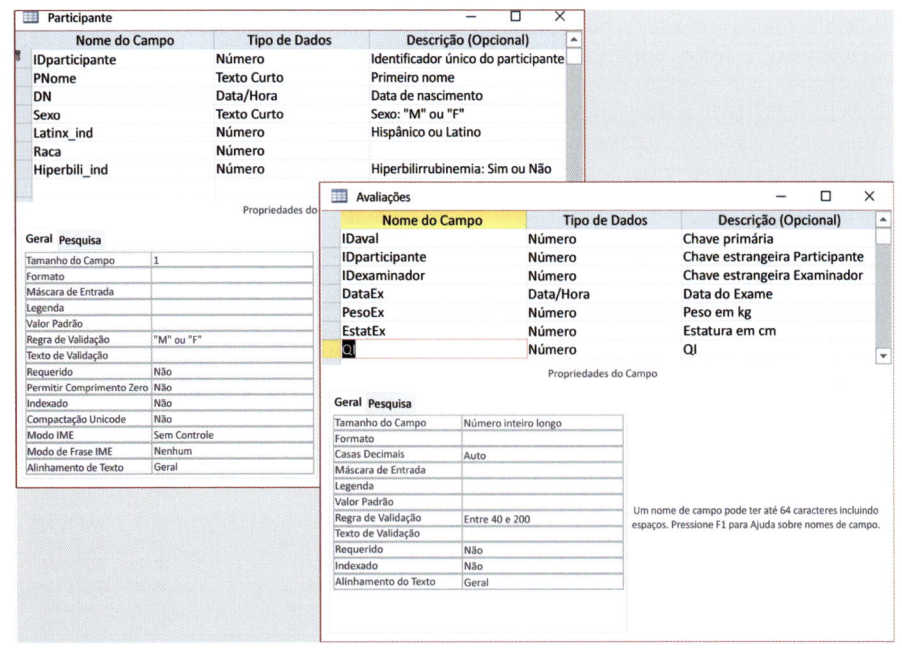

■ **FIGURA 19.4** Tabela dos participantes do estudo ("Participante") e tabela das aferições ("Avaliações") no modo "dicionário de dados". Cada variável tem um nome, um tipo de dados, uma descrição e um domínio ou conjunto de valores permitidos.

---

[1] Uma forma mais inclusiva de codificar o sexo é sugerida mais adiante.

Nomes das variáveis e convenções sobre a codificação

Os nomes das variáveis devem ser suficientemente curtos para serem rápidos de digitar, mas suficientemente longos para serem autoexplicativos. Deve-se evitar usar espaços e caracteres especiais; as palavras no nome de uma variável devem ser separadas tão somente pela capitalização das iniciais (estratégia conhecida por "InterCaps" ou "camelCase"), ou usando o underline. Variáveis indicadoras binárias devem ser nomeadas de acordo com a condição cuja resposta seria *sim* ou *presente* (p. ex., "JaFumou_ind"), e os valores de resposta seriam 1 para *sim* ou *presente* e 0 para *não* ou *ausente*. Com essa codificação, o valor médio da variável é simplesmente a proporção que apresenta o atributo. Adicionar "_ind" às variáveis indicadoras binárias permite que elas sejam identificadas facilmente. A maioria dos *softwares* permite designar um **rótulo de variável** mais longo, descritivo e fácil de compreender, para ser usado nos formulários de coleta de dados e nos relatórios no lugar do nome compacto da variável.

Para codificar as opções de respostas, uma convenção é usar o dígito 9 (ou 99) para "Desconhecido", "Não Se Aplica", "Não Respondido", etc., e 8 (ou 88) para "Outro (Especificar)". Nos Estados Unidos, a codificação do sexo, da etnia e da raça frequentemente utiliza a abordagem do National Center for Health Statistics, que foi incorporada em diversos prontuários eletrônicos (5).

Para o sexo, utilizam-se os seguintes códigos-padrão:

0 Feminino
1 Masculino
4 Homem trans
5 Mulher trans
8 Não binário
9 Desconhecido

Para etnia e raça, a abordagem padronizada é fazer as duas perguntas a seguir:

Questão 1: Você se considera hispânico/latino?
Questão 2: Qual das cinco designações raciais a seguir melhor lhe descreve?

Indígena-americano ou nativo do Alasca
Asiático
Negro ou afro-americano
Nativo do Havaí ou de outra ilha do Pacífico
Branco

Essa abordagem permite múltiplas respostas à Questão 2 (Figura 19.5); também é possível adicionar opções para "Outro (inclui mais de uma raça)" e "Desconhecido/não respondeu", e então permitir apenas uma resposta.

O campo referente à etnia denominado "EtnLatina_ind" permitiu os valores 0 (não hispânico/latino), 1 (hispânico/latino) e 9 (desconhecido/recusou a responder). O campo "Raça" tem os seguintes códigos possíveis:

1. Branco
2. Negro ou afro-americano
3. Asiático
4. Nativo do Havaí ou de outra ilha do Pacífico
5. Indígena-americano ou nativo do Alasca
6. Outro (inclui mais de uma raça)
7. Desconhecido/não respondeu

Raça - *Marcar X em todos os que se aplicam.*
1☐ Branco
2☐ Negro ou afro-americano
3☐ Asiático
4☐ Nativo do Havaí ou de outra ilha do Pacífico
5☐ Indígena-americano ou nativo do Alasca

■ **FIGURA 19.5** Codificação da raça no National Hospital Ambulatory Medical Care Survey (Inquérito Nacional sobre Cuidado Médico Ambulatorial em Hospitais) (6) do National Center for Health Statistics.

Elementos comuns para os dados

Diversas agências regulatórias e de fomento têm lançado iniciativas para desenvolver elementos de dados comuns para serem usados em bancos de dados de estudos. Elas incluem, nos Estados Unidos, o National Institute of Neurologic Disorders and Stroke (NINDS, Instituto Nacional de Distúrbios Neurológicos e Doença Cerebrovascular) (7), o National Cancer Institute (Instituto Nacional do Câncer) (8), a Food and Drug Administration (FDA) (9) e, na Europa, a European Medicines Agency (Agência Europeia de Medicamentos), bem como associações não governamentais e sem fins lucrativos, como o Clinical Data Interchange Standards Consortium (CDISC, Consórcio de Padrões para o Intercâmbio de Dados Clínicos) (10).

Padronizar as estruturas dos registros, os nomes/definições dos campos, os tipos/formatos de dados e os formulários de coleta de dados elimina o problema de "reinventar a roda" para cada novo estudo e permite compartilhar e combinar os dados entre os diferentes estudos. Isso envolve criar um dicionário de dados e um conjunto de instrumentos de coleta de dados com instruções que todos os pesquisadores de uma determinada área de conhecimento são estimulados a usar.

■ ENTRADA DE DADOS

Todos os bancos de dados, independentemente de consistirem em uma ou várias tabelas, ou de usarem programas de planilhas eletrônicas, de análises estatísticas ou de gerenciamento de bancos de dados, requerem um mecanismo para alimentar as tabelas de dados (i.e., inserir os dados). No passado, o método mais comum para alimentar um banco de dados era coletar dados em um formulário em papel, que nos ensaios clínicos era chamado de formulário de relato de caso (FRC). A equipe do estudo então transcrevia as informações para tabelas no computador, de preferência utilizando formulários em tela que facilitavam a entrada de dados e incluíam verificações automáticas para validação dos dados.

Captura eletrônica de dados

Escrever à mão em formulários em papel está se tornando cada vez menos comum. Em geral, os estudos devem coletar dados primariamente por meio de formulários eletrônicos, que no contexto dos ensaios clínicos geralmente são chamados de formulários eletrônicos de relato de caso (eFRC). Formulários *online* podem ser visualizados, e os dados, inseridos em dispositivos portáteis sem fio, como tablets (p. ex., iPad), smartphones ou notebooks. A entrada de dados por meio de formulários *online* tem muitas vantagens:

- **Os dados são digitados diretamente para as tabelas, sem uma segunda etapa de transcrição, eliminando essa fonte de erros.**
- **O formulário eletrônico pode incluir verificações de validação e informar imediatamente quando um valor entrado estiver fora da faixa permitida.**
- **O formulário eletrônico pode também incorporar lógica de pulo.** Por exemplo, uma questão sobre número de maços por dia aparecerá apenas se o participante responder "sim" para uma questão sobre ser fumante de cigarros.

Quando usamos formulários *online* para captura eletrônica de dados, eventualmente faz sentido imprimir um registro em papel dos dados imediatamente após a coleta, para ele poder ser verificado pelo participante. Esse registro impresso pode ser usado como documento original ou documento fonte se uma versão em papel for exigida para fins de auditoria.

Os formulários de coleta de dados *online* fornecem dois formatos principais para exibir opções de resposta *mutuamente exclusivas* (sem sobreposição) e *coletivamente exaustivas* (abrangentes): **lista suspensa** ou **grupo de opções** (Figura 19.6A e B). Esses formatos são familiares a qualquer participante de estudo ou pessoa do sistema de entrada de dados que tenha tido contato com formulários *online*.

Uma questão com um conjunto de respostas mutuamente exclusivas corresponde a um único campo na tabela de dados. Por outro lado, as respostas a uma questão do tipo "Todas as alternativas que se aplicam" não são mutuamente exclusivas; elas correspondem a tantos campos sim/não quanto forem as opções disponíveis. Por convenção, opções de respostas para questões do tipo "Todas as alternativas que se aplicam" utilizam **caixas de seleção (*checkboxes*) quadradas** no lugar dos **botões de rádio**

A

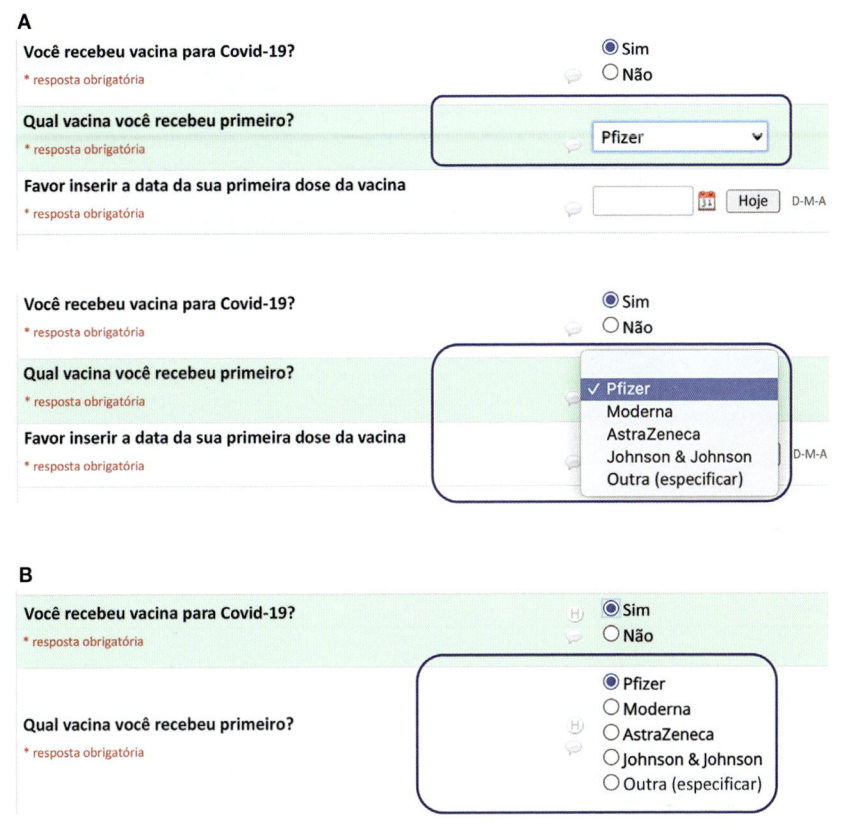

Você recebeu vacina para Covid-19? ● Sim ○ Não
*resposta obrigatória

Qual vacina você recebeu primeiro? [Pfizer ▼]
*resposta obrigatória

Favor inserir a data da sua primeira dose da vacina [____] [Hoje] D-M-A
*resposta obrigatória

Você recebeu vacina para Covid-19? ● Sim ○ Não
*resposta obrigatória

Qual vacina você recebeu primeiro?
*resposta obrigatória
- ✓ Pfizer
- Moderna
- AstraZeneca
- Johnson & Johnson
- Outra (especificar)

Favor inserir a data da sua primeira dose da vacina   D-M-A
*resposta obrigatória

B

Você recebeu vacina para Covid-19? ● Sim ○ Não
*resposta obrigatória

Qual vacina você recebeu primeiro?
*resposta obrigatória
- ● Pfizer
- ○ Moderna
- ○ AstraZeneca
- ○ Johnson & Johnson
- ○ Outra (especificar)

■ **FIGURA 19.6** Formatos para entrada de dados a partir de uma lista de respostas mutuamente exclusivas e coletivamente exaustivas. A lista suspensa (**A**, sendo o menu suspenso mostrado no painel inferior) economiza espaço na tela, mas não é adequada quando o formulário da tela será impresso em papel para a coleta de dados. O grupo de opções (**B**) requer mais espaço na tela, mas irá funcionar se houver necessidade de impressão.

redondos usados para respostas mutuamente exclusivas. Questões do tipo "Todas as alternativas que se aplicam" devem ser evitadas; é preferível requerer uma resposta sim ou não para cada item. Caso contrário, uma resposta não marcada poderia significar tanto "não se aplica" quanto "não respondida".

Importando medições e resultados laboratoriais

Muitos dados do estudo, como informações demográficas da linha de base, resultados laboratoriais e medições feitas por absorciometria de dupla emissão de raios X (DEXA) e monitores Holter, já costumam estar em formato digital no prontuário eletrônico do hospital. Sempre que possível, esses dados devem ser importados diretamente no banco de dados do estudo para evitar o custo e os potenciais erros de transcrição ao se reinserir os dados. Sistemas informatizados quase sempre produzem arquivos com valores separados por vírgula (CSV, do inglês *comma-separated values*) ou arquivos de texto com largura de coluna fixa (*fixed-column-width text files*), que podem ser importados pelo sistema de banco de dados. Em ensaios clínicos, esse tipo de informações enviadas em lotes (*batch-uploaded*) é frequentemente denominado em inglês pelo termo "*non-CRF data*", que poderia ser traduzido como dado não FRC, em referência ao formulário de relato de caso (1).

Softwares para gerenciamento de dados

O **back-end** do banco de dados de um estudo consiste nas tabelas de dados em si. O **front-end** ou (interface) consiste nos formulários *online* usados para entrada, visualização e edição dos dados. Bancos

TABELA 19.1 Alguns aplicativos utilizados no gerenciamento de dados de pesquisas

Planilhas eletrônicas	Plataformas *online* integradas para gerenciamento de dados de pesquisas
Microsoft Excel	
Apple Numbers	Research Electronic Data Capture (REDCap – hospedado por muitas instituições acadêmicas[a])
Google Sheets[a]	
Apache OpenOffice Calc[a]	QuesGen (uso primariamente acadêmico, hospedado pela empresa que vende o produto)
Análise estatística	MediData RAVE (uso primariamente corporativo e não acadêmico, hospedado pela empresa que vende o produto)
Statistical Analysis System (SAS)	
Statistical Package for the Social Sciences (SPSS)	Oracle InForm (uso corporativo não acadêmico, hospedado pela companhia)
Stata	
R[a]	Datalabs EDC (corporativo, hospedado pela empresa que vende o produto)
Sistemas integrados de bancos de dados	OnCore
Microsoft Access (apenas para Windows)	OpenClinica
Filemaker Pro	EpiInfo[a]
Sistemas de bases de dados relacionais	**Ferramentas para construir questionários *online***
Oracle	SurveyMonkey
SQL Server	Zoomerang
MySQL[a]	Qualtrics
PostgreSQL[a]	

[a]Gratuitos.

de dados que consistem de múltiplas tabelas requerem um programa de banco de dados relacional (Tabela 19.1) para manter as tabelas de dados *back-end*. Se os dados forem coletados em formulários em papel, para inseri-los será necessário transcrevê-los em formulários *online*.

Como discutido no Capítulo 17, existem diversas ferramentas, incluindo SurveyMonkey, Zoomerang, Qualtrics, QuesGen e REDCap, para desenvolver questionários *online* para enviar por e-mail aos participantes do estudo ou postar em um *site* na internet. Todas essas ferramentas oferecem diversas opções para formatar as questões, incorporar a lógica de pulos, bem como agregar, relatar e exportar os resultados. Alguns pacotes estatísticos, como o Statistical Analysis System (SAS), disponibilizam módulos de entrada de dados. Programas de bancos de dados integrados, como o Microsoft Access e o Filemaker Pro, também fornecem inúmeras ferramentas para o desenvolvimento de formulários na tela.

Muitos estudos utilizam plataformas integradas para gerenciamento de dados de pesquisa, que utilizam a internet, como o REDCap (Research Electronic Data Capture), que foi desenvolvido especificamente para a pesquisa clínica por um consórcio acadêmico localizado na Vanderbilt University. Ele permite aos pesquisadores construir e gerenciar questionários, formulários de entrada de dados e bancos de dados. O REDCap, que está disponível aos pesquisadores de muitas instituições acadêmicas, é uma excelente ferramenta do tipo "faça você mesmo" para pesquisadores iniciantes. Também fornece acesso a um repositório de instrumentos de coleta de dados. Entretanto, as opções de customização e as funcionalidades avançadas são limitadas. Um banco de dados REDCap consiste em uma única tabela com uma coluna para cada campo no banco de dados e uma linha para cada evento de coleta de dados, podendo ser facilmente exportado para pacotes de análise estatística. O REDCap não permite o rastreamento detalhado de um número grande e variável de medidas repetidas por participante do estudo e não consegue fazer validações ou gerar relatórios sofisticados dos dados, nem consegue ser consultado da mesma forma como ocorre em um banco de dados relacional (ver adiante).

Plataformas mais poderosas para gerenciamento de dados de pesquisa *online*, como o QuesGen, o MediData RAVE ou o Oracle InForm, podem acomodar estruturas de dados complexas, além de oferecer ferramentas mais sofisticadas para validação, consultas e geração de relatórios. As empresas que oferecem acesso a essas plataformas também fornecem suporte técnico e auxílio na instalação.

■ EXTRAINDO DADOS (CONSULTAS)

Após o banco ter sido criado e os dados terem sido inseridos, o pesquisador deverá organizar, classificar, filtrar e ver ("consultar") os dados que coletou. **Consultas ao banco de dados** são usadas para monitorar a entrada de dados, relatar o andamento do estudo e analisar os resultados. A linguagem-padrão para manipular dados em um banco relacional é denominada **SQL (Structured Query Language, Linguagem de Consulta Estruturada)**. Muitos programas de bancos de dados relacionais também oferecem interfaces gráficas para construir consultas aos dados. O programa estatístico R suporta o SQL, mas também oferece um conjunto alternativo de comandos na biblioteca dplyr (11).

Uma consulta pode unir dados de duas ou mais tabelas, mostrar apenas campos selecionados e filtrar os dados para mostrar apenas os registros que atendem certos critérios. A consulta pode também calcular valores a partir dos dados brutos das tabelas. A Figura 19.7 mostra os resultados de uma consulta no banco de dados de icterícia neonatal filtrando para meninos examinados em fevereiro e então calculando suas idades em meses e seus IMCs. (A consulta também utilizou uma função sofisticada de busca na tabela para calcular os valores dos percentis na curva de crescimento para o IMC da criança.) Um dos princípios básicos do modelo de bancos de dados relacionais é que as operações nas tabelas produzem resultados semelhantes a tabelas; portanto, o resultado de uma consulta que junta duas tabelas, mostra apenas alguns campos, seleciona as linhas com base em critérios especiais e calcula determinados valores ainda parece com uma tabela. Os dados da Figura 19.7 são facilmente exportados para um pacote estatístico.

Identificando e corrigindo erros nos dados

Todo o sistema de gerenciamento de dados (tabela de dados, formulários de entrada de dados e consultas) deve ser testado com dados fictícios. Para ensaios clínicos visando à submissão de dados para a FDA, essa é uma exigência regulatória (12).

A partir do momento em que se começa a coleta de dados, valores fora da faixa permitida previamente programada não deveriam sobreviver ao processo de entrada de dados. Entretanto, é também importante realizar consultas para valores faltantes e *outliers* (ou seja, valores extremos que, todavia, estão dentro da faixa de valores permitidos). Se os dados forem coletados por pesquisadores em diferentes localidades, as médias e medianas devem ser comparadas entre os pesquisadores e entre os centros de estudo. Diferenças substanciais entre os pesquisadores ou centros de estudo indicam diferenças sistemáticas nas medições ou na coleta de dados.

Muitos sistemas de entrada de dados são incapazes de fazer uma validação com cruzamento de campos, o que significa que os dados das tabelas podem possuir valores dentro da faixa aceitável, porém inconsistentes uns com os outros. Por exemplo, seria muito improvável uma criança de 5 anos que pesa 35 kg ter apenas 105 cm de altura. Embora os valores de peso e altura estejam dentro da faixa permitida, o peso (extremamente alto para uma criança de 5 anos) está inconsistente com a altura (extremamente baixa para uma criança de cinco anos). Inconsistências como essa podem ser identificadas por meio de consultas semelhantes àquela da Figura 19.7.

IDparticipante	DataEx	IdadeMeses	Sexo	PesoEx	EstatEx	IMC	EscoreZ	PercZ
3625	10/02/2015	59	M	19,2	114	14,75	-0,63	26,4
2569	13/02/2015	60	M	25,0	113	19,58	2,34	99,0
2497	18/02/2015	61	M	20,5	121	14,02	-1,41	7,9
5305	23/02/2015	60	M	20,5	116	15,21	-0,18	42,9
4430	23/02/2015	59	M	35,0	105	31,75	4,38	100,0
5310	24/02/2015	60	M	19,6	115	14,78	-0,59	27,8
3031	26/02/2015	59	M	15,5	102	14,94	-0,45	32,6

■ **FIGURA 19.7** Uma consulta no modo planilha que filtrou para meninos examinados em fevereiro e calculou sua idade em meses e seu IMC. A consulta também utilizou uma função sofisticada de busca na tabela para calcular os valores dos percentis na curva de crescimento para o índice de massa corporal (IMC) da criança. Para o IDparticipante 4430, devido ao fato de ele estar no percentil 100 e ao valor elevado do IMC (31,75), deveria ter sido averiguado se houve erro de entrada de dados.

Valores faltantes, *outliers*, inconsistências e outros problemas com os dados que são identificados por meio de consultas devem ser comunicados à equipe do estudo, que pode responder verificando documentos-fonte originais, entrevistando o participante ou repetindo as aferições. Se o estudo utilizar documentos em papel, quaisquer mudanças nos dados devem ser assinaladas (p. ex., com tinta vermelha), datadas e assinadas. Como discutido mais adiante neste capítulo, **bancos de dados eletrônicos devem manter um registro de auditoria sobre todas as mudanças nos dados**.

A edição de dados é um processo iterativo; após os erros serem identificados e corrigidos, os procedimentos de edição devem ser repetidos até que um número muito pequeno de erros importantes seja identificado. Nesse ponto, para alguns estudos, o banco de dados editado é declarado final ou congelado, não sendo permitidas futuras modificações (1).

■ ANÁLISE DOS DADOS

Na análise dos dados, geralmente são criadas variáveis derivadas a partir dos valores do banco de dados. Por exemplo, variáveis contínuas podem ser dicotomizadas (uma nova variável denominada "IMCmai25" pode ser definida como um IMC ≥ 25 kg/m^2), novas categorias podem ser criadas (antibióticos agrupados por tipo), e cálculos podem ser feitos (maços-ano definidos como número de maços de cigarros fumados por dia × anos de consumo de tabaco). Os dados faltantes devem ser manejados de forma consistente. A resposta "não sei" pode ser recodificada como uma categoria especial, combinada com a resposta "não", ou então excluída como faltante. Se o estudo estiver usando programas para gerenciamento de bancos de dados, pode-se realizar consultas para derivar novas variáveis antes de exportá-las para um pacote estatístico. Dito isso, muitos pesquisadores têm maior familiaridade com pacotes de análise estatística do que com programas de gerenciamento de bancos de dados e, portanto, preferem calcular as variáveis derivadas após a exportação.

■ CONFIDENCIALIDADE E SEGURANÇA

Um pesquisador tem a obrigação ética e legal de proteger a confidencialidade dos participantes. Se os participantes forem pacientes da clínica ou do hospital, suas informações de identificação também são protegidas sob o Privacy Rule do Health Insurance Portability and Accountability Act (HIPAA). Para assegurar a confidencialidade, o banco de dados deve alocar a cada participante um identificador único (IDparticipante) que não tenha significado externo ao banco de dados do estudo (i.e., não deve incorporar o nome, as iniciais, a data de nascimento ou o número do registro médico do paciente) – e, portanto, não pode ser usado por conta própria para identificar o participante. Se um banco de dados tiver múltiplas tabelas, os identificadores pessoais devem ser mantidos em uma tabela separada.

Bancos de dados que contenham identificadores pessoais devem ser mantidos em servidores seguros acessíveis apenas para membros autorizados da equipe de pesquisa, onde cada um desses membros terá seu próprio nome de usuário e senha. **Campos de bancos de dados que contêm identificadores pessoais não devem ser exportados.** Plataformas *online* para gerenciamento de dados, como o REDCap e o QuesGen, permitem designar campos contendo identificadores pessoais dos participantes. Diferentes perfis de usuários podem permitir ou proibir a exportação, alteração ou visualização desses campos.

O sistema de banco de dados deve auditar toda entrada e edição de dados. A auditoria permite determinar quando algum elemento dos dados foi modificado, quem o modificou e qual modificação foi feita. Essa é uma exigência regulatória para ensaios clínicos sobre medicamentos e dispositivos (12). O banco de dados do estudo também precisa de cópia de segurança regular; o procedimento para fazer essa cópia de segurança precisa ser testado periodicamente. As plataformas *online* para gerenciamento de dados permitem ferramentas automáticas para validação pelo usuário, auditorias, backups e segurança dos dados.

Ao final do estudo, os dados originais, o dicionário de dados, o banco de dados final e as análises do estudo devem ser armazenados em segurança. Isso permite aos pesquisadores responder a questões sobre a integridade dos dados ou das análises, realizar novas análises para responder a novas questões de pesquisa e compartilhar os dados com outros pesquisadores.

■ RESUMO

1. O **banco de dados** do estudo consiste em uma ou mais **tabelas de dados**, em que as *linhas* correspondem aos registros (p. ex., participantes do estudo), e as *colunas* correspondem a campos (atributos dos registros).
2. Identificar os participantes do estudo com um **código de identificação único (IDparticipante)** que não tenha significado externo ao banco de dados do estudo permite desvincular os dados do estudo de identificadores pessoais, assegurando a confidencialidade. Os bancos de dados que possuem identificadores pessoais devem ser armazenados em servidores seguros, com acesso restrito e auditorias.
3. Para acomodar um número variável de **medidas repetidas por participante do estudo**, como resultados de exames laboratoriais ou medicamentos em uso, devem-se **normalizar os dados** aferidos em tabelas separadas, nas quais cada linha corresponde a uma aferição, e não a um participante do estudo.
4. O banco de dados do estudo deve também armazenar **dados administrativos, como listagens de ligações telefônicas, agendas de exames e registros de reembolsos**.
5. O **dicionário de dados** especifica o nome, o tipo de dado, a descrição e a faixa de valores permitidos para todos os campos no banco de dados.
6. O **sistema de entrada de dados** é a forma por meio da qual as tabelas de dados são alimentadas, geralmente através de captura eletrônica de dados utilizando formulários *online*.
7. Uma planilha eletrônica ou pacote estatístico são adequados apenas para os bancos de dados mais simples; **para bancos de dados complexos, é necessário criar um banco de dados relacional** usando programas de gerenciamento de banco de dados, baseados na linguagem SQL (Structured Query Language).
8. **Consultas a bancos de dados ordenam e filtram os dados** assim como calculam valores baseados nos valores dos campos. Consultas são usadas para monitorar a entrada de dados, relatar progressos do estudo e formatar os resultados para análise.
9. A perda do banco de dados pode ser prevenida pela criação regular de **cópias de segurança (*backups*)**, armazenamentos fora da sede, e pelo arquivamento de cópias de versões-chave do banco de dados para uso futuro.

REFERÊNCIAS

1. Prokscha S. *Practical Guide to Clinical Data Management*. 3rd ed. CRC Press; 2012.
2. Newman TB, Liljestrand P, Jeremy RJ, et al. Outcomes among newborns with total serum bilirubin levels of 25 mg per deciliter or more. *N Engl J Med*. 2006;354(18):1889-1900.
3. Codd EF. A relational model of data for large shared data banks. *Commun ACM*. 1970;13(6):377-387.
4. Date CJ. *An Introduction to Database Systems*. 8th ed. Pearson/Addison Wesley; 2004.
5. FDA. Collection of Race and Ethnicity Data in Clinical Trials (10/26/2016). Accessed March, 20, 2021. https://www.fda.gov/regulatory-information/search-fda-guidance-documents/collection-race-and-ethnicity-data-clinical-trials
6. NHAMCS. Sample 2020 Emergency Department Patient Record. Accessed March, 20, 2021. https://www.cdc.gov/nchs/data/nhamcs/2020-NHAMCS-ED-PRF-sample-card-508.pdf
7. NINDS. Common Data Elements. Accessed March, 20, 2021. https://www.commondataelements.ninds.nih.gov/
8. NCI. NIH CDE Repository. Accessed March, 20, 2021. https://cde.nlm.nih.gov/home/
9. FDA. CDER Data Standards Program. Accessed March, 20, 2021. https://www.fda.gov/drugs/electronic-regulatory-submission-and-review/cder-data-standards-program
10. CDISC. The Clinical Data Interchange Standards Consortium Study data tabulation model. 2012. Accessed March, 20, 2021. http://www.cdisc.org/sdtm
11. Wickham H, Grolemund G. *R for Data Science: Import, Tidy, Transform, Visualize, and Model Data*. 1st ed. O'Reilly; 2016.
12. DHHS. Guidance for industry: computerized systems used in clinical trials. May, 2007. FDA. Use of Electronic Records and Electronic Signatures in Clinical Investigations Under 21 CFR Part 11 — Questions and Answers; June 2017. Accessed March, 20, 2021. https://www.fda.gov/regulatory-information/search-fda-guidance-documents/use-electronic-records-and-electronic-signatures-clinical-investigations-under-21-cfr-part-11
13. Lowenstein DH, Alldredge BK, Allen F, et al. The prehospital treatment of status epilepticus (PHTSE): design and methodology. *Control Clin Trials*. 2001;22:290-309.
14. Alldredge BK, Gelb AM, Isaacs SM, et al. A comparison of lorazepam, diazepam, and placebo for the treatment of out-of-hospital status epilepticus. *N Engl J Med*. 2001;345(9):631-637.

APÊNDICE 19A
Exercícios para o Capítulo 19.
Gerenciamento de dados

1. O estudo PHTSE (Pre-Hospital Treatment of Status Epilepticus) (13, 14) foi um ensaio clínico randomizado cego comparando lorazepam, diazepam ou placebo no tratamento pré-hospitalar do estado de mal epiléptico. O desfecho principal foi o término das convulsões até a chegada ao hospital. Para arrolar os pacientes, os paramédicos contataram médicos do hospital de referência pelo rádio. A seguir estão os formulários para coleta de dados pelos médicos do hospital de referência sobre dois pacientes arrolados:
   a. Organize os dados desses formulários em uma tabela com duas linhas.
   b. Crie um dicionário de dados com nove campos para a tabela de dados construída no exercício 1a.
   c. Os formulários de coleta de dados em papel foram preenchidos por médicos atarefados, chamados do serviço de emergência para uma sala de rádio. Quais são as vantagens e as desvantagens de se usar um formulário na tela do computador no lugar de um formulário em papel? Se você fosse responsável pelo delineamento do estudo, qual você usaria?

PHTSE

Formulário para Coleta de Dados por Médicos do Hospital

ID do Sujeito no PHTSE:

Administração da Medicação   189

Kit da Medicação nº: A322

Data e Hora da Administração: 3 / 12 / 94   17 : 39
                                              (Usar o formato de 24 horas)

Avaliação Durante o Transporte
[X] Convulsão interrompida
Hora da Interrupção   17 : 44
                                    (Usar o formato de 24 horas)

Avaliação Final ("Final da Corrida")
Hora da Chegada ao Hospital: 17 : 48
                                    (Usar o formato de 24 horas)

Ao chegar ao hospital:
[X] 1 Continuação da atividade convulsiva (convulsões tônico-clônicas ativas)
[ ] 0 Interrupção da atividade convulsiva (convulsões tônico-clônicas ativas)
      Escala de Glasgow: Componente verbal
      [ ] 1   Sem resposta verbal
      [ ] 2   Sons ininteligíveis
      [ ] 3   Palavras inapropriadas
      [ ] 4   Fala confusa
      [ ] 5   Orientado

PHTSE

Formulário para Coleta de Dados por Médicos do Hospital

ID do Sujeito no PHTSE:

Administração da Medicação | 410 |

Kit da Medicação nº: | B536 |

Data e Hora da Administração   12 / 01 / 98   01 : 35
                                                                                (Usar o formato de 24 horas)

Avaliação Durante o Transporte
[X] Convulsão interrompida
Hora da Interrupção   01 : 39
                                 (Usar o formato de 24 horas)

Avaliação Final ("Final da Corrida")
Hora da Chegada ao Hospital: 01 : 53
                                 (Usar o formato de 24 horas)

Ao chegar ao hospital:
[ ] 1 Continuação da atividade convulsiva (convulsões tônico-clônicas ativas)
[X] 0 Interrupção da atividade convulsiva (convulsões tônico-clônicas ativas)
        Escala de Glasgow: Componente Verbal
          [ ] 1   Sem resposta verbal
          [ ] 2   Sons ininteligíveis
          [ ] 3   Palavras inapropriadas
          [X] 4   Fala confusa
          [ ] 5   Orientado

---

2. Os formulários de coleta de dados em papel no exercício 1 incluem uma questão sobre se a atividade convulsiva continuou após a chegada ao hospital (desfecho principal do estudo). Esse item recebeu o nome de campo *AtivConvChegHosp* e foi codificado como 1 para sim (continuação da atividade convulsiva) e 0 para não (interrupção da atividade convulsiva). Interprete os valores médios para *AtivConvChegHosp* como mostrado abaixo:

	AtivConvChegHosp	
	(1 = Sim, convulsão continuou; 0 = Não, convulsão interrompida)	
	N	Média
Lorazepam	66	0,409
Diazepam	68	0,574
Placebo	71	0,789

CAPÍTULO 20

Escrevendo uma proposta para financiamento de pesquisa

Steven R. Cummings, Deborah G. Grady e Alka M. Kanaya

Como descrito no Capítulo 2, o processo de elaborar um estudo inicia pela formulação da questão de pesquisa, seguido pela elaboração de um anteprojeto de uma página que resume o plano do estudo (Apêndice 1A), que pode ser circulado com mentores, colaboradores e especialistas para obter suas opiniões. Quando ministramos cursos sobre delineamento da pesquisa clínica, os alunos elaboram um plano de estudo de 5 a 7 páginas que inclui a maioria dos elementos importantes do estudo – contexto/relevância, delineamento, participantes, como medir as variáveis preditoras, de desfecho e potenciais confundidoras, estimativas do tamanho de amostra e do poder e quaisquer preocupações sobre os participantes.

O **protocolo** é o plano detalhado do estudo. **Escrever o protocolo força o pesquisador a organizar, a esclarecer e a aperfeiçoar todos os elementos da pesquisa**, aumentando seu rigor científico e sua eficiência. Mesmo quando o pesquisador não precisar de financiamento, é fundamental que ele elabore um protocolo para conduzir o trabalho e para obter a aprovação do comitê de ética em pesquisa (CEP). A **proposta** é um documento que é redigido para solicitar financiamento de pesquisa. Ela contém uma descrição dos objetivos do estudo, da sua relevância, da sua metodologia e das preocupações relacionadas aos participantes, bem como do orçamento e de outras informações administrativas e de apoio exigidas pela agência de financiamento.

Este capítulo descreve como redigir uma proposta com maiores chances de sucesso na obtenção do financiamento. Ele concentra-se em propostas de pesquisas originais que utilizam o formato sugerido pelo National Institutes of Health (NIH) dos Estados Unidos, porém as submissões para a maioria das outras agências de financiamento (como o Department of Veterans Affairs, o Centers for Disease Control and Prevention [CDC], o Department of Defense [DOD], a Agency for Healthcare Research and Quality [AHRQ], bem como fundações privadas) geralmente seguem um formato parecido. No site do NIH (https://grants.nih.gov/grants/how-to-apply-application-guide.html) estão disponíveis excelentes orientações sobre como redigir uma proposta, preparar o orçamento e realizar a submissão.

■ ESCRITA DA PROPOSTA

A tarefa de redigir uma proposta exige vários meses de organização, redação e revisão. Os passos a seguir podem ajudar a deslanchar o projeto com sucesso.

- **Decida onde a proposta será submetida.** Cada agência de financiamento tem suas próprias áreas de interesse, processos e procedimentos para elaboração de propostas de pesquisa. Por isso, o pesquisador deve decidir previamente onde submeter sua proposta, verificar os limites especificados para financiamento, obter instruções específicas sobre como elaborar a proposta e informar-se sobre os prazos exigidos pela agência escolhida. O *site* do NIH é um bom ponto de partida (http://grants.nih.gov/grants/oer.htm). As áreas de interesse podem ser identificadas por meio dos *sites* de cada instituto do NIH e de outras agências de financiamento, nas seções em que são descritas as prioridades daquele instituto. Informações adicionais sobre as áreas atuais de interesse podem ser obtidas conversando com oficiais de programas dos institutos do NIH, cujas informações para contato e áreas de responsabilidade são listadas na seção de Anúncios de Oportunidades para Financiamento do NIH (NIH Funding Opportunity Announcements) e nas páginas na internet dos institutos e fundações.

- **Organize uma equipe e aponte um líder.** A maioria das propostas é redigida por uma equipe constituída de várias pessoas que irão conduzir o estudo. Essa equipe pode ser pequena (somente o pesquisador e seu mentor) ou grande (incluindo colaboradores, um bioestatístico, um administrador financeiro, assistentes de pesquisa e o pessoal de apoio). A equipe deve deter o conhecimento especializado necessário (ou ter como obtê-lo) para delinear e conduzir o estudo.
- O **pesquisador principal** da equipe assume a responsabilidade por liderar os esforços e tem a autoridade e a responsabilidade finais pelo estudo. O pesquisador principal deve exercer liderança durante todo o processo de desenvolvimento da proposta, delegando responsabilidades pela redação e outras tarefas, estabelecendo prazos, conduzindo reuniões periódicas da equipe, assegurando que todas as tarefas estejam concluídas em tempo hábil e cuidando pessoalmente da qualidade da proposta. Geralmente, ele é um cientista experiente cujo conhecimento e sabedoria poderão ser úteis nas decisões de delineamento e cujo montante de estudos prévios aumenta a probabilidade de sucesso do estudo e, dessa forma, de se obter o financiamento solicitado.
- Dito isso, deve-se destacar que o NIH encoraja **pesquisadores iniciantes** a submeterem propostas como pesquisadores principais, dispondo de editais especiais para eles, e frequentemente dando prioridade para financiar suas propostas se estiverem no estágio inicial da carreira (http://grants.nih.gov/grants/new_investigators/). O NIH define pesquisadores iniciantes como aqueles que nunca foram pesquisadores principais de uma proposta financiada pelo NIH; **pesquisadores em início de carreira** são aqueles cuja titulação terminal relacionada à pesquisa ocorreu há menos de 10 anos. Os pesquisadores estreantes terão maior probabilidade de conseguirem o financiamento se tiverem experiência prévia em pesquisa, sob a supervisão de um pesquisador sênior e com financiamento fornecido por aquele indivíduo, por um auxílio para desenvolvimento de carreira ou após receber pequenos auxílios institucionais ou de fundações. **Já ter publicado artigos, inclusive como primeiro autor de artigos de pesquisa originais, fornece evidências de que o pesquisador iniciante tem potencial para ser um cientista independente bem-sucedido e está preparado para liderar a equipe de pesquisa.**
- Um pesquisador principal estreante deve incluir na proposta de auxílio copesquisadores que tenham experiência na área de interesse para fornecer orientação sobre a condução do estudo e para aumentar a chance de uma avaliação favorável e de obter financiamento. Embora as propostas geralmente tenham apenas um pesquisador principal, o NIH permite mais de um se eles trouxerem experiências complementares, e seus respectivos papéis e responsabilidades forem distintos e bem definidos.
- **Siga as diretrizes da agência de financiamento.** As instituições de fomento à pesquisa fornecem por escrito diretrizes que devem ser lidas cuidadosamente pelos pesquisadores antes de se dar início à redação da proposta. Essas informações incluem os tipos de pesquisas que serão financiados, juntamente com instruções detalhadas sobre como organizar a proposta, limites de número de páginas, bem como o valor máximo que pode ser solicitado para financiamento. Entretanto, essas diretrizes não fornecem todas as informações necessárias sobre a maneira como as agências operam e suas preferências. Em uma etapa precoce no desenvolvimento da proposta, vale a pena discutir o plano com algum funcionário da agência, que poderá comentar sobre se a agência está interessada na pesquisa planejada e esclarecer o escopo e grau de detalhamento esperado para a proposta. O NIH, outras agências federais e as fundações privadas em geral contam com administradores científicos (muitas vezes denominados **oficiais de programas**) para assessorar os pesquisadores na adequação de suas propostas às prioridades de financiamento das agências. O oficial de programa relevante à proposta deve ser contatado por e-mail ou telefone para esclarecimentos sobre as diretrizes da agência, seus interesses e procedimentos de revisão. Posteriormente, encontrá-lo (p. ex., em algum congresso onde ambos estarão presentes ou por meio de visita à sede da agência) é uma boa forma de estabelecer uma relação de trabalho produtiva que facilita a elaboração de propostas com maiores chances de financiamento.
- É importante **fazer um** *checklist* **dos detalhes necessários e revisá-los repetidas vezes** antes de submeter uma proposta. Uma proposta que é excelente nos demais aspectos pode ser rejeitada pela falta de adesão às diretrizes especificadas – o que é uma experiência frustrante e passível de ser evitada. A maioria dos administradores de auxílios de pesquisa das universidades têm *checklists* que eles revisam antes de submeterem uma proposta, porém seguir as diretrizes da agência é responsabilidade do pesquisador principal.

- **Estabeleça um cronograma e faça reuniões periódicas.** Um cronograma com os prazos para finalização das tarefas pressiona os membros da equipe a cumprirem suas obrigações no tempo planejado. Além de conter os componentes científicos especificados pela agência, o cronograma deverá prever as exigências administrativas da instituição onde a pesquisa irá ocorrer. As universidades em geral requerem revisão demorada do espaço físico proposto, do orçamento e dos subcontratos antes de submeter a proposta, de forma que o prazo *real* para concluir a proposta pode ser vários dias ou mesmo semanas antes do prazo da agência. Negligenciar esses detalhes pode gerar atropelos de última hora, pondo em risco uma proposta até então bem elaborada. Um cronograma funciona melhor quando explicita prazos para produções escritas e quando todos os membros do grupo participam da elaboração de suas próprias tarefas. O cronograma deve ser revisado em encontros periódicos presenciais ou virtuais para verificar se as tarefas estão em dia e se os prazos ainda são viáveis.
- **Procure modelos de propostas.** É muito útil examinar propostas recentes que foram financiadas pela agência que irá avaliar a proposta submetida: elas ilustram tanto o conteúdo quanto o formato das propostas que foram consideradas boas. O pesquisador poderá encontrar inspiração para novas ideias e, assim, preparar uma proposta que seja mais clara, lógica e persuasiva. Da mesma forma, vale a pena revisar pareceres críticos de propostas anteriores submetidas à agência – tenham sido elas bem-sucedidas ou não – para identificar quais aspectos importam aos cientistas que irão revisar a proposta. Esses exemplos podem ser obtidos do setor de pesquisas financiadas da instituição do pesquisador ou de colegas que são pesquisadores principais de estudos semelhantes.
- **Trabalhe a partir de um roteiro.** Começar redigindo a proposta a partir de um roteiro (Tabela 20.1) ajuda a organizar as tarefas a serem cumpridas. Se várias pessoas estiverem trabalhando juntas, o roteiro deve especificar quem será responsável por preparar cada parte da proposta. Um obstáculo comum ao se elaborar um roteiro é acreditar que o plano de pesquisa já deve estar inteiramente elaborado, antes mesmo de se escrever a primeira frase. É importante deixar essa crença de lado, permitindo que as ideias fluam livremente para o papel, criando-se, assim, uma matéria-prima para posterior edição, aperfeiçoamento e aconselhamento específico de colegas.
- **Reveja e revise repetidas vezes.** Escrever uma proposta é um processo iterativo que resulta em muitas versões, cada uma delas refletindo novas ideias, sugestões e dados adicionais. Desde o início do processo, as primeiras versões devem ser revisadas criticamente por colegas familiarizados com o assunto e com a agência de fomento. Atenção especial deve ser dada à relevância e ao caráter inovador da pesquisa, à validade do delineamento e dos métodos, à forma como a proposta é organizada e à clareza da redação. É melhor receber críticas duras e detalhadas antes de a proposta ser submetida a vê-la rejeitada por não se terem antecipado e abordado problemas. Quando a proposta estiver praticamente pronta para ser submetida, o passo final será revisá-la, levando-se em conta consistência interna, cumprimento das exigências da agência, bem como correção ortográfica e gramatical. Uma redação desleixada passa a ideia de um trabalho desleixado e de uma liderança incompetente, desviando a atenção de ideias que são boas nos demais aspectos.

■ ELEMENTOS DE UMA PROPOSTA PARA UM AUXÍLIO DE PESQUISA IMPORTANTE

Os elementos de uma proposta para um auxílio de pesquisa de grande porte como o NIH R01 são apresentados na Tabela 20.1. As orientações para a submissão de propostas para outros tipos de auxílios e contratos do NIH e de outras instituições que financiam pesquisas são semelhantes, mas podem requerer menos informações, ou um formato diferente. O pesquisador deve revisar as diretrizes da agência que irá receber a proposta.

Início

Um **título descritivo e conciso** fornecerá a primeira impressão – e uma lembrança duradoura – do objetivo geral e do delineamento do estudo. Por exemplo, o título "Ensaio clínico randomizado sobre ultrassom de alta frequência guiado por ressonância magnética vs. ultrassom simulado para tratar miomatose uterina sintomática" resume a questão de pesquisa, o delineamento e a população. Devem-se evitar frases desnecessárias como "Um estudo para determinar o…".

TABELA 20.1 Elementos principais de uma proposta, com base no modelo do NIH

Título
Resumo do projeto
Partes administrativas
   Orçamento e sua justificativa
   Currículos resumidos dos pesquisadores
   Recursos institucionais
Objetivos específicos (geralmente uma página)
Potencial impacto
Estratégia de pesquisa (geralmente 12 páginas)
   Relevância
   Inovação
   Abordagem
     Visão geral
     Justificativa (motivos que levaram ao planejamento dessa pesquisa e dados preliminares)
     Participantes do estudo
       Critérios de seleção
       Plano de amostragem
       Plano de recrutamento
       Planos para otimizar a adesão e a completude do seguimento
     Procedimentos do estudo (se aplicável)
       Randomização
       Cegamento
     Aferições
       Variáveis preditoras principais (intervenção, se um ensaio clínico)
       Variáveis de desfecho
       Potenciais variáveis confundidoras
     Estatística
       Abordagem para as análises estatísticas
       Hipóteses, tamanho de amostra e poder
     Conteúdo e periodicidade das visitas do estudo
     Gerenciamento de dados e controle de qualidade
     Cronograma e organograma
     Limitações e abordagens alternativas
Sujeitos humanos
Referências
Apêndices e acordos de colaboração

NIH, National Institutes of Health.

O **resumo do projeto** (no inglês, *summary* ou *abstract*) deve começar com os objetivos da pesquisa e sua justificativa, apresentar o delineamento e os métodos e concluir com o impacto esperado dos possíveis achados do estudo. O resumo deve ser informativo para pessoas que trabalham na mesma área ou em áreas relacionadas e compreensível para um leitor leigo porém com bom conhecimento científico. A maioria das agências restringe o resumo a um número limitado de palavras ou linhas; portanto, é importante usar termos eficientes e descritivos. Como o resumo pode ser a *única* página lida por alguns dos revisores, além de servir como um lembrete conveniente dos aspectos específicos da proposta para todos os demais, ele deve valer por si próprio, incorporando todos os aspectos principais do estudo proposto e descrevendo de forma persuasiva seus pontos fortes e seus potenciais impactos.

Seções administrativas

Quase todas as agências de financiamento exigem uma seção administrativa que apresente o **orçamento, a justificativa do orçamento e os recursos institucionais**, que incluem uma descrição das qualificações do pessoal, dos recursos da instituição do investigador e do acesso a equipamentos, espaço e *expertise*.

A seção de orçamento deve ser organizada de acordo com as diretrizes da instituição financiadora. Propostas para o NIH, por exemplo, devem seguir um modelo pré-estabelecido apresentando um orçamento detalhado para os primeiros 12 meses e um orçamento resumido para todo o projeto (geralmente de 2 a 5 anos). O orçamento dos primeiros 12 meses deve incluir as seguintes categorias de gastos: pessoal (incluindo os nomes e as funções de todos os envolvidos no projeto, o percentual de tempo que cada um despenderá no projeto e o valor-moeda referente aos salários e benefícios adicionais para cada indivíduo); consultoria; equipamentos; materiais de consumo; viagens; gastos com cuidados de pacientes; alterações e renovações; custos com consórcios/contratos; e outros gastos (p. ex., telefone, correspondência, conferências, fotocópias, ilustrações, publicações, compra de livros e prestação de serviços).

A preparação do orçamento não deve ser deixada para o último minuto. Muitos elementos requerem tempo (p. ex., estimar gastos com espaço, equipamentos e pessoal). As universidades geralmente dispõem de administradores experientes cujo trabalho é auxiliar os pesquisadores a preparar os orçamentos, justificativas dos orçamentos e outras partes administrativas de uma proposta. É aconselhável informar a esse administrador logo que possível que você pretende submeter uma proposta e planejar encontros ou reuniões telefônicas regulares para avaliar o progresso e o cumprimento do cronograma da seção administrativa. O administrador pode começar a trabalhar tão logo tenha sido elaborado o roteiro, recomendando as quantias necessárias para cada item do orçamento e ajudando a garantir que o pesquisador não deixe de considerar gastos importantes. As instituições possuem normas e prazos que devem ser cumpridos; assim, um administrador experiente poderá ajudar a prever regras da sua instituição e possíveis dificuldades e atrasos. O administrador também poderá ajudar a redigir a primeira versão das seções de justificativa do orçamento e recursos institucionais e a juntar os currículos, subcontratos, apêndices e outros materiais de apoio para a proposta.

Todos os itens do orçamento devem ser explicados detalhadamente em uma **justificativa de orçamento**. Os gastos com pessoal abrangem a maior fatia dos gastos em um projeto de pesquisa clínica; por isso, é importante documentar a necessidade de cada indivíduo que consta na folha de pagamento e suas responsabilidades específicas, para justificar o percentual de trabalho que a ele será designado. A descrição das tarefas dos pesquisadores e dos outros membros da equipe deve ser completa, porém sucinta, não deixando dúvida aos revisores de que o trabalho de cada pessoa é essencial para o sucesso do projeto.

Os revisores costumam se preocupar com o tempo que membros importantes da equipe pretendem dedicar ao projeto. Algumas propostas são mal avaliadas porque membros importantes estão listados como tendo um comprometimento muito pequeno no estudo – que se soma a vários outros compromissos –, dando a entender que eles poderão não ser capazes de despender a energia necessária ao estudo proposto. Porém, é mais comum eles reagirem negativamente a percentuais que estejam muito além das exigências da tarefa descrita. Caso eles não tenham sido convencidos pela justificativa de algum item do orçamento, os revisores podem recomendar que esse item seja cortado ou reduzido.

Mesmo os orçamentos bem planejados podem sofrer mudanças durante a execução do estudo. Em geral, uma vez concedida a verba, o pesquisador tem autonomia para gastá-la de outra forma que não a especificada no orçamento, desde que as mudanças não sejam excessivas e os gastos sejam relacionados aos objetivos do estudo. Quando o pesquisador deseja remanejar recursos entre categorias ou fazer mudanças substanciais (> 25%) no percentual de dedicação de membros importantes da equipe, ele precisa primeiro obter aprovação. As agências geralmente aprovam pedidos razoáveis de remanejo de orçamento, desde que o pesquisador não peça aumento no valor total do financiamento.

O NIH exige um **currículo resumido (*biosketch*)** de todos os pesquisadores e consultores que serão financiados pelo auxílio. Esses currículos resumidos são resumos de 5 páginas seguindo um formato--padrão que inclui um relato pessoal sobre como a experiência do pesquisador é relevante para a condução do estudo; uma descrição da sua formação acadêmica, treinamentos e experiência profissional; um número limitado de publicações relevantes e premiações; e auxílios de pesquisa e contratos relevantes.

A seção sobre os **recursos institucionais** disponíveis ao projeto pode incluir computadores, equipamentos técnicos, acesso a recursos avançados de imagem e de outros dispositivos de aferição, espaço para laboratórios e escritórios, bem como recursos para facilitar o recrutamento dos participantes, a coleta e gerenciamento de dados e a estocagem das amostras. A seção sobre os recursos frequentemente incorpora textos-padrão oriundos das descrições de outras propostas prévias ou de materiais fornecidos pela instituição, centro ou laboratório do pesquisador.

Objetivos específicos

Os **objetivos específicos** são formulações da(s) questão(ões) de pesquisa utilizando termos concretos para especificar o desfecho desejado do projeto. Essa seção de uma proposta do NIH é limitada a 1 página. **Visto que para muitos revisores essa é a página que receberá a maior atenção, ela deve ser escrita com cuidado e revisada repetidas vezes na medida em que a proposta é desenvolvida.**

Um padrão comum é iniciar com 2 ou 3 parágrafos curtos que resumem as informações básicas: questão de pesquisa e sua importância, estudos que já foram realizados e como eles não resolveram o problema e a abordagem para responder à questão de pesquisa neste estudo. Após, é apresentada uma breve formulação dos objetivos específicos, expressos como objetivos descritivos tangíveis e, sempre que possível, como hipóteses testáveis.

Os objetivos são apresentados em uma sequência lógica adequada ao estudo que está sendo planejado. Pode-se iniciar com os objetivos transversais para o período da linha de base, seguidos pelos objetivos relacionados aos achados do seguimento. Outra opção é iniciar com objetivos que abordam mecanismos fisiopatológicos e concluir com objetivos que abordam desfechos clínicos ou de saúde pública. Um padrão que funciona bem para bolsas de desenvolvimento de carreira (*career development awards*) inicia com objetivos qualitativos que podem utilizar grupos focais para desenvolver um instrumento ou intervenção-chave, seguidos por objetivos quantitativos com variáveis preditoras e de desfecho e testes de hipóteses (essa abordagem é denominada pesquisa com métodos mistos). Outro padrão é iniciar com o objetivo mais importante, com o intuito de destacá-lo; isso tem a vantagem de colocar o objetivo principal em primeiro lugar em todas as demais seções da proposta, como as relacionadas ao tamanho da amostra e ao poder estatístico.

A seção de objetivos específicos costuma terminar com um parágrafo curto que resume de forma concisa o potencial impacto dos achados do estudo sobre o conhecimento de saúde e doença, sobre a prática clínica, sobre a saúde pública ou sobre pesquisas futuras. **O objetivo é apresentar um caso convincente que levará os membros do comitê de revisão, incluindo aqueles que não foram revisores primários ou secundários (e que podem ter lido apenas esta seção), a revisar a proposta de forma favorável.**

Estratégia de pesquisa

O formato atual do NIH estabelece para a maioria dos tipos de propostas um limite de 12 páginas para apresentar a estratégia de pesquisa, que é dividida em três seções:

- A seção de **relevância**, em geral de 2 a 3 páginas, descreve como os achados do estudo irão contribuir para avançar o conhecimento científico, para abordar um problema importante ou barreira ao progresso naquele campo, para melhorar a prática clínica ou de saúde pública ou para influenciar políticas de saúde. Esta seção deve apresentar a magnitude do problema, resumir o que já foi alcançado, definir os problemas ou as lacunas no conhecimento atual e mostrar como o estudo irá contribuir para avançar nessa área.
- A seção de **inovações**, tipicamente de 1 a 2 páginas, aponta formas como o estudo proposto representa um avanço em relação às pesquisas anteriores sobre o assunto, como ao utilizar novos métodos de aferição, descobrir novos mecanismos de doença, arrolar populações diferentes ou maiores, identificar novos tratamentos ou introduzir novas abordagens para a análise dos dados. As diretrizes do NIH focam em como a pesquisa irá mudar os paradigmas atuais de pesquisa ou prática clínica por meio da utilização de conceitos, métodos ou intervenções inovadores. Dito isso, muitos estudos clínicos que receberam financiamento resultam apenas em pequenas melhorias e refinamentos em conceitos, métodos ou intervenções. O nosso conselho é descrever as características inovadoras da pesquisa de forma acurada, sem exagerar que o estudo irá mudar paradigmas ou utilizar métodos inteiramente novos.
- A seção sobre a **abordagem** (anteriormente denominada "métodos") em geral ocupa de 7 a 9 páginas. Ela detalha o delineamento e a condução do estudo e é avaliada cuidadosamente pelos revisores. As diretrizes do NIH sugerem que a seção sobre abordagem seja organizada de acordo com os objetivos específicos e que inclua componentes e sequência semelhantes aos da Tabela 20.1. Essa seção inicia com uma descrição concisa da abordagem, às vezes sendo seguida por um diagrama

esquemático ou por uma tabela para orientar o leitor (Tabela 20.2). Essa descrição deve explicitar de forma clara o delineamento do estudo e oferecer uma breve descrição dos participantes, das principais aferições, das intervenções, da duração do seguimento e dos desfechos principais.

A seção sobre a abordagem inclui uma breve justificativa para a pesquisa, apoiada por **dados preliminares** – estudos prévios realizados pela equipe do pesquisador que sugerem que o estudo proposto será bem-sucedido. Deve-se enfatizar a importância dos trabalhos anteriores do grupo no assunto proposto e as razões pelas quais esses estudos merecem continuidade ou prorrogação. Resultados de estudos-piloto que apoiam a factibilidade do estudo são importantes para muitas propostas, especialmente quando a equipe de pesquisa possui pouca experiência anterior com os métodos que se pretende utilizar ou quando há dúvidas quanto à factibilidade dos procedimentos propostos ou do recrutamento dos participantes. **Essa é uma oportunidade para mostrar que o pesquisador e a equipe têm a experiência e a *expertise* necessárias para conduzir o estudo.**

Outros componentes da seção sobre abordagem já foram discutidos anteriormente. A seção sobre os **participantes do estudo** (Capítulo 3) deve definir e fornecer uma justificativa para os critérios de inclusão e de exclusão, especificar o método de amostragem, descrever como os participantes do estudo serão recrutados e seguidos, e garantir aos revisores que os pesquisadores poderão arrolar o número desejado de participantes para o estudo. Devem-se também descrever os planos para otimizar a adesão à intervenção (se aplicável) e às visitas do estudo.

A seção de abordagem deve incluir uma descrição de **procedimentos importantes do estudo**, como randomização e cegamento. A parte referente às aferições (Capítulo 4) deve descrever como as variáveis preditoras, de desfecho e potencialmente confundidoras serão medidas e em que ponto no estudo essas aferições serão feitas. Outros aspectos importantes são como as intervenções serão aplicadas e como o desfecho principal será avaliado e medido.

A seção de **estatística** geralmente começa com os planos para análise, que costumam ser organizados por objetivo específico. Ela pode ser elaborada seguindo uma sequência lógica; por exemplo, primeiro as tabulações descritivas e, então, as abordagens para a análise de associações entre variáveis. Após, vem uma discussão sobre tamanho de amostra e poder estatístico (Capítulos 5 e 6), que deve começar com a hipótese nula para o objetivo que irá determinar o tamanho de amostra do estudo. As estimativas do tamanho de amostra e do poder estatístico se baseiam em pressupostos sobre a magnitude das associações (magnitudes do efeito) que provavelmente serão detectadas e sobre a precisão das medições que serão feitas. Esses pressupostos devem ser justificados citando a literatura publicada ou trabalhos preliminares. Pode ser útil incluir uma tabela ou figura que mostre como variações na magnitude de efeito, no poder estatístico ou em outros pressupostos influenciam o tamanho de

TABELA 20.2 Exemplo de um cronograma de estudo para um ensaio randomizado sobre os efeitos da administração de testosterona nos fatores de risco de doenças cardíacas, câncer de próstata e fraturas

	VISITA DE TRIAGEM	VISITA DE RANDOMIZAÇÃO	3 MESES	6 MESES	12 MESES
História médica	X	–	–	–	X
Pressão arterial	X	X	X	X	X
Exame da próstata	X	–	–	–	X
Antígeno prostático específico (PSA)	X	–	–	–	X
Lipídeos séricos	–	X	X	X	X
Marcadores inflamatórios	–	X	–	–	X
Densidade óssea	–	X	–	–	X
Marcadores de renovação óssea	–	X	X	–	X
Força de preensão	–	X	X	X	X
Eventos adversos	–	–	X	X	X

amostra, para mostrar que o pesquisador fez escolhas adequadas. Os painéis de revisores do NIH costumam dar importância considerável à seção de estatística. Assim, é aconselhável **envolver um estatístico** na elaboração desse elemento da proposta e acrescentar um à lista de pesquisadores se os métodos estatísticos forem complexos.

Recomenda-se incluir uma tabela que liste as visitas do estudo ou contatos com o participante, o cronograma das visitas e que procedimentos ou aferições irão ocorrer em cada visita. Tal tabela fornece um panorama geral de todas as atividades do estudo (Tabela 20.2). As descrições do controle de qualidade e do gerenciamento de dados (Capítulos 18 e 19) devem abordar como os dados do estudo serão coletados, armazenados e editados, juntamente com planos para maximizar a qualidade dos dados e sua segurança.

A proposta deve fornecer um plano de trabalho realista e um cronograma indicando as datas em que cada fase importante do estudo será iniciada e finalizada (Figura 20.1). Cronogramas similares podem ser elaborados para as atividades da equipe e para outros componentes do projeto. Para estudos maiores, um organograma descrevendo a equipe de pesquisa pode indicar os níveis de autoridade e de responsabilidade, as linhas de hierarquia e também mostrar como será a dinâmica de trabalho da equipe.

Embora não seja obrigatório, pode ser útil incluir uma discussão sobre as **limitações** do estudo proposto e as abordagens alternativas. Em vez de simplesmente ignorar as potenciais falhas do estudo, o pesquisador pode decidir abordá-las explicitamente, discutindo as vantagens e desvantagens das várias decisões que precisaram ser tomadas para se chegar ao plano final. Apontar os desafios importantes e as potenciais soluções pode transformar eventuais críticas à proposta em pontos fortes. Entretanto, é um erro hiperenfatizar esses problemas, pois isso pode levar o revisor a focar de forma desproporcional nos aspectos mais fracos da proposta. O objetivo é tranquilizar o revisor de que o pesquisador antecipou os principais problemas e desenvolveu uma abordagem realista e bem pensada para lidar com eles.

Componentes finais de uma proposta de grande porte

A seção sobre os **sujeitos humanos** é dedicada às questões éticas levantadas pelo estudo, abordando temas como consentimento informado, segurança, privacidade e confidencialidade (Capítulo 7). Essa seção foi expandida pelo NIH para incluir como os potenciais participantes da pesquisa serão informados sobre riscos e benefícios da participação e como será obtido seu consentimento para que possam tomar parte da pesquisa. Também descreve os critérios de inclusão e de exclusão; os planos para inclusão de indivíduos de diferentes fases do ciclo de vida, mulheres e grupos minoritários; e justificativas para a exclusão de quaisquer desses grupos. Há exigências adicionais para ensaios clínicos, incluindo um plano detalhado de recrutamento e retenção, um cronograma do estudo e um plano de monitoramento dos dados e da segurança, bem como seções separadas descrevendo a intervenção, o mascaramento, a alocação, a aferição dos desfechos, o delineamento estatístico e o poder previsto e o plano de divulgação. Embora não haja limite de páginas para essas seções sobre sujeitos humanos, o pesquisador deve ser conciso.

As **referências** indicam a familiaridade do pesquisador com a área de estudo. Elas devem ser abrangentes e atualizadas – e não simplesmente uma lista enorme e sem critérios de seleção. Cada

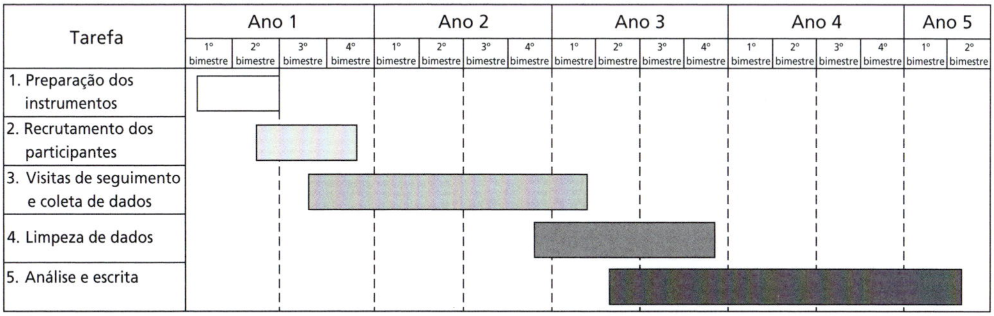

Tarefa	Ano 1				Ano 2				Ano 3				Ano 4				Ano 5	
	1º bimestre	2º bimestre	3º bimestre	4º bimestre	1º bimestre	2º bimestre	3º bimestre	4º bimestre	1º bimestre	2º bimestre	3º bimestre	4º bimestre	1º bimestre	2º bimestre	3º bimestre	4º bimestre	1º bimestre	2º bimestre
1. Preparação dos instrumentos																		
2. Recrutamento dos participantes																		
3. Visitas de seguimento e coleta de dados																		
4. Limpeza de dados																		
5. Análise e escrita																		

■ **FIGURA 20.1** Um cronograma hipotético para a preparação de uma proposta.

referência deve ser citada corretamente; erros nas citações ou má interpretação dos trabalhos desagradam os revisores familiarizados com a área.

Para alguns tipos de propostas, os apêndices podem ser úteis para incluir materiais técnicos e de apoio detalhados que foram mencionados apenas brevemente no texto. Entretanto, para evitar que os apêndices sejam um meio de burlar o limite de páginas, o NIH estabelece restrições para o seu uso. Os apêndices para os auxílios do NIH podem incluir apenas instrumentos de coleta de dados (como questionários) e formulários de consentimento em branco. Os revisores primários e secundários são os únicos membros do comitê de revisão que irão receber os apêndices. Portanto, todos os elementos importantes devem ser resumidos na proposta principal.

A finalidade e a importância de cada consultor devem ser descritas e acompanhadas de uma carta individual de aceite de cada um e de uma cópia de seu currículo resumido (*biosketch*). Outras **cartas de apoio**, como aquelas de pessoas que fornecerão acesso a equipamentos ou recursos, devem também ser incluídas. Uma explicação sobre os acordos programáticos e administrativos entre a instituição do pesquisador e instituições ou laboratórios colaboradores deve ser acompanhada de cartas de compromisso endereçadas ao pesquisador principal.

■ CARACTERÍSTICAS DE UMA BOA PROPOSTA

Uma boa proposta para financiamento deve apresentar vários atributos. O primeiro é a **qualidade científica da estratégia de pesquisa**: ela deve partir de uma boa questão de pesquisa; utilizar delineamento e abordagens rigorosos e factíveis; e apresentar equipe de pesquisa experiente, apta e comprometida com o estudo. O segundo é a **clareza na apresentação**; uma proposta concisa, que prende a atenção do revisor, organizada, formatada de maneira atraente e desprovida de erros leva o leitor a acreditar que a pesquisa será conduzida com um padrão semelhante de alta qualidade.

Os membros de um comitê de revisão científica muitas vezes encontram-se sobrecarregados por uma grande quantidade de propostas para avaliar, então os méritos de um projeto devem se destacar mesmo com uma leitura rápida ou superficial. **O entendimento do revisor sobre a proposta pode ser fortalecido quando se segue um roteiro organizado a partir dos objetivos específicos, dividindo o texto em seções curtas com subtítulos significativos e quebrando trechos longos de texto com tabelas e figuras**. As diretrizes atuais do NIH sugerem iniciar os parágrafos com uma **frase-tópico** em **negrito** que torna claro o tema central, facilitando que revisores sobrecarregados compreendam os elementos essenciais da proposta, examinando rapidamente as frases-tópico. Deve-se incluir detalhamento suficiente para convencer um revisor especialista sobre a relevância e sofisticação da proposta, ao mesmo tempo em que mantém interessado um número maior de revisores que não têm conhecimento detalhado da área de investigação.

A maioria dos revisores reage negativamente a exageros e outras formas excessivas de apresentação de propostas. Propostas que valorizem demasiadamente a importância do projeto ou seu potencial impacto geram um certo ceticismo. Escrever com entusiasmo é algo positivo, mas é importante sempre se manter realista quanto às limitações do projeto. Muitos revisores identificam com facilidade potenciais problemas no delineamento e na factibilidade de um projeto de pesquisa.

Quando faltar pouco para concluir a proposta – mas em um momento em que ainda é possível fazer mudanças – vale a pena pedir a colaboradores com experiência nessa temática mas que não estiveram envolvidos no desenvolvimento da proposta que a leiam para fazer comentários e sugestões. Também é útil solicitar que alguém com excelentes habilidades de escrita forneça sugestões em relação ao estilo e à clareza. Por fim, **sempre leia uma cópia impressa da proposta antes de submetê-la**: não se baseie apenas em aplicativos de verificação ortográfica e gramatical com a esperança de que isso seja suficiente para detectar todos os erros.

■ BUSCANDO FORMAS DE APOIO À PESQUISA

É importante ficar alerta para opções de pesquisa que prescindam de uma proposta formal de financiamento. Por exemplo, pesquisadores iniciantes podem analisar bases de dados previamente coletados ou receber apoio de algum investigador experiente do seu departamento para conduzir pequenos estudos. Conduzir uma pesquisa sem financiamento formal pode ser mais ágil e mais simples; no entanto, tem suas desvantagens, já que o projeto deverá ser de escopo limitado. Além disso, as instituições acadêmicas costumam basear suas decisões sobre avanços na carreira, em parte, na capacidade comprovada do pesquisador de angariar recursos para pesquisa.

As quatro principais categorias de fontes de financiamento à pesquisa médica são:

- Governo (nos Estados Unidos, principalmente o NIH, mas também o Department of Veterans Affairs, o Centers for Disease Control and Prevention, a Agency for Healthcare Research and Quality, o Department of Defense e outras agências federais, estaduais ou municipais),
- Fundações, sociedades de especialistas (como a American Heart Association e a American Cancer Society) e doadores individuais,
- Corporações privadas que visam ao lucro (em geral as indústrias farmacêuticas e de equipamentos médicos) e
- Recursos da própria instituição (p. ex., oriundos da própria universidade do pesquisador).

Obter apoio dessas fontes é um processo complexo e competitivo que favorece pesquisadores com experiência e tenacidade: pesquisadores iniciantes devem procurar um mentor com essas características. Nas seções a seguir, focaremos em várias fontes proeminentes de financiamento.

Auxílios e contratos dos National Institutes of Health

O NIH financia vários tipos de propostas de auxílio e contratos de pesquisa. Os **R awards** (R01 e os auxílios menores R03 e R21) financiam projetos elaborados pelo pesquisador a partir de um tópico de pesquisa de sua escolha ou em resposta a um edital publicado por um dos institutos que compõem o NIH (ver www.nimh.nih.gov/research-funding/grants/research-grants-r.shtml). Os **K awards** (K23, K01, K08 e os auxílios fornecidos localmente K12 e KL2) são um recurso excelente que permite pagar salário para treinamento e desenvolvimento de carreira de pesquisadores iniciantes, assim como um financiamento razoável para projetos de pesquisa (ver https://researchtraining.nih.gov/programs/career-development). Existem diferentes seções nas submissões de auxílios K que são pontuadas e influenciam o impacto geral (Tabela 20.3).

Propostas desencadeadas por iniciativas dos institutos visam a estimular a pesquisa em áreas designadas pelos comitês consultivos do NIH e podem ser de dois tipos: editais para propostas (Requests for Proposals ou RFPs) ou editais para projetos temáticos (Requests for Applications ou RFAs). Em resposta a um RFP, o pesquisador firma contrato para executar atividades de pesquisa específicas determinadas pelo NIH. Já no caso do RFA, os pesquisadores conduzem pesquisa em uma área temática definida pelo NIH, mas escolhem suas próprias questões de pesquisa e delineamentos de estudo. Os RFPs usam o mecanismo de *contrato* para reembolsar gastos da instituição do pesquisador, enquanto os RFAs usam o mecanismo de auxílio para apoiar as atividades de uma forma mais aberta.

Após a submissão de uma proposta, ela passa por um processo de revisão que inclui uma revisão administrativa inicial por funcionários do NIH, uma **revisão por pares** por um grupo de cientistas, recomendações sobre financiamento pelo conselho consultivo do instituto e decisão final sobre financiamento pelo diretor do instituto. As propostas de auxílio são geralmente avaliadas por uma de muitas "**seções de estudo**" (*study sections*) do NIH, que são grupos de revisores científicos com áreas de *expertise* específicas, oriundos de diversas instituições de pesquisa norte-americanas. Uma lista das seções de estudo e de seus atuais membros encontra-se disponível na página do NIH.

O processo do NIH para revisar e financiar propostas é descrito no endereço https://grants.nih.gov/grants/referral-and-review.htm. Quando um pesquisador submete uma proposta de auxílio ao NIH, ela é encaminhada pelo Centro para Revisão Científica (Center for Scientific Review ou CSR) a uma seção de estudo específica (Figura 20.2). As propostas são designadas a um revisor primário e dois ou mais revisores secundários; cada um deles atribui uma nota de 1 a 9 em relação a **relevância, caráter inovador, abordagem, pesquisadores** e **ambiente** e então uma nota-sumário para o provável **impacto global** do estudo. Um escore de impacto global de "1" indica uma proposta excepcionalmente forte sem nenhum ponto fraco, e um escore de "9" indica uma proposta com deficiências graves substanciais e poucos pontos fortes. As notas atribuídas pelos revisores são reveladas à seção do estudo, e as propostas com escores na metade de maior qualidade são discutidas com todo o comitê;

TABELA 20.3 Proposta de auxílio "K" para desenvolvimento de carreira – seções pontuadas

SEÇÕES PONTUADAS	TAMANHO SUGERIDO	CONSIDERAÇÕES DO REVISOR
Candidato	1 página	• O candidato tem o potencial de se tornar um pesquisador independente? • A formação profissional e a experiência prévia são adequadas? • Há evidências de comprometimento com o programa de pesquisa? • Há evidências de produtividade (artigos, resumos, auxílios)?
Plano de desenvolvimento de carreira e objetivos da carreira	2-3 páginas	• O plano irá ajudar o candidato a se desenvolver de forma significativa para se tornar independente? • O conteúdo, escopo, sequenciamento e duração do plano de treinamento são adequados para o candidato?
Plano de pesquisa	7-8 páginas	• A abordagem tem mérito científico e técnico significativo? • O plano está apropriado para o estádio na carreira de pesquisa e útil para desenvolver as habilidades necessárias do plano de treinamento? • A pesquisa é relevante para os objetivos de carreira do candidato?
Mentor(es)/equipe de mentoria	0,5-1 página	• Os mentores são qualificados e experientes para fornecer o treinamento necessário ao candidato? • Os mentores têm habilidades complementares? • Há uma descrição adequada dos papeis do mentor para os objetivos de treinamento?
Comprometimento institucional	1 página	• Há um comprometimento claro por parte da instituição de que o mínimo exigido de esforço do candidato será destinado a pesquisa e treinamento? • O comprometimento da instituição com o treinamento do candidato é forte? • A área física destinada à pesquisa e as oportunidades de treinamento são apropriadas e suficientes?

as demais são "triadas" (não discutidas), sendo que algumas são postergadas para o próximo ciclo de submissões 4 meses depois, dependendo do esclarecimento de alguns pontos mais obscuros. Após discussão, os revisores novamente propõem notas (os escores podem ter mudado como resultado da discussão), e então todos os membros do comitê dão uma nota por meio de voto secreto. Dessas notas é feita uma média, que é multiplicada por 10, para produzir um escore global de 10 (melhor) a 90 (pior). Para auxílios R01, o NIH converte o escore de impacto global em um percentil, usado para comparar as propostas em relação a outras que foram revisadas por essa seção de estudo nos últimos três encontros. O escore final de impacto (ou percentil) da proposta submetida é usado por cada instituto para priorizar as decisões sobre financiamento.

Deve-se decidir com antecedência, com a ajuda de colegas mais experientes, que seção de estudo deveria revisar a proposta. **As seções de estudo variam muito entre si, não somente quanto à área, mas também quanto à *expertise* dos avaliadores e à qualidade das propostas que estão competindo pelo financiamento.** Os pesquisadores podem solicitar até três seções de estudo para as quais gostariam que suas propostas sejam enviadas (ou não), embora não haja garantia de que suas sugestões serão seguidas.

Além de designar cada proposta de auxílio a uma seção de estudo específica, o CSR também a designa a um determinado *instituto* (ou centro) do NIH, que pode ser pré-selecionado pelo pesquisador. Cada instituto financia as propostas de auxílio a ele designadas, seguindo a ordem do escore de prioridade, que pode ser ajustada de acordo com a revisão do conselho consultivo e às vezes alterada pelo diretor do instituto (Figura 20.3). As propostas de pesquisadores que estão em início de carreira e ainda não receberam financiamento de pesquisa do NIH são financiadas com escores e pontos de corte de percentis mais favoráveis do que aquelas de pesquisadores mais estabelecidos. Os institutos às vezes se organizam para compartilhar o financiamento se uma proposta é do interesse de mais de um.

Após ter sua solicitação avaliada, o pesquisador recebe uma notificação por escrito informando a decisão da seção de estudo. Esse **parecer descritivo (*summary statement*)** inclui o escore e comentários e críticas detalhados dos membros do comitê que revisaram a proposta.

As solicitações para o NIH que foram indeferidas, isto é, aquelas que não obtiveram financiamento, o que frequentemente acontece nas primeiras submissões, poderão ser revisadas e submetidas

```
Abordagem do NIH                    Abordagem típica
Governo dos Estados Unidos          das fundações
                                    Doador

ALOCAÇÃO PELO                       REPASSE DO
CONGRESSO                           DOADOR

Fundos do NIH designados            Fundos da fundação
para cada instituto

PRIORIDADES                         DECISÃO DO
ESTABELECIDAS                       CONSELHO
PELOS COMITÊS                       DIRETOR
CONSULTIVOS

Iniciado pelo    Iniciado pelo      Iniciado pelo    Iniciado pela
pesquisador      instituto          pesquisador      fundação

R-awards         RFP                                 Editais para
(solicitações    Editais para       Solicitação de   solicitação de
individuais para propostas          auxílio à pesquisa auxílio à pesquisa
auxílio à pesquisa) (para um contrato)

K-awards         RFA
(desenvolvimento Editais para projetos
de carreira)     temáticos (para auxílio
                 de pesquisa)
```

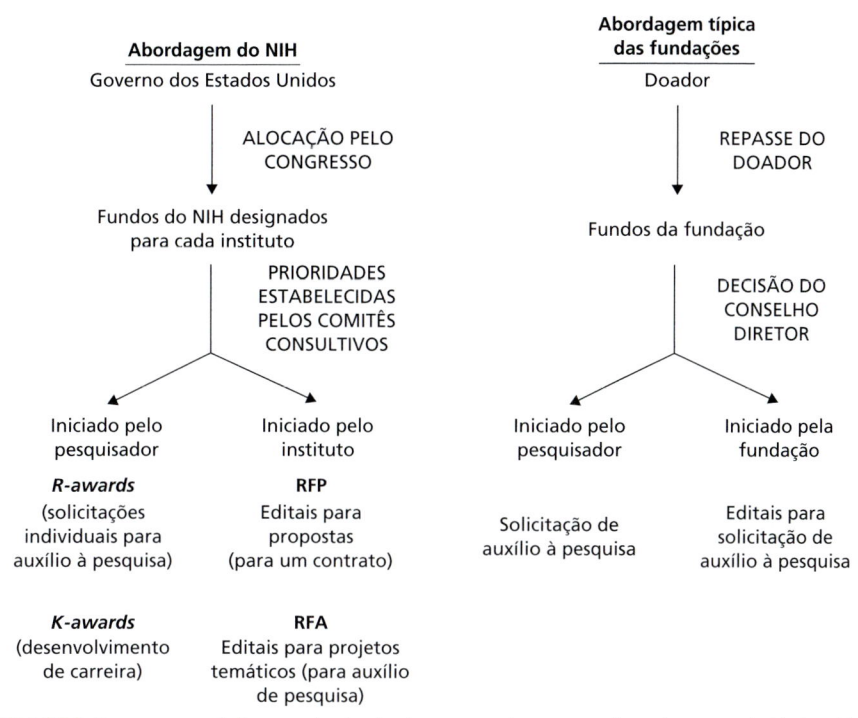

■ **FIGURA 20.2** Esquema, em linhas gerais, das fontes e mecanismos para financiamento do National Institutes of Health (NIH) e das fundações.

novamente apenas uma vez. Se as críticas e os escores iniciais dos revisores sugerirem que a proposta pode ser melhorada, então uma nova versão, se reencaminhada, tem boa chance de obter financiamento. (Por outro lado, pode ser mais difícil aumentar o entusiasmo dos revisores se eles indicarem que a proposta é pouco inovadora ou relevante.) Os oficiais de programas do instituto comparecem às reuniões da seção de estudo, então é importante discutir a revisão com eles, especialmente porque os comentários que foram escritos muitas vezes foram esboçados antes da reunião e podem não refletir todas as questões discutidas pela seção de estudo.

Não é necessário que os pesquisadores façam todas as alterações indicadas pelos revisores; no entanto, eles devem fazer modificações que satisfaçam as críticas dos revisores sempre que possível e justificar quando decidirem não fazer alguma das mudanças sugeridas. O NIH limita a resposta às revisões a uma única página introdutória que descreve as alterações que foram feitas na proposta revisada. **Um bom formato para essa página introdutória é resumir as principais críticas do parecer descritivo em negrito ou itálico e então responder a elas com uma descrição concisa da alteração que foi feita na proposta.**

Os pesquisadores podem também resubmeter a proposta como uma nova proposta (quantas vezes for necessário), sem conexão com o escore ou com as revisões da proposta anterior. A proposta deve, obviamente, ser atualizada e pode também precisar ser revisada. Os pesquisadores devem verificar com a equipe do NIH ou nas regras se estiverem incertos sobre como submeter novamente uma proposta (https://grants.nih.gov/grants/policy/resubmission_q&a.htm).

Verbas de fundações e sociedades de especialistas

A maioria das **fundações privadas** (como a Robert Wood Johnson Foundation) restringe seus financiamentos a áreas específicas de interesse. Algumas fundações criadas para atuar em doenças específicas e algumas sociedades de especialistas (como a American Heart Association e a American Cancer Society) também patrocinam programas de pesquisa, muitos deles designados a apoiar pesquisadores

Abordagem do NIH

Solicitação de auxílio à pesquisa RO-1

↓

O centro para revisão científica do NIH designa a RO-1 para:
(1) uma seção de estudo e
(2) um instituto do NIH

↓

A SEÇÃO DE ESTUDO DETERMINA A PRIORIDADE

↓

O instituto do NIH usa essas prioridades para ordenar as solicitações recebidas das diferentes seções de estudo

↓

O COMITÊ CONSULTIVO DO INSTITUTO REVISA AS PRIORIDADES E O DIRETOR TOMA A DECISÃO FINAL

↓

As solicitações recebem financiamento em ordem de prioridade

Abordagem típica das fundações

Solicitação de auxílio à pesquisa

↓

OS FUNCIONÁRIOS DA FUNDAÇÃO RECOMENDAM A FAVOR OU CONTRA O FINANCIAMENTO

↓

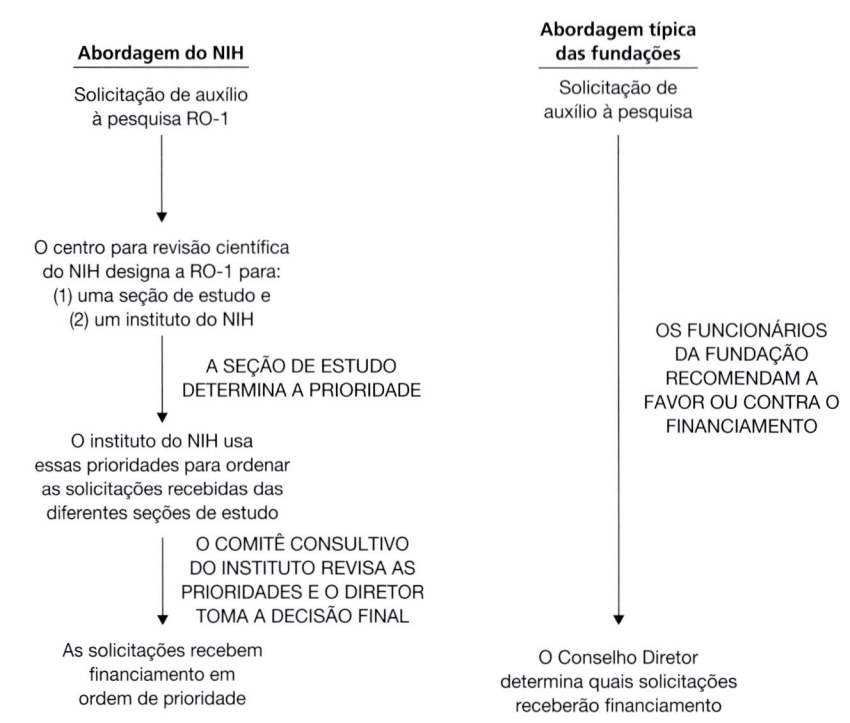

O Conselho Diretor determina quais solicitações receberão financiamento

■ **FIGURA 20.3** Procedimentos do National Institutes of Health (NIH) e das fundações para revisão das propostas de auxílio à pesquisa.

juniores. A quantia oferecida por essas fundações é bem inferior à do NIH, e muitas delas têm por objetivo financiar projetos que abordam tópicos ou utilizam metodologias que provavelmente não seriam financiados pelo NIH. Algumas fundações oferecem bolsas de desenvolvimento de carreira focadas em áreas específicas, como qualidade da atenção à saúde. O Foundation Center (http://candid.org/) mantém um diretório de fundações, com informações de contato e sugestões para escrever propostas eficazes para essas fundações. As decisões sobre financiamento seguem procedimentos que variam de uma fundação para outra, mas geralmente ocorrem de forma rápida (Figura 20.3). As decisões são tomadas por meio de um processo executivo, e não por processo de avaliação por pares. Os funcionários da fundação em geral produzem uma recomendação que é ratificada pelo conselho diretor.

Para verificar se uma fundação poderia estar interessada em uma proposta, o pesquisador deveria consultar seus mentores e verificar a página na internet da fundação, que descreve as metas e os objetivos da fundação e muitas vezes lista projetos que foram financiados recentemente. Caso o pesquisador considere que uma fundação poderá ser uma fonte de apoio, o melhor a fazer é **contatar alguém da equipe da fundação**, descrever o projeto, certificar-se de que há um potencial interesse e pedir orientação sobre como submeter a proposta. Muitas fundações pedem aos pesquisadores que primeiro enviem uma carta descrevendo o *background* e os principais objetivos do projeto, a qualificação dos pesquisadores e a duração e os custos aproximados da pesquisa. Caso a carta suscite interesse, a fundação poderá requisitar uma proposta mais detalhada.

Apoio da indústria

Empresas fabricantes de fármacos e equipamentos estão entre as principais fontes de recursos, especialmente para ensaios clínicos randomizados sobre novos tratamentos. A principal forma de apoio da indústria para a pesquisa clínica é por meio de contratos com centros clínicos para arrolar participantes em ensaios clínicos multicêntricos que testam novos medicamentos e equipamentos. Esses ensaios clínicos de grande porte são geralmente conduzidos pela indústria, muitas vezes por meio de um contrato com uma **organização de pesquisa clínica** (*clinical research organization*, **CRO**); às vezes são delineados e gerenciados por um centro de coordenação de uma instituição acadêmica.

Os contratos para arrolar participantes em ensaios clínicos geralmente pagam a cada centro de estudo um valor fixo por cada participante. O ensaio clínico encerra o arrolamento quando a meta do estudo foi atingida. Um pesquisador pode às vezes arrolar um número suficiente de participantes para receber financiamento que excede os custos; nesse caso, a instituição pode reter esse excedente (que pode ser usado para financiar outros projetos de pesquisa), mas a instituição irá perder dinheiro se um número pequeno demais de participantes for arrolado para cobrir os custos do estudo. **Antes de decidir participar nesses ensaios clínicos multicêntricos, os pesquisadores devem ter a certeza de que o contrato e o protocolo poderão ser aprovados pelos escritórios administrativos e pelo comitê de ética em pesquisa (CEP) da instituição em tempo hábil para arrolar um número suficiente de participantes antes de encerrar o período de recrutamento.**

O financiamento da indústria, especialmente de departamentos de *marketing*, é geralmente canalizado para assuntos e atividades que podem aumentar a venda dos seus produtos. Os achados dos ensaios clínicos gerenciados pela indústria geralmente são analisados pelos seus próprios estatísticos e os artigos são redigidos por sua equipe de redatores, que pode distorcer a mensagem dos artigos para promover seu produto (Capítulo 7). Se os pesquisadores participarem como autores dos artigos dos ensaios clínicos patrocinados pela indústria, devem se assegurar de que as análises tenham rigor adequado e que o artigo apresente os resultados de forma objetiva. Idealmente, os estudos multicêntricos patrocinados pela indústria deveriam ter um Comitê Diretivo ou um Comitê de Publicações composto, em sua maior parte ou na sua totalidade, pelos pesquisadores/membros que não são empregados da empresa patrocinadora.

Algumas empresas aceitam propostas de **estudos iniciados pelo pesquisador**, como pequenos estudos sobre os efeitos ou mecanismos de ação de um tratamento ou estudos epidemiológicos sobre doenças de interesse à empresa. Eles podem fornecer a medicação ou o equipamento estudado, bem como um placebo idêntico, para um ensaio clínico proposto por um pesquisador. Em geral, o pesquisador analisa os dados e escreve esses estudos.

Apoio na instituição

As universidades e as instituições de pesquisa possuem **recursos próprios de pesquisa** para seus pesquisadores. Esses auxílios geralmente oferecem um valor limitado, mas podem ser obtidos de maneira muito mais rápida (de semanas a meses) – com maior chance de êxito do que os auxílios oferecidos pelo NIH ou por fundações privadas. Os fundos institucionais podem se restringir a finalidades especiais, como estudos-piloto, que podem levar a financiamentos externos ou à compra de equipamentos. Tais fundos são geralmente reservados a professores juniores e são uma oportunidade ímpar para um pesquisador iniciante adquirir experiência na condução de um projeto financiado. As diretrizes para submeter propostas de financiamento pela própria instituição variam substancialmente, e os pesquisadores devem falar com administradores da universidade antes de submeter uma proposta.

■ RESUMO

1. **A proposta é uma versão expandida do plano escrito do estudo** (protocolo) que é usada para solicitar financiamento. Contém também informações orçamentárias, administrativas e de apoio exigidas pela agência de financiamento.
2. O pesquisador iniciante que está desenvolvendo uma proposta de pesquisa deve começar procurando **orientação junto a colegas sêniores** sobre a questão de pesquisa e sobre escolha de uma agência financiadora. Os passos seguintes são estudar cuidadosamente as diretrizes da agência e contatar um administrador científico em busca de orientações.
3. O processo de redigir uma proposta, geralmente muito mais demorado que o esperado, inclui a **organização de uma equipe** que detenha o conhecimento necessário; a **designação de um pesquisador principal**; a **elaboração de um roteiro da proposta** que atenda estritamente às diretrizes da agência; a **confecção de um cronograma** para as tarefas escritas; a **obtenção de uma proposta-modelo**; e a **avaliação do processo** por meio de reuniões regulares. A proposta deve ser

examinada por colegas experientes e conhecedores do assunto, revisada muitas vezes e aprimorada no final com atenção a detalhes.
4. Os **elementos principais de uma proposta** incluem o resumo (*abstract*); as partes administrativas centradas no orçamento, justificativa do orçamento, currículos resumidos (*biosketches*) e recursos institucionais; a parte extremamente importante dos objetivos específicos; bem como a estratégia de pesquisa, com suas seções sobre relevância, aspectos inovadores e abordagem, incluindo pesquisas prévias pelo próprio pesquisador.
5. Uma proposta de qualidade requer não só uma **boa questão de pesquisa, um bom plano de estudo e uma boa equipe de pesquisa**, mas também uma apresentação clara. A proposta deve seguir um roteiro lógico que indica as vantagens e desvantagens de opções feitas na elaboração do plano de estudo. Cabeçalhos, tabelas e diagramas devem ser usados para destacar os méritos da proposta, de forma que não passarão despercebidos por um revisor ocupado.
6. Há **quatro fontes principais de apoio** à pesquisa clínica:
    a. O **NIH e outras fontes governamentais** são as principais fontes de auxílio à pesquisa. Eles usam um sistema de avaliação por pares e revisão administrativa que, apesar de moroso, financia uma ampla gama de auxílios e contratos de pesquisa, bem como bolsas para desenvolvimento de carreira.
    b. As **fundações e as sociedades de especialistas** muitas vezes demonstram interesse em questões de pesquisa promissoras que não estão no escopo do financiamento por parte do NIH. Seus procedimentos de revisão são mais rápidos, porém mais específicos à fundação.
    c. As **companhias farmacêuticas e de dispositivos médicos** são uma importante fonte de apoio, especialmente no caso de ensaios clínicos sobre novos medicamentos e dispositivos médicos. Algumas companhias oferecem auxílios iniciados pelo pesquisador sobre assuntos relacionados à doença ou ao tratamento oferecido pela empresa.
    d. Os **fundos institucionais** fornecem pequenas quantias de dinheiro com maior rapidez e são um excelente primeiro passo para estudos-piloto e para pesquisadores iniciantes.

APÊNDICE 20A
Exercícios para o Capítulo 20. Escrevendo uma proposta para financiamento de pesquisa

1. Após a seção de Objetivos específicos, quais são as três principais seções da Estratégia de pesquisa?
2. Nas revisões de propostas de auxílios do NIH, quais são os quatro critérios, além do ambiente, que recebem avaliações numéricas (de 1 a 9) que são usadas para desenvolver um escore de impacto global para a propostas?
3. Considere um estudo que planeja comparar três tipos de medidas da pressão arterial – um medidor com manguito inflável automático, um relógio de punho e um aplicativo no telefone celular. A pressão arterial seria aferida em mais de 50.000 pessoas com 20 anos ou mais espalhadas por todo o território dos Estados Unidos e que se voluntariaram para participar em estudos *online* sobre doenças cardiovasculares. O pesquisador planeja medir a pressão arterial e sua variabilidade a partir de cada dispositivo e então fazer um seguimento em que coletará dados sobre a incidência de acidente vascular cerebral (AVC) e AVC fatal a partir dos registros médicos desses participantes.
   a. Escreva 1 a 2 frases para cada um de 2 a 3 objetivos específicos desse estudo.
   b. Escreva uma breve seção sobre inovações que descreva pelo menos duas características inovadoras desse estudo.
4. Nomeie pelo menos três fontes de auxílio financeiro para pesquisa, além do NIH. (Idealmente, essas fontes deverão ser aplicáveis à sua linha de pesquisa.)

Respostas dos exercícios no final dos capítulos

Capítulo 1 Primeiros passos: anatomia e fisiologia da pesquisa clínica

1a. Trata-se de uma inferência de **validade interna** (pois refere-se às mulheres participantes desse estudo) que é provavelmente válida. Contudo, ela poderia ser considerada inválida se algum fator além da Fórmula Limitada Precoce (FLP) tivesse causado a diferença nas taxas de amamentação (p. ex., se a intervenção controle tivesse afetado negativamente a amamentação), se a amamentação relatada pelas próprias participantes não representasse a realidade ou se a associação tivesse ocorrido por acaso. (Um valor P estatisticamente significativo não elimina essa possibilidade; e, de fato, essa observação positiva não foi replicada em um estudo subsequente, de maior porte [Flaherman VJ, Narayan NR, Hartigan-O'Connor D, Cabana MD, McCulloch CE, Paul IM. The effect of early limited formula on breastfeeding, readmission, and intestinal microbiota: A randomized clinical trial. J Pediatr. 2018;196:84-90 e1].)

1b. Esta é uma inferência de **validade externa** (pois envolve uma generalização para além do estudo) que pode ser válida. Porém, além das ameaças à validade interna (que igualmente comprometem a validade externa), é bem possível que mulheres cujo parto ocorre em hospitais comunitários e em outras regiões do país respondam de forma diferente à intervenção. Outra possibilidade plausível é que outros profissionais de saúde, ao fornecerem a FLP, apliquem a intervenção de maneira distinta da originalmente proposta no estudo, ou que os benefícios não perdurem por até 6 meses.

1c. Esta é uma inferência de **validade externa** que vai muito além da população e intervenção que foram estudadas e provavelmente não é válida. Ela envolve não apenas a generalização para outras mães e recém-nascidos em locais distintos dos originais, mas também inclui recém-nascidos que não perderam 5% de seu peso corporal; expande a intervenção da administração de fórmula limitada precoce para o fornecimento de fórmula sem qualquer limitação; e sugere benefícios amplos e vagos para a saúde que, embora sejam plausíveis, não foram investigados no estudo FLP.

2a. Este é um estudo de coorte que investiga se assistir a programas de luta na televisão influencia no comportamento subsequente de brigas entre estudantes do ensino médio de Winston-Salem.

2b. Este é um estudo caso-controle que busca verificar se a duração da amamentação está associada a um risco reduzido de câncer de ovário em mulheres chinesas que amamentaram pelo menos um bebê.

2c. Este é um estudo transversal que analisa a relação entre a ingestão autorrelatada de gordura saturada e a concentração de espermatozoides em homens dinamarqueses que estavam sendo examinados para o serviço militar.

2d. Trata-se de um ensaio clínico randomizado que investiga se a oclusão do apêndice atrial esquerdo (em comparação com a não oclusão) diminui a incidência de AVC ou embolia sistêmica em adultos com fibrilação atrial que estão sendo submetidos a cirurgias cardíacas por outras razões.

Cada uma dessas quatro frases oferece uma descrição concisa que resume todo o estudo ao destacar seu delineamento e os principais componentes da questão de pesquisa (variáveis-chave e amostra pretendida). Por exemplo, no exercício 2a, o delineamento é um estudo de coorte, a variável preditora é assistir a lutas na televisão, o desfecho é o envolvimento em brigas e a amostra pretendida são os estudantes do ensino médio em Winston-Salem.

Capítulo 2   Desenvolvimento da questão de pesquisa e do plano de estudo

1. O processo da questão de pesquisa até o planejamento do estudo costuma ser iterativo. Pode-se começar com uma resposta do tipo: "Um estudo transversal para determinar se o uso de maconha está associado ao estado de saúde entre adultos jovens." A possibilidade de que o "uso de maconha" esteja relacionado ao "estado de saúde" parece importante, mas a questão, como apresentada, ainda é muito vaga para determinar se o estudo é factível, inovador e ético. Como o uso de maconha e o estado de saúde serão medidos? E qual será a população-alvo? Além disso, será difícil estabelecer causalidade por meio de um delineamento transversal – o uso de maconha leva a uma piora no estado de saúde ou é o contrário?

   Uma versão mais específica que poderia se adequar melhor aos critérios FINE (factível, importante, nova [inovadora] e ética) seria: "**Um estudo de coorte para determinar se o uso diário de maconha entre estudantes universitários do terceiro ano está associado ao número de consultas clínicas por motivo de doença que fazem no serviço de saúde estudantil no ano subsequente, em comparação com estudantes que não usam maconha.**"

2. No caso da associação entre paracetamol e asma, a observação de que o uso de paracetamol e a prevalência de asma aumentaram no mundo todo (e a plausibilidade biológica relacionada com a depleção de glutationa reduzida pelo paracetamol) faz os estudos serem interessantes e relevantes; à medida que mais estudos são realizados, eles se tornam menos inovadores.

   Estudo 1: Um **estudo de caso-controle** para comparar a frequência autorrelatada do uso de paracetamol em adultos com sintomas de asma vistos em clínicas de atenção primária no sul de Londres (os casos), com a frequência relatada por adultos aleatoriamente selecionados sem tais sintomas nas mesmas clínicas (os controles). Estudos de caso-controle costumam ser uma boa forma de começar a investigação de possíveis associações (Capítulo 9). Esse estudo tornou-se factível, pois foi parte de um estudo de caso-controle maior de base populacional sobre asma que já investigava o papel de antioxidantes da dieta. A asma mostrou associação com a frequência de uso do paracetamol, com uma razão de chances de 2,4 (IC 95% 1,2 a 4,6) entre usuários diários. O estudo foi ético, pois se tratou de estudo observacional que não colocou os participantes em risco (Shaheen SO, Sterne JA, Songhurst CE, Burney PG. Frequent paracetamol use and asthma in adults. *Thorax*. 2000;55:266-270).

   Estudo 2: Um **estudo transversal** multinacional que avaliou sintomas alérgicos (asma, rinite alérgica e eczema) relatados pelos pais de crianças entre 6 e 7 anos, incluindo questões sobre o uso de paracetamol no ano anterior e o uso habitual para febre no primeiro ano de vida. Esse estudo (que incluiu 205.487 crianças com idade entre 6 e 7 anos de 73 centros em 31 países) não seria factível se não fosse parte do estudo mais geral International Study of Asthma and Allergies in Childhood (ISAAC). Isso ilustra a importância de buscar dados existentes ou estudos existentes ao investigar uma nova questão de pesquisa (Capítulo 16). Os autores encontraram uma forte relação dose-resposta entre o uso atual de paracetamol e sibilância, bem como uma razão de chances de 1,46 (IC 95% 1,36-1,56) para a associação entre sibilância e uma resposta "sim" para a questão: "Nos primeiros 12 meses de vida do seu filho, você costumava administrar paracetamol para febre?" (Beasley R, Clayton T, Crane J, et al. Association between paracetamol use in infancy and childhood, and risk of asthma, rhinoconjunctivitis, and eczema in children aged 6-7 years: analysis from Phase Three of the ISAAC programme. *Lancet*. 2008;372:1039-1048).

   Estudo 3: Um **ensaio clínico randomizado duplo-cego** foi conduzido para avaliar o impacto do paracetamol (12 mg/kg) em comparação com o ibuprofeno (5 ou 10 mg/kg) nas hospitalizações e atendimentos ambulatoriais por asma ao longo de 4 semanas. O estudo incluiu crianças febris de 6 meses a 12 anos que já estavam em tratamento para asma no momento da inclusão. Geralmente, o ensaio clínico randomizado é considerado o delineamento menos factível, devido aos custos elevados e aos desafios logísticos envolvidos. Ademais, conforme crescem as evidências de um potencial efeito adverso de um medicamento, torna-se menos ético realizar ensaios clínicos para confirmar tal efeito. Dado esse cenário, um grupo de pesquisadores realizou uma análise retrospectiva dos dados das crianças com asma que participaram do Boston University Fever Study,

um ensaio clínico randomizado duplo-cego que finalizou seu recrutamento em 1993. Eles observaram que as crianças alocadas ao grupo do paracetamol tiveram um risco maior de necessitar de atendimentos ambulatoriais devido à asma, porém, sem aumento nas hospitalizações (Lesko SM, Louik C, Vezina RM, Mitchell AA. Asthma morbidity after the short-term use of ibuprofen in children. *Pediatrics*. 2002;109:E20).
3. Compartilhe suas respostas com seus colegas!

Capítulo 3   Seleção dos participantes do estudo: especificação, amostragem e recrutamento

1a. Essa amostra de alunos do 3º ano do ensino médio **pode não ser adequada para a questão de pesquisa** se as origens do hábito de fumar ocorrerem em uma idade mais jovem. Uma população-alvo de maior interesse poderia ser estudantes do ensino fundamental II. Além disso, a população acessível (estudantes de ensino médio desse colégio específico) pode não representar adequadamente a população-alvo, porque as causas do tabagismo diferem de acordo com o contexto cultural. A pesquisadora poderia ter melhores resultados ao sortear sua amostra de vários colégios selecionados aleatoriamente em toda a região. O mais importante é que o delineamento da amostragem (recrutar voluntários) provavelmente atrairá estudantes que não representam a população acessível em relação ao seu comportamento de fumar.

1b. A **amostra não representativa** pode ter resultado de um **erro aleatório**, mas essa possibilidade seria pequena a menos que a amostra fosse muito pequena. Por exemplo, em uma amostra com apenas 10 participantes, uma desproporção de 7:3 apareceria com certa regularidade por mero acaso. De fato, a probabilidade de selecionar pelo menos 7 meninas em uma amostra total de 10 de uma turma que tem 50% de meninas é cerca de 17% (além de uma chance adicional de 17% de selecionar pelo menos 7 meninos). Porém, se o tamanho da amostra fosse 100 em vez de 10, a probabilidade de obter pelo menos 70 meninas é menor que 0,01%. Isso destaca que é possível estimar a magnitude do erro aleatório de amostragem assim que a amostra é obtida (e esse erro pode ser minimizado aumentando-se o tamanho da amostra).

A falta de representatividade da amostra também pode ter sido causada por um **erro sistemático**. A grande proporção de estudantes do sexo feminino poderia ser devido a taxas de participação diferentes de acordo com o gênero. Estratégias para prevenir viés de não resposta envolvem uma variedade de métodos voltados para otimizar o recrutamento. A grande proporção de alunas também pode ser decorrente de um erro técnico ao listar ou selecionar os nomes para amostragem. As estratégias para prevenir tais erros incluem a aplicação adequada de pré-testes e procedimentos de controle de qualidade (Capítulo 18).

2a. **Amostra aleatória** (probabilística). A principal preocupação quanto à generalização será a não resposta – será importante garantir que o questionário seja curto e fornecer algum incentivo para preenchê-lo. (O possível viés de não resposta é um problema em todos os esquemas de amostragem discutidos nessa questão.)

2b. **Amostra aleatória estratificada** (probabilística), com uma sobreamostragem das mulheres em uma proporção de 3 para 1, possivelmente porque a pesquisadora esperava que menos mulheres estivessem presentes no concerto.

2c. **Amostra sistemática** (não probabilística). Embora conveniente, esse esquema de amostragem sistemática poderia resultar em uma sub-representação de casais, especialmente se ambos comprassem ingressos consecutivos. Além disso, ao menos teoricamente, o vendedor na bilheteria poderia manipular quais clientes recebem ingressos terminados em 1.

2d. **Amostra por conglomerados** (probabilística). Essa estratégia pode ser conveniente, mas é preciso levar em consideração o conglomerado na hora de fazer as análises, pois as pessoas que sentam na mesma fileira podem ser mais semelhantes entre si do que espectadores selecionados aleatoriamente. Isso pode ser um problema se a música estiver mais alta em algumas fileiras do que em outras.

2e. **Amostra consecutiva** (não probabilística). As amostras consecutivas geralmente são uma boa escolha, mas as pessoas que chegam cedo aos shows podem ser diferentes daquelas que chegam mais tarde, portanto, seria preferível selecionar várias amostras consecutivas em diferentes momentos.

2f. **Amostra de conveniência** (não probabilística). Esse esquema deixará de fora participantes que compraram ingressos pelo correio. Além disso, pessoas que vão aos *shows* em grupos podem estar super ou sub-representadas.

2g. **Amostra de conveniência (não probabilística).** Esse esquema de amostragem não só está sujeito ao viés devido às escolhas subjetivas da pesquisadora, como também pode enfrentar não respostas dos frequentadores que não conseguem ouvir o convite.

3a. A **população-alvo** (à qual os autores desejavam generalizar) era a população de crianças com menos de 5 anos nos Estados Unidos no momento do estudo. Sabemos disso porque os autores usaram dados de uma pesquisa nacional para estimar a carga da doença causada pelo metapneumovírus humano (MPVH) nos Estados Unidos. Claro que seria muito interessante poder generalizar esses resultados para anos futuros também, e muitos leitores farão isso de imediato. No entanto, especialmente para doenças infecciosas cuja frequência varia anualmente, generalizar para além dos anos estudados envolve uma inferência adicional, potencialmente frágil.

3b. A **população acessível** (a população da qual os participantes foram recrutados) era composta por crianças com menos de 5 anos de idade, residentes nos condados ao redor dos três locais do estudo (Cincinnati, Nashville e Rochester) e que buscaram cuidados médicos nessas instituições. Presume-se que essas cidades foram escolhidas devido à sua proximidade com os pesquisadores. Não está claro o quão representativos esses locais são em relação a outras áreas dos Estados Unidos, no que se refere à frequência de infecção por MPVH.

3c. O esquema de amostragem adotado foi uma **amostra de conveniência**. A escolha dos dias da semana (que não é especificada) pode ter introduzido algum viés. Por exemplo, se pais de crianças com sintomas respiratórios mais leves durante o final de semana decidissem esperar até segunda-feira para levar seus filhos ao médico e os sintomas do MPVH fossem mais ou menos intensos do que os de outros vírus. Nos dias em que os pesquisadores estavam inscrevendo participantes, eles podem ter tentado obter uma amostra consecutiva (também não especificada), o que teria ajudado a controlar o viés de seleção. A razão para a restrição a determinados meses do ano não é fornecida, mas presumivelmente ocorreu porque os autores acreditavam que quase todos os casos de MPVH ocorreriam durante esses meses.

3d. As observações foram **agrupadas por área geográfica**, e isso precisa ser considerado estatisticamente. Quanto mais distintas forem as estimativas entre as cidades, mais amplos serão os intervalos de confiança. Intuitivamente, isso faz sentido. Taxas muito diferentes entre as cidades nos fariam questionar o quanto a estimativa teria sido diferente se outras cidades tivessem sido incluídas. Assim, esperaríamos que essa incerteza resultasse em um intervalo de confiança mais amplo.

Existe ainda um nível mais sutil de agrupamento que ocorre por ano. Novamente, se houver muita variação de um ano para o outro na incidência do MPVH, e o objetivo for generalizar para anos futuros (em vez de apenas estimar qual foi a incidência nos anos estudados), o agrupamento por ano também precisaria ser considerado estatisticamente. Uma variação anual nas taxas de incidência também resultaria em um intervalo de confiança mais amplo.

Capítulo 4   Planejamento das aferições: precisão, acurácia e validade

1a. **Dicotômica**
1b. **Contínua**
1c. **Dicotômica**
1d. **Nominal**
1e. **Numérica discreta**
1f. **Ordinal**
1g. **Contínua**
1h. **Nominal**
1i. **Dicotômica**

Geralmente, o poder estatístico é ampliado ao se utilizar uma variável de desfecho que contenha informações ordenadas. Por exemplo, o poder estatístico seria maior se a educação fosse avaliada com base no último ano concluído ou no total de anos de estudo, em vez de simplesmente ser categorizada como "possui ou não possui pelo menos um diploma universitário". De maneira similar, o uso do índice de massa corporal (IMC) como uma variável contínua proporcionaria um maior poder estatístico (contendo mais informações) do que apenas identificar a presença ou ausência de obesidade. Mesmo a categorização em subpeso, peso normal, sobrepeso e obeso (uma variável ordinal) não aproveita todo o potencial informativo de um IMC contínuo.

2a. Esse é um caso de **erro sistemático** devido à variabilidade do instrumento. O peso de 10 kg usado para calibrar a balança precisa ser substituído, ou a balança subestimará sistematicamente o peso dos bebês em medições futuras. No entanto, vale ressaltar que se a mesma balança fosse usada para pesar todos os bebês, o estudo ainda forneceria uma resposta não enviesada à questão de quão bem a ingesta de suco de fruta aos 6 meses prevê o peso corporal aos 12 meses.

2b. Esse é um problema de **precisão**, muito provavelmente devido à variabilidade do instrumento. A variabilidade excessiva poderia ser um erro do observador (especialmente se a balança não for digital), mas é mais provável que a balança ou suas baterias precisem ser substituídas.

2c. Essa situação pode causar **tanto imprecisão quanto erro sistemático**. A imprecisão resultará da variação no grau com que os bebês se movem na balança ou do efeito desse movimento. O erro sistemático ocorrerá devido à forma como o observador segura o bebê, alterando o peso observado; isso pode tanto aumentar quanto diminuir o peso registrado, dependendo de como o observador segura os bebês. Esse problema poderia ser resolvido pedindo à mãe para acalmar o bebê. Uma alternativa, caso haja uma balança de tamanho adulto com acurácia suficiente disponível, seria pesar a mãe com e sem o bebê e registrar a diferença.

2d. Esse é principalmente um problema de **precisão**, pois os números na balança variarão em torno do peso real (se a balança tiver acurácia suficiente). O problema aqui está relacionado aos participantes e tem a mesma solução que o item 2c.

2e. Esse é principalmente um problema de **precisão**, pois o peso dos bebês pode variar dependendo de se eles foram alimentados ou se suas fraldas estão molhadas antes do exame. Esse problema de variabilidade dos participantes poderia ser reduzido dando instruções às mães para não alimentar os bebês por 3 horas antes do exame e pesando todos os bebês sem roupa. Se os observadores variarem na forma como lidam com bebês com fraldas molhadas (alguns as removem, outros as trocam, alguns não fazem nada), também poderia haver variabilidade por parte do observador.

3a. **Validade preditiva:** os escores de *burnout* foram capazes de predizer um desfecho que esperaríamos estar associado ao *burnout*.

3b. **Validade aparente:** pessoas familiarizadas com o *burnout* concordam que essa parece ser uma abordagem razoável para avaliar o *burnout*.

3c. **Validade de construto:** essa medida de *burnout* é sensível às circunstâncias que esperaríamos que afetassem o *burnout*.

3d. **Validade relacionada ao critério:** esses dois itens concordam estreitamente com uma medida padrão amplamente aceita.

Capítulo 5 Estimativa do tamanho da amostra: hipóteses e princípios subjacentes

1. **Tamanho da amostra** = refere-se ao número de participantes incluídos em um estudo. As estimativas do tamanho da amostra devem projetar o número de participantes que completarão o estudo e terão dados disponíveis para análise. Para estudos analíticos, isso pode ser estimado a partir do número necessário para ser capaz de detectar um determinado tamanho de efeito (nos níveis especificados de alfa e beta).

   Hipótese nula = é uma formulação da hipótese de pesquisa que indica que não há diferença entre os grupos que estão sendo comparados.

Hipótese alternativa = é uma formulação da hipótese de pesquisa que indica que existe uma diferença entre os grupos que estão sendo comparados.

Poder estatístico = a probabilidade de detectar uma diferença estatisticamente significativa entre os grupos que estão sendo comparados (com um determinado tamanho de amostra e nível de significância estatística) se a diferença real na população for igual ao tamanho de efeito especificado.

Nível de significância estatística = é a chance pré-estabelecida de (falsamente) rejeitar a hipótese nula, caso ela seja verdadeira.

Tamanho do efeito = é o tamanho mínimo da diferença nos dois grupos que estão sendo comparados que o pesquisador deseja ter uma chance razoável de detectar.

Variabilidade = é a quantidade de dispersão em uma medição, geralmente expressa como um desvio-padrão.

2a. **Nenhum dos dois.** Esse é um resultado estatisticamente significativo, e não há nada que sugira que ele representa um erro tipo I.

2b. O tamanho da amostra foi pequeno e um número muito pequeno de participantes teria desenvolvido câncer de pulmão durante o estudo. Esses resultados negativos são quase certamente devido a um **erro tipo II**, especialmente considerando a vasta evidência de outros estudos de que o fumo causa câncer de pulmão.

2c. Não há razão epidemiológica ou fisiopatológica anterior para acreditar que o uso de álcool reduza o risco de desenvolver diabetes; esse resultado provavelmente se deve a um **erro tipo I**. A pesquisadora poderia ter sido mais informativa: $P < 0,05$ pode ser $P = 0,04$ ou $P = 0,001$; esse último reduziria (embora não eliminasse) a probabilidade de erro tipo I.

Capítulo 6   Estimativa do tamanho da amostra: aplicações e exemplos

1. H_0: Não há diferença no índice de massa corporal entre os casos de câncer de estômago e os controles.

   H_a **(bilateral):** Existe uma diferença no índice de massa corporal entre os casos de câncer de estômago e os controles. O índice de massa corporal é uma variável contínua e a condição caso-controle é dicotômica, portanto, um teste t pode ser usado.

   $$\text{Magnitude do efeito} = 1 \text{ kg/m}^2$$
   $$\text{Desvio-padrão} = 2,5 \text{ kg/m}^2$$
   $$E/S = 0,4$$

   Do Apêndice 6A,
   Se alfa (bilateral) = 0,05, beta = 0,20, são necessários **100 participantes por grupo**.
   Se alfa (bilateral) = 0,05, beta = 0,10 (poder = 0,9), são necessários **133 participantes por grupo**.
   Se alfa (bilateral) = 0,01, beta = 0,20, são necessários **148 participantes por grupo**.
   Como pontos extras, aqui estão as estratégias sugeridas no Capítulo 6:
   a. **Use variáveis contínuas** – o índice de massa corporal já está sendo medido como uma variável contínua e não há como transformar a condição caso-controle, que é dicotômica, em uma variável contínua.
   b. **Use uma variável mais precisa** – tanto o peso quanto a altura são variáveis bastante precisas, então o desvio-padrão do índice de massa corporal é composto principalmente pela variação entre indivíduos, que não pode ser reduzida. A cuidadosa padronização das medições de altura e peso para reduzir o erro de medição ainda seria uma boa ideia, mas essa não é a melhor escolha.

c. **Use medições pareadas** – não aplicável; a "mudança" no índice de massa corporal abordaria uma questão de pesquisa diferente.
d. **Use um desfecho mais comum** – não aplicável para estudos de caso-controle.
e. **Use tamanhos de grupo desiguais** – o número de controles pode ser aumentado, pois é fácil encontrar participantes sem câncer de estômago. Por exemplo, se o número de controles puder ser aumentado 4 vezes para 240, pode-se usar a fórmula de aproximação no Capítulo 6,

$$n' = ([c + 1] \div 2c) \times n$$

onde n' representa o "novo" número de casos, c representa a proporção de controles para casos (nesse exemplo, 4) e n representa o "antigo" número de casos (pressupondo um controle por caso). Neste exemplo,

$$n' = ([4 + 1] \div 8) \times 100 = 5/8 \times 100 = 63$$

que é quase o número de casos disponíveis. Assim, um estudo com 60 casos e 240 controles terá poder similar (um pouco menor) comparado com um que tem 100 casos e 100 controles.

2. H_0: Não há diferença na força média entre os grupos tratados com DHEA e aqueles tratados com placebo.

H_a: Há uma diferença na força média entre os grupos tratados com DHEA e aqueles tratados com placebo.

Alfa (bilateral) = 0,05; beta = 0,10
Tamanho do efeito = 10% × 20 kg = 2 kg
Desvio-padrão = 8 kg
E/S = 0,25

Comparando os grupos usando um teste t e consultando o Apêndice 6A, desça pela coluna da esquerda até 0,25 e, em seguida, mova-se horizontalmente até a quinta coluna, onde alfa (bilateral) = 0,05 e beta = 0,10. Seriam necessários aproximadamente **338 participantes por grupo. Se beta = 0,20, então o tamanho da amostra é de 253 por grupo.**

3. H_0: Não existe diferença na mudança média da força entre os grupos tratados com DHEA e os tratados com placebo.

H_A: Existe uma diferença na mudança média da força entre os grupos tratados com DHEA e os tratados com placebo.

Alfa (bilateral) = 0,05; beta = 0,10
Tamanho do efeito = 10% × 20 kg = 2 kg
Desvio-padrão = 2 kg
E/S = 1,0

Observando o Apêndice 6A, desça na coluna da esquerda até 1,00 e vá para a quinta coluna à esquerda onde alfa (bilateral) = 0,05 e beta = 0,10. Serão necessários aproximadamente **23 participantes por grupo.**

4. H_0: Não existe diferença na frequência de canhotos entre alunos disléxicos e não disléxicos.

H_A: Existe uma diferença na frequência de canhotos entre alunos disléxicos e não disléxicos.

Alfa (bilateral) = 0,05; beta = 0,20
Tamanho do efeito = razão de chances de 2,0

Dado que a proporção de estudantes não disléxicos que são canhotos (P_0) é de cerca de 0,1, a pesquisadora busca detectar uma proporção de estudantes disléxicos que são canhotos (P_1) que resulte em uma razão de chances de 2,0. A estimativa do tamanho da amostra usará um teste de qui-quadrado, e é necessário usar o Apêndice 6B. No entanto, esse apêndice é configurado para inserir as duas proporções, e não a razão de chances, e tudo que se sabe é uma das proporções ($P_0 = 0,1$).

Para calcular o valor de P_1 para uma razão de chances de 2, pode-se usar a fórmula do Capítulo 6:

$$P_1 = \frac{RC \times P_0}{(1 - P_0) + (RC \times P_0)}$$

Neste exemplo:

$$P_1 = \frac{2 \times 0{,}1}{(1 - 0{,}1) + (2 \times 0{,}1)} = \frac{0{,}2}{0{,}9 + 0{,}2} = 0{,}18$$

Essas proporções serão comparadas usando o teste de qui-quadrado. Se P_1 for 0,18 e P_0 for 0,1, então $P_1 - P_0$ é 0,08. A Tabela 6B.2 no Apêndice 6B revela um **tamanho de amostra de 318 por grupo**.

5. Embora os testes de QI geralmente tenham um desvio-padrão de 15, é plausível que a distribuição entre estudantes de medicina seja um pouco mais estreita. O desvio-padrão dos escores de QI é de cerca de um quarto da faixa "usual" (que é 150 – 110 = 40 pontos), ou 10 pontos.

Amplitude total do intervalo de confiança = 6 (3 acima e 3 abaixo).

Amplitude padronizada do intervalo de confiança = amplitude total ÷ desvio-padrão = 6/10 = 0,6.

Nível de confiança = 99%.

Usando a Tabela 6D, desça na coluna *A/DP* até 0,60, depois vá até o nível de confiança de 99%. Seriam necessárias médias de **aproximadamente 74 escores de QI de estudantes de medicina** para obter um escore médio com o intervalo de confiança especificado de ±3 pontos.

Capítulo 7 Abordando questões éticas

1a. Do ponto de vista ético, o estudo proposto certamente poderia ser realizado com base no consentimento informado original, caso os participantes do estudo original tenham dado consentimento para pesquisas adicionais futuras, incluindo sequenciamento de DNA, ou se deram um consentimento abrangente para pesquisas futuras não especificadas. No entanto, o consentimento original pode ter sido ambíguo (p. ex., "pode ser compartilhado com outros pesquisadores que realizam pesquisas relacionadas") ou pode não ter mencionado nada sobre pesquisas futuras. Nesse caso, o Comitê de Ética em Pesquisa (que nos Estados Unidos é chamado de Institutional Review Board, ou IRB) poderia decidir que o projeto secundário proposto está dentro do escopo do consentimento original.

1b. Uma interpretação muito rigorosa do consentimento original impediria estudos secundários valiosos que poderiam fornecer informações importantes sobre a doença, que não prejudicam os participantes, e que seriam excessivamente difíceis se novas amostras biológicas precisassem ser coletadas. Não há riscos médicos adicionais no estudo proposto. No entanto, o sequenciamento genômico pode ser visto de forma diferente de outras análises laboratoriais em amostras armazenadas, como a validação de novos biomarcadores para diabetes ou doença arterial coronariana. Os participantes poderiam sofrer estigmatização, perda de privacidade e discriminação se a confidencialidade fosse violada. Portanto, é necessário estabelecer medidas de confidencialidade apropriadas.

Existem várias opções para os pesquisadores realizarem o estudo secundário, mesmo que o consentimento original não o tenha abrangido. **O CEP poderia conceder uma dispensa da necessidade de consentimento informado**, seguindo os critérios apropriados para tal dispensa. Mais comumente, **os detentores dos dados e amostras biológicas removem identificadores diretos**, como números de registro médico, de modo que as amostras e dados dos participantes sejam vinculados por um código numérico, cuja chave é destruída ou não compartilhada com pesquisadores secundários.

Entretanto, se o consentimento original tivesse especificado que as amostras não seriam compartilhadas com outros pesquisadores, seria problemático do ponto de vista ético remover identificadores diretos e realizar a pesquisa secundária como descrito anteriormente.

1c. Quando os pesquisadores coletam novas amostras biológicas em um projeto de pesquisa, é prudente **pedir permissão para coletar e armazenar sangue adicional para ser usado em pesquisas futuras**. Armazenar essas amostras permite que pesquisas futuras sejam realizadas de forma mais eficiente do que montar uma nova coorte. É recomendado um **consentimento em etapas**: o participante é solicitado a dar consentimento (1) ao estudo específico (p. ex., no estudo de coorte original), (2) a outros projetos de pesquisa sobre o mesmo tema geral (como risco de doença arterial coronariana ou AVC) ou (3) a todas as outras pesquisas futuras aprovadas por um CEP e por um painel de revisão científica. Para abordar as questões levantadas no exercício 1b, o participante também pode ser solicitado a consentir especificamente em pesquisas nas quais seu DNA seria sequenciado. O participante pode concordar com uma, duas ou todas as opções. Claro, é impossível descrever completamente pesquisas futuras. Portanto, o consentimento para estudos futuros não é realmente informado no sentido de que o participante não conhecerá a natureza, riscos e benefícios dos estudos futuros. Está sendo solicitado ao participante que confie que os CEPs e os painéis de revisão científica permitirão apenas estudos futuros que sejam científica e eticamente sólidos. O NIH está desenvolvendo pontos a considerar e exemplos de linguagem para o consentimento para o uso futuro de amostras biológicas (veja https://grants.nih.gov/grants/guide/notice-files/NOT-OD-21-131.html).

2a. **Negar medicamentos ao grupo-controle que se sabe melhorar desfechos clinicamente relevantes exporia os participantes a danos injustificados**, sendo, portanto, antiético. Mesmo que os participantes dessem consentimento informado para participar de um ensaio clínico controlado por placebo, um CEP não deveria aprovar tal estudo, pois isso viola as exigências regulamentares de que o equilíbrio entre risco e benefício seja aceitável e que os riscos sejam minimizados.

2b. Se todos os participantes do ensaio clínico fossem tratados com a quimioterapia padrão atual, eles poderiam, então, ser randomizados para o novo tratamento ou placebo. Como alternativa, os pesquisadores poderiam tentar identificar um subgrupo de pacientes para os quais nenhuma terapia demonstrou prolongar a sobrevivência (o desfecho mais clinicamente significativo em câncer). Por exemplo, **pacientes cuja doença progrediu apesar de vários tipos de quimioterapia padrão e que não têm opções comprovadamente eficazes poderiam ser convidados a participar de um ensaio clínico controlado por placebo** da intervenção experimental. Essa abordagem parte do princípio de que, se o medicamento for ativo após outras terapias falharem, ele também será ativo em pacientes não previamente tratados. É claro que também é possível que um medicamento que não funcione em doenças refratárias possa ser eficaz como tratamento de primeira linha. Esses desenhos de estudo teriam um poder estatístico reduzido, em comparação com um controle placebo.

3a. Quando uma pesquisa clínica é realizada em países com poucos recursos por patrocinadores e pesquisadores de países mais equipados, há o risco de que a pesquisa possa acabar se aproveitando de participantes e países vulneráveis. A opção mais forte do ponto de vista ético seria que o **estudo de viabilidade e o ensaio clínico subsequente fossem conduzidos por uma organização humanitária confiável** que presta cuidados médicos no país anfitrião, como os Médicos Sem Fronteiras, em colaboração com pesquisadores no país anfitrião que não tenham conflitos de interesse. O governo do país anfitrião e organizações não governamentais devem aprovar o estudo. Para garantir que o país anfitrião e seus residentes recebam algum benefício em longo prazo, deve haver um **acordo negociado antes do estudo de viabilidade para fornecer acesso significativo à vacina dentro do país anfitrião**, por exemplo, disponibilizando uma quantidade significativa de vacina a preços acessíveis.

3b. Durante o consentimento informado, os pesquisadores devem discutir: (1) **a natureza do estudo**; (2) o número e a duração das **visitas**; (3) os **potenciais benefícios e riscos** da participação (nesse caso, principalmente o estigma e a discriminação se a confidencialidade for violada); (4) **alternativas** à participação no ensaio clínico, incluindo medidas de prevenção do HIV que estão ou podem se tornar disponíveis fora do estudo; (5) a **natureza voluntária da participação** e o direito de se retirar a qualquer momento; (6) proteção da **confidencialidade** consistente com as exigências de saúde pública locais.

3c. Os pesquisadores precisam **apresentar as informações de uma maneira que os participantes possam entender**. Os participantes com baixo letramento em saúde não conseguirão compreender um formulário de consentimento detalhado por escrito. Seria útil que os pesquisadores consultassem grupos comunitários e de defesa sobre como apresentar as informações, como através de vídeos ou quadrinhos. Deve ser realizado um extenso pré-teste dos materiais de consentimento traduzidos e retrotraduzidos. Além disso, os pesquisadores devem **determinar quais mal-entendidos sobre o estudo são comuns e desenvolver o processo de consentimento para abordá-los**.

Ademais, embora esse seja um estudo observacional, os **pesquisadores têm a obrigação ética de fornecer informações aos participantes sobre como reduzir o risco de infecção pelo HIV**. Existem razões éticas e científicas para isso. Os pesquisadores têm a obrigação ética de prevenir danos aos participantes do estudo. Eles não podem reter medidas de saúde pública viáveis que se sabe prevenirem a doença potencialmente fatal que é o desfecho do estudo. Tais medidas incluiriam aconselhamento, preservativos e encaminhamento para programas de tratamento de abuso de substâncias e troca de agulhas. Os pesquisadores também devem invocar essas medidas para prevenir danos aos participantes no ensaio clínico subsequente sobre a vacina, embora essas medidas reduzam o poder estatístico do estudo.

Capítulo 8   Delineando estudos transversais e de coorte

1a. Primeiramente, você definiria critérios de inclusão e exclusão e recrutaria uma amostra para o seu estudo, talvez pessoas com pelo menos 70 anos de idade sem histórico prévio de fraturas de quadril. Em seguida, você mediria os níveis séricos de vitamina B_{12} e outros preditores de fratura de quadril nesses participantes (talvez armazenando amostras de soro para uso posterior; ver adiante). Por razões éticas, você gostaria de tratar (e provavelmente então excluir) qualquer pessoa que você identificasse com uma deficiência clara de vitamina B_{12}. Depois, você seguiria os participantes por um período de tempo (digamos, 5 anos) para a ocorrência de fraturas de quadril e analisaria a associação entre os níveis de B_{12} e a incidência de fraturas de quadril.

1b. Vantagem do delineamento de coorte prospectiva para estudar a associação entre níveis de vitamina B_{12} e fraturas de quadril:
- A **sequência temporal** (i.e., os níveis de vitamina B_{12} são medidos em amostras de soro obtidas antes da ocorrência das fraturas de quadril) ajuda a estabelecer uma relação de causa e efeito. Pessoas que fraturam o quadril podem desenvolver níveis mais baixos de vitamina B_{12} após as fraturas porque têm uma ingestão menor de B_{12}, talvez devido à internação em casa de repouso. (Isso provavelmente seria um problema ainda maior para os níveis de vitamina D, que estão relacionados à exposição ao sol.) A obtenção de amostras de soro o mais rápido possível após as fraturas minimizaria essa preocupação.

Desvantagens do delineamento de coorte prospectiva:
- Um estudo de coorte prospectiva **exigirá que muitos milhares de participantes** sejam seguidos por muitos anos. Portanto, **será caro e irá demorar para os resultados estarem disponíveis**.
- Durante o longo período de acompanhamento, mudanças na dieta e uso de suplementos podem alterar os níveis de vitamina B_{12} de forma que os níveis basais não reflitam mais aqueles no momento da fratura. Isso **pode exigir medições repetidas** de vitamina B_{12} durante o acompanhamento, aumentando a complexidade e o custo do estudo.

1c. Se fosse possível **encontrar uma coorte com soro armazenado** e com acompanhamento razoavelmente completo para determinar quem sofreu fraturas no quadril, um estudo de coorte retrospectivo poderia ser realizado. A principal vantagem desse desenho é que ele seria **menos demorado e com menor custo**. As principais desvantagens são que as medições de vitamina B_{12} podem ser alteradas pelo armazenamento a longo prazo e que as medições de potenciais confundidores (como atividade física e tabagismo) podem não estar disponíveis.

2a. Embora o estudo PRIDE seja um ensaio clínico randomizado, o relatório dos exames na linha de base é um **estudo transversal** (observacional). Estudos transversais são frequentemente o primeiro passo em estudos de coorte ou ensaios clínicos randomizados.

2b. Embora seja possível que a depressão aumente a incontinência urinária, também **parece plausível que a incontinência urinária possa contribuir para a depressão**. Como discutiremos no Capítulo 10, também é possível que a associação se deva a um viés, se as mulheres depressivas fossem mais propensas a *relatar* episódios de incontinência, mesmo que não tivessem um número maior desses episódios, ou ao confundimento se um terceiro fator (p. ex., obesidade) causasse tanto a depressão quanto a incontinência.

Um estudo longitudinal (de coorte) poderia ajudar, esclarecendo a sequência temporal da associação. Por exemplo, mulheres deprimidas e não deprimidas com pouca ou nenhuma incontinência na linha de base poderiam ser acompanhadas para ver se mulheres deprimidas desenvolvem mais incontinência urinária ou em pior intensidade ao longo do tempo. Da mesma forma, mulheres com diferentes níveis de incontinência urinária e sem histórico de depressão poderiam ser acompanhadas para determinar se as mulheres mais incontinentes têm mais probabilidade de se tornarem deprimidas. (Estudar mais de dois níveis da variável de incontinência [exposição] permite aos pesquisadores ver se há evidências de uma relação dose-resposta.) Finalmente, e mais convincentemente, os pesquisadores poderiam estudar **mudanças na depressão ou na incontinência**, ocorrendo naturalmente ou (idealmente) como resultado de uma intervenção, e ver se as mudanças em uma precedem as mudanças na outra. Por exemplo, os sintomas depressivos melhoram quando a incontinência é tratada com sucesso? A continência (relatada) melhora quando a depressão diminui?

Capítulo 9 Delineando estudos de caso-controle

1. Utilizando a coorte montada na questão 8.1c, a principal forma de melhorar a eficiência seria reduzir o número de medições dos níveis de vitamina B_{12}. Em vez de medir os níveis de B_{12} em toda a coorte na linha de base (e tratar e excluir aqueles com níveis muito baixos), os pesquisadores poderiam coletar e armazenar sangue para análises posteriores. Eles então poderiam realizar um **estudo de caso-controle aninhado**, no qual os níveis de B_{12} são medidos em todos os casos de fratura de quadril e em uma amostra aleatória daqueles que não desenvolveram uma fratura de quadril (os controles). Medir os níveis em 4 a 5 controles por caso se aproxima da eficiência máxima (ver a fórmula em "Grupos de tamanhos desiguais" no Capítulo 5) e reduziria o número de dosagens de vitamina B_{12} em comparação com a medição deles em todos os participantes.

2a. A melhor maneira seria **arrolar todos os casos de uma coorte predefinida em um estudo de caso-controle aninhado**. Seria especificada uma faixa etária (digamos, de 30 a 75 anos) e critérios mínimos para diagnóstico (p. ex., patologia). Se uma coorte suficientemente grande não estivesse disponível, os casos recentes poderiam ser identificados a partir de registros de tumores, limitando a inscrição àqueles que podem ser contatados por telefone e que concordam em participar. Selecionar casos recentes reduz a probabilidade de viés que pode resultar de se estudar apenas sobreviventes (ver mais adiante). Idealmente, os pesquisadores entrevistariam familiares de quaisquer casos falecidos.

2b. Os controles poderiam ser uma amostra aleatória de todas as mulheres entre 30 e 75 anos de idade da mesma coorte (para o estudo de caso-controle aninhado) ou dos condados cobertos pelos registros de tumores. Obter uma amostra aleatória é mais viável se a população tiver sido enumerada, como ocorre em alguns países europeus. Nos Estados Unidos, a amostra aleatória pode precisar ser obtida usando discagem de dígitos aleatórios (daí a necessidade de restringir os casos àqueles que possuem telefones).

2c. Como o câncer de ovário requer tratamento intensivo e pode ser fatal, alguns casos podem não estar dispostos a participar do estudo ou podem ter falecido antes de poderem ser entrevistados. Se um histórico familiar de câncer de ovário estiver relacionado a formas mais agressivas de câncer de ovário, então o estudo pode subestimar seu risco relativo, pois aqueles casos com histórico familiar positivo teriam menos probabilidade de sobreviver o suficiente para serem incluídos na amostra de casos. Se o câncer de ovário familiar tiver um prognóstico melhor do que outros cânceres de ovário, o oposto poderia ocorrer.

Da mesma forma, é possível que mulheres saudáveis que tenham um membro da família com câncer de ovário estejam mais interessadas no estudo e mais propensas a se inscrever como controles. Nessa situação, a prevalência de histórico familiar de câncer de ovário no grupo-controle será artificialmente alta, e a estimativa do risco para o câncer de ovário devido ao histórico familiar será falsamente baixa. Esse problema pode ser minimizado não revelando aos potenciais participantes controles a questão exata da pesquisa ou qual câncer está sendo estudado, se isso puder ser feito de maneira ética.

2d. O histórico familiar de câncer de ovário é medido perguntando-se às participantes quantas parentes do sexo feminino elas têm e quantas delas tiveram câncer de ovário. O **viés de recordação** é um problema possível com essa abordagem. Mulheres com câncer de ovário, que podem estar preocupadas com a possibilidade de uma predisposição genética para a doença, podem ser mais propensas a se lembrar ou descobrir sobre parentes com câncer de ovário do que mulheres saudáveis que não tiveram motivos para pensar nessa possibilidade. Isso faria a estimativa da associação entre histórico familiar e câncer de ovário ser falsamente alta.

Além disso, as mulheres podem confundir cânceres ginecológicos (cervical, uterino e ovariano) bem como tumores ginecológicos benignos que requerem cirurgia. Isso pode causar classificação incorreta da exposição: algumas mulheres sem histórico familiar de câncer de ovário relatarão ter o fator de risco e serão classificadas erroneamente. Se a classificação incorreta da exposição ocorrer igualmente nos casos e controles, a estimativa da razão de chances para o histórico familiar e câncer de ovário será enviesada em direção a 1. Se esse tipo de classificação incorreta for mais comum em casos (que podem ser mais propensos a interpretar erroneamente o tipo de câncer ou o motivo da cirurgia em parentes), então a estimativa da razão de chances para o histórico familiar e câncer de ovário será falsamente alta. A classificação incorreta poderia ser diminuída verificando-se os registros médicos dos familiares que são relatados como tendo tido câncer de ovário para verificar o diagnóstico.

Por fim, seria desejável levar em conta a *oportunidade* para casos e controles terem um histórico familiar positivo, porque mulheres com muitas tias e irmãs mais velhas têm maior oportunidade de ter um histórico familiar positivo do que aquelas com famílias menores ou com apenas irmãos ou irmãs mais novas. Como discutido no Capítulo 10, pareamento e estratificação são duas maneiras de lidar com essa possibilidade.

2e. A abordagem mais simples seria dicotomizar o histórico familiar de câncer de ovário (p. ex., parentes de primeiro grau ou não) e usar a razão de chances como a medida de associação. A razão de chances aproxima o risco relativo porque o desfecho (câncer de ovário) é raro. Um teste simples do qui-quadrado seria então o teste apropriado de significância estatística. Alternativamente, se o histórico familiar fosse quantificado (p. ex., proporção de parentes do sexo feminino de primeiro e segundo graus afetados), poder-se-ia criar uma variável categórica ordinal para a força do histórico familiar e procurar uma resposta dose-resposta, calculando as razões de chances em cada nível de exposição. Finalmente, um estudo de associação do genoma inteiro poderia identificar genes que são mais comuns em casos do que em controles, mas isso exigiria grandes tamanhos de amostra.

2f. O **delineamento de caso-controle** é uma maneira razoável de responder a essa questão de pesquisa, apesar dos problemas de viés de amostragem, viés de recordação e classificação incorreta mencionados anteriormente. Uma alternativa seria um grande estudo de coorte; no entanto, como o câncer de ovário é muito raro, um delineamento de coorte para responder apenas a essa questão específica provavelmente não é viável. Um estudo de coorte retrospectivo, no qual os dados sobre o histórico familiar já foram coletados sistematicamente, seria ideal, se tal coorte pudesse ser encontrada.

3a. Os casos poderiam ser motoristas mais jovens (talvez de 16 a 20 anos) que se envolveram em acidentes, e os controles poderiam ser amigos ou conhecidos indicados por eles que não sofreram acidentes de carro. Seria importante excluir amigos com quem eles jogam videogames para evitar hiperpareamento. A discagem por números aleatórios provavelmente não seria bem-sucedida como estratégia para identificar controles, dada a elevada prevalência de uso de telefones celulares nessa faixa etária. Casos e controles também poderiam ser identificados se o pesquisador tivesse acesso aos registros de uma seguradora de automóveis. Poderia se argumentar que casos e controles devem ser pareados por sexo, dado que tanto jogar videogames quanto se envolver em acidentes de carro são mais comuns em homens jovens. A exposição seria medida usando um questionário ou entrevista sobre o uso de videogames. Seria importante perguntar sobre videogames que não envolvem direção, bem como sobre aqueles que envolvem, porque a inferência causal seria aprimorada se a associação fosse específica, ou seja, se houvesse um efeito para o uso de jogos de direção/corrida, mas não para jogos de tiro ou outros.

3b. Para exposições intermitentes, hipotetizadas como tendo um efeito de curto prazo, como o uso de um videogame imediatamente antes de dirigir, um **estudo cruzado de casos** (*case-crossover study*) é uma opção atraente. Como no exercício 3a, os casos podem ser jovens motoristas envolvidos em acidentes. Em um estudo cruzado de casos, não existem controles, apenas períodos-controle. Assim, os motoristas-caso seriam questionados sobre o uso de jogos de corrida de carros imediatamente antes da viagem que resultou no acidente e também sobre períodos-controle nos quais não houve acidentes. O período imediatamente antes do acidente seria comparado, em uma análise pareada, com outros períodos para verificar se o uso de jogos de corrida de carros era mais comum no período pré-acidente do que nos outros períodos.

Capítulo 10   Estimando efeitos causais a partir de estudos observacionais

1a. Existem quatro razões pelas quais a associação observada entre o consumo de frutas, verduras e legumes e a DAC pode não representar efeito causal:
- **Acaso:** o achado de que pessoas com DAC consumiam menos frutas, verduras e legumes pode ter sido devido a um erro aleatório. Como discutido no Capítulo 5, o valor P permite quantificar a magnitude da diferença observada em relação ao que poderia ter sido esperado apenas por acaso; o intervalo de confiança de 95% mostra a faixa de valores consistentes com os resultados do estudo. Todo o resto sendo igual, quanto menor o valor P e mais distante é o valor nulo do final do intervalo de confiança mais próximo dele, menos plausível é que o acaso seja a única explicação para a associação observada.
- **Viés:** pode ter ocorrido um erro sistemático (uma diferença sistemática entre a questão de pesquisa e a forma como o estudo foi conduzido) em relação à amostra, variável preditora ou variável de desfecho. Por exemplo, a amostra pode estar enviesada se os controles forem pacientes do mesmo plano de saúde dos casos, mas foram selecionados entre aqueles que compareceram a um exame anual de manutenção da saúde, porque esses pacientes podem ser mais conscientes da saúde (e, portanto, consumir mais frutas, verduras e legumes) do que toda a população em risco de DAC. As medidas da exposição (dieta) podem estar enviesadas se, por exemplo, pessoas que tiveram um ataque cardíaco forem mais propensas a lembrar-se de hábitos alimentares inadequados do que os controles (viés de recordação), ou se entrevistadores não cegos fizerem as perguntas ou registrarem as respostas de forma diferente em casos e controles. Por fim, a medição do desfecho (DAC) pode estar enviesada se, por exemplo, aqueles que consumiram mais frutas, verduras e legumes tiverem médicos que sejam mais (ou menos) agressivos na busca de um diagnóstico de DAC.
- **Efeito-causa:** é possível que ter um ataque cardíaco tenha mudado as preferências alimentares das pessoas, fazendo com que elas consumam menos frutas, verduras e legumes do que antes do ataque cardíaco. No entanto, parece mais provável que o susto de ter um ataque cardíaco faça com que as pessoas consumam mais frutas, verduras e legumes; isso tenderia a fazer com que o consumo de frutas, verduras e legumes pareça ser menos benéfico na prevenção da DAC do que realmente é. A possibilidade de efeito-causa pode ser abordada delineando o estudo para examinar a sequência histórica, por exemplo, perguntando aos casos e controles sobre sua dieta anterior em vez da dieta atual, ou (melhor ainda) aninhando o estudo de caso-controle em uma coorte existente com informações pré-registradas sobre a dieta.

- **Confundimento:** pode haver outras diferenças entre aqueles que consomem mais frutas, verduras e legumes e aqueles que consomem menos, e essas outras diferenças podem ser a verdadeira causa das diferentes taxas de DAC. Por exemplo, pessoas que consomem mais frutas, verduras e legumes podem também fazer mais exercícios físicos (ver parte 1b).

1b. Abordagens possíveis para controlar o confundimento pelo exercício físico estão resumidas na seguinte tabela:

Método	Possível plano	Vantagens	Desvantagens
Fase de delineamento			
Especificação	Incluir apenas pessoas que relatam não fazer exercício físico regular	Simples	Irá limitar o número de participantes elegíveis, tornando o recrutamento mais difícil. O estudo pode não ser generalizável para pessoas que não praticam exercício físico.
Pareamento	Parear cada caso a um controle com nível semelhante de exercício físico	Elimina o efeito do exercício físico como preditor da DAC, podendo aumentar levemente a precisão (poder estatístico) para observar a dieta como preditor	Exige esforço extra para identificar controles para parear com cada caso. Irá desperdiçar casos se não houver controles com um nível semelhante de exercício físico. Elimina a oportunidade de estudar o efeito do exercício físico na DAC.
Estudo oportunístico	Identificar uma influência externa sobre o consumo de frutas, verduras e legumes que não esteja de outra forma associada com a DAC (um instrumento)	Se for possível identificar um instrumento adequado, esse delineamento tem o potencial de controlar tanto para confundidores medidos quanto para os não medidos	Muitas vezes é difícil encontrar instrumentos fortes e convincentes.
Fase de análise			
Estratificação	Para a análise, agrupar os participantes em três ou quatro estratos de exercício físico	Fácil de executar, fácil de compreender e reversível	Só é possível avaliar de forma razoável poucos estratos e poucas variáveis confundidoras. Ao transformar uma variável contínua, como o exercício, em uma variável categórica, parte da informação original se perde. Além disso, se as categorias forem muito amplas, pode não haver um controle adequado do confundimento.
Ajuste estatístico (modelagem)	Usar um modelo multivariável (p. ex., regressão logística ou modelo de Cox) para controlar para o exercício físico, assim como para outros potenciais confundidores	É possível controlar de forma reversível todas as informações contidas no exercício como uma variável preditora contínua, ao mesmo tempo em que se controla para outros potenciais confundidores, como idade, raça/etnia, diabetes, hipertensão e tabagismo	O modelo estatístico pode não se adequar aos dados, resultando em um controle incompleto do confundimento e, potencialmente, em resultados enganosos. Por exemplo, o efeito da dieta ou da atividade física pode não ser o mesmo em fumantes e não fumantes. Os confundidores potencialmente importantes devem ter sido medidos antecipadamente. Às vezes, é difícil compreender e descrever os resultados do modelo, especialmente quando há interações ou as variáveis não são dicotômicas.

Além dessas estratégias para controlar o confundimento em estudos observacionais, existe outra abordagem: realizar um ensaio clínico randomizado. No entanto, um estudo desse tipo provavelmente precisaria estimar o efeito causal de uma intervenção elaborada para incentivar o consumo de frutas, verduras e legumes, em vez do consumo em si.

Também é válido buscar evidências que sustentem a causalidade, incluindo uma **relação dose-resposta** (menores chances de DAC com aumento do consumo de frutas, verduras e legumes), um **mecanismo biológico**, como evidência de que componentes das frutas, verduras e legumes (p. ex., antioxidantes) protegem contra a aterosclerose, e **consistência** em múltiplas populações e delineamentos de estudo, como evidências de estudos ecológicos de que DAC é muito menos comum em populações que consomem mais frutas, verduras e legumes.

2. Esse é um exemplo de **condicionamento em um colisor**, ou efeito compartilhado: o estudo incluiu apenas bebês com febre, que pode ser causada tanto por infecções do trato urinário quanto por infecções de ouvido. Como os meninos não circuncidados tinham uma probabilidade muito maior de ter infecção do trato urinário, eles tinham mais chance de ter essa infecção como causa da febre, em vez de uma infecção de ouvido (i.e., os meninos não circuncidados estavam super--representados entre aqueles sem infecções de ouvido porque também estavam super-representados entre aqueles com infecções do trato urinário).

3. A associação entre o uso de paracetamol pela mãe e a ocorrência de asma nos filhos pode ser examinada em um estudo de coorte, no qual as mães são questionadas sobre o uso de paracetamol durante a gravidez, e os filhos são acompanhados para verificar o desenvolvimento de asma. Os pesquisadores procurariam evidências de que o **genótipo materno modifica o efeito da exposição materna ao paracetamol na asma das crianças (interação)**, com uma associação mais forte entre a exposição e o desfecho nas crianças que se prevê serem mais geneticamente suscetíveis. De fato, tais resultados foram relatados (Shaheen SO, Newson RB, Ring SM, Rose-Zerilli MJ, Holloway JW, Henderson AJ. Prenatal and infant acetaminophen exposure, antioxidant gene polymorphisms, and childhood asthma. *J Allergy Clin Immunol*. 2010;126(6):1141-1148 e7).

Capítulo 11 Delineando um ensaio clínico randomizado cego

1a. A principal vantagem de usar a mudança nos níveis do biomarcador (uma variável contínua) como desfecho principal do ensaio clínico é a necessidade de uma **amostra menor** e de um **período de tempo mais curto** para determinar se o tratamento reduz o nível do biomarcador. A principal desvantagem é a **incerteza de que a mudança no nível do biomarcador** induzida pelo tratamento signifique que o tratamento **irá reduzir** a incidência do desfecho clinicamente mais importante, que é o desenvolvimento da **demência**.

1b. A principal vantagem de usar o diagnóstico clínico de demência como desfecho principal do ensaio clínico é que ele é um desfecho **mais relevante** que poderia melhorar a prática clínica para a prevenção da demência. A **desvantagem é que esse tipo de ensaio clínico provavelmente seria grande, longo e caro**, já que a demência clínica tende a se desenvolver lentamente ao longo do tempo e ocorrer em um número pequeno de participantes.

2a. Para maximizar a capacidade da sua equipe de estudo de acompanhar e reter participantes, a **coleta de dados na linha de base** deve incluir informações sobre **como entrar em contato com o participante, um amigo próximo, um membro da família ou um profissional de saúde**.

2b. Para permitir que outras pessoas avaliem a capacidade de generalização da amostra do estudo, você poderia **coletar informações dos participantes na linha de base** sobre características demográficas (como idade, raça/etnia e sexo ou gênero), seu estado geral de saúde e o grau de comprometimento cognitivo.

2c. Para orientar a avaliação da eficácia do tratamento, você deve **administrar na linha de base todas as medidas de desfecho que avaliam a eficácia**, como testes de função cognitiva ou outras medidas do impacto do comprometimento cognitivo na vida diária dos participantes.

2d. Para abrir caminho para futuras análises de subgrupos, **você pode coletar dados na linha de base sobre fatores de risco ou possíveis modificadores do efeito para o desfecho**, como hipertensão, histórico familiar de demência ou presença do alelo ApoE4. Essas variáveis podem identificar participantes com a maior taxa do desfecho que poderiam então ser examinados em subgrupos.

2e. Uma maneira de maximizar a utilidade potencial dos dados do seu ensaio clínico para responder a futuras questões de pesquisa não antecipadas é coletar dados, por exemplo, sobre possíveis fatores de risco para demência, e **armazenar amostras biológicas** como soro ou plasma para permitir a medição futura de fatores, como genótipos de enzimas que metabolizam o medicamento, que poderiam influenciar a eficácia do tratamento. Você também poderia questionar seus colaboradores se eles gostariam de propor medidas suplementares simples, como questionários extras para serem administrados na linha de base, que poderiam permitir a exploração de outras questões de pesquisa na amostra do estudo.

3a. Você precisará **arrolar um número suficiente de indivíduos com o alelo ApoE4** para ter poder estatístico para análises futuras comparando os efeitos da huperzina entre participantes que possuem o alelo e aqueles que não possuem. Isso exigirá que você rastreie a presença do alelo ApoE4 na linha de base e favoreça a inclusão de candidatos com esse alelo, de modo que eles componham a proporção mínima necessária do total de sua amostra. A randomização em blocos e estratificada poderia ser usada para garantir que haja um número semelhante de participantes com o genótipo ApoE4 nos grupos de tratamento ativo e placebo.

3b. Por um lado, isso poderia **fornecer informações clinicamente úteis** se a huperzina tiver um perfil de eficácia muito diferente com base no genótipo ApoE4. Por outro lado, esse processo **tornará o estudo mais complicado**. Avaliar o genótipo ApoE4 antes da inscrição atrasará a randomização e levantará questões que incluem como aconselhar os participantes sobre os resultados. Será mais desafiador e caro enriquecer a amostra do ensaio clínico com indivíduos com o alelo ApoE4, em vez de inscrever participantes independentemente do *status* do alelo, desde que atendam aos critérios de elegibilidade. A maior complexidade do seu esquema de randomização também dificultará a preparação e embalagem do medicamento do estudo e do placebo para cada estrato. Como resultado, para um ensaio clínico inicial conduzido quando ainda não está claro se a huperzina tem alguma eficácia para retardar a progressão da demência, você pode acabar decidindo não explorar os efeitos diferenciados com base no *status* do alelo ApoE4.

4a. Esta abordagem envolve pouco esforço e é de baixo custo, mas é improvável que resulte na detecção acurada de sintomas gastrintestinais que poderiam ser o resultado do uso da huperzina. Primeiramente, ao final de um estudo de longo prazo, **os participantes podem não se lembrar adequadamente** dos sintomas gastrointestinais que experimentaram no início do estudo. Além disso, os participantes podem não ser os melhores juízes para determinar **se os seus sintomas gastrintestinais foram causados** pelo uso do medicamento do estudo.

4b. Esta abordagem provavelmente resultaria em **subnotificação** de sintomas gastrintestinais, pois **os participantes podem não se lembrar** de mencionar esses sintomas, mesmo que sejam incentivados a fazê-lo no início do estudo. E, semelhante à abordagem nº 1, essa abordagem pode levar a uma subnotificação de sintomas gastrintestinais se os participantes **não atribuírem** seus sintomas ao uso do medicamento do estudo.

4c. Essa abordagem seria mais provável de fornecer informações consistentes sobre a experiência de diarreia, náusea e vômito. Alguns sintomas relatados podem não estar relacionados ao uso do medicamento do estudo, mas **sua equipe de pesquisa poderia comparar as taxas e a gravidade dos sintomas relatados entre os grupos huperzina e placebo** para avaliar se há uma maior frequência ou gravidade dos sintomas nos participantes que receberam huperzina.

4d. Essa abordagem pode identificar não só os sintomas gastrintestinais dos participantes, mas também uma variedade de outros sintomas ou problemas de saúde adversos que os participantes possam experienciar durante o estudo. Essa estratégia tem a vantagem de **permitir que você investigue outros efeitos adversos não previstos** da huperzina. As respostas a essa pergunta aberta podem ser posteriormente classificadas e categorizadas para análise dos dados. Contudo, se para você for importante quantificar a carga dos sintomas gastrintestinais associados à huperzina, deverá considerar a possibilidade de perguntar especificamente aos participantes sobre diarreia, náusea e vômito, além de formular uma pergunta mais geral e aberta acerca de sintomas e condições de saúde.

5. Como monitor interino, pode ser útil solicitar informações sobre a **gravidade ou duração** dos sintomas gastrintestinais para avaliar se os danos desse potencial efeito colateral podem superar os benefícios potenciais para a função cognitiva. Também pode ser interessante conhecer as **características dos participantes que desenvolveram sintomas** para avaliar se esse efeito colateral ocorreu apenas em um subgrupo específico que poderia ser excluído do ensaio clínico no futuro. Pode-se recomendar que os pesquisadores incorporem novas perguntas sobre histórico prévio de sintomas gastrintestinais (como histórico de síndrome do intestino irritável) em seus

procedimentos futuros de triagem, a fim de evitar a inclusão de participantes que possam ter maior probabilidade de desenvolver sintomas graves em resposta ao tratamento do estudo.
6. A principal **desvantagem** da análise de intenção de tratar é que ela **inclui participantes que não seguiram o tratamento para o qual foram randomizados**, o que reduz a magnitude aparente de qualquer efeito observado para todo o grupo randomizado. No entanto, as desvantagens de usar a análise "conforme tratado" em vez da análise de intenção de tratar podem ser ainda maiores. Como **os participantes que não seguem a intervenção geralmente diferem daqueles que seguem** de formas importantes, mas não mensuradas, a análise conforme tratado **não produz mais uma comparação verdadeiramente aleatória** e pode erroneamente concluir que a huperzina é eficaz.
7. A conclusão de que a huperzina funciona melhor em participantes mais jovens, com base em uma análise de subgrupo, pode estar errada porque o resultado **pode ser devido ao acaso**. A probabilidade de encontrar um efeito "estatisticamente significativo" do tratamento em um subgrupo, quando não há um efeito estatisticamente significativo no geral, aumenta com o número de subgrupos testados; não está claro quantos subgrupos foram testados para encontrar esse efeito "estatisticamente significativo". A alegação de que o tratamento é eficaz em participantes com menos de 60 anos implica que o tratamento não foi eficaz – ou até teve o efeito oposto – em participantes mais velhos. Esse resultado também deve ser relatado e testado estatisticamente para verificar se há uma modificação relacionada à idade no efeito da huperzina sobre o comprometimento cognitivo. Os pesquisadores devem evitar concluir que a huperzina é eficaz no subgrupo de participantes mais jovens se essa análise de subgrupo foi realizada *post hoc*, em vez de ser **especificada antecipadamente a partir de uma base biológica**, se um grande número de subgrupos foi testado e se o valor P para a modificação de efeito (interação) entre o efeito do tratamento e a idade não for estatisticamente significativo.

Capítulo 12 Delineamentos alternativos para estudos de intervenções

1a. Um ensaio clínico que comparasse HairStat com um placebo ofereceria o **estudo mais simples, exigiria o menor tamanho de amostra** e, portanto, seria o delineamento menos dispendioso. Um estudo desse tipo poderia fornecer evidências claras de que HairStat é melhor do que o placebo. No entanto, esse delineamento tem desvantagens se a finasterida já estiver amplamente disponível como tratamento para a calvície masculina, pois alguns participantes poderiam ser tentados a usar finasterida. Mesmo em um estudo duplo-cego, se o HairStat fosse eficaz na redução da calvície, os homens que fossem designados ao placebo poderiam ser mais propensos a usar finasterida do que os homens designados ao HairStat, e isso poderia dificultar a detecção do benefício do HairStat. Os pesquisadores poderiam **instruir os homens de ambos os grupos a evitar o uso de finasterida**, mas alguns homens poderiam relutar em inscrever-se no ensaio clínico sabendo que não poderão usar finasterida, um medicamento com eficácia comprovada.
1b. Uma vantagem de comparar HairStat à finasterida é que, se ela é comumente usada para calvície masculina, o ensaio clínico **responderá a uma pergunta clinicamente importante**: se há alguma evidência de diferença na eficácia. Os pesquisadores devem primeiro decidir se eles acreditam que HairStat é mais eficaz do que a finasterida. Se sim, um **ensaio clínico de eficácia comparativa** que poderia demonstrar a possível superioridade de HairStat seria a melhor escolha para comparar HairStat à finasterida. Se os pesquisadores acreditam que HairStat é tão bom quanto a finasterida, mas será muito mais barato, eles devem considerar um **ensaio clínico de não inferioridade**. Nesse caso, eles devem ter o cuidado de usar um delineamento de ensaio clínico muito semelhante ao usado para documentar a eficácia da finasterida (critérios de inclusão, dose, duração do tratamento, medidas de desfecho) e devem conduzir o estudo de modo a minimizar a não adesão e a perda no seguimento. Uma grande desvantagem de um ensaio clínico de não inferioridade é que o tamanho da amostra provavelmente será muito maior do que o necessário para um ensaio clínico controlado por placebo.
1c. Uma vantagem de um ensaio clínico controlado por placebo de HairStat que inscreveu apenas homens que já haviam tentado e falhado com a finasterida é que ele evitaria os desafios apresentados

pelas opções a e b acima. **Os participantes não seriam tentados a usar finasterida**, e não haveria razão clínica para comparar a eficácia de HairStat com a finasterida nessa população. No entanto, uma desvantagem é que **pode ser mais difícil recrutar um número suficiente de homens** que já tentaram e falharam com a finasterida. Além disso, pessoas que têm problemas para tolerar um medicamento podem também ser mais propensas a não tolerar outro, mesmo que os medicamentos tenham diferentes mecanismos de ação. Portanto, os pesquisadores podem descobrir que a frequência ou a intensidade dos problemas de tolerância ao medicamento podem ser maiores nesse estudo de HairStat do que foi relatado com a finasterida, mesmo que em uma população menos selecionada os perfis de eventos adversos dos dois medicamentos possam ser semelhantes.

1d. Um delineamento fatorial que inclui um placebo tem as vantagens de comparar cada tratamento a um placebo e (se planejado com poder estatístico adequado) testar se a combinação de tratamentos é melhor do que qualquer um deles isoladamente. As desvantagens dessa abordagem são o maior tamanho de amostra e o maior custo e complexidade do ensaio clínico.

1e. Uma vantagem de um ensaio clínico cruzado é que ele pode ser atraente para potenciais participantes, pois permitiria que todos os participantes tivessem alguma exposição a cada um dos medicamentos do estudo. Além disso, como cada participante atua como seu próprio controle, o tamanho da amostra seria menor do que para um ensaio clínico com grupos em paralelo. No entanto, essa abordagem tem desvantagens se os efeitos do medicamento persistirem por um tempo substancial após sua interrupção. Nesse caso, o contínuo crescimento do cabelo nos primeiros meses após a mudança de HairStat para finasterida (ou vice-versa) poderia ser atribuído ao medicamento errado.

2a. Um ensaio clínico randomizado clássico, em nível individual, pode parecer a abordagem mais simples para avaliar os efeitos da intervenção de mudança alimentar no peso. No entanto, a natureza da intervenção torna difícil, ou impossível, administrar a intervenção para alguns funcionários que trabalham no mesmo escritório. Por exemplo, qualquer cartaz educativo afixado em áreas comuns do escritório seria visível para todos os funcionários, independentemente do grupo de intervenção ao qual eles foram designados. Por essa razão, um ensaio clínico que randomiza os funcionários no nível individual provavelmente não é viável para esse tipo de intervenção que ocorre no nível do local de trabalho.

2b. As vantagens dessa abordagem são que ela maximiza a exposição de todos os funcionários e escritórios à intervenção e também tem o benefício da simplicidade na análise dos desfechos. Após coletar informações sobre o peso dos funcionários antes da intervenção, a empresa poderia implementar a intervenção alimentar em todos os locais de trabalho simultaneamente e, em seguida, avaliar a mudança no peso do funcionário 6 meses depois. No entanto, **sem um grupo de comparação**, seria difícil determinar se qualquer mudança observada no peso dos funcionários (ou a falta dessa mudança) era especificamente atribuível à intervenção. Por exemplo, se o peso do empregado permanecesse o mesmo (ou até mesmo aumentasse ligeiramente), a empresa poderia concluir incorretamente que a intervenção não ofereceu nenhum benefício para o controle de peso, quando é possível que os funcionários teriam ganho mais peso se nenhuma intervenção tivesse sido implementada. Algumas das limitações deste delineamento poderiam ser superadas usando uma **abordagem de análise de séries temporais interrompidas**, na qual a análise consideraria as tendências pré-intervenção no peso dos funcionários e extrapolaria para a provável trajetória de seu peso se nenhuma intervenção fosse implementada.

2c. Essa abordagem tem a vantagem de permitir que a intervenção seja introduzida gradualmente em todos os escritórios da empresa, e sob essa perspectiva pode ser mais propícia ao objetivo da empresa de promover a perda de peso entre todos os seus funcionários com sobrepeso ou obesidade. No entanto, uma desvantagem é que essa abordagem pressupõe que os efeitos da intervenção são equivalentes, independentemente do mês em que a intervenção é iniciada. Na realidade, **pode haver tendências temporais subjacentes** no peso dos funcionários (p. ex., uma tendência para os funcionários ganharem peso durante os meses de inverno, em vez dos meses de outono ou primavera) que poderiam invalidar os resultados.

2d. Essa abordagem tem a vantagem de permitir uma avaliação rigorosa das mudanças no peso dos funcionários nos escritórios que foram selecionados aleatoriamente para implementar ou não a intervenção. A principal desvantagem é que **um grande número de escritórios precisaria ser** randomizado para garantir que o estudo tivesse poder estatístico adequado, dado que a unidade principal de análise seria o escritório, em vez do funcionário individual. As análises dos desfechos também podem ser complicadas por diferenças no tamanho dos escritórios (e, portanto, o peso dado a cada um na análise dos desfechos).

Capítulo 13 Delineando estudos de testes médicos

1a. A melhor maneira de amostrar pacientes para um teste diagnóstico é geralmente **amostrar aqueles em risco de uma doença antes de se saber quem tem a doença** e quem não tem. Nesse caso, provavelmente seria melhor amostrar mulheres que chegam a uma clínica ou serviço de emergência com dor abdominal consistente com DIP. Comparar a VHS de mulheres hospitalizadas por DIP com as de uma população controle saudável seria a pior abordagem, porque o espectro da doença e especialmente o espectro da não doença não são representativos dos grupos nos quais o teste seria usado clinicamente. (Aquelas hospitalizadas por DIP provavelmente têm doença mais grave do que a média, e voluntárias saudáveis têm muito menos probabilidade de ter elevação da VHS do que mulheres com dor abdominal por causas diferentes de DIP.)

1b. Se aqueles que atribuíram o diagnóstico final usaram a VHS para ajudar a decidir quem tinha DIP e quem não tinha, **tanto a sensibilidade quanto a especificidade poderiam ser falsamente elevadas**. Quanto mais aqueles que atribuíram o diagnóstico confiaram na VHS, maior o viés (chamado de "**viés de incorporação**") no estudo.

1c. A melhor resposta é que **você não deve usar qualquer ponto de corte específico** para definir um resultado anormal. Em vez disso, deve exibir a compensação entre sensibilidade e especificidade usando uma curva ROC e apresentar razões de verossimilhança para vários intervalos de VHS (p. ex., < 20, 20 a 49, ≥ 50 mm/hora), em vez de sensibilidade e especificidade em diferentes pontos de corte. Isso é ilustrado pela seguinte tabela, que pode ser criada a partir das informações na questão:

VHS	DIP	SEM DIP	RAZÃO DE VEROSSIMILHANÇA
< 20	10%	50%	0,20
20-49	15%	35%	0,43
≥ 50	75%	15%	5,00
Total	100%	100%	

A curva ROC também pode ser usada para comparar a VHS com um ou mais testes diferentes, como a contagem de leucócitos. Isso é ilustrado na seguinte curva ROC hipotética, que sugere que a VHS é superior à contagem de leucócitos para predizer a presença a DIP:

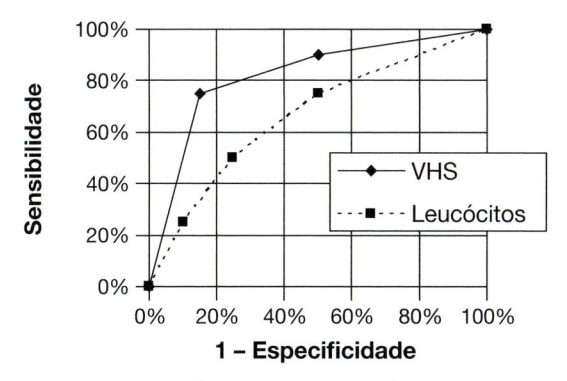

2a. Esse problema ilustra o erro comum de **excluir pessoas do numerador sem excluí-las do denominador**. Embora seja verdade que houve apenas 10 crianças com anormalidades "inesperadas", o denominador para esse rendimento deve ser o número de crianças nas quais as anormalidades seriam consideradas inesperadas, ou seja, aquelas sem alterações no exame neurológico ou no estado mental. Esse número provavelmente é muito menor que 200. Por exemplo, suponha que apenas 100 das crianças enviadas para uma tomografia computadorizada tinham tanto um estado mental normal quanto nenhum achado neurológico. Nessa situação, o rendimento seria de 10 em 100, ou 10% – o dobro do valor relatado na questão.

2b. **Muitas dessas "anormalidades" podem ser achados de pouca ou nenhuma relevância clínica.** A menos que a "anormalidade" leve a alterações no manejo e haja alguma maneira de estimar os efeitos dessas mudanças de manejo no desfecho, será muito difícil saber qual rendimento é suficiente para fazer a tomografia computadorizada valer a pena. Seria melhor usar "lesão intracraniana que requer intervenção" como desfecho nesse estudo, embora isso exija algum consenso sobre quais lesões requerem intervenção e alguma estimativa da eficácia dessas intervenções para melhorar o desfecho.

2c. A primeira vantagem de estudar os efeitos da tomografia nas decisões clínicas é a capacidade de examinar **possíveis benefícios de resultados normais**. Por exemplo, uma tomografia computadorizada normal pode mudar o plano de manejo de "internar para observação" para "enviar para casa". Nos estudos sobre rendimento diagnóstico, os resultados normais geralmente são considerados de pouco valor. Em segundo lugar, como mencionado anteriormente, resultados anormais da tomografia computadorizada podem não levar a nenhuma mudança no manejo (p. ex., se nenhuma neurocirurgia foi necessária e o paciente seria internado de qualquer maneira). Estudar os efeitos dos testes nas decisões clínicas ajuda a determinar **quanta informação nova útil** eles fornecem, além do que já se sabia no momento em que o teste foi solicitado. Evidências de que um teste afeta as decisões clínicas são necessárias, mas não são evidências suficientes de que ele melhora o desfecho. (Os testes podem, afinal, levar a decisões clínicas que não melhoram o desfecho, como a avaliação adicional de pacientes com resultados falso-positivos.)

3a. Se apenas crianças que fizeram uma tomografia computadorizada forem incluídas, o estudo estará suscetível ao **viés de verificação parcial**, em que a sensibilidade é falsamente aumentada e a especificidade é falsamente diminuída, porque as crianças sem anormalidades neurológicas focais (que são "falso-negativos" ou "verdadeiro-negativos") serão sub-representadas no estudo.

3b. Se crianças com traumatismos cranianos que não fizeram uma tomografia computadorizada forem incluídas e assumidas como não tendo uma lesão intracraniana caso se recuperem sem neurocirurgia, então o estudo estará suscetível ao **viés de verificação diferencial** (também conhecido como "viés de duplo padrão-ouro"), que tenderá a aumentar tanto a sensibilidade quanto a especificidade se algumas lesões intracranianas se resolverem sem neurocirurgia.

Capítulo 14 Abordagens qualitativas na pesquisa clínica

1. A desconfiança em relação à medicina e à pesquisa entre as populações afro-americanas já foi examinada por muitos pesquisadores, o que fornece a base para iniciar um **estudo descritivo** sobre a desconfiança entre as subpopulações negras imigrantes. Esse seria o melhor delineamento, pois aproveita o conhecimento existente enquanto deixa espaço para mais exploração. Por exemplo, um estudo descritivo se basearia em percepções de estudos anteriores para elaborar guias de entrevistas e estruturar abordagens analíticas dedutivas. Dada a falta de pesquisas anteriores sobre a desconfiança nas populações negras imigrantes, um **delineamento de estudo exploratório** seria aceitável, mas não ideal. Um delineamento exploratório postula que os fenômenos em estudo são amplamente desconhecidos. Um **estudo qualitativo comparativo** é apropriado quando os pesquisadores podem articular descobertas antecipadas com base em pesquisas anteriores. Como apresentado, não há evidência suficiente para justificar tal delineamento, que seria apropriado se houvesse mais informações disponíveis sobre experiências de imigração e desconfiança.

2. A **resposta b** é a melhor escolha. **Grupos focais** são apropriados quando os pesquisadores querem descobrir como um grupo discute e compreende uma questão ou problema específico. Eles não são uma estratégia para aumentar o número de participantes da pesquisa, pois a unidade de análise é o grupo, e não o número de indivíduos. Grupos focais podem às vezes criar um ambiente no qual os participantes se sentem mais livres para expressar opiniões, mas também podem

ter o efeito oposto: indivíduos podem se sentir relutantes para oferecer opiniões que diferem daquelas expressas por outros membros do grupo.
3. A **análise indutiva** foi mais apropriada para o estudo Conhecimento sobre os estudos, que estava explorando uma questão de estudo que não havia sido examinada anteriormente. O protocolo de entrevista incentivou os respondentes a levantar novos tópicos e fornecer percepções que os pesquisadores não haviam antecipado. Assim, a análise de dados utilizou uma abordagem "de baixo para cima" para identificar novas descobertas. No estudo de Desimplementação, os pesquisadores utilizaram **entrevistas com informantes-chave** para entender a resposta das partes interessadas às políticas do modelo Patient Centered Medical Home. Os informantes-chave possuem um profundo conhecimento do assunto do estudo e suas entrevistas se prestam a **análises dedutivas** que se constroem a partir dos tópicos elencados no roteiro da entrevista. O estudo de Desimplementação foi o mais provável dos dois a combinar ambos os tipos de análises. A análise começou com uma análise dedutiva das perguntas feitas durante as entrevistas com os informantes-chave e continuou com a análise indutiva para perseguir questões não antecipadas levantadas em resposta a essas perguntas. Em contraste, o Conhecimento sobre os estudos apresentou poucas oportunidades para análise dedutiva porque o foco do estudo era muito inovador.

Capítulo 15   Pesquisa que envolve a comunidade

1a. Um **envolvimento modesto da comunidade** inclui abordagens nas quais organizações e membros da comunidade **ajudam com tarefas discretas**, como a tradução de materiais de recrutamento, ou divulgação junto a participantes através de correspondências, eventos promocionais e palestras curtas. Estúdios de envolvimento da comunidade também podem ser desenvolvidos para obter contribuições específicas sobre o protocolo ou outros aspectos importantes do estudo.

Vantagens: os parceiros comunitários podem fornecer conhecimento local sobre crenças e atitudes em relação à participação na pesquisa, rastreamento de câncer de mama e experiência com o uso de agentes comunitários de saúde, o que pode tornar a intervenção mais aceitável. O programa pode ser mais sustentável ao longo do tempo e mais generalizável para outros grupos de imigrantes asiáticos.

Desafios: leva tempo e esforço para construir uma relação de confiança com os parceiros da comunidade. O pesquisador precisará orçar suporte adequado para o(s) parceiro(s) ajudar(em) em cada tarefa. O cronograma do projeto precisará ser abordado e acordado por todas as partes.

1b. **Um envolvimento mais substancial da comunidade incluiria contribuições sobre o delineamento e métodos do estudo, bem como (muitas vezes) assistência com sua implementação.** Um conselho consultivo da comunidade pode ser criado no início do período de planejamento para fornecer sugestões ao longo do estudo.

Vantagens: ter um envolvimento mais substancial da comunidade em projetos de pesquisa constrói a capacidade da comunidade para pesquisa, pode ajudar na sustentabilidade do programa em longo prazo e pode ser mais impactante para a equidade em saúde.

Desafios: desenvolver níveis substanciais de comprometimento dos parceiros comunitários leva tempo e esforço. Esse nível de parceria comunitária deve ser delineado com um memorando de entendimento ou um subcontrato de pesquisa e pode exigir suporte orçamentário substancial. Deve haver uma comunicação clara sobre os objetivos do projeto com um cronograma que seja viável para todos os parceiros.

Capítulo 16   Pesquisa que utiliza dados ou amostras existentes

1. Algumas possibilidades:
    a. Analisar dados do **National Health and Nutrition Examination Survey (NHANES)**. Esses estudos populacionais nacionais são realizados periodicamente, e seus resultados estão disponíveis para qualquer pesquisador a um custo nominal. Eles contêm dados que incluem

variáveis sobre o histórico clínico autorrelatado de doença da vesícula biliar e os resultados de ultrassonografia abdominal.

b. Analisar **dados do Medicare** sobre a frequência de cirurgias da vesícula biliar em pacientes com mais de 65 anos nos Estados Unidos, ou dados da Pesquisa Nacional de Alta Hospitalar sobre a frequência de tais cirurgias para todas as idades. Ambos os conjuntos de dados contêm uma variável para raça. Os denominadores poderiam vir dos dados do censo. Como o NHANES, estas são amostras muito boas de base populacional, mas têm o problema de responder a uma questão de pesquisa um tanto diferente (i.e., quais são as taxas de tratamento cirúrgico para a doença da vesícula biliar?). Isso pode ser diferente da incidência real de doença da vesícula biliar devido a fatores como o acesso à cirurgia e as taxas de utilização desse procedimento.

2a. As principais vantagens são que o uso dos dados do CHS em uma **análise de dados secundários foi uma abordagem rápida, fácil e barata** – especialmente em comparação com o tempo e o custo de planejamento e condução de um grande estudo de coorte. Além disso, o pesquisador associado desenvolveu desde então uma colaboração contínua com os pesquisadores do CHS e conseguiu adicionar medidas mais sofisticadas da função renal ao CHS como estudos suplementares.

2b. Em alguns casos, o banco de dados secundários não fornece as medidas ideais da variável preditora, de desfecho ou de potenciais variáveis confundidoras. É importante ter certeza de que o banco de dados fornecerá respostas razoáveis à questão de pesquisa antes de investir o tempo e o esforço necessários para obter acesso aos dados. Uma desvantagem adicional é que pode ser difícil obter dados de alguns estudos – o pesquisador geralmente precisa escrever uma proposta, encontrar um colaborador que seja copesquisador no estudo e obter aprovação do comitê diretivo e do patrocinador do estudo.

3. Vários ensaios clínicos randomizados de grande porte já analisaram o efeito do estrogênio e dos moduladores seletivos do receptor de estrogênio em vários desfechos de doenças, incluindo câncer, eventos cardiovasculares e eventos tromboembólicos. Esses incluem a série de ensaios clínicos do Women's Health Initiative, o Breast Cancer Prevention trial, o Multiple Outcomes of Raloxifene Evaluation trial e o Raloxifene Use for the Heart trial. O melhor ponto de partida para esse pesquisador seria **verificar se é possível medir o estrogênio em amostras de soro congeladas e armazenadas** e, em caso afirmativo, **verificar se algum desses grandes ensaios clínicos tem amostras de soro armazenadas** que poderiam ser usadas para essa medição. O delineamento mais adequado para essa questão seria um **estudo de caso-controle aninhado ou um estudo de caso-coorte**. Provavelmente, o pesquisador precisará escrever uma proposta para esse estudo suplementar, obter a aprovação do comitê diretivo do estudo e do patrocinador e buscar financiamento para realizar as medições. Isso representa uma perspectiva relativamente barata, já que a maior parte dos custos do estudo já foi coberta pelo ensaio clínico principal.

4a. O pesquisador pode reunir uma coorte de pacientes diabéticos tratados nesse sistema de saúde e que tiveram um teste positivo para o coronavírus, inferir a exposição a inibidores de SGLT2 a partir das prescrições médicas e conduzir um **estudo de coorte retrospectiva** para analisar a associação entre inibidores de SGLT2 e hospitalização ou morte por Covid-19. No entanto, o **confundimento por indicação** pode representar uma grande ameaça à inferência causal porque os pacientes diabéticos que recebem prescrição de inibidores de SGLT2 podem ser muito diferentes de outros pacientes diabéticos (p. ex., diabetes mais grave e melhor seguro de saúde), e essas diferenças também podem estar associadas à gravidade da Covid-19. O pesquisador poderia tentar uma **análise de escore de propensão** (pareamento ou ponderação a partir de fatores que predizem o uso de SGLT2 para melhorar a comparabilidade dos grupos expostos e não expostos), mas diferenças em fatores não bem mensurados nos dados de prontuário eletrônico, como a situação socioeconômica, provavelmente causarão confundimento residual.

4b. Uma análise descritiva simples poderia simplesmente contar o número total de prescrições feitas para um inibidor de SGLT2 por mês e plotar esse valor ao longo do tempo. Isso seria a opção mais simples, mas daria apenas um resultado muito preliminar, pois carece de um denominador. Se muitas pessoas perderam o emprego e o seguro como resultado da pandemia, o número de prescrições também pode diminuir por esse motivo.

Para refinar a análise, o pesquisador pode rastrear pacientes diabéticos individuais na coorte (talvez limitando-se a pacientes que precisam de uma nova prescrição ou para quem a intensificação da medicação parece justificada, e ajustando para outras características do paciente) e descrever a probabilidade de que uma prescrição para um inibidor de SGLT2 seria feita em função do tempo. Uma análise de séries temporais interrompidas que avalia, por exemplo, o número de prescrições por 100 pacientes diabéticos por mês, pode ser realizada para levar em conta uma tendência dinâmica na linha de base (p. ex., aumento do uso de inibidores de SGLT2 antes da pandemia) para demonstrar a "interrupção" causada pela pandemia e pela divulgação da notícia dessa hipótese mecanicista na imprensa.

Capítulo 17 Elaboração, seleção e administração de medidas autorrelatadas

1. Alguns problemas com a questão são:
   - Não há definição de quão grande é uma "dose".
   - Não há como responder se o participante está consumindo > 6 doses por dia.
   - A questão pressupõe que a quantidade é a mesma todos os dias. Não especifica os dias da semana: as pessoas costumam beber mais nos finais de semana do que nos dias de semana.
   - Pressupõe-se que a pessoa bebe todos os dias; se alguém tipicamente consome de 3 a 4 doses por semana, não está claro como deveriam responder.
   - Seria melhor especificar um período de tempo particular (p. ex., nos últimos 7 dias).
2a. Qual das seguintes afirmações melhor descreve a *frequência* com que você consumiu bebidas alcoólicas durante o último ano? Uma bebida alcoólica inclui vinho, destilados ou drinques. Selecione uma das oito categorias:

   - ○ Diariamente
   - ○ 5-6 dias por semana
   - ○ 3-4 dias por semana
   - ○ 1-2 dias por semana
   - ○ 2-3 vezes por mês
   - ○ Aproximadamente 1 vez por mês
   - ○ < 12 vezes por ano
   - ○ Raramente ou nunca

2b. Durante o último ano, *quantas* doses você *costumava* consumir em *um dia típico em que bebia álcool*? Uma dose equivale a cerca de 350 mL de cerveja, 150 mL de vinho ou 45 mL de destilado. _____ doses
2c. Durante o último ano, qual é *o maior número* de doses de bebidas alcoólicas que você se lembra de ter consumido *em um dia*? _____ doses
2d. Com que idade você começou a consumir bebidas alcoólicas? _____ anos (Se você nunca consumiu bebidas alcoólicas, escreva "nunca")
2e. Houve algum período em que você bebeu bem mais do que bebe agora?
   ○ Sim
   ○ Não
2f. Você já teve o que poderia ser considerado um problema com bebida?
   ○ Sim
   ○ Não
3. As vantagens e desvantagens incluem:
   - Obter dados por meio de **entrevistas** requer **mais treinamento de pessoal e tempo** do que um questionário autoadministrado e, portanto, é muito mais caro.
   - Alguns participantes podem não gostar de contar a outra pessoa a resposta para perguntas sensíveis na área do comportamento sexual, então eles podem ser mais propensos a fornecer respostas honestas em um questionário autoadministrado.
   - A menos que os entrevistadores sejam bem treinados e as entrevistas sejam padronizadas, as informações obtidas podem variar devido a diferenças na maneira como as perguntas são feitas cada vez.

- No entanto, **os entrevistadores podem repetir e fazer sondagens** de uma maneira que pode produzir respostas mais acuradas e completas em algumas situações do que um questionário autoadministrado. Por exemplo, eles podem avaliar se os respondentes interpretam "relações sexuais desprotegidas" da maneira que se pretende.
- Um diário pode permitir que um participante forneça informações específicas sobre referências temporais relacionadas às relações sexuais desprotegidas, permitindo uma quantificação mais precisa da frequência desse comportamento.
- No entanto, um diário pode ser oneroso para os participantes manterem ao longo do tempo; dependendo da motivação dos participantes, eles podem parar de preenchê-lo após apenas um curto período.

4a. A população que foi usada para desenvolver e pré-testar o questionário IDLC (pacientes de consultório ortopédico privado) é **diferente da população-alvo** de seu estudo (idosos de baixa renda). Você pode precisar pré-testar o questionário em indivíduos que sejam mais semelhantes aos seus respondentes-alvo para avaliar se o conteúdo e a redação são compreensíveis e adequados.

4b. Em uma amostra de pacientes com dor lombar suficientemente grave para buscar consulta cirúrgica, a faixa observada para essa medida parece baixa (máximo de 24, sendo que a pontuação máxima possível é 40). Isso sugere uma **menor variabilidade das pontuações** derivadas dessa medida, com um desvio das respostas em direção à extremidade do menor impacto.

4c. Esse é um **alfa de Cronbach relativamente baixo**, sugerindo uma consistência interna pobre da medida. Alguns dos itens podem não estar tão relacionados entre si, gerando preocupação sobre se é apropriado combinar todos os itens em uma única pontuação composta.

4d. Como o BPI é outra medida estabelecida da gravidade e impacto da dor, esperar-se-ia ver alguma correlação entre as pontuações no BPI e no IDLC. **A falta de correlação levanta preocupações sobre a validade de construto do IDLC** – ou seja, se está medindo o que se propõe a medir.

Capítulo 18 Implementação do estudo e controle de qualidade

1a. Não muito! Mas aqui estão algumas etapas que podem ajudar:
- Identifique todos os valores faltantes e fora do intervalo e **verifique novamente os formulários em papel** para garantir que os dados foram inseridos corretamente.
- **Recupere dados faltantes dos prontuários dos participantes** (para quaisquer variáveis registradas no prontuário).
- **Colete dados faltantes de entrevistas dos participantes sobreviventes** (mas isso não ajudará entre aqueles que morreram ou cujas respostas podem ter mudado ao longo do tempo).
- **Esforce-se especialmente para encontrar participantes que foram perdidos no acompanhamento**, pelo menos para obter uma entrevista por telefone com eles.
- **Obtenha os dados vitais, usando o National Death Index** ou uma empresa que ajuda a encontrar pessoas.

1b. Algumas maneiras de reduzir dados faltantes no próximo estudo são:
- **Coletar menos dados** (e se concentrar na completude e qualidade de um número mais limitado de dados).
- Verificar os formulários em papel imediatamente após a coleta dos dados para ter certeza de que todos os itens estão completos e corretos.
- Usar a **entrada de dados interativa** com verificações integradas para valores faltantes, fora do intervalo e ilógicos.
- Desenvolver procedimentos para **entrada direta ou abstração de dados em um banco de dados eletrônico**, para diminuir o erro associado à transferência de dados de formulários em papel para o banco de dados.
- **Revisar o banco de dados logo após a entrada de dados**, para que os dados faltantes possam ser coletados antes que o participante deixe o hospital (ou morra).
- Periodicamente **tabular as distribuições de valores para todos os itens** durante o curso do estudo para identificar valores faltantes, valores fora do intervalo e possíveis erros.

- Realizar reuniões de equipe periódicas para revisar o progresso e enfatizar a importância da completude dos dados.
2. Outras tarefas para o início do estudo incluem:
    - Desenvolver e revisar os formulários de dados e o banco de dados, bem como **testar o banco de dados** usando dados fictícios ou simulados.
    - Desenvolver e **pré-testar quaisquer roteiros de entrevista** ou guias que serão usados para selecionar os participantes.
    - **Treinar e certificar os assistentes de pesquisa** ou coordenadores para realizar as medições e procedimentos do estudo para esse ensaio.
    - **Visitas simuladas ao estudo** para solucionar problemas no fluxo dos procedimentos da visita e avaliar a duração das visitas ao estudo.

Capítulo 19   Gerenciamento de dados

1a.

IdSujeito	NumKit	DataAdm	HrAdm	FimConv--PreHosp	HrFimConv--PreHosp	HrChegHosp	AtivConv--ChegHosp	GCSV--ChegHosp
189	A322	3/12/1994	17:39	0		17:48	1	
410	B536	12/1/1998	01:35	1	01:39	01:53	0	4

1b.

Nome do Campo	Tipo de dado	Descrição	Regra de validação
IdSujeito	Número inteiro	Identificador único do participante	
NumKit	Texto(4)	Código da farmácia de 4 caracteres	
DataAdm	Data	Data da administração do fármaco do estudo	
HrAdm	Hora	Hora da administração do fármaco do estudo	
FimConvPreHosp	Sim/Não	A convulsão terminou antes da chegada ao hospital?	
HrFimConvPreHosp	Hora	Hora em que a convulsão terminou antes da chegada ao hospital (em branco se a convulsão não terminou)	
HrChegHosp	Hora	Hora da chegada ao hospital	
AtivConvChegHosp	Sim/Não	Houve continuação da atividade convulsiva após a chegada ao hospital?	Verificar com FimConvPreHosp
GCSVChegHosp	Número inteiro	Componente verbal da Escala de Glasgow na chegada ao hospital (em branco se a convulsão continuou)	Entre 1 e 5

1c. Vantagens do formulário na tela do computador:
- Não é necessário transcrever a partir de formulários em papel para tabelas de dados no computador
- *Feedback* imediato sobre entradas inválidas
- Lógica de saltos programada (se a convulsão terminou durante a fase pré-hospitalar, o formulário pergunta a hora em que a convulsão terminou; caso contrário, esse campo é desabilitado e saltado)
- Pode ser disponibilizado por meio de um navegador da internet em vários centros simultaneamente

Desvantagens do formulário na tela do computador:
- Exigências de equipamentos – um computador ou tablet (ou telefone celular?)
- Certa exigência de treinamento do usuário

Vantagens do formulário em papel:
- Facilidade e velocidade de uso
- Portabilidade

- Permite inserir informações não antecipadas ou dados não estruturados (observações nas margens, respostas que não haviam sido consideradas, etc.)
- Equipamento necessário – uma caneta
- Treinamento já recebido por todo o pessoal do estudo durante o ensino fundamental

Desvantagens do formulário em papel:
- Exige transcrição subsequente no banco de dados computadorizado
- Sem *feedback* interativo ou lógica de saltos automatizada
- Visualização dos dados e entrada limitados a uma pessoa em um lugar

Embora a entrada de dados por meio de formulários na tela do computador tenha muitas vantagens e a recomendemos para a maioria dos estudos, nesse estudo ela se torna impraticável. Às vezes (e isso é cada vez mais raro) a forma mais simples, rápida e fácil de capturar dados ainda é usar caneta e papel.

2. Quando codificado como 0 para *não* ou *ausente* e 1 para *sim* ou *presente*, o valor médio de uma variável dicotômica (sim/não) é interpretável como a proporção com o atributo. Dentre os participantes randomizados para receber lorazepam, 40,9% (27 de 66) ainda estavam convulsionando quando chegaram ao hospital; daqueles randomizados para receber diazepam, 57,4% (39 de 68) ainda estavam convulsionando; e daqueles randomizados para receber placebo, 78,9% (56 de 71) ainda estavam convulsionando.

Capítulo 20 Escrevendo uma proposta para financiamento de pesquisa

1. As três principais seções para a seção de Estratégia de Pesquisa de uma proposta de concessão do NIH são **Relevância, Inovação e Abordagem**.
2. Os quatro critérios adicionais pontuados para a maioria dos auxílios do NIH incluem Relevância, Pesquisador(es), Caráter Inovador e Abordagem. Para as propostas de auxílio para desenvolvimento de carreira do NIH (série K), esses critérios são: Candidato, Plano de Desenvolvimento de Carreira/Metas e Objetivos de Carreira, Plano de Pesquisa e Mentores.
3a. Algumas metas específicas para esse projeto podem ser:
   - Determinar a distribuição e variabilidade de múltiplas medidas de pressão arterial domiciliar por cada um dos dispositivos.
   - Avaliar a associação entre pressão arterial sistólica, pressão arterial diastólica e variabilidade da pressão arterial e incidência de AVC não fatal e fatal.
   - Comparar a força das associações entre pressão arterial média e AVC para cada tipo de dispositivo.
3b. A seção Inovações deve destacar as novas abordagens utilizadas na pesquisa proposta em contraste com a literatura existente e outros estudos em andamento. Essas inovações podem incluir:
   - O uso de novas medidas inovadoras de pressão arterial por um dispositivo vestível e *software* de celular.
   - O uso de métodos baseados na *web* para conduzir um estudo sobre pressão arterial e desfechos cardiovasculares.
   - A grande população de estudo abrangendo todo o país é inovadora em comparação com estudos baseados em voluntários que visitam centros de pesquisa.
   - Outras inovações podem incluir métodos analíticos avançados nos quais você analisa repetidas medidas de dados carregados pelo participante, dados coletados digitalmente de forma automatizada e/ou dados de registros de saúde eletrônicos que permitem análises complexas de trajetória ao longo do tempo.
4. Outras fontes de financiamento incluem **fundações, sociedades médicas, organizações sem fins lucrativos** como a American Heart Association, **outras fontes federais** como o Patient-Centered Outcomes Research Institute (PCORI), auxílios propostos pelo pesquisador para a indústria e **programas de apoio à pesquisa intramural** de sua própria instituição.

Glossário

Os termos destacados em *itálico* são definidos em outras partes deste glossário. As citações indicam exemplos baseados em estudos reais e com números próximos da realidade; os demais são apenas ilustrativos.

Abandono (*dropout*). É um participante de estudo cuja condição de desfecho não pode ser determinada, geralmente devido à recusa de acompanhamento. Às vezes, isso inclui também participantes que abandonam porque faleceram durante o estudo. Por exemplo, houve 17 abandonos em um estudo sobre insônia: 8 devido à recusa em participar do acompanhamento, 6 devido a mortes e 3 devido ao desenvolvimento de demência. Ver também *censura*.

Acurácia. É o quanto uma medição corresponde de fato ao seu valor verdadeiro; pode ser afetada por *viés* (ou pela falta dele) e pela *precisão*. Por exemplo, o peso corporal autodeclarado é uma medida menos acurada do peso corporal real do que aquela feita com uma balança eletrônica calibrada.

Adequação conceitual. O grau em que um instrumento de medição reflete de maneira apropriada e abrangente um conceito ou característica de interesse. Por exemplo, um pesquisador testou a adequação conceitual de uma medida recém-desenvolvida ao avaliar se um pequeno grupo de respondentes compreendia seu significado da maneira como foi proposto.

Adequação psicométrica. O grau em que uma medida de autorrelato apresenta características psicométricas sólidas dentro de uma população. Por exemplo, o pesquisador confirmou a adequação psicométrica do questionário ao verificar que ele apresentava alta confiabilidade teste-reteste e validade de construto na população-alvo. Ver também *características psicométricas*.

Administrador pós-financiamento. Membro da equipe que garante que os fundos disponíveis para um pesquisador, por meio de auxílios ou contratos, sejam gastos adequadamente. Por exemplo, o administrador pós-financiamento preparou um relatório mensal sobre os gastos do estudo e os fundos remanescentes.

Administrador pré-financiamento. É um membro da equipe que ajuda os pesquisadores a preparar e submeter propostas de financiamento e orçamentos, de acordo com os requisitos institucionais e regulatórios. Por exemplo, o administrador pré-financiamento solicitou ao *pesquisador principal* que compartilhasse uma justificativa preliminar do orçamento pelo menos 2 semanas antes do prazo final para a submissão da proposta de financiamento, para que houvesse tempo suficiente para verificar se os valores do orçamento atendiam aos requisitos da agência de fomento.

Ajuste (*adjustment*). Um nome geral para várias técnicas estatísticas utilizadas para levar em conta os efeitos de uma ou mais variáveis em uma associação entre outras duas variáveis. Por exemplo, o ajuste para o tabagismo materno reduziu a magnitude da associação entre o consumo de maconha pela mãe e o peso ao nascer. Ver também *condicionamento*.

Alfa (α). No delineamento de um estudo, refere-se à probabilidade máxima predefinida de cometer um *erro tipo I*, isto é, rejeitar a *hipótese nula* quando ela é verdadeira. Por exemplo, ao escolher um alfa de 0,05, o pesquisador estabelece uma probabilidade máxima de 5% de que seu estudo encontraria, apenas por acaso, uma associação estatisticamente significativa entre raça não branca e o risco de câncer de cólon, quando na realidade não existe tal associação na população-alvo. Também é chamado nível de *significância estatística*.

Amostra (*sample*). O subconjunto da *população acessível* que participa de um estudo. Por exemplo, em um estudo de um novo tratamento para asma, em que a *população-alvo* são todas as crianças com asma e a população acessível são as crianças com asma na cidade do pesquisador nesse ano, a amostra são as crianças na cidade do pesquisador este ano que se inscrevem no estudo.

Amostra aleatória simples. É uma *amostra* que é selecionada a partir do *quadro de amostragem* usando um processo aleatório no qual cada participante tem a mesma probabilidade de ser selecionado. Por exemplo, os pesquisadores identificaram todas as crianças de 5 a 10 anos que haviam sido atendidas em um pronto-socorro local nos últimos 6 meses, atribuíram a cada uma um número aleatório entre 0 e 1 e, em seguida, selecionaram aquelas cujo número aleatório era 0,5 ou menos.

Amostra aleatória. Trata-se de uma *amostra* coletada ao enumerar as unidades da *população acessível* e selecionar um subconjunto de forma aleatória. Por exemplo, para sortear uma amostra aleatória de pessoas com catarata na clínica de um pesquisador, este deveria listar todos os pacientes com catarata e utilizar números gerados aleatoriamente por um computador para selecionar a amostra. Ver também *amostragem probabilística* e *quadro de amostragem*.

Amostra consecutiva. Uma *amostra* de estudo na qual os participantes são escolhidos um após o outro até que o *tamanho da amostra* seja alcançado. Termo geralmente usado para se referir à amostra pretendida, mas também pode se referir à amostra real quando são realizadas revisões de prontuários médicos, porque o consentimento informado pode não ser necessário. Por exemplo, os pesquisadores realizaram uma amostragem consecutiva para revisar os prontuários dos primeiros 100 pacientes com artrite reumatoide atendidos na clínica de reumatologia, a partir de 15 de janeiro de 2020.

Amostra de base populacional. Uma *amostra* de pessoas que representam uma população inteira. Por exemplo, a Pesquisa Nacional de Saúde e Nutrição (NHANES), que fornece dados de uma amostra aleatória de toda a população dos Estados Unidos, é uma amostra de base populacional.

Amostra de conveniência. Um grupo de participantes que foram selecionados para um estudo porque eram relativamente fáceis de acessar. Por exemplo, a pesquisadora usou uma amostra de conveniência de pacientes de sua clínica para servir como controles para o seu estudo de caso-controle sobre fatores de risco para meningioma.

Amostra não probabilística. Uma *amostra* na qual a probabilidade de que um membro da população acessível seja incluído não pode ser definida. Isso se aplica a muitas das amostras em pesquisa clínica. Por exemplo, os pesquisadores arrolaram uma *amostra de conveniência* de pacientes atendidos em seu ambulatório de ortopedia sempre que alguém estava disponível para entrevistá-los, geralmente em dias menos movimentados; este é um tipo de amostra não probabilística. Ver também *amostragem probabilística*.

Amostra pretendida. O grupo de participantes que o pesquisador pretendia incluir em um estudo, conforme descrito no protocolo do estudo. Por exemplo, a amostra pretendida para o estudo consistia de mulheres com câncer de mama que foram inicialmente vistas para tratamento numa segunda-feira ou quinta-feira no Hospital Longview (os dias em que o pesquisador ou sua equipe de pesquisa estavam disponíveis) e que estavam dentro de 6 semanas do diagnóstico original, durante o período de 1º de janeiro de 2021 a 30 de junho de 2021. Ver também *população acessível* e *amostra*.

Amostra representativa. Uma *amostra* de pessoas inscritas em um estudo que representa a *população acessível*. Por exemplo, os pesquisadores selecionaram uma amostra representativa da população acessível de homens com níveis elevados de antígeno prostático específico (PSA) em um plano de saúde, obtendo uma lista de todos esses homens e revisando dados de sinistros de saúde de uma amostra aleatória de 5%.

Amostra sistemática. É uma *amostra* obtida especificando-se um *quadro de amostragem*, a partir do qual um subconjunto é selecionado utilizando um processo predeterminado, porém não aleatório. Por exemplo, pesquisadores identificaram todas as crianças entre 5 e 10 anos de idade que foram atendidas em um pronto-socorro local nos últimos 6 meses e, então, selecionaram uma amostra sistemática de uma em cada duas crianças. A amostra sistemática não apresenta vantagens e tem várias desvantagens quando comparada a uma *amostra aleatória simples*.

Amostragem (*sampling*). O processo de selecionar participantes para se inscreverem em um estudo quando o número de participantes elegíveis é maior que o tamanho de amostra estimado. Por exemplo, o esquema de amostragem do pesquisador envolveu jogar um dado para selecionar, em média, um sexto dos participantes elegíveis, ou seja, aqueles em que o dado mostrou o número seis. Ver também *amostragem por conglomerados*, *amostra consecutiva*, *amostra de conveniência*, *amostragem probabilística*, *amostragem aleatória estratificada* e *amostra sistemática*.

Amostragem (ou seleção) proposital. Método de *amostragem* no qual os participantes do estudo são selecionados de forma sistemática, não probabilística, e que é delineada para explorar os tópicos de pesquisa de interesse. Por exemplo, em um estudo sobre o modelo de atendimento centrado no paciente, os pesquisadores entrevistaram uma amostra proposital de administradores de clínicas e pessoal da linha de frente para examinar como a política foi implementada e desimplementada.

Amostragem aleatória estratificada. É uma técnica de *amostragem* na qual os potenciais participantes são estratificados em grupos com base em características, como idade, raça ou sexo, e uma *amostra aleatória* é retirada de cada estrato. Os estratos podem ser ponderados de várias maneiras. Por exemplo, os pesquisadores usaram a amostragem aleatória estratificada em um estudo sobre a prevalência de câncer de pâncreas na Califórnia para sobreamostrar minorias raciais e étnicas.

Amostragem baseada no resultado do teste. É um esquema de amostragem para estudos sobre a *acurácia* de testes diagnósticos no qual os participantes com diferentes resultados de um teste (p. ex., positivo ou negativo) são amostrados separadamente, de modo que as proporções com resultados específicos são definidas pelo pesquisador em vez de ocorrerem naturalmente. Isso é frequentemente feito para economizar com o custo de testes de acompanhamento. Por exemplo, para determinar a *sensibilidade* e *especificidade* de um teste de tiras reagentes para diagnosticar infecções do trato urinário, os pesquisadores enviaram uma amostra de urina para cultura (o padrão-ouro) em todos que tiveram uma tira reagente positiva, mas apenas em uma amostra aleatória de 20% daqueles com uma tira reagente negativa.

Amostragem em bola de neve (*snowball sampling*). Um método de *amostragem* no qual os pesquisadores pedem aos participantes e interessados que sugiram outras pessoas para um estudo. Por exemplo, os pesquisadores usaram a amostragem em bola de neve quando pediram a uma enfermeira que havia sido entrevistada para sugerir outros membros da sua equipe para participar do estudo.

Amostragem por conglomerados (*cluster sampling*). Uma técnica de amostragem na qual os participantes são selecionados em grupos (conglomerados ou *clusters*) em vez de individualmente, frequentemente utilizada por conveniência ao amostrar grandes populações. Por exemplo, uma pesquisadora interessada em determinar a prevalência de abuso de drogas utilizou a amostragem por conglomerados para inscrever 300 pacientes. Primeiro, ela identificou potenciais participantes escolhendo 10 prefixos de três dígitos (p. ex., 285-, 336-) dentro de um código de área; em seguida, ela utilizou discagem aleatória de dígitos para encontrar 30 participantes dispostos dentro de cada conglomerado de três dígitos.

Amostragem por incidência-densidade. Em um *delineamento de caso-controle aninhado*, essa técnica é utilizada para amostrar os controles quando uma exposição importante varia com o tempo; assim, a exposição precisa ser medida em um momento similar tanto nos casos quanto nos controles. Por exemplo, em um estudo de caso-controle aninhado para determinar se o uso de medicamentos anti-histamínicos, que varia sazonalmente, aumenta o risco em curto prazo de fraturas do quadril (presumivelmente devido a um maior risco de queda), utilizou-se a amostragem por incidência-densidade de controles, de tal forma que o uso de anti-histamínicos em um controle foi medido durante o mesmo mês em que ocorreu uma fratura do quadril em um caso.

Amostragem probabilística. Um processo aleatório, geralmente utilizando uma tabela de números aleatórios ou um algoritmo de computador, para garantir que cada membro de uma população tenha uma chance especificada de ser incluído na *amostra*, fornecendo assim uma base rigorosa para fazer *inferências* a partir da amostra para a população. Por exemplo, uma observação de uma amostra probabilística de 5% de pessoas com doença pulmonar obstrutiva crônica (DPOC) com base em diagnósticos de alta hospitalar de todos os hospitais na Califórnia deve fornecer resultados confiáveis sobre fatores de risco para reinternação e morte.

Análise bayesiana. Esse método de análise de dados, nomeado em homenagem ao Reverendo Thomas Bayes, utiliza conhecimento prévio sobre a probabilidade da hipótese de pesquisa para fazer inferências a partir dos resultados obtidos no estudo. Por exemplo, em uma análise bayesiana que levou em consideração os resultados de ensaios clínicos anteriores sobre um procedimento semelhante, os pesquisadores concluíram que um novo tratamento cirúrgico tinha uma probabilidade de 95% de reduzir a mortalidade em 5 anos em 10% ou mais entre pacientes com câncer de pâncreas em estágio inicial. Ver também *análise frequentista*.

Análise conforme tratado (*as-treated analysis*). Uma análise de dados para ensaios clínicos na qual os resultados dos participantes são analisados de acordo com o tratamento (intervenção ou controle) que realmente receberam, em vez daquele para o qual foram aleatoriamente designados. Por exemplo, considere um ensaio clínico randomizado que comparou cirurgia (timpanostomia e colocação de tubo de drenagem) com tratamento médico (antibióticos) para otite média recorrente em crianças. Em uma análise conforme tratado, os participantes designados aleatoriamente ao grupo de tratamento médico que passaram por cirurgia seriam incluídos no grupo cirúrgico, enquanto aqueles designados aleatoriamente ao grupo cirúrgico que não passaram por cirurgia seriam incluídos no grupo de tratamento médico. Ver também *análise por protocolo* e *análise por intenção de tratar*.

Análise de dados secundária. Uso de dados existentes para investigar questões de pesquisa diferentes daquelas para as quais os dados foram originalmente coletados. Bancos de dados secundários podem incluir aqueles provenientes de estudos anteriores, registros médicos, dados de faturamento de cuidados de saúde e certidões de óbito. Por exemplo, dados de um estudo sobre se uma intervenção que focava em múltiplos fatores de risco reduziu o risco de doença coronariana foram usados em uma análise de dados secundária para estudar a associação entre os níveis de colesterol sérico e a mortalidade entre aqueles que participaram da avaliação inicial para inclusão no estudo.

Análise de sensibilidade. Utilização de diferentes métodos (p. ex., definições alternativas de variáveis preditoras ou de desfecho, diferentes testes estatísticos) para determinar se os resultados da análise principal são robustos. Por exemplo, em uma *metanálise* de ensaios clínicos sobre o efeito dos inibidores seletivos da recaptação de serotonina na depressão, em uma análise de sensibilidade, a pesquisadora poderia incluir apenas ensaios clínicos cegos que tiveram pelo menos 90% de acompanhamento para demonstrar que os resultados são robustos quando a análise é restrita aos ensaios clínicos de alta qualidade.

Análise de sobrevivência. Uma técnica estatística usada para comparar os tempos até um desfecho (não necessariamente sobrevivência) entre grupos em um estudo. Por exemplo, em um ensaio clínico randomizado sobre o efeito da cirurgia de revascularização do miocárdio em comparação com a angioplastia coronariana percutânea para a prevenção de infarto do miocárdio e morte, a análise de sobrevivência poderia ser usada para comparar o tempo desde o início do tratamento até qualquer um desses desfechos nos dois grupos.

Análise de subgrupo. Comparações entre grupos em um subconjunto dos participantes do estudo. Por exemplo, em um ensaio clínico randomizado do efeito de um modulador seletivo do receptor de estrogênio (SERM) na recorrência do câncer de mama, os pesquisadores realizaram análises de subgrupo do efeito do tratamento por estágio do câncer, comparando os efeitos do SERM com o placebo entre mulheres com doença em estágio I, estágio II e estágio III.

Análise estrutural (*framework analysis*). Uma abordagem analítica *dedutiva* na qual os dados de estudos de caso são organizados em formato tabular, com conceitos de estudo em linhas e estudos de caso em colunas. Por exemplo, os pesquisadores utilizaram a análise estrutural para comparar como diferentes clínicas responderam a uma nova iniciativa de política de saúde.

Análise frequentista. Uma estratégia comum no delineamento de estudos e na interpretação dos dados, na qual os pesquisadores verificam o *valor P* para a estatística do teste dos resultados do estudo e o confrontam com *alfa*, o nível preestabelecido de significância estatística. A análise frequentista baseia-se em quão frequentemente tais resultados seriam encontrados caso a *hipótese nula* de ausência de efeito fosse verdadeira; ela não leva em consideração informações prévias sobre a probabilidade do resultado (p. ex., de outros estudos com questões de pesquisa similares). Por exemplo, por meio de uma análise frequentista, os pesquisadores concluíram que um novo procedimento cirúrgico diminuiu a mortalidade em 5 anos entre pacientes com câncer de pâncreas em estágio inicial em 10% ($P = 0{,}003$). Ver também *análise bayesiana*.

Análise multivariável. Termo geral para as técnicas estatísticas utilizadas para ajustar os efeitos de uma ou mais potenciais variáveis *confundidoras* na associação entre um preditor e um desfecho. Por exemplo, usando análise multivariável, o estudo constatou que o consumo de duas ou mais doses de álcool por dia estava associado a um aumento no risco de declínio cognitivo, ajustando para idade, sexo, educação, função cognitiva na linha de base e tabagismo.

Análise por intenção de tratar. Em um ensaio clínico randomizado, o processo de comparar participantes com base no grupo para o qual foram designados aleatoriamente, mesmo que este não seja o mesmo que o tratamento que receberam. Esta é a forma mais rigorosa de análise. Por exemplo, os pesquisadores realizaram uma análise por intenção de tratar para determinar se a atribuição aleatória para receber 6 meses de psicoterapia melhorou os sintomas de ansiedade em comparação com a atribuição aleatória para um grupo-controle que recebeu um panfleto sobre redução de estresse. Ver também *análise conforme tratado* e *análise por protocolo*.

Análise por protocolo. Em um ensaio clínico, uma abordagem de análise em que os dados dos participantes são incluídos apenas se os participantes aderiram ao protocolo do estudo, que normalmente é definido como tomar ou usar a intervenção do estudo conforme instruído. Por exemplo, em um ensaio clínico randomizado de cirurgia comparado com fisioterapia para o tratamento de osteoartrite grave do joelho, uma análise por protocolo incluiria dados apenas dos participantes do grupo de cirurgia que se submeteram à cirurgia e dos participantes do grupo de fisioterapia que aderiram ao regime de fisioterapia. Veja também *análise por intenção de tratar* e *análise conforme tratado*.

Árvore de classificação e regressão (CART, *Classification and Regression Tree*). Ver *particionamento recursivo*.

Associação. Uma relação quantificável entre duas variáveis. Por exemplo, o estudo encontrou uma associação entre o sexo masculino e o risco de comprometimento cognitivo entre indivíduos de 60 a 69 anos, com uma razão de risco de 1,3.

Autor convidado. Pessoas que são listadas como autores em artigos de pesquisa, resumos ou outras publicações, apesar de terem feito apenas contribuições triviais. Também conhecido como autoria honorária. Por exemplo, um especialista bem conhecido no campo foi convidado a ser um autor convidado porque o pesquisador pensou que um editor de revista seria mais propenso a enviar o artigo submetido para revisão externa.

Autores-fantasmas. Indivíduos que contribuem substancialmente para a escrita de pesquisa, resumo ou outra publicação, mas não são mencionados como autores, frequentemente para ocultar o envolvimento de um patrocinador no delineamento, na análise ou na redação do estudo. Por exemplo, uma colaboradora da empresa que desenvolveu o medicamento estudado foi uma autora-fantasma porque ela redigiu o manuscrito que relatava os resultados do ensaio clínico principal, mas seu nome não foi incluído na lista de autores.

Banco de dados limitado (*limited data set*). De acordo com a HIPAA (Lei de Portabilidade e Responsabilidade de Seguros de Saúde), é um banco de dados que foi desidentificado e está livre de todos os identificadores especificados pela HIPAA, com exceção de datas (p. ex., datas de prestação de cuidados de saúde), idade e códigos postais. Um banco de dados limitado pode ser distribuído para um uso específico aprovado, conforme especificado em um *contrato de uso de dados* assinado pelo usuário proposto. Por exemplo, para estudar o impacto da pandemia da Covid-19 sobre a utilização de serviços de saúde, um pesquisador pode receber acesso a um banco de dados limitado, fornecido por uma seguradora de saúde.

Banco de dados relacional. Um banco de dados que consiste em tabelas inter-relacionadas com várias medidas ("muitas") registradas para cada participante ou atributo ("um"). Uma tabela em um banco de dados relacional está no lado "muitos" de uma relação *"um para muitos"* quando contém um campo (ver *chave estrangeira*) que vincula as medições repetidas de uma variável de volta ao *campo* ao qual se aplicam. Por exemplo, o banco de dados de icterícia infantil descrito no Capítulo 19 é um banco de dados relacional.

Beneficência. Um princípio básico da ética em pesquisa que exige que o conhecimento científico a ser obtido com o estudo supere o incômodo e o risco experienciados pelos participantes da pesquisa, e que os riscos sejam minimizados. Por exemplo, pedir aos participantes que se submetam a intervenções muito arriscadas, como a exposição à Covid-19 em ensaios clínicos de desafio com vacinas, pode violar o princípio ético da beneficência.

Beta (β). Ao delinear um estudo, a máxima probabilidade pré-estabelecida de cometer um *erro tipo II*, ou seja, falhar em rejeitar a *hipótese nula* dado que ela é falsa. Essa medida só é relevante no contexto de uma *magnitude do efeito*. Por exemplo, como o câncer de cólon é raro (cerca de 20 casos por 100.000 pessoas de meia idade por ano), se uma pesquisadora especifica um beta de 0,20 e um *alfa* (bilateral) de 0,05, ela precisaria de cerca de 25.000 participantes por grupo em um ensaio clínico para mostrar que o uso diário de ácido acetilsalicílico (comparado com placebo) reduz pela metade o risco de câncer de cólon em 10 anos. Em outras palavras, se o ácido acetilsalicílico tivesse exatamente esse efeito, um estudo com 25.000 participantes por grupo teria 20% de chance de falhar em rejeitar a hipótese nula de não haver diferença (para um alfa = 0,05). Ver também *poder estatístico*.

Biomarcador. Uma característica objetiva e quantificável de um processo biológico. Por exemplo, os níveis de CA-125 no soro são frequentemente usados como um biomarcador durante o acompanhamento de mulheres com câncer de ovário. Ver também *marcador intermediário*.

Boas Práticas Clínicas (*Good clinical practice*). Diretrizes para pesquisa de alta qualidade desenvolvidas para ensaios clínicos que testam medicamentos que necessitam de aprovação pela Food and Drug Administration (FDA) nos EUA ou outras agências reguladoras; são definidas como "um padrão de qualidade ético e científico internacional para delinear, conduzir, registrar e relatar ensaios clínicos que envolvem a participação de humanos". Por exemplo, a pesquisadora garantiu que a equipe do estudo seguiu as exigências das Boas Práticas Clínicas preparando um manual de operações minucioso e verificando frequentemente o trabalho da equipe.

***Bootstrapping*.** Um método para estimar um parâmetro de interesse ao retirar repetidamente *amostras* aleatórias (com reposição) de um conjunto de dados. Como cada uma dessas amostras terá estimativas ligeiramente diferentes dos parâmetros de interesse, o *bootstrapping* pode ser usado para gerar *intervalos de confiança* e outros indicadores da variabilidade das estimativas. Por exemplo, um pesquisador que usou a regressão logística escalonada reversa (*backward stepwise logistic regression*) para selecionar variáveis para um *modelo de predição clínica* poderia empregar esse procedimento várias vezes utilizando o *bootstrapping* para estimar o intervalo de confiança de 95% para a sensibilidade e especificidade da regra resultante.

Calibração.
1. Processo de garantir que um instrumento forneça uma leitura consistente; geralmente feito medindo um padrão conhecido e, em seguida, ajustando (calibrando) o instrumento de acordo com esse padrão. Por exemplo, a balança para recém-nascidos era calibrada mensalmente pesando um bloco de aço de 3 kg.
2. A extensão em que as probabilidades previstas de um evento correspondem às probabilidades observadas. A calibração é frequentemente exibida visualmente usando um gráfico no qual as probabilidades previstas estão no eixo X e as probabilidades observadas estão no eixo Y. Por exemplo, as equações das coortes agrupadas do American College of Cardiology são frequentemente usadas para estimar o risco de eventos cardiovasculares em 10 anos e orientar as decisões de tratamento com estatinas. No entanto, essas equações podem não estar bem calibradas para coortes mais contemporâneas, superestimando o risco de eventos cardiovasculares futuros.

Campo. Atributo registrado em uma coluna de um banco de dados. Por exemplo, o peso corporal seria um campo provável em um estudo sobre pressão arterial.

Capacidade de generalização. Ver *validade externa*.

Características psicométricas. As características de desempenho de uma medida de autorrelato que fornecem informações sobre sua adequação, relevância e utilidade. Tipos comuns de características psicométricas incluem variabilidade, confiabilidade, validade e normatização. Por exemplo, a pesquisadora não utilizou o Questionário de Função Sexual Feminina em seu estudo com mulheres transgênero, pois suas características psicométricas ainda não haviam sido avaliadas nessa população específica.

Caso. Um participante que tem ou desenvolve o desfecho de interesse. Por exemplo, os casos foram definidos como aqueles diagnosticados com melanoma maligno de 2018 a 2022 no condado de San Diego. Ver também *controle*.

Causa-efeito. O conceito de que um preditor é responsável por produzir um desfecho ou aumentar a probabilidade de sua ocorrência. O objetivo de muitos *estudos observacionais* é demonstrar causa-efeito, embora isso seja difícil de fazer, a menos que a causa (p. ex., um tratamento) seja designada aleatoriamente. Por exemplo, o pesquisador realizou uma *análise multivariável* esperando determinar se havia uma relação de causa-efeito entre o consumo de álcool (a causa) e o câncer de pâncreas (o efeito) enquanto controlava possíveis variáveis de confusão. Ver também *efeito causal, confundimento* e *efeito-causa*.

Cegamento (*blinding*). O processo de garantir que os participantes, os clínicos que os tratam e/ou os pesquisadores desconheçam o grupo (p. ex., intervenção ou controle) ao qual os participantes são designados, geralmente no contexto de um ensaio clínico randomizado (também chamado mascaramento, especialmente em estudos oftalmológicos). Por exemplo, usando comprimidos placebo idênticos e mantendo a lista de designações dos participantes fora do local, tanto os participantes quanto os pesquisadores (incluindo assistentes de pesquisa) foram cegados para quais participantes foram tratados com o medicamento ativo.

Censura (*censoring*). Em estudos *longitudinais*, refere-se à falta de informação completa sobre o desfecho em participantes do estudo que foram perdidos no acompanhamento, deixaram de estar em risco ou não tiveram o evento de interesse antes do término do estudo. O tempo até um evento ou tempo de sobrevivência não é conhecido nos participantes censurados, apenas se sabe que é maior do que o tempo de acompanhamento deles. Por exemplo, em um estudo sobre fatores de risco para câncer uterino, as participantes foram censuradas no momento da histerectomia.

Centro de coordenação. O grupo de pesquisadores e pessoal que tem a competência organizacional, de comunicação, de gestão de dados e estatística para garantir que todos os centros de um estudo multicêntrico atinjam as metas de recrutamento, usem os mesmos procedimentos de estudo e produzam dados comparáveis que possam ser combinados na análise dos resultados. Por exemplo, o centro de coordenação coletou dados dos quatro centros de estudo para preparar as análises.

Certificado de confidencialidade. Um documento emitido por uma agência federal que proíbe a divulgação de dados individualmente identificáveis a qualquer pessoa não associada a um determinado estudo sem o consentimento do participante (incluindo por intimação ou ordem judicial). Por exemplo, um certificado de confidencialidade protegeu os pesquisadores de serem obrigados a fornecer dados às agências de fiscalização oriundos de seu estudo sobre o uso de anfetaminas.

Chances (*odds*). O *risco* de uma doença (ou outro desfecho) dividido por (1 – risco). Por exemplo, se o risco ao longo da vida de câncer de mama entre mulheres de alto risco é de 20%, então as chances ao longo da vida de desenvolver câncer de mama são de 0,25 (0,20 ÷ 0,80). Risco e chances são similares para doenças raras (aquelas que se desenvolvem em menos de cerca de 10% das pessoas).

Chave estrangeira (*foreign key*). Um *campo* (coluna) em uma tabela de banco de dados que é a chave primária para uma tabela diferente, permitindo que as duas tabelas sejam vinculadas. Por exemplo, o IDParticipante seria uma chave estrangeira na tabela de Exames que faz o *link* de volta para a tabela de Participantes, e o IDFornecedor poderia ser uma chave estrangeira na tabela de Participantes que faz o *link* para a tabela de Fornecedores.

Chave primária. O *campo* (coluna) em uma tabela de banco de dados que identifica cada *registro* (linha) de uma tabela. Toda tabela deve ter uma chave primária. Por exemplo, a chave primária em uma tabela de Exame pode ser chamada de IDexame. Ver também *chave estrangeira*.

Codificação (*coding*). Ver *codificação temática*.

Codificação temática. Corresponde à marcação de seções de dados qualitativos com *tags* ou códigos – que são normalmente compilados em um *livro de códigos* – para indicar como eles se relacionam com os conceitos da pesquisa. Por exemplo, os analistas usaram a codificação temática para identificar passagens em que os respondentes falavam sobre o letramento em saúde.

Coeficiente de correlação. Um termo estatístico que indica o grau em que duas medidas contínuas estão linearmente relacionadas, de forma que uma mudança em uma medida está associada a uma mudança proporcional na outra. Frequentemente abreviado como *r*. Por exemplo, a altura e o peso estiveram correlacionados em uma amostra de mulheres de meia idade, com $r = 0,7$.

Coeficiente de variação (CV). Uma medida da *precisão* de uma medição, obtida ao dividir a *média* de uma série de medições realizadas em uma única amostra pelo *desvio-padrão* dessas medições. Em algumas situações, o CV é obtido para valores no meio e nos extremos da medição. Por exemplo, o laboratório determinou que o seu coeficiente de variação para os níveis de estradiol sérico era de 10% em uma amostra de uma mulher na perimenopausa (na qual o nível de estradiol era muito baixo), mas apenas 2% em uma mulher mais jovem.

Cointervenção. Em um ensaio clínico, trata-se de uma *intervenção* – diferente da que está sendo estudada – que ocorre após a randomização e que afeta a probabilidade do desfecho. Cointervenções que ocorrem em diferentes proporções nos grupos do estudo podem resultar em *viés* no desfecho e tornar difícil atribuir causalidade à intervenção em estudo. Por exemplo, um estudo comparando o efeito do *stent* na artéria carótida (vs. cirurgia) em AVCs subsequentes foi difícil de interpretar porque os participantes no grupo do *stent* também eram mais propensos a receber anticoagulação de longo prazo.

Colisor (*collider*). Ver *condicionamento em um efeito comum*.

Comitê de Ética em Pesquisa (CEP). É um comitê que analisa propostas de pesquisa para garantir que a pesquisa é eticamente aceitável e que o bem-estar e os direitos dos participantes da pesquisa estão protegidos. O CEP tem a autoridade para reprovar ou exigir modificações nas propostas de pesquisa. Por exemplo, o CEP da universidade não aprovou o estudo porque ele não fornecia proteções suficientes para a privacidade dos participantes.

Comitê diretivo. Em um estudo multicêntrico, é um comitê responsável pela governança geral do estudo. É geralmente composto pelos *pesquisadores principais* de cada centro de estudo, outros pesquisadores e pessoal do *centro de coordenação*, bem como representantes da instituição financiadora. Por exemplo, o comitê diretivo do estudo decidiu se os *estudos suplementares* propostos deveriam ser aprovados.

Compromisso com a verdade (*truth-telling*). Um princípio básico da ética em pesquisa que exige que os pesquisadores digam a verdade e não ocultem informações relevantes importantes, exagerem benefícios potenciais ou minimizem riscos potenciais para as pessoas que poderão participar do estudo. Por exemplo, o princípio ético de compromisso com a verdade é violado quando os pesquisadores se concentram nos potenciais benefícios – e minimizam os potenciais riscos – em uma discussão de consentimento com um possível participante em um ensaio clínico de um novo tratamento para o câncer.

Concordância. Uma medida de concordância (exata) entre dois (ou mais) observadores sobre a ocorrência de um fenômeno. Por exemplo, a concordância entre os radiologistas A e B foi de 96% para a presença de um infiltrado pulmonar lobar, mas apenas 76% para cardiomegalia. Ver também *kappa*.

Condicionamento. O processo de examinar as associações entre duas ou mais variáveis ao ajustar ou controlar por níveis específicos de uma variável que condiciona a análise. (Condicionamento também pode se referir a como os critérios de seleção de um estudo foram escolhidos.) *Especificação, pareamento, estratificação* e *ajuste multivariável* são as formas mais comuns de condicionar por uma variável. Por exemplo, o pesquisador não encontrou associação entre o uso de cocaína e o risco de sífilis após ajustar de acordo com o (ou condicionar pelo) número de parceiros sexuais nos últimos 6 meses.

Condicionamento em um efeito comum (*conditionting on a shared effect*). É uma fonte de viés em que uma associação (frequentemente inversa) é estabelecida entre duas variáveis que causam um efeito em comum. Esse efeito em comum é também denominado "efeito compartilhado" ou "colisor". O viés é introduzido ao se condicionar baseando-se nesse efeito compartilhado. Esse tipo de viés pode surgir a depender de quem foi selecionado para o estudo ou de como os dados foram analisados. Um exemplo ilustrativo: devido ao condicionamento em um efeito comum (tempo total em frente à tela), observa-se uma associação inversa entre assistir televisão e jogar videogames entre crianças que passam pelo menos 6 horas por dia diante de telas. As que passam mais tempo assistindo televisão gastam menos tempo jogando videogames. Contudo, isso não implica que assistir mais televisão diminuirá o tempo dedicado aos jogos.

Confiabilidade. Ver *precisão*.

Confiabilidade intercodificador. Refere-se ao grau em que dois (ou mais) indivíduos aplicam as mesmas etiquetas ou códigos aos dados. Por exemplo, a confiabilidade intercodificador foi maior para o código "mencionou um membro da equipe prestativo" do que para "descreveu confusão pessoal".

Conflitos de interesse. O principal interesse de um pesquisador deve ser fornecer respostas válidas para questões científicas relevantes e proteger a segurança dos participantes. Conflitos de interesse surgem quando os pesquisadores têm outros interesses que entram em conflito com esses objetivos e que podem levar a *viés* na pesquisa, comprometer sua objetividade ou minar a confiança pública. Por exemplo, um pesquisador que faz parte do conselho consultivo científico de uma empresa que desenvolveu um novo dispositivo para medir ansiedade teria um conflito de interesse ao ser solicitado para revisar um artigo sobre um dispositivo alternativo.

Conflitos de interesse financeiros. Arranjos financeiros (como patentes, ações, opções de ações e pagamentos monetários) que podem levar a *viés* no delineamento e na condução de um estudo, interpretação exagerada de resultados positivos ou omissão da publicação de resultados negativos. Por exemplo, um pesquisador que possui opções de ações em uma empresa que fabrica o medicamento do estudo em um ensaio clínico no qual ele é o pesquisador principal tem um conflito de interesses financeiro.

Conflitos de interesses profissionais. Incentivos não financeiros, como reputação profissional e compromisso intelectual com uma ideia, que podem causar *viés* em favor de um resultado pré-concebido da pesquisa. Por exemplo, um pesquisador que passou toda a sua carreira tentando provar que o tratamento com vitamina B_6 reduz o risco de doença arterial coronariana, pode ter um conflito de interesse se ele estiver em um painel criando recomendações para a ingestão de vitamina B_6.

Confundidor. Ver *confundimento*.

Confundimento. Um fenômeno epidemiológico onde a associação medida entre um preditor e uma variável de desfecho difere do seu efeito causal devido a outra variável, nomeada confundidor, que influencia (ou está na rota causal entre) o preditor e o desfecho. Por exemplo, parte da aparente associação entre lesões por pressão e mortalidade hospitalar é confundida pelo estado de saúde subjacente, já que pacientes com lesões por pressão têm um pior estado de saúde subjacente. Ver também *grafo acíclico dirigido* (DAG) e *modificação do efeito*.

Confundimento por indicação. Uma forma específica de confundimento em que uma das indicações para um tratamento é o confundidor; geralmente ocorre em estudos observacionais sobre a associação entre um tratamento e um desfecho. Por exemplo, os revisores de um estudo observacional estavam preocupados que a associação relatada entre um novo tratamento para o transtorno bipolar e o aumento do risco de suicídio poderia ter ocorrido porque os pacientes com doença subjacente mais grave foram seletivamente tratados com o novo medicamento.

Conjunto em risco (*risk set*). Em um *estudo de caso-controle* que utiliza *amostragem por incidência-densidade*, um conjunto em risco consiste nos participantes em risco para o desfecho que ainda não se tornaram um caso quando um caso foi diagnosticado e, portanto, são elegíveis para serem selecionados como controles. Por exemplo, para determinar se o uso de fluconazol oral durante a gravidez afetou o risco de abortos espontâneos, os pesquisadores realizaram um estudo de caso-controle com amostragem por incidência-densidade, no qual, para cada caso de aborto espontâneo, o conjunto em risco incluía mulheres que haviam chegado àquele ponto na gravidez sem um aborto espontâneo. (Bérard A, Sheehy O, Zhao JP, et al. Associations between low- and high-dose oral fluconazole and pregnancy outcomes: 3 nested case-control studies. *CMAJ*. 2019;191(7):E179-E187.)

Conselho consultivo comunitário. Uma abordagem na qual representantes comunitários de diferentes disciplinas são reunidos no início de um estudo e fornecem contribuições e *feedback* contínuo sobre diversos aspectos do projeto de pesquisa. Por exemplo, um conselho consultivo comunitário para um novo estudo que investiga os determinantes sociais da saúde cardiovascular na comunidade de Bangladesh fornecerá contribuições sobre as medidas a serem coletadas, métodos para engajamento e recrutamento da comunidade, como disseminar os resultados de forma culturalmente relevante à comunidade e questões de pesquisa futuras que possam surgir a partir do estudo atual.

Consentimento informado. É o procedimento pelo qual se esclarece aos possíveis participantes de uma pesquisa sobre os aspectos cruciais de um estudo científico, o que implicará a sua participação, os eventuais riscos e benefícios da pesquisa, as alternativas à participação no estudo, culminando na obtenção de seu consentimento para participar da pesquisa. A título de exemplo, o Comitê de Ética em Pesquisa solicitou a revisão do termo de consentimento informado do estudo, porque ele era confuso e omitia riscos importantes relacionados ao tratamento.

Consistência interna. Refere-se ao grau em que diferentes itens de uma medida com múltiplos itens produzem respostas que se correlacionam entre si. Por exemplo, um questionário teria alta consistência interna se todas as perguntas destinadas a medir o mesmo constructo geral produzissem escores similares.

Consulta (*query*). Trata-se de um comando ou instrução direcionada a um banco de dados relacional com o objetivo de selecionar ou manipular os dados ali contidos. Como exemplo, podemos citar uma situação onde o coordenador de um estudo elabora uma consulta para selecionar nomes e informações para contato de todos os participantes do estudo que estão agendados para uma visita de acompanhamento nos próximos 2 meses, mas que ainda não tiveram essa visita agendada.

Consulta ao banco de dados (*database query*). É uma instrução, geralmente formulada na linguagem SQL, que seleciona *registros* específicos de uma ou mais tabelas e exibe *campos* específicos desses registros. Uma consulta típica tem o formato SELECT (campos desejados) FROM (tabela(s) que contêm esses campos) WHERE (as condições que determinam os registros desejados). Por exemplo, a consulta SELECT Sobrenome FROM Participantes WHERE Nome = 'Freddie' retornaria uma lista com os sobrenomes de todos os participantes do estudo que se chamam Freddie – e apenas estes.

Contaminação. O processo indesejável pelo qual alguns ou a maioria dos efeitos de uma intervenção também afetam os participantes do grupo-controle. Por exemplo, um estudo sobre os efeitos de ensinar crianças a contar de trás para frente para melhorar suas habilidades aritméticas gerais foi prejudicado pela contaminação, porque as crianças do grupo de intervenção não resistiram em ensinar essa habilidade aos seus amigos no grupo-controle. Nessa situação, um delineamento melhor teria usado a *randomização por conglomerados*.

Contrafatual. Contrário ou oposto ao que realmente aconteceu. Por exemplo, se Violeta foi cronicamente exposta a tinturas de cabelo, seu contrafatual seria não ter essa exposição. Quando aplicado ao raciocínio causal, é uma abordagem para estimar um *efeito causal* comparando os desfechos de exposições reais com o que teriam sido sob as exposições opostas ("contrafatuais"). Por exemplo, uma abordagem contrafatual para estimar o efeito da pobreza sobre a criminalidade violenta em uma cidade seria projetar as taxas de criminalidade violenta assumindo que não houvesse pessoas pobres nessa cidade e, em seguida, comparar essas taxas com o que seriam se todos na cidade fossem pobres.

Contrato de uso de dados. Um acordo contratual que rege o compartilhamento de dados clínicos entre instituições, incluindo as informações a serem compartilhadas e o propósito do acordo. A maioria das instituições possui modelos que podem ser usados, bem como regras que designam quem pode assinar esses acordos. Por exemplo, o contrato de uso de dados especificava que nenhuma informação de saúde protegida, exceto idade, sexo e raça/etnia, estaria incluída no banco de dados, e que os dados seriam usados como parte de um estudo de pesquisa colaborativa chamado "Fatores associados ao encaminhamento para casas de repouso entre adultos com disfunção cognitiva".

Controle.
1. Um participante que não tem o desfecho de interesse e, portanto, é membro de um grupo de comparação ao qual aqueles com o desfecho (os casos) são comparados. Por exemplo, para um estudo sobre fatores de risco para doença ulcerosa péptica, os controles foram selecionados entre os pacientes hospitalizados durante o período do estudo com um diagnóstico não gastrintestinal. Ver também *caso*.
2. Um tratamento inativo (p. ex., um *placebo*) ou tratamento de comparação (p. ex., cuidados habituais) recebido pelos participantes em um ensaio clínico que não receberam a intervenção do estudo; nesse contexto, controle também é usado para se referir a um participante que recebeu o tratamento alternativo. Por exemplo, os controles receberam comprimidos de placebo que pareciam idênticos ao medicamento ativo. Ver também *intervenção*.
3. Usado no sentido de prevenir uma situação ou evento indesejado. Por exemplo, em um estudo observacional para determinar o efeito causal da participação em atividades extracurriculares no risco de suicídio em adolescentes, o pesquisador usou a regressão logística para controlar possíveis confundidores, como idade, raça/etnia, sexo e uso de drogas ilícitas. Ver também *ajuste* e *condicionamento*.

Controle com placebo. É um controle inativo que, idealmente, não pode ser distinguido do medicamento ativo ou da intervenção utilizada em um ensaio clínico randomizado e cego. Por exemplo, em um ensaio clínico randomizado controlado por placebo de um novo tratamento para incontinência, o placebo deve ter a mesma aparência, cheiro, sabor e textura que o novo medicamento que está sendo testado.

Controle de qualidade. Os processos para garantir que a condução de um estudo, incluindo o arrolamento, as aferições, os procedimentos laboratoriais e o gerenciamento e análise de dados, seja da mais alta qualidade. Por exemplo, os pesquisadores controlaram a qualidade da coleta de dados preparando procedimentos escritos explícitos para todas as aferições do estudo em um manual de operações e observando periodicamente a equipe do estudo para garantir que eles os seguissem.

Controles baseados em ambulatórios (*clinic-based controls*). No contexto de um *estudo de caso-controle*, refere-se à seleção de pacientes-controle dos mesmos ambulatórios (ou clínicas) de onde os casos foram escolhidos. Por exemplo, a pesquisadora utilizou controles baseados em ambulatórios em seu estudo sobre se correr no asfalto por pelo menos 3 km por semana estava associado à osteoartrite radiográfica do joelho.

Controles baseados em hospitais. No contexto de um *estudo de caso-controle*, refere-se à seleção de pacientes controle a partir do(s) mesmo(s) hospital(is) de onde os casos foram selecionados. Por exemplo, em seu estudo sobre se o consumo de carnes processadas estava associado ao câncer gastrintestinal superior, a pesquisadora utilizou controles baseados em hospitais selecionados a partir de pacientes que tinham doenças gastrintestinais não malignas e que foram tratados no mesmo hospital que os casos.

Correção de Bonferroni. Uma técnica para reduzir a probabilidade de *erros tipo I*, dividindo o *alfa* geral de um estudo pelo número de hipóteses testadas. Por exemplo, como os pesquisadores estavam testando quatro hipóteses diferentes, eles usaram a correção de Bonferroni para reduzir o alfa de cada hipótese de 0,05 para 0,0125.

Covariável. Uma característica dos participantes do estudo que não seja o tratamento em um ensaio clínico, a principal variável preditora em um estudo analítico ou o desfecho em qualquer estudo. Por exemplo, em um estudo transversal que analisou se a exposição excessiva às telas de celulares era um preditor de insônia autorrelatada, as covariáveis incluíam idade e uso de cafeína, álcool e medicamentos sedativos.

Critérios de entrada. Ver *critérios de seleção*.

Critérios de exclusão. Uma lista de atributos que impedem um potencial participante de ser elegível para um estudo. Por exemplo, os critérios de exclusão para o estudo eram tratamento prévio com um medicamento antidepressivo nos 2 anos anteriores, uso atual de alfabloqueadores ou betabloqueadores e incapacidade de ler inglês no nível do sexto ano. Ver também *critérios de inclusão*.

Critérios de inclusão. Uma lista de atributos requeridos dos potenciais participantes de um estudo. Por exemplo, os critérios de inclusão para um estudo foram pessoas com idades entre 18 e 65 anos que viviam em São Francisco e não tinham histórico prévio de depressão. Ver também *critérios de exclusão*.

Critérios de seleção. Uma lista de atributos que os participantes devem ter para serem elegíveis para participar de um estudo, incluindo os *critérios de inclusão e exclusão*. Esses critérios podem variar se os participantes forem inscritos em diferentes grupos, como em estudos de caso-controle ou de coorte dupla. Por exemplo, os critérios de seleção para um estudo de um novo medicamento para gota incluíam idade entre 20 e 75 anos, ter tido pelo menos um episódio de gota diagnosticado por um médico nos últimos 12 meses, um nível sérico de ácido úrico de pelo menos 6 mg/dL e não ter tido histórico anterior de alergias a medicamentos semelhantes.

Cruzamento (*crossover*).
1. Um termo usado para descrever quando um participante, geralmente em um ensaio clínico, começa em um grupo (digamos, cuidados habituais) e muda para o outro grupo (digamos, tratamento ativo) durante o estudo. Isso ocorre mais comumente quando o tratamento ativo envolve um procedimento. Por exemplo, 15% dos participantes com câncer de próstata que foram inicialmente designados para a espera vigilante cruzaram para receber radioterapia ou cirurgia durante o ensaio clínico.
2. De forma mais geral, qualquer mudança de um nível de exposição para outro ao longo do tempo. Por exemplo, em um *estudo cruzado de casos* sobre os fatores de risco para acidentes de *skate* em um serviço de emergência, os participantes foram questionados se tinham assistido a vídeos de *skateboarding* no dia em que se machucaram, bem como no dia anterior, para ver se houve uma mudança nessa exposição de um dia para o outro.

Curva ROC. Uma técnica gráfica para quantificar a acurácia de um teste diagnóstico e ilustrar o equilíbrio entre *sensibilidade* e *especificidade* em diferentes limiares para considerar o teste positivo. A sigla ROC vem da expressão em inglês *receiver-operating characteristic*, que quer dizer característica operatória do receptor. A curva exibe as taxas de verdadeiro-positivos (sensibilidade) no eixo Y e as taxas correspondentes de falso-positivos (1 – especificidade) no eixo X em vários pontos de corte para considerar o teste positivo. A área sob a curva ROC (AUROC), que varia de 0,5 para um teste inútil a 1,0 para um teste perfeito, é um resumo útil da acurácia geral do teste. Por exemplo, a área sob a curva ROC para o diâmetro do apêndice, conforme medido com um exame de ultrassom abdominal, era de cerca de 0,85 para diagnosticar apendicite em crianças entre 5 e 15 anos. (Pedram A, Asadian F, Roshan N. Diagnostic accuracy of abdominal ultrasonography in pediatric acute appendicitis. *Bull Emerg Trauma*. 2019;7(3):278-283.)

Dados desidentificados. São dados que foram tratados para remover todas as informações que poderiam ser usadas para identificar um participante do estudo. Esse termo tem um significado legal específico de acordo com a lei estadunidense Health Insurance and Portability and Accountability Act (Lei de Responsabilidade e Portabilidade do Seguro de Saúde), que determina a remoção de 18 identificadores específicos. Dados desidentificados oriundos da prestação de cuidados em saúde podem ser utilizados em pesquisas com menos restrições legais em comparação aos dados identificáveis. Por exemplo, pesquisadores obtiveram uma base de dados desidentificada do sistema de ensino local para estudar se o desempenho em um teste de habilidades motoras finas na pré-escola tinha impacto na compreensão de leitura em estudantes do terceiro ano do ensino fundamental.

Dados faltantes (*missing data*). São dados que não foram coletados durante um estudo, seja na linha de base ou durante o acompanhamento. Geralmente, referem-se a dados que foram coletados de alguns participantes, mas não de todos, em vez de dados que não foram coletados de forma alguma. Por exemplo, o pesquisador estava preocupado com o fato de que uma proporção relativamente grande (34%) dos participantes tinha dados faltantes sobre o consumo de álcool, o que poderia ter enviesado seu estudo sobre os fatores de risco para quedas.

Dados preliminares. Dados coletados antes de um estudo começar para fornecer informações sobre a probabilidade de que o estudo seja bem-sucedido. Por exemplo, os pesquisadores coletaram dados preliminares sobre a efetividade de seu plano de recrutamento entrando em contato com pessoas que atendiam aos *critérios de inclusão* e *exclusão* do estudo. Eles descobriram que 15 das 20 pessoas contatadas estavam entusiasmadas com o estudo, sugerindo que o estudo seria capaz de recrutar seu *tamanho de amostra* de 400 participantes.

DAGs. Ver *grafo acíclico dirigido*.

Dedução. Uma abordagem analítica na qual exemplos são examinados de uma maneira descendente (*top-down*), à luz de uma teoria ou hipótese predefinida. Por exemplo, pesquisadores usaram a dedução para examinar como a liderança de uma clínica implementou uma nova política de prestação de cuidados de saúde, prestando atenção cuidadosa às técnicas utilizadas para a gestão de mudanças e treinamento de funcionários. Ver também *indução*.

Delineamento "N igual a 1". Um *ensaio clínico cruzado* que inclui apenas uma pessoa; também chamado de ensaio clínico de paciente único. Um paciente é aleatoriamente designado por um período determinado para um tratamento cegado ou para um placebo (ou um tratamento ativo diferente), e depois trocado para a intervenção alternativa pelo mesmo período de tempo. Por exemplo, um médico e um paciente utilizaram um delineamento com "N igual a 1" para determinar se injeções de pontos-gatilho com lidocaína eram mais eficazes do que solução salina para alívio da dor.

Delineamento adaptativo para ensaios clínicos. Refere-se a um delineamento que permite realizar modificações no protocolo do estudo com base em análise e *monitoramento interino* dos resultados. Por exemplo, um estudo com delineamento adaptativo permitiu aumentar o *tamanho da amostra* e estender o período de recrutamento caso a intervenção se mostrasse eficaz em uma análise interina (mas provavelmente necessitaria de uma amostra maior para ter poder estatístico adequado).

Delineamento com lista de espera (*wait-list design*). Um delineamento de ensaio clínico no qual os participantes são randomizados para receber a intervenção no início do estudo ou para um grupo controle na lista de espera que recebe a intervenção no final de um período de tempo definido. Por exemplo, pesquisadores utilizaram um delineamento com lista de espera para estudar o efeito do treinamento dos músculos pélvicos na frequência de incontinência urinária.

Delineamento de estudo (ou ensaio clínico) do tipo antes e depois (*before-after*). Um estudo que compara um desfecho antes e depois de uma intervenção ser aplicada (às vezes chamado delineamento pré-pós). Por exemplo, os pesquisadores compararam a taxa de infecções do trato urinário associadas ao cateter na unidade de terapia intensiva antes e depois de uma intervenção para reduzir o uso inadequado de cateteres.

Delineamento de estudo oportunístico. É um delineamento de estudo que surge de uma oportunidade específica. Por exemplo, a distinção clara entre o que ocorre com os motoristas que possuem níveis de álcool no sangue acima ou abaixo do limite legal de 0,08% no estado de Washington conduziu a um delineamento de estudo oportunístico (no caso, um *delineamento de regressão descontínua*) para investigar o efeito das penalidades por dirigir sob influência de álcool. Os pesquisadores compararam o risco de reincidência em infrações por dirigir embriagado entre motoristas cujos níveis de álcool no sangue estavam logo abaixo, no limite ou logo acima desse limite legal. (Hansen B. Punishment and deterrence: evidence from drunk driving. *Am Econ Rev*. 2015;105(4):1581-1617.)

Delineamento de regressão descontínua. Este é um *delineamento oportunístico* que se torna possível quando uma variável subjacente "de classificação" (*running variable*) determina ou influencia fortemente se as pessoas são tratadas (ou expostas) e existe um limite acima do qual o tratamento é muito mais ou muito menos provável. Por exemplo, o efeito da internação em uma Unidade de Terapia Intensiva Neonatal (UTIN) na amamentação aos 6 meses foi estudado utilizando um delineamento de regressão descontínua, comparando recém-nascidos cuja idade gestacional estava logo acima ou logo abaixo de 35 semanas (a variável de classificação), que era o limite para elegibilidade para internação em uma unidade de alojamento conjunto em vez da UTIN.

Delineamento de séries temporais. Corresponde a um *delineamento intragrupo* em que as medições são feitas antes e depois de cada participante (ou de uma comunidade inteira) receber uma intervenção. Este delineamento elimina a maior parte do *confundimento*, porque cada participante serve como seu próprio controle. No entanto, os delineamentos intragrupo são suscetíveis a *efeitos de maturação*, *regressão à média* e tendências seculares. Por exemplo, usando um delineamento de séries temporais, a glicemia de jejum foi medida em um grupo de pacientes com diabetes antes de iniciar um programa de exercícios e novamente após a conclusão do programa para determinar se o exercício reduzia a glicemia de jejum. Ver também *delineamento intragrupo*.

Delineamento de séries temporais interrompidas. Este é um tipo de delineamento de *regressão descontínua* (e *oportunístico*) onde o tempo é a variável contínua, de modo que a probabilidade de tratamento ou exposição muda abruptamente em um determinado ponto no tempo. Por exemplo, pesquisadores utilizaram um delineamento de séries temporais interrompidas para estudar o efeito da recalibração de instrumentos de teste de bilirrubina em hospitais da Kaiser Permanente do Norte da Califórnia e constataram uma queda abrupta de 60% no uso de fototerapia para icterícia neonatal após a recalibração. (Kuzniewicz MW, Greene DN, Walsh EM, McCulloch CE, Newman TB. Association between laboratory calibration of a serum bilirubin assay, neonatal bilirubin levels, and phototherapy use. *JAMA Pediatr*. 2016;170(6):557-561.)

Delineamento intergrupos (*between-groups*). Um delineamento de estudo que compara as características ou desfechos dos participantes em dois (ou mais) grupos diferentes. Por exemplo, o pesquisador utilizou um delineamento intergrupos para comparar as taxas de mortalidade hospitalar entre pacientes tratados em unidades de terapia intensiva que contavam com intensivistas no local 24 horas por dia, com as taxas de mortalidade entre pacientes tratados em unidades que utilizavam monitoramento eletrônico dos pacientes por intensivistas a partir de um centro de controle remoto. Ver também *delineamento intragrupo*.

Delineamento intragrupo (*within-group design*). É um delineamento de estudo no qual as medições são comparadas em um único grupo de participantes, na maioria das vezes em dois (ou mais) momentos diferentes. Esse delineamento elimina o *confundimento* por fatores que não mudam com o tempo, pois cada participante serve como seu próprio controle. No entanto, os delineamentos intragrupo são suscetíveis a efeitos de aprendizado, *regressão à média* e tendências seculares. Por exemplo, utilizando um delineamento intragrupo, a capacidade vital foi medida em um grupo de pacientes com sarcoidose pulmonar antes de iniciar um programa de exercícios e após a conclusão do programa para determinar se melhorou com a atividade física. Ver também *delineamentos intergrupos*, *teste t para uma amostra* e *delineamento de séries temporais*.

Delineamento pré-pós. Ver *delineamento de estudo (ou ensaio clínico) do tipo antes e depois*.

Delineamento quase experimental (quase randomizado). Um delineamento de estudo não particularmente rigoroso que compara o efeito de uma intervenção em um desfecho que foi medido antes e novamente após a implementação da intervenção. Por exemplo, em um estudo quase experimental, os pesquisadores compararam a habilidade de leitura antes e depois de fornecer um tablet para alunos do ensino fundamental. Ver *estudo do tipo antes e depois*.

Desfecho (*outcome*). Um termo geral para o(s) resultado(s) de um estudo, como morte ou ocorrência de uma doença. Por exemplo, em um estudo sobre se a radiocirurgia era benéfica para pacientes com metástase cerebral solitária, os participantes foram acompanhados para os desfechos de morte ou internação em uma instituição de cuidados de enfermagem especializados.

Desfecho composto. Desfechos que são compostos por múltiplos eventos ou medidas relacionadas; geralmente, a primeira ocorrência de qualquer um dos eventos durante o estudo é contada. Por exemplo, um desfecho composto para doença cardiovascular pode incluir morte por causa cardiovascular, bem como internação hospitalar por infarto do miocárdio, acidente vascular cerebral, revascularização da coronária ou insuficiência cardíaca.

Desfecho primário. Também chamado de desfecho principal. É a medida de desfecho que reflete a principal questão de pesquisa, orienta o cálculo do *tamanho da amostra* e estabelece a prioridade para os esforços de implementação do estudo. Por exemplo, o desfecho primário de um ensaio clínico randomizado sobre o tratamento ambulatorial da infecção por Covid-19 foi internação hospitalar ou morte.

Desvio-padrão (*standard deviation*). É uma medida da variabilidade (dispersão) em uma *variável contínua*; é igual à raiz quadrada da *variância*. Por exemplo, o pesquisador relatou que a média de idade na coorte de 400 homens era de 59 anos, com um desvio-padrão de 10 anos.

Dicionário de dados. Uma tabela de nomes de variáveis com os correspondentes tipos de dados, formatos, rótulos, valores permitidos e descrições. Por exemplo, a pesquisadora consultou o dicionário de dados porque ela havia esquecido que um "4" no campo denominado "escolaridade" era usado para indicar "curso superior incompleto".

Diferença de risco. O risco de um desfecho em um grupo menos o risco em um grupo de comparação. Por exemplo, se o risco de eventos tromboembólicos venosos entre mulheres que são usuárias atuais de estrogênio é de 5/1.000 (0,5%) e o risco entre aquelas que nunca usaram estrogênio é de 2/1.000 (0,2%), a diferença de risco entre mulheres que usam estrogênio em comparação com as não usuárias é de 3/1.000 (0,3%). Ver também *número necessário para causar dano* e *número necessário tratar*.

Diferença em diferenças (*difference-in-differences*). Um método analítico no qual as diferenças na mudança de uma variável de desfecho são comparadas entre os grupos de *intervenção* e *controle*, onde a mudança é geralmente medida como a diferença entre os valores finais e iniciais da variável. Por exemplo, para estudar o efeito da desinfecção ultravioleta (UV) em quartos hospitalares, os pesquisadores usaram uma análise de diferença em diferenças para estimar o efeito da intervenção UV em comparação com um protocolo de limpeza padrão nas mudanças nas taxas de infecção hospitalar.

Discriminação. Refere-se à capacidade de um teste ou regra de decisão de diferenciar a população testada em grupos onde a condição de interesse é mais provável ou menos provável. Um teste tem discriminação perfeita quando sempre apresenta resultados mais anormais nos indivíduos que possuem a condição, em comparação com aqueles que não a possuem. A discriminação pode ser medida pela área sob a *curva ROC*. Um exemplo prático seria o de um frenologista que afirmou poder estimar a probabilidade de sífilis ao tocar protuberâncias nas cabeças da nobreza francesa. Entretanto, quando submetido a uma avaliação rigorosa, sua capacidade de discriminação não se mostrou superior ao acaso, sendo até inferior à do bobo da corte.

Distribuição *a posteriori*. São as probabilidades de vários níveis de eficácia de um tratamento, determinadas a partir do resultado de um estudo (geralmente de um ensaio clínico) e da *distribuição a priori*. Frequentemente resumida como um *intervalo crível* ou *intervalo de maior densidade a posteriori*. Por exemplo, a distribuição *a* *posteriori* (intervalo crível de 95%) para o efeito de um novo bloqueador do receptor de angiotensina na frequência de episódios de enxaqueca foi expressa como uma redução de 15 a 40% em relação à linha de base. Veja também *análise bayesiana*.

Distribuição *a priori* cética. Uma *distribuição a priori* na qual não se acredita que um tratamento seja eficaz, geralmente dentro de uma faixa estreita, muitas vezes porque estudos pertinentes à questão de pesquisa não foram realizados em humanos. Por exemplo, os pesquisadores que estudavam a eficácia de um novo tipo de medicamento para reduzir a glicemia usaram uma distribuição *a priori* cética; ela tinha formato de sino, estava centrada em uma redução de 0% nos níveis de glicose no sangue e se estendia de uma redução de 20% a um aumento de 20%.

Distribuição *a priori* não informativa. Uma *distribuição a priori* que não expressa nenhuma crença sobre a provável magnitude do efeito de um tratamento. Ela considera que todos os efeitos de tratamento dentro de uma faixa definida são igualmente prováveis, normalmente porque não foram realizados estudos relevantes sobre a questão de pesquisa. Por exemplo, os pesquisadores que investigaram o impacto de um novo medicamento anti-hipertensivo nos níveis de creatinina sérica em um ensaio clínico utilizaram uma distribuição *a priori* não informativa. Essa distribuição tinha formato retangular e variava desde um aumento de 40% até uma diminuição de 40% nos níveis de creatinina.

Distribuição *a priori*. As probabilidades estimadas de vários níveis de *eficácia* de um tratamento, conforme estimado antes de se conhecer o resultado de um estudo. Por exemplo, uma distribuição *a priori* otimista para o efeito de um novo bloqueador do receptor de angiotensina foi uma redução de 35 ± 15% (média ± desvio-padrão) na frequência de episódios de enxaqueca, com base em estudos anteriores de outro bloqueador do receptor de angiotensina. Ver também *análise bayesiana* e *distribuição a posteriori*.

Distribuição *a priori* otimista. Uma *distribuição a priori* na qual se acredita que um tratamento seja eficaz, geralmente dentro de uma faixa estreita, porque já foram realizados vários estudos pertinentes sobre a questão de pesquisa. Por exemplo, os pesquisadores que estudaram a eficácia de um novo medicamento que se assemelha à metformina usaram uma distribuição a priori otimista; ela tinha a forma de um sino e estava centrada numa redução de 30% nos níveis de glicose no sangue, com a maior parte da distribuição entre 20 e 40%.

Divulgação comunitária (*community outreach*). Uma estratégia de intensidade modesta e comumente utilizada para engajar membros da comunidade, fornecendo-lhes informações sobre a necessidade e a justificativa para um estudo de pesquisa proposto, frequentemente usada para auxiliar no recrutamento e retenção de participantes. Por exemplo, pesquisadores podem realizar divulgação comunitária ao proferir palestras educativas sobre um novo estudo que estão conduzindo acerca da prevenção de demência em comunidades de imigrantes idosos, a fim de aumentar a conscientização sobre o problema.

Dose-resposta. Fenômeno no qual quanto maior a exposição (dose), maior é a magnitude ou a probabilidade do desfecho (resposta). Se a exposição é protetora, então, quanto maior a exposição, menor a probabilidade do desfecho. Por exemplo, um estudo relatou uma relação dose-resposta entre a exposição solar e o número de nevos melanocíticos.

Efeito causal. Para uma exposição e desfecho dicotômicos no nível individual, refere-se a uma comparação *contrafatual* que pondera se um desfecho ocorreria em alguém com a exposição em questão, comparando com o que teria acontecido se essa pessoa não tivesse sido exposta. Essa comparação é melhor estimada por meio de um ensaio clínico randomizado cego. No nível populacional, corresponde à média de todos os efeitos causais individuais. Por exemplo, uma pesquisadora estimou o efeito causal médio do ácido acetilsalicílico no risco de desenvolver melanoma ao alocar aleatoriamente metade dos participantes para tomar o medicamento e a outra metade para tomar um placebo correspondente, monitorando-os por 20 anos com exames de pele periódicos. Efeitos causais também podem ser definidos de forma análoga para variáveis categóricas e contínuas.

Efeito comum. Também chamado de efeito compartilhado. É um efeito que possui mais de uma causa. Os efeitos compartilhados são importantes porque ao *condicionar a eles* (ajustando para eles) podem ser introduzidas associações espúrias entre suas causas em comum. Por exemplo, o vômito é um efeito compartilhado da gravidez precoce e da gastrenterite. Se os pesquisadores estudarem as causas do vômito em mulheres jovens, eles podem descobrir que a gravidez precoce parece proteger contra a gastrenterite.

Efeito de maturação. É a tendência das pessoas aprenderem e melhorarem com o tempo. O efeito de maturação pode resultar em melhorias após uma intervenção, mesmo que a intervenção em si não seja eficaz. Por exemplo, a acurácia na interpretação de eletrocardiogramas melhorou em estudantes de medicina que receberam ou não treinamento online devido ao efeito de maturação.

Efeito do usuário saudável (*healthy user effect*). *Confundimento* que surge em um estudo observacional porque aqueles que realizam uma atividade específica ou usam um produto específico podem ser mais saudáveis do que os não usuários, fazendo com que pareçam ter melhores desfechos. Por exemplo, pessoas saudáveis podem ser mais propensas a usar um dispositivo que rastreia a atividade física do que aquelas que são menos saudáveis. Devido ao efeito do usuário saudável, uma avaliação de desfechos pode mostrar uma mortalidade cardiovascular reduzida entre os usuários do dispositivo – mesmo que o dispositivo em si não tenha efeito.

Efeito placebo. Consiste em um efeito de um tratamento que não pode ser atribuído a nenhuma de suas propriedades específicas (portanto, é provável que seja devido à crença do participante na eficácia daquele tratamento). Por exemplo, a administração de uma substância inerte a universitários com insônia crônica causou um aumento na duração do sono devido ao efeito placebo.

Efeito residual (*carryover effect*). Refere-se à influência remanescente de uma *intervenção*, se houver, após a sua interrupção. Por exemplo, devido aos efeitos residuais, a densidade óssea pode não retornar aos níveis de referência por anos após um tratamento com bisfosfonatos.

Efeito-causa. Situação na qual um desfecho causa o preditor, e não o contrário. Por exemplo, embora um estudo de caso-controle tenha observado que a exposição a broncodilatadores inalatórios estava associada a um risco aumentado de doença pulmonar intersticial, a explicação mais provável era efeito-causa, ou seja, pacientes com doença pulmonar intersticial eram mais propensos a terem sido tratados (erroneamente) com inaladores. Ver também *causa-efeito*.

Efetividade. Embora não haja uma definição padrão para esse termo, usamos para referir-se a uma medida de quão bem uma *intervenção* funciona na prática real, em oposição a quão bem ela funciona em um ensaio clínico randomizado. Por exemplo, após vários ensaios clínicos demonstrarem que o ativador de plasminogênio tecidual (tPA) reduz a morbidade e mortalidade por AVC em ambientes urbanos, os pesquisadores estudaram sua eficácia em 25 serviços de emergência rurais. Ver também *eficácia*.

Eficácia. Embora não haja uma definição padrão para esse termo, usamos para referir-se a uma medida de quanto uma *intervenção* funcionou em um ensaio clínico, em oposição a quanto ela funcionaria na prática real. Por exemplo, um ensaio clínico relatou que o ativador de plasminogênio tecidual (tPA) teve uma eficácia de 25% na redução da morbidade e mortalidade entre pacientes com AVC agudo. Ver também *efetividade*.

Encerramento (*close-out*). O momento em um estudo no qual os participantes realizam as visitas finais ou as atividades de coleta de dados são concluídas. Por exemplo, os procedimentos de encerramento do estudo especificavam que, após a última visita do estudo, todos os participantes deveriam receber os resultados de todos os exames laboratoriais realizados durante o estudo.

Ensaio clínico bayesiano. Um ensaio clínico que pressupõe uma distribuição *a priori* para a eficácia de um tratamento, que é então modificada pelos resultados do estudo para gerar uma *distribuição a posteriori* revisada da eficácia. Um ensaio clínico bayesiano pode não ter um tamanho de amostra fixo; em vez disso, ele continua até que haja probabilidade suficiente de que o tratamento seja eficaz, ineficaz ou nenhum dos dois. Por exemplo, suponha que um ensaio clínico anterior sobre um tratamento mostrou uma redução de 30% no risco de desfechos cardiovasculares, embora com alguma incerteza, por exemplo, uma possibilidade de 10% de que o tratamento não fosse eficaz. Se um ensaio clínico bayesiano subsequente do mesmo tratamento constatar que o risco cardiovascular é reduzido em 25% depois que um número suficiente de participantes foi inscrito, isso poderia resultar em uma *probabilidade a posteriori* de que o tratamento tem 99% de chance de reduzir o risco cardiovascular em pelo menos 20% e 90% de chance de que o tratamento reduza o risco cardiovascular em pelo menos 25%.

Ensaio clínico com controle ativo (ensaio clínico de eficácia comparativa). Um ensaio clínico no qual o *grupo-controle* recebe uma intervenção que se sabe ou se acredita que influencie o desfecho de interesse. Por exemplo, os pesquisadores utilizaram um delineamento de ensaio clínico com controle ativo para comparar um novo medicamento para dor articular com doses-padrão de agentes anti-inflamatórios não esteroides.

Ensaio clínico com implementação escalonada (*stepped wedge trial*). Uma variação da *randomização por conglomerados* na qual um conglomerado ou um grupo de conglomerados é randomizado, não para intervenção ou controle, mas para a ordem em que começam a intervenção. Após um período basal de coleta de dados, os conglomerados começam aleatoriamente a intervenção em intervalos de tempo estabelecidos (chamados de etapas) e continuam a intervenção até o final do ensaio clínico. Por exemplo, os pesquisadores usaram um delineamento de ensaio clínico com implementação escalonada para estudar o efeito de um dispositivo vestível que incentivava a lavagem das mãos em 12 unidades de uma instituição de cuidados especializados de enfermagem.

Ensaio clínico de eficácia comparativa. Ver *ensaio clínico com controle ativo*.

Ensaio clínico de fase I. Um estudo de fase inicial, geralmente não cego e não controlado, em que se administram doses crescentes de um novo tratamento em um pequeno número de voluntários humanos para testar sua segurança. Por exemplo, um ensaio clínico de fase I de um novo medicamento para o tratamento de fogachos na menopausa geralmente incluiria um pequeno número de voluntárias (com ou sem fogachos) que receberiam doses crescentes do medicamento para determinar seus efeitos nos parâmetros do hemograma, na função hepática e renal, nos sintomas, nos achados físicos e em outros eventos adversos inesperados.

Ensaio clínico de fase II. Um pequeno ensaio clínico randomizado (e preferencialmente cego) para testar o efeito de uma gama de doses de um novo tratamento sobre efeitos colaterais, bem como sobre *biomarcadores* ou desfechos clínicos. Por exemplo, um ensaio clínico de fase II de um novo medicamento para o tratamento de fogachos que demonstrou ser seguro em um *ensaio clínico de fase I* pode inscrever um pequeno número de mulheres pós-menopáusicas com fogachos, atribuir aleatoriamente a elas duas ou três diferentes doses do novo medicamento ou placebo e então acompanhá-las para determinar a frequência de fogachos, bem como os efeitos colaterais.

Ensaio clínico de fase III. Um ensaio clínico randomizado (e preferencialmente cego) que é grande o suficiente para testar a eficácia e a segurança de um novo tratamento. Por exemplo, se a dose ótima de um novo tratamento para fogachos foi estabelecida em um *ensaio clínico de fase II*, e o novo tratamento foi considerado como tendo um nível aceitável de segurança, o próximo passo seria um grande ensaio clínico de fase III em que mulheres pós-menopáusicas com fogachos são randomizadas para o novo tratamento ou placebo e acompanhadas para a ocorrência de fogachos e efeitos adversos.

Ensaio clínico de fase IV. Um estudo de grande escala, que pode ou não ser um ensaio clínico randomizado, realizado após a aprovação de um medicamento por uma agência reguladora, como a Food and Drug Administration (FDA) dos EUA, muitas vezes para determinar a segurança do medicamento em longo prazo, com uma duração maior do que a tipicamente utilizada em um *ensaio clínico de fase III*. Por exemplo, após um novo medicamento para o tratamento de fogachos na menopausa ter sido aprovado pela FDA, um ensaio clínico de fase IV pode incluir mulheres com fogachos menos graves do que aquelas incluídas no ensaio clínico de fase III.

Ensaio clínico de não inferioridade. Um ensaio clínico que compara um novo tratamento que possui algumas vantagens sobre um tratamento já estabelecido (p. ex., o novo tratamento é mais seguro, menos caro ou mais fácil de usar), com o objetivo de demonstrar que a eficácia do novo tratamento não é inferior ao tratamento estabelecido. Por exemplo, um ensaio clínico de não inferioridade de um novo medicamento para dor que não causa sonolência demonstrou que o novo medicamento não era inferior à oxicodona para o alívio da dor pós-operatória.

Ensaio clínico de plataforma. Este é um *delineamento de ensaio clínico adaptativo* que possui uma única infraestrutura de estudo e um único protocolo mestre para apoiar a avaliação de múltiplas intervenções, seja simultânea ou sequencialmente. Por exemplo, o I-SPY 2 é um ensaio clínico de plataforma que avalia a eficácia de uma série de novos medicamentos em combinação com a quimioterapia-padrão em comparação com a terapia-padrão isolada para o tratamento do câncer de mama.

Ensaio clínico fatorial. É um ensaio clínico de dois (ou mais) tratamentos (p. ex., A e B), às vezes com dois desfechos não relacionados, em que os participantes são randomizados para receber o tratamento ativo A e o placebo B, o tratamento ativo B e o placebo A, ambos os tratamentos ativos A e B, ou ambos os placebos A e B. Por exemplo, a pesquisadora realizou um ensaio clínico fatorial para determinar se o uso a longo prazo de beta-caroteno e ácido acetilsalicílico afetava o risco de câncer gastrintestinal.

Ensaio clínico randomizado baseado em registro. Um ensaio clínico randomizado realizado dentro de um *registro* em andamento. Por exemplo, considere um registro que acompanha por 5 anos todos os pacientes que recebem um dispositivo médico, para coletar dados sobre desfechos e complicações. Uma pesquisadora pode realizar um ensaio clínico randomizado baseado em registro inscrevendo pacientes no momento em que recebem o dispositivo, designando-os aleatoriamente para receber uma técnica cirúrgica nova *versus* antiga, e então usando o registro para coletar dados sobre os desfechos.

Ensaio clínico randomizado cego. Este é um delineamento em que os participantes elegíveis são designados aleatoriamente para os grupos de estudo com uma probabilidade pré-estabelecida, e o grupo ao qual cada participante foi alocado é desconhecido para os pesquisadores, participantes ou outros membros da equipe envolvidos. Além disso, os desfechos são avaliados sem o conhecimento da designação do participante. Por exemplo, em um ensaio clínico randomizado cego de um novo medicamento para o tratamento da diarreia, os participantes elegíveis seriam alocados aleatoriamente para receber o novo medicamento ou um placebo idêntico (geralmente com 50% de chance de ser alocado em cada grupo), e os pesquisadores, participantes e a equipe de estudo não saberiam se um participante está tomando o medicamento ativo ou o placebo.

Ensaio clínico. Um delineamento de pesquisa no qual os participantes recebem uma de (pelo menos) duas *intervenções* diferentes. Geralmente (e preferencialmente), as intervenções são atribuídas aleatoriamente (randomicamente), daí o termo "ensaio clínico randomizado". Por exemplo, o pesquisador realizou um ensaio clínico para determinar se o tratamento profilático com penicilina reduzia o risco de endocardite bacteriana em pacientes com válvulas cardíacas anormais que estavam sendo submetidos a procedimentos odontológicos. Ver também *ensaio clínico randomizado cego*.

Ensaio clínico randomizado de melhoria da qualidade. Trata-se de um estudo que coloca em prática uma intervenção de melhoria da qualidade por meio de um processo de randomização em certos ambientes. Após essa implementação, são comparados os dados referentes ao processo e ao desfecho de saúde nesses ambientes. O objetivo é assegurar que a qualidade do atendimento melhore, sem que ocorram consequências indesejadas, antes da implementação completa da intervenção. Por exemplo, a liderança clínica pode supor que as taxas de vacinação podem ser aumentadas se os pacientes receberem uma carta incentivando a vacinação, assinada por seu profissional de saúde. Para testar essa hipótese, é conduzido um ensaio clínico randomizado de melhoria da qualidade, no qual essa carta é enviada para uma parcela aleatória dos pacientes elegíveis. Posteriormente, é avaliado se as taxas de vacinação aumentam.

Epidemiologia. A ciência de determinar a frequência e os determinantes de doenças ou outros desfechos de saúde em populações. Por exemplo, um estudo investigou a epidemiologia da violência por armas de fogo em áreas urbanas.

Epidemiologista. Um pesquisador clínico, geralmente categorizado por idade e sexo. Por exemplo, um ou mais dos autores (mas não estamos dizendo quais!).

Equipolência (*equipoise*). Incerteza ou controvérsia genuína sobre qual braço de um ensaio clínico randomizado é superior, de forma que os pesquisadores acreditam que os participantes não serão prejudicados se permitirem que seu cuidado seja determinado pela randomização. Por exemplo, havia equipolência na visão de especialistas e clínicos quanto à eficácia da imaginação guiada para o tratamento da asma.

Equivalência conceitual. O grau em que uma medida de uma característica ou conceito possui um significado similar entre diferentes populações ou grupos. Por exemplo, o pré-teste de um questionário sobre depressão sugeriu problemas potenciais com sua equivalência conceitual em mexicanos-americanos, porque os respondentes interpretaram perguntas sobre "*feeling blue*" (sentir-se triste) de maneira diferente devido a associações positivas com a cor azul.

Equivalência psicométrica. O grau em que uma medida de autorrelato apresenta características psicométricas semelhantes em uma população nova ou diferente. Por exemplo, um questionário de depressão demonstrou boa confiabilidade e validade em respondentes com ensino superior completo, mas o pesquisador estava preocupado com a equivalência psicométrica em respondentes com níveis mais baixos de escolaridade.

Erro aleatório. É uma discrepância entre uma medida ou uma estimativa e o valor real, que ocorre por variações aleatórias. Esse tipo de erro pode ser minimizado fazendo uma média de várias medições e aumentando o *tamanho da amostra*. Por exemplo, se a prevalência real do uso de óleo de peixe por pessoas com doença coronariana na população é de 20%, um estudo que inclua 100 participantes pode constatar que exatamente 20% usam óleo de peixe, mas, devido ao erro aleatório, é provável que a proporção real esteja ligeiramente acima ou abaixo desse valor.

Erro de aferição (medição). A situação em que a *precisão* ou a *acurácia* de uma medição (ou ambas) não são perfeitas. Existe algum grau de erro de medição para a maioria das variáveis em um estudo, exceto talvez para o estado vital. Por exemplo, para minimizar o erro de medição, um pesquisador em um estudo sobre audição neonatal utilizou um peso de aço inoxidável de 2 kg para calibrar a balança semanalmente.

Erro de classificação (*misclassification*). Trata-se de um erro de aferição envolvendo uma *variável categórica* (ou *dicotômica*) em que participantes que deveriam ser atribuídos a uma categoria específica da variável são erroneamente classificados em outra. Por exemplo, em um estudo sobre quedas em ambiente hospitalar, os pesquisadores manifestaram preocupação porque, devido à incompletude dos prontuários médicos, alguns pacientes que efetivamente sofreram quedas durante a hospitalização foram equivocadamente classificados como não tendo sofrido quedas. Ver também *viés de erro de classificação diferencial* e *viés de erro de classificação não diferencial*.

Erro sistemático. Ver *viés*.

Erro tipo I. Trata-se de um erro no qual uma *hipótese nula*, que na verdade é verdadeira, acaba sendo rejeitada por conta de um resultado estatisticamente significativo no estudo (ou seja, valor $P \leq alfa$). Um exemplo disso seria se um estudo sobre os efeitos da ingesta alimentar de caroteno sobre o risco de desenvolver câncer de cólon (com alfa estipulado em 0,05) chegasse à conclusão de que o caroteno reduz o risco de câncer de cólon ($P <$ 0,05), quando na verdade não há nenhuma associação. Ver também *resultado falso-positivo*.

Erro tipo II. Ocorre quando uma *hipótese nula*, que na verdade é falsa, não é rejeitada em um estudo (ou seja, o valor P é $> alfa$). Por exemplo, teríamos um erro tipo II se um estudo não rejeitasse a *hipótese nula* de que a ingesta alimentar de caroteno não tem efeito no risco de câncer de cólon ($P > 0,05$) quando na realidade o caroteno efetivamente reduz o risco de câncer de cólon. Ver também *resultado falso-negativo*.

Erro-padrão da média (*standard error of the mean*). É uma estimativa da *precisão* da *média* de uma *variável contínua* em uma *amostra*; depende tanto do desvio-padrão quanto da (raiz quadrada do) tamanho da amostra. (O intervalo de confiança de 95% se estende aproximadamente dois erros-padrão da média em cada direção.) Por exemplo, o pesquisador relatou que a média de idade em uma coorte de 400 homens era de 59 anos, com um *desvio-padrão* de 10 anos e um erro-padrão de 0,5 ano.

Escala. Uma abordagem comum para medir conceitos abstratos, perguntando múltiplas questões que são pontuadas e combinadas em uma escala. Por exemplo, a escala SF36 para medir a qualidade de vida faz 36 perguntas que geram 8 escalas relacionadas à saúde funcional e ao bem-estar. (SF é a abreviação de *short form*.) Ver também *escala Likert*.

Escala analógica visual. Uma *escala* (geralmente uma linha) que representa um espectro contínuo de respostas, de um extremo ao outro. Normalmente, a linha tem 10 cm de comprimento, e a pontuação é medida como a distância em centímetros a partir do extremo mais baixo. Por exemplo, uma escala analógica visual para a gravidade da dor pode apresentar uma linha reta com "nenhuma dor" em uma extremidade e "dor insuportável" na outra extremidade; o participante do estudo marca um "X" no local que melhor descreve a gravidade de sua dor.

Escala Likert. Um conjunto de respostas (geralmente cinco) para uma pergunta que oferece uma gama de escolhas igualmente espaçadas. Por exemplo, as respostas potenciais para a pergunta "Quão provável é que você retorne a esse pronto-socorro para atendimento?" foram colocadas em uma escala Likert da seguinte forma: Muito provável, Um pouco provável, Nem provável nem improvável, Pouco provável, Muito improvável.

Escore de propensão. É a probabilidade estimada de um participante do estudo ter um valor especificado de uma variável preditora, mais frequentemente a probabilidade de receber um determinado tratamento. Controlar para o escore de propensão (p. ex., por *pareamento*, *estratificação* ou *análise multivariável*) é um método para lidar com o *confundimento por indicação*: em vez de ajustar para todos os fatores que podem estar associados ao desfecho, o pesquisador cria um modelo multivariável para predizer se o paciente irá receber o tratamento. A cada participante é então atribuído uma probabilidade prevista de receber o tratamento (o escore de propensão), que pode então ser usada como o único confundidor ao estimar a associação entre o tratamento e o desfecho. Por exemplo, os pesquisadores usaram um escore de propensão para ajustar para os fatores associados ao uso de ácido acetilsalicílico para determinar a associação entre o uso do fármaco e o câncer de cólon.

Especificação. Uma estratégia de fase de delineamento para lidar com um *confundidor* especificando um valor desse confundidor como *critério de inclusão* para o estudo. Por exemplo, em um estudo sobre o efeito do uso de chupetas no risco de síndrome da morte súbita do lactente, o pesquisador pode usar a especificação para incluir no estudo apenas bebês alimentados com fórmula. Se um risco diminuído de morte súbita fosse encontrado em usuários de chupetas, não poderia ser porque eles eram mais propensos a serem amamentados.

Especificidade. A proporção de participantes sem a doença que está sendo testada para quem um teste é negativo ("negativo em saúde"). Por exemplo, em comparação com os resultados na biópsia, a especificidade de um resultado de teste de antígeno prostático específico (PSA) > 4,0 ng/mL é de cerca de 90% para a detecção de câncer de próstata; em outras palavras, 90% dos homens sem câncer de próstata terão um PSA ≤ 4,0 ng/mL. Ver também *razão de verossimilhança*, *valor preditivo negativo*, *valor preditivo positivo* e *sensibilidade*.

Estratificação. É uma estratégia de fase de análise para controlar o *confundimento* segregando os participantes do estudo em grupos (estratos) de acordo com os níveis de um potencial confundidor e analisando a associação entre a variável preditora e o desfecho separadamente em cada estrato. Por exemplo, em um estudo sobre a associação entre exercício físico e o risco de desenvolver osteoartrite, não se exercitar regularmente pode estar associado a um risco aumentado de osteoartrite, pois muitas pessoas que não se exercitam são obesas, e a obesidade aumenta o risco de osteoartrite. Para minimizar o potencial efeito confundidor da obesidade, os participantes foram estratificados pelo índice de massa corporal, e as análises foram realizadas separadamente naqueles que estavam com peso normal, sobrepeso ou obesos no início do estudo.

Estúdio de envolvimento da comunidade. Trata-se de um painel composto por partes interessadas da comunidade que fornece *feedbacks* em momentos oportunos para aspectos específicos de um projeto de pesquisa. Por exemplo, um pesquisador que estuda intervenções para aprimorar o rastreamento de câncer de mama entre a população americana de origem vietnamita se beneficiará de contribuições sobre o delineamento proposto da pesquisa e sua implementação de diversos membros da comunidade vietnamita em um estúdio de envolvimento da comunidade. Esses membros incluem pacientes com câncer de mama e seus cuidadores, profissionais de saúde e outros líderes locais.

Estudo analítico. Um estudo que busca *associações* entre duas ou mais variáveis. Por exemplo, o pesquisador realizou um estudo analítico para verificar se havia correlação entre a altura e a pressão arterial em estudantes de medicina. Ver também *estudo descritivo*.

Estudo comparativo. Em pesquisa qualitativa, é um estudo que visa determinar como os locais ou participantes do estudo são semelhantes, bem como identificar diferenças importantes. Por exemplo, o pesquisador realizou um estudo comparativo para entender por que um programa de controle de peso no local de trabalho inscreveu quase metade dos elegíveis em um local, mas menos de 10% dos elegíveis em outro local. Ver também *estudo descritivo* e *estudo exploratório*.

Estudo controlado do tipo antes e depois. Um delineamento de estudo que mede desfechos em dois grupos de participantes simultaneamente antes e depois de uma intervenção. Por exemplo, em um estudo controlado do tipo antes e depois, a mudança na taxa de lesões em crianças em acidentes de carro antes e depois da introdução das leis de cadeirinha de carro foi comparada em estados que instituíram tais leis e aqueles que não o fizeram.

Estudo cruzado (*crossover study*). Um delineamento de pesquisa no qual todos os participantes de um grupo de tratamento (ou controle) são trocados para o outro grupo, geralmente na metade do estudo. Às vezes, há um *período de washout* (pausa) entre as duas fases. Esse delineamento, que permite a todos os participantes receberem o tratamento ativo, só é útil para condições que retornam ao estado basal após o tratamento. Por exemplo, pacientes com transtorno de déficit de atenção e hiperatividade participaram de um estudo cruzado comparando um novo medicamento com um placebo para o tratamento dos sintomas.

Estudo cruzado de casos (*case-crossover study*). É um tipo de *estudo de caso-controle* no qual cada caso atua como seu próprio controle. O valor de uma exposição dependente do tempo no período antes da ocorrência do desfecho é comparado com seu valor durante um ou mais períodos de controle. Esse delineamento é suscetível ao viés de recordação, sendo, portanto, mais útil quando a exposição pode ser determinada objetivamente. A título de exemplo, um delineamento cruzado de casos foi usado para determinar se pacientes que chegaram a uma sala de emergência com uma embolia pulmonar eram mais propensos a ter voado em um avião nas 48 horas anteriores do que nos mesmos horários uma semana antes.

Estudo de caso-controle. Um delineamento de pesquisa no qual os casos que possuem ou desenvolvem uma doença (ou outro desfecho) são comparados com controles que não a possuem. Por exemplo, um estudo caso-controle comparou o consumo médio semanal de nozes e sementes entre casos de diverticulite atendidos em uma sala de emergência com o consumo entre controles que tinham outros diagnósticos gastrintestinais.

Estudo de caso-controle aninhado (*nested case-control study*). Um estudo no qual os *casos* e os *controles* são selecionados a partir de uma *coorte* definida (maior) ou entre participantes previamente inscritos em um estudo de coorte. Esse delineamento é geralmente usado quando é muito caro realizar determinadas aferições em todos os participantes da coorte. Por exemplo, os pesquisadores planejaram um estudo de caso-controle aninhado para determinar se os níveis relativos de citocinas em amostras de testes de triagem neonatal estavam associados ao desenvolvimento de paralisia cerebral; os níveis seriam medidos em amostras de todos os recém-nascidos com paralisia cerebral e em uma amostra aleatória de 1% dos controles.

Estudo de caso-coorte. Um delineamento de pesquisa no qual participantes que desenvolvem uma doença (ou outro desfecho) são selecionados como casos durante o acompanhamento de uma *coorte* maior e então comparados com uma *amostra* aleatória da coorte total. Por exemplo, um estudo de caso-coorte inscreveu uma coorte de 2.000 homens com câncer de próstata em estágio inicial e comparou os níveis de androgênios e vitamina D de amostras obtidas na linha de base entre aqueles que morreram de câncer de próstata durante o acompanhamento (os casos) com os níveis em uma amostra aleatória da coorte inteira.

Estudo de coorte. Um *estudo de coorte prospectiva* envolve o recrutamento de um grupo de participantes (a coorte), realizando algumas medições na linha de base e, em seguida, acompanhando-o ao longo do tempo para observar os desfechos; um *estudo de coorte retrospectiva* envolve a identificação de um grupo de participantes (a coorte) nos quais as medições já foram feitas, e nos quais o acompanhamento já ocorreu. Alguns estudos de coorte possuem ambas as características. Por exemplo, uma pesquisadora realizou um estudo de coorte para avaliar se os resultados de um teste de inteligência emocional aplicado quando soldados se alistaram no exército dos EUA estavam associados à probabilidade de desenvolver transtorno de estresse pós-traumático (TEPT), incluindo TEPT diagnosticado durante o serviço militar antes do início do estudo, bem como durante um período subsequente de acompanhamento.

Estudo de coorte dupla. É um delineamento de estudo no qual os participantes são incluídos em uma de duas coortes distintas, geralmente definidas de acordo com a profissão, que possuem diferentes níveis de uma exposição. Por exemplo, um estudo de coorte dupla foi utilizado para comparar os riscos de fascite plantar entre cozinheiros (que ficam de pé durante a maior parte de seus turnos) e caixas (que ficam sentados) em restaurantes de *fast food*.

Estudo de coorte dupla (ou de coortes múltiplas) aninhado. Um estudo no qual *coortes* separadas de participantes – expostos e não expostos (ou com diferentes tipos de exposição) – são selecionadas a partir de uma coorte maior. Para exposições raras, estudos de coortes múltiplas aninhadas são mais eficientes do que acompanhar toda a coorte. Por exemplo, em um grande sistema de saúde, poderiam ser comparados os desfechos de pacientes que passaram por artroplastia de quadril com implantes de metal sobre polietileno aos de pacientes que receberam implantes de cerâmica sobre polietileno.

Estudo de coorte prospectivo. Um delineamento de estudo em que um grupo definido de participantes (a *coorte*) tem valores de variáveis preditoras medidos na linha de base e é então acompanhado ao longo do tempo para verificar a ocorrência de desfechos específicos. Por exemplo, o Nurses' Health Study é um estudo de coorte prospectivo de fatores de risco para doenças comuns em mulheres. A coorte é uma amostra de enfermeiras registradas nos Estados Unidos e os desfechos incluíram doenças cardiovasculares, câncer e mortalidade.

Estudo de coorte retrospectivo. Este é um tipo de *estudo de coorte* em que a montagem da coorte, as medições da linha de base e o acompanhamento aconteceram no passado. Por exemplo, para descrever a evolução natural dos aneurismas da aorta torácica, um pesquisador que realiza um estudo de coorte retrospectivo em 2022 poderia acessar dados dos registros de radiologia de pacientes que receberam um novo diagnóstico de aneurisma da aorta em 2017. Em seguida, poderia usar os registros de alta hospitalar e o Índice Nacional de Óbitos para determinar quais pacientes subsequentemente sofreram ruptura de aneurisma da aorta ou vieram a falecer antes de 2022.

Estudo de coortes múltiplas. Um estudo de coorte que inscreve dois ou mais grupos distintos de participantes (as *coortes*) e, em seguida, compara seus desfechos. Frequentemente utilizado em estudos de exposições ocupacionais, nos quais os grupos comparados estão ou não expostos a um fator de risco potencial. Por exemplo, os pesquisadores conduziram um estudo de coortes múltiplas para investigar se a exposição a raios cósmicos durante voos aéreos está associada a um aumento no risco de malignidades hematológicas. Os pesquisadores estudaram quatro grupos: pilotos e comissários de bordo (que estariam expostos a raios cósmicos) e funcionários do check-in e funcionários de solo (que não estariam expostos). Ver também *estudo de coorte dupla*.

Estudo de equivalência. Um estudo cujo objetivo é mostrar que dois (ou mais) tratamentos têm desfechos semelhantes; geralmente, um dos tratamentos é novo e o outro é conhecido por ser eficaz. Por exemplo, um delineamento de estudo de equivalência foi usado para comparar dois antibióticos (novo medicamento A com antigo medicamento B) para o tratamento de infecções do trato urinário.

Estudo de reprodutibilidade. Um estudo em que a reprodutibilidade de uma medição é a principal questão de pesquisa. Ele é normalmente conduzido comparando os resultados de uma medição feita várias vezes pela mesma pessoa ou máquina (reprodutibilidade intraobservador) ou os resultados da mesma medição feita por diferentes pessoas ou máquinas (reprodutibilidade interobservador). Por exemplo, os pesquisadores solicitaram que dois assistentes de pesquisa codificassem as respostas a uma pergunta aberta para fazer um estudo da reprodutibilidade de sua codificação.

Estudo de teste diagnóstico. É um estudo que examina o quanto os resultados de um teste médico alteram a probabilidade de um diagnóstico específico em um paciente. Por exemplo, foi desenvolvido um estudo de teste diagnóstico para determinar se os níveis séricos de bicarbonato são úteis no diagnóstico de sepse em pacientes febris.

Estudo descritivo.
1. Em pesquisa quantitativa, é um estudo que não procura por associações, não testa hipóteses, nem faz comparações. Por exemplo, o pesquisador realizou um estudo descritivo sobre a prevalência de obesidade em crianças na pré-escola. Ver também *estudo analítico*.
2. Em pesquisa qualitativa, é uma situação na qual existe conhecimento suficiente para focar em uma área, mas ainda não o suficiente para um protocolo abrangente, como quando um pesquisador deseja adaptar um instrumento de pesquisa ou protocolo para uma nova população-alvo. Por exemplo, o pesquisador realizou um estudo descritivo que analisou por que um programa de gerenciamento de peso baseado no trabalho, que havia funcionado em outro local, inscreveu menos de 10% do número esperado de participantes. Ver também *estudo comparativo* e *estudo exploratório*.

Estudo exploratório. Em pesquisa qualitativa, corresponde a um estudo sobre um tópico a respeito do qual se sabe pouco ou nada, como uma descoberta clínica incomum ou o fracasso inesperado de uma intervenção. Os protocolos de pesquisa costumam ser revisados extensamente durante esse tipo de estudo. Por exemplo, o pesquisador realizou um estudo exploratório para entender por que um novo programa de gerenciamento de peso no local de trabalho inscreveu menos de 10% do número previsto de participantes. Ver também *estudo comparativo* e *estudo descritivo*.

Estudo observacional. Um termo geral para um delineamento de pesquisa no qual os pesquisadores observam os participantes sem realizar qualquer intervenção; esse termo exclui ensaios clínicos randomizados. Por exemplo, os examinadores realizaram um estudo observacional para determinar os fatores de risco para melanoma.

Estudo pré-clínico. Estudos que ocorrem antes de uma intervenção ser testada em humanos. Tais estudos podem incluir células, tecidos ou animais. Por exemplo, a Food and Drug Administration dos EUA exige estudos pré-clínicos em duas espécies animais diferentes para documentar a segurança antes que novos medicamentos possam ser testados em humanos.

Estudo suplementar (*ancillary study*). Um estudo que adiciona um ou mais preditores ou desfechos a outro estudo que foi originalmente delineado sem essa medida específica. Por exemplo, considere um ensaio clínico randomizado sobre o efeito de um novo medicamento para doença inflamatória intestinal que coletou e armazenou amostras de soro dos participantes no início do estudo. Um estudo suplementar poderia utilizar essas amostras de soro para testar se um *biomarcador* é capaz de predizer a resposta ao medicamento.

Estudo transversal (*cross-sectional study*). Um delineamento de pesquisa em que os participantes são selecionados e as medições são feitas em um ponto no tempo (ou dentro de um período limitado), geralmente para estimar a *prevalência* de uma exposição ou doença. Por exemplo, a prevalência de miopia foi estimada em um estudo transversal com 1.200 estudantes universitários em Berkeley, Califórnia.

Estudo-piloto. Trata-se de um estudo de menor escala realizado para determinar se um estudo em larga escala é viável, além de otimizar a logística e maximizar a eficiência do estudo de maior amplitude. Por exemplo, um estudo piloto sobre ioga restaurativo para a prevenção de diabetes em pacientes com resistência à insulina pode ter como objetivo demonstrar a viabilidade de medir a resistência à insulina; refinar e padronizar a intervenção de ioga; e demonstrar que é possível recrutar e randomizar participantes para os grupos de ioga e controle.

Etnografia. Um método para documentar as interações sociais e comportamentos de um grupo, equipe, organização ou comunidade para fornecer uma análise rica e holística da cultura. Por exemplo, um estudo etnográfico acompanhou residentes cirúrgicos para explorar como eles aprenderam a fazer sentido de diferentes tipos de erros.

Eventos adversos. Eventos que ocorrem durante um estudo (geralmente um ensaio clínico) que têm um efeito adverso na saúde ou bem-estar. Os eventos adversos são registrados tanto no grupo de intervenção quanto no grupo-controle e não necessariamente precisam estar associados à intervenção. Por exemplo, o evento adverso mais comum durante um estudo foi sintomas do trato respiratório superior.

Experimento. Ver *ensaio clínico*.

Experimento natural. Um tipo de *delineamento oportunístico* no qual a exposição a um tratamento ou fator de risco provavelmente é aleatória, ou pelo menos não está associada aos determinantes do desfecho, facilitando assim as estimativas de efeitos causais. Por exemplo, a abertura de cassinos cujos proprietários são nativo-americanos tem sido usada como um experimento natural para estudar os efeitos de renda adicional em uma ampla variedade de desfechos. (Os efeitos são geralmente favoráveis!)

Exposição. Um termo usado para indicar que um participante do estudo possui um atributo que se acredita estar relacionado ao desfecho. Por exemplo, em um estudo para determinar fatores associados ao sangramento gastrintestinal, a exposição ao ácido acetilsalicílico foi definida como a ingestão de uma média de um ou mais comprimidos (de qualquer tamanho) por semana durante os últimos 6 meses. Ver também *fator de proteção* e *fator de risco*.

Extensão sem custos. Período após o término do financiamento de um estudo durante o qual os fundos excedentes do orçamento podem ser utilizados para concluir ou expandir o trabalho descrito na proposta de financiamento. Por exemplo, uma extensão sem custos de 6 meses foi aprovada pelo NIH para que os pesquisadores pudessem concluir suas análises de dados e preparação do artigo.

Fabricação de dados. Ato de criar dados ou resultados e registrá-los ou relatá-los. Por exemplo, a fabricação de dados é menos provável quando um pesquisador trabalha em um grupo onde várias pessoas têm acesso e supervisão dos dados brutos e das análises de dados.

Falácia ecológica. Situação na qual há uma associação quando populações são comparadas, mas não quando indivíduos são comparados. Por exemplo, existe uma associação entre a proporção geral de domicílios em um país que possuem máquinas de lavar e a expectativa de vida, mas isso é uma falácia ecológica, pois ter uma máquina de lavar não aumenta a expectativa de vida em indivíduos.

Falsificação. Manipulação de dados de pesquisa, materiais, equipamentos ou procedimentos ou alteração ou omissão de dados ou resultados, de forma que o registro da pesquisa não represente as descobertas reais. Por exemplo, uma publicação de Andrew Wakefield sugerindo que uma vacina contra sarampo, caxumba e rubéola (MMR) estava associada a um risco aumentado de autismo em crianças foi retratada por causa da falsificação de dados. (Rao TS, Andrade C. The MMR vaccine and autism: Sensation, refutation, retraction, and fraud. *Indian J Psychiatry*. 2011;53(2):95-96.)

Falso-negativo.
1. Um resultado de teste que é falsamente negativo em um paciente que tem a condição sendo testada. Por exemplo, embora a paciente tenha câncer de mama comprovado por biópsia, sua mamografia foi interpretada como normal; esse foi um resultado falso-negativo.
2. Um resultado de estudo que não detecta um efeito na *amostra* (i.e., o resultado do estudo não foi *estatisticamente significativo*), embora tal efeito exista na população. Por exemplo, embora estudos subsequentes tenham mostrado que fumar cigarros aumenta o risco de AVC, um estudo de caso-controle inicial não encontrou um efeito significativo ($P = 0{,}23$); esse foi um resultado falso-negativo.

Falso-positivo.
1. Um resultado de teste que é falsamente positivo em um paciente que não possui a condição sendo testada. Por exemplo, em uma paciente que não tinha câncer de mama e não o desenvolveu durante 6 anos de acompanhamento, a mamografia foi interpretada como mostrando câncer; esse foi um resultado falso-positivo.
2. Um resultado de estudo que detecta um efeito na *amostra* (i.e., o resultado do estudo foi *estatisticamente significativo*), embora tal efeito não exista na população. Por exemplo, embora estudos subsequentes tenham mostrado que fumar cigarros não aumenta o risco de doença de Parkinson, um estudo de caso-controle inicial teve um resultado falso-positivo sugerindo que sim ($P = 0{,}03$).

Fator de risco. Um atributo que se acredita estar relacionado a uma maior probabilidade de desenvolver um desfecho. Por exemplo, o sexo feminino é um fator de risco para esclerose múltipla. Ver também *exposição* e *fator de proteção*.

Fator protetor. Atributo que se acredita estar associado a uma menor probabilidade de desenvolver um desfecho. Por exemplo, níveis séricos elevados de colesterol HDL são um fator protetor para doenças cardiovasculares. Ver também *exposição* e *fator de risco*.

Gerentes de dados clínicos. Especialistas que desenvolvem formulários de entrada de dados, gerenciam e monitoram o processo de coleta de dados, e formatam e extraem os dados para análise, geralmente em ensaios clínicos preparatórios para a solicitação de aprovação regulatória de um medicamento ou dispositivo. Por exemplo, um gerente de dados clínicos poderia se tornar milionário ao denunciar irregularidades detectadas na pesquisa.

Grafo acíclico dirigido (DAG, *directed acyclic graph*). Uma representação esquemática de como os pesquisadores acreditam que as variáveis em um estudo estão causalmente relacionadas umas às outras. Por exemplo, um DAG conectando comportamento de risco, uso de drogas injetáveis, infecção pelo papilomavírus humano (HPV) e câncer cervical pode parecer com:

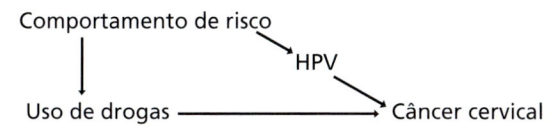

```
Comportamento de risco
        |         \
        |          → HPV
        ↓              \
Uso de drogas ──────→ Câncer cervical
```

Nesse DAG, a infecção por HPV causa câncer cervical e – porque também compartilha uma causa comum (comportamento de risco) com o uso de drogas injetáveis – pode confundir uma aparente associação entre o uso de drogas injetáveis e o câncer cervical.

Grupo focal. Uma entrevista em grupo envolvendo um pequeno número de participantes escolhidos por sua capacidade de fornecer contribuições sobre um tema de pesquisa. Por exemplo, a pesquisadora conduziu grupos focais com profissionais de saúde e pacientes para explorar seus sentimentos em relação ao plano do hospital de proibir bebidas açucaradas.

Health Insurance Portability and Accountability Act (HIPAA). Uma lei dos EUA que protege informações individualmente identificáveis coletadas no processo de assistência médica de rotina, faturamento ou administração (ver *informações de saúde protegidas*). De acordo com a regra, os indivíduos devem assinar uma autorização para o uso de informações de saúde protegidas em um projeto de pesquisa. Por exemplo, a autorização HIPAA dos pacientes foi necessária antes que informações individualmente identificáveis do prontuário eletrônico pudessem ser usadas para estudar a genética da doença de Alzheimer.

Heterogeneidade. Uma situação em que a *associação* entre um preditor e um desfecho não é uniforme, seja entre diferentes estudos ou entre diferentes subgrupos de participantes. Por exemplo, há uma heterogeneidade substancial entre os estudos que analisaram os efeitos do estrogênio administrado na pós-menopausa sobre o humor e a cognição, com alguns estudos mostrando efeitos positivos, alguns efeitos adversos e alguns sem efeito. Ver também *homogeneidade*.

Hiperpareamento (*overmatching*). A situação em que o pareamento além do necessário para controlar o confundimento reduz a capacidade do pesquisador de determinar se um fator de risco está associado a um desfecho porque os controles se tornaram muito semelhantes aos casos. Por exemplo, em um estudo sobre fatores de risco para endocardite entre usuários de drogas injetáveis, ter casos que sugerem conhecidos que também injetaram drogas provavelmente levaria a um hiperpareamento, pois os casos e controles provavelmente usariam técnicas de injeção semelhantes e teriam fontes de drogas semelhantes.

Hipótese. Um termo geral para uma afirmação sobre o que se espera encontrar no estudo. Por exemplo, a hipótese do estudo era que o uso crônico de medicamentos antiepilépticos estava associado a um aumento do risco de câncer oral. Ver também *hipótese nula* e *hipótese de pesquisa*.

Hipótese *a priori*. Termo usado para identificar uma hipótese que é especificada antes dos dados serem analisados – e preferencialmente antes dos dados serem coletados. Por exemplo, os pesquisadores listaram duas hipóteses *a priori* em sua proposta para auxílio de pesquisa: primeiro, que a exposição à poeira de carvão entre homens de 45 a 64 anos seria um fator de risco para câncer de próstata; e segundo, que entre mulheres cujos maridos tinham entre 45 e 64 anos a exposição do cônjuge à poeira de carvão seria um fator de risco para câncer de endométrio.

Hipótese alternativa. Proposição utilizada na estimativa do *tamanho da amostra*, que afirma haver uma associação entre as variáveis preditora e de desfecho na população. Por exemplo, a hipótese alternativa do estudo era que adolescentes que fumam têm uma probabilidade diferente de abandonar a escola em comparação àqueles que não fumam. Ver também *hipótese nula*.

Hipótese bilateral. É uma *hipótese alternativa* na qual o pesquisador está interessado em avaliar a possibilidade de cometer um *erro tipo I* em ambas as possíveis direções (p. ex., que um tratamento causa um risco maior ou um risco menor de um desfecho). Por exemplo, o pesquisador testou a hipótese bilateral de que o uso de medicamentos ansiolíticos estava associado a um risco aumentado ou diminuído de demência. Ver também *hipótese unilateral*.

Hipótese complexa. Uma hipótese de pesquisa que contém mais de uma variável preditora ou de desfecho. Hipóteses complexas devem ser evitadas, pois são difíceis de testar estatisticamente. Por exemplo, os pesquisadores reformularam sua hipótese complexa ("Que um novo programa de gerenciamento de casos afetaria a duração da internação e a probabilidade de readmissão") em duas hipóteses simples ("Que um novo programa de gerenciamento de casos afetaria a duração da internação" e também "Que um novo programa de gerenciamento de casos afetaria a probabilidade de readmissão").

Hipótese de pesquisa. Uma declaração feita pelo pesquisador que resume os principais elementos do estudo, incluindo a *população-alvo (ou acessível)*, as *variáveis preditora* e *de desfecho* e um resultado antecipado. Para fins estatísticos, a hipótese de pesquisa é declarada em uma forma que estabelece a base para testes de significância estatística, geralmente incluindo uma *hipótese nula* e *alternativa*. Por exemplo, a hipótese de pesquisa era que a prostatectomia para o tratamento de câncer de próstata estaria associada a um aumento de pelo menos 40% no risco de incontinência urinária em comparação com a radioterapia.

Hipótese nula. A forma da *hipótese de pesquisa* que especifica que não há diferença entre os grupos comparados. Por exemplo, a hipótese nula afirmava que o risco de desenvolver claudicação seria o mesmo em participantes com níveis normais de lipídios tratados com estatina e naqueles tratados com placebo.

Hipótese *post hoc*. Uma hipótese que é formulada após a análise dos dados. Por exemplo, em um estudo sobre a associação entre a qualidade do sono e o risco de quedas frequentes, a hipótese de que a insônia aumenta o risco de quedas apenas em homens com 75 anos de idade ou mais (mas não em mulheres ou homens mais jovens) foi uma hipótese *post hoc* desenvolvida pelos pesquisadores após observarem os efeitos de vários distúrbios do sono em muitos subgrupos de idade e sexo.

Hipótese principal. A principal hipótese para um estudo de pesquisa, utilizada para determinar o *tamanho de amostra* e outros detalhes do estudo. Por exemplo, a hipótese principal do estudo era que um novo tratamento para níveis elevados de proteína C-reativa reduziria o risco de eventos cardiovasculares durante 5 anos de acompanhamento entre fumantes, quando comparado com um placebo correspondente.

Hipótese secundária. Representa uma hipótese adicional (ou, mais comumente, um conjunto de hipóteses) para um estudo de pesquisa, para a qual o estudo pode ter menos poder estatístico do que para a *hipótese principal*. Por exemplo, uma hipótese secundária para o estudo era que um novo tratamento para níveis elevados de proteína C-reativa reduziria o risco de mortalidade cardiovascular durante 5 anos de acompanhamento entre fumantes, quando comparado com um placebo correspondente.

Hipótese simples. É uma hipótese que possui apenas uma *variável preditora* e uma *variável de desfecho*. Por exemplo, o pesquisador reformulou uma hipótese complexa sobre os efeitos das vitaminas nas doenças gastrintestinais para a hipótese simples de que pessoas com níveis de 25-hidroxivitamina D < 20 ng/mL têm maior probabilidade de desenvolver diverticulite.

Hipótese unidirecional. É uma *hipótese alternativa* em que o pesquisador está interessado em avaliar a possibilidade de cometer um *erro tipo I* em apenas uma das duas possíveis direções (p. ex., que um tratamento causa um risco maior ou um risco menor do desfecho, mas não ambos). Por exemplo, o pesquisador testou a hipótese unidirecional de que fumar está associado a um aumento no risco de demência. Ver também *hipótese bidirecional*.

Homogeneidade. Uma situação na qual a *associação* entre um preditor e um desfecho é uniforme em diferentes estudos. Por exemplo, há homogeneidade entre estudos de tamanho razoável que investigaram os efeitos do tabagismo no câncer de pulmão: todos encontraram um risco substancialmente aumentado entre os fumantes. Ver também *heterogeneidade*.

Incidência. A proporção de participantes que desenvolvem um desfecho durante o período de acompanhamento; às vezes chamada proporção de incidência ou incidência cumulativa. Por exemplo, os pesquisadores descobriram que gestantes vegetarianas tinham uma incidência menor de parto prematuro do que gestantes que comiam carne.

Incidência cumulativa. Ver *incidência*.

Independente.
1. A condição na qual duas variáveis não influenciam uma à outra. Por exemplo, os pesquisadores determinaram que o consumo de nozes e os níveis séricos de glicose eram independentes: não havia evidências em seu estudo de que o consumo de nozes afetava os níveis de glicose ou vice-versa.
2. Um efeito que uma variável tem sobre outra variável que não depende (i.e., "é independente de") uma terceira variável. Por exemplo, porque ela estava preocupada que a educação materna e a amamentação estavam associadas uma à outra, a pesquisadora ajustou para a educação materna para estimar o efeito independente da amamentação nas habilidades linguísticas aos 2 anos de idade.

Indução. Uma abordagem analítica na qual a teoria ou uma hipótese é derivada de forma ascendente a partir da revisão de evidências empíricas. Por exemplo, os pesquisadores observaram pacientes hospitalizados para desenvolver uma nova teoria sobre a experiência de morte. Ver também *dedução*.

Inferência. É o processo de elaborar conclusões com base em observações em uma *amostra*. Por exemplo, uma análise que ajustou para outras causas conhecidas de câncer de bexiga (como o fumo de tabaco e a exposição a corantes), constatou que o dobro de casos de câncer de bexiga em relação aos controles relatou o consumo de água de poço ($P = 0,02$). A partir desse resultado, os pesquisadores inferiram que o consumo de água de poço aumenta em duas vezes o risco de câncer de bexiga.

Influência indevida. Situações que podem pressionar participantes a se inscreverem em pesquisas contra sua vontade ou melhor julgamento, como pagamentos excessivos ou a inscrição de pessoas privadas de liberdade ou estudantes do pesquisador como participantes da pesquisa. Por exemplo, oferecer liberdade condicional antecipada a presidiários se eles participarem da pesquisa constitui uma influência indevida.

Informação de saúde protegida. Informação de saúde individualmente identificável. As normas federais estadunidenses de privacidade de saúde (chamados regulamentos HIPAA) exigem que os pesquisadores mantenham a confidencialidade de informações de saúde protegidas, como nomes e números de registro médico, em pesquisas. Por exemplo, informações de saúde protegidas não devem ser armazenadas em pendrives ou enviadas por e-mail comum.

Início do estudo (*study start-up*). O período de atividade do estudo antes do primeiro participante ser arrolado ou os primeiros elementos de dados serem coletados. Dependendo do delineamento do estudo, isso pode incluir a finalização do orçamento, o desenvolvimento e a assinatura de quaisquer contratos necessários, a definição de funções dentro da equipe, a contratação e treinamento da equipe, a obtenção da aprovação pelo Comitê de Ética em Pesquisa, a redação do manual de operações, o desenvolvimento e teste de formulários de dados, o desenvolvimento e teste do banco de dados do estudo, e o planejamento do recrutamento dos participantes. Por exemplo, os pesquisadores não perceberam quanto trabalho de início do estudo era necessário antes de poderem arrolar o primeiro participante, o que atrasou o arrolamento em mais de 3 meses.

Inquérito (*survey*). Um *estudo transversal* em uma população específica, geralmente envolvendo um questionário. Por exemplo, o National Epidemiologic Survey on Alcohol and Related Conditions inscreveu uma amostra representativa de adultos nos Estados Unidos e os entrevistou sobre o consumo atual e prévio de álcool, transtornos relacionados ao uso de álcool e utilização de serviços de tratamento para esses transtornos.

Integridade referencial. Esta é uma propriedade do banco de dados que proíbe a criação de um chamado "registro órfão", ou seja, um *registro* que está no lado "muitos" de uma relação de *um para muitos*, mas que não possui um correspondente no lado "um". A integridade referencial também impede a exclusão de um registro no lado "um", a menos que todos os registros correspondentes no lado "muitos" tenham sido previamente excluídos. Por exemplo, quando um pesquisador tentou excluir o Participante 243 da tabela de Participantes, ele recebeu uma mensagem de erro, pois esse participante tinha dados em outras tabelas. Frustrado, em vez de agradecido, ele exclamou "Maldita seja, integridade referencial!".

Interação. Um conceito há muito usado de forma sinônima com *modificação de efeito*, mas que agora implica que o modificador de efeito é uma causa do desfecho. Por exemplo, os pesquisadores relataram que havia uma interação entre fumar, exposição ao amianto e câncer de pulmão, de tal forma que o amianto causou um aumento maior no risco de câncer de pulmão entre fumantes do que entre não fumantes.

Interpretação. Em pesquisa qualitativa, corresponde à análise empírica de dados qualitativos que enfatiza uma compreensão holística dos fenômenos sociais em sua riqueza contextual. Por exemplo, ao interpretar entrevistas, os analistas usam seu julgamento para identificar pontos-chave e produzir uma narrativa das experiências do paciente.

Intervalo crível (*credible interval*). Uma maneira de resumir a *distribuição a posteriori* de um efeito de tratamento, baseada nos resultados do estudo e numa dada *distribuição a priori*. Muitas vezes, mas não necessariamente, corresponde ao *intervalo de maior densidade a posteriori*. Por exemplo, em um estudo sobre um medicamento para perda de peso, se o intervalo crível de 95% for de –1,5 a –4,6 kg, haverá uma probabilidade de 0,95 de que o efeito do medicamento esteja entre esses dois números.

Intervalo de confiança. Um termo frequentemente mal compreendido, o intervalo de confiança (IC) é melhor entendido como uma medida de *precisão*: quanto mais estreito o IC, mais precisa é a estimativa. Por exemplo, para a mesma razão de risco de 3,2, um IC de 95% de 2,9 a 3,5 indica uma estimativa muito mais precisa do que um IC de 95% de 1,5 a 6,8. Os ICs estão associados à *significância estatística*. Um IC de 95% engloba, aproximadamente, o conjunto de valores que não apresentaram diferença estatisticamente significativa em relação ao observado, utilizando um nível de significância que corresponde a 1 – 95%, ou seja, 5% (0,05). Por exemplo, uma razão de risco de 3,2 com um IC de 95% de 0,9 a 11 não seria estatisticamente significativa com um alfa de 0,05, porque o intervalo inclui "nenhum efeito" (uma razão de risco de 1,0).

Os ICs são, por vezes, mal interpretados como indicações diretas da *probabilidade a posteriori*. Por exemplo, muitos podem pensar que um IC de 95% sugere uma chance de 95% de o valor real estar dentro desse intervalo. No entanto, essa interpretação é equivocada, pois a probabilidade *a posteriori* leva em consideração outras informações além das descobertas no estudo em questão. Outro equívoco comum é perceber os ICs como tendo forma de barra, ou seja, como se todos os valores dentro do intervalo tivessem a mesma probabilidade. Em vez disso, os ICs têm uma distribuição em forma de sino, o que significa que os valores mais próximos do centro são mais prováveis, enquanto aqueles nas extremidades são menos. Veja também os conceitos de *alfa* e *valor P*.

Intervalo de maior densidade *a posteriori*. É a forma mais estreita de resumir uma proporção específica da *distribuição a posteriori* de um efeito de tratamento. (Para os mais versados tecnicamente, trata-se da menor distância no eixo X da curva de distribuição *a posteriori* que corresponde à proporção dada, identificando assim o intervalo com a maior densidade de probabilidade.) Por exemplo, em um estudo sobre um medicamento para perda de peso, se o intervalo de maior densidade *a posteriori* de 95% for de –1,5 a –4,6 kg, há uma probabilidade de 0,95 de que o efeito do medicamento esteja entre esses dois valores, e nenhum outro *intervalo crível* de 95% seria mais estreito.

Intervenção. Em um ensaio clínico randomizado, é o tratamento ativo que os participantes recebem. Por exemplo, em um ensaio clínico de psicoterapia para o tratamento de ansiedade, a intervenção consistiu em 6 meses de sessões semanais de 1 hora com um psicólogo licenciado que enfatizava abordagens cognitivo-comportamentais. Ver também *controle* (segunda definição).

Isento de revisão pelo CEP. Estudos que não requerem revisão pelo Comitê de Ética em Pesquisa (CEP), como, nos Estados Unidos, inquéritos, entrevistas e análises secundárias de registros e amostras existentes não identificadas. Por exemplo, o inquérito proposto com estudantes de medicina para determinar o quão preparados eles se sentiam para conduzir discussões sobre o fim da vida foi considerado isento de revisão pelo CEP.*

Justiça. Um princípio básico da ética em pesquisa que exige que os benefícios e ônus da pesquisa sejam distribuídos de forma justa. Por exemplo, realizar ensaios clínicos de novos medicamentos quimioterápicos apenas entre pessoas com seguro para pagar pelos testes necessários na pesquisa pode violar o princípio ético de justiça se pacientes sem seguro não conseguirem acesso a tratamentos potencialmente inovadores.

Kappa. Um termo estatístico que mede o grau em que dois (ou mais) observadores concordam quanto à ocorrência de um fenômeno, além do que seria esperado a partir dos *valores marginais*. Varia de –1 (discordância

---

*No Brasil, de acordo com a Resolução CNS 466/12 do Conselho Nacional de Saúde, nem todos os projetos de pesquisa requerem revisão ética. A avaliação do CEP não é necessária quando a pesquisa envolve apenas levantamento de dados em documentos, discursos, comportamentos ou outros aspectos que possam ser observados e registrados sem interação com os sujeitos da pesquisa, ou seja, sem a identificação dos envolvidos. Além disso, pesquisas que utilizam exclusivamente dados públicos e abertos também não requerem a revisão do CEP. No entanto, mesmo que um projeto pareça se enquadrar nesses critérios, é sempre recomendado que os pesquisadores consultem o CEP da sua instituição para confirmar se uma revisão ética é necessária. A responsabilidade pela condução ética da pesquisa está sempre sobre o pesquisador e a instituição que o abriga.

completa) a 1 (concordância completa). Por exemplo, o kappa comparando o quanto dois patologistas concordaram sobre a presença de cirrose em uma amostra de espécimes de biópsia de fígado foi de 0,55.

Letramento em saúde (*health literacy*). O grau em que os indivíduos têm a capacidade de acessar, processar e entender informações básicas de saúde. Por exemplo, um consultor sugeriu substituir a palavra "hiperlipidemia" por "nível alto de gordura no sangue" e a palavra "êmese" por "vômito" para tornar o questionário do estudo compreensível para aqueles com níveis médios de letramento em saúde.

Livro de códigos (*codebook*). Uma lista dos códigos temáticos e outros desenvolvidos durante um projeto de pesquisa qualitativa. O livro de códigos inclui uma definição de cada código, assim como as relações conceituais entre os códigos, muitas vezes representadas em uma estrutura hierárquica ou em forma de árvore. Por exemplo, o livro de códigos continha termos sobre a comunicação entre médico e paciente durante interações clínicas, como Com_Ativa, Com_Desengajada e Com_DeixouFluir. Cada um desses termos tinha uma definição e exemplos para ilustrar como cada código deveria ser aplicado.

Longitudinal. Um termo usado para descrever estudos ou medições que são feitos ao longo do tempo – nesse sentido, é o oposto de *transversal*. Por exemplo, um estudo de coorte que avaliou a incidência anual de cataratas entre pessoas que iniciaram o tratamento com corticoides seria longitudinal.

Má conduta científica (*scientific misconduct*). Um termo geral para fraude intencional à comunidade científica, incluindo má conduta em pesquisa (*fabricação* e *falsificação de dados* e *plágio*), bem como *autoria honorária* e *fantasma*, e *conflito de interesses* que não é divulgado ou gerenciado. Por exemplo, a instituição da pesquisadora julgou que ela era culpada de má conduta científica porque não divulgou um interesse patrimonial na empresa que fabricava o dispositivo médico que ela estava estudando.

Magnitude do efeito (*effect size*). No contexto de planejamento do *tamanho da amostra*, é uma medida de quão grande é a diferença (ou a magnitude de uma associação) que o pesquisador deseja detectar entre os grupos que serão comparados. De forma mais geral, é o tamanho real dessa diferença ou associação após a conclusão do estudo. Por exemplo, os pesquisadores basearam suas estimativas de tamanho de amostra em uma magnitude de efeito de uma diferença de 20 mg/dL nos níveis médios de glicemia nos dois grupos. Também chamada *tamanho do efeito*.

Magnitude padronizada do efeito. Um termo utilizado no planejamento do *tamanho de amostra* quando uma variável contínua está sendo comparada entre grupos de estudo. É definida como a diferença esperada entre as médias dos valores nos dois grupos, dividida pelo seu desvio-padrão (DP); a quantidade resultante não possui unidade. Por exemplo, em um estudo comparando os níveis de hemoglobina em pessoas de 80 a 89 anos com aqueles com 90 anos ou mais, o pesquisador espera que a média da variável nos indivíduos de 80 a 89 anos seja de 13,7 g/dL; a média naqueles com mais de 90 anos seja 13,2 g/dL; e a variabilidade em ambos os grupos, expressa como desvio-padrão, seja de 1,2 g/dL. Portanto, a magnitude de efeito padronizada para a comparação dos dois grupos seria de $0,5 \div 1,2 = 0,42$, representando a magnitude padronizada de efeito (E/DP).

Manual de operações. Uma expansão do protocolo do estudo que geralmente inclui o *protocolo*, informações sobre a organização e políticas do estudo, e uma versão detalhada da seção de métodos. Por exemplo, o manual de operações especificou que a aferição da pressão arterial deve ser feita após o participante estar sentado tranquilamente por 5 minutos.

Marcador Intermediário. É uma medição que está associada a um desfecho clínico, mas mudanças nesse marcador (ainda) não foram demonstradas como capazes de alterar tal desfecho. Por exemplo, um estudo descobriu que os níveis séricos de S100B eram um marcador intermediário para depressão, uma vez que esses níveis eram mais elevados em mulheres com depressão do que em controles. Ver também *mediador* e *marcador substituto*.

Marcador substituto (ou desfecho substituto). É uma medida que está associada a um desfecho clinicamente relevante e por vezes pode substituí-lo, pois as alterações relacionadas ao tratamento no marcador substituto ocorrem mais rapidamente (ou em um número maior de participantes). Os marcadores substitutos devem ser *mediadores* da maior parte do efeito do tratamento no desfecho. Por exemplo, o aumento da contagem de linfócitos CD4 em pacientes com infecção pelo vírus da imunodeficiência humana (HIV) é frequentemente usado como um marcador substituto para a eficácia de medicamentos antirretrovirais, pois prediz um menor risco de infecções oportunistas. No entanto, há também exemplos em que uma mudança benéfica em um potencial marcador substituto não melhorou o desfecho clínico. Por exemplo, embora o tratamento com torcetrapibe tenha tido efeitos benéficos nos níveis séricos de colesterol LDL e colesterol HDL – ambos frequentemente considerados como marcadores substitutos para a progressão da aterosclerose – ele aumentou a mortalidade e a morbidade cardiovascular. (Barter PJ, Caulfield M, Eriksson M, et al. Effects of torcetrapib in patients at high risk for coronary events. *N Engl J Med*. 2007; 357:2109-2122.) Ver também *marcador intermediário*.

Margem de não inferioridade. Uma diferença pré-especificada na *eficácia* entre dois tratamentos, frequentemente chamada de delta (Δ), que é pequena o suficiente para permitir que um pesquisador conclua que o novo tratamento não é significativamente inferior ao tratamento padrão. Por exemplo, em um ensaio clínico de não inferioridade de um novo anticoagulante (comparado à varfarina) para prevenir AVCs em pacientes com fibrilação atrial, a margem de não inferioridade foi definida como uma diferença nas taxas de AVC de 1%.

Mascaramento (*masking*). Ver *cegamento*.

Média. O valor médio de uma *variável contínua* em uma amostra ou população; calculado como a soma de todos os valores dessa variável dividida pelo número de participantes. Por exemplo, o nível médio de colesterol sérico em uma amostra de mulheres de meia-idade foi de 187 mg/dL. Ver também *mediana* e *desvio-padrão*.

Mediação. O processo pelo qual um tratamento ou exposição provoca um desfecho ao alterar outra causa desse desfecho; essa segunda causa intermediária é chamada de *mediador*. Por exemplo, pesquisadores desejavam estudar se as melhorias no peso ao nascer, resultantes do fornecimento de um complemento de renda, eram mediadas por uma melhoria na nutrição materna.

Mediador. Uma variável que é causada pelo *preditor* de interesse e que provoca o *desfecho*; ela responde por pelo menos parte de como o preditor causa o desfecho. Por exemplo, ao estudar o efeito causal geral da obesidade sobre o risco de AVC, os pesquisadores não ajustaram para diabetes, pois acreditavam que a diabetes era um mediador, uma vez que a obesidade aumenta o risco de diabetes, que, por sua vez, aumenta o risco de AVC.

Mediana. Valor que divide uma amostra ou população em duas partes de tamanhos aproximadamente iguais; corresponde ao 50° percentil. Este parâmetro é frequentemente utilizado quando a variável contínua tem valores extremamente altos ou baixos que poderiam influenciar excessivamente a média. Por exemplo, a renda anual mediana em uma amostra de 548 médicos foi de 275 mil dólares. Ver também *média* e *desvio-padrão*.

Medida autorrelatada. É um instrumento de aferição que envolve o relato direto de um participante sobre o fenômeno de interesse, como um questionário, entrevista estruturada, diário ou registro. Por exemplo, o pesquisador estava relutante em usar uma medida autorrelatada do peso do participante, por receio de que alguns participantes não soubessem ou subnotificassem seu peso real.

Medidas pareadas. Medidas estreitamente ligadas entre si de alguma forma, como aquelas feitas em diferentes lados da mesma pessoa, diferentes membros de um par de gêmeos ou (mais comumente) o mesmo participante em dois momentos diferentes, como antes e depois de uma intervenção. Por exemplo, em um estudo sobre o efeito de um programa de exercícios físicos no controle da glicose entre pacientes com diabetes tipo 2, foram feitas medições pareadas dos níveis de glicoemoglobina no início e novamente após 3 meses de exercício físico.

Melhoria de qualidade. Um termo para os esforços feitos por profissionais de saúde e administradores para melhorar a qualidade dos cuidados que prestam. Essas atividades – especialmente se forem instituídas para fins não relacionados a pesquisa – podem não requerer consentimento informado ou aprovação por um comitê de ética. Por exemplo, um hospital pode empreender um esforço de melhoria de qualidade para reduzir infecções relacionadas a cateteres centrais, implementando lembretes automatizados para que a equipe de enfermagem realize regularmente a troca dos curativos desses cateteres.

Memorando. Um texto breve que identifica temas emergentes de interesse e orienta a coleta de dados em andamento em um estudo qualitativo. Por exemplo, o pesquisador preparou um memorando que discutiu por que eles mudaram o protocolo para começar a perguntar a todos os participantes sobre históricos anteriores de ver um ente querido morrer em um hospital.

Memorando de entendimento. Um documento que especifica o escopo do trabalho, incluindo produtos e tarefas esperadas ("entregas") e um cronograma geral, que é criado e assinado por ambas as partes. Por exemplo, a instituição acadêmica do pesquisador e a organização comunitária com a qual estava colaborando prepararam e assinaram um Memorando de Entendimento para fornecer estrutura para a colaboração, incluindo marcos relevantes e pagamentos para cada etapa do projeto.

Menor diferença clinicamente importante (*minimal clinically important difference*). Trata-se da menor diferença (ou variação) em um escore gerado por um instrumento de aferição que é considerada relevante, com base em sua correspondência com um desfecho clínico ou outra métrica estabelecida. Essa diferença é comumente estabelecida antes do início do ensaio clínico e é utilizada para estimar o *tamanho da amostra*. Por exemplo, um programa de tratamento para insônia resultou em uma pequena melhora no escore de qualidade do sono, mas essa melhora estava abaixo do limiar estabelecido para a menor diferença clinicamente importante.

Metanálise. Um processo para combinar os resultados de diversos estudos com variáveis preditoras e de desfecho semelhantes em um único resultado resumido. Por exemplo, uma metanálise de nove estudos descobriu que o alto peso ao nascer estava associado a um risco cerca de 20% maior de desenvolver asma.

Metarregressão. Uma técnica estatística para analisar como características selecionadas de um estudo afetam seus resultados. Por exemplo, uma metarregressão analisou 30 ensaios clínicos randomizados sobre estatinas para ver se a idade mais avançada previa menor eficácia, ajustando para outras características do estudo, como a proporção de participantes do sexo masculino e taxas de uso concomitante de ácido acetilsalicílico.

Modelo de Cox. Também chamado modelo de azares proporcionais de Cox. É uma técnica estatística multivariada que mede os efeitos individuais de uma ou mais variáveis preditoras na taxa (azar) em que um desfecho ocorre, levando em conta diferentes durações de acompanhamento entre os participantes. Por exemplo, usando um modelo de azares proporcionais de Cox, um estudo relatou que homens tinham cerca de duas vezes mais probabilidade do que mulheres, e negros cerca de três vezes mais probabilidade do que brancos, de desenvolver evento cerebrovascular, ajustando-se por idade, pressão arterial e diabetes, bem como para a duração do acompanhamento. Ver também *modelo de regressão logística*.

Modelo de predição clínica. Um algoritmo que combina vários preditores, incluindo a presença ou ausência de diversos sinais e sintomas, bem como os resultados de exames médicos, para estimar a probabilidade de uma doença ou desfecho. Por exemplo, os pesquisadores desenvolveram um modelo de predição clínica para o diagnóstico de fratura do punho em mulheres na pós-menopausa, baseando-se em informações sobre fraturas prévias, características da queda (se houve) e exame físico do antebraço.

Modelo de regressão logística. Uma técnica estatística usada para estimar os efeitos (expressos como *razões de chances*) de uma ou mais variáveis preditoras sobre uma variável de desfecho dicotômica, ajustando para os efeitos de outras variáveis preditoras e confundidoras. Por exemplo, em um modelo de regressão logística, homens tinham cerca de duas vezes mais probabilidade do que mulheres, e negros cerca de 3 vezes mais probabilidade do que brancos, de desenvolverem AVCs, ajustando para idade, pressão arterial e diabetes.

Modelo de risco. É a maneira presumida de como as exposições afetam o *risco* de um *desfecho*. Os modelos de risco mais comuns são aditivos (no qual as exposições são modeladas para ter efeitos consistentes nas *diferenças de risco*) ou multiplicativos (no qual as exposições são modeladas para ter efeitos consistentes nas *razões de riscos*, de *taxas*, de *azares* e de *chances*). Por exemplo, os pesquisadores usaram a regressão logística, um modelo de risco multiplicativo, para estudar os efeitos da idade, do nível de exercício físico, da força na perna e do uso de álcool e de medicamentos para dormir no risco de ter uma queda associada a lesões e descobriram que o uso de álcool multiplicou as chances de uma queda associada a lesões por 2,7, o que também foi aproximadamente o efeito de um aumento de 5 anos na idade.

Modelos de dados comuns. Uma especificação para estruturar uma tabela de dados ou um conjunto de tabelas – frequentemente com um conjunto padrão de nomes de variáveis, unidades padrão para variáveis contínuas e conjuntos de valores padrão para variáveis categóricas – de forma que os dados de diferentes fontes possam ser combinados e analisados. Por exemplo, os dados de pressão arterial sistólica (PAS) coletados dos monitores domésticos OMRON e dos sistemas de monitoramento doméstico iHealth podem apresentar nomes de variáveis diferentes (pas vs. pasis) e formatos de data/hora (data = "3/12/21 03:05:44" vs. dt = 03dez2021). Esses formatos podem ser padronizados em um modelo de dados comum para pressão arterial (p. ex., PAS, data = "03/12/2021") para facilitar os cálculos entre as fontes, porém algumas informações podem ser perdidas (p. ex., horário).

Modificação de efeito. Condição em que a força da associação entre um preditor e um desfecho é afetada por uma terceira variável, denominada modificadora de efeito. Por exemplo, os pesquisadores descobriram que os efeitos da pobreza sobre o risco de AVC difeririam por raça, de tal maneira que a pobreza tinha uma associação mais forte com o AVC em negros do que em brancos. A modificação de efeito depende do *modelo de risco* subjacente. Ver também *confundimento* e *interação*.

Monitoramento interino. Refere-se ao monitoramento dos dados em um ensaio clínico de forma intermitente à medida que são coletados, com o objetivo de decidir se o estudo deve ser interrompido precocemente ou se o protocolo deve ser alterado para proteger a segurança dos participantes. Por exemplo, durante um ensaio clínico de três antiarrítmicos (vs. placebo) para suprimir ectopia ventricular em sobreviventes de infarto do miocárdio, o monitoramento interino constatou que a mortalidade nos grupos de intervenção era muito maior do que no grupo de placebo, e o estudo foi interrompido. (Echt DS, Liebson PR, Mitchell, LB, et al. Mortality and morbidity in patients receiving encainide, flecainide, or placebo–the cardiac arrhythmia suppression Trial. *N Engl J Med*. 1991;324:781-788, e The Cardiac Arrhythmia Suppression Trial II Investigators. Effect of the antiarrhythmic agent moricizine on survival after myocardial infarction. *N Engl J Med*. 1992;327:227-233.)

Nível de significância estatística. Ver *alfa*.

Normalização. Um processo destinado a garantir que um *banco de dados relacional* siga certas regras que facilitam as consultas, reforçam a integridade referencial e reduzem a redundância e as inconsistências internas. O processo de normalização frequentemente envolve transformar colunas repetitivas de uma tabela larga em linhas individuais em uma tabela mais estreita. Por exemplo, considere um banco de dados não normalizado que inclui uma tabela "Participantes" com *campos* (colunas) para vários testes laboratoriais, como "IDexame1", "resultado1", "data1", "IDexame2", "resultado2", "data2", etc. A normalização implicaria na criação de uma nova tabela "ResultadosLaboratoriais" com campos para a *chave primária* ("IDexame", "resultado", "data") e uma *chave estrangeira* que permitiria vincular essas informações de volta aos dados específicos do participante (ver a Figura 19.3).

Número de identificação do participante. Um *campo*, geralmente a coluna mais à esquerda na tabela de participantes, que identifica cada participante em um banco de dados de um estudo. Por exemplo, um pesquisador de um estudo que previa ter cerca de 250 participantes usou números de identificação do participante que começaram em 101; todos eles teriam três dígitos de extensão.

Número necessário para provocar dano (*number needed to harm*). O número absoluto de pessoas que precisam receber um tratamento para causar a ocorrência de um desfecho. Calculado como a recíproca da *diferença de risco*. Por exemplo, se a diferença de risco para eventos tromboembólicos venosos pelo uso de estrogênio é de 0,3%, o número necessário para provocar dano é 333. Ver também *número necessário para tratar*.

Número necessário para tratar (*number needed to treat*). O número absoluto de pessoas que precisam receber um tratamento para evitar a ocorrência de um desfecho. Calculado como o inverso da *redução absoluta de risco*. Por exemplo, ao avaliar os benefícios do Special Supplemental Food Program for Women, Infants, and Children (WIC), o número necessário tratar é de aproximadamente 25 mulheres grávidas para evitar 1 bebê com baixo peso ao nascer.

Objetivos específicos. Em uma *proposta* de pesquisa, são breves declarações dos objetivos da pesquisa. Por exemplo, um objetivo específico de um ensaio clínico randomizado sobre o efeito da testosterona na densidade mineral óssea em homens pode ser: "Testar a hipótese de que, em comparação com os homens designados para receber um adesivo de placebo, aqueles designados para receber o adesivo de testosterona terão menos perda óssea durante 3 anos de tratamento."

Padrão-ouro (*gold standard*). Um método claro e inequívoco para confirmar se um paciente possui determinada doença ou desfecho. Por exemplo, o padrão-ouro para o diagnóstico de fratura de quadril exigiu a confirmação por um radiologista certificado, que revisou todas as imagens radiológicas do quadril afetado.

Padronização. Instruções específicas e detalhadas sobre como realizar uma medição, delineadas para maximizar a *reprodutibilidade* e a *precisão* da medição. Por exemplo, em um estudo que mede a pressão arterial, a padronização da medição pode incluir instruções sobre como preparar o participante, que tamanho de braçadeira usar, onde colocar a braçadeira, como inflar e desinflar a braçadeira e quais sons indicam a pressão arterial sistólica e diastólica.

Pareamento (*matching*). O processo de selecionar participantes em um grupo de estudo para serem semelhantes em determinados atributos a outro grupo de estudo. Por exemplo, em um estudo de caso-controle sobre os fatores de risco para brucelose, os controles foram pareados aos casos por idade (com uma diferença máxima de 3 anos), sexo e condado de residência. Como outro exemplo, em um estudo de coorte sobre os efeitos do uso de cinto de segurança no risco de lesões graves ou morte em acidentes de automóvel, aqueles que usavam cintos de segurança foram comparados com outros ocupantes do mesmo carro que não usavam cintos, pareando assim por atributos como tipo de acidente, horário do dia e velocidade. Ver também *hiperpareamento*.

Pareamento par a par. O pareamento de um *controle* a um *caso* (ou, menos comumente, de uma pessoa exposta a uma pessoa não exposta) com base em valores semelhantes ou idênticos da variável de pareamento. É usado para controlar o confundimento por essa variável. Por exemplo, em um estudo de caso-controle sobre a exposição a poluentes orgânicos persistentes como fator de risco para pré-eclâmpsia, cada mulher (caso) com pré-eclâmpsia foi pareada a uma mulher (controle) da mesma idade (com uma diferença de até 2 anos) e com um índice de massa corporal pré-gravidez semelhante (com diferença de até 3 kg/m^2) que não desenvolveu pré-eclâmpsia.

Particionamento recursivo. Trata-se de um método de *análise multivariável* utilizado para categorizar indivíduos conforme o risco de um determinado desfecho. Ao contrário de técnicas que demandam um modelo, como a regressão logística, o particionamento recursivo não parte de suposições acerca da natureza da relação entre as variáveis preditoras e o desfecho. Em vez disso, gera uma árvore de classificação que se ramifica por meio de uma série de perguntas de resposta binária (sim/não), gerando o que é conhecido como Árvore de Classificação e Regressão (CART). Para exemplificar, por meio do particionamento recursivo, pesquisadores conseguiram determinar que pacientes de pronto-socorro com idade entre 20 e 65 anos, que apresentavam dor abdominal, mas não tinham perda de apetite, febre ou dor à descompressão súbita, estavam em baixo risco para apendicite aguda. Consulte também o *modelo de predição clínica* e o *sobreajuste*.

Participante. Alguém que participa de um estudo de pesquisa. O termo "participante" é preferido em relação a "sujeito" porque enfatiza que alguém inscrito em um estudo é um participante ativo no avanço da ciência, não apenas um sujeito sendo experimentado. Por exemplo, em um estudo sobre um novo medicamento para o tratamento da insônia, os participantes são as pessoas (frequentemente privadas de sono) que são elegíveis para um estudo e se inscrevem para participar dele.

Participantes vulneráveis em pesquisa. Aqueles que podem estar em maior risco de serem utilizados de maneiras eticamente inadequadas na pesquisa, como crianças e pessoas privadas de liberdade, bem como pessoas que têm dificuldade em entender os riscos e benefícios da pesquisa ou estão sujeitas a influências indevidas. Por exemplo, pessoas com demência avançada são participantes vulneráveis em pesquisa.

Pergunta aberta. Uma pergunta que é projetada para obter uma resposta em formato livre ou de texto aberto. Por exemplo, o pesquisador fez uma pergunta aberta ("Qual você acha que é a maior ameaça à saúde enfrentada pela nossa comunidade?") para permitir que os participantes respondam com suas próprias palavras. Ver também *pergunta fechada*.

Pergunta fechada. Uma pergunta que induz o respondente a escolher entre duas ou mais opções de resposta pré-especificadas. Por exemplo, a participante não tinha certeza de como responder à pergunta fechada sobre preferência religiosa, pois ela era deísta, o que não era uma das opções listadas. Ver também *pergunta aberta*.

Período de teste de entrada (*run-in period*). Em um ensaio clínico, é um breve período durante o qual os participantes elegíveis tomam o placebo ou a intervenção ativa; apenas aqueles que alcançam um certo nível de adesão, toleram a intervenção ou têm um efeito benéfico sobre um desfecho intermediário são elegíveis para o ensaio clínico principal. Por exemplo, no estudo Cardiac Arrhythmia Suppression Trial, apenas aqueles que tiveram uma redução satisfatória nas extrassístoles ventriculares com a medicação ativa durante o período de teste de entrada foram randomizados para continuar a medicação ou mudar para placebo.

Período de *washout*. Em um *estudo cruzado*, é o período entre dois tratamentos (ou entre o tratamento e o controle) em que os efeitos do primeiro tratamento se dissipam, permitindo que a medida de desfecho retorne ao estado inicial. Por exemplo, em um ensaio clínico cruzado comparando um medicamento diurético ao placebo para o tratamento da hipertensão arterial, o pesquisador pode especificar um período de *washout* de 1 mês.

Pesquisa envolvendo a comunidade. Uma orientação de pesquisa na qual o projeto é delineado para atender às necessidades da comunidade, com variados graus de colaboração entre os pesquisadores acadêmicos e as partes interessadas da comunidade. Por exemplo, para questões como melhorar as taxas de rastreamento do câncer de mama em comunidades que têm baixas taxas de rastreamento, um projeto de pesquisa envolvendo a comunidade se beneficiaria do conhecimento e contribuições locais.

Pesquisa participativa de base comunitária. Uma abordagem de envolvimento profundo na pesquisa com a comunidade, na qual as partes interessadas da comunidade participam de todos os aspectos da pesquisa, com autoridade e governança compartilhadas entre os parceiros acadêmicos e comunitários. Por exemplo, o projeto Asian American Network for Cancer Awareness, Research and Training é uma pesquisa colaborativa e de longo prazo, fundamentada na pesquisa participativa de base comunitária, visando promover a conscientização e prevenção do câncer entre pesquisadores acadêmicos e parceiros comunitários em São Francisco.

Pesquisa translacional. Pesquisa que visa traduzir descobertas científicas para melhorar a saúde. A pesquisa translacional pode ter como objetivo testar descobertas da ciência básica desenvolvidas em laboratório em estudos clínicos com pacientes (o que geralmente é chamado de "pesquisa da bancada ao leito") ou aplicar as descobertas de estudos clínicos para melhorar a saúde nas populações (geralmente chamado de "pesquisa do leito para a população"). Por exemplo, um estudo para determinar se um defeito genético que causa surdez congênita em ratos tem um efeito similar em humanos seria um estudo da bancada ao leito, enquanto um estudo para determinar se um esforço estadual para rastrear recém-nascidos com um teste que mede a resposta cortical ao som para detectar perda auditiva melhora o desempenho escolar seria um estudo do leito para a população.

Pesquisador principal. A pessoa que tem a responsabilidade final pelo delineamento e condução de um estudo, e pela análise e apresentação dos resultados. Alguns estudos têm copesquisadores principais, cada um com responsabilidades específicas. Por exemplo, o comitê de ética em pesquisa pediu para falar com o pesquisador principal do estudo porque alguns membros tinham perguntas sobre o protocolo.

Pessoa-tempo. A soma dos períodos de tempo que cada um dos participantes de um estudo ou população está em risco, usada como denominador para o cálculo das *taxas de incidência*. Corresponde ao número de participantes que estão em risco de um desfecho multiplicado pelo tempo médio de risco. Por exemplo, o valor total de pessoa-tempo de seguimento entre os 1.000 participantes que tiveram uma média de 2,5 anos em risco foi um total de 2.500 pessoas-ano, embora 5% dos participantes tenham sido seguidos por 1 mês ou menos.

Plágio. Trata-se de um tipo de *má conduta científica* no qual um pesquisador se apropria das ideias, resultados ou palavras de outra pessoa sem fornecer o devido crédito. Por exemplo, o uso da descrição de um novo método de medição feita por outro pesquisador sem a devida atribuição constitui plágio.

Plano de estudo. Uma descrição do estudo pretendido que especifica seus elementos essenciais, incluindo a hipótese, delineamento, amostra, principais medições e intervenção (se relevante), para determinar sua viabilidade, importância, caráter inovador e para garantir que seja ético. Por exemplo, uma questão de pesquisa sobre se a nutrição afeta a função muscular em idosos pode ser desenvolvida em um plano de estudo para um ensaio clínico randomizado controlado por placebo para testar o efeito de 4 semanas de uso diário de 1.600 UI de vitamina D na força do músculo quadríceps em pessoas saudáveis de 80 anos ou mais.

Poder estatístico. A probabilidade de rejeitar corretamente a *hipótese nula* em uma amostra, caso o efeito real na população seja igual a uma *magnitude do efeito* especificada. Por exemplo, suponha que o exercício leve a uma redução média de 20 mg/dL na glicemia de jejum entre mulheres diabéticas em toda a população. Se um pesquisador definir o poder estatístico em 90% e selecionar uma amostra da população em várias ocasiões, realizando o mesmo estudo com as mesmas medidas todas as vezes, então em cerca de 9 de cada 10 estudos o pesquisador rejeitaria corretamente a hipótese nula e concluiria que o exercício reduz os níveis de glicose em jejum. Ver também *beta*.

População acessível. O grupo de pessoas ao qual o pesquisador tem acesso e que poderiam ser selecionadas e convidadas a participar do estudo. Por exemplo, a população acessível para o estudo era composta por mulheres com câncer de mama que foram tratadas no Hospital Longview de 1º de janeiro de 2021 a 30 de junho de 2024. Ver também *amostra pretendida* e *população-alvo*.

População. Um conjunto completo de pessoas com características especificadas. Por exemplo, a população de alunos do segundo ano do ensino médio nos Estados Unidos poderia ser amostrada para estimar a prevalência de uso regular de cigarros eletrônicos.

População-alvo. Um grande conjunto de pessoas definido por características clínicas e demográficas, para o qual o pesquisador do estudo deseja generalizar os resultados de um estudo. Por exemplo, a população-alvo para um estudo de um novo tratamento para asma em crianças no hospital do pesquisador pode ser crianças com asma em todo o mundo.

Precisão. O grau em que a medição de uma variável é *reprodutível*, tendo quase o mesmo valor cada vez que é medida nas mesmas condições. Por exemplo, contadores automáticos de células sanguíneas fornecem estimativas muito mais precisas da contagem absoluta de neutrófilos do que aquelas obtidas ao observar leucócitos através de um microscópio. Ver também *acurácia*.

Pré-teste. Uma avaliação de questionários, medidas ou procedimentos específicos que pode ser realizada pela equipe antes do início de um estudo. Seu propósito é avaliar e melhorar a funcionalidade, adequação ou viabilidade da medição. Por exemplo, o pré-teste do sistema de entrada de dados e gerenciamento de banco de dados pode ser feito fazendo com que a equipe do estudo preencha formulários com dados faltantes, fora da faixa e ilógicos para garantir que o sistema de edição de dados identifique esses erros.

Prevalência. A proporção de pessoas que têm uma doença ou condição em um determinado momento. A prevalência é afetada tanto pela *incidência* de uma doença quanto pela duração da doença. Por exemplo, a prevalência de lúpus eritematoso sistêmico (LES) é a proporção de pessoas que têm essa condição em um momento específico; ela aumentaria se a incidência de LES aumentasse ou se um tratamento (não curativo) melhorasse a sobrevivência com LES.

Probabilidade *a posteriori*.
1. No contexto de testes diagnósticos, uma estimativa de probabilidade obtida combinando a probabilidade *a priori* (a probabilidade inicial de, digamos, uma doença com base nas características clínicas de um paciente) com informações adicionais, como de um exame médico. Por exemplo, com base na presença de vírus circulante durante a pandemia e nos sintomas de febre e tosse do paciente, um médico estimou que a probabilidade (probabilidade *a priori*) do paciente ter Covid-19 era de 60%. Um teste rápido de antígeno foi posteriormente negativo e, usando as características do teste, a probabilidade *a posteriori* de Covid-19 foi revisada para 40%.
2. Em uma *análise bayesiana* dos resultados de um estudo, é uma estimativa de probabilidade obtida combinando a probabilidade *a priori* da eficácia de um tratamento com os resultados de um ensaio clínico. Como exemplo, com base em estudos anteriores do mesmo tratamento, um pesquisador acreditava que havia uma probabilidade *a priori* de 70% de que haveria pelo menos um aumento de 30% na sobrevida mediana com um tratamento específico. Após a realização do ensaio clínico, que constatou que o tratamento era benéfico, a probabilidade *a posteriori* de que o tratamento causa pelo menos um aumento de 30% na sobrevida mediana subiu para 95%.

Probabilidade *a priori*.
1. A probabilidade de alguém ter uma doença (ou outro atributo) antes de ser testado para ela; às vezes chamada probabilidade pré-teste. Por exemplo, a probabilidade *a priori* de pneumonia bacteriana entre adultos que consultam em um pronto-socorro com febre e tosse é de 12%. Ver *probabilidade a posteriori*.
2. A probabilidade estimada de um determinado efeito terapêutico antes de se conhecer o resultado do estudo. Por exemplo, o pesquisador estimou que a probabilidade *a priori* era de cerca de 50% de que um novo tipo de *stent* liberador de medicamentos para doenças vasculares periféricas reduziria o risco de claudicação pós-*stent* em pelo menos 25%. Ver *análise bayesiana* e *distribuição a priori*.

Probabilidade pré-teste. Ver *probabilidade a priori*.

Procedimentos operacionais padrão (POPs). Conjunto (ou conjuntos) de diretrizes escritas que descrevem como o estudo será conduzido. Por exemplo, o protocolo do estudo, manual de operações, plano de análise estatística e plano de monitoramento de dados e segurança delineiam os procedimentos operacionais padrão para um estudo clínico.

Proposta. Um documento que inclui um protocolo de estudo, um orçamento e outras informações administrativas e de apoio e que é escrito com o propósito de obter financiamento de uma agência de fomento. Por exemplo, o National Institutes of Health (NIH) avalia propostas para financiar diversos tipos de pesquisa.

Protocolo. O plano detalhado e escrito de um estudo. Por exemplo, o protocolo do estudo especificou que apenas os participantes capazes de compreender o idioma nativo no nível da oitava série eram elegíveis para participar.

Quadro de amostragem (*sampling frame*). Uma lista de todos na *população acessível* que poderiam ser incluídos em um estudo. Por exemplo, o quadro de amostragem consistiu em todos os membros do Plano de Saúde Topeka com pelo menos 18 anos de idade que haviam sido diagnosticados com narcolepsia no ano anterior.

Quantidade mínima de dados necessários (*minimum necessary data*). Este é o menor número de elementos de dados necessários para concluir um projeto de pesquisa específico aprovado, conforme definido pela HIPAA. Por exemplo, um comitê de ética em pesquisa pode aprovar o uso de dados de prontuários eletrônicos de saúde coletados previamente, sem o consentimento dos pacientes, mas apenas a quantidade mínima necessária de dados deve ser extraída e utilizada para o projeto.

Questão de pesquisa. A pergunta que um projeto de pesquisa pretende responder. Uma boa questão de pesquisa deve incluir o preditor e o desfecho de interesse e a população que será estudada. As questões de pesquisa geralmente são do tipo "A está associado a B na população C?" ou (para um ensaio clínico) "A causa B na população C?" Por exemplo, "O uso regular de fio dental reduz o risco de eventos coronários em adultos com diabetes?"

Questão de pesquisa secundária. Perguntas além da *questão de pesquisa* principal, muitas vezes incluindo preditores ou desfechos adicionais. Por exemplo, se a questão de pesquisa principal é determinar a associação entre o consumo de álcool em mulheres grávidas e bebês com baixo peso ao nascer, uma questão secundária pode ser determinar a associação entre o consumo de álcool e anemia durante a gravidez.

Questionário. Um instrumento de medição que consiste em uma série de perguntas para obter informações dos participantes do estudo. Os questionários podem ser autoadministrados ou administrados pela equipe do estudo. Por exemplo, o Questionário de Frequência Alimentar Block 2014 pergunta sobre a ingestão usual de 127 itens alimentares para avaliar a ingestão de múltiplos nutrientes e grupos de alimentos.

Randomização. Trata-se do processo de designar, de maneira aleatória, os participantes elegíveis a um dos grupos de estudo em um ensaio clínico randomizado. O número de grupos de tratamento e a probabilidade de ser alocado em qualquer desses grupos são determinados antes do início da randomização. Embora normalmente os participantes elegíveis sejam designados a dois grupos de estudo com igual probabilidade (50%), a atribuição aleatória pode ser feita para qualquer número de grupos de estudo, com qualquer probabilidade predeterminada. Por exemplo, em um estudo que compara dois tratamentos a um controle placebo, a randomização pode ocorrer para três grupos, com 30% dos participantes sendo alocados a cada um dos dois grupos de tratamento ativo e 40% ao grupo placebo.

Randomização adaptativa. Uma técnica de *randomização* voltada para garantir o equilíbrio de *covariáveis* especificadas entre os grupos de estudo. A randomização de cada participante elegível é alterada (adaptada) com base nas características dos participantes que já foram arrolados. Por exemplo, em um estudo sobre um novo tratamento para prevenir hospitalizações por asma, a randomização adaptativa poderia ser usada para garantir que aqueles com um histórico de necessidade de tratamento com corticosteroides orais tenham maior probabilidade de serem randomizados para o grupo de estudo que tinha um risco médio mais baixo de hospitalização no momento em que foram arrolados.

Randomização em blocos (*blocked randomization*). Um método de atribuição de participantes a uma intervenção em blocos (grupos) de um tamanho predefinido (p. ex., quatro ou seis) para garantir que números semelhantes de participantes sejam designados para os grupos de intervenção e controle. Frequentemente utilizado em estudos multicêntricos nos quais os pesquisadores desejam que o total de participantes de intervenção e controle seja semelhante em cada local. Por exemplo, os pacientes em cada clínica foram randomizados para os grupos de tratamento ou controle em blocos de seis, garantindo que o número de participantes por grupo não diferisse em mais de três. Ver também *randomização em blocos estratificada*.

Randomização em blocos estratificada. É um procedimento de randomização projetado para garantir que números iguais de participantes com uma certa característica (geralmente um *confundidor*) sejam randomizados para cada um dos grupos de estudo. A randomização é estratificada pela característica de interesse; dentro de cada estrato, os participantes são randomizados em blocos de tamanho predeterminado. Por exemplo, em um ensaio clínico de um medicamento para prevenir fraturas, uma história prévia de fratura vertebral é um forte preditor do desfecho e da resposta a muitos tratamentos; sendo assim, seria melhor garantir um número igual de participantes com e sem fraturas vertebrais prévias em cada um dos grupos de estudo. Portanto, os pesquisadores usaram a randomização em blocos e estratificada para dividir os participantes em dois estratos (aqueles com fraturas vertebrais e aqueles sem tais fraturas); dentro de cada estrato, a randomização foi realizada em blocos de 6 a 10 participantes.

Randomização mendeliana. Uma técnica destinada a reforçar a inferência causal, aproveitando a herança aleatória de genes que influenciam ou determinam a suscetibilidade a um fator de risco ou tratamento. Por exemplo, a plausibilidade de uma relação causal entre o uso de paracetamol pela mãe e a ocorrência de asma nos filhos foi reforçada ao se observar que a associação era significativamente mais forte em mães com o genótipo T1 da enzima glutationa-S-transferase, responsável pela detoxificação de um metabólito do paracetamol. (Shaheen SO, Newson RB, Ring SM, Rose-Zerilli MJ, Holloway JW, Henderson AJ. Prenatal and infant acetaminophen exposure, antioxidant gene polymorphisms, and childhood asthma. *J Allergy Clin Immunol*. 2010;126(6):1141-8.e7.)

Randomização por conglomerados (*cluster randomization*). Uma técnica na qual grupos de participantes, denominados conglomerados (*clusters*), são alocados aleatoriamente a diferentes tratamentos, em vez de cada participante ser alocado aleatoriamente de forma individual. Por exemplo, em um estudo sobre os efeitos da redução do ruído na recuperação após cirurgia cardíaca, o pesquisador utilizou a randomização por conglomerados para designar unidades de terapia intensiva em 40 hospitais distintos para uma intervenção de "pós-operatório silencioso" ou um controle de "cuidado usual".

Razão de azares (*hazard ratio*). A razão da taxa de azares entre indivíduos com uma determinada exposição e aqueles sem a exposição. Essa métrica é, na maioria das vezes, estimada a partir de um modelo de azares proporcionais, também conhecido como modelo de Cox. Por exemplo, a razão de azares para o desenvolvimento de doença arterial coronariana foi de 2,0 ao comparar homens de 50 a 59 anos com mulheres na mesma faixa etária.

Razão de chances (*odds ratio*). A razão das chances de uma doença (ou outro desfecho) naqueles expostos a um fator de risco, dividida pelas chances da mesma doença naqueles não expostos. Também pode se referir às chances de uma exposição naqueles com uma doença (p. ex., entre casos em um estudo caso-controle) dividida pelas chances dessa exposição naqueles sem a doença (p. ex., entre controles). A *razão de riscos* e a razão de chances são similares quando uma doença é rara tanto nos expostos quanto nos não expostos, porque as chances e os riscos da doença são similares. Por exemplo, em um estudo caso-controle sobre doença renal em estágio terminal (DRET), que ocorre em aproximadamente 0,04% da população dos EUA por ano, a razão de chances para diabetes não insulinodependente foi de 7, o que significa que aqueles com esse tipo de diabetes tinham cerca de 7 vezes mais chances de DRET do que aqueles sem diabetes. (Perneger TV, Brancati FL, Whelton PK, Klag MJ. End-stage renal disease attributable to diabetes mellitus. *Ann Intern Med*. 1994;121:912-918.)

Razão de risco. O *risco* de um desfecho em um grupo dividido pelo risco em um grupo de comparação. Por exemplo, se o risco de eventos tromboembólicos venosos entre mulheres que são usuárias atuais de estrogênio é de 5/1.000 (0,5%) e o risco entre aquelas que nunca usam estrogênio é de 2/1.000 (0,2%), a razão de risco entre mulheres que usam estrogênio em comparação com as não usuárias é de 2,5. Ver também *razão de azares* e *razão de chances*.

Razão de taxas. É a razão entre taxa de um desfecho nos indivíduos expostos (ou tratados) e a taxa nos indivíduos não expostos (ou não tratados). As razões de taxas são preferíveis em relação às razões de riscos quando o seguimento é desigual entre os participantes, pois elas levam em consideração quaisquer diferenças no tempo em risco. Por exemplo, o uso de um *checklist* ao inserir um cateter central reduziu a taxa de infecções da corrente sanguínea de 5,9 para 3,8 por 1.000 dias de cateter, com uma razão de taxas de 3,8/5,9 = 0,64. (Wichmann D, Belmar Campos CE, Ehrhardt S, et al. Efficacy of introducing a checklist to reduce central venous line associated bloodstream infections in the ICU caring for adult patients. *BMC Infect Dis*. 2018;18(1):267.)

Razão de verossimilhança (*likelihood ratio*). Um termo usado para quantificar o efeito de um resultado de teste diagnóstico na probabilidade de um paciente ter a doença (ou desfecho) em questão. É calculada como a probabilidade de esse resultado ocorrer em alguém *com* a doença dividida pela probabilidade de ele ocorrer em alguém *sem* a doença. Utiliza-se a mnemônica WOWO (*With Over WithOut*) para lembrar como calcular, que pode ser traduzido como COMSEM (COM a doença sobre SEM a doença) em português. Uma razão de verossimilhança > 1 aumenta a probabilidade da doença, enquanto uma < 1 a reduz. Testes com resultados categóricos (ou contínuos) possuem razões de verossimilhança para cada resultado possível. Por exemplo, para o diagnóstico de anemia ferropriva, a razão de verossimilhança é de 52 para um nível de ferritina sérica ≤ 15 µg/L e de 0,08 para um nível ≥ 100 µg/L. (Guyatt G, Oxman AD, Ali M, Willan A, McIlroy W, Patterson C. Laboratory diagnosis of iron deficiency anemia. *J Gen Intern Med*. 1992;7(2):145-153.)

Recrutamento. É o processo de identificação e inscrição de *participantes* elegíveis em um estudo. Os métodos de recrutamento variam dependendo da natureza do estudo. Por exemplo, o recrutamento para o estudo incluiu a identificação de pacientes elegíveis em clínicas especializadas, além de publicidade em panfletos, jornais e *sites* de mídia social.

Redes de pesquisa baseadas na prática. Redes nas quais médicos de ambientes comunitários trabalham juntos para estudar questões de pesquisa de interesse. Por exemplo, um estudo realizado por uma rede de pesquisa baseada na prática sobre tratamentos para a síndrome do túnel do carpo em clínicas de atenção primária mostrou que a maioria dos pacientes melhorou com a terapia conservadora. Isso contrastou com a literatura anterior de centros médicos acadêmicos, que sugeria que a maioria dos pacientes com síndrome do túnel do carpo necessitava de cirurgia.

Redução de risco absoluto. Representa o quanto um tratamento é capaz de reduzir a probabilidade de um determinado evento ocorrer. É definida como o risco no grupo não tratado subtraído do risco no grupo tratado; a recíproca dessa medida é o *número necessário para tratar* (NNT). (Se o tratamento aumenta o risco, a redução do risco será negativa; nessa situação, é mais intuitivo alterar o sinal e chamar de aumento absoluto de risco. A recíproca do aumento absoluto de risco é por vezes chamada de "*número necessário para provocar dano*".) Por exemplo, o Programa Especial de Suplementação Alimentar para Mulheres, Lactentes e Crianças (Special Supplemental Food Program for Women, Infants and Children, WIC) conseguiu reduzir o risco de nascimento com baixo peso de 10 para 6%, resultando em uma redução de risco absoluto de 4%. (Buescher PA, Larson LC, Nelson MD, Lenihan AJ. Prenatal WIC participation can reduce low birth weight and newborn medical costs: a cost-benefit analysis of WIC participation in North Carolina. J Acad Nutr Dietetics. 1993;93:163-166.)

Registro.
1. Um banco de dados de pessoas com uma determinada doença ou que passaram por um certo procedimento. Estudos podem ser conduzidos usando registros, coletando dados de desfecho como parte do registro, ou vinculando os dados do registro a outras fontes, como registros de câncer ou o Índice Nacional de Mortes. Por exemplo, o Registro de Mamografia de São Francisco obtém dados de todas as mulheres que realizam mamografia nos três maiores centros de mamografia em São Francisco; os pesquisadores o vincularam aos registros locais de câncer para estimar a acurácia da mamografia.
2. Uma linha em uma tabela de *banco de dados relacional* que é melhor identificada por uma *chave primária* e que inclui informações sobre uma pessoa, transação, resultado ou evento específico. Por exemplo, uma tabela de Participantes pode ter um registro para cada participante do estudo, com o IDestudo como sua chave primária. Esse registro também pode conter outros campos com informações adicionais, como data de nascimento e gênero.

Regressão à média. É a tendência de valores muito altos ou muito baixos se aproximarem da média da população quando repetidos. Por exemplo, em um grupo de crianças selecionadas para um estudo por terem pressão arterial sistólica acima do percentil 95, devido à regressão à média, a maioria das crianças apresentou pressões arteriais mais baixas na primeira visita de acompanhamento, mesmo que ainda não tivessem recebido nenhum tratamento.

Reprodutibilidade. O grau em que medidas repetidas da mesma característica ou fenômeno dão o mesmo resultado quando a característica ou fenômeno não mudou. Por exemplo, uma balança para bebês dá resultados altamente reprodutíveis se, cada vez que pesar um peso padrão de 3 kg, o resultado for exatamente 3,000 kg. Note que reprodutibilidade não é o mesmo que *acurácia*; a balança também daria resultados altamente reprodutíveis se cada vez o resultado fosse, digamos, 3,047 kg.

Respeito às pessoas. Um princípio básico da ética em pesquisa que reconhece que todas as pessoas têm o direito de tomar suas próprias decisões sobre a participação em pesquisas. Ele obriga os pesquisadores a obter o consentimento informado voluntário dos participantes (ou a proteger aqueles cuja capacidade de fazê-lo está comprometida), a permitir que eles interrompam a participação a qualquer momento e a proteger sua privacidade. Por exemplo, o Estudo de Sífilis de Tuskegee violou o princípio ético do respeito às pessoas porque os participantes do estudo não foram informados de que estavam em um estudo de pesquisa e não deram seu consentimento informado.

Retrospectivo. Significa literalmente "olhar para trás". Este termo é usado, em formas variadas (e frequentemente com uma conotação pejorativa), para se referir a estudos nos quais os desfechos aconteceram antes da decisão do pesquisador em realizar o estudo ou antes da mensuração das variáveis preditoras. Por exemplo, em um *estudo de caso-controle* retrospectivo sobre o compartilhamento de bonés como um fator de risco para pediculose, um pesquisador pode enviar um questionário sobre o compartilhamento de bonés para as famílias de crianças que foram diagnosticadas com pediculose e para uma amostra de controles, ou seja, crianças que não tiveram tal diagnóstico.

Revisão por pares (*peer review*). Revisão de um protocolo, proposta ou manuscrito pelos pares do pesquisador que preparou esses documentos. Por exemplo, propostas submetidas ao National Institutes of Health (NIH) para financiamento passam por um processo de revisão por pares no qual cientistas do mesmo campo atribuem uma pontuação ao protocolo usando critérios bem definidos. Da mesma forma, artigos submetidos a revistas médicas são revisados por pares por cientistas que fazem sugestões sobre como melhorá-lo e ajudam os editores da revista a decidir se ele deve ser publicado.

Revisão simplificada pelo CEP. Nos Estados Unidos, alguns estudos que apresentam risco mínimo aos participantes podem ser submetidos a uma revisão simplificada por apenas um membro do Comitê de Ética em Pesquisa (CEP), em vez do comitê completo. Por exemplo, um estudo que envolvia a coleta de amostras nasais dos participantes para identificar infecções virais passou por uma revisão simplificada do CEP.*

---

*Não há revisão simplificada no sistema brasileiro. Para todos os protocolos de pesquisa, o CEP tem o prazo de até 30 dias para fornecer seu parecer. Quando submetidos à Conep, o prazo é de até 60 dias.

Revisão sistemática. Trata-se de uma revisão da literatura médica que emprega uma abordagem sistemática para localizar todos os estudos relacionados a uma determinada questão de pesquisa. Utiliza critérios claros para decidir se um estudo deve ser incluído na revisão e métodos padronizados para extrair dados dos estudos incluídos. Uma revisão sistemática pode também englobar uma *metanálise* dos resultados dos estudos. Por exemplo, um pesquisador realizou uma revisão sistemática de todos os estudos que avaliaram se suplementos de zinco diminuem o risco de contrair resfriados.

Risco relativo. Ver *razão de riscos*.

Risco. A probabilidade de um evento acontecer. Por exemplo, o risco de ser atingido por um raio nos Estados Unidos é de cerca de 1 em 500.000 por ano (https://www.cdc.gov/disasters/lightning/victimdata.html). Ver também *incidência*.

Saturação temática (ou de dados). Situação em que seguir adiante na coleta e análise de dados não proporciona novos *insights* conceituais ou teóricos. Por exemplo, os pesquisadores concluíram que o estudo atingiu a saturação temática quando a codificação de dados das últimas três entrevistas não gerou novos temas.

Sensibilidade. A proporção de participantes com a doença em quem um teste é positivo ("positivo na doença"). Em geral, a sensibilidade é maior para doenças mais avançadas. Por exemplo, em comparação com os resultados da biópsia, a sensibilidade de um resultado de antígeno prostático específico (PSA) sérico ≥ 4,0 ng/mL é de cerca de 20% para a detecção de câncer de próstata; em outras palavras, 1 em cada 5 homens com câncer de próstata terá um PSA de pelo menos 4,0 ng/mL. Para a detecção de câncer de próstata de alto grau, a sensibilidade do PSA ≥ 4,0 ng/mL é de cerca de 50%, o que significa que cerca de metade dos homens com câncer de próstata de alto grau terão um PSA de 4,0 ng/mL ou mais. Ver também *razão de verossimilhança*, *valor preditivo negativo*, *valor preditivo positivo* e *especificidade*.

Sensibilidade à mudança. É o quanto um instrumento de aferição é capaz de detectar mudanças importantes no construto subjacente que ele foi delineado para medir. Por exemplo, um questionário novo (e mais curto) sobre ansiedade mostrou sensibilidade limitada à mudança, porque mesmo quando os participantes experimentaram uma melhora marcante na gravidade de sua ansiedade, conforme averiguado por meio de um instrumento padrão, suas pontuações no novo questionário mostraram pouca alteração.

Série de casos. Trata-se de um estudo (geralmente descritivo ou gerador de hipóteses) de uma série de pessoas diagnosticadas com uma doença específica, às vezes tratadas de uma maneira particular. Por exemplo, uma série de casos de pacientes que se submeteram à cirurgia de catarata realizada por médicos residentes mostrou que todos tiveram desfechos satisfatórios.

Significância estatística. A afirmação de que um resultado de pesquisa, ao comparar dois ou mais grupos, teria sido improvável de ocorrer se a *hipótese nula* (de não haver diferença entre os grupos) fosse verdadeira, sugerindo que o *erro aleatório* é uma explicação improvável para os achados. Essa afirmação é quase sempre feita ao comparar o valor *P* para o resultado (na verdade, para a estatística de teste para o resultado) com um limiar predefinido, chamado *alfa*. Por exemplo, suponha que aqueles aleatoriamente designados para receber um novo tratamento para esteato-hepatite não alcoólica tiveram menos progressão da doença hepática do que aqueles no grupo controle que receberam placebo ($P = 0,02$) e alfa havia sido definido em 0,05. Os pesquisadores poderiam concluir que os resultados atingiram a significância estatística, inferindo que o tratamento foi eficaz.

Sistema de entrada de dados. Os formulários na tela utilizados para inserir dados do estudo, bem como as rotinas para importar dados de fontes como prontuários eletrônicos e dispositivos de aferição. Por exemplo, um componente de um sistema de entrada de dados pode ser um questionário baseado na *web* que pode ser preenchido em um tablet.

Sobreajuste (*overfitting*). Um problema que surge quando os pesquisadores selecionam as variáveis ou pontos de corte para um modelo de *ajuste multivariável* com base em parte na variação aleatória na amostra, levando a estimativas excessivamente otimistas do desempenho do modelo. Por exemplo, revisores suspeitaram de sobreajuste quando os autores relataram um excelente desempenho de um modelo para predizer fraturas vertebrais recorrentes, que foi baseado em 4 dos 25 preditores medidos e em apenas 20 desfechos.

Sobrediagnóstico (*overdiagnosis*). Diagnóstico de uma doença que nunca teria afetado o paciente se não tivesse sido diagnosticada. Por exemplo, um risco do rastreamento do câncer de próstata é o sobrediagnóstico; esse risco aumenta com a idade do paciente.

***Software* de análise estatística.** Um programa, como Stata, SAS, SPSS, ou R, usado para analisar e visualizar dados. Diferente dos programas de planilhas, as colunas nesses programas possuem nomes de variáveis, rótulos, tipos, e formatos dedicados, bem como uma linguagem de programação que permite aos usuários inserir comandos de forma interativa ou armazenar uma sequência de comandos em um programa para execução posterior. Por exemplo, a pesquisadora decide usar R para analisar os dados do estudo porque ele é gratuito para o público.

Softwares de gerenciamento de dados. O sistema utilizado para armazenar, gerenciar e validar os dados de um estudo. Por exemplo, o estudo utilizou o *software* Research Electronic Data Capture (REDCap), que foi disponibilizado sem custo algum para o gerenciamento de dados pela instituição do pesquisador.

Sujeito. Ver *participante*.

Supressão. Um tipo de *confundimento* no qual o confundidor diminui a aparente associação entre a variável preditora e a variável de desfecho porque está associado ao preditor, mas afeta o desfecho na direção oposta. Por exemplo, uma associação entre fumar e rugas na pele pode ser perdida ("suprimida") em um estudo se os fumantes forem mais jovens e o confundimento pela idade não for controlado.

Tabela de dados. Uma tabela com dados na qual as linhas representam *registros* e as colunas representam *campos* ou atributos. Por exemplo, cada linha em uma tabela de participantes representaria um participante diferente do estudo; as colunas seriam atributos inalteráveis, como a data de nascimento, desses participantes.

Tamanho da amostra. O número estimado de participantes necessário para que um estudo seja bem-sucedido ou o número de participantes inscritos em um estudo. Por exemplo, a pesquisadora estimou que precisava ter um tamanho de amostra de 54 participantes para ter 90% de poder estatístico para detectar uma duplicação no risco de comportamento agressivo entre meninos do terceiro ano do ensino fundamental expostos a videogames violentos; o estudo real teve um tamanho de amostra de 58 crianças.

Taxa. É uma medida de *risco* ao longo do tempo, definida como o número de participantes que desenvolvem um desfecho dividido pelo total de *pessoa-tempo* em risco. Por exemplo, a taxa de desenvolvimento de cirrose entre pacientes com esteato-hepatite não alcoólica foi de 7 por 1.000 pessoas-ano. Ver também *taxa de azares*.

Taxa de azares (*hazard rate*). Um termo epidemiológico que mede a *taxa* instantânea na qual um desfecho ocorre em uma população. Para fins práticos, quase sempre é estimada como a taxa de um desfecho. Por exemplo, a taxa de azares para o desenvolvimento de doença arterial coronariana entre mulheres de 50 a 59 anos foi estimada como 0,008 por ano.

Taxa de incidência. A *taxa* na qual uma doença ou desfecho ocorre em um grupo de participantes previamente livres dessa condição. Normalmente calculada como o número de casos novos do desfecho dividido pela *pessoa-tempo* em risco. Por exemplo, a taxa de incidência de infarto do miocárdio era de 35 por 1.000 pessoas-ano em homens de meia-idade, quase o dobro da taxa (17 por 1.000 pessoas-ano) em mulheres de meia-idade.

Taxa de resposta. A proporção de participantes elegíveis que respondem a um questionário ou a um item nele. Uma baixa taxa de resposta pode diminuir a validade interna do estudo e levar a *viés* no resultado. Por exemplo, em uma pesquisa com estudantes do ensino médio, uma taxa de resposta de 20% para uma pergunta sobre o uso de maconha sugeriria que o resultado provavelmente não é uma estimativa válida da verdadeira taxa de uso. Ver também *dados faltantes*.

Teoria fundamentada (*grounded theory*). Um método *indutivo* de pesquisa qualitativa que utiliza dados para desenvolver uma nova teoria. A codificação leva à descoberta de temas, que são então analisados e transformados em novas proposições teóricas. Por exemplo, com base no que os pesquisadores observaram numa unidade de cuidados intensivos, a teoria fundamentada foi utilizada para desenvolver uma compreensão teórica da experiência de morte no hospital.

Termo de Interação. Em uma *análise multivariável*, como regressão linear ou logística, um termo de interação serve para estimar os "efeitos adicionais" em um desfecho originados pela combinação dos efeitos de duas ou mais variáveis preditoras, que vão além dos seus efeitos isolados. Esses termos são mais facilmente compreendidos quando as variáveis preditoras são *dicotômicas* (com valores de 0 ou 1) e sua aplicação depende do *modelo de risco* subjacente. Por exemplo, em um *modelo de risco* multiplicativo, se ser do sexo masculino aumenta o risco de câncer de bexiga em duas vezes e o tabagismo aumenta esse risco em cinco vezes, então homens fumantes teriam um risco 10 vezes maior (2×5) em relação às mulheres não fumantes. Incluir um termo de interação no modelo (p. ex., sexo masculino [valor = 1] × tabagismo [valor = 1] = 1) permite avaliar os efeitos – que podem ser maiores ou menores que 10 vezes – resultantes da combinação entre ser do sexo masculino e fumar.

Teste do qui-quadrado. Um teste estatístico que compara duas (ou mais) proporções para determinar se elas são significativamente diferentes entre si. Por exemplo, um estudo determinou se o risco de demência era semelhante entre pessoas que se exercitavam pelo menos duas vezes por semana (em comparação com aquelas que se exercitavam menos frequentemente), comparando esses riscos estatisticamente por meio de um teste do qui-quadrado.

Teste estatístico. Uma maneira de avaliar os dados para fornecer evidências quantitativas para refutar (ou não refutar) uma hipótese específica, geralmente uma *hipótese nula*. Diferentes tipos de dados (p. ex., contínuos, dicotômicos) usam diferentes testes estatísticos. Por exemplo, os pesquisadores usaram um teste estatístico chamado *teste do qui-quadrado* para comparar as proporções de homens e mulheres que acreditavam que as vacinas para Covid-19 eram eficazes.

Teste índice. O teste que está sendo avaliado em um estudo de um teste diagnóstico ou prognóstico. Os resultados no teste índice são comparados com um padrão-ouro para um teste diagnóstico ou com o que realmente aconteceu com os participantes do estudo para um teste prognóstico. Por exemplo, o teste índice de ultrassonografia abdominal foi comparado com o padrão-ouro dos achados patológicos para o diagnóstico de apendicite.

Teste *t* (ou teste *t* de Student). É um teste estatístico utilizado para determinar se o *valor médio* de uma *variável contínua* em um grupo difere significativamente daquele em outro grupo. Por exemplo, entre os participantes de um estudo que foram tratados com dois antidepressivos diferentes, um teste *t* poderia ser usado para comparar os escores médios de depressão após o tratamento nos dois grupos (um teste *t* para duas amostras não pareadas) ou a média de mudança entre a linha de base e o período após o tratamento nos dois grupos (um teste *t* para duas amostras pareadas). Ver também *teste t para uma amostra* e *teste t para duas amostras*.

Teste *t* para duas amostras. É um teste estatístico utilizado para comparar o *valor médio* de uma *variável contínua* em uma amostra com seu valor médio em outra amostra. Por exemplo, os pesquisadores descobriram que os participantes tratados com suplementos de azeite de oliva tiveram um aumento médio de 10 mg/dL nos níveis de colesterol HDL durante o estudo, em comparação com um aumento de 2 mg/dL entre aqueles tratados com placebo ($P = 0{,}14$, usando um teste *t* para duas amostras). Ver também *teste t para uma amostra*.

Teste *t* para uma amostra. É um *teste estatístico* usado para comparar a média de uma variável em uma amostra a um valor constante predefinido. O tipo mais comum desse teste *t* é o *teste t pareado*, onde a média amostral da diferença entre medidas pareadas (p. ex., no mesmo participante em momentos distintos) é comparada a zero. Por exemplo, os pesquisadores descobriram que os homens ganharam uma média (± DP) de 4 ± 3 kg de peso durante seus períodos de residência ($P = 0{,}03$, usando o teste *t* para uma amostra). Ver também *teste t para duas amostras*.

Teste Z. Trata-se de um *teste estatístico* utilizado para comparar proporções com o objetivo de verificar se há uma diferença estatisticamente significativa entre elas. Ao contrário do *teste do qui-quadrado*, que é sempre bilateral, o teste Z pode ser utilizado para hipóteses unilaterais. Por exemplo, um teste Z unilateral pode ser empregado para verificar se a proporção de pessoas privadas de liberdade que possuem tatuagens é significativamente maior do que a proporção de indivíduos em liberdade que as possuem. Em contrapartida, um teste Z bilateral (ou um teste do qui-quadrado) poderia ser utilizado para determinar se a proporção de pessoas privadas de liberdade que possuem tatuagens é significativamente diferente (i.e., menor ou maior) do que a proporção de pessoas não encarceradas que as possuem.

Testes de falsificação. Testes que buscam verificar a robustez dos resultados de uma pesquisa, especificando hipóteses que, se fossem falsificadas, levariam a preocupações de que os principais resultados da pesquisa estivessem enviesados. Por exemplo, se um estudo constatasse que o uso de medicamentos anti-inflamatórios não esteroides (AINEs) aumenta o risco de asma (talvez devido aos seus efeitos sobre as prostaglandinas), os testes de falsificação poderiam verificar se os AINEs também aumentam o risco de condições médicas não relacionadas às prostaglandinas (como infecções do trato urinário) ou se a associação com a asma mostrava uma relação dose-resposta (como esperado).

Testes de hipóteses múltiplas. Situação na qual um pesquisador estuda mais de uma – e geralmente muito mais do que uma – hipóteses em um estudo, aumentando assim o risco de cometer um erro tipo I, a menos que o nível de *significância estatística* seja ajustado. Por exemplo, embora a pesquisadora tenha relatado uma associação estatisticamente significativa ($P = 0{,}03$) entre o uso de suplementos de vitamina C e o declínio cognitivo, seus resultados foram criticados porque ela não levou em conta o efeito da testagem de múltiplas hipóteses – o estudo analisou mais de 30 suplementos nutricionais. Ver também *correção de Bonferroni*.

Tratamento. Ver *intervenção*.

Triangulação. A comparação de múltiplos tipos de dados (entrevistas, observações ou dados quantitativos) para aprimorar a nuance, precisão ou credibilidade de uma descoberta. Por exemplo, após realizar entrevistas e observações diretas, os pesquisadores usaram a triangulação para obter uma compreensão mais completa de como diferentes membros da equipe do bloco cirúrgico responderam ao processo da pausa cirúrgica.

Um para muitos (*one-to-many*). Esta é uma conexão entre "um" participante (ou atributo) em um banco de dados que também tem "muitas" medidas associadas a esse mesmo participante (ou atributo). Por exemplo, imagine um estudo que inclua informações sobre medidas sequenciais do peso corporal dos participantes, cada um dos quais possui um profissional de atenção primária de referência e uma cidade de residência. Nesse contexto, o participante pode representar o lado "um" e o peso corporal o lado "muitos"; a cidade pode estar no lado "um" e o participante (e o profissional de saúde) no lado "muitos"; e o profissional de saúde pode estar no lado "um" e o participante no lado "muitos". Ver também *banco de dados relacional*.

Validação cruzada em *k* grupos. Um método para validar uma estimativa do desempenho de um modelo que pode ter sido inflacionada por sobreajuste. Por exemplo, em uma validação cruzada de 10 grupos, a amostra seria dividida em dez grupos. Dez modelos distintos seriam derivados, cada vez excluindo um dos décimos. As estimativas de desempenho do modelo são baseadas nos valores previstos e observados nos 10 diferentes grupos excluídos.

Validação interna. Validação, na maioria das vezes de um *modelo de predição clínica*, em uma amostra de participantes provenientes da mesma *população acessível* que foi usada para derivar o modelo. Por exemplo, os desenvolvedores de um modelo de predição clínica para sepse neonatal desenvolveram o modelo usando metade dos casos de seu estudo de caso-controle aninhado e depois realizaram a validação interna na outra metade dos casos.

Validação por amostragem dividida (*split sample validation*). É um método utilizado para evitar *sobreajuste* dividindo uma *amostra* em dois grupos e derivando uma regra de predição clínica ou outro modelo em um grupo de participantes e validando-o no outro grupo. Por exemplo, uma regra para predizer icterícia neonatal futura a partir de dados disponíveis durante a hospitalização do parto foi derivada usando 80% dos nascimentos e validada nos 20% restantes.

Validade. O grau em que uma medição representa o fenômeno de interesse. Por exemplo, a pontuação em um questionário de problemas relacionados ao sono é válida na medida em que avalia esses problemas de sono de forma semelhante à avaliada por exemplo, a partir de uma gravação feita em um laboratório do sono.

Validade aparente. É um termo que descreve o quanto uma medida parece mensurar um fenômeno, baseado na aparência de razoabilidade da medida. Geralmente não é um método muito confiável para avaliar a validade. Por exemplo, uma medida de popularidade em adolescentes foi considerada como tendo validade aparente, porque incluía itens que os pesquisadores pensavam que diferenciariam os estudantes populares daqueles que não eram. Ver também *validade de construto*, *validade de conteúdo* e *validade de critério*.

Validade de construto. Um termo que descreve o quão bem uma medição corresponde às definições teóricas do traço (o "construto") que está sendo medido. Por exemplo, acreditava-se que uma medição de ansiedade social possuía validade de construto, pois havia diferenças substanciais em seus valores entre pessoas cujos amigos as descreviam como "amantes da diversão" e "extrovertidas" em comparação com aquelas que foram descritas como "tímidas" e "pouco propensas a ir a festas". Ver também *validade de conteúdo* e *validade de critério*.

Validade de conteúdo. Um termo que descreve o quão bem uma medição representa vários aspectos do fenômeno que está sendo estudado. Por exemplo, acreditava-se que uma medição de insônia possuía validade de conteúdo porque media a quantidade total de sono, episódios de despertar noturno, despertar precoce, energia ao acordar para o dia e sonolência diurna. Ver também *validade de construto* e *validade de critério*.

Validade de critério. Um termo que descreve o quanto uma medida se correlaciona com outras formas de medir o mesmo fenômeno. Por exemplo, uma medida de depressão em adolescentes foi considerada como tendo validade de critério, pois apresentou alta correlação com as pontuações no inventário de depressão de Beck. Ver também *validade de construto* e *validade de conteúdo*.

Validade externa. O grau em que as conclusões de um estudo se aplicam a pessoas e eventos externos ao estudo. Por exemplo, os revisores de um artigo submetido – que concluiu que a mortalidade por AVCs hemorrágicos era maior naqueles com menos de 50 anos – levantaram preocupações sobre sua validade externa porque a *amostra* veio de um centro de atendimento quaternário que se especializava no tratamento de aneurismas intracranianos. Sinônimo de capacidade de generalização.

Validade interna. O grau em que as conclusões de um estudo refletem o que de fato ocorreu no estudo. Por exemplo, os pesquisadores usaram um esfigmomanômetro automático para medir a pressão arterial em três ocasiões no início e novamente no final do estudo para fortalecer a validade interna de sua conclusão de que a meditação não era mais eficaz do que ler poesia na redução da pressão arterial sistólica elevada. Ver também *validade externa*.

Validade preditiva. Um termo que descreve o quão bem uma medida representa o fenômeno subjacente que se pretende medir, com base em sua capacidade de predizer desfechos relacionados. Por exemplo, a validade preditiva de uma medida de depressão seria fortalecida se estivesse associada ao risco subsequente de suicídio.

Valor P. A probabilidade de encontrar um efeito (mais precisamente, um valor de uma estatística de teste) tão grande quanto ou maior do que aquele encontrado no estudo, unicamente devido ao acaso, se não houver efeito na população da qual a amostra foi sorteada (i.e., se a *hipótese nula* estiver correta). Por exemplo, se a hipótese nula é que beber café não está associado ao risco de infarto do miocárdio, e o estudo descobriu que o risco relativo de infarto do miocárdio entre os bebedores de café em comparação com os não bebedores era 2,0 com um valor P de 0,10, havia uma probabilidade de 10% de encontrar um risco relativo de 2,0 ou maior no estudo se não houvesse associação entre beber café e infarto do miocárdio na população.

Valor preditivo negativo. A probabilidade de que uma pessoa com um resultado de teste negativo não tenha a doença que está sendo testada. Por exemplo, entre homens com idade entre 62 e 91 anos, o valor preditivo negativo de um antígeno prostático específico (PSA) ≤ 4,0 ng/mL era de cerca de 85%. (Thompson IM, Pauler DK, Goodman PJ, Tangen CM, Lucia MS, Parnes HL, et al. Prevalence of prostate cancer among men with a prostate-specific antigen level < or =4.0 ng per milliliter. N Engl J Med. 2004;350(22):2239-2246.) Ver *prevalência*, *probabilidade a priori*, *sensibilidade* e *especificidade*.

Valor preditivo positivo. A probabilidade de que uma pessoa com um resultado de teste positivo tenha a doença que está sendo testada. Por exemplo, em uma população de homens com uma prevalência de câncer de próstata de 15%, o valor preditivo positivo de um antígeno prostático específico (PSA) > 4,0 ng/mL é de cerca de 30%. Ver *prevalência*, *probabilidade a priori*, *sensibilidade* e *especificidade*.

Valores marginais. Um termo geral usado para designar os totais das linhas e colunas em uma tabela que apresenta dados dicotômicos ou categóricos. Por exemplo, ao examinar os valores marginais em uma tabela 2 × 2 que avalia o grau de concordância entre dois patologistas no diagnóstico de câncer de pele, observa-se que o primeiro patologista diagnosticou câncer em 25% das amostras, enquanto o segundo fez o mesmo em 18% das amostras.

Variabilidade. A quantidade de dispersão em uma medição, geralmente expressa como seu *desvio-padrão*. Por exemplo, se a mudança no peso corporal produzida por uma dieta varia de ganho de peso substancial a perda de peso substancial, a mudança é altamente variável. Ver também *variância*.

Variabilidade do instrumento. Diferenças em aferições repetidas devido a variações no instrumento que é utilizado para realizar a aferição. Por exemplo, a densidade óssea do fêmur proximal pode variar dependendo da posição do quadril, levando à variabilidade do instrumento na medição.

Variabilidade do observador. Diferenças nas medições repetidas de uma variável devido às variações no observador que realiza a medição. Por exemplo, os examinadores que registram a circunferência da cintura de um participante podem posicionar a fita métrica em diferentes níveis do abdome, causando assim variabilidade do observador na sua medição.

Variabilidade do participante. Diferenças em uma medição repetida que são decorrentes da variação em um participante. Por exemplo, estados de humor transitórios e qualidade do sono afetam o desempenho cognitivo, levando à variabilidade do participante em sua medição.

Variância. Trata-se de um indicador que mede a dispersão de valores contínuos em uma população ou em uma amostra específica. A variância é calculada ao se estabelecer o *valor médio*, somar as diferenças ao quadrado entre esse valor médio e cada um dos valores individuais e, finalmente, dividir a soma resultante pelo número total de valores. No caso de uma amostra, a variância é calculada dividindo essa soma pelo número de valores subtraído de um. Vale ressaltar que a variância, em si, não possui um significado intuitivo direto, mas a raiz quadrada da variância representa o *desvio-padrão*, que é uma medida mais intuitiva da dispersão. Por exemplo, a variância das alturas em uma equipe de basquete profissional masculina era de 92 cm², o que corresponde a um desvio-padrão de 9,6 cm.

Variáveis categóricas politômicas. São *variáveis categóricas* com três ou mais categorias. Por exemplo, o grupo sanguíneo ABO, que inclui os tipos A, B, AB e O, é uma variável categórica politômica.

Variável. Uma medição que pode ter diferentes valores. Por exemplo, o uso de drogas injetáveis é uma variável porque pode ter vários valores diferentes, como nunca, apenas no passado ou atual. Ver também *variável categórica, variável confundidora, variável contínua, variável de contagem, variável dicotômica, variável discreta, variável nominal, variável ordinal, variável de desfecho* e *variável preditora*.

Variável categórica. Uma variável que pode assumir apenas um entre vários valores possíveis. Por exemplo, a pesquisadora transformou suas medições do nível de escolaridade relatado em uma variável categórica com quatro valores: menos que ensino médio completo, ensino médio completo ou superior incompleto, nível superior completo e pós-graduação. Ver também *variável contínua, variável dicotômica, variável nominal* e *variável ordinal*.

Variável confundidora. Ver *confundimento*.

Variável contínua. Uma medida que, em teoria, pode ter um número infinito de possíveis valores. Na prática, o termo é frequentemente usado para medidas numéricas que possuem "muitos" (alguns dizem 10 ou mais, outros dizem 20 ou mais) valores possíveis. Por exemplo, a pressão arterial sistólica foi medida como uma variável contínua em mmHg usando um esfigmomanômetro de mercúrio. Ver também *variável categórica, variável dicotômica* e *variável discreta*.

Variável de contagem. Uma variável que possui um número contável de valores que podem ser expressos como um número inteiro positivo. Por exemplo, o número de pessoas que moram em uma casa é uma variável de contagem.

Variável de desfecho. A definição formal do desfecho para cada participante. Por exemplo, em um estudo sobre os efeitos de diferentes tipos de exercício físico no peso corporal e na composição corporal, as variáveis de desfecho foram definidas como a mudança no peso em kg da linha de base até a medição final após 1 ano, e a mudança na circunferência da cintura em cm durante esse mesmo período.

Variável dependente. Ver *variável de desfecho*.

Variável dicotômica. É uma variável que pode assumir apenas um de dois valores possíveis, como sim/não ou vivo/morto. Por exemplo, o examinador categorizou a pressão arterial sistólica em hipertensiva (≥ 140 mmHg) ou não. Ver também *variável categórica* e *variável contínua*.

Variável discreta. É um tipo de variável que assume apenas valores inteiros, sejam eles positivos ou negativos. Muitas vezes, variáveis contínuas são tratadas como variáveis discretas. Por exemplo, a variação de peso no último ano, que foi registrada em quilogramas inteiros, se caracteriza como uma variável discreta. Ver também *variável de contagem* e *variável contínua*.

Variável independente. Ver *variável preditora*.

Variável instrumental. Uma variável que está associada à *variável preditora*, mas não está de outra forma associada à *variável de desfecho*. Portanto, ela pode ser usada para estimar indiretamente o efeito do preditor no desfecho. Por exemplo, pesquisadores encontraram diferenças regionais marcantes no uso de uma nova vacina contra a gripe, então eles puderam usar a região de residência como uma variável instrumental para estudar o efeito da vacina contra a gripe na mortalidade de idosos.

Variável nominal. Uma *variável categórica* para a qual não há uma ordem intrínseca. Por exemplo, a afiliação religiosa (budista, cristão, hindu, judeu, muçulmano, outros, nenhum) foi codificada como uma variável nominal. Ver também *variável ordinal*.

Variável numérica. Uma variável que pode ser quantificada por um número. Por exemplo, o índice de massa corporal (IMC) expresso em kg/m² é uma variável numérica.

Variável ordinal. Uma *variável categórica* cujos valores possuem uma ordem lógica. Por exemplo, a satisfação do paciente com seu atendimento geral foi medida como uma variável ordinal em uma escala de 5 pontos, de muito ruim a muito bom. Ver também *variável nominal*.

Variável preditora. Ao considerar a *associação* entre duas variáveis, a variável preditora ocorre primeiro ou é mais provável em termos biológicos de causar a outra variável. Por exemplo, em um estudo para determinar se a obesidade está associada a um risco aumentado de apneia do sono, a obesidade seria a variável preditora. Em um ensaio clínico randomizado analisado por intenção de tratar, a variável preditora é a atribuição do grupo.

Viés (*bias*). Um erro sistemático em uma medição, ou em uma associação estimada, devido a uma falha no delineamento, execução ou análise de um estudo. Por exemplo, devido a um viés na maneira como os participantes se lembraram de sua exposição a produtos químicos tóxicos, os pacientes com leucemia eram mais propensos a relatar o uso anterior de inseticidas do que os controles.

Viés de amostragem. Ver *viés de seleção*.

Viés de erro de classificação diferencial. Um termo geral para a situação em que uma medida varia sistematicamente de acordo com o estado do paciente, geralmente se o paciente é um caso ou um controle; ocorre mais comumente com exposições que precisam ser lembradas. Por exemplo, como os casos de doença celíaca adulta eram mais propensos a recordar exposições na infância a produtos que contêm trigo do que seus irmãos que cresceram na mesma casa, os pesquisadores suspeitaram que havia *viés de recordação*, um tipo de viés de erro de classificação diferencial. Ver também *viés de erro de classificação não diferencial*.

Viés de erro de classificação não diferencial. Um tipo de *viés* que não é afetado caso um participante seja um caso ou controle (ou ocasionalmente, caso um participante estava exposto ou não exposto). O viés de erro de classificação não diferencial tende a tornar as associações mais difíceis de serem encontradas porque reduz as aparentes diferenças entre os grupos. Por exemplo, embora a recordação da exposição passada a antibióticos fosse imperfeita tanto em casos como em controles, o viés parecia ser não diferencial, já que uma revisão dos registros médicos indicava que ambos os grupos tinham imprecisões semelhantes. Ver também *viés de erro de classificação diferencial*.

Viés de espectro. A situação na qual a *acurácia* de um teste é diferente na *amostra* do que teria sido na população porque o espectro da doença (que afeta a sensibilidade) ou não doença (que afeta a especificidade) na amostra difere daquele na população na qual o teste será usado. Por exemplo, devido ao viés de espectro, um novo teste sérico projetado para diagnosticar câncer de esôfago foi considerado relativamente acurado em um estudo de pacientes com câncer de esôfago avançado em comparação com estudantes de medicina saudáveis, mas teve um desempenho ruim quando usado em pacientes idosos com dificuldade de deglutição não diagnosticada.

Viés de incorporação. Um *viés* que pode ocorrer quando um teste índice é avaliado comparando-o com um *padrão-ouro* que incorpora o resultado do teste índice, fazendo com que o teste índice pareça mais útil do que realmente é. Por exemplo, um estudo sobre os níveis de lipase como um teste para pancreatite provavelmente foi afetado pelo viés de incorporação, pois os pesquisadores usaram uma definição de consenso de pancreatite como padrão-ouro, e essa definição incluía como um de seus elementos a alteração na lipase.

Viés de instrumento. É um *viés* de aferição que ocorre porque um instrumento consistentemente superestima ou subestima seu valor verdadeiro. Por exemplo, devido ao viés de instrumento, a medição do volume de ar expirado foi subestimada consistentemente devido a um vazamento de ar.

Viés de não resposta. Um tipo de *viés* em que a falha em responder (p. ex., a um questionário) afeta os resultados de um estudo. Por exemplo, os pesquisadores estavam preocupados com o viés de não resposta em seu estudo sobre os efeitos do uso ilícito de drogas no risco de desenvolver insuficiência renal, porque essa questão frequentemente ficava sem resposta.

Viés de publicação. Uma distorção da literatura publicada que ocorre quando os estudos publicados não são representativos de todos os estudos que foram realizados, geralmente porque os resultados positivos (p. ex., aqueles que mostram que um tratamento é eficaz) são submetidos e publicados mais frequentemente do que os resultados negativos. Por exemplo, o viés de publicação foi suspeitado pelos autores de uma metanálise que descobriu que seis estudos positivos de pequeno porte, mas apenas um grande estudo negativo, haviam sido publicados.

Viés de recordação. É um tipo específico de *viés* no qual a recordação de um participante sobre sua exposição a um fator de risco é influenciada por outro fator, especialmente por ser o participante um caso ou um controle. Por exemplo, acreditou-se que o viés de recordação era a razão pela qual os casos de esclerose lateral amiotrófica eram mais propensos do que os controles a recordar a exposição a inseticidas.

Viés de seleção. Trata-se de um erro sistemático que faz com que a *amostra* de pessoas selecionadas para um estudo não represente a população alvo; às vezes chamado de "viés de amostragem". Por exemplo, haveria um viés de seleção se os participantes de um estudo sobre fatores que afetam o prognóstico na esclerodermia tivessem sido todos atendidos em um centro médico acadêmico; é provável que eles tenham uma doença mais grave – e talvez melhor acesso aos cuidados – do que os pacientes típicos de esclerodermia.

Viés de tempo imortal. Um *viés* que ocorre quando a sobrevivência (ou outros dados de tempo até o evento) é comparada de uma maneira que não reflete adequadamente a pessoa-tempo em risco. Esse viés recebe este nome a partir de estudos cujo delineamento (geralmente a definição de expostos e não expostos, ou grupos tratados e não tratados) impossibilitava que alguns participantes morressem durante um período que, mesmo assim, contava para sua sobrevivência. Por exemplo, considere um estudo que comparou a mortalidade após a alta hospitalar entre pacientes idosos que retiraram e os que não retiraram seus medicamentos prescritos dentro de 14 dias após a alta. O tempo da alta até a retirada de um medicamento (p. ex., em 10 dias) era "imortal" porque ninguém que retirou um medicamento em 10 dias poderia ter morrido nos 9 dias anteriores. Portanto, não levar em conta o viés do tempo imortal faria com que a retirada dos medicamentos prescritos parecesse mais benéfica do que realmente era.

Viés de verificação diferencial. Um *viés* que ocorre em estudos de testes diagnósticos quando diferentes *padrões-ouro* (que nem sempre fornecem as mesmas respostas) são aplicados a diferentes participantes, dependendo pelo menos em parte do resultado do teste em estudo. Por exemplo, em um estudo de rastreamento do antígeno prostático específico (PSA) para câncer de próstata em homens, aqueles com altos níveis de PSA receberam biópsias da próstata, enquanto aqueles com níveis normais de PSA foram acompanhados clinicamente; isso levantou a preocupação de que o viés de verificação diferencial aumentou falsamente a sensibilidade e diminuiu a especificidade do rastreamento do PSA em homens com câncer de próstata indolente.

Viés de verificação parcial. (Também conhecido como viés de verificação, viés de investigação diagnóstica ou viés de encaminhamento). É um tipo de viés que pode surgir quando a avaliação da acurácia de um teste é feita de forma seletiva. Isso ocorre quando os participantes do estudo são submetidos ao padrão-ouro para verificar a presença de uma doença com base nos resultados do teste do estudo. Apenas os participantes que são submetidos ao teste de padrão-ouro são incluídos na análise. Por exemplo, em um estudo que avalia a precisão da percussão torácica para o diagnóstico de pneumonia, se apenas os pacientes que fizeram uma radiografia de tórax forem incluídos, e se os pacientes com som abafado à percussão forem mais propensos a fazer uma radiografia, a sensibilidade da percussão seria superestimada e a especificidade subestimada. Isso ocorre devido ao viés de verificação parcial.

Viés do duplo padrão-ouro. Ver *viés de verificação diferencial*.

Viés do observador. A situação em que um pesquisador (ou assistente de pesquisa) faz uma avaliação não objetiva que é afetada pelo seu conhecimento sobre um ou mais atributos do participante, como se o participante é um caso ou controle, ou foi exposto ou não a um fator de risco específico. Por exemplo, o viés do observador foi aparentemente responsável pela constatação de que, com base em uma entrevista, adolescentes hispânicos tinham mais probabilidade de serem caracterizados como tendo problemas com o gerenciamento da raiva do que os asiáticos, porque uma pesquisa autoadministrada e uma revisão dos registros escolares não encontraram diferenças entre os dois grupos.

Viés do participante. Ver *viés de recordação*.

Índice

Nota: Os números de páginas seguidos por *f* indicam figuras; aqueles seguidos por *g* indicam glossário; aqueles seguidos por *t* indicam tabelas.

Abandono, 72, 399-442*g*
Abordagem bayesiana, 61
Abordagens qualitativas
   coleta de dados, 276-277*t*
   definindo o delineamento a partir da questão de pesquisa, 272-274
   exercícios para, 281
   gerenciamento, análise e geração de relatórios de dados
      análise qualitativa, metas de, 276-278, 276-277*t*
      escrita e compartilhamento de resultados, 279-280
      processo de gerenciamento e análise, 278-280
      software de análise de dados qualitativos, 277-279
   metas de, 276-278, 276-277*t*
   métodos qualitativos
      capturando conceitos complexos, 270-273
      desenvolvimento de novas medições e melhoria das existentes, 270-272
      explorando novas ideias, 272-273
   pesquisa qualitativa
      abordagens em, 269-270
      comparando abordagens, 269-272, 269-270*t*
      definição, 265-269
      quantitativas vs., 268-269*t*
      técnicas quantitativas vs., 270-272
Acaso, 160, 161*t*
   minimizando erros devido ao, 162, 162*t*
Acompanhamento, 209-212, 209*t*
   maximização do, 134-136, 135-136*t*
Acurácia, 9, 39, 43-45, 44*f*, 44*t*, 242, 399-442*g*
   de testes médicos
      amostragem, 247-248
      análise, 249-252
      calibração, 252
      curvas ROC, 250, 250*f*
      delineamentos, 247-249
      razões de verossimilhança, 251-252, 251-252*t*
      riscos absolutos, razões de risco, diferenças de risco e razões de azares, 252
      sensibilidade, especificidade, valores preditivos positivo e negativo e acurácia, 249, 249*t*
      variável de desfecho, 248-249
      variável preditora, 248
   estratégias para aumentar, 45-46, 45*t*
Adequação conceitual, 320-321, 399-442*g*
Adequação psicométrica, 320-321, 399-442*g*
Adesão ao protocolo, 209-212, 209*t*
Administração de medidas autorrelatadas
   abordagens de entrevista, 323
   autoadministração vs. administração por entrevistadores, 321-322
   plataformas de administração, 321-322
Aferição (medição), 39, 39*f*
   acurácia, 43-45, 44*f*, 44*t*
      estratégias para aumentar, 45-46, 45*t*
   erro, 9, 145-146, 399-442*g*
   escalas, 40*t*
      escolhendo, 41
      variáveis categóricas, 40
      variáveis numéricas, 40-41
   exercícios para, 51
   força de preensão, definição operacional de, 50
   materiais armazenados, 47-48, 48*t*
   outras características das abordagens, 47
   precisão, 41-42, 44*t*
      avaliando, 42
      estratégias para aprimorar, 42-43, 43*t*
   validade, 46-47
   viés, 163-165
Ajuste, 74, 187, 399-442*g*
Alfa (α), 56-57, 57*t*, 65, 399-442*g*
Algoritmo de aprendizado de máquina, 110-111
Amostra, 26, 399-442*g*
   de base populacional, 31
   definição, 27
Amostra aleatória, 33, 399-442*g*
Amostra consecutiva, 33, 399-442*g*
Amostra pretendida, 27, 399-442*g*
Amostra representativa, 33-34, 399-442*g*
Amostra sistemática, 32, 399-442*g*
Amostragem, 26, 399-442*g*
   amostragens não probabilísticas, 33
   amostragens probabilísticas, 31-32, 32*f*
   casos, 143-145, 143*f*
   comentários sobre, 33
   controles, 144-146
   conveniência, pareamento como, 169
   de testes médicos, 247-248
   grafos acíclicos dirigidos e, 189-190
Amostragem baseada em resultados de testes, 248, 399-442*g*
Amostragem com incidência-densidade, 399-442*g*
Amostragem em bola de neve, 269-270, 399-442*g*
Amostragem por conglomerado, 32, 73, 399-442*g*
Amostragem proposital (ou seleção), 267-268, 399-442*g*
Amostras de base populacional, 31, 399-442*g*
   de casos e controles, 144-146
Amostras de sangue neonatal, pesquisa em, 100-102
Análise bayesiana, 226, 399-442*g*
Análise conforme tratado, 213-214, 215*f*, 399-442*g*
Análise de cobertura, 330-331
Análise de dados secundários, 293, 295, 399-442*g*
Análise de decisão, estudos do efeito dos testes nos desfechos, 258
Análise de estrutura, 278-279, 399-442*g*

Índice

Análise de sensibilidade, 135-136, 399-442g
Análise de sobrevivência, 73, 399-442g
Análise de subgrupos, 215-216, 399-442g
Análise estatística especial, 74
Análise frequentista, 226, 237-238, 399-442g
Análise multivariável, 174t, 174-176, 253, 399-442g
Análise por intenção de tratar, 213-214, 215f, 399-442g
Análise por protocolo, 213-214, 215f, 399-442g
Apoio financeiro para pesquisa, 364-366
    apoio à pesquisa pela indústria, 367-370
    financiamento da indústria, 367-370
    fundações e sociedades profissionais, subsídios de, 366-368, 367-368f
    fundos da instituição, 368-370
    Subsídios e contratos do NIH, 365-367, 366t, 366-367f
Aprovação regulatória, de novas terapias, 208-209, 209t
Árvore de classificação e regressão (CART), 253. *Ver também* Particionamento recursivo
Associação, 5, 159-160, 399-442g
    em estudo observacional vs. efeito causal, 160-161, 161t
    força de, 180-181
    medidas de, 134-135
Atitude cética, 18
Autoria, 106-108

Banco de amostras biológicas, 204
Banco de dados relacional, 343-344, 399-442g
Beneficiência, 95-97, 399-442g
Beta (β), 56-57, 57t, 65, 399-442g
Big data, 110-111
Biomarcador, 4, 200-201, 399-442g
Boas práticas clínicas (BPC), 208-209, 334-336, 334-335t, 399-442g
Bolsa de estudos, 18
Bootstrapping, 399-442g

Calibração, 42, 45t, 46, 247, 252, 399-442g
Campo, 343-344, 399-442g
Câncer colorretal, 161t, 191-192
Capacidade de generalização, 6, 285-286. *Ver também* Validade externa

Capacidade de tomada de decisão, falta de, 101-102
Capacidade local, 285-287
Captura eletrônica de dados, 348-349, 349-350f
Características psicométricas, 319-321, 319-320t, 399-442g
Caso, 4, 399-442g
    achados e amostragem, 143-145, 143f
Causa-efeito, 5, 399-442g
Causalidade
    acertando a direção da, 165-166, 165t
    evidência favorável, 180-182
    inferências sobre, 188-190
    modelo contrafatual para compreender a, 159-160, 160f
Cegamento, 45t, 46, 146-147, 198, 399-442g
    controle de qualidade para procedimentos laboratoriais, 336-337
    de testes médicos, 243-244
    difícil ou impossível, 207-209
    em estudo de caso-controle, 146-147t
    ensaio clínico randomizado cego, 206-209
Censura, 125, 133-134, 399-442g
Centro de coordenação, 339, 399-442g
CEP. *Ver* Comitê de Ética em Pesquisa (CEP)
Certificado de confidencialidade, 102-103, 399-442g
Chances, 133-134, 134-135t, 155-157, 399-442g
Chave estrangeira, 344, 399-442g
Chave primária, 344, 344f, 399-442g
Clareza, das perguntas, 313
Classificação incorreta, 127-128, 399-442g
Codificação temática, 399-442g
Coeficiente de correlação, 71-72, 90, 399-442g
Coeficiente de variação (CV), 247, 399-442g
Cointervenção, 198, 200-201, 399-442g
Colaborações, 19
Coleta de dados
    dados/amostras existentes para fins de pesquisa, 293, 295
    formulários *online*, 348-349
    plataformas, 330-331
    revisões menores do protocolo, 332-334
    revisões substanciais do protocolo, 333-334

Colisor, 177. *Ver também* Condicionamento em um efeito comum
    grafos acíclicos dirigidos, 186
    viés de estratificação, 177-178, 177f
Comitê de Ética em Pesquisa (CEP), 95, 399-442g
    aprovação, 97-99, 98-99t, 330-331
    exceções para, 97-99, 98-99t
Compensações, 12
Concepção terapêutica equivocada, 99-100
Concordância, 169, 399-442g
Condicionamento, 177, 399-442g
Condicionamento em um efeito comum, 177-178, 177f, 399-442g
Condições de controle, 198
    intervenção e, 198-199f
    cointervenções, 200-201
    escolha da intervenção, 198-199
    escolha do controle, 198-201
Conferências, 18
Confiabilidade, 41, 315, 320-321. *Ver também* Precisão
Confiabilidade do intercodificador, 278-279, 399-442g
Confidencialidade
    gerenciamento de dados, 352
    proteção, 274-276
Conflitos de interesse, 95, 399-442g
    financeiros, 107-108
    profissionais, 107-108
    respondendo a, 107-109
    tipos de, 107-108
Confundidor, 74. *Ver também* Confundimento
    lidar com, na fase de análise, 174t
        escores de propensão, 174-177
        estratificação, 173-176
        modelagem multivariável, 174-176
    lidar com, na fase de delineamento, 165-167, 167t
        especificação, 167-169
        estudos oportunísticos, 170-174
        pareamento, 167-169
Confundimento, 160, 161t, 399-442g
    e modificação do efeito, 193-194
    exemplos hipotéticos para demonstrar, 193-194
    grafos acíclicos dirigidos, 187, 187f
Conhecimento local, 284-286, 285-286t

Conjunto de dados limitado, 301-302, 399-442g
Conjuntos em risco, 148, 399-442g
Consentimento informado, 30, 95, 98-100, 399-442g
 compreensão das informações divulgadas pelos participantes, 99-100
 divulgação das informações aos participantes, 98-100
 exceções ao, 99-102
  amostras e dados desidentificados restantes, 100-101
  capacidade de tomada de decisão, ausente, 101-102
  justificativa para, 101-102
  objeções ao, 101-102
 formulários de consentimento, 99-100
 isenção de, 100-101, 100-101t
 natureza voluntária do consentimento, 99-100
Consistência, 41
Consistência interna, 315, 399-442g
Construção de confiança, 289-290
Construtivismo, 268
Consulta, 351-352, 399-442g
Consulta de banco de dados, 351-352, 351-352f, 399-442g
Contaminação, 229, 399-442g
Continuum de pesquisa colaborativa, 287-290, 287-288f, 288-289t
Contrato de uso de dados, 301-302, 399-442g
Contratos, e o National Institutes of Health, 365-367, 366t, 366-367f
Controle, 4, 399-442g
 amostragem, 144-146
Controle de qualidade, 399-442g
 boas práticas clínicas, 334-336, 334-335t
 estudos multicêntricos colaborativos, 339
 exercícios para, 342
 gerenciamento de dados, 337-338, 338t
 procedimentos clínicos, 335-337, 336-337t
 procedimentos laboratoriais, 336-338
Controle por placebo, 104-106, 399-442g
Controles externos, 129-130
Convenções sobre a codificação, 346-348, 347-348f
Coordenador de qualidade, 335-336
Correção de Bonferroni, 61, 399-442g
Covariável, 39, 118-119, 399-442g
Crianças, pesquisa com, 102-104

Criatividade, 19
Critérios de exclusão, 5, 30, 203-204, 399-442g
Critérios de inclusão, 29, 202-203, 399-442g
Critérios de seleção (ou entrada), 28
 ensaio clínico de testosterona em baixa dose vs. placebo para aumentar a libido na menopausa, 29t
 estabelecendo, 29
 populações clínicas vs. representativas, 30-31
Critérios geográficos, 28
Critérios temporais, 28
Cruzamento (*crossover*), 213-214, 399-442g
Cuidados de saúde, ensaios clínicos em, 208-209
Curva de característica operatória do receptor (ROC), 76, 242, 250, 250f, 399-442g
Custos, estudo de, 255-256
CV. *Ver* Coeficiente de variação (CV)

Dados
 análise de, 352
 coleta de, 276-277t
 edição, 352
 elementos dos dados, 347-349
 extração, 351-352g
 gerenciamento, análise e relato
  análise qualitativa, metas de, 276-278, 276-277t
  escrita e compartilhamento de resultados, 279-280
  processo de gerenciamento e análise, 278-280
  software de análise de dados qualitativos, 277-279
 tipos e domínios, 346-347
Dados desidentificados, 300-302, 399-442g
Dados fraudulentos, 337-338
Dados imprecisos, 337-338
Dados preliminares, 362, 399-442g
Dados/amostras existentes
 exercícios para, 309
 fontes
  coleta de dados para fins de pesquisa, 293, 295
  dados de internet e dispositivos, 301-303
  dados de pesquisa, 298-299
  dados de prestação de cuidados de saúde, 299-302
  inquéritos nacionais, 293, 295, 294-296
  outros estudos de pesquisa, 296-299
  registros, 295-298

 usos criativos de
  combinando dados de várias fontes, 304-305
  ensaios clínicos randomizados, 304-306
  estudos suplementares, 303-305
  metanálise, 302-304
  usos, vantagens e armadilhas de, 294-295t
DAG. *Ver* Grafo acíclico dirigido (DAG)
Decisões clínicas
 estudos do efeito dos resultados dos testes em
  estudos do tipo antes e depois da tomada de decisão clínica, 254-256
  estudos sobre rendimento diagnóstico, 254-255
Dedução, 268, 399-442g
Delineamento de caso-coorte aninhado, 150-152
 ECA-2 plasmática e risco de morte ou doenças cardiometabólicas, 150-152
 pontos fortes, 151-152
 pontos fracos, 151-152
Delineamento de estudo oportunístico, 167, 167t, 170-171, 180-181, 231-232, 399-442g
 delineamentos de diferença em diferenças, 172-174
 delineamentos de regressão descontínua, 171-173
 delineamentos de séries temporais interrompidas, 172-173
 experimentos naturais, 170-171
 randomização mendeliana, 170-172
 variáveis de instrumentos, 171-172
Delineamento de séries temporais interrompidas, 172-173, 234, 234f, 399-442g
Delineamento "inteiramente sequencial", 238-239
Delineamento intergrupos, 227
Delineamento intragrupos, 227, 399-442g
Delineamento quase experimental (quase randomizado), 231-232, 399-442g
Delineamentos de ensaio clínico do tipo antes e depois (ou pré-pós), 232-234, 232-233f
Delineamentos de séries temporais interrompidas antes e depois, 208-209

Delineamentos randomizados alternativos
　delineamentos adaptativos, 226-227
　delineamentos com implementação escalonada, 229-232, 229-231f
　delineamentos com randomização por conglomerados, 229-231, 229f
　delineamentos cruzados, 227, 227f
　delineamentos de lista de espera, 227-228
　delineamentos "N igual a 1", 227-228
　ensaio clínico com controle ativo, 223-226, 224-225f
　ensaio fatorial, 223, 223-224f
　equivalência, 223-226, 224-225f
　não inferioridade, 223-226, 224-225f
Desenvolvimento de formulários, 330-332
Desfecho, 399-442g
　aferições, 200-202
　　desfechos compostos, 201-202
　　eventos adversos, 201-203
　　variáveis de desfecho, número de, 201-202
　de interesse, 4
　estudos dos efeitos dos testes nos
　　análise, 258
　　análise de decisão, 258
　　ensaios clínicos, 258
　　escolha do desfecho, 256-257
　　estudos observacionais, 256-258
　frequência, medidas de, 133-135
　minimizando o tamanho da amostra e maximizando o poder estatístico, 82
Desfecho composto, 201-202, 399-442g
Desfecho primário, 13, 62, 202-203, 399-442g
Desfechos raros, eficiência para, 142
Desvantagens econômicas e sociais, 104-106
Desvio-padrão, 40t, 42, 399-442g
Diários, como medidas autorrelatadas, 310, 316-318
Dicionário de dados, 346-347, 399-442g
Diferença clinicamente importante mínima, 319-320t, 399-442g
Diferença de risco, 83, 134-135, 252, 399-442g
Diferença em diferenças, 172-174, 234, 399-442g
Dinamômetro, 50

Discriminação, 247, 250, 399-442g
Dispositivos móveis de saúde, 110-112
Distribuição *a posteriori*, 238, 399-442g
Distribuição *a priori*, 237-238, 238-239f, 399-442g
Distribuição das respostas, 47
Doenças cardiometabólicas, 150-152
Dose-resposta, 180-181, 399-442g

EAV. *Ver* Escala analógica visual (EAV)
ECA-2. *Ver* Enzima conversora de angiotensina 2 (ECA-2)
Efeito causal, 159-160, 399-442g
　acertando a direção da causalidade, 165-166, 165t
　armadilhas na quantificação
　　condicionamento em um efeito comum, 177-178, 177f
　　modificação do efeito e interação, 177-178
　　subestimativa dos efeitos causais, 177-180
　associação em estudo observacional vs., 160-161, 161t
　confundimento, 165-166
　confundimento e modificação do efeito, 193-194
　efeito-causa, 165-166, 165t
　erros, minimizando
　　devido ao acaso, 162, 162t
　　devido ao viés, 163-165, 163f
　estratégia, escolha, 180-181
　evidências que favorecem a causalidade, 180-182
　exercícios para, 197
　grafos acíclicos dirigidos
　　amostragem e, 189-190
　　compartilhando uma causa, 190-191
　　conectando variáveis, 186-189, 186-187f
　　confundimento, 187, 187f
　　efeitos compartilhados, 186-187, 187f
　　exemplo, 184, 190-192
　　gráfico cíclico, 187, 187f
　　inferências sobre causalidade, 188-190, 188-190t
　　limitações, 192
　　mediação, 186, 186f
　　sem conectar variáveis, 184-186, 185-186f
　lidar com confundidores na fase de análise, 174t
　lidar com confundidores na fase de delineamento, 165-167, 167t
　modelagem, exemplo simplificado de, 195-196

　modelo contrafatual para entender a causalidade, 159-160, 160f
　modificação de efeito, confundimento e, 193-194
Efeito comum, 399-442g
　condicionamento em, 177-178, 177f
　grafos acíclicos dirigidos, 186-187, 187f
Efeito do usuário saudável, 299-300, 399-442g
Efeito placebo, 198, 399-442g
Efeito-causa, 160, 161t, 165-166, 165t, 399-442g
Efeitos de maturação, 233-234, 399-442g
Efeitos residuais, 227, 399-442g
Eficácia, 4, 399-442g
Eficácia da intervenção, 198
Eficiência, 47, 399-442g
Encerramento, 333-335, 399-442g
Ensaio bayesiano, 213-214, 226, 237-240, 238t, 238-239f, 399-442g
Ensaio clínico, 3, 399-442g
　acompanhamento e adesão ao protocolo, 209-212, 209t
　análise de subgrupos, 215-216
　análise por intenção de tratar, por protocolo e conforme tratado, 213-214, 214-215f
　critérios de seleção para, 202-204
　estudo dos efeitos do teste nos desfechos, 258
　fora dos centros clínicos tradicionais, 211-212
　monitoramento, 211-214
　na área da saúde, 208-209
　razões para excluir pessoas de, 203-204t
Ensaio clínico com controle ativo, 223-226, 224-225f, 399-442g
Ensaio clínico com implementação escalonada, 229-232, 229-231f, 399-442g
Ensaio clínico de eficácia comparativa, 223. *Ver também* Ensaio clínico com controle ativo
Ensaio clínico de fase I, 208-209, 399-442g
Ensaio clínico de fase II, 208-209, 399-442g
Ensaio clínico de fase III, 208-209, 399-442g
Ensaio clínico de fase IV, 208-209, 399-442g
Ensaio clínico randomizado cego, 3, 4t
　cegamento, 206-209

ensaio clínico
  acompanhamento e adesão ao protocolo, 209-212, 209t
  análise de subgrupos, 215-216
  análise por intenção de tratar, por protocolo e conforme tratado, 213-214, 214-215f
  fora dos centros clínicos tradicionais, 211-212
  monitoramento, 211-214
ensaios clínicos incorporados nos cuidados de saúde, 208-209
ensaios para aprovação regulatória de novas terapias, 208-209, 209t
estudos-piloto, 208-209, 218
exemplos de, 219-220
  antibioticoterapia combinada para bacteriemia por MRSA, 219-220
  letrozol após tamoxifeno para câncer de mama precoce, 219-220
  ressecção do pâncreas com/sem drenagem intraperitoneal de rotina, 220
exercícios para, 221-222
medições de desfechos, 200-202
  desfechos compostos, 201-202
  eventos adversos, 201-203
  variáveis de desfecho, número de, 201-202
randomização, 205-207
seleção de participantes
  critérios de seleção para ensaios clínicos, 202-204, 203-204t
  tamanho adequado da amostra e planejamento do recrutamento, 203-204
selecionando condições de intervenção e controle, 198-199f
  cointervenções, 200-201
  escolha da intervenção, 198-199
  escolha do controle, 198-201
sumário do manual de operações para, 341
usando mecanismos de coleta de dados existentes, 304-306
variáveis de linha de base
  amostras armazenadas, 204
  medidas adicionais, 204
  participantes, 204
Ensaio fatorial, 223, 223-224f, 399-442g
Ensaio pré-clínico, 208-209, 399-442g
Ensaios clínicos com um único paciente, 227-228
Ensaios gerais, 332-333
Ensino, 19

Entrada dos dados
  captura eletrônica de dados, 348-349, 349-350f
  grupo de opções, 348-349, 349-350f
  importando medidas, 348-350
  lista suspensa, 348-349, 349-350f
  respostas
    conjuntamente completas, 348-349
    mutuamente exclusivas, 348-349
  resultados laboratoriais, 348-350
  sistema, 343-344, 399-442g
  software de gerenciamento de dados, 349-350, 350t
Entrevista, 274-275
  medidas de administração, 323
  roteiros, 275-276
Entrevistas estruturadas, 310
Enzima conversora de angiotensina 2 (ECA-2), 150-152
Epidemiologia, 122-123, 399-442g
Epidemiologista, 59, 140, 190-191, 399-442g
EPM. *Ver* Erro-padrão da média (EPM)
Equidade em saúde, 22
Equipamento dedicado, 328-330
Equipolência, 108-109, 231-232, 399-442g
Equivalência, 223-226, 224-225f
Equivalência conceitual, 320-321, 399-442g
Equivalência psicométrica, 320-321, 399-442g
Erro aleatório, 9, 43t, 56, 162, 399-442g
Erro sistemático, 9, 163. *Ver também* Viés
Erro tipo I (falso-positivo), 56, 162, 212-213, 399-442g
Erro tipo II (falso-negativo), 56, 399-442g
Erro-padrão da média (EPM), 86, 399-442g
Erros de pesquisa, 8-10, 9f, 10t
Esboço
  da proposta, 358
  de estudo, 13-14
Escala, 39, 40t, 399-442g
  escolhendo, 41
  variáveis categóricas, 40
  variáveis numéricas, 40-41
Escala analógica visual (EAV), 312, 399-442g
Escala Likert, 311, 399-442g
Escalas com múltiplos itens, 313-315
Escolha da intervenção, 198-199
Escolha do controle, 198-201

Escolha do desfecho, 256-257
Escore de propensão, 174t, 174-177, 399-442g
Escrita da proposta, 356-358
Espaço físico, 328-330
Especificação, 167-169, 167t, 180-181, 399-442g
Especificidade, 76, 242, 249, 399-442g
Espectro da gravidade da doença, 243-244
Estratificação, 173-176, 174t, 399-442g
Estudo analítico, 5, 53, 118-119, 399-442g
  técnicas de tamanho de amostra para, 65, 66t
Estudo comparativo, 269-270, 269-270t, 399-442g
  escrita e compartilhamento de resultados, 279-280
  guias, 275-276
Estudo controlado do tipo antes e depois, 234, 399-442g
Estudo cruzado, 227, 227f, 399-442g
Estudo cruzado de caso, 140, 151-152, 399-442g
Estudo de caso-controle, 4, 4t, 129-130, 140, 399-442g
  abordagens ao cegamento no, 146-147t
  aninhado, 147-148, 148f
  aninhado com incidência-densidade, 148-151, 149-150f
  aspectos básicos, 140-142, 141-142f
  delineamento de caso-coorte aninhado, 150-152
  delineamentos observacionais
    escolhendo entre, 152
    vantagens e desvantagens, 153-154t
  estudos cruzados de casos, 151-152
  exercícios para, 158
  múltiplos controles por caso no, 81
  pareamento, 167-169
  pontos fortes, 142
    desfechos raros, eficiência para, 142
    geração de hipóteses, utilidade para, 142
  pontos fracos
    viés de aferição diferencial, 145-148
    viés de seleção, 143-146, 143f
  razões de chances para, 155-156
  razão de risco e, 157

teste do qui-quadrado no, 69
teste *t*, 67
Estudo de caso-coorte, 150-151, 399-442*g*
Estudo de coorte, 4, 4*t*, 118-119, 134-135, 399-442*g*
   abordagem para análise
      associação, medidas de, 134-135
      frequência de resultados, medidas de, 133-135
   acompanhamento, maximização do, 134-136, 135-136*t*
   controles externos, 129-130
   de tratamentos ou intervenções, 129-133
   estudos de coorte dupla, 128*f*, 129-130
   estudos de coorte múltipla, 129-130
   estudos prospectivos vs. retrospectivos, 120-121, 124-125, 123*t*
   exercícios para, 139
   pontos fortes e fracos, 132-134
   tabela de dados em modo de visualização de planilha para, 344*f*
   teste do qui-quadrado no, 69
   teste *t* no, 66-67
   variação na complexidade de, 121, 124-128, 125*t*, 126-127-128*f*
Estudo de equivalência, 74-75, 399-442*g*
Estudo de implementação, 8, 8*f*
Estudo de reprodutibilidade, 244-247, 399-442*g*
Estudo de teste diagnóstico, 247, 399-442*g*
   armadilhas no projeto ou na análise de
      exclusão inadequada, 259-260
      padrão-ouro único, aplicação de, 259-261
      resultados limítrofes ou não interpretáveis, exclusão, 259-260
      tamanho da amostra inadequado, 259-260
      viés de verificação, 259-261
      viés de verificação diferencial, 260-261
Estudo descritivo, 4, 53, 118-119, 269-270, 269-270*t*, 399-442*g*
   escrita e compartilhamento de resultados, 279-280
   guias, 275-276
   técnicas de tamanho de amostra para, 75-76
      variáveis contínuas, 76, 91

      variáveis dicotômicas, 76-77, 92
Estudo exploratório, 269-270, 269-270*t*, 399-442*g*
   escrita e compartilhamento de resultados, 279-280
   guias, 275-276
Estudo observacional, 3, 53, 118-119, 399-442*g*
   escolhendo entre, 152
   estudos do efeito dos testes nos desfechos, 256-258
   vantagens e desvantagens, 153-154*t*
Estudo suplementar, 293, 295, 303-305, 399-442*g*
Estudo transversal, 4, 4*t*, 118-119, 399-442*g*
   coeficiente de correlação no, 72
   delineamento básico, 118-120, 119*f*, 119*t*
   exercícios para, 139
   pontos fortes e fracos, 119-121
   séries de inquéritos, 120-121
Estudo-alvo, 131-132
Estudo-piloto, 83, 198, 332-333, 399-442*g*
   ensaio clínico randomizado cego, 208-209, 218
Estudos de não inferioridade, 74-75, 399-442*g*
Estudos de rendimento diagnóstico, 254-255
Estudos multicêntricos colaborativos, 339
Estudos prospectivos, 118-119
   estudos retrospectivos vs., 120-121, 124-125
   vantagens e desvantagens, 123*t*
Estudos quantitativos
   análise de dados em, 276-277, 276-277*t*
   capturando conceitos complexos, 270-273
   coleta de dados em, 275-277, 276-277*t*
   quantitativo vs., 268-269*t*, 270-272
Estudos randomizados integrados ao prontuário eletrônico, 305-306
Estudos retrospectivos, 118-119, 399-442*g*
   estudos prospectivos vs., 120-121, 124-125
Etnografia, 265, 272-273, 399-442*g*
Eventos adversos, 201-203, 399-442*g*
Evidências que favorecem a causalidade, 180-182
Exceção ao consentimento informado, 100-101, 100-101*t*

Experiência clínica, 19
Experimento, 53. *Ver também* Ensaio clínico
   estudos analíticos e, 65, 66*t*
Experimento natural, 170-171, 399-442*g*
Exposição, 5, 399-442*g*
Extensão sem custos, 329-330, 399-442*g*

Fabricação, 106-107, 399-442*g*
Factibilidade, 33, 242
   estudo da, 255-256
   pergunta de pesquisa e, 19-21
Falácia ecológica, 304-305, 399-442*g*
Falsificação, 106-107, 399-442*g*
Falso-negativo, 248, 399-442*g*
Falso-positivo, 248, 399-442*g*
Fator de proteção, 5, 399-442*g*
Fator de risco, 5, 399-442*g*
Fatores pós-randomização, 200-201, 215
Financiamento pela indústria, 367-370
Financiamento, possibilidade de obter, 20
Força da associação, 180-181
Força de preensão, definição operacional de, 50
Formação de equipes, 328-329
Formulários de consentimento, 99-100
Fundações e sociedades profissionais, 366-368, 367-368*f*
Fundações privadas, 366-367
Fundos de pesquisa da instituição, 368-370

Genes do câncer, polimorfismos em, 191-192
Geração de hipóteses, utilidade para, 142
Gerenciamento de dados
   análise de dados, 352
   confidencialidade e segurança, 352
   controle de qualidade, 337-338, 338*t*
   entrada de dados
      captura eletrônica de dados, 348-349, 349-350*f*
      importando medições e resultados laboratoriais, 348-350
      software de gerenciamento de dados, 349-350, 350*t*
   exercícios para, 354-355
   extraindo dados, 351-352*f*
      identificando e corrigindo erros nos dados, 351-352

software, 349-350, 350*t*,
  399-442*g*
 tabelas de dados, 343-346,
  344-347*f*
   dicionários de dados, tipos de
    dados e domínios, 346-347
   elementos de dados comuns,
    347-349
   nomes de variáveis e
    convenções de codificação,
    346-348, 347-348*f*
Gerenciamento de locais de pesquisa
 de campo, 274-275
Gerente de assuntos regulatórios,
 335-336
Gráfico de Bland-Altman, 245-246
Grafo acíclico dirigido (DAG), 184,
 399-442*g*
 amostragem e, 189-190
 colisor, 177, 177*f*
 compartilhando uma causa,
  190-191
 conectando variáveis, 186-189
  confundimento, 187, 187*f*
  efeitos comuns, 186-187, 187*f*
  gráfico cíclico, 187, 187*f*
  mediação, 186, 186*f*
 exemplo, 184, 190-192
 inferências sobre causalidade,
  188-190, 188-190*t*
 limitações, 192
 sem conectar variáveis, 184-186,
  185-186*f*
Gravidade da doença, espectro de,
 243-244
Grupo focal, 265, 274-275,
 317-318, 399-442*g*
Grupo-controle, seleção de, 145-146
Grupos de tamanho desigual
 minimizando o tamanho da
  amostra e maximizando o poder
  estatístico, 81-82

Hackeando o P, 177
Heterogeneidade, 302-303,
 399-442*g*
Hipótese, 6, 399-442*g*
 características de uma boa
  hipótese de pesquisa
   antes *versus* depois dos fatos, 54
   específica *versus* vaga, 54
   simples *versus* complexa, 53
   geração, 61
 Hipótese *a priori*, 54, 399-442*g*
 Hipótese alternativa, 55, 64, 65,
  399-442*g*
   lados da, 58
 Hipótese bilateral, 58, 399-442*g*
 Hipótese múltipla, 60-62, 201-202
  não relacionada, 62
  teste de, 54, 212-213, 399-442*g*

Hipótese nula, 54, 55, 58, 64, 65,
 399-442*g*
Hipótese *post-hoc*, 54, 60-62,
 399-442*g*
Hipótese primária, 62, 399-442*g*
Hipótese secundária, 62, 399-442*g*
Hipótese unilateral, 58, 399-442*g*
Homogeneidade, 399-442*g*

IA. *Ver* Inteligência artificial (IA)
Implementação do estudo
 análise de cobertura, 330-331
 aprovação pelo CEP, 330-331
 delineamento de banco de dados,
  331-332
 equipe de pesquisa, 326-329,
  327*t*
 espaço físico e equipamento,
  328-330
 exercícios para, 342
 finalizando o protocolo
  encerramento, 333-335
   pré-testes, ensaios gerais e
    estudos-piloto, 332-333
   revisões menores do protocolo,
    332-334
   revisões substanciais do
    protocolo, 333-334
 iniciando o estudo, 326-327
 liderança e formação de equipes,
  328-329
 manual de operações e
  desenvolvimento de formulários,
  330-332
 orçamento do estudo, 329-330
 plataformas de coleta de dados,
  330-331
 recrutamento e retenção, 331-333
Incidência, 118-119, 119, 119*t*,
 399-442*g*
Inclusão, 5
Independente, 173-174, 399-442*g*
Indução, 268, 399-442*g*
Inferência, 5, 399-442*g*
 sobre causalidade, 188-190,
  188-190*t*
Inferência causal, 8
Influência indevida, 99-100,
 399-442*g*
Informações de saúde protegidas,
 301-302, 399-442*g*
Informações divulgadas
 aos participantes, 98-100
 compreensão, 99-100
Informações insuficientes, estimativa
 do tamanho da amostra e, 82-83
Informações privadas, 97-98
Início do estudo, 289-290, 326-327,
 399-442*g*
Inquérito, 20, 399-442*g*

Instrumentos com múltiplos itens,
 formatação de, 315-316, 318
Integridade referencial, 345-346,
 399-442*g*
Inteligência artificial (IA), 110-111
Interação, 399-442*g*. *Ver também*
 Modificação do efeito, e interação
Interações multiplicativas vs.
 aditivas, 179-180
Interface de programação de
 aplicativos (API), 302-303
Interpretação, 265, 399-442*g*
Intervalo crível, 238, 399-442*g*
Intervalo de confiança, 6, 75, 162,
 399-442*g*
Intervalo de maior densidade *a
 posteriori*, 238, 399-442*g*
Intervenção, 3, 5, 21, 198, 399-442*g*
 e condições de controle, 198-199*f*
Isento da revisão pelo CEP, 97-98,
 98-99*t*, 399-442*g*

Justiça, 95-97, 399-442*g*

Kappa, 42, 245-246, 399-442*g*
 cálculo para medir a concordância
  interobservadores, 263, 263*t*

Laboratório para pesquisa clínica,
 10-11
Letramento em saúde, 313-314,
 399-442*g*
Liderança, 328-329
Linguagem de consulta estruturada
 (SQL), 351-352
Livro de códigos, 277-278,
 399-442*g*
Longitudinal, 118-119, 399-442*g*

Má conduta científica, 54, 95,
 105-107, 399-442*g*
Magnitude do efeito, 56, 64, 65,
 399-442*g*
Magnitude padronizada do efeito,
 67-68, 399-442*g*
Manual de operações, 42, 50,
 326-327, 330-332, 335-336,
 399-442*g*
 sumário de um ensaio clínico
  randomizado, 341
Marcador intermediário, 200-201,
 399-442*g*
Marcador substituto (ou desfecho
 substituto), 200-201, 399-442*g*
Margem de não inferioridade,
 224-225, 399-442*g*
Marginais, 263, 399-442*g*
Mascaramento. *Ver* Cegamento
Materiais armazenados, 47-48, 48*t*
Média, 40*t*, 42, 399-442*g*
Mediação, 186, 186*f*, 399-442*g*

Mediador, 165-166, 399-442g
Mediana, 40t, 399-442g
Medicina/saúde pública, 18
Medições pareadas, 79-81, 399-442g
Medida autorrelatada, 310, 399-442g
    administrando
        abordagens de entrevista, 323
        autoadministração vs. administração por entrevistadores, 321-322
        plataformas de administração, 321-322
    bancos de dados de amostra disponíveis publicamente, 318-319t
    estratégias alternativas de medição, 323
    exercícios para, 325
    medidas existentes, usando, 317-318
    novas medidas, delineamento, 317-318
    para populações diversas, 320-321
    questões e respostas. *Ver* Questões e respostas, autorrelatadas
    seleção e adaptação, etapas para
        características psicométricas, 319-321, 319-320t
        conceitos subjacentes, 319
        conjunto de instrumentos, 320-321
        construção da escala e interpretabilidade do escore, 319-320
        instrumentos de pré-teste, 320-321
        medidas existentes, 319
        métodos de administração anteriores e populações-alvo, 319-320
        variáveis ou construções, 319
    tipos de, 310
Melhoria da qualidade, 299-300, 399-442g
Memorando, 273-274, 399-442g
Memorando de entendimento (MOU), 290-291, 399-442g
Metadados, 346-347
Metanálise, 31, 302-304, 399-442g
Metarregressão, 302-303, 399-442g
Microbioma, componentes de, 191-192
Mineração de dados, 61
Modelagem, exemplo simplificado de, 195-196
Modelo contrafatual, 159-160, 160f, 399-442g
Modelo de Cox, 74, 134-135, 399-442g

Modelo de predição baseado no genoma, 106-107
Modelo de predição clínica, 253, 399-442g
    desenvolvimento, 253, 254f
    validação, 254-255
Modelo de regressão logística, 74, 134-135, 399-442g
Modelo de risco, 399-442g
Modelos de dados comuns, 300-301, 399-442g
Modificação do efeito, 167, 202-203, 223, 399-442g
    confundimento e, 193-194
    e interação, 173-174, 177-178
    exemplos hipotéticos para demonstrar, 193-194
Monitoramento interino, 212-213, 399-442g
Monitores clínicos, 339
Mortes por overdose de opiáceos, 149-151
Mudanças sazonais, 233-234
Mudanças temporais, 233-234
Mulheres grávidas, pesquisa sobre, 103-104

Não inferioridade, 223-226, 224-225f
National Health and Nutrition Examination Survey (NHANES), 31, 118-119, 294-296
National Institutes of Health (NIH), 21, 296-298
Neutralidade, das perguntas, 313
Nível de significância estatística, 57, 64. *Ver também* Alfa
Normalização, 345-346, 399-442g
Novas tecnologias, aplicação de, 18
Novidade (inovação), questão de pesquisa e, 21
Novos pesquisadores, 356
Número de identificação do participante, 343-344, 399-442g
Número necessário para causar dano, 399-442g
Número necessário para tratar (NNT), 83, 399-442g

Objetividade, 47
Objetivos específicos, 360-362, 399-442g
Oficiais de programas, 356
Orientador, escolhendo e trabalhando com, 22-23
Orientador primário experiente, 23
Orçamento do estudo, 329-330
Orçamentos, 356
    justificativa, 360-362

partes administrativas da proposta, 358-360
preparação de, 360

Padrão-ouro, 44, 243-244, 399-442g
    imperfeições no, 243-244
    único, 259-261
Padronização, 339, 399-442g
Paradigma de pesquisa positivista, 267-268
Parcimônia, 47
Pareamento, 74, 145-146, 167, 167t, 167-169, 180-181, 399-442g
    desvantagens do, 169
    em estudos de caso-controle, 167-169
    vantagens do, 167-169
Pareamento por frequência, 167-169
Partes administrativas, da proposta de pesquisa, 358-362
Particionamento recursivo, 253, 399-442g
Participante, 399-442g. *Ver também* Participantes do estudo
    ensaio clínico randomizado cego critérios de seleção para ensaios clínicos, 202-204, 203-204t
    tamanho adequado da amostra e planejamento do recrutamento, 203-204
    recrutando números suficientes de, 34-35
    variáveis de linha de base, 204
Participantes do estudo, 3, 5, 26, 26f
    amostragem, 26f
        amostragens não probabilísticas, 33
        amostragens probabilísticas, 31-32, 32f
        comentários sobre amostragem, 33
    critérios de seleção, 28, 29t
    estabelecendo, 29
    populações clínicas vs. representativas, 30-31
    exercícios para, 37-38
    gestão, 276-277
    recrutamento
        amostra representativa, 33-34
        recrutando um número suficiente de participantes, 34-35
    tabela de, 345-347f
    termos e conceitos
        achados do estudo, generalizando os, 27-28, 27f
        amostras, 27
        populações, 27

protocolo para aquisição de
  participantes do estudo, 28,
  28f
Participantes vulneráveis da
  pesquisa, 102-106, 399-442g
  desvantagens sociais e
    econômicas, 104-106
  diferenças de poder, 103-105
  em crianças, 102-104
  mulheres grávidas, 103-104
  pessoas com dificuldade em
    compreender os riscos e
    benefícios da pesquisa, 103-104
  pessoas privadas de liberdade,
    103-104
Período de teste de entrada,
  210-212, 399-442g
Período de *washout*, 227, 399-442g
Pesquisa
  amostras de sangue neonatal,
    100-102
  anatomia da, 3t
  com amostras e dados
    desidentificados restantes,
    100-101
  definição, 95-97
  em crianças, 102-104
  em sujeitos humanos. *Ver* Sujeitos
    humanos, pesquisa
  equipe, 326-329, 327t
  esboço do estudo, 13-14
  estrutura de, 6f
  fisiologia da, 6
  impacto clínico de, 111-113
  interesse, 17
  isenta de revisão pelo CEP, 98-99t
  má conduta, 105-106
  malária, 111-112
  mulheres grávidas, 103-104
  participantes, pagamento para,
    111-112
  pessoas com dificuldade em
    compreender os riscos e
    benefícios da pesquisa, 103-104
  pessoas privadas de liberdade,
    103-104
  redes, 300-301
  residentes de casas de repouso,
    104-105
  revisão simplificada, 98-99t
  translacional
    pesquisa clínica para a pesquisa
      populacional, 11
    pesquisa laboratorial para a
      pesquisa clínica, 10-11
Pesquisa clínica. *Ver também*
  Pesquisa
  abordagens qualitativas em. *Ver*
    Abordagens qualitativas

recursos para a condução,
  328-329
regulamentos sobre, 95
Pesquisa de métodos mistos,
  360-362
Pesquisa em biobancos, 267-268
Pesquisa ética, 21-22
Pesquisa participativa de base
  comunitária (PPBC), 288-289,
  399-442g
Pesquisa qualitativa
  abordagens em, 269-270
  análise de dados, 276-277t
  coleta de dados em, 276-277t
  comparando abordagens,
    269-272, 269-270t
  definição, 265-269
  quantitativas vs., 268-269t
Pesquisa que envolve a comunidade,
  269, 284-285, 399-442g
  abordagens, 286-288
    continuum de pesquisa
      colaborativa, 287-290,
      287-288f, 288-289t
  desafios
    construindo confiança,
      289-290
    gerenciando cronogramas e
      expectativas, 289-291
  exercício para, 292
  razões
    capacidade local e
      sustentabilidade do programa,
      285-287
    equidade em saúde, promoção
      de, 286-287
    generalização, 285-286
    questões locais e conhecimento
      local, 284-286, 285-286t
Pesquisa sobre malária, 111-112
Pesquisa translacional, 10, 399-442g
  pesquisa clínica para a pesquisa
    populacional, 11
  pesquisa laboratorial para a
    pesquisa clínica, 10-11
Pesquisador principal, 326-327,
  357, 399-442g
  integridade e liderança do,
    328-329
Pesquisadores iniciantes, 356
Pesquisadores, responsabilidades
  dos
  autoria, 106-108
  conflitos de interesse, 107-109
  má conduta científica, 105-107
Pesquisas enviadas por e-mail, 310
Pesquisas nacionais, 293, 295,
  294-296
Pessoa-tempo, 125, 133-134,
  399-442g
Plágio, 106-107, 399-442g

Plano de estudo, 22, 399-442g
  questões primárias e secundárias,
    desenvolvimento de, 22
Plataforma de pesquisa Eureka,
  302-303
Plataformas de administração,
  321-322
Plausibilidade biológica, 181-182
Poder estatístico, 6, 56-57, 57t, 64,
  399-442g
  aplicações e exemplos, 94
  diferenças, 103-105
  estratégias para maximizar o
    desfecho, usando, 82
  medições pareadas, usando,
    79-81
  tamanhos de grupos desiguais,
    usando, 81-82
  variáveis contínuas, usando,
    78-79
  variáveis precisas, usando, 81
Polimorfismos em genes do câncer,
  191-192
POPs. *Ver* Procedimentos
  operacionais padrão (POPs)
População, 4, 399-442g
  clínica vs. representativa, 30-31
  estratificação, 170-171
  pesquisa, 11
População acessível, 27, 399-442g
População de pacientes, 27
População privada de liberdade,
  pesquisa em, 103-104
População-alvo, 7, 26, 27, 399-442g
Populações diversas, avaliando
  medidas para, 320-321
Precisão, 9, 41-42, 44t, 162,
  399-442g
  avaliando, 42
  da variável, minimizando
    o tamanho da amostra e
    maximizando o poder estatístico,
    81
  estratégias para aprimorar, 42-43,
    43t
Preditor, 52
Pressupostos implícitos, questões
  e, 313
Pré-teste, 317-318, 332-333,
  399-442g
Prevalência, 119, 119t, 399-442g
  razão, 119-120
Princípios estatísticos subjacentes,
  52, 55, 55t
  alfa, beta e poder estatístico,
    56-57, 57t
  erros tipo I e tipo II, 56
  hipótese alternativa, lados da, 58
  magnitude do efeito, 56
  teste estatístico, 59
  valores P, 58-59

Princípios éticos, 95-95-97
Probabilidade *a posteriori*, 237-238, 252, 399-442g
Probabilidade *a priori*, 61, 237-238, 252, 399-442g
Procedimentos clínicos, controle de qualidade em, 335-337, 336-337t
Procedimentos laboratoriais, controle de qualidade em, 336-338
Procedimentos operacionais padrão (POPs), 334-335, 399-442g
Processo iterativo, 22
Proposta de pesquisa
    características de uma boa proposta, 364-365
    elementos de, 358-359t
    escrita da, 356-358
    exercícios para, 371
    financiamento de, 364-366
Protocolo, 356, 399-442g

QI, escore de, 346-347
Quadro de amostragem, 31, 399-442g
Questão aberta, 47, 265, 310-311, 399-442g
Questão de pesquisa, 2-3, 17, 399-442g
    critérios "FINE" para, 20t
    orientador, escolhendo e trabalhando com, 22-23
    origens da, 17-18
        expertise, 18
        médica ou de saúde pública, 18
        novas ideias e técnicas, 18-19
    plano de estudo, desenvolvimento questões primária e secundárias, 22
Questão de pesquisa, definindo o delineamento a partir da, 272-274
Questão incongruente, 313-314
Questionário, 7, 399-442g
Questionários em papel, 310
Questões e respostas autorrelatadas
    armadilhas no delineamento da questão, 313-314
    diários e registros, 316-318
    escalas com múltiplos itens, 313-315
    formulação ideal das perguntas, 313
    instrumentos de múltiplos itens, formatação de, 315-316, 318
    questão fechada, 311
    questões abertas, 310-311
    questões ramificadas, 312-313
    referências de tempo, 313-314
Questões estatísticas, 6

Questões éticas
    específicas a certos tipos de pesquisa
        ensaios clínicos randomizados, 108-110
        ensaios usando sensores e dispositivos móveis de saúde, 110-112
        espécimes e dados coletados anteriormente, pesquisa em, 109-110
        inteligência artificial e *big data*, pesquisa usando, 110-111
    exercícios para, 115
    outras questões
        impacto clínico da pesquisa, 111-113
        pagamento aos participantes da pesquisa, 111-112
    pesquisadores, responsabilidades de
        autoria, 106-108
        conflitos de interesse, 107-109
        má conduta científica, 105-107
    princípios éticos, 95-97
    regulamentos federais para pesquisas em sujeitos humanos, 95-98
    regulamentos sobre pesquisa clínica, história dos, 95
Questões locais, 284-286, 285-286t
Questões que juntam duas perguntas em uma só, 313

Randomização, 6, 33, 198, 399-442g
    de pares combinados, 206-207
    ensaio clínico randomizado cego, 205-207
Randomização adaptativa, 206-207, 399-442g
Randomização em blocos, 205-206, 399-442g
Randomização em blocos estratificada, 205-206, 399-442g
Randomização mendeliana, 170-172, 399-442g
Randomização por conglomerados, 229-231, 229f, 399-442g
Razão de azares, 74, 134-135, 252, 399-442g
Razão de chances (RC), 70, 134-135, 142, 399-442g
    para estudos de caso-controle, 155-156
    razão de risco e, 157
Razão de risco, 70, 119-120, 134-135, 142, 252, 399-442g. *Ver também* Risco relativo (RR)
    razão de chances e, 157
Razão de taxas, 134-135, 399-442g

Razão de verossimilhança (RV), 76, 242, 251-252, 251-252t, 399-442g
Recrutamento, 33, 399-442g
    amostra representativa, 33-34
    e retenção, 331-332-333
    planejamento do, 203-204
    recrutando um número suficiente de participantes, 34-35
Redes de pesquisa baseadas na prática, 285-286, 399-442g
Referências de tempo, questões, 313-314
Registro (de dados), 343-344, 399-442g
Registro, 129-130, 295-298, 399-442g
Registros de câncer, 295-298
Registros de doenças cardiovasculares, 296-298
Registros eletrônicos, 310, 316-318
Regressão à média, 233-234, 399-442g
Regulamentos federais sobre a pesquisa em sujeitos humanos, 95-98
    aprovação do conselho de revisão institucional, 97-99, 98-99t
    consentimento informado e voluntário, 98-100
    exceções ao consentimento informado, 99-102
    minimizando riscos, 101-103
    proteções para participantes vulneráveis da pesquisa, 102-106
Reprodutibilidade, 242, 244-245, 399-442g
    análise, 245-247
    delineamentos, 244-246
Respeito pelas pessoas, 95, 399-442g
Resultado não significativo, 58
Resultados do teste, 5
Resumo do projeto, 358-359
Retenção, 331-333
Revisão por pares, 365-366, 399-442g
Revisão simplificada pelo CEP, 98-99, 98-99t, 399-442g
Revisão sistemática, 18, 31, 302-303, 399-442g
Risco, 133-134, 134-135t, 142, 157, 399-442g
    de testes, 255-256
    minimização do, 101-103
Risco absoluto, 252
    redução, 134-135, 399-442g
Risco mínimo, definição, 98-99
Risco relativo (RR), 70, 119-120, 134-135, 142
Saturação temática (ou de dados), 273-274, 399-442g

Seção de abordagem, da estratégia
de pesquisa, 360-362
Seção de estatística, da estratégia de
pesquisa, 362
Seção de inovações, da estratégia de
pesquisa, 360-362
Segurança, gerenciamento de dados,
352
Sensibilidade, 76, 242, 249,
399-442g
Sensibilidade à mudança, 320-321,
399-442g
Sensores digitais, 111-112
Sensores, ensaios clínicos usando,
110-112
Séries de casos, 140, 399-442g
Séries de estudos transversais,
120-121
Significância
contexto e, 3
estatística, 6
seção, da estratégia de pesquisa,
360-362
Simplicidade, das questões, 313
Sobreajuste, 244-245, 254,
399-442g
Sobrediagnóstico, 256-257,
399-442g
Sobrepareamento, 169, 399-442g
Sociedades profissionais, 366-368,
367-368f
Software de análise estatística,
343-344, 399-442g
Software de análise qualitativa de
dados (QDA), 277-279
SQL. *Ver* Linguagem de consulta
estruturada (SQL)
Sujeito. *Ver* Participante
Sujeitos humanos
definição, 95-97
pesquisa em, 21-22. *Ver também*
Regulamentos federais para
pesquisa em sujeitos humanos
seção da proposta, 362-365
Supressão, 177-178, 187, 399-442g
Suscetibilidade a exposições,
170-171
Sustentabilidade do programa,
285-287

Tabela de dados, 343-346, 344-347f,
399-442g
dicionários de dados, tipos de
dados e domínios, 346-347
elementos de dados comuns,
347-349
nomes de variáveis e convenções
de codificação, 346-348,
347-348f
para estudo de coorte, 344f

simplificada, 343-344, 344f
única, 343-344
Tabela de medidas, 346-347f
Tamanho da amostra, 6, 52, 64, 162,
399-442g
aplicações e exemplos, 94
delineamento de estudo
qualitativo, 273-274
determinando o, 203-204
erros a serem evitados, 83-84
exercícios para, 64
fixo, 77-78
grupo de tamanho igual
teste do qui-quadrado ou teste
Z para comparar proporções
de variáveis dicotômicas,
87-89
teste *t* para comparar médias
de variáveis contínuas, 86
hipótese. *Ver* Hipótese
inadequado, 259-260
informações insuficientes, 82-83
minimizando o tamanho da
amostra e maximizando o poder
estatístico, estratégias para
desfecho, usando, 82
grupos de tamanho desigual,
usando, 81-82
medições pareadas, 79-81
variáveis contínuas, 78-79
variáveis precisas, usando, 81
outras considerações e tópicos
especiais
abandonos, 27
ajuste multivariável e análise
estatística especial, 74
amostras por conglomerados,
73
análise de sobrevida, 73
ensaios de equivalência e de
não inferioridade, 74-75
pareamento, 74
variáveis categóricas e de
contagem, 72-73
planejamento, 52
poder estatístico e, 94
pontos adicionais
hipótese múltipla e *post-hoc*,
60-62
hipóteses primária e
secundárias, 62
variabilidade, 59-60, 60f
princípios estatísticos subjacentes,
55, 55t
alfa, beta e poder estatístico,
56-57, 57t
erros tipo I e tipo II, 56
hipótese alternativa, lados da,
58
magnitude do efeito, 56

teste estatístico, 59
valores P, 58-59
técnicas para estudos descritivos,
75-76
técnicas para estudos e
experimentos analíticos, 65, 66t
Tamanho fixo da amostra, 77-78
Taxa, 125, 134-135t, 399-442g
Taxa de azares, 399-442g
Taxa de incidência, 133-134,
399-442g
Taxa de resposta, 34, 399-442g
Teoria fundamentada, 269,
399-442g
Termo de interação, 174-176,
399-442g
Teste de qui-quadrado, 68-71,
87-89, 399-442g
Teste de sangue oculto nas fezes
(TSOF), 192
Teste em *tandem*, 248
Teste estatístico, 59, 65, 66t,
399-442g
Teste índice, 243-244, 399-442g
Teste *t* (ou teste *t* de Student), 66-68,
399-442g
com medidas emparelhadas, 80
uso e uso indevido de, 93
variáveis contínuas, 86
Teste *t* para duas amostras, 80,
399-442g
Teste *t* para uma amostra, 80,
399-442g
Testes de falsificação, 163-165,
233-234, 399-442g
Testes médicos
acurácia de
análise, 249-252, 249t, 250f,
251-252t
delineamentos, 247-249
armadilhas no delineamento ou
análise dos estudos de testes
diagnósticos
exclusão inadequada, 259-260
padrão-ouro único, aplicação
de, 259-261
resultados limítrofes ou não
interpretáveis, exclusão,
259-260
tamanho da amostra
inadequado, 259-260
viés de verificação, 259-261
viés de verificação diferencial,
260-261
efeito do teste nos desfechos
análise, 258
análise de decisão, 258
ensaios clínicos, 258
escolha do desfecho, 256-257
estudos observacionais,
256-258

efeito dos resultados nas decisões clínicas
   estudos do tipo antes e depois da tomada de decisão clínica, 254-256
   estudos sobre rendimento diagnóstico, 254-255
factibilidade, custos e riscos de análise, 255-256
   delineamentos, 255-256
kappa para medir a concordância interobservadores, 263, 263t
modelos de predição clínica
   desenvolvimento, 253, 254f
   validação, 254-255
questões gerais para estudos de, 242, 243t
reprodutibilidade, 244-245
utilidade de, 242-245
Teste Z, 68, 399-442g
Título, da proposta de pesquisa, 358-359
Tratamento, 5, 177-178. *Ver também* Intervenção
Triangulação, 272-273, 399-442g

Usuários prevalentes, 131-132

Validação cruzada em *k* grupos, 254, 399-442g
Validação de amostras divididas, 254, 399-442g
Validação interna, 254-255, 399-442g
Validade, 39, 46-47, 320-321, 399-442g
Validade aparente, 46, 319-320t, 399-442g
Validade de construto, 46, 319-320t, 399-442g
Validade de conteúdo, 46, 319-320t, 399-442g
Validade de critério, 46, 399-442g
Validade externa, 6, 399-442g
Validade interna, 6, 399-442g
Validade preditiva, 46, 399-442g

Valor *P*, 58-59, 162, 399-442g
Valor preditivo negativo, 249
Valor preditivo positivo, 249, 399-442g
Variabilidade, 59-60, 60f, 64, 65, 320-321, 399-442g
   fontes de, 243-244
Variabilidade do instrumento, 42, 399-442g
Variabilidade do observador, 41, 399-442g
Variabilidade do participante, 42, 399-442g
Variância, 71, 399-442g
Variáveis, 5-6
   nomes das, 346-348, 347-348f
Variáveis abstratas, escalas com múltiplos itens para medição de, 313-314
Variáveis categóricas politômicas, 40, 399-442g
Variáveis de confusão, 6, 198. *Ver também* Confundimento
Variáveis de desfecho contínuas, 66
Variáveis defasadas, 148
Variável categórica, 40, 72-73, 399-442g
   testes médicos de, 245-246
Variável contínua, 40, 76, 91, 399-442g
   para minimizar o tamanho da amostra e maximizar o poder estatístico, 78-79
   tamanho da amostra para estudo descritivo de, 91
   testes médicos de, 245-247
   variáveis dicotômicas vs., 78-79
Variável de contagem, 72-73, 399-442g
Variável de desfecho, 5, 52, 399-442g
   de testes médicos, 248-249
   número de, 201-202
Variável dependente, 5. *Ver também* Variável de desfecho

Variável dicotômica, 40, 76-77, 92, 399-442g
   tamanho da amostra para estudo descritivo de, 92
   variáveis contínuas vs., 78-79
Variável discreta, 40, 399-442g
Variável do instrumento, 171-172, 399-442g
Variável independente, 5. *Ver também* Variável preditora
Variável nominal, 40, 399-442g
Variável numérica, 40-41, 399-442g
Variável ordinal, 40, 399-442g
Variável preditora, 5, 399-442g
   de testes médicos, 248
Variável preditora contínua, 66
Viés, 9, 56, 160, 161t, 399-442g
   minimizando erros devido a, 163f
   fase de análise, 165
   fase de delineamento, 163-165
Viés de aferição diferencial, 145-148
Viés de amostragem. *Ver* Viés de seleção
Viés de classificação incorreta diferencial, 146-147, 399-442g
Viés de classificação incorreta não diferencial, 145-146, 399-442g
Viés de duplo padrão-ouro. *Ver* Viés de verificação diferencial
Viés de incorporação, 243-244, 399-442g
Viés de não resposta, 34, 399-442g
Viés de publicação, 302-303, 399-442g
Viés de recordação, 44, 146-147, 399-442g
Viés de seleção, 9, 133-134, 143-146, 143f, 163, 399-442g
Viés de tempo imortal, 131-132, 399-442g
Viés de verificação, 259-261, 399-442g
Viés do espectro, 243, 399-442g
Viés do instrumento, 44, 399-442g
Viés do observador, 44, 399-442g
Viés do participante, 44
Visões políticas, 191-192
Vulnerabilidade, 102-103